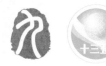

国家卫生健康委员会"十三五"规划教材

全国高等学校教材

供基础、临床、预防、口腔医学类专业用

妇产科学

Obstetrics and Gynecology

第 9 版

主　编　谢　幸　孔北华　段　涛
副主编　林仲秋　狄　文　马　丁　曹云霞　漆洪波

人民卫生出版社
PEOPLE'S MEDICAL PUBLISHING HOUSE

图书在版编目（CIP）数据

妇产科学/谢幸,孔北华,段涛主编.—9 版.—北京：
人民卫生出版社,2018
全国高等学校五年制本科临床医学专业第九轮规划
教材
ISBN 978-7-117-26439-6

Ⅰ.①妇… Ⅱ.①谢…②孔…③段… Ⅲ.①妇产科学-
医学院校-教材 Ⅳ.①R71

中国版本图书馆 CIP 数据核字(2018)第 101458 号

| 人卫智网 | www.ipmph.com | 医学教育、学术、考试、健康，购书智慧智能综合服务平台 |
| 人卫官网 | www.pmph.com | 人卫官方资讯发布平台 |

妇 产 科 学
第 9 版

主　　编：谢　幸　孔北华　段　涛
出版发行：人民卫生出版社（中继线 010-59780011）
地　　址：北京市朝阳区潘家园南里 19 号
邮　　编：100021
E - mail：pmph @ pmph.com
购书热线：010-59787592　010-59787584　010-65264830
印　　刷：人卫印务（北京）有限公司
经　　销：新华书店
开　　本：850×1168　1/16　印张：32
字　　数：947 千字
版　　次：1980 年 1 月第 1 版　2018 年 7 月第 9 版
　　　　　2023 年 11 月第 9 版第 13 次印刷(总第 94 次印刷)
标准书号：ISBN 978-7-117-26439-6
定　　价：82.00 元

打击盗版举报电话：010-59787491　E-mail：WQ @ pmph.com
（凡属印装质量问题请与本社市场营销中心联系退换）

编　者

以姓氏笔画为序

马　丁　华中科技大学　　　　狄　文　上海交通大学

马润玫　昆明医科大学　　　　张卫社　中南大学

王建六　北京大学　　　　　　张建平　中山大学

王新宇　浙江大学　　　　　　陈子江　山东大学

孔北华　山东大学　　　　　　陈春林　南方医科大学

邓东锐　华中科技大学　　　　陈敦金　广州医科大学

付　艳　吉林大学　　　　　　林仲秋　中山大学

吕卫国　浙江大学　　　　　　胡丽娜　重庆医科大学

朱　兰　北京协和医学院　　　段　涛　同济大学

乔　杰　北京大学　　　　　　郭　丰　南通大学

刘兴会　四川大学　　　　　　陶光实　中南大学

孙路明　同济大学　　　　　　黄紫蓉　复旦大学

李　力　陆军军医大学　　　　曹云霞　安徽医科大学

李小毛　中山大学　　　　　　谢　幸　浙江大学

李笑天　复旦大学　　　　　　漆洪波　重庆医科大学

李雪兰　西安交通大学　　　　谭文华　哈尔滨医科大学

杨　清　中国医科大学　　　　薛凤霞　天津医科大学

杨慧霞　北京大学

编写秘书

李　晓　浙江大学

崔保霞　山东大学

刘　铭　同济大学

插图（素描）

傅志勤　浙江省肿瘤医院

融合教材阅读使用说明

> 　　**融合教材介绍**:本套教材以融合教材形式出版,即融合纸书内容与数字服务的教材,每本教材均配有特色的数字内容,读者阅读纸书的同时可以通过扫描书中二维码阅读线上数字内容。
>
> 　　《妇产科学》(第9版)融合教材配有以下数字资源:
>
> 🖋教学课件 　🖋案例 　🖋视频 　🖋动画 　🖋图片 　🖋自测试卷 　🖋英文名词读音
> 🖋AR互动(扫描教材中带有 AR 图标的图片,即可体验增强现实的AR内容)

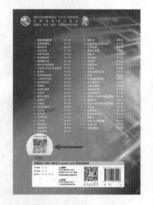 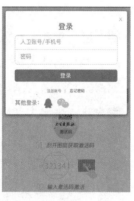 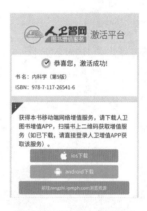 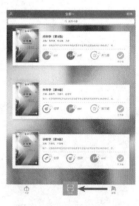

❶ 扫描教材封底圆形图标中的二维码,打开激活平台。

❷ 注册或使用已有人卫账号登录,输入刮开的激活码。

❸ 下载"人卫图书增值"APP,也可登录 zengzhi.ipmph.com 浏览。

❹ 使用APP"扫码"功能,扫描教材中二维码可快速查看数字内容。

配套教材(共计56种)

全套教材书目

全套教材书目

《妇产科学》(第9版)配套教材
《妇产科学学习指导与习题集》(第3版)　主编:谢　幸　孔北华
　　　　　　　　　　　　　　　　　　　　　　　段　涛

读者信息反馈方式

欢迎登录"人卫e教"平台官网"medu.pmph.com",在首页注册登录后,即可通过输入书名、书号或主编姓名等关键字,查询我社已出版教材,并可对该教材进行读者反馈、图书纠错、撰写书评以及分享资源等。

党的十九大报告明确提出,实施健康中国战略。 没有合格医疗人才,就没有全民健康。 推进健康中国建设要把培养好医药卫生人才作为重要基础工程。 我们必须以习近平新时代中国特色社会主义思想为指引,按照十九大报告要求,把教育事业放在优先发展的位置,加快实现教育现代化,办好人民满意的医学教育,培养大批优秀的医药卫生人才。

着眼于面向 2030 年医学教育改革与健康中国建设,2017 年 7 月,教育部、国家卫生和计划生育委员会、国家中医药管理局联合召开了全国医学教育改革发展工作会议。 之后,国务院办公厅颁布了《国务院办公厅关于深化医教协同进一步推进医学教育改革与发展的意见》(国办发〔2017〕63 号)。 这次改革聚焦健康中国战略,突出问题导向,系统谋划发展,医教协同推进,以"服务需求、提高质量"为核心,确定了"两更加、一基本"的改革目标,即:到 2030 年,具有中国特色的标准化、规范化医学人才培养体系更加健全,医学教育改革与发展的政策环境更加完善,医学人才队伍基本满足健康中国建设需要,绘就了今后一个时期医学教育改革发展的宏伟蓝图,作出了具有全局性、战略性、引领性的重大改革部署。

教材是学校教育教学的基本依据,是解决培养什么样的人、如何培养人以及为谁培养人这一根本问题的重要载体,直接关系到党的教育方针的有效落实和教育目标的全面实现。 要培养高素质的优秀医药卫生人才,必须出版高质量、高水平的优秀精品教材。 一直以来,教育部高度重视医学教材编制工作,要求以教材建设为抓手,大力推动医学课程和教学方法改革。

改革开放四十年来,具有中国特色的全国高等学校五年制本科临床医学专业规划教材经历了九轮传承、创新和发展。 在教育部、国家卫生和计划生育委员会的共同推动下,以裘法祖、吴阶平、吴孟超、陈灏珠等院士为代表的我国几代著名院士、专家、医学家、教育家,以高度的责任感和敬业精神参与了本套教材的创建和每一轮教材的修订工作。 教材从无到有、从少到多、从多到精,不断丰富、完善与创新,逐步形成了课程门类齐全、学科系统优化、内容衔接合理、结构体系科学的立体化优秀精品教材格局,创建了中国特色医学教育教材建设模式,推动了我国高等医学本科教育的改革和发展,走出了一条适合中国医学教育和卫生健康事业发展实际的中国特色医药学教材建设发展道路。

在深化医教协同、进一步推进医学教育改革与发展的时代要求与背景下,我们启动了第九轮全国高等学校五年制本科临床医学专业规划教材的修订工作。 教材修订过程中,坚持以习近平新时代中国特色社会主义思想为指引,贯彻党的十九大精神,落实"优先发展教育事业""实施健康中国战略"及"落实立德树人根本任务,发展素质教育"的战略部署要求,更加突出医德教育与人文素质教育,将医德教育贯穿于医学教育全过程,同时强调"多临床、早临床、反复临床"的理念,强化临床实践教学,着力培养医德高尚、医术精湛的临床医生。

我们高兴地看到,这套教材在编写宗旨上,不忘医学教育人才培养的初心,坚持质量第一、立德树人;在编写内容上,牢牢把握医学教育改革发展新形势和新要求,坚持与时俱进、力求创新;在编写形式上,聚力"互联网+"医学教育的数字化创新发展,充分运用 AR、VR、人工智能等新技术,在传统纸质教材的基础上融合实操性更强的数字内容,推动传统课堂教学迈向数字教学与移动学习的新时代。 为进一步加强医学生临床实践能力培养,整套教材还配有相应的实践指导教材,内容丰富,图文并茂,具有较强的科学性和实践指导价值。

我们希望,这套教材的修订出版,能够进一步启发和指导高校不断深化医学教育改革,推进医教协同,为培养高质量医学人才、服务人民群众健康乃至推动健康中国建设作出积极贡献。

2018 年 2 月

全国高等学校五年制本科临床医学专业
第九轮 规划教材修订说明

全国高等学校五年制本科临床医学专业国家卫生健康委员会规划教材自 1978 年第一轮出版至今已有 40 年的历史。几十年来，在教育部、国家卫生健康委员会的领导和支持下，以裘法祖、吴阶平、吴孟超、陈灏珠等院士为代表的我国几代德高望重、有丰富的临床和教学经验、有高度责任感和敬业精神的国内外著名院士、专家、医学家、教育家参与了本套教材的创建和每一轮教材的修订工作，使我国的五年制本科临床医学教材从无到有，从少到多，从多到精，不断丰富、完善与创新，形成了课程门类齐全、学科系统优化、内容衔接合理、结构体系科学的由规划教材、配套教材、网络增值服务、数字出版等组成的立体化教材格局。这套教材为我国千百万医学生的培养和成才提供了根本保障，为我国培养了一代又一代高水平、高素质的合格医学人才，为推动我国医疗卫生事业的改革和发展做出了历史性巨大贡献，并通过教材的创新建设和高质量发展，推动了我国高等医学本科教育的改革和发展，促进了我国医药学相关学科或领域的教材建设和教育发展，走出了一条适合中国医药学教育和卫生事业发展实际的具有中国特色医药学教材建设和发展的道路，创建了中国特色医药学教育教材建设模式。老一辈医学教育家和科学家们亲切地称这套教材是中国医学教育的"干细胞"教材。

本套第九轮教材修订启动之时，正是我国进一步深化医教协同之际，更是我国医疗卫生体制改革和医学教育改革全方位深入推进之时。在全国医学教育改革发展工作会议上，李克强总理亲自批示"人才是卫生与健康事业的第一资源，医教协同推进医学教育改革发展，对于加强医学人才队伍建设、更好保障人民群众健康具有重要意义"，并着重强调，要办好人民满意的医学教育，加大改革创新力度，奋力推动建设健康中国。

教材建设是事关未来的战略工程、基础工程，教材体现国家意志。人民卫生出版社紧紧抓住医学教育综合改革的历史发展机遇期，以全国高等学校五年制本科临床医学专业第九轮规划教材全面启动为契机，以规划教材创新建设，全面推进国家级规划教材建设工作，服务于医改和教改。第九轮教材的修订原则，是积极贯彻落实国务院办公厅关于深化医教协同、进一步推进医学教育改革与发展的意见，努力优化人才培养结构，坚持以需求为导向，构建发展以"5+3"模式为主体的临床医学人才培养体系；强化临床实践教学，切实落实好"早临床、多临床、反复临床"的要求，提高医学生的临床实践能力。

在全国医学教育综合改革精神鼓舞下和老一辈医学家奉献精神的感召下，全国一大批临床教学、科研、医疗第一线的中青年专家、学者、教授继承和发扬了老一辈的优秀传统，以严谨治学的科学态度和无私奉献的敬业精神，积极参与第九轮教材的修订和建设工作，紧密结合五年制临床医学专业培养目标、高等医学教育教学改革的需要和医药卫生行业人才的需求，借鉴国内外医学教育教学的经验和成果，不断创新编写思路和编写模式，不断完善表达形式和内容，不断提升编写水平和质量，已逐渐将每一部教材打造成了学科精品教材，使第九轮全套教材更加成熟、完善和科学，从而构建了适合以"5+3"为主体的医学教育综合改革需要、满足卓越临床医师培养需求的教材体系和优化、系统、科学、经典的五年制本科临床医学专业课程体系。

其修订和编写特点如下：

1．教材编写修订工作是在国家卫生健康委员会、教育部的领导和支持下，由全国高等医药教材建设研究学组规划，临床医学专业教材评审委员会审定，院士专家把关，全国各医学院校知名专家教授编写，人民卫生出版社高质量出版。

2．教材编写修订工作是根据教育部培养目标、国家卫生健康委员会行业要求、社会用人需求，在全国进行科学调研的基础上，借鉴国内外医学人才培养模式和教材建设经验，充分研究论证本专业人才素质要求、学科体系构成、课程体系设计和教材体系规划后，科学进行的。

3．在教材修订工作中，进一步贯彻党的十九大精神，将"落实立德树人根本任务，发展素质教育"的战略部署要求，贯穿教材编写全过程。全套教材在专业内容中渗透医学人文的温度与情怀，通过案例与病例融合基础与临床相关知识，通过总结和汲取前八轮教材的编写经验与成果，充分体现教材的科学性、权威性、代表性和适用性。

4．教材编写修订工作着力进行课程体系的优化改革和教材体系的建设创新——科学整合课程、淡化学科意识、实现整体优化、注重系统科学、保证点面结合。继续坚持"三基、五性、三特定"的教材编写原则，以确保教材质量。

5．为配合教学改革的需要，减轻学生负担，精炼文字压缩字数，注重提高内容质量。根据学科需要，继续沿用大16开国际开本、双色或彩色印刷，充分拓展侧边留白的笔记和展示功能，提升学生阅读的体验性与学习的便利性。

6．为满足教学资源的多样化，实现教材系列化、立体化建设，进一步丰富了理论教材中的数字资源内容与类型，创新在教材移动端融入AR、VR、人工智能等新技术，为课堂学习带来身临其境的感受；每种教材均配有2套模拟试卷，线上实时答题与判卷，帮助学生复习和巩固重点知识。同时，根据实际需求进一步优化了实验指导与习题集类配套教材的品种，方便老师教学和学生自主学习。

第九轮教材共有53种，均为**国家卫生健康委员会"十三五"规划教材**。全套教材将于2018年6月出版发行，数字内容也将同步上线。教育部副部长林蕙青同志亲自为本套教材撰写序言，并对通过修订教材启发和指导高校不断深化医学教育改革、进一步推进医教协同，为培养高质量医学人才、服务人民群众健康乃至推动健康中国建设寄予厚望。希望全国广大院校在使用过程中能够多提供宝贵意见，反馈使用信息，以逐步修改和完善教材内容，提高教材质量，为第十轮教材的修订工作建言献策。

全国高等学校五年制本科临床医学专业第九轮规划教材
教材目录

序号	书名	版次	主编			副主编				
1.	医用高等数学	第7版	秦侠	吕丹		李林	王桂杰	刘春扬		
2.	医学物理学	第9版	王磊	冀敏		李晓春	吴杰			
3.	基础化学	第9版	李雪华	陈朝军		尚京川	刘君	籍雪平		
4.	有机化学	第9版	陆阳			罗美明	李柱来	李发胜		
5.	医学生物学	第9版	傅松滨			杨保胜	邱广蓉			
6.	系统解剖学	第9版	丁文龙	刘学政		孙晋浩	李洪鹏	欧阳宏伟	阿地力江·伊明	
7.	局部解剖学	第9版	崔慧先	李瑞锡		张绍祥	钱亦华	张雅芳	张卫光	
8.	组织学与胚胎学	第9版	李继承	曾园山		周莉	周国民	邵淑娟		
9.	生物化学与分子生物学	第9版	周春燕	药立波		方定志	汤其群	高国全	吕社民	
10.	生理学	第9版	王庭槐			罗自强	沈霖霖	管又飞	武宇明	
11.	医学微生物学	第9版	李凡	徐志凯		黄敏	郭晓奎	彭宜红		
12.	人体寄生虫学	第9版	诸欣平	苏川		吴忠道	李朝品	刘文琪	程彦斌	
13.	医学免疫学	第7版	曹雪涛			姚智	熊思东	司传平	于益芝	
14.	病理学	第9版	步宏	李一雷		来茂德	王娅兰	王国平	陶仪声	
15.	病理生理学	第9版	王建枝	钱睿哲		吴立玲	孙连坤	李文斌	姜志胜	
16.	药理学	第9版	杨宝峰	陈建国		臧伟进	魏敏杰			
17.	医学心理学	第7版	姚树桥	杨艳杰		潘芳	汤艳清	张宁		
18.	法医学	第7版	王保捷	侯一平		丛斌	沈忆文	陈腾		
19.	诊断学	第9版	万学红	卢雪峰		刘成玉	胡申江	杨炯	周汉建	
20.	医学影像学	第8版	徐克	龚启勇	韩萍	于春水	王滨	文戈	高剑波	王绍武
21.	内科学	第9版	葛均波	徐永健	王辰	唐承薇	肖海鹏	王建安	曾小峰	
22.	外科学	第9版	陈孝平	汪建平	赵继宗	秦新裕	刘玉村	张英泽	李宗芳	
23.	妇产科学	第9版	谢幸	孔北华	段涛	林仲秋	狄文	马丁	曹云霞	漆洪波
24.	儿科学	第9版	王卫平	孙锟	常立文	申昆玲	李秋	杜立中	母得志	
25.	神经病学	第8版	贾建平	陈生弟		崔丽英	王伟	谢鹏	罗本燕	楚兰
26.	精神病学	第8版	郝伟	陆林		李涛	刘金同	赵旭东	王高华	
27.	传染病学	第9版	李兰娟	任红		高志良	宁琴	李用国		

序号	书名	版次	主编	副主编
28.	眼科学	第9版	杨培增 范先群	孙兴怀 刘奕志 赵桂秋 原慧萍
29.	耳鼻咽喉头颈外科学	第9版	孙 虹 张 罗	迟放鲁 刘 争 刘世喜 文卫平
30.	口腔科学	第9版	张志愿	周学东 郭传瑸 程 斌
31.	皮肤性病学	第9版	张学军 郑 捷	陆洪光 高兴华 何 黎 崔 勇
32.	核医学	第9版	王荣福 安 锐	李亚明 李 林 田 梅 石洪成
33.	流行病学	第9版	沈洪兵 齐秀英	叶冬青 许能锋 赵亚双
34.	卫生学	第9版	朱启星	牛 侨 吴小南 张正东 姚应水
35.	预防医学	第7版	傅 华	段广才 黄国伟 王培玉 洪 峰
36.	中医学	第9版	陈金水	范 恒 徐 巍 金 红 李 锋
37.	医学计算机应用	第6版	袁同山 阳小华	卜宪庚 张筠莉 时松和 娄 岩
38.	体育	第6版	裴海泓	程 鹏 孙 晓
39.	医学细胞生物学	第6版	陈誉华 陈志南	刘 佳 范礼斌 朱海英
40.	医学遗传学	第7版	左 伋	顾鸣敏 张咸宁 韩 骅
41.	临床药理学	第6版	李 俊	刘克辛 袁 洪 杜智敏 闫素英
42.	医学统计学	第7版	李 康 贺 佳	杨土保 马 骏 王 彤
43.	医学伦理学	第5版	王明旭 赵明杰	边 林 曹永福
44.	临床流行病学与循证医学	第5版	刘续宝 孙业桓	时景璞 王小钦 徐佩茹
45.	康复医学	第6版	黄晓琳 燕铁斌	王宁华 岳寿伟 吴 毅 敖丽娟
46.	医学文献检索与论文写作	第5版	郭继军	马 路 张 帆 胡德华 韩玲革
47.	卫生法	第5版	汪建荣	田 侃 王安富
48.	医学导论	第5版	马建辉 闻德亮	曹德品 董 健 郭永松
49.	全科医学概论	第5版	于晓松 路孝琴	胡传来 江孙芳 王永晨 王 敏
50.	麻醉学	第4版	李文志 姚尚龙	郭曲练 邓小明 喻 田
51.	急诊与灾难医学	第3版	沈 洪 刘中民	周荣斌 于凯江 何 庆
52.	医患沟通	第2版	王锦帆 尹 梅	唐宏宇 陈卫昌 康德智 张瑞宏
53.	肿瘤学概论	第2版	赫 捷	张清媛 李 薇 周云峰 王伟林 刘云鹏 赵新汉

第七届全国高等学校五年制本科临床医学专业
教材评审委员会名单

顾　问

　　吴孟超　王德炳　刘德培　刘允怡

主 任 委 员

　　陈灏珠　钟南山　杨宝峰

副主任委员（以姓氏笔画为序）

　　王　辰　王卫平　丛　斌　冯友梅　李兰娟　步　宏

　　汪建平　张志愿　陈孝平　陈志南　陈国强　郑树森

　　郎景和　赵玉沛　赵继宗　柯　杨　桂永浩　曹雪涛

　　葛均波　赫　捷

委　员（以姓氏笔画为序）

　　马存根　王　滨　王省良　文历阳　孔北华　邓小明

　　白　波　吕　帆　刘吉成　刘学政　李　凡　李玉林

　　吴在德　吴肇汉　何延政　余艳红　沈洪兵　陆再英

　　赵　杰　赵劲民　胡翊群　南登崑　药立波　柏树令

　　闻德亮　姜志胜　姚　智　曹云霞　崔慧先　曾因明

　　颜　虹

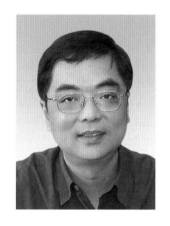

谢 幸

男，1955年7月生于浙江。浙江大学医学院附属妇产科医院教授、主任医师、博士生导师，担任国家及省级重点学科带头人，国家精品课程和国家级精品资源共享课负责人，浙江省女性生殖与健康研究重点实验室主任。社会兼职：中华医学会妇科肿瘤学分会候任主任委员和妇产科学分会副主任委员，浙江省医学会妇产科学分会和浙江省抗癌协会妇科肿瘤专业委员会前任主任委员；全国高等学校教材《妇产科学》5年制（第8版）主编和8年制（第3版）编委；《中国妇科与产科杂志》《现代妇产科进展》《国际妇产科学杂志》副主编，《中华医学杂志》（中、英文版）、《中华妇产科杂志》、PLos One多种杂志编委。

从事教学工作至今35年，以妇科肿瘤为主要研究方向。曾获浙江省优秀教师、浙江大学教学名师奖。主持国家、省部级科研项目多项；以第一完成人获国家科技进步奖二等奖1项、中华医学奖一等奖1项和教育部科学技术奖一等奖及二等奖各1项，国家发明专利多项。发表学术论著300余篇，其中SCI源期刊论文100余篇。

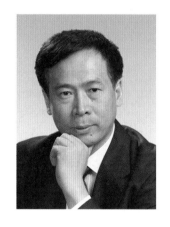

孔北华

男，1961年8月生于山东。1983年毕业于山东医科大学，1990年获医学博士学位，1993—1996年任日本医科大学客座研究员。现任山东大学齐鲁医学院妇产科学系主任、齐鲁医院学术委员会主任委员。学术兼职为中华医学会妇产科学分会副主任委员、妇科肿瘤学分会副主任委员，中国医师协会妇产科分会副会长，《中华妇产科杂志》副总编辑，《现代妇产科进展杂志》主编，国家执业医师考试临床医学试题开发委员会副主任委员兼妇科学组组长。山东省"泰山学者"特聘专家。十一届全国人大代表。

从事教学工作至今35年。主攻方向为妇科肿瘤临床诊治和分子生物学研究。主持国家"863"计划课题1项，国家重点研发计划1项，国家自然科学基金和省部级科研项目20余项。发表学术论文200余篇，其中SCI收录70余篇（通讯作者）。主持获得国家教育部科技进步一等奖2项，另获中华医学奖和山东省科技进步奖9项，山东省教学成果一等奖1项。主持制定国家卫生行业标准《子宫颈癌诊断》，主编国家级"十一五"规划教材《妇产科学》（高等教育出版社），副主编全国高等学校5年制、7年制、8年制《妇产科学》教材。获得山东省教学名师称号，培养博士及硕士研究生120余人。

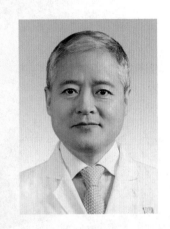

段 涛

男，1964年1月生于山东。 1992年毕业于上海医科大学，博士学历。主任医师、教授、博士生导师。 任中国DOHaD联盟主席，亚太母胎医学专家联盟主席，世界围产学会理事会理事，中华围产学会名誉主任委员，上海妇产科学会前任主任委员。 担任《中国产前诊断杂志》主编；《现代妇产科进展》副主编；BJOG、Prenatal Diagnosis、The Journal of Maternal-Fetal & Neonatal Medicine、The DOHaD Journal、PLos One、《中华医学杂志》、《中华妇产科杂志》、《中华围产医学杂志》、《实用妇产科杂志》、《中国实用妇科与产科杂志》等编委。 曾任同济大学附属第一妇婴保健院院长，上海市妇女保健所所长，现任同济大学附属第一妇婴保健院产前诊断中心主任、模拟实训中心主任。

从事教学工作至今20余年。 先后承担5项国家自然科学基金面上项目，1项教育部博士点基金，上海市优秀学科带头人、上海市医学领军人才等多项科研项目；累计科研经费近1500万元。 承担国家临床重点专科（产科）项目，经费500万元。 作为通讯作者发表SCI收录学术论文30余篇；主编/主译专著19部。

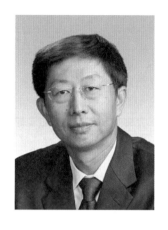

林仲秋

男，1959 年 9 月生于广东。 中山大学首届名医、妇产科学二级教授、主任医师，博士生导师。 现任中山大学孙逸仙纪念医院妇产科主任兼妇科肿瘤专科主任、澳门镜湖医院妇产科顾问医师。 中国医师协会整合医学分会妇产科专业委员会和中国优生科学协会生殖道疾病诊治分会副主任委员、中国抗癌协会妇科肿瘤专业委员会常委、中华医学会妇科肿瘤学分会委员、广东抗癌协会妇科肿瘤专业委员会主任委员、广东妇产科学会副主任委员、广东中西医结合妇产科分会副主任委员。

从事教学工作至今 35 年。 主攻妇科肿瘤，为享誉全国的妇科肿瘤专家和妇科手术专家。

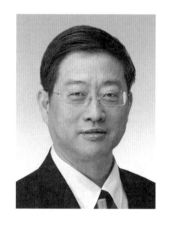

狄 文

男，1960 年 11 月生于上海。 教授，主任医师，医学博士，博士生导师。 现为上海交通大学医学院附属仁济医院副院长、妇产科主任、上海市妇科肿瘤重点实验室主任，中华医学会妇产科学分会副主任委员、中国医师协会妇产科医师分会副会长、上海医学会妇科肿瘤分会主任委员，《中华妇产科杂志》副总编辑。

从事教学工作至今逾 30 年。 曾获 "上海市优秀学科带头人" 及 "上海市领军人物" 称号，并获得教育部科技进步二等奖、上海市医学科技二等奖、上海科技进步三等奖（均为第一完成人）。 承担国家自然基金 6 项、科技部国际合作重点项目 1 项及省部级项目共计 30 余项。 作为第一或通讯作者发表论文 200 余篇，其中 SCI 论文 70 余篇，主编、参编专著 50 余部。

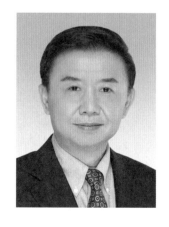

马 丁

男，1957 年 4 月生于云南。 现任华中科技大学同济医院妇产科学系主任，中华医学会妇科肿瘤学分会主任委员，国家妇产疾病临床医学研究中心主任，教育部肿瘤侵袭与转移重点实验室主任。 2017 年当选为中国工程院院士。

从事教学工作至今 35 年。 在妇科恶性肿瘤防治和遏制肿瘤转移临床研究方面做出卓越贡献，以第一作者或者通讯作者发表论文 486 篇，总影响因子 612.7 分，被 *Lancet* 等国际期刊他引 2630 次，先后获国家科学与技术进步奖和中华医学科技奖各 2 项、教育部自然科学奖和何梁何利科学与技术奖各 1 项。

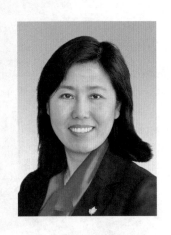

曹云霞

女，1963 年 11 月生于安徽。 安徽医科大学校长，安徽医科大学妇产科学系主任。 安徽省生育力保存与人工器官工程技术研究中心主任，生殖健康与遗传安徽省重点实验室主任，安徽省"115"产业创新团队"辅助生殖关键技术应用与推广创新团队"负责人。 妇幼健康研究会生殖医学专委会主任委员。 享受国务院特殊津贴，曾被评为卫生部有突出贡献中青年专家，全国优秀科技工作者。

从事教学工作至今 30 年，安徽省教学名师，所率领的科研团队获得"2014 年度中国十大科学进展"，获得省科技进步一等奖 1 项，二等奖 3 项，安徽省教学成果一等奖 1 项。 发表 SCI 论文 80 余篇。

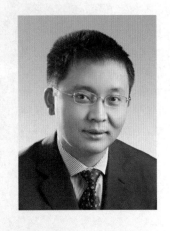

漆洪波

男，1969 年 2 月生于四川。 教授、博士生导师。 现任重庆医科大学附属第一医院妇产科主任，教育部国际合作联合"母胎医学实验室"主任，国家高等学校"母胎医学"创新引智基地负责人，国家卫生计生突出贡献中青年专家。 中华医学会围产医学分会常委，中国医师协会母胎医学专委会副主任委员，重庆市医学会围产医学专委会主任委员等职。

从事教学工作至今 24 年，主要研究方向为母胎医学，专升本教材第 3、第 4 版主编，住院医师规范化培训教材副主编。 发表论文 280 多篇(SCI 46 篇)，获国家自然科学基金重点项目、国家重点研发计划等资助 30 多项。

为全面实施教育部、原国家卫生计生委等部委下发的《国家中长期教育改革和发展规划纲要（2010—2020年）》和《关于医教协同深化临床医学人才培养改革的意见》，贯彻落实习近平总书记《在全国高校思想政治工作会议上的讲话》精神，2017年7月在北京召开了全国高等学校第九轮五年制本科临床医学专业规划教材主编人会议。会议指出，本次教材修订工作的主要目的是通过对我国医学教育"干细胞"教材的传承和创新工作来全面贯彻落实以"5+3"为主体的临床医学教育综合改革方案，通过全面修订提升第九轮规划教材质量，进一步适应我国医学教育改革、医疗卫生体制改革要求，进一步推动临床医学教育综合改革，进一步更好地服务教学、指导教学、规范教学，为临床医学本科教育的改革和发展、培养高素质的医疗卫生人才和推动医药卫生事业发展服务。本着这一指导思想，《妇产科学》本轮教材的修订工作，在继续体现"三基"（基本理论、基本知识、基本技能）、"五性"（思想性、科学性、启发性、先进性、适用性）和"三特定"（特定对象为五年制本科医学生、特定要求为贯彻预防为主的卫生工作方针及加强预防战略、特定限制为教材总字数应与教学时数相适应）的基础上，坚持以立德树人为中心环节、"5+3"为主体的临床医学教育综合改革为落脚点，着力传承第1~8版教材的特色与风格，把培养合格的执业医师作为基本目标、培养妇产科专科医师作为拓展目标，充分反映国内外最新的和成熟的诊疗理念和技术，致力于医学生理论联系实际及临床思维和能力的培养，力求做到编排合理、内容精选、深浅适宜、详略有度、文字通顺、便于教学。

全书共35章，内容编排根据妇产科学亚学科分类，按产科学、妇科学、计划生育学、交叉学科（性医学、妇女保健）的顺序排列；在产科学中，再根据产前、产时、产后三个时段顺序排列，在各个时段内又按先生理、后病理连接排列；在妇科学中，根据普通妇科、妇科肿瘤、生殖内分泌亚学科顺序排列，对妇科疾病，又按外生殖器到内生殖器排列。其中第1~33章为基本教学内容，第33~35章为自学和参考时用。本教材为融合教材，除纸质版外，还附有数字部分，可通过纸质版各章节所附的二维码扫描获取内容。数字部分内容围绕执业医师考试大纲《专业综合》和《实践技能》及三年住院医师规范化培训要求，包括教科书各章节重点教学内容相关的课件、病例、试题、彩图、动画及视频等，供教师课堂教学和学生课后复习使用。

全书统一使用全国自然科学名词审定委员会审定的妇产科学专用名词。全书除血压应用mmHg外，法定计量单位均使用《全国临床检验操作规程》（第4版）和原卫生部医政司颁布的标准（2006年），参考区间根据中华人民共和国卫生行业标准。全书药物名称使用人民卫生出版社2011年出版的《新编药物学》（第17版）和人民军医出版社出版的《中国国家处方集（化学药品与生物药品卷）（2010年版）》的法定药名。

本教材是国家卫生健康委员会"十三五"规划教材，供全国高等学校基础、临床、预防、口腔医学类专业本科生用。为体现教材的广泛性和适用性，参加编写的学校为23所，涵盖教育部、国家卫生健康委员会、省属及部队院校。全体编者均为临床和教学一线的妇产科专家。

在本教材修订过程中，得到全体编者及其所在单位的大力支持，在此谨表诚挚谢意！对绘制插图（素描）的浙江省肿瘤医院傅志勤医师，附录1、附录2的修订分别提供帮助的浙江大学医学院附属妇产科医院黄雅萍和郑彩虹主任，融合教材中产科案例和课件制作提供帮助的重庆医科大学附属第一医院余昕烊医师表示感谢！我们还特别铭记第1～8版教材的编者为我们打下的良好基础，对他们所作的贡献致以崇高敬意！

《妇产科学》第9版教材中的内容和编排难免有不妥之处，殷切希望使用本教材的师生和妇产科同道们给予指正，以便再次修订时纠正和改进。

谢　幸　浙江大学医学院附属妇产科医院
孔北华　山东大学齐鲁医院
段　涛　同济大学附属第一妇婴保健院

2018年5月

第三十五章　妇产科内镜 ◉◦ **433**

附录 ◉◦ **440**

推荐阅读与网站 ◉◦ **472**

英中文名词对照索引 ◉◦ **474**

本书测试卷

第一章　绪　论

　　妇产科学是临床医学的重要组成部分。在漫长的医学发展史中,临床医学各学科的分工日趋明确,妇产科学也随之演变为一门独立的学科。对医学生而言,妇产科学是与内科学、外科学和儿科学并列的四大临床必修课程和主干课程之一。

一、妇产科学的范畴

　　妇产科学(obstetrics and gynecology)是专门研究女性生殖系统生理、病理变化以及生育调控的一门临床医学学科,由产科学(obstetrics)和妇科学(gynecology)组成。

　　产科学是一门研究女性在妊娠期、分娩期及产褥期全过程中孕产妇、胚胎及胎儿所发生的生理和病理变化,并对病理改变进行预防、诊断和处理的临床医学学科。产科学通常包括产科学基础、生理产科学、病理产科学和胎儿医学。围产医学(perinatology)是一门交叉学科,专门研究围产期孕妇、胎儿及早期新生儿的监护及其病理改变的预防、诊断和处理。母胎医学(maternal fetal medicine)概念的出现,使产科学从以母体为中心的理论体系转向母胎统一管理的理论体系。

　　妇科学是一门研究女性非妊娠期生殖系统生理和病理改变,并对病理改变进行预防、诊断和处理的临床医学学科。妇科学通常包括妇科学基础、女性生殖器炎症、女性生殖器损伤和发育异常、女性生殖器肿瘤、女性生殖内分泌异常及其他特有疾病。

　　计划生育学(family planning)在我国是一门独立的亚学科。女性计划生育主要研究生育的调控,包括生育时期的选择、生育数量和间隔的控制及非意愿妊娠的预防和处理等。

二、妇产科学的起源与发展

　　虽然医学形成于某一历史时期,但疾病与人类同样古老,甚至先于人类。考古学家已在旧石器时期(250万年前—1万年前)的人类股骨上发现长有骨瘤,并在古埃及(约公元前3000—公元前300年)的木乃伊中找到血吸虫病的证据。古代人类对疾病的认识归之于超自然的鬼神,祈祷、巫术及各种魔法于是成为原始的医疗行为,其中颅骨环钻术即是当时盛行的手术之一。

　　出现于古埃及的"纸草书"是现存最早的医学文档,其中写于公元前1825年的《Kahun妇科纸草书》被认为是第一部妇产科学专著。约公元前500年,古希腊人开始认识到疾病源于自然原因,Hippocrates(公元前460—公元前337年)创立的"体液论"将人的疾病归因于体内血液、黏液、胆汁和水四种体液平衡失调,当时的《希氏文集》已涉及妇产科学内容。Herophilus于公元前4世纪第一次对人类女性生殖器作了描述。以Galen(129—210年)为代表的古罗马医学家对医学发展贡献巨大,其中Soranus(公元98—138年)撰写的《论妇女病》对月经、避孕、分娩、婴儿护理等作了详细论述,被誉为妇产科学的创始人。虽然中世纪(约5—15世纪)期间欧洲医学发展缓慢,但出现了专职助产士。

　　文艺复兴时期(约14世纪末—18世纪)的解剖学获得了巨大发展,1543年著名的《人体的构造》问世。意大利解剖学家Fallopio首次发现了输卵管并完整描述了女性内生殖器,输卵管因此命名并沿用至今。解剖学的发展推动了产科技术的进步,16世纪法国外科医师Paré发明了转胎位术。1609年法国助产士Bourgeois出版了最早的助产术专著。大约于17世纪英国Chamberlen家族发明了产钳,但由于对其严格保密,直至18世纪初才被公开并普遍使用,产钳的应用极大地降低了孕产妇和新生儿死亡率。英国产科医师Smwllie在1752—1764年发表了《论助产学理论与实践》,对分娩各过程进行了充分的解说。1774 年英国产科医师 Hunter 出版了《图解人体妊娠子宫解剖》，描述了胎儿发育的各个阶段。至此，一门独立的产科学已基本形成。剖宫产（Caesarean section）的起源带有神话色彩，相传古罗马凯撒大帝是经剖宫产出生，但可信度很低。由于古罗马的法典规定孕妇死亡后必须和胎儿分葬，剖宫产术最初被用于从死亡母亲体内取出胎儿，但相信剖宫产术应该是在 19 世纪麻醉及外科技术发展之后才真正应用于临床。

妇科学与外科学同步发展。1801 年阴道窥器问世，使妇科检查发生了重大变化。人类历史上第一个腹部手术是由美国外科医师 McDowell 于 1809 年完成的巨大卵巢囊肿切除。第一例经阴道子宫切除术完成于 1813 年。在 19 世纪麻醉引入临床之前，外科手术仅限于四肢和体表。1846 年美国医师 Morton 应用乙醚麻醉首次成功切除了腹部肿瘤，从此开启了腹部外科的历史。虽然英国医师 Clay 于 1843 年首创经腹子宫切除术，但两位患者均死于手术。直至 1853 年才由英国医师 Burnham 完成了第一例成功的经腹子宫切除术。1878 年开始采用手术治疗子宫颈癌，1898 年奥地利医师 Wertheim 首创了广泛性子宫切除术，该手术虽然几经改进，但基本术式沿用至今。1957 年，华裔美国医师李敏求成功应用甲氨蝶呤治愈绒癌，开创了实体瘤化疗的先河。1960 年口服避孕药首次在美国批准上市，很少有药物像口服避孕药那样产生如此巨大影响，因为它通过控制生育改变了妇女的生活，使妇女解放成为可能。20 世纪的医学发展突飞猛进，腹腔镜技术经过 40 余年的研究于 40 年代应用于临床，从而使腹部手术发生了巨大改变。1967 年第一部腹腔镜手术专著出版，使得这一新技术在世界广泛传播，迄今绝大多数妇科手术均能在腹腔镜下完成。1978 年英国医师 Edwards 等采用体外受精和胚胎移植的方法诞生了第一例"试管婴儿"，人类辅助生殖技术因此发生了革命性的变化，并推动了生殖科学的进步。20 世纪 80—90 年代，以德国学者 Hausen 为代表的科学家确立了人乳头瘤病毒与子宫颈癌之间的因果关系，使子宫颈癌成为第一个病因明确的恶性肿瘤。2006 年人类第一个肿瘤疫苗（HPV 疫苗）问世。

19 世纪上叶，西医开始传入我国，多家西医院在我国沿海城市相继开设。与此同时，西医教学也在我国各地相继出现，1929 年杨崇瑞在北京创办了第一家西医助产学校和产院"北京国立第一助产学校和附属产院"，开始了中国人自己创办西医妇产科学校和医院的先河。西医院的开设，推动了我国妇产科学的发展，1877 年和 1892 年在中国分别完成了第一例子宫肿瘤手术和剖宫产术。但长期以来，我国的妇产科学和妇女保健事业一直处于落后状态，直至新中国成立后才开始迈入快速发展的新纪元。20 世纪 50 年代的大规模子宫颈癌普查普治和"两病"（子宫脱垂和尿瘘）防治，极大地提高了我国妇女的健康水平。在以林巧稚为代表的广大妇产科工作者的长期努力下，我国妇产科学发展迅猛。产科方面，通过对妊娠期高血压疾病等多种妊娠并发症和合并症的研究不断深入，催产、引产及剖宫产技术的不断改进，产前、产时各种胎儿监测技术应用普及，以及围产保健制度的建立，大大提高了产科质量，我国孕产妇死亡率和围产儿死亡率已迈入了世界中等以上发达国家水平。妇科方面，对子宫内膜异位症等各种妇科疾病的基础与临床研究水平持续提升，腹腔镜和宫腔镜等各种微创手术发展迅速，形成了我国自己的诊治特色。妇科恶性肿瘤的研究是我国妇科领域最富成果的工作之一，对妇科肿瘤发病与进展机制研究的深入及手术、化疗、放疗等治疗策略的不断完善，使卵巢癌等妇科肿瘤的生存率达世界先进水平。随着子宫颈癌筛查的不断普及，防控"关口"大幅前移。宋鸿钊等在 20 世纪 50 年代开始对妊娠滋养细胞肿瘤的系列研究引领了世界潮流，他所制定的临床分期在 20 世纪 60 年代被世界卫生组织（WHO）采纳，其基本框架仍被国际妇产科联盟（FIGO）沿用至今。1988 年大陆首例"试管婴儿"诞生，我国辅助生殖技术从此进入了世界先进行列。计划生育方面，1963 年第一批国产口服避孕药研制成功，距世界上第一个口服避孕药的上市仅 3 年。多项大规模前瞻性多中心临床试验推动了各种新型国产避孕药和宫内节育器的研发及应用，使我国在这一领域长期居世界先进水平。

传统的中医是世界上最古老的医学形式之一。考古学证实，新石器时代（18000 年前—5000 年前）的"砭石"是迄今发现最古老的医疗工具之一。在甲骨文（公元前 14—公元前 11 世纪）中已记载有20余种病名,其中包括"疾育"(产科名)等。中医学理论最初形成于战国至三国时期(公元前475—公元265年),《黄帝内经》和《神农本草经》分别是我国最早的医学典籍和药物专著。"阴阳"学说源于《易经》,后与"五行"学说一起成为中医学的基本理论体系。东汉末年(约150—219年)张仲景所著的《伤寒杂病论》和《金匮要略》正式确立了辨证论治的原则,为后世临证医学的发展奠定了基础。自西晋(265年)以后,临证各科获得了全面发展。中医最早的产科专著《经效产宝》成书于582年,论述了产科各种病症及处理方法。成书于隋朝的《诸病源候论》中有专门论述妇产科疾病的分卷。宋元时期出现了独立的产科医师和产科专著,1098年杨子建所著的《十产论》详细叙述了各种难产及助产方法,书中所记载的转胎位术早于西方近半个世纪。妇科方面,《妇科百问》和《妇人大全良方》等都代表了当时的最高成就。明清时期(1593年)中药学巨著《本草纲目》问世和"辨证论治"术语正式出现,中医妇产科理论更为系统化、条理化。出书于1620年的《济阴纲目》已将妇产科按经、带、胎、产、杂诸病的纲目分列。在19世纪初西医传入中国前,中医学一直独立发展,为中华民族的繁衍生息作出了巨大贡献。

三、妇产科学的未来与展望

20世纪末叶自然科学尤其生物学的快速进步,将给未来医学带来美好的前景。在细胞层面,1997年利用成年绵羊乳腺细胞克隆羊获得成功。1998年培养出了全能胚胎干细胞,2007年又利用体细胞重编程技术将成熟细胞成功诱导为多能干细胞(iPSCs),为人类干细胞治疗开启了希望之门。自噬(autophagy)作为一种新发现的细胞死亡形式,可帮助人们理解多种生理现象和疾病转归,更为一些疾病治疗开启新的途径。在分子层面,2001年美、中、英、日、德、法多国科学家联合宣布人类基因组图谱完成。之后,蛋白组学等多种组学和冷冻电子显微镜技术相继问世,生物大分子结构与工作机制的解析将对破解疾病的分子机制和药物研发产生决定性影响,医学由此进入后基因时代。疾病分型将由传统的临床病理分型转向分子分型,分子靶向治疗和生物治疗将成为疾病治疗的重要手段,分子标记物测定和分子成像技术也让疾病诊断变得更为准确,最终实现"精准医学"。医学工程的进步也将开创手术的新时代,机器人手术将打开更多的手术"禁区",将精确与微创推向更高的境界。人工智能引入医学将引起疾病的诊疗决策发生革命性的变化。互联网、大数据、云计算在医疗领域的应用,将在一个前所未有的空间把现有的疾病诊疗模式推向全过程健康管理模式。医学终将迈入"4P"时代,即个体化(personalized)、预测性(predictive)、预防性(preventive)及参与性(participative),从而实现从单纯疾病诊疗的"疾病医学"到集疾病防治和健康维护于一体的"健康医学"的转变。

现代医学和生物技术的进步也将同样改变未来妇产科疾病的诊治理念和模式。胎儿医学将发展为独立的学科,功能基因组学的应用可使许多遗传性疾病的发病风险得以精准评估,产前诊断及胎儿手术等各种胎儿干预技术将把出生缺陷降低到最低限度。功能基因组学也将彻底揭示妊娠期高血压疾病、子宫内膜异位症、卵巢癌等长期困惑人类的妇产科疾病的发病之谜。各种新一代的妇科肿瘤疫苗将会问世。再生医学将使女性生殖结构和功能重建成为可能。众多新兴技术引入妇产科疾病的防治,使妇产科领域能够真正实现疾病预防和健康维护。

四、妇产科学课程的特点与学习要点

妇产科学隶属于临床医学,但有其自身特点。首先,妇产科学虽然主要涉及女性生殖系统,但与整体密不可分。譬如,正常月经来潮和排卵有赖于大脑皮质和下丘脑-腺垂体-卵巢轴等一系列神经内分泌调节,其中任何一个环节异常均可导致月经异常或不孕。反之,女性生殖器发生变化也可使其他器官或系统发生变化,例如妊娠对循环系统、呼吸系统等的影响,绝经对骨代谢和心血管疾病等发病风险的影响。第二,妇产科学虽然分为产科学和妇科学,但两者有共同的基础即女性生殖系统,许多产科疾病和妇科疾病互为因果,譬如分娩所致的骨盆底软组织损伤可导致生殖器脱垂的发生,反之输卵管炎症可引起输卵管妊娠、不孕等,卵巢肿瘤和子宫肌瘤可能造成妊娠与分娩的不良结局。第

三,妇产科学是临床医学,但也涉及预防医学。本教材除专有"妇女保健"一章外,遗传咨询、产前筛查、子宫颈癌筛查等均为预防医学内容,也是教材的重要组成部分。正确认识妇产科学课程的特点,对全面掌握妇产科学理论与实践极为重要。

　　学习妇产科学课程通常分为两个阶段,即理论学习阶段和临床实习阶段。一定要认识到理论是基础,要认真学习、扎实掌握妇产科学的基础理论和基础知识,为临床实践打下基础。妇产科学是一门实践性很强的学科,所以只有通过临床实习阶段才能培养正确的临床思维方法,初步逐步掌握各种诊断方法和治疗措施。此外,还应该深刻地认识到,必须具备高尚的医德医风和良好的人文素养,才能充分发挥已掌握的医疗技术,更好地为患者服务。因此,在学习妇产科学的过程中,学生必须充分认清理论学习和临床实习两个阶段学习的重要性,牢固树立"以患者为中心"的服务理念,在不断理论学习和反复临床实践中,逐步把自己培养成为一名"服务好、质量好、医德好、群众满意"的合格医师。

（谢　幸）

第二章 女性生殖系统解剖

女性生殖系统（female reproductive system）包括内、外生殖器及其相关组织。骨盆与分娩关系密切，故一并叙述。

第一节 外 生 殖 器

- 大阴唇皮下含丰富血管，外伤后易形成血肿。
- 小阴唇和阴蒂富含神经末梢，对性刺激敏感。
- 前庭大腺若腺管口闭塞，可形成囊肿；若伴有感染，可形成脓肿。

女性外生殖器（external genitalia）指生殖器的外露部分，又称外阴（vulva）（图2-1），位于两股内侧间，前为耻骨联合，后为会阴，包括阴阜、大阴唇、小阴唇、阴蒂和阴道前庭。

1. **阴阜（mons pubis）**　为耻骨联合前面隆起的脂肪垫。青春期发育时，其上的皮肤开始生长呈倒三角形分布的阴毛。阴毛的疏密与色泽存在种族和个体差异。

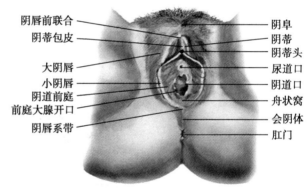

图2-1　女性外生殖器

2. **大阴唇（labium majus）**　为两股内侧一对纵行隆起的皮肤皱襞，自阴阜向下向后延伸至会阴。大阴唇外侧面为皮肤，青春期后有色素沉着和阴毛，内含皮脂腺和汗腺；大阴唇内侧面湿润似黏膜。皮下为疏松结缔组织和脂肪组织，含丰富血管、淋巴管和神经，外伤后易形成血肿。未产妇女两侧大阴唇自然合拢，产后向两侧分开，绝经后大阴唇逐渐萎缩。

3. **小阴唇（labium minus）**　系位于两侧大阴唇内侧的一对薄皮肤皱襞。表面湿润、色褐、无毛，富含神经末梢。两侧小阴唇前端融合，再分为前后两叶，前叶形成阴蒂包皮，后叶形成阴蒂系带。大、小阴唇后端汇合，在正中线形成阴唇系带（frenulum labium pudendal）。

4. **阴蒂（clitoris）**　位于两小阴唇顶端下方，与男性阴茎同源，由海绵体构成，在性兴奋时勃起。阴蒂分为3部分，前为阴蒂头，暴露于外阴，富含神经末梢，对性刺激敏感；中为阴蒂体；后为两阴蒂脚，附着于两侧耻骨支上。

5. **阴道前庭（vaginal vestibule）**　为一菱形区域，前为阴蒂，后为阴唇系带，两侧为小阴唇。阴道口与阴唇系带之间有一浅窝，称为舟状窝（fossa navicularis），又称为阴道前庭窝，经产妇受分娩影响，此窝消失。在此区域内有以下结构：

（1）前庭球（vestibular bulb）：又称为球海绵体，位于前庭两侧，由具有勃起性的静脉丛组成。其前端与阴蒂相接，后端膨大，与同侧前庭大腺相邻，表面被球海绵体肌覆盖。

（2）前庭大腺（major vestibular gland）：又称为巴氏腺（Bartholin gland），位于大阴唇后部，被球海绵体肌覆盖，如黄豆大，左右各一。腺管细长（1~2cm），向内侧开口于阴道前庭后方小阴唇与处女膜

图中标注：
阴唇前联合　阴阜
阴蒂包皮　阴蒂
大阴唇　阴蒂头
小阴唇　尿道口
阴道前庭　阴道口
前庭大腺开口　舟状窝
阴唇系带　会阴体
　　肛门

之间的沟内。性兴奋时,分泌黏液起润滑作用。正常情况下不能触及此腺,若腺管口闭塞,可形成前庭大腺囊肿,则能触及并看到;若伴有感染,可形成脓肿。

（3）尿道外口（external orifice of urethra）：位于阴蒂头后下方,圆形,边缘折叠而合拢。尿道外口后壁上有一对并列腺体,称为尿道旁腺。尿道旁腺开口小,容易有细菌潜伏。

（4）阴道口（vaginal orifice）和处女膜（hymen）：阴道口位于尿道外口后方的前庭后部。其周缘覆有一层较薄的黏膜皱襞,称为处女膜,内含结缔组织、血管及神经末梢。处女膜多在中央有一孔,圆形或新月形,少数呈筛状或伞状。孔的大小变异很大,小至不能通过一指,甚至闭锁;大至可容两指,甚至可处女膜缺如。处女膜可因性交撕裂或由于其他损伤破裂,并受阴道分娩影响,产后仅留有处女膜痕。

第二节   内 生 殖 器

- 阴道后穹隆与盆腔直肠子宫陷凹紧密相邻,可经此穿刺,引流或手术。
- 子宫峡部是子宫体和子宫颈的交界处,在妊娠期形成子宫下段,是剖宫产术常用的切口部位。
- 子宫的四对韧带是维持其正常位置的重要解剖结构。
- 输卵管为受精场所及运送受精卵的通道。
- 卵巢是性腺器官,皮质是其主体,由各级发育卵泡及黄体等组成。

女性内生殖器（internal genitalia）位于真骨盆内,包括阴道、子宫、输卵管和卵巢,后二者合称为子宫附件（uterine adnexa）（图 2-2A、图 2-2B AR ）。

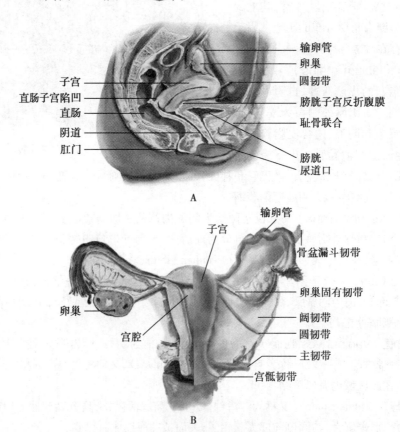

扫描图片
体验 AR

图 2-2   女性内生殖器
A. 矢状断面观;B. 后面观

（一）阴道（vagina）

阴道是性交器官，也是月经血排出及胎儿娩出的通道。

1. **位置和形态**　位于真骨盆下部中央，为一上宽下窄的管道，前壁长 7 ～9cm，与膀胱和尿道相邻；后壁长 10 ～12cm，与直肠贴近。上端包绕子宫颈阴道部，下端开口于阴道前庭后部。子宫颈与阴道间的圆周状隐窝，称为阴道穹隆（vaginal fornix）。按其位置分为前、后、左、右 4 部分，其中后穹隆最深，与盆腔最低的直肠子宫陷凹紧密相邻，临床上可经此穿刺，引流或作为手术入路。

2. **组织结构**　阴道壁自内向外由黏膜、肌层和纤维组织膜构成。黏膜层由非角化复层鳞状上皮覆盖，无腺体，淡红色，有许多横行皱襞，有较大伸展性，阴道上端 1/3 处黏膜受性激素影响有周期性变化。肌层由内环和外纵两层平滑肌构成，纤维组织膜与肌层紧密粘贴。阴道壁富有静脉丛，损伤后易出血或形成血肿。

（二）子宫（uterus）

子宫是孕育胚胎、胎儿和产生月经的器官。

1. **形态**　子宫是有腔壁厚的肌性器官，呈前后略扁的倒置梨形，重约 50 ～70g，长 7 ～8cm，宽 4 ～5cm，厚 2 ～3cm，容量约 5ml。子宫分为子宫体（corpus uteri）和子宫颈（cervix uteri）两部分。子宫体较宽，位于子宫上部，顶部称为子宫底（fundus uteri），宫底两侧称为子宫角（cornua uteri）。子宫颈，习称宫颈，较窄呈圆柱状，位于子宫下部。子宫体与子宫颈的比例因年龄和卵巢功能而异，青春期前为 1：2，生育期妇女为 2：1，绝经后为 1：1。

子宫腔（uterine cavity）为上宽下窄的三角形，两侧通输卵管，尖端朝下接子宫颈管。子宫体与子宫颈之间形成最狭窄的部分，称为子宫峡部（isthmus uteri），在非孕期长约 1cm，其上端因解剖上狭窄，称为解剖学内口；其下端因在此处子宫内膜转变为子宫颈黏膜，称为组织学内口。妊娠期子宫峡部逐渐伸展变长，妊娠末期可达 7 ～10cm，形成子宫下段，成为软产道的一部分，也是剖宫产术常用切口部位。子宫颈内腔呈梭形，称为子宫颈管（cervical canal），成年妇女长 2.5 ～3.0cm，其下端称为子宫颈外口，通向阴道。子宫颈以阴道为界，分为上下两部，上部占子宫颈的 2/3，两侧与子宫主韧带相连，称为子宫颈阴道上部；下部占子宫颈的 1/3，伸入阴道内，称为子宫颈阴道部。未产妇的子宫颈外口呈圆形；经产妇受阴道分娩影响形成横裂，将子宫颈分为前唇和后唇。

2. **组织结构**　子宫体和子宫颈的组织结构不同。

（1）子宫体：宫体壁由 3 层组织构成，由内向外分为子宫内膜层、肌层和浆膜层。

1）子宫内膜层：衬于宫腔表面，无内膜下层组织。子宫内膜分为 3 层：致密层、海绵层和基底层。内膜表面 2/3 为致密层和海绵层，统称为功能层，受卵巢性激素影响，发生周期变化而脱落。基底层为靠近子宫肌层的 1/3 内膜，不受卵巢性激素影响，不发生周期变化。

2）子宫肌层：较厚，非孕时厚约 0.8cm，由大量平滑肌组织、少量弹力纤维与胶原纤维组成，分为 3 层：内层肌纤维环行排列，痉挛性收缩可形成子宫收缩环；中层肌纤维交叉排列，在血管周围形成"8"字形围绕血管，收缩时可压迫血管，有效地制止子宫出血；外层肌纤维纵行排列，极薄，是子宫收缩的起始点。

3）子宫浆膜层：为覆盖宫底部及其前后面的脏腹膜。在子宫前面，近子宫峡部处的腹膜向前反折覆盖膀胱，形成膀胱子宫陷凹。在子宫后面，腹膜沿子宫壁向下，至子宫颈后方及阴道后穹隆再折向直肠，形成直肠子宫陷凹（rectouterine pouch），也称道格拉斯陷凹（Douglas pouch）。

（2）子宫颈：主要由结缔组织构成，含少量平滑肌纤维、血管及弹力纤维。子宫颈管黏膜为单层高柱状上皮，黏膜内腺体分泌碱性黏液，形成黏液栓堵塞子宫颈管。黏液栓成分及性状受性激素影响，发生周期性变化。子宫颈阴道部由复层鳞状上皮覆盖，表面光滑。子宫颈外口柱状上皮与鳞状上皮交接处是子宫颈癌的好发部位。

3. **位置**　子宫位于盆腔中央，前为膀胱，后为直肠，下端接阴道，两侧有输卵管和卵巢。子宫底位于骨盆入口平面以下，子宫颈外口位于坐骨棘水平稍上方。当膀胱空虚时，成人子宫的正常位置呈轻度前倾前屈位。子宫的正常位置依靠子宫韧带及骨盆底肌和筋膜的支托,任何原因引起的盆底组织结构破坏或功能障碍均可导致子宫脱垂。

4. 子宫韧带　共有 4 对(见图 2-2)。

(1) 阔韧带(broad ligament):位于子宫两侧呈翼状的双层腹膜皱襞,由覆盖子宫前后壁的腹膜自子宫侧缘向两侧延伸达盆壁而成,能够限制子宫向两侧倾斜。阔韧带有前后两叶,其上缘游离,内 2/3 部包绕输卵管(伞部无腹膜遮盖),外 1/3 部包绕卵巢动静脉,形成骨盆漏斗韧带(infundibulopelvic ligament),又称卵巢悬韧带(suspensory ligament of ovary),内含卵巢动静脉。卵巢内侧与宫角之间的阔韧带稍增厚,称为卵巢固有韧带或卵巢韧带。卵巢与阔韧带后叶相接处称为卵巢系膜。输卵管以下、卵巢附着处以上的阔韧带称为输卵管系膜,内含中肾管遗迹。在宫体两侧的阔韧带中有丰富的血管、神经、淋巴管及大量疏松结缔组织,称为宫旁组织。子宫动静脉和输尿管均从阔韧带基底部穿过。

(2) 圆韧带(round ligament):呈圆索状得名,由平滑肌和结缔组织构成,全长 12 ~ 14cm。起自宫角的前面、输卵管近端的稍下方,在阔韧带前叶的覆盖下向前外侧走行,到达两侧骨盆侧壁后,经腹股沟管止于大阴唇前端。有维持子宫前倾位置的作用。

(3) 主韧带(cardinal ligament):又称子宫颈横韧带。在阔韧带的下部,横行于子宫颈两侧和骨盆侧壁之间。为一对坚韧的平滑肌和结缔组织纤维束,是固定子宫颈位置、防止子宫脱垂的主要结构。

(4) 宫骶韧带(uterosacral ligament):起自子宫体和子宫颈交界处后面的上侧方,向两侧绕过直肠到达第 2、3 骶椎前面的筋膜。韧带外覆腹膜,内含平滑肌、结缔组织和支配膀胱的神经,广泛性子宫切除术时,可因切断韧带和损伤神经引起尿潴留。宫骶韧带短厚有力,向后向上牵引子宫颈,维持子宫前倾位置。

(三) 输卵管(fallopian tube, oviduct)

输卵管为一对细长而弯曲的肌性管道,为卵子与精子结合场所及运送受精卵的通道(图 2-3)。位于阔韧带上缘内,内侧与子宫角相连通,外端游离呈伞状,与卵巢相近,全长 8 ~ 14cm。根据输卵管的形态,由内向外分为 4 部分:①间质部(interstitial portion):潜行于子宫壁内的部分,长约 1cm,管腔最窄;②峡部(isthmic portion):在间质部外侧,细而较直,管腔较窄,长 2 ~ 3cm;③壶腹部(ampulla portion):在峡部外侧,壁薄,管腔宽大且弯曲,长 5 ~ 8cm,内含丰富皱襞,受精常发生于此;④伞部(fimbrial portion):在输卵管最外侧端,长 1 ~ 1.5cm,开口于腹腔,管口处有许多指状突起,有"拾卵"作用。

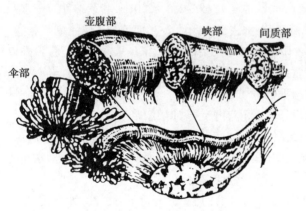

图 2-3　输卵管各部及其横断面

输卵管壁由 3 层构成:外层为浆膜层,为腹膜的一部分;中层为平滑肌层,该层肌肉的收缩有协助拾卵、运送受精卵及一定程度地阻止经血逆流和宫腔内感染向腹腔内扩散的作用;内层为黏膜层,由单层高柱状上皮覆盖。上皮细胞分为纤毛细胞、无纤毛细胞、楔状细胞和未分化细胞 4 种。纤毛细胞的纤毛摆动,能协助运送受精卵;无纤毛细胞有分泌作用,又称分泌细胞;楔形细胞可能是无纤毛细胞的前身;未分化细胞又称游走细胞,是上皮的储备细胞。输卵管肌肉的收缩和黏膜上皮细胞的形态、分泌及纤毛摆动,均受性激素的影响而有周期性变化。

(四) 卵巢(ovary)

卵巢为一对扁椭圆形的性腺,是产生与排出卵子,并分泌甾体激素的性器官。由外侧的骨盆漏斗韧带(卵巢悬韧带)和内侧的卵巢固有韧带悬于盆壁与子宫之间,借卵巢系膜与阔韧带相连。卵巢前缘中部有卵巢门,神经血管通过骨盆漏斗韧带经卵巢系膜在此出入卵巢;卵巢后缘游离。卵巢的大小、形状随年龄大小而有差异。青春期前卵巢表面光滑;青春期开始排卵后,表面逐渐凹凸不平。生育期妇女卵巢大小约4cm×3cm×1cm,重约5～6g,灰白色;绝经后卵巢逐渐萎缩变小变硬,妇科检查时不易触到。

卵巢表面无腹膜,由单层立方上皮覆盖,称为生发上皮。上皮的深面有一层致密纤维组织,称为卵巢白膜。再往内为卵巢实质,又分为外层的皮质和内层的髓质。皮质是卵巢的主体,由大小不等的各级发育卵泡、黄体和它们退化形成的残余结构及间质组织组成;髓质与卵巢门相连,由疏松结缔组织及丰富的血管、神经、淋巴管以及少量与卵巢韧带相延续的平滑肌纤维构成。

第三节 血管、淋巴及神经

- 盆腔静脉的数目多于动脉,并在相应器官及其周围形成静脉丛。
- 女性生殖器各部的淋巴沿各自的途径回流。
- 女性生殖器由躯体神经和自主神经共同支配。

女性生殖器的血管与淋巴管相伴行,各器官间静脉及淋巴管以丛、网状相吻合。

（一）动脉

女性内、外生殖器的血液供应主要来自卵巢动脉、子宫动脉、阴道动脉及阴部内动脉(图2-4)。

1. **卵巢动脉** 自腹主动脉发出。在腹膜后沿腰大肌前行,向外下行至骨盆缘处,跨过输尿管和髂总动脉下段,经骨盆漏斗韧带向内横行,再向后穿过卵巢系膜,分支经卵巢门进入卵巢。卵巢动脉在进入卵巢前,尚有分支走行于输卵管系膜内供应输卵管,其末梢在宫角附近与子宫动脉上行的卵巢支相吻合。

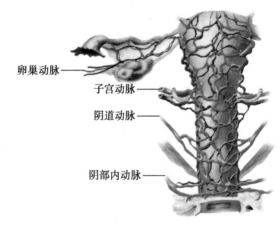

图2-4 女性盆腔动脉

（卵巢动脉／子宫动脉／阴道动脉／阴部内动脉）

2. **子宫动脉** 为髂内动脉前干分支,在腹膜后沿骨盆侧壁向下向前行,经阔韧带基底部、宫旁组织到达子宫外侧,相当于子宫颈内口水平约2cm处,横跨输尿管至子宫侧缘,此后分为上下两支:上支较粗,沿宫体侧缘迂曲上行,称为子宫体支,至宫角处又分为宫底支(分布于宫底部)、输卵管支(分布于输卵管)及卵巢支(与卵巢动脉末梢吻合);下支较细,分布于子宫颈及阴道上段,称为子宫颈-阴道支。

3. **阴道动脉** 为髂内动脉前干分支,分布于阴道中下段前后壁、膀胱顶及膀胱颈。阴道动脉与子宫颈-阴道支和阴部内动脉分支相吻合。阴道上段由子宫动脉子宫颈-阴道支供应,阴道中段由阴道动脉供应,阴道下段主要由阴部内动脉和痔中动脉供应。

4. **阴部内动脉** 为髂内动脉前干终支,经坐骨大孔的梨状肌下孔穿出骨盆腔,环绕坐骨棘背面,经坐骨小孔到达坐骨肛门窝,并分出4支:①痔下动脉:分布于直肠下段及肛门部;②会阴动脉:分布于会阴浅部;③阴唇动脉:分布于大、小阴唇;④阴蒂动脉:分布于阴蒂及前庭球。

（二）静脉

盆腔静脉与同名动脉伴行,但数目比其动脉多,并在相应器官及其周围形成静脉丛,且相互吻合,使盆腔静脉感染易于蔓延。卵巢静脉与同名动脉伴行,右侧汇入下腔静脉,左侧汇入左肾静脉,行腹主动脉旁淋巴结切除达肾静脉水平时应避免损伤。因肾静脉较细,容易发生回流受阻,故左侧盆腔静脉曲张较多。

（三）淋巴

女性内、外生殖器和盆腔组织具有丰富的淋巴系统,淋巴结通常沿相应的血管排列,成群或成串分布,其数目及确切位置变异很大。当内外生殖器发生感染或癌瘤时,往往沿各部回流的淋巴管扩散或转移。分为外生殖器淋巴与盆腔淋巴两组(图2-5)。

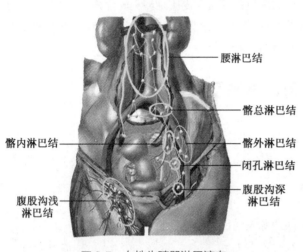

图2-5 女性生殖器淋巴流向

1. **外生殖器淋巴** 分为深浅两部分。

（1）腹股沟浅淋巴结:分上下两组,上组沿腹股沟韧带排列,收纳外生殖器、阴道下段、会阴及肛门部的淋巴;下组位于大隐静脉末端周围,收纳会阴及下肢的淋巴。其输出管大部分汇入腹股沟深淋巴结,少部分汇入髂外淋巴结。

（2）腹股沟深淋巴结:位于股静脉内侧,收纳阴蒂、腹股沟浅淋巴,汇入髂外及闭孔等淋巴结。

2. **盆腔淋巴** 分为3组:①髂淋巴组由闭孔、髂内、髂外及髂总淋巴结组成;②骶前淋巴组位于骶骨前面;③腰淋巴组(也称腹主动脉旁淋巴组)位于腹主动脉旁。

阴道下段淋巴主要汇入腹股沟浅淋巴结。阴道上段淋巴回流基本与子宫颈淋巴回流相同,大部汇入髂内及闭孔淋巴结,小部汇入髂外淋巴结,经髂总淋巴结汇入腰淋巴结和(或)骶前淋巴结。子宫底、输卵管、卵巢淋巴部分汇入腰淋巴结,部分汇入髂内外淋巴结。子宫体前后壁淋巴可分别回流至膀胱淋巴结和直肠淋巴结。子宫体两侧淋巴沿圆韧带汇入腹股沟浅淋巴结。

（四）神经

女性内、外生殖器由躯体神经和自主神经共同支配。

1. **外生殖器的神经支配** 主要由阴部神经支配。由第Ⅱ、Ⅲ、Ⅳ骶神经分支组成,含感觉和运动神经纤维,走行与阴部内动脉途径相同。在坐骨结节内侧下方分成会阴神经、阴蒂背神经及肛门神经(又称痔下神经)3支,分布于会阴、阴唇及肛门周围(图2-6)。

2. **内生殖器的神经支配** 主要由交感神经和副交感神经支配。交感神经纤维由腹主动脉前神经丛分出,进入盆腔后分为两部分:①卵巢神经丛:分布于卵巢和输卵管;②骶前神经丛:大部分在子

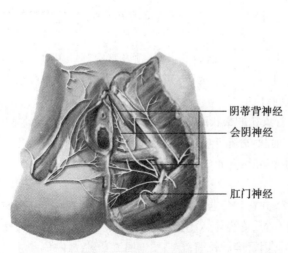

图2-6 女性外生殖器神经

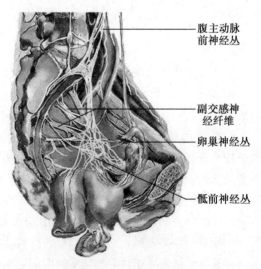

图2-7 女性内生殖器神经

宫颈旁形成骨盆神经丛,分布于子宫体、子宫颈、膀胱上部等。骨盆神经丛中含有来自第Ⅱ、Ⅲ、Ⅳ骶神经的副交感神经纤维及向心传导的感觉纤维(图2-7)。子宫平滑肌有自主节律活动,完全切除其神经后仍能有节律性收缩,还能完成分娩活动。临床上可见低位截瘫产妇仍能自然分娩。

第四节　骨　　盆

- 真骨盆是胎儿娩出的骨产道。
- 坐骨棘和骶棘韧带宽度是判断中骨盆是否狭窄的重要指标。
- 女性骨盆的大小、形状异常均可影响分娩过程。

女性骨盆(pelvis)是躯干和下肢之间的骨性连接,是支持躯干和保护盆腔脏器的重要器官,同时又是胎儿娩出时必经的骨性产道,其大小、形状直接影响分娩过程。通常女性骨盆较男性骨盆宽而浅,有利于胎儿娩出。

(一) 骨盆的组成

1. **骨盆的骨骼**　骨盆由骶骨(os sacrum)、尾骨(os coccyx)及左右两块髋骨(os coxae)组成。每块髋骨又由髂骨(os ilium)、坐骨(os ischium)和耻骨(os pubis)融合而成;骶骨由5~6块骶椎融合而成,呈楔(三角)形,其上缘明显向前突出,称为骶岬(promontory),是妇科腹腔镜手术的重要标志之一及产科骨盆内测量对角径的重要据点。尾骨由4~5块尾椎合成(图2-8 AR)。

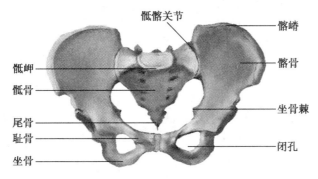

图2-8　正常女性骨盆(前上观)

2. **骨盆的关节**　包括耻骨联合(pubic symphysis)、骶髂关节(sacroiliac joint)和骶尾关节(sacrococcygeal joint)。在骨盆的前方两耻骨之间由纤维软骨连接,称为耻骨联合,妊娠期受女性激素影响变松动,分娩过程中可出现轻度分离,有利于胎儿娩出。在骨盆后方,两髂骨与骶骨相接,形成骶髂关节。骶骨与尾骨相连,形成骶尾关节,有一定活动度,分娩时尾骨后移可加大出口前后径。

3. **骨盆的韧带**　连接骨盆各部之间的韧带中,有两对重要的韧带,一对是骶、尾骨与坐骨结节之间的骶结节韧带(sacrotuberous ligament),另一对是骶、尾骨与坐骨棘之间的骶棘韧带(sacrospinous ligament),骶棘韧带宽度即坐骨切迹宽度,是判断中骨盆是否狭窄的重要指标。妊娠期受性激素影响,韧带松弛,有利于分娩(图2-9)。

(二) 骨盆的分界

以耻骨联合上缘、髂耻缘及骶岬上缘的连线为界,将骨盆分为假骨盆和真骨盆两部分。假骨盆又称大骨盆,位于骨

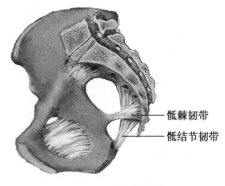

图2-9　骨盆的韧带

盆分界线之上,为腹腔的一部分,其前方为腹壁下部、两侧为髂骨翼,其后方为第5腰椎。假骨盆与产道无直接关系。真骨盆又称小骨盆,是胎儿娩出的骨产道(bony birth canal)。真骨盆有上、下两口,上口为骨盆入口(pelvic inlet),下口为骨盆出口(pelvic outlet),两口之间为骨盆腔(pelvic cavity)。骨盆腔后壁是骶骨和尾骨,两侧为坐骨、坐骨棘和骶棘韧带,前壁为耻骨联合和耻骨支。坐骨棘位于真骨盆中部,肛诊或阴道诊可触及。两坐骨棘连线的长度是衡量中骨盆横径的重要径线,同时坐骨棘又是分娩过程中衡量胎先露部下降程度的重要标志。耻骨两降支的前部相连构成耻骨弓。骨盆腔呈前浅后深的形态,其中轴为骨盆轴,分娩时胎儿沿此轴娩出。

(三) 骨盆的类型

根据骨盆形状(按 Callwell 与 Moloy 分类),分为4种类型(图2-10)。

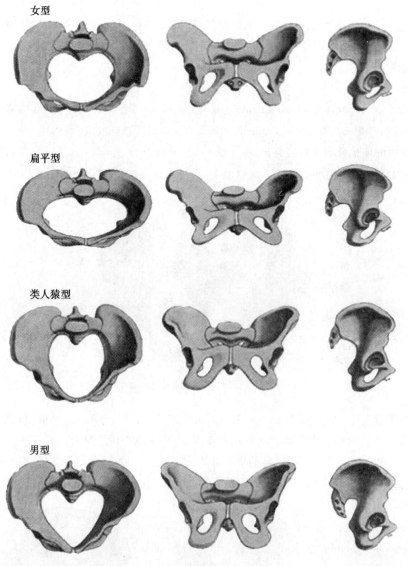

图2-10　骨盆4种基本类型及其各部比较

1. **女型(gynecoid type)** 骨盆入口呈横椭圆形,入口横径较前后径稍长。耻骨弓较宽,坐骨棘间径≥10cm。最常见,为女性正常骨盆,我国妇女占52%～58.9%。

2. **扁平型(platypelloid type)** 骨盆入口呈扁椭圆形,入口横径大于前后径。耻骨弓宽,骶骨失去正常弯度,变直向后翘或深弧形,故骶骨短骨盆浅。较常见,我国妇女占23.2%～29%。

3. **类人猿型(anthropoid type)** 骨盆入口呈长椭圆形,入口前后径大于横径。骨盆两侧壁稍内聚,坐骨棘较突出,坐骨切迹较宽,耻骨弓较窄,骶骨向后倾斜,故骨盆前部较窄而后部较宽。骨盆的骶骨往往有6节,较其他类型骨盆深。我国妇女占14.2%~18%。

4. **男型（android type）** 骨盆入口略呈三角形,两侧壁内聚,坐骨棘突出,耻骨弓较窄,坐骨切迹窄呈高弓形,骶骨较直而前倾,致出口后矢状径较短。骨盆腔呈漏斗形,往往造成难产。少见,我国妇女仅占1%~3.7%。

上述4种基本类型只是理论上的归类,临床所见多是混合型骨盆。骨盆的形态、大小除有种族差异外,其生长发育还受遗传、营养与性激素的影响。

第五节 骨 盆 底

- 骨盆底的功能是维持盆腔脏器的正常位置。
- 在骨盆底肌肉中,肛提肌起最重要的支持作用。
- 分娩可以损伤骨盆底组织。

骨盆底(pelvic floor)由多层肌肉和筋膜构成,封闭骨盆出口,承托并保持盆腔脏器(如内生殖器、膀胱及直肠等)于正常位置。若骨盆底结构和功能出现异常,可导致盆腔脏器脱垂或引起功能障碍;分娩可以不同程度地损伤骨盆底组织或影响其功能。

骨盆底前方为耻骨联合和耻骨弓,后方为尾骨尖,两侧为耻骨降支、坐骨升支和坐骨结节。两侧坐骨结节前缘的连线将骨盆底分为前后两个三角区:前三角区为尿生殖三角,向后下倾斜,有尿道和阴道通过;后三角区为肛门三角,向前下倾斜,有肛管通过。骨盆底由外向内分为3层(图2-11)。

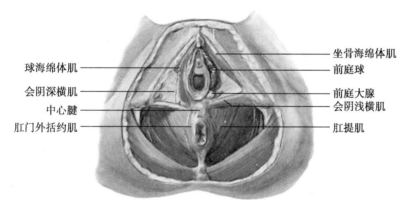

图2-11 骨盆底

（一）外层

外层位于外生殖器及会阴皮肤及皮下组织的下面,由会阴浅筋膜及其深面的3对肌肉及一括约肌组成。此层肌肉的肌腱汇合于阴道外口与肛门之间,形成中心腱。

1. **球海绵体肌** 覆盖前庭球和前庭大腺,向前经阴道两侧附于阴蒂海绵体根部,向后与肛门外括约肌交叉混合。此肌收缩时能紧缩阴道,故又称阴道括约肌。

2. **坐骨海绵体肌** 始于坐骨结节内侧,沿坐骨升支及耻骨降支前行,向上止于阴蒂海绵体(阴蒂脚处)。

3. **会阴浅横肌** 从两侧坐骨结节内侧面中线向中心腱汇合。

4. **肛门外括约肌** 为围绕肛门的环形肌束,前端汇合于中心腱。

（二）中层

中层为泌尿生殖膈。由上、下两层坚韧的筋膜及其间的一对会阴深横肌及尿道括约肌组成,覆盖于由耻骨弓、两侧坐骨结节形成的骨盆出口前部三角形平面的尿生殖膈上,又称三角韧带,其中有尿道和阴道穿过。

1. **会阴深横肌** 自坐骨结节的内侧面伸展至中心腱处。

2. **尿道括约肌** 环绕尿道,控制排尿。

(三) 内层

内层为盆膈(pelvic diaphragm)是骨盆底最坚韧的一层,由肛提肌及其内、外面各覆一层筋膜组成。自前向后依次有尿道、阴道和直肠穿过。

肛提肌(levator ani muscle)是位于骨盆底的成对扁阔肌,向下、向内合成漏斗形,肛提肌构成骨盆底的大部分(见图 2-11)。每侧肛提肌自前内向后外由 3 部分组成:①耻尾肌:为肛提肌的主要部分,肌纤维起自耻骨降支内侧,绕过阴道、直肠,向后止于尾骨,其中有小部分肌纤维止于阴道及直肠周围,分娩过程中耻尾肌容易受损伤而可致产后出现膀胱、直肠膨出;②髂尾肌:起自腱弓(即闭孔内肌表浅筋膜的增厚部分)后部,向中间及向后走行,与耻尾肌汇合,绕肛门两侧,止于尾骨;③坐尾肌:起自两侧坐骨棘,止于尾骨与骶骨。在骨盆底肌肉中,肛提肌起最重要的支持作用。又因肌纤维在阴道和直肠周围交织,有加强肛门和阴道括约肌的作用。

骨盆腔从垂直方向可分为前、中、后 3 部分,当骨盆底组织支持作用减弱时,容易发生相应部位器官松弛、脱垂或功能缺陷。在前骨盆腔,可发生膀胱和阴道前壁膨出;在中骨盆腔,可发生子宫和阴道穹隆脱垂;在后骨盆腔,可发生直肠和阴道后壁膨出。

会阴(perineum)有广义与狭义之分。广义的会阴是指封闭骨盆出口的所有软组织,前起自耻骨联合下缘,后至尾骨尖,两侧为耻骨降支、坐骨升支、坐骨结节和骶结节韧带。狭义的会阴是指位于阴道口和肛门之间的楔形软组织,厚 3 ~ 4cm,又称为会阴体(perineal body),由表及里为皮肤、皮下脂肪、筋膜、部分肛提肌和会阴中心腱。会阴中心腱由部分肛提肌及其筋膜和会阴浅横肌、会阴深横肌、球海绵体肌及肛门外括约肌的肌腱共同交织而成。会阴伸展性大,妊娠后期会阴组织变软,有利于分娩。分娩时需保护会阴,避免发生裂伤。

第六节 邻 近 器 官

- 各邻近器官与女性生殖器的解剖和病理变化可相互影响。
- 女性生殖器手术时应避免损伤邻近器官。

女性生殖器与尿道、膀胱、输尿管、直肠及阑尾相邻。当女性生殖器出现病变时,常会累及邻近器官,增加诊断与治疗上的难度,反之亦然。女性生殖器的发生与泌尿系统同源,故女性生殖器发育异常时,也可能伴有泌尿系统的异常。

1. **尿道(urethra)** 为一肌性管道,始于膀胱三角尖端,穿过泌尿生殖膈,终于阴道前庭部的尿道外口,长 4 ~ 5cm,直径约 0.6cm。由两层组织构成,即内面的黏膜和外面的肌层。黏膜衬于腔面,与膀胱黏膜相延续。肌层又分为两层,内层为纵行平滑肌,排尿时可缩短和扩大尿道管腔;外层为横纹肌,称尿道括约肌,由"慢缩型"肌细胞构成,可持久收缩保证尿道长时间闭合,但尿道快速闭合需借助尿道周围的肛提肌收缩。肛提肌及盆筋膜对尿道有支持作用,在腹压增加时提供抵抗而使尿道闭合,如发生损伤可出现张力性尿失禁。由于女性尿道短而直,与阴道邻近,容易引起泌尿系统感染。

2. **膀胱(urinary bladder)** 为一囊状肌性器官。排空的膀胱位于耻骨联合和子宫之间,膀胱充盈时可凸向盆腔甚至腹腔。成人膀胱平均容量为 350 ~ 500ml。膀胱分为顶、底、体和颈 4 部分。前腹壁下部腹膜覆盖膀胱顶,向后移行达子宫前壁,两者之间形成膀胱子宫陷凹。膀胱底部内面有一三角区称为膀胱三角,三角的尖向下为尿道内口,三角底的两侧为输尿管口,膀胱收缩时该三角为等边三角形,每边长约 2.5cm。膀胱底部与子宫颈及阴道前壁相连,其间组织疏松,盆底肌肉及其筋膜受损时,膀胱与尿道可随子宫颈及阴道前壁一并脱出。

3. **输尿管（ureter）**　为一对圆索状肌性管道,管壁厚1mm,由黏膜、肌层、外膜构成。全长约30cm,粗细不一,内径最细3～4mm,最粗7～8mm。起自肾盂,在腹膜后沿腰大肌前面偏中线侧下行（腰段）;在骶髂关节处跨髂外动脉起点的前方进入骨盆腔（盆段）,并继续在腹膜后沿髂内动脉下行,到达阔韧带基底部向前内方行,在子宫颈部外侧约2.0cm,于子宫动脉下方穿过（图2-12）,位于子宫颈阴道上部的外侧1.5～2.0cm处,斜向前内穿越输尿管隧道进入膀胱。在施行高位结扎卵巢血管、结扎子宫动脉及打开输尿管隧道时,应避免损伤输尿管。输尿管行程和数目可有变异,且可随子宫发育异常连同该侧肾脏一并缺如。在输尿管走行过程中,支配肾、卵巢、子宫及膀胱的血管在其周围分支并相互吻合,形成丰富的血管丛营养输尿管,在盆腔手术时应注意保护输尿管血运,避免因缺血形成输尿管瘘。

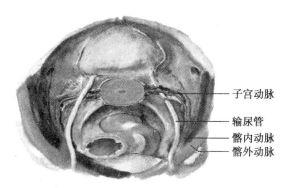

子宫动脉
输尿管
髂内动脉
髂外动脉

图2-12　输尿管与子宫动脉的关系

4. **直肠（rectum）**　于盆腔后部,上接乙状结肠,下接肛管,前为子宫及阴道,后为骶骨,全长10～14cm。直肠前面与阴道后壁相连,盆底肌肉与筋膜受损伤,常与阴道后壁一并膨出。肛管长2～3cm,借会阴体与阴道下段分开,阴道分娩时应保护会阴,避免损伤肛管。

5. **阑尾（vermiform appendix）**　为连于盲肠内侧壁的盲端细管,形似蚯蚓,其位置、长短、粗细变异很大,常位于右髂窝内,下端有时可达右侧输卵管及卵巢位置,因此,妇女患阑尾炎时有可能累及右侧附件及子宫,应注意鉴别诊断,并且如果发生在妊娠期,增大子宫将阑尾推向外上侧,容易延误诊断。阑尾也是黏液性肿瘤最常见的原发部位,故卵巢黏液性癌手术时应常规切除阑尾。

（谭文华）

第三章 女性生殖系统生理

妇女一生各阶段具有不同的生理特征,其中以生殖系统的变化最为显著。女性生殖系统的生理变化与其他系统的功能息息相关,且相互影响。

第一节 妇女一生各阶段的生理特点

- 女性一生分为7个不同的生理阶段。
- 性染色体决定胎儿性别。
- 月经初潮是青春期的重要标志。
- 性成熟期是卵巢功能最旺盛的时期。
- 绝经提示卵巢功能衰竭。

女性从胎儿形成到衰老是一个渐进的生理过程,也是下丘脑-垂体-卵巢轴功能发育、成熟和衰退的过程。女性一生根据其年龄和生理特点可分为7个阶段,但并无截然界限,可因遗传、环境、营养等因素影响而有个体差异。

（一）胎儿期（fetal period）

受精卵是由父系和母系来源的23对（46条）染色体组成的新个体,其中1对染色体在性发育中起决定性作用,称性染色体（sex chromosome）。性染色体X与Y决定着胎儿的性别,即XX合子发育为女性,XY合子发育为男性。胚胎6周后原始性腺开始分化。若胚胎细胞不含Y染色体,或Y染色体短臂上缺少决定男性性别的睾丸决定因子（testis determining factor,TDF）基因时,性腺分化缓慢,至胚胎8~10周性腺组织才出现卵巢的结构。原始生殖细胞分化为初级卵母细胞,性索皮质的扁平细胞围绕卵母细胞构成原始卵泡。卵巢形成后,因无雄激素、无副中肾管抑制因子,所以中肾管退化,两条副中肾管发育成为女性生殖道。

（二）新生儿期（neonatal period）

出生后4周内称新生儿期。女性胎儿在母体内受到胎盘及母体卵巢所产生的女性激素影响,出生的新生儿外阴较丰满,乳房略隆起或少许泌乳。出生后脱离母体环境,血中女性激素水平迅速下降,可出现少量阴道流血。这些生理变化短期内均能自然消退。

（三）儿童期（childhood）

从出生4周到12岁左右称儿童期。儿童早期（8岁之前）下丘脑-垂体-卵巢轴的功能处于抑制状态,这与下丘脑、垂体对低水平雌激素（≤10pg/ml）的负反馈及中枢性抑制因素高度敏感有关。此期生殖器为幼稚型。阴道狭长,上皮薄,无皱襞,细胞内缺乏糖原,阴道酸度低,抗感染力弱,容易发生炎症;子宫小,宫颈较长,约占子宫全长的2/3,子宫肌层亦很薄;输卵管弯曲且很细;卵巢长而窄,卵泡虽能大量自主生长（非促性腺激素依赖性）,但仅发育到窦前期即萎缩、退化。子宫、输卵管及卵巢位于腹腔内。在儿童后期（约8岁之后）,下丘脑促性腺激素释放激素（gonadotropin-releasing hormone,GnRH）抑制状态解除,卵巢内的卵泡受垂体促性腺激素的影响有一定发育并分泌性激素,但仍达不到成熟阶段。卵巢形态逐步变为扁卵圆形。子宫、输卵管及卵巢逐渐向骨盆腔内下降。皮下脂肪在胸、髋、肩部及耻骨前面堆积,乳房亦开始发育,开始显现女性特征。

（四）青春期（adolescence or puberty）

是儿童到成人的转变期,是生殖器、内分泌、体格逐渐发育至成熟的阶段。世界卫生组织(WHO)规定青春期为 10～19 岁。

青春期发动(onset of puberty)通常始于 8～10 岁,此时中枢性负反馈抑制状态解除,GnRH 开始呈脉冲式释放,继而引起促性腺激素和卵巢性激素水平升高、第二性征出现,并最终获得成熟的生殖功能。青春期发动的时间主要取决于遗传因素,此外,尚与居住地的地理位置、体质、营养状况以及心理精神因素有关。

女性青春期第一性征的变化是在促性腺激素作用下,卵巢增大,卵泡开始发育和分泌雌激素,生殖器从幼稚型变为成人型。阴阜隆起,大、小阴唇变肥厚并有色素沉着;阴道长度及宽度增加,阴道黏膜变厚并出现皱襞;子宫增大,尤其宫体明显增大,子宫体与宫颈的比例为 2:1;输卵管变粗,弯曲度减小,黏膜出现许多皱襞与纤毛;卵巢增大,皮质内有不同发育阶段的卵泡,致使卵巢表面稍呈凹凸不平。此时虽已初步具有生育能力,但整个生殖系统的功能尚未完善。

除生殖器以外,女性其他特有的性征即第二性征(secondary sexual characteristics)包括音调变高、乳房发育、阴毛及腋毛分布、骨盆横径发育大于前后径,以及胸、肩部皮下脂肪增多等,这些变化呈现女性特征。

青春期按照顺序先后经历以下四个不同的阶段,各阶段有重叠,共需大约 4.5 年的时间。

1. 乳房萌发（thelarche）　是女性第二性征的最初特征。一般女性接近 10 岁时乳房开始发育,约经过 3.5 年时间发育为成熟型。

2. 肾上腺功能初现（adrenarche）　青春期肾上腺雄激素分泌增加引起阴毛和腋毛的生长,称为肾上腺功能初现。阴毛首先发育,约 2 年后腋毛开始发育。该阶段肾上腺皮质功能逐渐增强,血液循环中脱氢表雄酮(DHEA)、硫酸脱氢表雄酮(DHEAS)和雄烯二酮升高,肾上腺 17α-羟化酶和 17,20-裂解酶活性增强。肾上腺功能初现提示下丘脑-垂体-肾上腺雄性激素轴功能近趋完善。

3. 生长加速（growth spurt）　11～12 岁青春期少女体格生长呈直线加速,平均每年生长 9cm,月经初潮后生长减缓。青春期生长加速是由于雌激素、生长激素(GH)和胰岛素样生长因子-Ⅰ(IGF-Ⅰ)分泌增加所致。

4. 月经初潮（menarche）　女性第一次月经来潮称月经初潮,为青春期的重要标志。月经初潮平均晚于乳房发育 2.5 年时间。月经来潮提示卵巢产生的雌激素足以使子宫内膜增殖,雌激素达到一定水平且有明显波动时,引起子宫内膜脱落即出现月经。由于此时中枢对雌激素的正反馈机制尚未成熟,即使卵泡发育成熟也不能排卵,故月经周期常不规律,经 5～7 年建立规律的周期性排卵后,月经才逐渐正常。

此外,青春期女孩发生较大心理变化,出现性意识,情绪和智力发生明显变化,容易激动,想象力和判断力明显增强。

（五）性成熟期（sexual maturity）

又称生育期,是卵巢生殖功能与内分泌功能最旺盛的时期。一般自 18 岁左右开始,历时约 30 年,此期妇女性功能旺盛,卵巢功能成熟并分泌性激素,已建立规律的周期性排卵。生殖器各部及乳房在卵巢分泌的性激素作用下发生周期性变化。

（六）绝经过渡期（menopausal transition period）

指从开始出现绝经趋势直至最后一次月经的时期。可始于 40 岁,历时短至 1～2 年,长至 10～20 年。此期卵巢功能逐渐衰退,卵泡数明显减少且易发生卵泡发育不全,因而月经不规律,常为无排卵性月经。最终由于卵巢内卵泡自然耗竭或剩余的卵泡对垂体促性腺激素丧失反应,导致卵巢功能衰竭。月经永久性停止,称绝经(menopause)。我国妇女平均绝经年龄为 49.5 岁,80% 在 44～54 岁之间。尽管人均寿命已明显延长,但绝经年龄却变化不大,暗示人类绝经年龄主要取决于遗传。以往一直采用"更年期"一词来形容女性这一特殊生理变更时期。由于更年期定义含糊,1994 年 WHO 提出废除"更年期"这一术语,推荐采用"围绝经期"(perimenopausal period)一词,将其定义为从卵巢功能开始衰退直至绝经后 1 年内的时期。在围绝经期由于雌激素水平降低,可出现血管舒缩障碍和神经精神症状,表现为潮热、出汗、情绪不稳定、不安、抑郁或烦躁、失眠等,称为绝经综合征。目前认为,激素补充治疗(hormone replacement therapy,HRT)可以有效缓解绝经相关症状,在绝经早期(治疗"窗口期")使用,还可在一定程度上预防老年慢性疾病的发生。

(七) 绝经后期 (postmenopausal period)

指绝经后的生命时期。在早期阶段,虽然卵巢停止分泌雌激素,但卵巢间质仍能分泌少量雄激素,后者在外周转化为雌酮,是循环中的主要雌激素。一般60岁以后妇女机体逐渐老化进入老年期(senility)。此期卵巢功能已完全衰竭,雌激素水平低落,不足以维持女性第二性征,生殖器进一步萎缩老化。骨代谢失常引起骨质疏松,易发生骨折。

第二节 月经及月经期的临床表现

- 月经是伴随卵巢周期的子宫内膜剥脱及出血。
- 规律性月经的出现是生殖功能成熟的标志。
- 16岁月经尚未来潮应当引起临床重视。
- 正常的月经周期一般为(28±7)日。
- 月经量超过80ml为月经过多。

月经是生育期妇女重要的生理现象。

(一) 月经 (menstruation)

指伴随卵巢周期性变化而出现的子宫内膜周期性脱落及出血。规律月经的出现是生殖功能成熟的重要标志。月经第一次来潮称月经初潮(menarche)。月经初潮年龄多在13~14岁之间,但可能早在11岁或迟至16岁。16岁以后月经尚未来潮者应当引起临床重视。月经初潮早晚主要受遗传因素控制,其他因素如营养、体重亦起着重要作用。近年来,月经初潮年龄有提前趋势。

(二) 月经血的特征

月经血呈暗红色,除血液外,还有子宫内膜碎片、宫颈黏液及脱落的阴道上皮细胞。月经血中含有前列腺素及来自子宫内膜的大量纤维蛋白溶酶。由于纤维蛋白溶酶对纤维蛋白的溶解作用,故月经血不凝,在出血量多或速度快的情况下可出现血凝块。

(三) 正常月经的临床表现

正常月经具有周期性及自限性。出血的第1日为月经周期的开始,两次月经第1日的间隔时间称一个月经周期(menstrual cycle)。一般为21~35日,平均28日。每次月经持续时间称经期,一般为2~8日,平均4~6日。经量为一次月经的总失血量,正常月经量为20~60ml,超过80ml为月经过多。一般月经期无特殊症状,但经期由于盆腔充血以及前列腺素的作用,有些妇女出现下腹及腰骶部下坠不适或子宫收缩痛,并可出现腹泻等胃肠功能紊乱症状。少数患者可有头痛及轻度神经系统不稳定症状。

第三节 卵巢功能及周期性变化

- 卵巢具有生殖和内分泌双重功能。
- 始基卵泡是女性的基本生殖单位。
- 青春期至绝经前卵巢形态和功能呈现周期性变化。
- 卵巢周期历经卵泡的发育与成熟、排卵、黄体形成与退化。
- 雌激素和孕激素的生理作用既有协同又有拮抗。

在女性一生的不同阶段,卵巢的功能有较大变化。

(一)卵巢的功能

卵巢为女性的性腺,其主要功能为产生卵子并排卵和分泌女性激素,分别称为卵巢的生殖功能和内分泌功能。

(二)卵巢的周期性变化

卵泡自胚胎形成后即进入自主发育和闭锁的轨道,此过程不依赖于促性腺激素,其机制尚不清楚。胚胎6~8周时,原始生殖细胞不断有丝分裂,细胞数增多,体积增大,称为卵原细胞(oogonia),约60万个。自胚胎11~12周开始卵原细胞进入第一次减数分裂,并静止于前期双线期,称为初级卵母细胞(primary oocyte)。胚胎16~20周时生殖细胞数目达到高峰,两侧卵巢共含600万~700万个(卵原细胞占1/3,初级卵母细胞占2/3)。胚胎16周至生后6个月,单层梭形前颗粒细胞围绕着停留于减数分裂双线期的初级卵母细胞形成始基卵泡(primordial follicle),这是女性的基本生殖单位,也是卵细胞储备的唯一形式。胎儿期的卵泡不断闭锁,出生时约剩200万个,儿童期多数卵泡退化,至青春期只剩下约30万个。

从青春期开始到绝经前,卵巢在形态和功能上发生周期性变化称为卵巢周期(ovarian cycle)。

1. 卵泡发育和成熟 进入青春期后,卵泡由自主发育推进至发育成熟的过程依赖于促性腺激素的刺激。生育期每月发育一批(3~11个)卵泡,经过募集、选择,其中一般只有一个优势卵泡可达完全成熟,并排出卵子。其余的卵泡发育到一定程度通过细胞凋亡机制而自行退化,称卵泡闭锁。女性一生中一般只有400~500个卵泡发育成熟并排卵,仅占总数的0.1%左右。

卵泡的发育始于始基卵泡到初级卵泡的转化,始基卵泡可以在卵巢内处于休眠状态数十年。始基卵泡发育远在月经周期起始之前,从始基卵泡至形成窦前卵泡需9个月以上的时间(图3-1),从窦前卵泡发育到成熟卵泡经历持续生长期(1~4级卵泡)和指数生长期(5~8级卵泡),共需85日(图3-2),实际上跨越了3个月经周期。一般卵泡生长的最后阶段正常约需15日左右,是月经周期的卵泡期。

根据卵泡的形态、大小、生长速度和组织学特征,可将其生长过程分为以下几个阶段(图3-3)。

(1)始基卵泡:由停留于减数分裂双线期的初级卵母细胞被单层梭形前颗粒细胞围绕而形成。

(2)窦前卵泡(preantral follicle):始基卵泡的梭形前颗粒细胞分化为单层立方形细胞之后成为初级卵泡(primary follicle)。与此同时,颗粒细胞合成和分泌黏多糖,在卵子周围形成一透明环形区,称

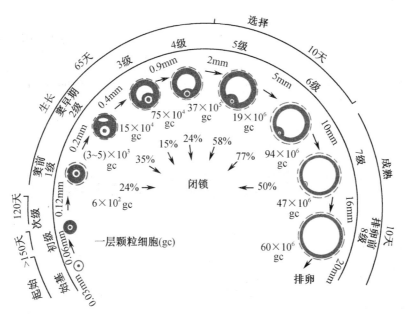

图3-1 成人卵巢内卵泡的生长发育及各级生长卵泡出现的比例

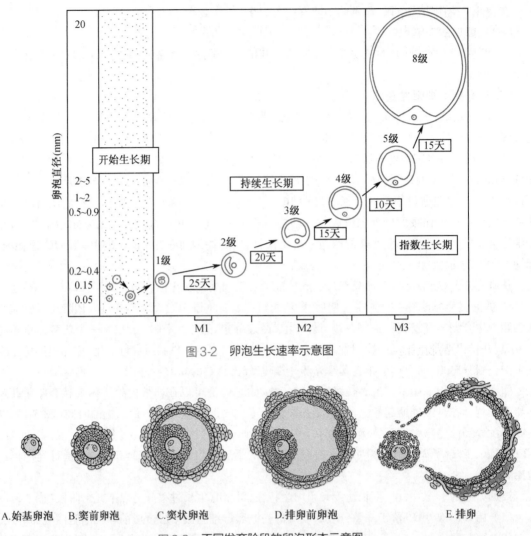

图3-2　卵泡生长速率示意图

A.始基卵泡　B.窦前卵泡　C.窦状卵泡　D.排卵前卵泡　E.排卵

图3-3　不同发育阶段的卵泡形态示意图

透明带(zona pellucida)。颗粒细胞的胞膜突起可穿过透明带与卵子的胞膜形成缝隙连接,这些胞膜的接触为卵子的信息传递和营养提供了一条通道。最后初级卵泡颗粒细胞的增殖使细胞的层数增至6~8层(600个细胞以下),卵泡增大,形成次级卵泡(secondary follicle)。颗粒细胞内出现卵泡刺激素(follicle-stimulating hormone,FSH)、雌激素(estrogen,E)和雄激素(androgen,A)三种受体,具备了对上述激素的反应性。卵泡基底膜附近的梭形细胞形成两层卵泡膜,即卵泡内膜(theca interna)和卵泡外膜(theca externa)。卵泡内膜细胞出现黄体生成素(luteinizing hormone,LH)受体,具备了合成甾体激素的能力。

(3)窦卵泡(antral follicle):在雌激素和FSH的协同作用下,颗粒细胞间积聚的卵泡液增加,最后融合形成卵泡腔,卵泡增大直径达500μm,称为窦卵泡。窦卵泡发育的后期,相当于前一卵巢周期的黄体晚期及本周期卵泡早期,血清FSH水平及其生物活性增高,超过一定阈值后,卵巢内有一组窦卵泡群进入了"生长发育轨道",这种现象称为募集(recruitment)。约在月经周期第7日,在被募集的发育卵泡群中,FSH阈值最低的一个卵泡,优先发育成为优势卵泡(dominant follicle),其余的卵泡逐渐退化闭锁,这个现象称为选择(selection)。月经周期第11~13日,优势卵泡增大至18mm左右,分泌雌激素量增多,使血清雌激素量达到300pg/ml左右。不仅如此,在FSH刺激下,颗粒细胞内又出现了LH受体及PRL受体,具备了对LH、PRL的反应性。此时便形成了排卵前卵泡。

(4)排卵前卵泡(preovulatory follicle):为卵泡发育的最后阶段,为成熟卵泡,亦称格拉夫卵泡(Graafian follicle)。卵泡液急骤增加,卵泡腔增大,卵泡体积显著增大,直径可达18~23mm,卵泡向卵

巢表面突出,其结构从外到内依次为:

1)卵泡外膜:为致密的卵巢间质组织,与卵巢间质无明显界限。

2)卵泡内膜:从卵巢皮质层间质细胞衍化而来,细胞呈多边形,较颗粒细胞大。此层含丰富血管。

3)颗粒细胞:细胞呈立方形,细胞间无血管存在,营养来自外周的卵泡内膜。

4)卵泡腔:腔内充满大量清澈的卵泡液和雌激素。

5)卵丘:呈丘状突出于卵泡腔,卵细胞深藏其中。

6)放射冠:直接围绕卵细胞的一层颗粒细胞,呈放射状排列。

7)透明带:在放射冠与卵细胞之间有一层很薄的透明膜,称透明带。

2. 排卵　卵细胞和它周围的卵冠丘结构(oocyte corona cumulus complex,OCCC;又称卵冠丘复合体)一起从卵巢排出的过程称排卵(ovulation)。排卵过程包括卵母细胞完成第一次减数分裂和卵泡壁胶原层的分解及小孔形成后卵子的排出活动。排卵前,由于成熟卵泡分泌的雌二醇在循环中达到对下丘脑起正反馈调节作用的峰值($E_2 \geqslant 200pg/ml$),促使下丘脑 GnRH 的大量释放,继而引起垂体释放促性腺激素,出现 LH/FSH 峰。LH 峰是即将排卵的可靠指标,出现于卵泡破裂前 36 小时。LH 峰使初级卵母细胞完成第一次减数分裂,排出第一极体,成熟为次级卵母细胞。在 LH 峰作用下排卵前卵泡黄素化,产生少量孕酮。LH/FSH 排卵峰与孕酮协同作用,激活卵泡液内蛋白溶酶活性,使卵泡壁隆起尖端部分的胶原消化形成小孔,称排卵孔(stigma)。排卵前卵泡液中前列腺素显著增加,排卵时达高峰。前列腺素可促进卵泡壁释放蛋白溶酶,也促使卵巢内平滑肌收缩,有助于排卵。排卵时随卵细胞同时排出的还有透明带、放射冠及小部分卵丘内的颗粒细胞。排卵多发生在下次月经来潮前 14 日左右。卵子可由两侧卵巢轮流排出,也可由一侧卵巢连续排出。卵子排出后,经输卵管伞部捡拾、输卵管壁蠕动以及输卵管黏膜纤毛活动等协同作用,在输卵管内向子宫方向移动。

3. 黄体形成及退化　排卵后卵泡液流出,卵泡腔内压下降,卵泡壁塌陷,形成许多皱襞,卵泡壁的卵泡颗粒细胞和卵泡内膜细胞向内侵入,周围由结缔组织的卵泡外膜包围,共同形成黄体(corpus luteum)。卵泡颗粒细胞和卵泡内膜细胞在 LH 排卵峰的作用下进一步黄素化,分别形成颗粒黄体细胞及卵泡膜黄体细胞。两种黄体细胞内都含有胡萝卜素,该色素含量多寡决定黄体颜色的深浅。黄体细胞的直径由原来的 $12 \sim 14\mu m$ 增大到 $35 \sim 50\mu m$。在血管内皮生长因子(VEGF)作用下颗粒细胞血管化,孕酮由此进入到体循环中。排卵后 $7 \sim 8$ 日(相当于月经周期第 22 日左右),黄体体积和功能达到高峰,直径 $1 \sim 2cm$,外观黄色。正常黄体功能的建立需要理想的排卵前卵泡发育,特别是 FSH 刺激,以及一定水平的持续性 LH 维持。

若排出的卵子受精,黄体则在胚胎滋养细胞分泌的人绒毛膜促性腺激素(human chorionic gonadotropin,hCG)作用下增大,转变为妊娠黄体,至妊娠 3 个月末才退化。此后胎盘形成并分泌甾体激素维持妊娠。

若卵子未受精,黄体在排卵后 $9 \sim 10$ 日开始退化,黄体功能限于 14 日,其机制尚未完全明确,可能与其分泌的雌激素溶黄体作用有关,其作用由卵巢局部前列腺素和内皮素-Ⅰ所介导。黄体退化时黄体细胞逐渐萎缩变小,周围的结缔组织及成纤维细胞侵入黄体,逐渐由结缔组织所代替,组织纤维化,外观色白,称白体(corpus albicans)。黄体衰退后月经来潮,卵巢中又有新的卵泡发育,开始新的周期。

（三）卵巢性激素的合成及分泌

主要是雌激素(estrogen)和孕激素(progesterone),及少量雄激素(androgen),均为甾体激素(steroid hormone)。卵泡膜细胞和颗粒细胞为排卵前雌激素的主要来源,黄体细胞在排卵后分泌大量的孕激素及雌激素。雄激素(睾酮)主要由卵巢间质细胞和门细胞产生。

1. 甾体激素的基本化学结构　甾体激素属类固醇激素。类固醇激素的基本化学结构为环戊烷多氢菲环。按碳原子的数目分为 3 组:含 21 个碳原子为孕激素,基本结构为孕烷核,如孕酮;含 19 个碳原子为雄激素,基本结构为雄烷核,如睾酮;含 18 个碳原子为雌激素,基本结构为雌烷核,如雌二醇、雌酮、雌三醇。

2. **甾体激素的生物合成过程**　卵巢甾体激素生物合成需要多种羟化酶及芳香化酶的作用,它们都属于细胞色素 P450 超基因家族。在 LH 的刺激下,卵泡膜细胞内胆固醇经线粒体内细胞色素 P450 侧链裂解酶催化,形成孕烯醇酮(pregnenolone),这是性激素合成的限速步骤。孕烯醇酮合成雄烯二酮有 Δ^4 和 Δ^5 两条途径。卵巢在排卵前以 Δ^5 途径合成雌激素,排卵后可通过 Δ^4 和 Δ^5 两条途径合成雌激素。孕酮的合成是通过 Δ^4 途径(图 3-4)。卵巢雌激素的合成是由卵泡膜细胞与颗粒细胞在 FSH 与 LH 的共同作用下完成的:LH 与卵泡膜细胞 LH 受体结合后可使胆固醇形成睾酮和雄烯二酮,后两者进入颗粒细胞内成为雌激素的前身物质;FSH 与颗粒细胞上 FSH 受体结合后激活芳香化酶,将睾酮和雄烯二酮分别转化为雌二醇和雌酮,进入血液循环和卵泡液中。这就是 Falck(1959 年)提出的雌激素合成的两细胞-两促性腺激素学说(图 3-5)。

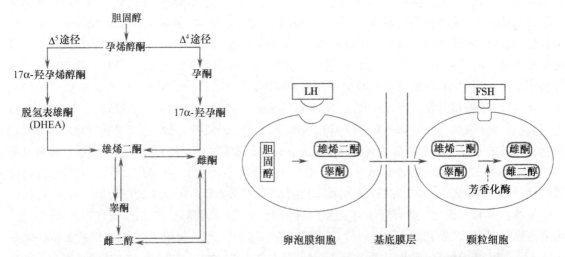

图 3-4　性激素的生物合成途径示意图　　　　图 3-5　雌激素合成的两细胞-两促性腺激素学说示意图

3. **甾体激素代谢**　甾体激素主要在肝内代谢。雌二醇的代谢产物为雌酮及其硫酸盐、雌三醇、2-羟雌酮等,主要经肾脏排出;有一部分经胆汁排入肠内可再吸收入肝,即肝肠循环。孕激素主要代谢为孕二醇,经肾脏排出体外;睾酮代谢为雄酮、原胆烷醇酮,主要以葡萄糖醛酸盐的形式经肾脏排出体外。

4. **卵巢性激素分泌的周期性变化**

(1) 雌激素:卵泡开始发育时,雌激素分泌量很少;至月经第 7 日卵泡分泌雌激素量迅速增加,于排卵前达高峰;排卵后由于卵泡液中雌激素释放至腹腔使循环中雌激素暂时下降,排卵后 1~2 日,黄体开始分泌雌激素使循环中雌激素又逐渐上升,约在排卵后 7~8 日黄体成熟时,循环中雌激素形成又一高峰。此后,黄体萎缩,雌激素水平急剧下降,在月经期达最低水平。

(2) 孕激素:卵泡期卵泡不分泌孕酮,排卵前成熟卵泡的颗粒细胞在 LH 排卵峰的作用下黄素化,开始分泌少量孕酮,排卵后黄体分泌孕酮逐渐增加至排卵后 7~8 日黄体成熟时,分泌量达最高峰,以后逐渐下降,到月经来潮时降到卵泡期水平。

(3) 雄激素:女性雄激素主要来自肾上腺。卵巢也能分泌部分雄激素,包括睾酮、雄烯二酮和脱氢表雄酮。卵泡内膜层是合成分泌雄烯二酮的主要部位,卵巢间质细胞和门细胞主要合成与分泌睾酮。排卵前循环中雄激素升高,一方面可促进非优势卵泡闭锁,另一方面可提高性欲。

5. **卵巢性激素的生理作用**

(1) 雌激素的生理作用

1) 子宫肌:促进子宫肌细胞增生和肥大,使肌层增厚;增进血运,促使和维持子宫发育;增加子宫平滑肌对缩宫素的敏感性。

2）子宫内膜:使子宫内膜腺体和间质增生、修复。

3）宫颈:使宫颈口松弛、扩张,宫颈黏液分泌增加,性状变稀薄,富有弹性,易拉成丝状。

4）输卵管:促进输卵管肌层发育及上皮的分泌活动,并可加强输卵管肌节律性收缩的振幅。

5）阴道上皮:使阴道上皮细胞增生和角化,黏膜变厚,并增加细胞内糖原含量,使阴道维持酸性环境。

6）外生殖器:使阴唇发育、丰满、色素加深。

7）第二性征:促使乳腺管增生,乳头、乳晕着色,促进其他第二性征的发育。

8）卵巢:协同 FSH 促进卵泡发育。

9）下丘脑、垂体:通过对下丘脑和垂体的正负反馈调节,控制促性腺激素的分泌。

10）代谢作用:促进水钠潴留;促进肝脏高密度脂蛋白合成,抑制低密度脂蛋白合成,降低循环中胆固醇水平;维持和促进骨基质代谢。

（2）孕激素的生理作用:孕激素通常是在雌激素作用的基础上发挥效应。

1）子宫肌:降低子宫平滑肌兴奋性及其对缩宫素的敏感性,抑制子宫收缩,有利于胚胎及胎儿宫内生长发育。

2）子宫内膜:使增殖期子宫内膜转化为分泌期内膜,为受精卵着床做好准备。

3）宫颈:使宫口闭合,黏液分泌减少,性状变黏稠。

4）输卵管:抑制输卵管肌节律性收缩的振幅。

5）阴道上皮:加快阴道上皮细胞脱落。

6）乳房:促进乳腺腺泡发育。

7）下丘脑、垂体:孕激素在月经中期具有增强雌激素对垂体 LH 排卵峰释放的正反馈作用;在黄体期对下丘脑、垂体有负反馈作用,抑制促性腺激素分泌。

8）体温:兴奋下丘脑体温调节中枢,可使基础体温在排卵后升高 0.3～0.5℃。临床上可以此作为判定排卵日期的标志之一。

9）代谢作用:促进水钠排泄。

（3）孕激素与雌激素的协同和拮抗作用:孕激素在雌激素作用的基础上,进一步促使女性生殖器和乳房的发育,为妊娠准备条件,二者有协同作用;另一方面,雌激素和孕激素又有拮抗作用,雌激素促进子宫内膜增生及修复,孕激素则限制子宫内膜增生,并使增生的子宫内膜转化为分泌期。其他拮抗作用表现在子宫收缩、输卵管蠕动、宫颈黏液变化、阴道上皮细胞角化和脱落以及钠和水的潴留与排泄等方面。

（4）雄激素的生理作用

1）对女性生殖系统的影响:自青春期开始,雄激素分泌增加,促使阴蒂、阴唇和阴阜的发育,促进阴毛、腋毛的生长。但雄激素过多会对雌激素产生拮抗作用,如减缓子宫及其内膜的生长和增殖,抑制阴道上皮的增生和角化。长期使用雄激素,可出现男性化的表现。雄激素还与性欲有关。

2）对机体代谢功能的影响:雄激素能促进蛋白合成,促进肌肉生长,并刺激骨髓中红细胞的增生。在性成熟期前,促使长骨骨基质生长和钙的保留;性成熟后可导致骨骺的关闭,使生长停止。可促进肾远曲小管对水、钠的重吸收并保留钙。

6. 甾体激素的作用机制　甾体激素具有脂溶性,主要通过扩散方式进入细胞内,与胞质受体结合,形成激素-胞质受体复合物。靶细胞胞质中存在的甾体激素受体是蛋白质,与相应激素结合具有很强的亲和力和专一性。当激素进入细胞内与胞质受体结合后,受体蛋白发生构型变化和热休克蛋白（HSP）解离,从而使激素-胞质受体复合物获得进入细胞核内的能力,并由胞质转移至核内,与核内受体结合,形成激素-核受体复合物,从而引发 DNA 的转录过程,生成特异的 mRNA,在胞质核糖体内翻译,生成蛋白质,发挥相应的生物效应。

（四）卵巢分泌的多肽激素

卵巢除分泌甾体激素外,还分泌一些多肽激素、细胞因子和生长因子。

1. 多肽激素 在卵泡液中可分离到三种多肽,根据它们对 FSH 产生的影响不同,分为抑制素(inhibin)、激活素(activin)和卵泡抑制素(follistatin,FS)。它们既来源于卵巢,也产生于垂体等部位,与卵巢甾体激素系统一样,构成调节垂体促性腺激素合成与分泌的激活素-抑制素-卵泡抑制素系统。

（1）抑制素:由两个不同的亚单位(α 和 β)通过二硫键连接,β 亚单位再分为 β_A 和 β_B,形成抑制素 A($\alpha\beta_A$)和抑制素 B($\alpha\beta_B$)。它的主要生理作用是选择性地抑制垂体 FSH 的产生,包括 FSH 的合成和分泌,另外,它也能增强 LH 的活性。

（2）激活素:由抑制素的两个 β 亚单位组成,形成激活素 A($\beta_A\beta_A$)、激活素 AB($\beta_A\beta_B$)和激活素 B($\beta_B\beta_B$)。近年来发现激活素还有其他亚单位,如 β_C、β_D、β_E 等。激活素主要在垂体局部通过自分泌作用,增加垂体细胞的 GnRH 受体数量,提高垂体对 GnRH 的反应性,从而刺激 FSH 的产生。

（3）卵泡抑制素:是一个高度糖基化的多肽,它与抑制素和激活素的 β 亚单位具有亲和力。激活素与之结合后,失去刺激 FSH 产生的能力。卵泡抑制素的主要功能是通过自分泌/旁分泌作用,抑制 FSH 的产生。

2. 细胞因子和生长因子 白细胞介素-Ⅰ、肿瘤坏死因子-α、胰岛素样生长因子、血管内皮生长因子、表皮生长因子、成纤维细胞生长因子、转化生长因子、血小板衍生生长因子等细胞因子和生长因子通过自分泌或旁分泌形式也参与卵泡生长发育的调节。

第四节　子宫内膜及生殖器其他部位的周期性变化

- 卵巢周期使子宫内膜发生周期性变化。
- 在雌激素作用下子宫内膜出现增殖期变化。
- 在雌、孕激素作用下增殖期子宫内膜出现分泌期变化。
- 雌、孕激素撤退后分泌期子宫内膜脱落形成月经。
- 阴道黏膜、宫颈黏液、输卵管黏膜和乳腺在卵巢周期作用下亦发生周期性变化。

卵巢周期使女性生殖器发生一系列周期性变化,尤以子宫内膜的周期性变化最为显著。

（一）子宫内膜的周期性变化

主要包括子宫内膜的组织学和生物化学的相应性变化。

1. 子宫内膜的组织学变化 子宫内膜从形态学上可分为功能层和基底层。子宫内膜功能层是胚胎植入的部位,受卵巢激素变化的调节,具有周期性增殖、分泌和脱落性变化;基底层靠近肌层,不受卵巢激素的周期性调节,不发生剥脱,在月经后再生并修复子宫内膜创面,重新形成子宫内膜功能层。据其组织学变化将月经周期分为增殖期、分泌期、月经期 3 个阶段(以一个正常月经周期 28 日为例):

（1）增殖期(proliferative phase):月经周期第 5 ~ 14 日。与卵巢周期中的卵泡期相对应。在雌激素作用下,内膜表面上皮、腺体、间质、血管均呈增殖性变化,称增殖期。该期子宫内膜厚度自 0.5mm 增生至 3 ~ 5mm。增殖期又可分早、中、晚 3 期:

1）增殖早期:月经周期第 5 ~ 7 日。此期内膜薄,仅 1 ~ 2mm;腺体短、直、细且稀疏,腺上皮细胞呈立方形或低柱状;间质致密,间质细胞呈星形,间质中的小动脉较直、壁薄。

2）增殖中期:月经周期第 8 ~ 10 日。此期内膜腺体数增多、伸长并稍有弯曲;腺上皮细胞增生活跃,细胞呈柱状,开始有分裂象;间质水肿在此期最为明显,螺旋小动脉逐渐发育,管壁变厚。

3）增殖晚期:月经周期第 11 ~ 14 日。此期内膜进一步增厚,达 3 ~ 5mm,表面高低不平,略呈波浪形;腺上皮变为高柱状,增殖为假复层上皮,核分裂象增多,腺体更长,形成弯曲状;间质细胞呈星状,并相互结合成网状;组织内水肿明显,小动脉增生,管腔增大,呈弯曲状。

增殖期腺体细胞的重要变化表现为纤毛细胞和微绒毛细胞的增加。纤毛细胞出现于月经周期第7~8日,主要围绕腺体开口分布,纤毛的摆动可促进子宫内膜分泌物的流动和分布。微绒毛可增加细胞表面积,从而增加腺细胞的排泄和吸收功能。增生的腺细胞和间质细胞内含有丰富的游离和结合的核糖体、线粒体、高尔基复合体及初级溶酶体。这些结构是蛋白质、能量及酶的合成与贮存场所。

(2)分泌期(secretory phase):月经周期第15~28日,与卵巢周期中的黄体期相对应。黄体分泌的孕激素、雌激素使增殖期内膜继续增厚,腺体更增长弯曲,出现分泌现象;血管迅速增加,更加弯曲;间质疏松并水肿。此时内膜厚且松软,含有丰富的营养物质,有利于受精卵着床发育。整个分泌期亦分为3期:

1)分泌早期:月经周期第15~19日。此期内膜腺体更长,弯曲更明显,腺上皮细胞开始出现含糖原的核下空泡,为该期的组织学特征;间质水肿,螺旋小动脉继续增生、弯曲。

2)分泌中期:月经周期第20~23日。子宫内膜较前更厚并呈锯齿状。腺体内的分泌上皮细胞顶端胞膜破裂,细胞内的糖原溢入腺体,称顶浆分泌。内膜的分泌还包括血浆渗出,血液中许多重要的免疫球蛋白与上皮细胞分泌的结合蛋白结合,进入子宫内膜腔。子宫内膜的分泌活动在月经中期LH峰后第7日达到高峰,恰与囊胚植入同步。此期间质更加疏松、水肿,螺旋小动脉进一步增生并卷曲。

3)分泌晚期:月经周期第24~28日。此期为月经来潮前期,相当于黄体退化阶段。该期子宫内膜呈海绵状,厚达10mm。内膜腺体开口面向宫腔,有糖原等分泌物溢出,间质更疏松、水肿。表面上皮细胞下的间质分化为肥大的蜕膜样细胞和小圆形的有分叶核及玫瑰红颗粒的内膜颗粒细胞;螺旋小动脉迅速增长,超出内膜厚度,更加弯曲,血管管腔也扩张。

分泌期超微结构的特征性变化是巨大线粒体的出现和核仁通道系统(nucleolar channel system,NCS)的形成。NCS是核膜呈螺旋状折叠,伸入核内或核仁内形成的,仅在排卵后出现。

(3)月经期:月经周期第1~4日,为子宫内膜海绵状功能层从基底层崩解脱落期,这是孕酮和雌激素撤退的最后结果。经前24小时,内膜螺旋动脉节律性收缩及舒张,继而出现逐渐加强的血管痉挛性收缩,导致远端血管壁及组织缺血坏死、剥脱,脱落的内膜碎片及血液一起从阴道流出,即月经来潮。

2. 子宫内膜的生物化学变化

(1)甾体激素和蛋白激素受体

1)甾体激素受体:增殖期子宫内膜腺细胞和间质细胞富含雌、孕激素受体。雌激素受体在增殖期子宫内膜含量最高,排卵后明显减少。孕激素受体在排卵时达高峰,随后腺上皮孕激素受体逐渐减少,而间质细胞孕激素受体含量相对增加。子宫内膜螺旋小动脉的平滑肌细胞亦含有雌、孕激素受体,且呈周期性变化,以黄体期两种受体含量最高,提示子宫血流可能在一定程度上亦受甾体激素影响。

2)蛋白激素受体:子宫内膜上皮和腺上皮存在hCG/LH受体的表达,功能尚不清楚。子宫内膜中亦存在生长激素受体/生长激素结合蛋白的表达,可能对子宫内膜发育有一定影响。

(2)各种酶类:一些组织水解酶如酸性磷酸酶、β-葡萄糖醛酸酶等能使蛋白质、核酸和黏多糖分解。这些酶类平时被限制在溶酶体内,不具有活性。排卵后若卵子未受精,黄体经一定时间后萎缩,雌、孕激素水平下降,溶酶体膜的通透性增加,多种水解酶释放入组织,影响子宫内膜的代谢,对组织有破坏作用,从而造成内膜的剥脱和出血。基质金属蛋白酶(MMP)/组织基质金属蛋白酶抑制物(TIMP)系统、组织型纤溶酶原激活物(tPA)/纤溶酶原激活抑制物(PAI)系统等也参与子宫内膜的剥脱过程。

(3)酸性黏多糖:在雌激素作用下,子宫内膜间质细胞能产生一种和蛋白质结合的碳水化合物,称酸性黏多糖(acid mucopolysaccharide,AMPS)。雌激素能促使AMPS在间质中浓缩聚合,成为内膜间质的基础物质,对增殖期子宫内膜的成长起支架作用。排卵后,孕激素可抑制AMPS的生成和聚合,促使其降解,致使子宫内膜黏稠的基质减少,血管壁的通透性增加,有利于营养及代谢产物的交换,并为受精卵着床和发育做好准备。

（4）血管收缩因子:月经来潮前24小时子宫内膜缺血、坏死,释放前列腺素 $F_{2\alpha}$ 和内皮素-1 等,使月经期血管收缩因子达最高水平。另外,血小板凝集产生的血栓素(TX) A_2 也具有血管收缩作用,从而引起子宫血管和肌层节律性收缩,而且整个经期血管的收缩呈进行性加强,导致内膜功能层迅速缺血坏死、崩解脱落。

（二）生殖器其他部位的周期性变化

在卵巢性激素周期性作用下,阴道黏膜、宫颈黏液、输卵管以及乳房组织也发生相应性变化。

1. **阴道黏膜的周期性变化**　在月经周期中,阴道黏膜呈现周期性改变,这种改变在阴道上段最明显。排卵前,阴道上皮在雌激素的作用下,底层细胞增生,逐渐演变为中层与表层细胞,使阴道上皮增厚;表层细胞出现角化,其程度在排卵期最明显。细胞内富有糖原,糖原经寄生在阴道内的阴道杆菌分解而成乳酸,使阴道内保持一定酸度,可以防止致病菌的繁殖。排卵后在孕激素的作用下,主要为表层细胞脱落。临床上可借助阴道脱落细胞的变化了解体内雌激素水平和有无排卵。

2. **宫颈黏液的周期性变化**　在卵巢性激素的影响下,宫颈腺细胞分泌黏液,其物理、化学性质及其分泌量均有明显的周期性改变。月经净后,体内雌激素水平降低,宫颈管分泌的黏液量很少。雌激素可刺激分泌细胞的分泌功能,随着雌激素水平不断提高,至排卵期黏液分泌量增加,黏液稀薄、透明,拉丝度可达10cm以上。若将黏液作涂片检查,干燥后可见羊齿植物叶状结晶,这种结晶在月经周期第 6 ~ 7 日开始出现,到排卵期最为清晰而典型。排卵后受孕激素影响,黏液分泌量逐渐减少,质地变黏稠而混浊,拉丝度差,易断裂。涂片检查时结晶逐步模糊,至月经周期第 22 日左右完全消失,而代之以排列成行的椭圆体。临床上根据宫颈黏液检查,可了解卵巢功能。

宫颈黏液是含有糖蛋白、血浆蛋白、氯化钠和水分的水凝胶。黏液中的氯化钠含量,在月经前后,仅占黏液干重的2% ~20%;而在排卵期则为黏液干重的40% ~70%。由于黏液是等渗的,氯化钠比例的增加势必导致水分亦相应增加,故排卵期的宫颈黏液稀薄而量多。宫颈黏液中的糖蛋白排列成网状。近排卵时,在雌激素影响下网眼变大。

根据上述变化,可见排卵期宫颈黏液最适宜精子通过。雌、孕激素的作用使宫颈在月经周期中对精子穿透发挥着生物阀作用。

3. **输卵管的周期性变化**　输卵管的周期性变化包括形态和功能两方面。在雌激素的作用下,输卵管黏膜上皮纤毛细胞生长,体积增大;非纤毛细胞分泌增加,为卵子提供运输和种植前的营养物质。雌激素还促进输卵管发育及输卵管肌层的节律性收缩振幅。孕激素则能抑制输卵管的节律性收缩振幅,抑制输卵管黏膜上皮纤毛细胞的生长,减低分泌细胞分泌黏液的功能。雌、孕激素的协同作用,保证受精卵在输卵管内的正常运行。

4. **乳房的周期性变化**　雌激素促进乳腺管增生,而孕激素则促进乳腺小叶及腺泡生长。某些女性在经前期有乳房肿胀和疼痛感,可能是由于乳腺管的扩张、充血以及乳房间质水肿所致。由于雌、孕激素撤退,月经来潮后上述症状大多消退。

第五节　月经周期的调节

- 月经周期主要受下丘脑-垂体-卵巢轴的神经内分泌调节。
- 下丘脑合成与分泌 GnRH,通过调节腺垂体的 FSH 和 LH 合成与分泌达到对卵巢功能的调控。
- 卵巢产生的性激素对下丘脑和垂体有正、负反馈调节作用。
- 下丘脑-垂体-卵巢轴的神经内分泌活动也受大脑高级中枢的影响。
- 抑制素-激活素-卵泡抑制素系统亦参与对月经周期的调节。

月经周期的调节是一个非常复杂的过程,主要涉及下丘脑、垂体和卵巢。下丘脑分泌 GnRH,通过调节垂体促性腺激素的分泌,调控卵巢功能。卵巢分泌的性激素对下丘脑-垂体又有反馈调节作

用。下丘脑、垂体与卵巢之间相互调节、相互影响,形成一个完整而协调的神经内分泌系统,称为下丘脑-垂体-卵巢轴(hypothalamic-pituitary-ovarian axis,HPO)(图3-6)。除下丘脑、垂体和卵巢激素之间的相互调节外,抑制素-激活素-卵泡抑制素系统也参与对月经周期的调节。HPO轴的神经内分泌活动受到大脑高级中枢的影响,其他内分泌腺与月经亦有关系。

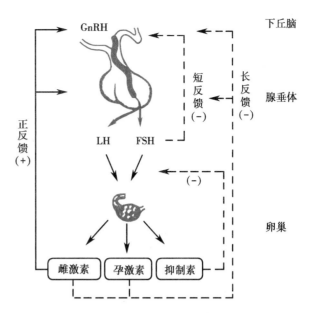

图3-6　下丘脑-垂体-卵巢轴之间的相互关系

(一)下丘脑促性腺激素释放激素

下丘脑弓状核神经细胞分泌的 GnRH 是一种十肽激素,直接通过垂体门脉系统输送到腺垂体,调节垂体促性腺激素的合成和分泌。GnRH 的分泌特征是脉冲式释放,脉冲频率为60~120分钟,其频率与月经周期时相有关。正常月经周期的生理功能和病理变化均伴有相应的 GnRH 脉冲式分泌模式变化。GnRH 的脉冲式释放可调节 LH/FSH 的比值。脉冲频率减慢时,血中 FSH 水平升高,LH 水平降低,从而 LH/FSH 比值下降;频率增加时,LH/FSH 比值升高。

下丘脑是 HPO 的启动中心,GnRH 的分泌受垂体促性腺激素和卵巢性激素的反馈调节,包括起促进作用的正反馈和起抑制作用的负反馈调节。反馈调节包括长反馈、短反馈和超短反馈三种。长反馈指卵巢分泌到循环中的性激素对下丘脑的反馈作用;短反馈是指垂体激素对下丘脑 GnRH 分泌的负反馈调节;超短反馈是指 GnRH 对其本身合成的负反馈调节。这些激素反馈信号和来自神经系统高级中枢的神经信号一样,通过多种神经递质,包括去甲肾上腺素、多巴胺、β-内啡肽、5-羟色胺和褪黑激素等调节 GnRH 的分泌。去甲肾上腺素促进 GnRH 的释放,β-内啡肽和5-羟色胺抑制 GnRH 的释放,多巴胺对 GnRH 的释放则具有促进和抑制双重作用。

(二)腺垂体生殖激素

腺垂体(垂体前叶)分泌的直接与生殖调节有关的激素有促性腺激素和催乳素。

1. 促性腺激素　腺垂体的促性腺激素细胞分泌卵泡刺激素(follicle-stimulating hormone,FSH)和黄体生成素(luteinizing hormone,LH)。它们对 GnRH 的脉冲式刺激起反应,自身亦呈脉冲式分泌,并受卵巢性激素和抑制素的调节。FSH 和 LH 均为糖蛋白激素,皆由 α 与 β 两个亚单位肽链以共价键结合而成。它们的 α 亚基结构相同,β 亚基结构不同。β 亚基是决定激素特异抗原性和特异功能的部分,但必须与 α 亚基结合成完整分子才具有生物活性。人类的促甲状腺激素(TSH)和人绒毛膜促性腺激素(hCG)也均由 α 和 β 两个亚单位组成。这四种糖蛋白激素的 α 亚单位中的氨基酸组成及其序列基本相同,它们的免疫反应也基本相同,各激素的特异性均存于 β 亚单位。

FSH 是卵泡发育必需的激素,其主要生理作用包括:①直接促进窦前卵泡及窦卵泡颗粒细胞增殖与分化,分泌卵泡液,使卵泡生长发育;②激活颗粒细胞芳香化酶,合成与分泌雌二醇;③在前一周期的黄体晚期及卵泡早期,促使卵巢内窦卵泡群的募集;④促使颗粒细胞合成分泌 IGF 及其受体、抑制素、激活素等物质,并与这些物质协同作用,调节优势卵泡的选择与非优势卵泡的闭锁退化;⑤在卵泡期晚期与雌激素协同,诱导颗粒细胞生成 LH 受体,为排卵及黄素化作准备。

LH 的生理作用包括:①在卵泡期刺激卵泡膜细胞合成雄激素,主要是雄烯二酮,为雌二醇的合成提供底物;②排卵前促使卵母细胞最终成熟及排卵;③在黄体期维持黄体功能,促进孕激素、雌二醇和抑制素 A 的合成与分泌。

2. 催乳素(prolactin,PRL)　PRL 是由腺垂体的催乳细胞分泌的由198个氨基酸组成的多肽激素,具有促进乳汁合成功能。其分泌主要受下丘脑释放入门脉循环的多巴胺(PRL 抑制因子)抑制性调节。促甲状腺激素释放激素(TRH)亦能刺激 PRL 的分泌。由于多巴胺与 GnRH 对同一刺激或抑制作用常同时发生效应,因此,当 GnRH 的分泌受到抑制时,可出现促性腺激素水平下降,而 PRL 水平上升,临床表现为闭经泌乳综合征。另外,由于 TRH 升高,可使一些甲状腺功能减退的妇女出现泌乳现象。

(三)卵巢性激素的反馈作用

卵巢分泌的雌、孕激素对下丘脑和垂体具有反馈调节作用。

1. 雌激素　雌激素对下丘脑产生负反馈和正反馈两种作用。在卵泡期早期,一定水平的雌激素负反馈作用于下丘脑,抑制 GnRH 释放,并降低垂体对 GnRH 的反应性,从而实现对垂体促性腺激素脉冲式分泌的抑制。在卵泡期晚期,随着卵泡的发育成熟,当雌激素的分泌达到阈值(≥200pg/ml)并维持 48 小时以上,雌激素即可发挥正反馈作用,刺激 LH 分泌高峰。在黄体期,协同孕激素对下丘脑有负反馈作用。

2. 孕激素　在排卵前,低水平的孕激素可增强雌激素对促性腺激素的正反馈作用。在黄体期,高水平的孕激素对促性腺激素的脉冲分泌产生负反馈抑制作用。

(四)月经周期的调节机制

1. 卵泡期　在一次月经周期的黄体萎缩后,雌、孕激素和抑制素 A 水平降至最低,对下丘脑和垂体的抑制解除,下丘脑又开始分泌 GnRH,使垂体 FSH 分泌增加,促进卵泡发育,分泌雌激素,子宫内膜发生增殖期变化。随着雌激素逐渐增加,其对下丘脑的负反馈增强,抑制下丘脑 GnRH 的分泌,加之抑制素 B 的作用,使垂体 FSH 分泌减少。随着卵泡逐渐发育,接近成熟时卵泡分泌的雌激素达到200pg/ml 以上,并持续 48 小时,即对下丘脑和垂体产生正反馈作用,形成 LH 和 FSH 峰,两者协同作用,促使成熟卵泡排卵。

2. 黄体期　排卵后循环中 LH 和 FSH 均急剧下降,在少量 LH 和 FSH 作用下,黄体形成并逐渐发育成熟。黄体主要分泌孕激素,也分泌雌二醇,使子宫内膜发生分泌期变化。排卵后第 7~8 日循环中孕激素达到高峰,雌激素亦达到又一高峰。由于大量孕激素和雌激素以及抑制素 A 的共同负反馈作用,又使垂体 LH 和 FSH 分泌相应减少,黄体开始萎缩,雌、孕激素分泌减少,子宫内膜失去性激素支持,发生剥脱而月经来潮。雌、孕激素和抑制素 A 的减少解除了对下丘脑和垂体的负反馈抑制,FSH 分泌增加,卵泡开始发育,下一个月经周期重新开始,如此周而复始(图 3-7)。

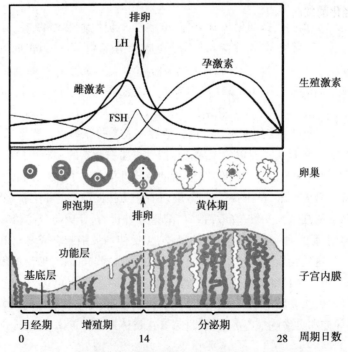

图 3-7　卵巢及子宫内膜周期性变化和激素水平关系示意图

月经周期主要受 HPO 轴的神经内分泌调控,同时也受抑制素-激活素-卵泡抑制素系统的调节,其他腺体内分泌激素对月经周期也有影响。HPO 轴的生理活动受到大脑皮层神经中枢的影响,如外界环境、精神因素等均可影响月经周期。大脑皮层、下丘脑、垂体和卵巢任何一个环节发生障碍,都会引起卵巢功能紊乱,导致月经失调。

第六节　其他内分泌腺功能对月经周期的影响

- 下丘脑-垂体-卵巢轴之外的内分泌腺功能也对月经有影响。
- 甲状腺、肾上腺及胰腺等功能异常可导致月经失调。

HPO 轴也受其他内分泌腺功能的影响,如甲状腺、肾上腺及胰腺的功能异常,均可导致月经失调,甚至闭经。

（一）甲状腺

甲状腺分泌甲状腺素(thyroxine,T_4)和三碘甲状腺原氨酸(triiodothyronine,T_3),不仅参与机体各种物质的新陈代谢,还对性腺的发育成熟、维持正常月经和生殖功能具有重要影响。青春期以前发生甲状腺功能减退者可有性发育障碍,使青春期延迟。生育期则出现月经失调,临床表现月经过少、稀发,甚至闭经。患者多合并不孕,自然流产、早产、胎儿畸形或神经认知缺陷发生率增加。甲状腺功能轻度亢进时甲状腺素分泌与释放增加,子宫内膜过度增生,临床表现月经过多、过频,甚至发生功能失调性子宫出血。当甲状腺功能亢进进一步加重时,甲状腺素的分泌、释放及代谢等过程受到抑制,临床表现为月经稀发、月经减少,甚至闭经。

（二）肾上腺

肾上腺不仅具有合成和分泌糖皮质激素、盐皮质激素的功能,还能合成和分泌少量雄激素和极微量雌激素、孕激素。肾上腺皮质是女性雄激素的主要来源。少量雄激素为正常妇女的阴毛、腋毛、肌肉和全身发育所必需。若雄激素分泌过多,可抑制下丘脑分泌 GnRH,并对抗雌激素,使卵巢功能受到抑制而出现闭经,甚至男性化表现。先天性肾上腺皮质增生症(congenital adrenal hyperplasia,CAH)患者由于存在 21-羟化酶缺陷,导致皮质激素合成不足,引起促肾上腺皮质激素(ACTH)代偿性增加,促使肾上腺皮质网状带雄激素分泌过多,临床上导致女性假两性畸形(女性男性化)的表现。

（三）胰腺

胰岛分泌的胰岛素不仅参与糖代谢,而且对维持正常的卵巢功能有重要影响。胰岛素依赖型糖尿病患者常伴有卵巢功能低下。在胰岛素拮抗的高胰岛素血症患者,过多的胰岛素将促进卵巢产生过多雄激素,从而发生高雄激素血症,导致月经失调,甚至闭经。

（孔北华）

第四章 妊娠生理

妊娠是胚胎(embryo)和胎儿(fetus)在母体内生长发育的过程。成熟卵子受精是妊娠的开始,胎儿及其附属物自母体排出是妊娠的终止。妊娠是非常复杂而变化极为协调的生理过程。

第一节 受精及受精卵发育、输送与着床

- 受精过程需精子获能和发生顶体反应。
- 囊胚表面滋养细胞和子宫内膜同步发育且功能协调是受精卵着床重要条件。
- 受精卵形成并着床是胚胎早期发育的两个重要过程,任何干扰该过程的因素均可导致不孕或早期流产。

获能的精子与次级卵母细胞相遇于输卵管,结合形成受精卵的过程称为受精(fertilization)。受精多数在排卵后数小时内发生,一般不超过 24 小时。晚期囊胚种植于子宫内膜的过程称受精卵着床(implantation)。

1. **受精卵形成** 精液射入阴道后,精子离开精液经子宫颈管、子宫腔进入输卵管腔,在此过程中精子顶体表面糖蛋白被生殖道分泌物中的 α、β 淀粉酶降解,同时顶体膜结构中胆固醇与磷脂比率和膜电位发生变化,降低顶体膜的稳定性,此过程称为精子获能(capacitation),需 7 小时左右。卵子(次级卵母细胞)从卵巢排出,经输卵管伞部进入输卵管,在输卵管内与获能的精子相遇,精子头部顶体外膜破裂,释放出顶体酶(含顶体素、玻璃酸酶、酯酶等),溶解卵子外围的放射冠和透明带,称为顶体反应(acrosome reaction)。借助酶的作用,精子穿过放射冠和透明带。只有发生顶体反应的精子才能与次级卵母细胞融合。精子头部与卵子表面接触,卵子细胞质内的皮质颗粒释放溶酶体酶,引起透明带结构改变,精子受体分子变性,阻止其他精子进入透明带,这一过程称为透明带反应(zona reaction)。穿过透明带的精子外膜与卵子胞膜接触并融合,精子进入卵子内。随后卵子迅即完成第二次减数分裂形成卵原核,卵原核与精原核融合,核膜消失,染色体相互混合,形成二倍体的受精卵(zygote),完成受精过程。

受精后 30 小时,受精卵借助输卵管蠕动和输卵管上皮纤毛推动向宫腔方向移动。同时开始有丝分裂,即卵裂(cleavage),形成多个子细胞,称为分裂球(blastomere)。受精后 50 小时为 8 细胞阶段,至受精后 72 小时分裂为 16 个细胞的实心胚,称为桑椹胚(morula),随后细胞继续分裂并在细胞间隙集聚来自宫腔的液体形成早期囊胚(early blastocyst)。受精后第 4 日早期囊胚进入宫腔。受精后第 5~6 日早期囊胚透明带消失,总体积迅速增大,继续分裂发育,形成晚期囊胚(late blastocyst)。

2. **受精卵着床** 大约在受精 6~7 日后胚胎植入子宫内膜的过程称着床。受精卵着床经过定位(apposition)、黏附(adhesion)和侵入(invasion)3 个过程:①定位:透明带消失,晚期囊胚以其内细胞团端接触子宫内膜;②黏附:晚期囊胚黏附在子宫内膜,囊胚表面滋养细胞分化为两层,外层为合体滋养细胞,内层为细胞滋养细胞;③侵入:滋养细胞穿透侵入子宫内膜、内 1/3 肌层及血管,囊胚完全埋入子宫内膜中且被内膜覆盖。

受精卵着床必须具备的条件有:①透明带消失;②囊胚细胞滋养细胞分化出合体滋养细胞;③囊胚和子宫内膜同步发育且功能协调;④体内分泌足量的雌激素和孕酮。成功着床需要由黄体分泌的

雌、孕激素支持的子宫内膜具有容受性。子宫内膜的容受性仅在月经周期第 20~24 日之间才具有，也即窗口期，子宫仅在极短的窗口期允许受精卵着床(图 4-1)。

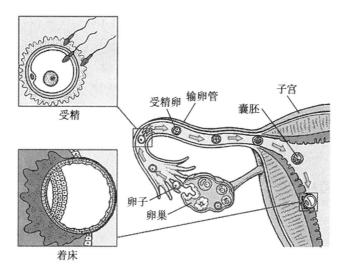

图 4-1　受精及受精卵发育、输送与着床

第二节　胚胎、胎儿发育特征及胎儿生理特点

- 胎儿在妊娠 24 周后出生可能存活，但生存力极差;28 周后生存力逐渐增加;37~42 周为足月成熟儿。
- 胎儿体内无纯动脉血，来自胎盘的血液进入右心房后绝大部分经卵圆孔进入左心房。
- 胎儿肺循环阻力较大，肺动脉血绝大部分经动脉导管流入主动脉。
- 肺表面活性物质的形成决定肺成熟度，与新生儿出生后生存能力密切相关。

孕周从末次月经第 1 日开始计算，通常比排卵或受精时间提前 2 周，比着床提前 3 周。妊娠全过程约为 280 日，即 40 周。妊娠 10 周(受精后 8 周)内的人胚称为胚胎，是器官分化、形成时期。自妊娠 11 周(受精第 9 周)起称为胎儿，是生长、成熟的时期。

一、胚胎、胎儿发育特征

以 4 周(一个妊娠月)为一孕龄单位，描述胚胎及胎儿发育特征。

4 周末:可辨认出胚盘与体蒂。

8 周末:胚胎初具人形，头大，占整个胎体近一半。能分辨出眼、耳、鼻、口、手指及足趾，各器官正在分化发育，心脏已形成。

12 周末:胎儿身长约 9cm，顶臀长 6~7cm。外生殖器可初辨性别。胎儿四肢可活动。

16 周末:胎儿身长约 16cm，顶臀长 12cm，体重约 110g。从外生殖器可确认胎儿性别。头皮已长出毛发，胎儿已开始出现呼吸运动。皮肤菲薄呈深红色，无皮下脂肪。部分孕妇可自觉胎动。

20 周末:胎儿身长约 25cm，顶臀长 16cm，体重约 320g。皮肤暗红，出现胎脂，全身覆盖毳毛，可见少许头发。开始出现吞咽、排尿功能。自该孕周起胎儿体重呈线性增长。胎儿运动明显增加，10%~30% 时间胎动活跃。

24 周末:胎儿身长约 30cm，顶臀长 21cm，体重约 630g。各脏器均已发育，皮下脂肪开始沉积，因量不多皮肤呈皱缩状，出现眉毛和睫毛。细小支气管和肺泡已经发育。出生后可有呼吸，但生存力极差。

28 周末:胎儿身长约 35cm,顶臀长 25cm,体重约 1000g。皮下脂肪不多。皮肤粉红,表面覆盖胎脂。瞳孔膜消失,眼睛半张开。四肢活动好,有呼吸运动。出生后可存活,但易患特发性呼吸窘迫综合征。

32 周末:胎儿身长约 40cm,顶臀长 28cm,体重约 1700g。皮肤深红色仍呈皱缩状。生存能力尚可,出生后注意护理可存活。

36 周末:胎儿身长约 45cm,顶臀长 32cm,体重约 2500g。皮下脂肪较多,身体圆润,面部皱褶消失。指(趾)甲已达指(趾)端。出生后能啼哭及吸吮,生存力良好,存活率很高。

40 周末:胎儿身长约 50cm,顶臀长 36cm,体重约 3400g。胎儿发育成熟,皮肤粉红色,皮下脂肪多。足底皮肤有纹理。男性睾丸已降至阴囊内,女性大小阴唇发育良好。出生后哭声响亮,吸吮能力强,能很好存活。

二、胎儿生理特点

(一) 循环系统

胎儿营养供给和代谢产物排出,均需经胎盘传输由母体完成。由于胎儿期肺循环阻力高及胎盘脐带循环的存在,胎儿期心血管循环系统不同于新生儿期。

1. 胎儿血液循环特点   ①来自胎盘的血液进入胎儿体内后分为 3 支:一支直接入肝,一支与门静脉汇合入肝,此两支血液经肝静脉入下腔静脉;另一支经静脉导管直接入下腔静脉。下腔静脉血是混合血,有来自脐静脉含氧量较高的血液,也有来自胎儿身体下半部含氧量较低的血液;②卵圆孔位于左右心房之间,其开口处正对下腔静脉入口,下腔静脉进入右心房的血液绝大部分经卵圆孔进入左心房。上腔静脉进入右心房的血液流向右心室,随后进入肺动脉;③肺循环阻力较大,肺动脉血液绝大部分经动脉导管流入主动脉,仅部分血液经肺静脉进入左心房。左心房血液进入左心室,继而进入主动脉直至全身,然后经腹下动脉再经脐动脉进入胎盘,与母血进行气体及物质交换。

胎儿体内无纯动脉血,而是动静脉混合血。进入肝、心、头部及上肢的血液含氧量较高及营养较丰富以适应需要。注入肺及身体下半部的血液含氧量及营养相对较少(图 4-2)。

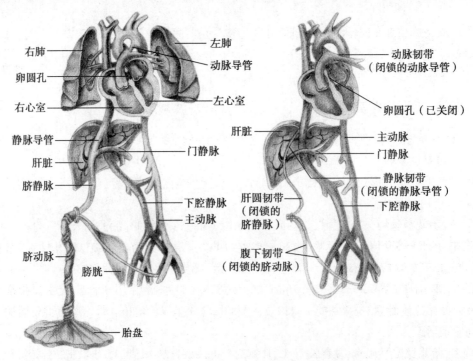

图 4-2 胎盘、胎儿及新生儿的血液循环

2. 新生儿血液循环特点 胎儿出生后,胎盘脐带循环中断,肺开始呼吸,肺循环阻力降低,新生儿血液循环逐渐发生改变。①脐静脉闭锁为肝圆韧带,脐静脉的末支静脉导管闭锁为静脉韧带;②脐动脉闭锁,与相连的闭锁的腹下动脉成为腹下韧带;③动脉导管位于肺动脉与主动脉弓之间,出生后2~3个月完全闭锁为动脉韧带;④出生后左心房压力增高,卵圆孔开始关闭,多在生后6个月完全关闭(图4-2)。

(二) 血液系统

1. 红细胞生成 早在受精第3周,卵黄囊开始造血,以后肝、骨髓、脾逐渐具有造血功能。妊娠足月时,骨髓产生90%红细胞。至妊娠32周红细胞生成素大量产生,故妊娠32周后出生的新生儿红细胞数均增多,约为$6.0×10^{12}/L$。胎儿红细胞生命周期短,约90日,需不断生成红细胞。

2. 血红蛋白生成 妊娠前半期均为胎儿血红蛋白,至妊娠最后4~6周,成人血红蛋白增多,至临产时胎儿血红蛋白仅占25%。

3. 白细胞生成 妊娠8周以后,胎儿血液循环出现粒细胞。妊娠12周,胸腺、脾产生淋巴细胞,成为体内抗体主要来源。妊娠足月时白细胞计数可高达$(15~20)×10^{9}/L$。

(三) 呼吸系统

胎儿期胎盘代替肺功能,母儿血液在胎盘进行气体交换,但出生前胎儿已具备呼吸道(包括气管直至肺泡)、肺循环及呼吸肌。妊娠11周超声检查可见胎儿胸壁运动,妊娠16周时出现能使羊水进出呼吸道的呼吸运动。新生儿出生后肺泡扩张,开始具备呼吸功能。出生时胎肺不成熟可导致呼吸窘迫综合征,影响新生儿存活力。胎儿肺成熟包括肺组织结构成熟和功能成熟,后者系肺泡Ⅱ型细胞内的板层小体能合成肺表面活性物质,包括卵磷脂(lecithin)和磷脂酰甘油(phosphatidyl glycerol)。表面活性物质能降低肺泡表面张力,有助于肺泡扩张。通过检测羊水中卵磷脂及磷脂酰甘油值,可以判断胎肺成熟度。糖皮质激素可刺激肺表面活性物质的产生。

(四) 神经系统

胎儿大脑随妊娠进展逐渐发育长大,胚胎期脊髓已长满椎管,随后生长变缓。妊娠6个月脑脊髓和脑干神经根的髓鞘开始形成,但主要发生在出生后1年内。妊娠中期胎儿内、外及中耳已形成,妊娠24~26周胎儿已能听见一些声音。妊娠28周胎儿眼开始出现对光反应,对形象及色彩的视觉出生后才逐渐形成。

(五) 消化系统

1. 胃肠道 妊娠16周胃肠功能基本建立,胎儿能吞咽羊水,吸收水分、氨基酸、葡萄糖及其他可溶性营养物质。

2. 肝脏 胎儿肝内缺乏许多酶,不能结合因红细胞破坏产生的大量游离胆红素。胆红素经胆道排入小肠氧化成胆绿素。胆绿素的降解产物导致胎粪呈黑绿色。

(六) 泌尿系统

妊娠11~14周胎儿肾已有排尿功能,妊娠14周胎儿膀胱内已有尿液。胎儿通过排尿参与羊水的循环。

(七) 内分泌系统

甲状腺于妊娠第6周开始发育,妊娠10~12周已能合成甲状腺激素。甲状腺素对胎儿各组织器官的正常发育均有作用,尤其是大脑的发育。妊娠12周开始胎儿甲状腺对碘的蓄积高于母亲甲状腺,因此,孕期补碘要慎重。胎儿肾上腺发育良好,胎儿肾上腺皮质主要由胎儿带组成,能产生大量甾体激素,与胎儿肝脏、胎盘、母体共同完成雌三醇的合成。妊娠12周胎儿胰腺开始分泌胰岛素。

(八) 生殖系统及性腺分化发育

详见第二十二章第一节"女性生殖器的发生"。

第三节 胎儿附属物的形成与功能

- 胎儿-胎盘循环是母胎之间物质交换的基础。
- 胎盘合成多种激素、酶和细胞因子等,以维持正常妊娠,但胎盘屏障作用有限。
- 胎膜保持羊膜腔完整性,对胎儿起保护作用。
- 脐带内脐动脉、脐静脉血流是母儿之间物质交换的通道。
- 羊水对胎儿和母体有保护作用,通过羊膜腔内母儿间液体交换,保持量的相对恒定。

胎儿附属物包括胎盘、胎膜、脐带和羊水,它们对维持胎儿宫内的生命及生长发育起重要作用。

一、胎盘

(一)胎盘的结构

胎盘(placenta)由胎儿部分的羊膜和叶状绒毛膜及母体部分的底蜕膜构成。

1. **羊膜(amnion)** 为附着在胎盘胎儿面的半透明薄膜。羊膜光滑,无血管、神经及淋巴。正常羊膜厚0.02~0.05mm,电镜下见上皮细胞表面有微绒毛,使羊水与羊膜间进行交换。

2. **叶状绒毛膜(chorion frondosum)** 为胎盘的主要结构。晚期囊胚着床后,着床部位的滋养层细胞迅速分裂增殖,内层为细胞滋养细胞,是分裂生长的细胞;外层为合体滋养细胞,是执行功能的细胞,由细胞滋养细胞分化而来。滋养层内面有一层胚外中胚层,与滋养层共同组成绒毛膜。与底蜕膜接触的绒毛营养丰富发育良好,称为叶状绒毛膜,其形成历经3个阶段:①初级绒毛:绒毛膜表面长出呈放射状排列的合体滋养细胞小梁,绒毛膜深部增生活跃的细胞滋养细胞伸入其中,形成合体滋养细胞小梁的细胞中心索;②次级绒毛:初级绒毛继续增长,胚外中胚层长入细胞中心索,形成间质中心索;③三级绒毛:约在受精后第15~17日,胚胎血管长入间质中心,绒毛内血管形成。一个初级绒毛干及其分支形成一个胎儿叶,一个次级绒毛干及其分支形成一个胎儿小叶。每个胎盘有60~80个胎儿叶、200个胎儿小叶。

每个绒毛干中均有脐动脉和脐静脉的分支,随着绒毛干再分支,脐血管越来越细,最终形成胎儿毛细血管进入的三级绒毛,建立胎儿-胎盘循环。绒毛之间的间隙称为绒毛间隙(intervillous space, IVS)。在滋养细胞侵入子宫壁的过程中,子宫螺旋血管破裂,直接开口于绒毛间隙,绒毛间隙充满母体血液,游离绒毛悬浮于其中,母儿间物质交换在悬浮于母血的绒毛处进行(图4-3)。

子宫-胎盘循环建立的一个重要环节是子宫螺旋动脉重塑,由两种绒毛外滋养细胞完成:①间质滋养细胞:穿透蜕膜、子宫内膜和子宫肌层内1/3处,聚集在螺旋动脉周围,为血管内滋养细胞的侵入做准备;②血管内滋养细胞:以逆行方式沿螺旋动脉内腔迁移,取代血管内皮,使狭窄肌性管腔转变为扩张的低阻力子宫胎盘血管。妊娠早期迁移的血管内滋养细胞在螺旋动脉末端形成栓子并将其堵塞。至早孕末栓子消失,子宫-胎盘循环得以建立。螺旋动脉重塑障碍可导致子痫前期、胎儿生长受限(fetal growth restriction, FGR)或两者同时发生。重度子痫前期并发FGR时,只有10%的螺旋动脉完全重塑,而正常妊娠螺旋动脉重塑率达96%。

妊娠足月胎盘绒毛表面积达12~14m²,相当于成人肠道总面积。因此,母儿之间交换面

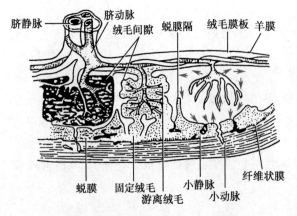

图4-3 胎盘结构与胎儿-胎盘循环模式图

积巨大。胎儿体内含氧量低、代谢废物浓度高的血液经脐动脉流至绒毛毛细血管,与绒毛间隙中的母血进行物质交换后,脐静脉将含氧量高、营养丰富的血液带回胎儿体内,以保证胎儿生长发育。胎儿血和母血不直接相通,之间隔有绒毛毛细血管壁、绒毛间质及绒毛滋养细胞层,构成母胎界面(maternal-fetal interface),有胎盘屏障(placental barrier)的作用。

3. **底蜕膜** 来自胎盘附着部位的子宫内膜,占胎盘很小部分。固定绒毛的滋养层细胞与底蜕膜共同形成绒毛间隙的底,称为蜕膜板。从此板向绒毛膜伸出蜕膜间隔,不超过胎盘厚度2/3,将胎盘母体面分成肉眼可见的20个左右母体叶。

妊娠足月胎盘呈盘状,多为圆形或椭圆形,重450~650g,直径16~20cm,厚1~3cm,中央部位厚约3cm,中央厚,边缘薄。胎盘分胎儿面和母体面。胎儿面被覆羊膜,呈灰白色,光滑半透明,脐带动静脉从附着处分支向四周呈放射状分布达胎盘边缘,其分支穿过绒毛膜板,进入绒毛干及其分支。母体面呈暗红色,蜕膜间隔形成若干浅沟分成母体叶。

(二)胎盘的功能

胎盘介于胎儿与母体之间,是维持胎儿生长发育的重要器官。具有物质交换、防御、合成及免疫等功能。

1. **物质交换功能** 包括气体交换、营养物质供应和排出胎儿代谢产物等。

(1)气体交换:母儿间 O_2 和 CO_2 在胎盘中以简单扩散方式进行交换,相当于胎儿呼吸系统的功能。子宫动脉血氧分压(PO_2)高于绒毛间隙内血 PO_2 和胎儿脐动脉血 PO_2,但胎儿血红蛋白对 O_2 亲和力强,能从母血中获得充分的 O_2。CO_2 的扩散速度比 O_2 快20倍,且胎儿血对 CO_2 亲和力低于母血,故胎儿 CO_2 容易通过绒毛间隙直接向母体迅速扩散。

(2)营养物质供应:葡萄糖是胎儿代谢的主要能源,以易化扩散方式通过胎盘,胎儿体内的葡萄糖均来自母体。氨基酸、钙、磷、碘和铁以主动运输方式通过胎盘。游离脂肪酸、水、钾、钠、镁、维生素A、维生素D、维生素E、维生素K以简单扩散方式通过胎盘。

(3)排出胎儿代谢产物:胎儿代谢产物如尿素、尿酸、肌酐、肌酸等,经胎盘转输入母血,由母体排出体外。

2. **防御功能** 胎盘屏障作用极为有限。各种病毒(如风疹病毒、巨细胞病毒等)及大部分药物均可通过胎盘,影响胎儿生长发育。细菌、弓形虫、衣原体、梅毒螺旋体不能通过胎盘屏障,但可在胎盘部位形成病灶,破坏绒毛结构后进入胎体感染胚胎及胎儿。母血中免疫抗体如 IgG 能通过胎盘,使胎儿在出生后短时间内获得被动免疫力。

3. **合成功能** 胎盘合体滋养细胞能合成多种激素、酶、神经递质和细胞因子,对维持正常妊娠起重要作用。

(1)人绒毛膜促性腺激素(human chorionic gonadotropin,hCG):是一种由 α、β 亚基组成的糖蛋白激素,在受精卵着床后1日可自母血清中测出,妊娠8~10周达高峰,以后迅速下降,产后2周内消失(详见第三十四章第七节"女性内分泌激素测定")。hCG 的功能有:①维持月经黄体寿命,使月经黄体增大成为妊娠黄体,增加甾体激素分泌以维持妊娠;②促进雄激素芳香化转化为雌激素,同时能刺激孕酮的形成;③抑制植物血凝素对淋巴细胞的刺激作用,hCG 能吸附于滋养细胞表面,以免胚胎滋养层被母体淋巴细胞攻击;④刺激胎儿睾丸分泌睾酮,促进男胎性分化;⑤能与母体甲状腺细胞 TSH 受体结合,刺激甲状腺活性。

(2)人胎盘生乳素(human placental lactogen,hPL):是一种单链多肽激素。妊娠5周即可在母体血浆中测出 hPL,随妊娠进展其分泌量持续增加,至妊娠39~40周达高峰并维持至分娩,产后迅速下降,产后7小时即测不出。hPL 的功能有:①促进乳腺腺泡发育,刺激乳腺上皮细胞合成乳白蛋白、乳酪蛋白和乳珠蛋白,为产后泌乳作准备;②促进胰岛素生成;③通过脂解作用提高游离脂肪酸、甘油浓度,以游离脂肪酸作为能源,抑制对葡萄糖的摄取,将多余葡萄糖送给胎儿,是胎儿的主要能源,也是蛋白质合成的能源来源;④抑制母体对胎儿的排斥作用。hPL 是通过母体促进胎儿发育的"代谢调节因子"。

（3）雌激素：是一种甾体激素,妊娠早期由卵巢黄体产生,妊娠10周后主要由胎儿-胎盘单位合成。至妊娠末期,雌三醇值为非孕妇女的1000倍,雌二醇及雌酮值为非孕妇女的100倍。

雌激素生成过程：母体胆固醇在胎盘内转变为孕烯醇酮后,经胎儿肾上腺胎儿带转化为硫酸脱氢表雄酮(dehydroisoandrosterone,DHAS),再经胎儿肝内16α-羟化酶作用,形成16α-羟基硫酸脱氢表雄酮(16α-OH-DHAS)后,在胎盘合体滋养细胞硫酸酯酶作用下,去硫酸根形成16α-OH-DHA,随后经胎盘芳香化酶作用成为16α-羟基雄烯二酮,最终形成游离雌三醇。

（4）孕激素：是一种甾体激素,妊娠早期由卵巢妊娠黄体产生。妊娠8~10周后,胎盘合体滋养细胞开始产生孕激素。母血孕酮值随妊娠进展逐渐增高,其代谢产物为孕二醇。孕激素在雌激素协同作用下,对妊娠期子宫内膜、子宫肌层、乳腺以及母体其他系统的生理变化起重要作用。

（5）缩宫素酶(oxytocinase)：是一种糖蛋白。随妊娠进展逐渐增多,至妊娠末期达高峰。其生物学意义尚不十分明确,主要作用是灭活缩宫素分子,维持妊娠。胎盘功能不良,如死胎、子痫前期、FGR时,血中缩宫素酶降低。

（6）耐热性碱性磷酸酶(heat stable alkaline phosphatase,HSAP)：妊娠16~20周母血中可测出。随妊娠进展而增多,直至胎盘娩出后下降,产后3~6日消失。动态监测其变化,可作为评价胎盘功能的一项指标。

（7）细胞因子与生长因子：如表皮生长因子(epidermal growth factor,EGF)、神经生长因子、胰岛素样生长因子(insulin like growth factor,IGF)、肿瘤坏死因子-α(tumor necrosis factor-α,TNF-α)、白细胞介素(interleukin,IL)-1、2、6、8等。上述因子在胚胎和胎儿营养及免疫保护中起一定作用。

4. 免疫功能　胎儿是同种半异体移植物(semiallogenic graft)。正常妊娠母体能容受、不排斥胎儿,其具体机制目前尚不清楚,可能与早期胚胎组织无抗原性、母胎界面的免疫耐受以及妊娠期母体免疫力低下有关。

二、胎膜

胎膜(fetal membranes)是由外层的平滑绒毛膜(chorion laeve)和内层的羊膜组成。囊胚表面非着床部位的绒毛膜在发育过程中因缺乏营养逐渐退化萎缩成为平滑绒毛膜。胎膜的重要作用是维持羊膜腔的完整性,对胎儿起到保护作用。胎膜含大量花生四烯酸(前列腺素前身物质)的磷脂,且含能催化磷脂生成游离花生四烯酸的溶酶体,在分娩发动上有一定作用。

三、脐带

脐带(umbilical cord)是连接胎儿与胎盘的条索状组织,胎儿借助脐带悬浮于羊水中。足月妊娠的脐带长30~100cm,平均约55cm,直径0.8~2.0cm。脐带表面有羊膜覆盖呈灰白色,内有一条脐静脉,两条脐动脉,脐血管周围为含水量丰富来自胚外中胚层的胶样组织,称为华通胶(Wharton jelly),有保护脐血管的作用。脐带是母儿间气体交换、营养物质供应和代谢产物排出的重要通道。脐带受压使血流受阻时,可致胎儿缺氧,甚至危及胎儿生命。

四、羊水

充满在羊膜腔内的液体,称为羊水(amniotic fluid)。

1. 羊水的来源　①妊娠早期的羊水主要来自母体血清经胎膜进入羊膜腔的透析液;②妊娠中期以后,胎儿尿液成为羊水的主要来源,使羊水的渗透压逐渐降低;③妊娠晚期胎肺参与羊水的生成,每日大约350ml液体从肺泡分泌至羊膜腔;④羊膜、脐带华通胶及胎儿皮肤渗出液体,但量少。

2. 羊水的吸收　胎儿吞咽是羊水吸收的主要方式。妊娠18周开始胎儿出现吞咽动作,近足月时每日可吞咽500~700ml液体。因羊水相较于母体血浆是低渗液体,羊水吸收的另一个重要途径是经羊膜-绒毛膜界面的膜内转运向胎儿胎盘血管的转移,其中只有微量的羊水转移至母体血浆,因此,膜内运输可能与胎儿吞咽协同作用,共同维持羊水量的稳定。另外,脐带每小时能吸收羊水 40~50ml;妊娠 20 周前,胎儿角化前皮肤有吸收羊水的功能,但量很少。

3. 母体、胎儿、羊水三者间的液体平衡 羊水在羊膜腔内不断进行液体交换,以保持羊水量相对恒定。母儿间的液体交换主要通过胎盘,每小时约3600ml。羊水量的调节包括以下四个因素:①自妊娠后半期开始胎儿排尿是羊水的主要来源;②胎儿分泌的肺泡液;③每日约有400ml的羊水通过膜内运输进入胎盘表面的胎儿血管;④胎儿吞咽是羊水吸收的主要途径。

4. 羊水量、性状及成分 妊娠期羊水量逐渐增加,妊娠 38 周约 1000ml,此后羊水量逐渐减少。至妊娠 40 周羊水量约 800ml。过期妊娠羊水量明显减少,可减少至 300ml 以下。妊娠早期羊水为无色澄清液体。妊娠足月羊水略混浊、不透明,可见羊水内悬有小片状物(胎脂、胎儿脱落上皮细胞、毳毛、毛发、少量白细胞、白蛋白、尿酸盐等)。羊水中含大量激素和酶。足月妊娠时羊水比重为1.007~1.025,pH 约为 7.20,内含水分98%~99%,1%~2%为无机盐及有机物。

5. 羊水的功能

(1)保护胎儿:羊膜腔内恒温,适量的羊水对胎儿有缓冲作用,避免胎儿受到挤压,防止胎儿肢体粘连,避免子宫肌壁或胎儿对脐带直接压迫导致胎儿窘迫;临产宫缩时,羊水能使宫缩压力均匀分布,避免胎儿局部受压致胎儿窘迫。胎儿吞咽或吸入羊水可促进胎儿消化道和肺的发育,羊水过少可引起胎儿肺发育不全。

(2)保护母体:减少胎动所致不适感;临产后,前羊水囊借助楔形水压扩张宫口及阴道;破膜后羊水冲洗阴道,减少感染机会。

第四节 妊娠期母体的变化

- 妊娠期母体各系统和器官会发生一系列生理变化。
- 变化最大的器官是子宫,主要表现为体积增大、血流量增加和子宫下段形成,以利于容受妊娠物并为分娩做准备。
- 血容量及心排出量均明显增加,有基础心脏病者易在妊娠期和分娩期发生心衰。

在胎盘产生激素的参与和神经内分泌的影响下,孕妇体内各系统发生一系列生理变化以适应胎儿生长发育的需要并为分娩做准备。

一、生殖系统的变化

(一)子宫

妊娠期子宫的重要功能是孕育胚胎和胎儿,同时在分娩过程中起重要作用。是妊娠期及分娩后变化最大的器官。

1. 子宫大小 随妊娠进展,胎儿、胎盘及羊水的形成与发育,子宫体逐渐增大变软。至妊娠足月时子宫体积达 35cm×25cm×22cm;容量约 5000ml,是非孕期的 500~1000 倍;重量约 1100g,增加近 20倍。妊娠早期子宫略呈球形且不对称,受精卵着床部位的子宫壁明显突出。妊娠 12 周后,增大子宫逐渐超出盆腔,在耻骨联合上方可触及。妊娠晚期子宫轻度右旋,与乙状结肠占据在盆腔左侧有关。

子宫增大主要是由于肌细胞肥大、延长,也有少量肌细胞数目增加及结缔组织增生。子宫肌细胞由非孕时长 20μm、宽 2μm 至妊娠足月时长 500μm、宽 10μm,细胞质内富含有收缩功能的肌动蛋白(actin)和肌球蛋白(myosin),为临产后子宫收缩提供物质基础。子宫肌壁厚度非孕时约 1cm,至妊娠中期逐渐增厚达 2.0~2.5cm,至妊娠末期又逐渐变薄为 1.0~1.5cm。妊娠早期子宫增大主要受雌激素影响,孕激素作用尚不确切,妊娠 12 周以后子宫增大系因宫腔内压力增加所致。子宫各部位增长速度:宫底于妊娠后期增长最快,宫体含肌纤维最多,子宫下段次之,子宫颈最少,以适应临产后子宫收缩力由宫底向下逐渐递减,利于胎儿娩出。

自妊娠早期开始,子宫可出现不规律无痛性收缩。其特点为稀发、不规律和不对称,随妊娠进展而逐渐增加,但宫缩时宫腔内压力通常为 5~25mmHg,持续时间不足 30 秒,不伴子宫颈扩张,这种生理性无痛性宫缩称为 Braxton Hicks 收缩。

2. **子宫血流量**　妊娠期子宫血管扩张、增粗,子宫血流量增加,以适应胎儿-胎盘循环需要。妊娠早期子宫血流量为 50ml/min,主要供应子宫肌层和蜕膜。妊娠足月时子宫血流量为 450~650ml/min,其中 80%~85% 供应胎盘。子宫螺旋血管行走于子宫肌纤维之间,子宫收缩时血管被紧压,子宫血流量明显减少。过强宫缩可致胎儿宫内缺氧。另一方面,有效的子宫收缩也是产后使子宫胎盘剥离面迅速止血的主要机制。

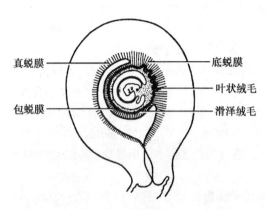

图 4-4　早期妊娠子宫蜕膜与绒毛的关系

（图中标注）真蜕膜　底蜕膜　叶状绒毛　包蜕膜　滑泽绒毛

3. **子宫内膜**　受精卵着床后,在孕激素、雌激素作用下子宫内膜腺体增大,腺上皮细胞内糖原增加,结缔组织细胞肥大,血管充血,此时子宫内膜称为蜕膜(decidua)。按蜕膜与囊胚的关系,将蜕膜分为 3 部分:①底蜕膜(basal decidua):囊胚着床部位的子宫内膜,与叶状绒毛膜相贴,以后发育成胎盘母体部分;②包蜕膜(capsular decidua):覆盖在囊胚表面的蜕膜,随囊胚发育逐渐突向宫腔;③真蜕膜(true decidua):底蜕膜及包蜕膜以外覆盖子宫腔其他部分的蜕膜,妊娠 14~16 周羊膜腔明显增大,包蜕膜和真蜕膜相贴近,宫腔消失(图4-4)。

4. **子宫峡部**　位于子宫体与子宫颈之间最狭窄的组织结构。非孕时长约 1cm,妊娠后子宫峡部变软,逐渐伸展拉长变薄,扩展成宫腔的一部分,临产后伸展至 7~10cm,成为产道的一部分,称为子宫下段。

5. **子宫颈**　在激素作用下,子宫颈充血、水肿,子宫颈管内腺体增生、肥大,使子宫颈自妊娠早期逐渐变软,呈紫蓝色。子宫颈主要成分为胶原丰富的结缔组织,不同时期这些结缔组织重新分布,使妊娠期子宫颈关闭维持至足月,分娩期子宫颈扩张以及产褥期子宫颈迅速复旧。妊娠期子宫颈黏液增多,形成黏稠的黏液栓,内富含免疫球蛋白及细胞因子,具有保护宫腔免受外来感染侵袭的作用。

（二）卵巢

妊娠期卵巢排卵和新卵泡发育均停止。妊娠 6~7 周前产生大量雌激素及孕激素,以维持妊娠。妊娠 10 周后黄体功能由胎盘取代,黄体开始萎缩。

（三）输卵管

妊娠期输卵管伸长,但肌层并不增厚。黏膜层上皮细胞稍扁平,在基质中可见蜕膜细胞。有时黏膜呈蜕膜样改变。

（四）阴道

妊娠期阴道黏膜变软,水肿充血呈紫蓝色(Chadwick 征)。阴道壁皱襞增多,周围结缔组织变疏松,肌细胞肥大,伸展性增加,有利于分娩时胎儿通过。阴道脱落细胞及分泌物增多呈白色糊状。阴道上皮细胞糖原水平增加,乳酸含量增多,pH 降低,不利于致病菌生长,有利于防止感染。

（五）外阴

妊娠期外阴充血,皮肤增厚,大小阴唇色素沉着,大阴唇内血管增多及结缔组织松软,伸展性增加,利于分娩时胎儿通过。妊娠时由于增大的子宫压迫,盆腔及下肢静脉血回流障碍,部分孕妇可有外阴或下肢静脉曲张,产后多自行消失。

二、乳房的变化

妊娠期胎盘分泌大量雌激素刺激乳腺腺管发育,分泌大量孕激素刺激乳腺腺泡发育。乳腺发育完善还需垂体催乳素、人胎盘生乳素、胰岛素及皮质醇等参与。妊娠早期乳房开始增大,充血明显。孕妇自觉乳房发胀是妊娠早期的常见表现。随着乳腺腺泡增生导致乳腺增大并出现结节。乳头增大变黑,易勃起。乳晕颜色加深,其外围皮脂腺肥大形成散在结节状隆起,称蒙氏结节(Montgomery's tubercles)。妊娠末期,尤其在接近分娩期时挤压乳房,可有少量淡黄色稀薄液体溢出称为初乳(colostrum)。妊娠期间乳腺充分发育为泌乳做准备,但并无乳汁分泌,可能与大量雌、孕激素抑制乳汁生成有关。产后胎盘娩出,雌、孕激素水平迅速下降,新生儿吸吮乳头,乳汁开始分泌。

三、循环系统的变化

1. 心脏　妊娠期增大的子宫使膈肌升高,心脏向左、上、前方移位,心脏沿纵轴顺时针方向扭转,加之血流量增加及血流速度加快,心浊音界稍扩大,心尖搏动左移1~2cm。部分孕妇可闻及心尖区Ⅰ~Ⅱ级柔和吹风样收缩期杂音,第一心音分裂及第三心音,产后逐渐消失。心电图因心脏左移出现电轴左偏约15°。心脏容量至妊娠末期增加约10%。心率于妊娠晚期休息时每分钟增加10~15次。

2. 心排出量　伴随着外周血管阻力下降,心率增加及血容量增加,心排出量自妊娠10周逐渐增加,至妊娠32~34周达高峰,持续至分娩。左侧卧位心排出量较未孕时约增加30%。心排出量增加是妊娠期循环系统最重要的改变,为子宫、胎盘、乳房提供足够血流供应。临产后在第二产程心排出量也显著增加。有基础心脏病的孕妇易在妊娠期和分娩期发生心衰。

3. 血压　妊娠早期及中期血压偏低,妊娠24~26周后血压轻度升高。一般收缩压无变化,舒张压因受外周血管扩张、血液稀释及胎盘形成动静脉短路而轻度降低,使脉压稍增大。孕妇体位影响血压,妊娠晚期仰卧位时增大子宫压迫下腔静脉,回心血量减少、心排出量减少使血压下降,形成仰卧位低血压综合征(supine hypotensive syndrome)。侧卧位能解除子宫压迫,改善血液回流。因此,妊娠中、晚期鼓励孕妇侧卧位休息。

妊娠期下肢静脉压显著升高,加之增大子宫压迫下腔静脉,导致下肢水肿、静脉曲张和痔疮的发生率增加,同时也增加深部静脉血栓(deep venous thrombosis,DVT)的发生风险。

四、血液的改变

(一)血容量

妊娠期血容量增加以适应子宫胎盘及各组织器官增加的血流量,对维持胎儿生长发育极为重要,也是对妊娠和分娩期出血的一种保护机制。血容量于妊娠6~8周开始增加,至妊娠32~34周达高峰,增加40%~45%,平均增加约1450ml。维持此水平直至分娩。其中血浆平均增加1000ml,红细胞平均增加450ml,血浆量增加多于红细胞增加,出现生理性血液稀释。

(二)血液成分

1. 红细胞　妊娠期骨髓造血增加,网织红细胞轻度增多。由于血液稀释,红细胞计数约为$3.6×10^{12}/L$(非孕妇女约为$4.2×10^{12}/L$),血红蛋白值约为110g/L(非孕妇女约为130g/L),血细胞比容从未孕时0.38~0.47降至0.31~0.34。

2. 白细胞　妊娠期白细胞计数轻度增加,一般$(5~12)×10^9/L$,有时可达$15×10^9/L$。临产和产褥期白细胞计数也显著增加,一般$(14~16)×10^9/L$,有时可达$25×10^9/L$。主要为中性粒细胞增多,淋巴细胞增加不明显,单核细胞及嗜酸性粒细胞几乎无改变。产后1~2周内白细胞水平恢复正常。

3. 血小板　目前对于妊娠期血小板计数的变化尚不明确。妊娠期由于血小板破坏增加、血液稀释或免疫因素等,可导致妊娠期血小板减少,部分孕妇在妊娠晚期会进展为妊娠期血小板减少症(gestational thrombocytopenia)。虽然血小板数量下降,但血小板功能增强以维持止血。血小板计数多在产后 1~2 周恢复正常。

4. **凝血因子**　妊娠期血液处于高凝状态,为防止围产期出血做好准备。凝血因子Ⅱ、Ⅴ、Ⅶ、Ⅷ、Ⅸ、Ⅹ增加,仅凝血因子Ⅺ及Ⅻ降低。妊娠晚期凝血酶原时间(prothrombin time,PT)及活化部分凝血活酶时间(activated partial thromboplastin time,APTT)轻度缩短,凝血时间无明显改变。血浆纤维蛋白原含量比非孕妇女约增加 50%,于妊娠末期平均达 4.5g/L(非孕妇女平均为 3g/L)。妊娠期静脉血液淤滞、血管壁损伤均导致妊娠期血液处于高凝状态,使妊娠期女性发生血管栓塞性疾病的风险较非孕妇女增加 5~6 倍。这些生理性变化使产后胎盘剥离面血管内迅速形成血栓,是预防产后出血的另一重要机制。产后 2 周凝血因子水平恢复正常。

5. **血浆蛋白**　由于血液稀释,血浆蛋白自妊娠早期开始降低,至妊娠中期达 60~65g/L,主要是白蛋白减少,约为 35g/L,以后持续此水平直至分娩。

五、泌尿系统的变化

妊娠期肾脏略增大。肾血浆流量(renal plasma flow,RPF)及肾小球滤过率(glomerular filtration rate,GFR)于妊娠早期均增加,整个妊娠期维持高水平。与非孕时相比,RPF 约增加 35%,GFR 约增加 50%,致代谢产物尿素、肌酐等排泄增多,其血清浓度低于非孕期。RPF 与 GFR 均受体位影响,孕妇仰卧位时尿量增加,故夜尿量多于日尿量。妊娠期 GFR 增加,而肾小管对葡萄糖重吸收能力未相应增加,约 15% 孕妇饭后出现生理性糖尿,应注意与糖尿病鉴别。

妊娠期由于增大子宫的压迫,输尿管内压力增高,加之孕激素影响,泌尿系统平滑肌张力降低。输尿管增粗且蠕动减弱,尿流缓慢,肾盂及输尿管自妊娠中期轻度扩张,且右侧输尿管常受右旋妊娠子宫的压迫,可致肾盂积水。孕妇易患急性肾盂肾炎,以右侧居多。妊娠早期膀胱受增大子宫的压迫,可出现尿频,子宫长出盆腔后症状缓解。妊娠晚期,胎头入盆后,膀胱受压,膀胱、尿道压力增加,部分孕妇可出现尿频及尿失禁。

六、呼吸系统的变化

妊娠期肋膈角增宽、肋骨向外扩展,胸廓横径及前后径加宽使周径加大,膈肌上升使胸腔纵径缩短,但胸腔总体积不变,肺活量不受影响。孕妇耗氧量于妊娠中期增加 10%~20%,肺通气量约增加 40%,过度通气使动脉血 PO_2 增高达 92mmHg,PCO_2 降至 32mmHg,有利于供给孕妇及胎儿所需的氧,通过胎盘排出胎儿血中的二氧化碳。呼吸次数于妊娠期变化不大,每分钟不超过 20 次,但呼吸较深大。受雌激素影响,上呼吸道(鼻、咽、气管)黏膜增厚,轻度充血、水肿,易发生上呼吸道感染。

七、消化系统的变化

受雌激素影响,齿龈肥厚,容易充血、水肿、出血。少数孕妇牙龈出现血管灶性扩张,即妊娠龈瘤,分娩后自然消失。孕激素使胃贲门括约肌松弛,胃内酸性内容物逆流至食管下部产生胃烧灼感,而胃排空时间并不延长。胆囊排空时间延长,胆汁稍黏稠使胆汁淤积,易诱发胆囊炎及胆石病。肠蠕动减弱,粪便在大肠停留时间延长出现便秘,加之直肠静脉压增高,孕妇易发生痔疮或使原有痔疮加重。妊娠期增大的子宫可使胃、肠管向上及两侧移位,这些部位发生病变时,体征往往有变异,如阑尾炎可表现为右侧腹中部或上部疼痛。

八、内分泌系统的变化

1. **垂体**　妊娠期垂体增大。尤其在妊娠末期,腺垂体增大明显。嗜酸细胞肥大增多,形成"妊娠细胞"。

(1) 促性腺激素(gonadotropin,Gn):妊娠黄体及胎盘分泌的大量雌、孕激素,对下丘脑及腺垂体的负反馈作用使 FSH 及 LH 分泌减少,故妊娠期间卵巢内的卵泡不再发育成熟,也无排卵。

（2）催乳素（prolactin，PRL）：妊娠7周开始增多，随妊娠进展逐渐增加，妊娠足月分娩前达高峰约150μg/L，为非孕妇女10倍。催乳素促进乳腺发育，为产后泌乳做准备。

2. **肾上腺皮质** 妊娠期促肾上腺皮质激素（adreno corticotrophic hormone，ACTH）分泌增加，受妊娠期雌激素大量分泌的影响，中层束状带分泌糖皮质醇增多3倍，进入血液循环约75%与球蛋白结合，15%与白蛋白结合，具有活性作用的游离糖皮质醇仅为10%，故孕妇无肾上腺皮质功能亢进表现。妊娠期外层球状带分泌的醛固酮增多4倍，具有活性作用的游离醛固酮仅为30%~40%，不致引起过多的水钠潴留。内层网状带分泌睾酮略增加，一些孕妇阴毛、腋毛增多增粗。

3. **甲状腺** 妊娠期受促甲状腺激素（thyroid-stimulating hormone，TSH）和hCG的作用，甲状腺呈中度增大。TSH在妊娠早期短暂降低，至妊娠早期末回升至孕前水平，之后保持稳定。妊娠早期甲状腺素结合球蛋白（thyroxine-binding globulin，TBG）水平上升，约20周达高峰，此后维持近基线水平的两倍。TBG的升高使血清中甲状腺素（thyroxine，T_4）和三碘甲状腺原氨酸（triiodothyronine，T_3）增加，但并不影响具有重要生理功能的游离T_4和T_3。妊娠6~9周血清中总T_4开始迅速增加，至18周达到高峰。游离T_4轻度升高，并和hCG一起达高峰，然后降至正常水平。母体T_4可少量穿过胎盘以维持胎儿甲状腺功能。妊娠10~12周之前胎儿甲状腺不能聚集碘。近20周时胎儿在垂体分泌的TSH作用下合成和分泌甲状腺素，在此之前胎儿的任何需求都依赖母体供给。出生时，脐血中30%的T_4来自母体。孕妇与胎儿体内的TSH均不能通过胎盘，各自负责自身甲状腺功能的调节。

4. **甲状旁腺** 妊娠早期孕妇血清甲状旁腺素水平降低。随妊娠期血容量和肾小球滤过率的增加以及钙的胎儿运输，导致孕妇钙浓度缓慢降低，造成甲状旁腺素在妊娠中晚期逐渐升高，有利于为胎儿提供钙。

九、皮肤的变化

妊娠期促黑素细胞刺激激素（melanocyte-stimulating hormone，MSH）分泌增多，加之大量雌、孕激素有黑色素细胞刺激效应，使黑色素增加，导致孕妇乳头、乳晕、腹白线、外阴等处出现色素沉着。色素沉着于颧颊部并累及眶周、前额、上唇和鼻部，边缘较明显，呈蝶状褐色斑，称为妊娠黄褐斑（chloasma gravidarum），产后自行消退。妊娠期间肾上腺皮质分泌的糖皮质激素增多，该激素分解弹力纤维蛋白，使弹力纤维变性，加之子宫增大使孕妇腹壁皮肤张力加大，皮肤弹力纤维断裂，多呈紫色或淡红色不规则平行略凹陷的条纹，称为妊娠纹（striae gravidarum），见于初产妇。旧妊娠纹呈银色光亮，见于经产妇。

十、新陈代谢的变化

1. **基础代谢率** 妊娠早期稍下降，于妊娠中期渐增高，至妊娠晚期可增高15%~20%。妊娠期额外需要的总能量约80 000kcal，或每日约增加300kcal。

2. **体重** 妊娠期体重增加主要来自子宫及内容物、乳房、增加的血容量、组织间液以及少量母体脂肪和蛋白贮存。妊娠期间体重平均增加12.5kg。

3. **碳水化合物代谢** 妊娠期胰腺分泌胰岛素增多，胎盘产生的胰岛素酶、激素等拮抗胰岛素致其分泌相对不足。孕妇空腹血糖值略低，餐后高血糖和高胰岛素血症，以利于对胎儿葡萄糖的供给。妊娠期糖代谢的特点和变化可致妊娠期糖尿病的发生。

4. **脂肪代谢** 妊娠期能量消耗增多，母体脂肪积存多，糖原储备减少。当能量消耗过多时，体内动用大量脂肪，使血中酮体增加，易发生酮血症。

5. **蛋白质代谢** 孕妇对蛋白质的需要量明显增加，呈正氮平衡。妊娠期体内需储备足够的蛋白质，除供给胎儿生长发育及子宫、乳房增大的需要外，还为分娩期消耗作准备。若蛋白质储备不足，血浆蛋白减少，组织间液增加，出现水肿。

6. **矿物质代谢** 妊娠期总钾、钠储存增加，但由于血容量增加，血清中钾、钠浓度与非孕期相近。

妊娠期血清磷无明显变化,血清镁浓度下降。胎儿生长发育需要大量钙,足月妊娠胎儿骨骼储存约30g钙,其中80%在妊娠最后3个月内积累;因此,妊娠中、晚期应注意加强饮食中钙的摄入,并注意补充钙剂。妊娠期孕妇约需要1000mg的铁,其中300mg转运至胎盘、胎儿,500mg用于母体红细胞生成,200mg通过各种生理途径(主要为胃肠道)排泄。孕期铁的需求主要在妊娠晚期,约6~7mg/d,多数孕妇铁的储存量不能满足需要,有指征时可额外补充铁剂,以满足胎儿生长和孕妇的需要。

十一、骨骼、关节及韧带的变化

妊娠期间骨质通常无改变,仅在妊娠次数过多、过密又不注意补充维生素D及钙时,引起骨质疏松。部分孕妇自觉腰骶部及肢体疼痛不适,可能与胎盘分泌松弛素(relaxin)使骨盆韧带及椎骨间关节、韧带松弛有关。部分孕妇耻骨联合松弛、分离致明显疼痛、活动受限,产后往往消失。妊娠晚期孕妇重心前移,为保持身体平衡,孕妇头部与肩部向后仰,腰部向前挺形成典型的孕妇姿势。

(邓东锐)

第五章 妊娠诊断

妊娠期从末次月经的第一日开始计算,约为280日(40周)。临床上分为3个时期:妊娠未达14周称为早期妊娠(first trimester),第14~27⁺⁶周称为中期妊娠(second trimester),第28周及其后称为晚期妊娠(third trimester)。

第一节 早期妊娠的诊断

- 主要症状为停经和早孕反应。
- 血、尿人绒毛膜促性腺激素水平升高是确定妊娠的主要指标。
- 超声检查是确定宫内妊娠的"金标准"。

早期妊娠也称为早孕,是胚胎形成、胎儿器官分化的重要时期,因此早期妊娠的诊断主要是确定妊娠、胎数、孕龄,排除异位妊娠等病理情况。

【症状与体征】

1. **停经** 生育期、有性生活史的健康妇女,平时月经周期规则,一旦月经过期,应考虑到妊娠,过期10日以上,尤应高度怀疑妊娠。

2. **早孕反应**(morning sickness) 在停经6周左右出现畏寒、头晕、流涎、乏力、嗜睡、食欲缺乏、喜食酸物、厌恶油腻、恶心、晨起呕吐等症状,称为早孕反应,部分患者有情绪改变。多在停经12周左右自行消失。

3. **尿频** 由前倾增大的子宫在盆腔内压迫膀胱所致,当子宫增大超出盆腔后,尿频症状自然消失。

4. **乳房变化** 自觉乳房胀痛。检查乳房体积逐渐增大,有明显的静脉显露,乳头增大,乳头乳晕着色加深。乳晕周围皮脂腺增生出现深褐色结节,称为蒙氏结节(Montgomery's tubercles)。哺乳妇女妊娠后乳汁明显减少。

5. **妇科检查** 阴道黏膜和宫颈阴道部充血呈紫蓝色。妊娠6~8周时,双合诊检查子宫峡部极软,感觉宫颈与宫体之间似不相连,称为黑加征(Hegar sign)。子宫逐渐增大变软,呈球形。妊娠8周时,子宫为非孕时的2倍,妊娠12周时为非孕时的3倍,宫底超出盆腔,可在耻骨联合上方触及。

6. **其他** 部分患者出现雌激素增多的表现,如蜘蛛痣、肝掌、皮肤色素沉着(面部、腹白线、乳晕等)。部分患者出现不伴有子宫出血的子宫收缩痛或不适、腹胀、便秘等不适。

【辅助检查】

1. **妊娠试验**(pregnancy test) 受精卵着床后不久,即可用放射免疫法测出受检者血液中hCG水平升高。临床上多用早早孕试纸法检测受检者尿液,结果阳性结合临床表现可诊断妊娠。但要确定是否为宫内妊娠,尚需超声检查。

2. **超声检查** 妊娠早期超声检查的主要目的是确定宫内妊娠,排除异位妊娠、滋养细胞疾病、盆腔肿块等。确定胎数,若为多胎,可通过胚囊数目和形态判断绒毛膜性。估计孕龄,停经35日时,宫腔内见到圆形或椭圆形妊娠囊(gestational sac,GS)(图5-1);妊娠6周时,可见到胚芽和原始心管搏动。妊娠11~13⁺⁶周测量胎儿头臀长度(crown-rump length,CRL)能较准确地估计孕周,校正预产期,

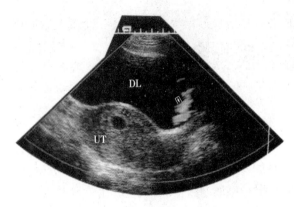

图5-1　早孕期超声图像

同时检测胎儿颈项透明层(nuchal translucency, NT)厚度和胎儿鼻骨(nosal bone)等,可作为早孕期染色体疾病筛查的指标。妊娠 9 ~ 13^{+6} 周超声检查可以排除严重的胎儿畸形,如无脑儿。

【诊断】

有性生活史的生育期妇女出现停经或月经异常,均应考虑妊娠的可能;血或尿 hCG 阳性提示妊娠;超声发现宫内孕囊或胚芽可以确诊为宫内妊娠,见原始心管搏动提示胚胎存活。因此,血或尿 hCG 阳性、超声检查见胚芽和原始心管搏动才能确诊正常的早期妊娠。若临床高度怀疑妊娠,血或尿 hCG 阳性而超声检查未发现孕囊或胚芽,不能完全排除妊娠。可能是超声检查时间太早或异位妊娠,需要定期复查。

根据超声测量估计孕龄:根据末次月经推算的预产期有 50% 不准确,需要妊娠早期超声确认或校正。特别是妊娠 11 ~ 13^{+6} 周测量胎儿 CRL 来估计孕龄是最为准确的方法,妊娠 ≥14 周则采用双顶径、头围、腹围和股骨长度综合判断孕龄。如果妊娠 22^{+0} 周前没有进行超声检查确定或校正孕龄,单纯根据末次月经推算的预产期称为日期不准确妊娠(suboptimally dated pregnancy)。

第二节　中、晚期妊娠的诊断

- 临床表现主要有子宫增大和胎动,通过多普勒仪监测胎心率、定期超声监测胎儿生长发育。
- 超声检查能在妊娠 20 ~ 24 周筛查胎儿结构畸形。彩色多普勒超声可检测子宫动脉、脐动脉和胎儿动脉的血流速度波形。

中、晚期妊娠是胎儿生长和各器官发育成熟的重要时期,这个时期的诊断主要是判断胎儿生长发育情况、宫内状况和发现胎儿畸形。

【病史与症状】

有早期妊娠的经过,感到腹部逐渐增大、自觉胎动。

【体征与检查】

1. 子宫增大　腹部检查触及增大的子宫,手测子宫底高度或尺测耻上子宫长度可估计胎儿大小及孕周(表5-1)。子宫底高度因孕妇的脐耻间距离、胎儿发育情况、羊水量、单胎、多胎等有差异。不同孕周的子宫底增长速度不同,妊娠 20 ~ 24 周时增长速度较快,平均每周增长 1.6cm,至 36 ~ 39^{+6} 周

表5-1　不同孕龄的子宫高度和子宫长度

妊娠周数	手测宫底高度	尺测耻上子宫长度(cm)
12 周末	耻骨联合上 2 ~ 3 横指	
16 周末	脐耻之间	
20 周末	脐下 1 横指	18(15.3 ~ 21.4)
24 周末	脐上 1 横指	24(22.0 ~ 25.1)
28 周末	脐上 3 横指	26(22.4 ~ 29.0)
32 周末	脐与剑突之间	29(25.3 ~ 32.0)
36 周末	剑突下 2 横指	32(29.8 ~ 34.5)
40 周末	脐与剑突之间或略高	33(30.0 ~ 35.3)

笔记

增长速度减慢,每周平均增长 0.25cm。正常情况下,子宫高度在妊娠 36 周时最高,至妊娠足月时因胎先露入盆略有下降。

2. **胎动**(fetal movement,FM) 指胎儿的躯体活动。孕妇常在妊娠 20 周左右自觉胎动。胎动随妊娠进展逐渐增强,至妊娠 32～34 周达高峰,妊娠 38 周后逐渐减少。胎动夜间和下午较为活跃,常在胎儿睡眠周期消失,持续 20～40 分钟。妊娠 28 周以后,正常胎动次数≥10次/2 小时。

3. **胎体** 妊娠达 20 周及以上后,经腹壁能触到子宫内的胎体。妊娠达 24 周及以上后触诊能区分胎头、胎背、胎臀和胎儿肢体。胎头圆而硬,有浮球感;胎背宽而平坦;胎臀宽而软,形状不规则;胎儿肢体小且有不规则活动。随妊娠进展,通过四步触诊法能够查清胎儿在子宫内的位置。

4. **胎心音** 听到胎心音能够确诊为妊娠且为活胎。于妊娠 12 周用多普勒胎心听诊仪能够探测到胎心音;妊娠 18～20 周用一般听诊器经孕妇腹壁能够听到胎心音。胎心音呈双音,似钟表"滴答"声,速度较快,正常时每分钟 110～160 次。胎心音应与子宫杂音、腹主动脉音、脐带杂音相鉴别。

【辅助检查】

1. **超声检查** 超声检查不仅能显示胎儿数目、胎产式、胎先露、胎方位、有无胎心搏动、胎盘位置及其与宫颈内口的关系、羊水量、评估胎儿体重,还能测量胎头双顶径、头围、腹围和股骨长等多条径线,了解胎儿生长发育情况。在妊娠 20～24 周,可采用超声进行胎儿系统检查,筛查胎儿结构畸形。

2. **彩色多普勒超声** 可检测子宫动脉、脐动脉和胎儿动脉的血流速度和波形。妊娠中期子宫动脉血流舒张期早期切迹(diastolic notching)可评估子痫前期的风险,妊娠晚期的脐动脉搏动指数(pulsation index,PI)和阻力指数(resistance index,RI)可评估胎盘血流,胎儿大脑中动脉(middle cerebral artery,MCA)的收缩期峰值流速(the peak systolic velocity,PSV)可判断胎儿贫血的程度。

第三节 胎姿势、胎产式、胎先露、胎方位

- 正常的胎姿势为胎头俯屈,颏部贴近胸壁,脊柱略前弯,四肢屈曲交叉于胸腹前。
- 胎产式包括纵产式和横产式,纵产式有头先露和臀先露,横产式为肩先露。
- 枕先露以枕骨、面先露以颏骨、臀先露以骶骨、肩先露以肩胛骨为指示点,每个指示点与母体骨盆入口的不同位置构成不同胎位。

妊娠未达 28 周时胎儿小,羊水相对较多,胎儿在子宫内活动范围较大,胎儿位置不固定。妊娠达32 周及以上后,胎儿生长迅速,羊水相对减少,胎儿与子宫壁贴近,胎儿的姿势和位置相对恒定,但亦有极少数胎儿的姿势和位置在妊娠晚期发生改变,胎方位甚至在分娩期仍可改变。胎儿位置的诊断需要根据腹部四步触诊、阴道或肛门检查、超声检查等综合判断。

1. **胎姿势**(fetal attitude) 指胎儿在子宫内的姿势。正常胎姿势为胎头俯屈,颏部贴近胸壁,脊柱略前弯,四肢屈曲交叉于胸腹前,其体积及体表面积均明显缩小,整个胎体成为头端小、臀端大的椭圆形。

2. **胎产式**(fetal lie) 指胎体纵轴与母体纵轴的关系(图5-2)。胎体纵轴与母体纵轴平行者,称为纵产式(longitudinal lie),占足月妊娠分娩总数的 99.75%;胎体纵轴与母体纵轴垂直者,称为横产式(transverse lie),仅占足月分娩总数的 0.25%;胎体纵轴与母体纵轴交叉者,称为斜产式。斜产式是暂时的,在分娩过程中多转为纵产式,偶尔转成横产式。

3. **胎先露**(fetal presentation) 指最先进入骨盆入口的胎儿部分。纵产式有头先露和臀先露,

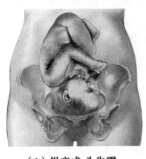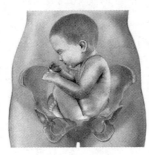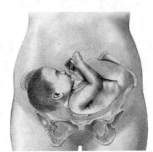

（1）纵产式-头先露　　（2）纵产式-臀先露　　（3）横产式-肩先露

图 5-2　胎产式

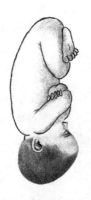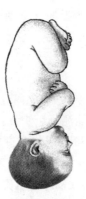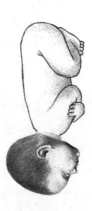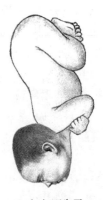

（1）枕先露　　（2）前囟先露　　（3）额先露　　（4）面先露

图 5-3　头先露的种类

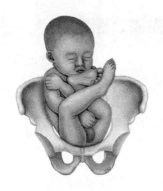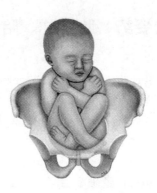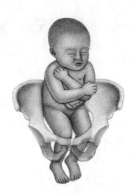

（1）单臀先露　　（2）完全臀先露　　（3）不完全臀先露

图 5-4　臀先露的种类

横产式为肩先露。根据胎头屈伸程度,头先露分为枕先露、前囟先露、额先露及面先露(图5-3)。臀先露分为单臀先露、完全臀先露、不完全臀先露(图5-4),不完全臀先露可以分为单足先露、双足先露等。横产式时最先进入骨盆的是胎儿肩部,为肩先露。偶见胎儿头先露或臀先露与胎手或胎足同时入盆,称为复合先露(图5-5)。

4. 胎方位(fetal position)　指胎儿先露部的指示点与母体骨盆的关系。枕先露以枕骨、面先露以颏骨、臀先露以骶骨、肩先露以肩胛骨为指示点。每个指示点与母体骨盆入口左、右、前、后、横的不同位置构成不同胎位。头先露、臀先露各有6种胎方位,肩先露有4种胎方位。如枕先露时,胎头枕骨位于母体骨盆的左前方,应为枕左前位,余类推(表5-2)。

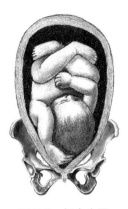

图 5-5 复合先露

表 5-2 胎产式、胎先露和胎方位的关系及种类

纵产式 (99.75%)	头先露 (95.75%~97.75%)	枕先露 (95.55%~97.55%)	枕左前(LOA)	枕左横(LOT)	枕左后(LOP)
			枕右前(ROA)	枕右横(ROT)	枕右后(ROP)
		面先露(0.2%)	颏左前(LMA)	颏左横(LMT)	颏左后(LMP)
			颏右前(RMA)	颏右横(RMT)	颏右后(RMP)
	臀先露 (2%~4%)		骶左前(LSA)	骶左横(LST)	骶左后(LSP)
			骶右前(RSA)	骶右横(RST)	骶右后(RSP)
横产式 (0.25%)	肩先露 (0.25%)		肩左前(LSCA)	肩左后(LSCP)	
			肩右前(RSCA)	肩右后(RSCP)	

（李笑天）

第六章　产前检查与孕期保健

产前检查(antenatal care)与孕期保健包括对孕妇进行规范的产前检查、健康教育与指导、胎儿健康的监护与评估、孕期营养及体重管理和用药指导等,是降低孕产妇和围产儿并发症的发生率及死亡率、减少出生缺陷的重要措施。

围产期(perinatal period)指产前、产时和产后的一段时期。围产期的定义有4种:①围产期Ⅰ:从妊娠达到及超过28周至产后1周;②围产期Ⅱ:从妊娠达到及超过20周至产后4周;③围产期Ⅲ:从妊娠达到及超过28周至产后4周;④围产期Ⅳ:从胚胎形成至产后1周。国内采用围产期Ⅰ来计算围产期相关的统计指标。

第一节　产 前 检 查

- 推荐的产前检查孕周分别是:妊娠6~13^{+6}周、14~19^{+6}周、20~24周、25~28周、29~32周、33~36周和37~41周。
- 产前检查的内容包括详细询问病史、全面体格检查、产科检查及必要的辅助检查。

规范的产前检查能够及早防治妊娠并发症或合并症,及时发现胎儿异常,评估孕妇及胎儿的安危,确定分娩时机和分娩方式,保障母儿安全。

一、产前检查的时间、次数及孕周

合理的产前检查时间及次数不仅能保证孕期保健的质量,也能节省医疗卫生资源。针对发展中国家无合并症的孕妇,世界卫生组织(2016年)建议产前检查次数至少8次,分别为:妊娠<12周、20周、26周、30周、34周、36周、38周和40周。根据我国《孕前和孕期保健指南(2018年)》,目前推荐的产前检查孕周分别是:妊娠6~13^{+6}周,14~19^{+6}周,20~24周,25~28周,29~32周,33~36周,37~41周(每周1次),见表6-1。有高危因素者,可酌情增加次数。

二、产前检查的内容

包括详细询问病史、全面体格检查、产科检查、必要的辅助检查和健康教育指导。

(一)病史

1. **年龄**　<18岁或≥35岁妊娠为高危因素,≥35岁妊娠者为高龄孕妇。

2. **职业**　从事接触有毒物质或放射线等工作的孕妇,其母儿不良结局的风险增加,建议计划妊娠前或妊娠后调换工作岗位。

3. **本次妊娠的经过**　了解妊娠早期有无早孕反应、病毒感染及用药史;胎动开始时间和胎动变化;饮食、睡眠和运动情况;有无阴道流血、头痛、眼花、心悸、气短、下肢水肿等症状。

4. **推算及核对预产期(expected date of confinement,EDC)**　推算方法是按末次月经(last menstrual period,LMP)第一日算起,月份减3或加9,日数加7。有条件者应根据妊娠早期超声检查的报告来核对预产期,尤其对记不清末次月经日期或于哺乳期无月经来潮而受孕者,应采用超声检查来协助推算预产期。若根据末次月经推算的孕周与妊娠早期超声检查推算的孕周时间间隔超过5日,应根据妊娠早期超声结果校正预产期;妊娠早期超声检测胎儿头臀长(CRL)是估计孕周最准确的指标。

表 6-1　产前检查的方案

检查次数	常规保健内容	必查项目	备查项目	健康教育及指导
第 1 次检查 (6 ~ 13^{+6}周)	1. 建立孕期保健手册 2. 确定孕周、推算预产期 3. 评估孕期高危因素 4. 血压、体重与体重指数 5. 妇科检查 6. 胎心率(妊娠 12 周左右)	1. 血常规 2. 尿常规 3. 血型(ABO 和 Rh) 4. 空腹血糖 5. 肝功和肾功 6. 乙型肝炎表面抗原 7. 梅毒血清抗体筛查和 HIV 筛查 8. 地中海贫血筛查(广东、广西、海南、湖南、湖北、四川、重庆等地) 9. 早孕期超声检查(确定宫内妊娠和孕周)	1. HCV 筛查 2. 抗 D 滴度(Rh 阴性者) 3. 75g OGTT(高危妇女) 4. 甲状腺功能筛查 5. 血清铁蛋白(血红蛋白< 110g/L 者) 6. 宫颈细胞学检查(孕前 12 月未检查者) 7. 宫颈分泌物检测淋球菌和沙眼衣原体 8. 细菌性阴道病的检测 9. 早孕期非整倍体母体血清学筛查(10 ~ 13^{+6}周) 10. 妊娠 11 ~ 13^{+6}周超声检查测量胎儿颈项透明层厚度 11. 妊娠 10 ~ 13^{+6}周绒毛活检 12. 心电图	1. 流产的认识和预防 2. 营养和生活方式的指导 3. 避免接触有毒有害物质和宠物,慎用药物 4. 孕期疫苗的接种 5. 改变不良生活方式;避免高强度的工作、高噪音环境和家庭暴力 6. 保持心理健康 7. 继续补充叶酸 0.4 ~ 0.8mg/d 至 3 个月,有条件者可继续服用含叶酸的复合维生素
第 2 次检查 (14 ~ 19^{+6}周)	1. 分析首次产前检查的结果 2. 血压、体重 3. 宫底高度 4. 胎心率	无	1. 无创产前检测(NIPT)(12 ~ 22^{+6}周) 2. 中孕期非整倍体母体血清学筛查(15 ~ 20 周) 3. 羊膜腔穿刺检查胎儿染色体(16 ~ 22 周)	1. 中孕期胎儿非整倍体筛查的意义 2. 非贫血孕妇,如血清铁蛋白<30μg/L,应补充元素铁 60mg/d,诊断明确的缺铁性贫血孕妇,应补充元素铁 100 ~200mg/d 3. 开始常规补充钙剂0.6 ~ 1.5g/d
第 3 次检查 (20 ~ 24 周)	1. 血压、体重 2. 宫底高度 3. 胎心率	1. 胎儿系统超声筛查(20 ~ 24 周) 2. 血常规 3. 尿常规	阴道超声测量宫颈长度(早产高危)	1. 早产的认识和预防 2. 营养和生活方式的指导 3. 胎儿系统超声筛查的意义
第 4 次检查 (25 ~ 28 周)	1. 血压、体重 2. 宫底高度 3. 胎心率	1. 75g OGTT 2. 血常规 3. 尿常规	1. 抗 D 滴度复查(Rh 阴性者) 2. 宫颈阴道分泌物胎儿纤维连接蛋白(fFN)检测(宫颈长度为 20 ~ 30mm 者)	1. 早产的认识和预防 2. 营养和生活方式的指导 3. 妊娠期糖尿病筛查的意义
第 5 次检查 (29 ~ 32 周)	1. 血压、体重 2. 宫底高度 3. 胎心率 4. 胎位	1. 产科超声检查 2. 血常规 3. 尿常规	无	1. 分娩方式指导 2. 开始注意胎动 3. 母乳喂养指导 4. 新生儿护理指导
第 6 次检查 (33 ~ 36 周)	1. 血压、体重 2. 宫底高度 3. 胎心率 4. 胎位	尿常规	1. B 族链球菌(GBS)筛查(35 ~ 37 周) 2. 肝功、血清胆汁酸检测(32 ~ 34 周,怀疑妊娠肝内胆汁淤积症的孕妇) 3. NST 检查(34 孕周以后)	1. 分娩前生活方式的指导 2. 分娩相关知识 3. 新生儿疾病筛查 4. 抑郁症的预防
第 7 ~ 11 次检查(37 ~ 41 周)	1. 血压、体重 2. 宫底高度 3. 胎心率 4. 胎位	1. 产科超声检查 2. NST 检查(每周 1 次)	宫颈检查(Bishop 评分)	1. 分娩相关知识 2. 新生儿免疫接种 3. 产褥期指导 4. 胎儿宫内情况的监护 5. 超过 41 周,住院并引产

5. **月经史及既往孕产史**　询问初潮年龄、月经周期。经产妇应了解有无难产史、死胎死产史、分娩方式、新生儿情况以及有无产后出血史,了解末次分娩或流产的时间及转归。

6. **既往史及手术史**　了解有无高血压、心脏病、结核病、糖尿病、血液病、肝肾疾病等,注意其发病时间及治疗情况,并了解做过何种手术。

7. **家族史**　询问家族有无结核病、高血压、糖尿病、双胎妊娠及其他与遗传相关的疾病。

8. **丈夫健康状况**　着重询问健康状况,有无遗传性疾病等。

（二）体格检查

观察发育、营养及精神状态;注意步态及身高,身材矮小（<145cm）者常伴有骨盆狭窄;注意检查心脏有无病变;检查脊柱及下肢有无畸形;检查乳房情况;测量血压、体重和身高,计算体重指数（body mass index,BMI）,BMI=体重（kg）/ [身高（m）]^2,注意有无水肿。

（三）产科检查

包括腹部检查、骨盆测量和阴道检查等。

1. **腹部检查**　孕妇排尿后仰卧,头部稍垫高,露出腹部,双腿略屈曲稍分开,使腹肌放松。检查者站在孕妇右侧进行检查。

（1）视诊:注意腹形及大小。腹部有无妊娠纹、手术瘢痕及水肿等。

（2）触诊:妊娠中晚期,应采用四步触诊法（four maneuvers of Leopold）检查子宫大小、胎产式、胎先露、胎方位以及胎先露部是否衔接（图6-1）。在做前3步手法时,检查者面向孕妇头侧,做第4步手法时,检查者则应面向孕妇足端。软尺测量子宫高度（耻骨联合上缘至子宫底的距离）。子宫高度异常者,需做进一步的检查如重新核对预产期、超声等。腹部向下悬垂（悬垂腹）,要考虑可能伴有骨盆狭窄。

第1步手法:检查者两手置子宫底部,了解子宫外形并测得宫底高度,估计胎儿大小与孕周数是否相符。然后以两手指腹相对轻推,判断宫底部的胎儿部分,胎头硬而圆且有浮球感,胎臀软而宽且形状不规则。

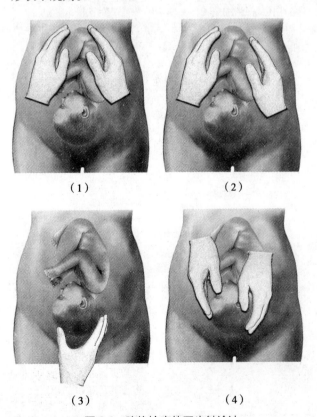

（1）　　　　　　（2）

（3）　　　　　　（4）

图6-1　胎位检查的四步触诊法

第2步手法:检查者左右手分别置于腹部左右侧,一手固定,另手轻轻深按检查,触及平坦饱满者为胎背,可变形的高低不平部分是胎儿肢体,有时感到胎儿肢体活动。

第3步手法:检查者右手拇指与其余4指分开,置于耻骨联合上方握住胎先露部,进一步查清是胎头或胎臀,左右推动以确定是否衔接。若胎先露部仍浮动,表示尚未入盆。若已衔接,则胎先露部不能推动。

第4步手法:检查者左右手分别置于胎先露部的两侧,向骨盆入口方向向下深按,再次核对胎先露部的诊断是否正确,并确定胎先露部入盆的程度。

（3）听诊:胎心在靠近胎背上方的孕妇腹壁上听得最清楚。枕先露时,胎心在脐右（左）下方;臀先露时,胎心在脐右（左）上方;肩先露时,胎心在靠近脐部下方听得最清楚（图6-2）。

2. **骨盆测量**

（1）骨盆内测量（internal pelvimetry）:阴

道分娩前或产时,需要确定骨产道情况时,可进行以下骨盆内测量:
①对角径(diagonal conjugate,DC):耻骨联合下缘至骶岬前缘中点的
距离。正常值为12.5~13cm,此值减去1.5~2.0cm为骨盆入口前
后径长度,又称真结合径(conjugate vera)。检查者将一手的示、中
指伸入阴道,用中指尖触到骶岬上缘中点,示指上缘紧贴耻骨联合
下缘,另一手示指固定标记此接触点,抽出阴道内的手指,测量中指
尖到此接触点距离即为对角径(图6-3)。②坐骨棘间径
(interspinous diameter):测量两坐骨棘间的距离,正常值约为10cm。
测量方法是一手示、中指放入阴道内,分别触及两侧坐骨棘,估计其
间的距离(图6-4)。③坐骨切迹(incisura ischiadica)宽度:代表中
骨盆后矢状径,其宽度为坐骨棘与骶骨下部间的距离,即骶棘韧带
宽度。将阴道内的示指置于韧带上移动,若能容纳3横指(5.5~
6cm)为正常,否则属中骨盆狭窄(图6-5)。④出口后矢状径
(posterior sagittal diameter of outlet):为坐骨结节间径中点至骶骨尖

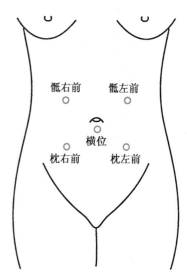

图6-2　不同胎方位胎心音听
诊部位

端的长度。检查者戴指套的右手示指伸入孕妇肛门向骶骨方向,拇
指置于孕妇体外骶尾部,两指共同找到骶骨尖端,将骨盆出口测量
器一端放在坐骨结节间径的中点,另一端放在骶骨尖端处,测量器标出的数字即为出口后矢状径值,
正常值为8~9cm(图6-6)。

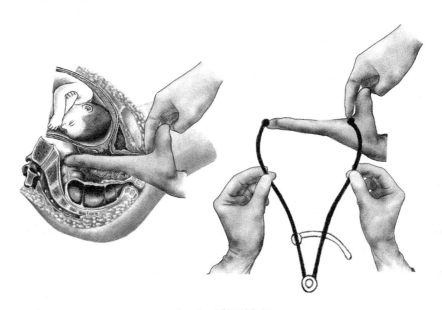

图6-3　测量对角径

　　(2)骨盆外测量:骨盆外测量包括测量髂棘间径(正常值23~26cm)、髂嵴间径(正常值25~
28cm)、骶耻外径(正常值18~20cm)、坐骨结节间径或称出口横径(transverse outlet,TO)。已有充分
的证据表明测量髂棘间径、髂嵴间径、骶耻外径并不能预测产时头盆不称,无需常规测量。但怀疑骨
盆出口狭窄时,可测量坐骨结节间径和耻骨弓角度(angle of pubic arch)。①测量坐骨结节间径的方
法:孕妇取仰卧位,两腿弯曲,双手紧抱双膝,测量两坐骨结节内侧缘的距离,正常值为8.5~9.5cm
(图6-7)。出口后矢状径值与坐骨结节间径值之和>15cm时,表明骨盆出口狭窄不明显。②测量耻
骨弓角度的方法:用左右手拇指指尖斜着对拢,放置在耻骨联合下缘,左右两拇指平放在耻骨降支上,
测量两拇指间角度,为耻骨弓角度(图6-8),正常值为90°,小于80°为异常。此角度反映骨盆出口横
径的宽度。

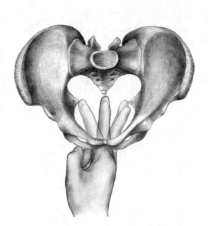

图 6-4　测量坐骨棘间径

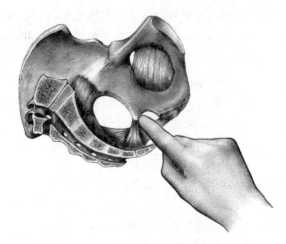

图 6-5　测量坐骨切迹宽度

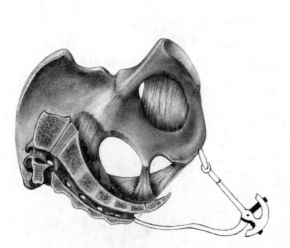

图 6-6　测量出口后矢状径

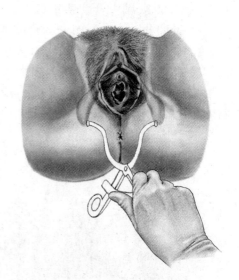

图 6-7　测量坐骨结节间径

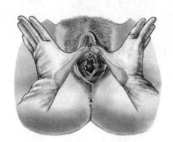
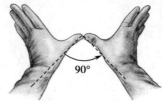
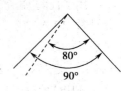

图 6-8　测量耻骨弓角度

　　3. **阴道检查**　妊娠期可行阴道检查,特别是有阴道流血和阴道分泌物异常时。分娩前阴道检查可协助确定骨盆大小,宫颈容受和宫颈口开大程度,进行宫颈 Bishop 评分。

　　4. **辅助检查及健康教育**　每次产前检查应进行相应的辅助检查,详见表 6-1。表 6-1 参照了目前我国《孕前和孕期保健指南(2018 年)》,不同的孕周推荐进行相应的孕期保健内容。每次产前检查包括:常规保健内容、辅助检查项目(分为必查项目和备查项目)及健康教育及指导,其中常规保健内容、健康教育及指导和辅助检查中的必查项目适用于所有的孕妇,有条件的医院或有指征时可开展表格中备查项目。

第二节 评估胎儿健康的技术

- 包括胎动监测、电子胎心监护和超声多普勒血流监测等。
- 电子胎心监护通过连续观察胎心及其与胎动和宫缩间的关系,评估胎儿宫内安危情况,其中基线变异是较为重要的评价指标。
- 无应激试验(NST)和缩宫素激惹试验(OCT)用于预测胎儿宫内储备能力。

评估胎儿健康包括确定是否为高危儿和监测胎儿宫内状况。

一、确定是否为高危儿

高危儿包括:①孕龄<37周或≥42周;②出生体重<2500g;③小于孕龄儿或大于孕龄儿;④生后1分钟内Apgar评分0~3分;⑤产时感染;⑥高危妊娠产妇的新生儿;⑦手术产儿;⑧新生儿的兄姐有严重的新生儿病史或新生儿期死亡等。

二、胎儿宫内状况的监测

(一)妊娠早期

妇科检查确定子宫大小及是否与妊娠周数相符;超声检查最早在妊娠第6周即可见妊娠囊和原始心管搏动;有条件时,妊娠11~13^{+6}周超声测量胎儿颈项透明层(nuchal translucency,NT)厚度和胎儿发育情况。

(二)妊娠中期

每次产前检查测量宫底高度,协助判断胎儿大小及是否与妊娠周数相符。超声检查胎儿生长状况并筛查胎儿结构有无异常。每次产前检查时听取胎心率。

(三)妊娠晚期

1. 每次产前检查测量宫底高度并听取胎心率。超声检查不仅能判断胎儿生长状况,且能判定胎位、胎盘位置、羊水量和胎盘成熟度。

2. **胎动监测** 胎动监测是孕妇自我评价胎儿宫内状况的简便经济的有效方法。一般妊娠20周开始自觉胎动,胎动夜间和下午较为活跃。胎动常在胎儿睡眠周期消失,持续20~40分钟。妊娠28周以后,胎动计数<10次/2小时或减少50%者提示有胎儿缺氧可能。

3. **电子胎心监护(electronic fetal monitoring,EFM)** 近年来,电子胎心监护在产前和产时的应用越来越广泛,已经成为产科不可缺少的辅助检查手段。其优点是能连续观察并记录胎心率(fetal heart rate,FHR)的动态变化,同时描记子宫收缩和胎动情况,反映三者间的关系。EFM的评价指标见表6-2,其中基线变异是最重要的评价指标。

表6-2 电子胎心监护的评价指标

名称	定义
胎心率基线	指任何10分钟内胎心率平均水平(除外胎心加速、减速和显著变异的部分),至少观察2分钟以上的图形,该图形可以是不连续的 ①正常胎心率基线:110~160次/分;②胎儿心动过速:胎心基线>160次/分;③胎儿心动过缓:胎心基线<110次/分
基线变异	指每分钟胎心率自波峰到波谷的振幅改变。按照振幅波动程度分为:①变异消失:振幅波动完全消失;②微小变异:振幅波动≤5次/分;③中等变异(正常变异):振幅波动6~25次/分;④显著变异:振幅波动>25次/分

续表

名称	定义
加速	指基线胎心率突然显著增加,开始到波峰时间<30秒。从胎心率开始加速至恢复到基线胎心率水平的时间为加速时间 妊娠≥32周胎心加速标准:胎心加速≥15次/分,持续时间>15秒,但不超过2分钟 妊娠<32周胎心加速标准:胎心加速≥10次/分,持续时间>10秒,但不超过2分钟 延长加速:胎心加速持续2~10分钟。胎心加速≥10分钟则考虑胎心率基线变化
早期减速	指伴随宫缩出现的减速,通常是对称性地、缓慢地下降到最低点再恢复到基线。减速的开始到胎心率最低点的时间≥30秒,减速的最低点常与宫缩的峰值同时出现;一般来说,减速的开始、最低值及恢复与宫缩的起始、峰值及结束同步(图6-9)
晚期减速	指伴随宫缩出现的减速,通常是对称性地、缓慢地下降到最低点再恢复到基线。减速的开始到胎心率最低点的时间≥30秒,减速的最低点通常晚于宫缩峰值;一般来说,减速的开始、最低值及恢复分别延后于宫缩的起始、峰值及结束(图6-10)
变异减速	指突发的显著的胎心率急速下降。减速的开始到最低点的时间<30秒,胎心率下降≥15次/分,持续时间≥15秒,但<2分钟。当变异减速伴随宫缩时,减速的起始、深度和持续时间与宫缩之间无固定规律(图6-11)。典型的变异减速是先有一初始加速的肩峰,紧接一快速的减速,之后快速恢复到正常基线伴有一继发性加速(双肩峰)
延长减速	指明显的低于基线的胎心率下降。减速程度≥15次/分,持续时间≥2分,但不超过10分钟。胎心减速≥10分钟则考虑胎心率基线变化
反复性减速	指20分钟观察时间内,≥50%的宫缩均伴发减速
间歇性减速	指20分钟观察时间内,<50%的宫缩伴发减速
正弦波形	胎心率基线呈现平滑的类似正弦波样摆动,频率固定,3~5次/分,持续≥20分钟
宫缩	正常宫缩:观察30分钟,10分钟内有5次或者5次以下宫缩 宫缩过频:观察30分钟,10分钟内有5次以上宫缩。当宫缩过频时应记录有无伴随胎心率变化

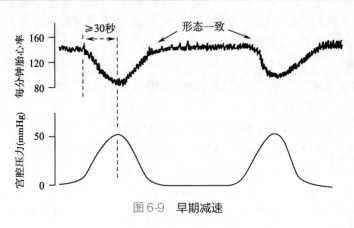

图6-9　早期减速

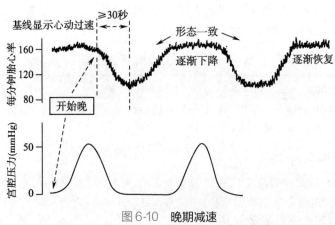

图6-10　晚期减速

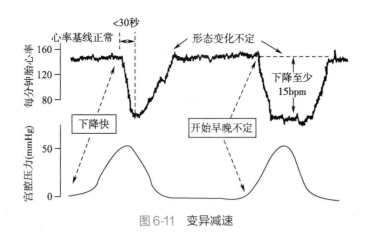

图 6-11　变异减速

4. 预测胎儿宫内储备能力　①无应激试验(none-stress test, NST),用于产前监护。②缩宫素激惹试验(oxytocin challenge test, OCT), OCT 的原理为用缩宫素诱导宫缩并用电子胎心监护仪记录胎心率的变化。OCT 可用于产前监护及引产时胎盘功能的评价。

5. NST 的判读　参照 2007 年加拿大妇产科医师学会(Society of Obstetricians and Gynecologists of Canada, SOGC)指南,见表 6-3。需要注意的是, NST 结果的假阳性率较高,异常 NST 需要复查,延长监护时间,必要时行生物物理评分。

表 6-3　NST 的结果判读及处理

参数	正常 NST (先前的"有反应型")	不典型 NST (先前的"可疑型")	异常 NST (先前的"无反应型")
胎心率基线	110~160 次/分	100~110 次/分; >160 次/分, <30 分钟	胎心过缓<100 次/分; 胎心过速>160 次/分,超过 30 分钟
基线变异	6~25 次/分(中度变异); ≤5 次/分(变异缺失及微小变异),持续<40 分钟	≤5 次/分,持续 40~80 分钟内	≤5 次/分,持续≥80 分钟 ≥25 次/分,持续>10 分钟 正弦波形
减速	无减速或偶发变异减速,持续<30 秒	变异减速,持续 30~60 秒内	变异减速,持续时间≥60 秒 晚期减速
加速(≥32 周)	40 分钟内 2 次或 2 次以上加速超过 15 次/分,持续 15 秒	40~80 分钟内 2 次以下加速超过 15 次/分,持续 15 秒	大于 80 分钟 2 次以下加速超过 15 次/分,持续 15 秒
(<32 周)	40 分钟内两次或 2 次以上加速超过 10 次/分,持续 10 秒	40~80 分钟内 2 次以下加速超过 10 次/分,持续 10 秒	大于 80 分钟 2 次以下加速超过 10 次/分,持续 10 秒
处理	继续随访或进一步评估	需要进一步评估	复查;全面评估胎儿状况;生物物理评分;及时终止妊娠

6. OCT 的判读　OCT 图形的判读主要基于是否出现晚期减速和变异减速:①阴性:没有晚期减速或重度变异减速;②可疑(有下述任一种表现):间断出现晚期减速或重度变异减速;宫缩过频(>5 次/10 分钟);宫缩伴胎心减速,时间>90 秒;出现无法解释的监护图形;③阳性:≥50% 的宫缩伴随晚期减速。

7. 产时胎心监护图形的判读　产程过程中,为了避免不必要的产时剖宫产,推荐采用产时胎心监护图形的三级判读系统(3-tier classification system)。该判读系统参照 2009 年美国妇产科医师学会(American College of Obstetricians and Gynecologists, ACOG)指南及 2015 年中华医学会围产医学分会制定的《电子胎心监护应用专家共识》,见表 6-4。

表6-4　三级电子胎心监护判读标准

Ⅰ类电子胎心监护需同时满足下列条件:①胎心率基线110~160次/分;②基线变异为中度变异;③无晚期减速及变异减速;④存在或者缺乏早期减速;⑤存在或者缺乏加速。
　　Ⅰ类电子胎心监护结果提示胎儿酸碱平衡正常,可常规监护,不需采取特殊措施。
Ⅱ类电子胎心监护除了第Ⅰ类和第Ⅲ类电子胎心监护图形外的其他情况均归为Ⅱ类。
　　Ⅱ类电子胎心监护结果尚不能说明存在胎儿酸碱平衡紊乱,但是应该综合考虑临床情况、持续胎心监护、采取其他评估方法来判定胎儿有无缺氧,可能需要宫内复苏来改善胎儿状况。
Ⅲ类电子胎心监护有两种情况:

- 胎心率基线无变异并且存在下面任何一种情况:①复发性晚期减速;②复发性变异减速;③胎心过缓(胎心率基线<110次/分)。
- 正弦波型
  Ⅲ类电子胎心监护提示胎儿存在酸碱平衡失调即胎儿缺氧,应该立即采取相应措施纠正胎儿缺氧,包括改变孕妇体位、吸氧、停止缩宫素使用、抑制宫缩、纠正孕妇低血压等措施,如果这些措施均不奏效,应该紧急终止妊娠。

　　8. 胎儿生物物理评分(biophysical profile,BPP)　是综合电子胎心监护及超声检查所示某些生理活动,以判断胎儿有无急、慢性缺氧的一种产前监护方法,可供临床参考。常用的是 Manning 评分法(表6-5)。但由于BPP评分较费时,且受诸多主观因素的影响,故临床应用日趋减少。

表6-5　Manning 评分法

指标	2分(正常)	0分(异常)
NST(20分钟)	≥2次胎动,FHR加速,振幅≥15次/分,持续≥15秒	<2次胎动,FHR加速,振幅<15次/分,持续<15秒
FBM(30分钟)	≥1次,持续≥30秒	无或持续<30秒
FM(30分钟)	≥3次躯干和肢体活动(连续出现计一次)	≤2次躯干和肢体活动
FT	≥1次躯干伸展后恢复到屈曲,手指摊开合拢	无活动,肢体完全伸展,伸展缓慢,部分恢复到屈曲
AFV	最大羊水池垂直直径>2cm	无或最大羊水池垂直直径≤2cm

NST:无应激试验;FBM:胎儿呼吸运动;FM:胎动;FT:胎儿张力;AFV:羊水最大暗区垂直深度

　　9. 彩色多普勒超声胎儿血流监测　应用该技术监测胎儿血流动力学,可以对有高危因素的胎儿状况做出客观判断,为临床选择适宜的终止妊娠时机提供有力的证据。常用的指标包括脐动脉和胎儿大脑中动脉的S/D比值、RI值(阻力指数)、PI值(搏动指数)、脐静脉和静脉导管的血流波形等。其中S/D为收缩期峰值流速(S)/舒张末期流速(D),RI为[S-D]/S,PI为[S-D]/平均流速。不同孕周的S/D、PI与RI值不同。较公认的判断胎儿血流异常的标准如下:①脐动脉血流指数大于各孕周的第95百分位数或超过平均值2个标准差,预示胎儿缺氧;②脐动脉的舒张末期血流频谱消失或倒置,预示胎儿缺氧严重;③胎儿大脑中动脉的S/D比值降低,提示血流在胎儿体内重新分布,预示胎儿缺氧;④出现脐静脉或静脉导管搏动、静脉导管血流a波反向均预示胎儿处于濒死状态。

三、胎肺成熟度的监测

　　1. **孕周**　妊娠满34周(经妊娠早期超声核对)胎儿肺发育基本成熟。
　　2. **卵磷脂/鞘磷脂(lecithin/sphingomyelin,L/S)比值**　若羊水L/S≥2,提示胎儿肺成熟。也可用羊水振荡试验(泡沫试验)(foam stability test)间接估计L/S值。
　　3. **磷脂酰甘油(phosphatidyl glycerol,PG)**　PG阳性,提示胎肺成熟。

第三节　孕期营养和体重管理

- 孕期合理营养对胎儿正常生长发育和改善母儿结局非常重要。
- 孕期需要注意热能、蛋白质、碳水化合物、脂肪、维生素、无机盐、微量元素和膳食纤维的摄入。
- 孕期体重管理事关母儿的近远期健康。

一、孕期营养的重要性

妇女妊娠以后,每日所吃的食物除了维持自身的机体代谢所需要的营养物质外,还要供给体内胎儿生长发育所需。研究表明,营养作为最重要的环境因素,对母亲与子代的近期和远期健康都将产生至关重要的影响。孕期营养不良不仅与流产、早产、难产、死胎、畸形胎儿、低出生体重、巨大胎儿、妊娠期贫血、子痫前期、妊娠期糖尿病、产后出血等相关,也会对子代出生后的成长和代谢产生不利的影响。因此指导孕妇合理摄入蛋白质、脂肪、碳水化合物、维生素和矿物质、摄入由多样化食物组成的营养均衡膳食,对改善母儿结局十分重要。

二、孕妇的营养需要

1. **热能**　孕期总热能的需要量增加,包括提供胎儿生长、胎盘、母体组织的增长、蛋白质脂肪的贮存以及增加代谢所需要的热能。妊娠早期不需要额外增加能量,妊娠4个月后至分娩,在原基础上每日增加能量200kcal。我国居民的主要热能来源是主食,孕妇每日应摄入主食200～450g。

2. **蛋白质**　孕期对蛋白质的需要量增加,妊娠早期不需要额外增加蛋白质,孕中晚期胎儿生长加速,妊娠中期开始增加蛋白质15g/d。蛋白质的主要来源是动物性食品如鱼、禽、蛋、瘦肉和奶制品等。

3. **碳水化合物**　是提供能量的主要物质,宜占总热量的50%～60%。孕中晚期,每日增加大约35g的主粮类即可。

4. **脂肪**　脂肪占总能量的25%～30%,过多摄入会导致超重,易引起妊娠并发症,但长链不饱和脂肪酸已经证实对胎儿大脑和视网膜发育有帮助,所以适当多吃鱼类水产品尤其是深海鱼类、核桃等食物有一定的好处。

5. **维生素**　维生素为调节身体代谢及维持多种生理功能所必需,也是胎儿生长发育所必需,尤其在胚胎发育早期,供给不足或过量都可能增加胎儿畸形的风险,妊娠中晚期胎儿快速成长需要的维生素也增加,因此整个孕期都需要增加维生素的摄入。

6. **无机盐和微量元素**　无机盐中的钙、镁,微量元素如铁、锌、碘等是胎儿生长发育所必需的营养物质,缺乏易导致胎儿发育不良,早期缺乏还易发生胎儿畸形。孕期血容量增大,较容易发生生理性贫血,因此微量元素也是整个孕期都必需增加摄入的。

7. **膳食纤维**　膳食纤维虽然不被人体吸收,但其可降低糖、脂肪的吸收和减缓血糖的升高,预防和改善便秘和肠道功能,妊娠期应该多食含膳食纤维丰富的食物如蔬菜、低糖水果和粗粮类。

三、孕妇膳食指南

根据2016年中国营养学会发布的《孕期妇女膳食指南》,建议孕妇在一般人群膳食指南的基础上,增加以下5条内容:①补充叶酸,常吃含铁丰富的食物,选用碘盐;②妊娠呕吐严重者,可少量多餐,保证摄入含必要量碳水化合物的食物;③妊娠中晚期适量增加奶、鱼、禽、蛋、瘦肉的摄入;④适量身体活动,维持孕期适宜增重;⑤禁烟酒,积极准备母乳喂养。

1. 妊娠早期

（1）膳食清淡、适口：易于消化，并有利于降低妊娠反应。包括各种新鲜蔬菜和水果、大豆制品、鱼、禽、蛋以及各种谷类制品。

（2）少食多餐：进食的餐次、数量、种类及时间应根据孕妇的食欲和反应的轻重及时进行调整，少食多餐，保证进食量。

（3）保证摄入足量富含碳水化合物的食物：妊娠早期应保证每日至少摄入130g碳水化合物，首选易消化的粮谷类食（200g左右的全麦粉或180g大米）；因妊娠反应严重而不能正常进食足够碳水化合物的孕妇应及时就医，避免对胎儿早期脑发育造成不良影响，此时不必过分强调平衡膳食。

（4）多摄入富含叶酸的食物并补充叶酸：妊娠早期叶酸缺乏可增加胎儿发生神经管畸形及早产的危险。妇女应从计划妊娠开始多摄取富含叶酸的动物肝脏、深绿色蔬菜及豆类，并建议每日额外补充叶酸400~800μg。

（5）戒烟、禁酒：烟草中的尼古丁和烟雾中的氰化物、一氧化碳可导致胎儿缺氧和营养不良、发育迟缓。酒精亦可通过胎盘进入胎儿体内造成胎儿宫内发育不良、中枢神经系统发育异常等。

2. 妊娠中晚期

（1）适当增加鱼、禽、蛋、瘦肉等优质蛋白质的来源，妊娠中期每日增加共计50g，孕晚期再增加75g左右。鱼类尤其是深海鱼类含有较多二十二碳六烯酸（docosahexaenoic acid，DHA）对胎儿大脑和视网膜发育有益，每周最好食用2~3次深海鱼类。

（2）适当增加奶类的摄入：奶类富含蛋白质，也是钙的良好来源。从妊娠中期开始，每日应至少摄入250~500g奶制品以及补充600mg的钙。

（3）适当增加碘的摄入：孕期碘的推荐摄入量230μg/d，孕妇除坚持选用加碘盐外，每周还应摄入1~2次含碘丰富的海产品如海带、紫菜等。

（4）常吃含铁丰富的食物：孕妇是缺铁性贫血的高发人群，给予胎儿铁储备的需要，孕中期开始要增加铁的摄入，每日增加20~50g红肉，每周吃1~2次动物内脏或血液。有指征时可额外补充铁剂。

（5）适量身体活动，维持体重的适宜增长，每日进行不少于30分钟的中等强度的身体活动，如散步、体操、游泳等，有利于体重适宜增长和自然分娩。

（6）禁烟戒酒，少吃刺激性食物。烟草和酒精对胚胎发育的各个阶段有明显的毒性作用，因此应禁烟、戒酒。

四、体重管理

1. 孕妇体重增长　孕妇体重增长可以影响母儿的近远期健康。近年来超重与肥胖孕妇的增加，孕妇体重增长过多增加了大于胎龄儿、难产、产伤、妊娠期糖尿病等的风险；孕妇体重增长不足与胎儿生长受限、早产儿、低出生体重等不良妊娠结局有关。因此要重视孕妇体重管理。2009年美国医学研究所（Institute of Medicine，IOM）发布了基于孕前不同体重指数的孕妇体重增长推荐（表6-6），应当在第一次产检时确定孕前BMI[体重（kg）/身高^2（m^2）]，提供个体化的孕妇增重、饮食和运动指导。

表6-6　孕妇体重增长推荐

孕前体重分类	BMI（kg/m^2）	孕期总增重范围（kg）	孕中晚期体重增长速度 （平均增重范围千克/周）
低体重	<18.5	12.5~18	0.51（0.44~0.58）
正常体重	18.5~24.9	11.5~16	0.42（0.35~0.50）
超重	25.0~29.9	7~11.5	0.28（0.23~0.33）
肥胖	≥30	5~9	0.22（0.17~0.27）

2. 运动指导　孕妇运动是体重管理的另一项措施。通过运动能增加肌肉力量和促进机体新陈代谢；促进血液循环和胃肠蠕动，减少便秘；增强腹肌、腰背肌、盆底肌的能力；锻炼心肺功能，释放压力，促进睡眠。根据个人喜好可选择一般的家务劳动、散步、慢步跳舞、步行上班、孕妇体操、游泳、骑车、瑜伽和凯格尔（Kegel）运动等形式。但孕期不适宜开展跳跃、震动、球类、登高（海拔 2500 米以上）、长途旅行、长时间站立、潜水、滑雪、骑马等具有一定风险的运动。

第四节　产科合理用药

- 药物使用应遵循孕妇用药的基本原则。
- 根据药物对动物和人类具有不同程度的致畸危险，可分为 A 类、B 类、C 类、D 类、X 类等 5 类。
- 用药时胎龄与损害性质有密切关系。

在 20 世纪中期之前，大多数人认为胎盘是天然屏障，孕妇使用药物不会通过胎盘危及胎儿。但 20 世纪 50 年代，发生了新药反应停事件（肢体缺陷），促进了 1962 年美国《药物条例》的颁布。根据这项条例，每种药物必须在说明书上标明其使用的安全性、有效性、应用指征和相关研究情况等。

胎儿处于发育过程，各器官发育未完善，孕妇用药可直接或间接地影响胎儿，大多数药物可通过胎盘直接作用于胎儿，因此妊娠期用药要十分慎重。孕妇如用药不当，对孕妇、胎儿，新生儿可能产生不良影响，孕期尽量减少药物应用。临床上应遵循"妊娠期没有特殊原因不要用药"的原则，尤其在妊娠早期。准备妊娠的生育期妇女用药应慎重；另外，孕妇健康有利于胎儿的正常生长发育，患有急、慢性疾病者应在孕前进行治疗。

如孕妇已用了某种可能致畸的药物，应根据用药种类、用药时的胎龄、时间长度和暴露剂量等因素，综合评估危害程度，提出咨询建议。在对药物暴露的妊娠期和哺乳期妇女进行咨询或选择药物时，需要查阅动物实验和人体试验的结果。

一、孕妇用药的基本原则

孕期用药需遵循以下原则：①用药必须有明确的指征，避免不必要的用药；②根据病情在医师指导下选用有效且对胎儿相对安全的药物；③应选择单独用药、避免联合用药；④应选用结论比较肯定的药物，避免使用较新的、尚未肯定对胎儿是否有不良影响的药物；⑤严格掌握剂量和用药持续时间，注意及时停药；⑥妊娠早期若病情允许，尽量推迟到妊娠中晚期再用药。

二、药物的妊娠分类

美国食品和药物管理局（FDA）根据药物对动物和人类具有不同程度的致畸危险，将其分为 5 类：

A 类：临床对照研究中，未发现药物对妊娠早期、中期及晚期的胎儿有损害，其危险性极小。

B 类：临床对照研究中，药物对妊娠早期、中期及晚期胎儿的危害证据不足或不能证实。

C 类：动物实验发现药物造成胎仔畸形或死亡，但无人类对照研究，使用时必须谨慎权衡药物对胎儿的影响。

D 类：药物对人类胎儿有危害，但临床非常需要，又无替代药物，应充分权衡利弊后使用。

X 类：对动物和人类均具有明显的致畸作用，这类药物在妊娠期禁用。

该分类方法存在一定局限性：只有 40% 的药物纳入 FDA 妊娠期用药分类，其中 60% 以上分为 C 类，即不能排除有危害，需衡量潜在益处和潜在危害；同时该分类未提供根据不同孕期时的用药对胎儿是否有危害的证据，以及不同剂量药物对胎儿的不同影响；单纯分类显得较为笼统，用药咨询较为困难。因此，FDA 于 2008 年提出应该摒弃之前的药物妊娠分类法，而是改为更详细的知情告知，包括以下内容：

第一部分又称为"胎儿风险总结"：详细描述药物对胎儿的影响，如果存在风险，需说明这些关于风险的信息是来自于动物实验还是人类。

第二部分又称为"临床考虑"：包括药物的作用，特别是在不知道自己妊娠的妇女当中使用此种药物的信息，还包括剂量、并发症等信息。

第三部分又称为"数据"：更详细的描述相关的动物实验或人类实验方面的数据，也就是第一部分的证据。

三、用药时的胎龄

用药时胎龄与损害性质有密切关系：①受精后2周内，孕卵着床前后，药物对胚胎影响为"全"或"无"："全"表现为胚胎早期死亡导致流产；"无"则为胚胎继续发育，不出现异常。②受精后3~8周之间，是胚胎器官分化发育阶段，胚胎开始定向分化发育，受到有害药物作用后，即可能产生形态上的异常而出现畸形，称为致畸高度敏感期，具体地说，如神经组织于受精后15~25日，心脏于21~40日，肢体和眼睛于24~46日易受药物影响。③受精后9周~足月是胎儿生长、器官发育、功能完善阶段，仅有神经系统、生殖器和牙齿仍在继续分化，特别是神经系统分化、发育和增生是在妊娠晚期和新生儿期达最高峰。在此期间受到药物作用后，由于肝酶结合功能差及血脑通透性高，易使胎儿受损，还可表现为胎儿生长受限、低出生体重和功能行为异常。

在相同致畸剂量，短暂暴露很少致畸，而长期慢性暴露导致致畸风险显著增加，因此妊娠期用药尽可能缩短用药时间。通常暴露剂量越大，对胚胎和胎儿的危害越大，由于胚胎对有害因子较成人敏感，当暴露剂量尚未对母体有明显影响时，可能已经对胚胎产生不良影响。因此，用药咨询需要考虑用药的时间长度和暴露剂量，综合分析。

第五节　孕期常见症状及其处理

- 孕期常见症状以消化系统多见，其他如贫血、腰背痛、下肢及外阴静脉曲张等。
- 应建立良好的饮食、排便习惯，及时补充铁剂和钙剂等。

孕妇可出现各种与妊娠相关的症状，治疗原则主要是对症处理。

1. **消化系统症状**　妊娠早期出现恶心、晨起呕吐者，可给予维生素 B_6 10~20mg/次，每日3次口服。若是妊娠剧吐，则按该病处理。

2. **贫血**　孕妇于妊娠后半期对铁需求量增多，仅靠饮食补充明显不足，应适时补充铁剂，非贫血孕妇，如血清铁蛋白<30μg/L，应补充元素铁60mg/d；诊断明确的缺铁性贫血孕妇，应补充元素铁100~200mg/d。

3. **腰背痛**　妊娠期间由于关节韧带松弛，增大的子宫向前突使躯体重心后移，腰椎向前突使背伸肌处于持续紧张状态，常出现轻微腰背痛。若腰背痛明显者，应及时查找原因，按病因治疗。必要时卧床休息、局部热敷及药物治疗。

4. **下肢及外阴静脉曲张**　于妊娠末期应尽量避免长时间站立，可穿有压力梯度的弹力袜，晚间睡眠时应适当垫高下肢以利静脉回流。分娩时应防止外阴部曲张的静脉破裂。

5. **下肢肌肉痉挛**　可能是孕妇缺钙表现，应补充钙剂，600~1500mg/d。

6. **下肢水肿**　孕妇于妊娠后期常有踝部及小腿下半部轻度水肿，经休息后消退，属正常现象。若下肢水肿明显，经休息后不消退，应想到妊娠期高血压疾病、合并肾脏疾病或其他合并症，查明病因后及时给予治疗。

7. **痔疮**　妊娠晚期多见或明显加重，因增大的妊娠子宫压迫和腹压增高，使痔静脉回流受阻和压力增高导致痔静脉曲张。应多吃蔬菜，少吃辛辣食物，必要时服缓泻剂软化大便，纠正便秘。

8. **便秘**　妊娠期间肠蠕动及肠张力减弱,加之孕妇运动量减少,容易发生便秘。应养成每日按时排便的良好习惯,并多吃纤维素含量高的新鲜蔬菜和水果,必要时使用缓泻剂或乳果糖,慎用开塞露、甘油栓,但禁用硫酸镁,也不应灌肠,以免引起流产或早产。

9. **仰卧位低血压**　妊娠晚期孕妇若较长时间取仰卧姿势,由于增大的妊娠子宫压迫下腔静脉,使回心血量及心排出量减少,出现低血压。此时若改为侧卧姿势,使下腔静脉血流通畅,血压迅即恢复正常。

（漆洪波）

第七章 遗传咨询、产前筛查、产前诊断与胎儿手术

出生缺陷（birth defect）指婴儿出生前发生的身体结构、功能或代谢异常。出生缺陷可由染色体异常、基因突变等遗传因素或环境因素引起，也可由这两种因素交互作用或其他不明原因所致。出生缺陷可以非常轻微，以至于出生时难以发现，也可以非常严重，甚至危及生命。通常表现为先天性结构异常、发育异常或功能异常。

出生缺陷的防治可分三级：一级预防是孕前干预，防止出生缺陷胎儿的发生。二级预防是产前干预，包括产前筛查、诊断及可能的宫内干预。三级预防是产后干预，包括早期诊断和早期治疗，防止严重的致残。遗传咨询、产前遗传学筛查和产前诊断及宫内干预是出生缺陷一级和二级防治的主要方法。三级防治不在本章讨论的范畴。

第一节 遗 传 咨 询

- 其过程为由从事医学遗传的专业人员或咨询医师，就咨询对象提出的家庭中遗传性疾病的相关问题予以解答，并提出医学建议。
- 应遵循的伦理和道德原则包括：自主原则、知情同意原则、无倾向性原则、守密和尊重隐私原则及公平原则。
- 常见的人类遗传性疾病包括染色体疾病、基因组疾病、单基因遗传病、多基因遗传病、线粒体遗传病及体细胞遗传病。

一、遗传咨询的定义

遗传咨询（genetic counselling）是由从事医学遗传的专业人员或咨询医师，就咨询对象提出的家庭中遗传性疾病的相关问题予以解答，并就咨询对象提出的婚育问题提出医学建议，具体内容包括帮助患者及其家庭成员梳理家族史及病史，选择合理的遗传学检测方案，解读遗传检测结果，获取详细的临床表型，分析遗传机制、告知患者可能的预后和治疗方法，评估下一代再发风险并制订生育计划，包括产前诊断或植入前诊断等。

二、遗传咨询的对象

咨询对象为遗传性疾病的高风险人群，包括：①夫妇双方或一方家庭成员中有遗传病、出生缺陷、不明原因的癫痫、智力低下、肿瘤及其他与遗传因素密切相关的患者，曾生育过明确遗传病或出生缺陷儿的夫妇；②夫妻双方或之一本身罹患智力低下或出生缺陷；③不明原因的反复流产或有死胎、死产等病史的夫妇；④孕期接触不良环境因素及患有某些慢性病的夫妇；⑤常规检查或常见遗传病筛查发现异常者；⑥其他需要咨询者，如婚后多年不育的夫妇，或35岁以上的高龄孕妇；近亲婚配。

三、遗传咨询的类别

根据咨询的主题和咨询对象的不同，遗传咨询主要分为：婚前咨询、孕前咨询、产前咨询、儿科相

关遗传病咨询、肿瘤遗传咨询及其他专科咨询(如神经遗传病咨询,血液病咨询等)。

四、遗传咨询的原则

在遗传咨询过程中,必须遵循以下伦理和道德原则:

1. **自主原则** 尊重咨询对象的意愿和决定,确保任何决策的选择均不受任何压力的胁迫和暗示,尤其对于妊娠方式、妊娠结局的选择以及遗传学检测。尊重来咨询者的宗教信仰和社会背景而产生的不同态度及观点。

2. **知情同意原则** 遗传咨询过程中,应确保咨询对象对于所有涉及自身及家庭成员的健康状态及疾病风险、遗传学检测可能出现的临床意义不明的基因变异、不同诊疗计划的利弊均有充分的理解,并完全自主地进行医疗方案的选择。某些遗传学检测结果,尤其是一些主要检测目标以外的"额外发现",如晚发性遗传病、肿瘤易感性等,受检者有知情权,也有选择不知情的权利。遗传咨询应在此类检测前,明确受检者对于"额外发现"的态度和承受能力,按照其意愿告知或者不告知相关结果。

3. **无倾向性原则** 在遗传咨询的选择中,没有绝对正确的方案,也没有绝对错误的方案,医务人员的角色是帮助来咨询者了解不同方案的利弊,而不是替来咨询者做出选择。非指令性原则一直是医学遗传咨询遵循的原则,同时也被世界卫生组织遗传咨询专家委员会认可。2002年卫生部颁布的《产前诊断技术管理办法》中明确提出医师可以提出医学建议,患者及其家属有选择权。

4. **守密和尊重隐私原则** 保守秘密是遗传咨询的一种职业道德。在未经许可的情况下,将遗传检查结果告知除了亲属外的第三者,包括雇主、保险公司和学校等都是对这一原则的破坏。遗传学检测有可能发现某些家庭的隐私(如亲缘关系不符等),遗传咨询中应依照来咨询者的意愿,保护其隐私。

5. **公平原则** 理想的状态是所有遗传学服务(包括咨询与检测)应该被平等地提供给所有需要的人。

五、遗传咨询的内容及基本流程

遗传咨询是一项提供信息的服务,内容应当包含下述5个方面:

1. 帮助患者及家庭成员了解疾病的表型,即疾病的临床症状,比如认知障碍、生理缺陷等。

2. 以通俗易懂的语言向患者及家庭成员普及疾病的遗传机制,即由何种遗传物质异常导致疾病发生的机制。

3. 提供疾病治疗方案信息,即针对该疾病所能够采取的治疗手段及预后,使患者通过遗传诊断而受益。此外还应提供疾病相关协助机构方面的信息。

4. 提供再发风险的咨询,即患者所患的遗传性疾病在家系亲属中再发生的风险率。在明确诊断的基础上判断其遗传方式,同时也应当考虑基因型和表型可能的差异,作出遗传风险的评估,说明子代再发风险。

5. 提供家庭再生育计划咨询,即告知患者及家庭下一胎生育时应该采取的措施及生育方式上的可能选择,如自然受孕直接进行产前诊断、植入前胚胎遗传学诊断、捐精、供卵等。

六、人类遗传病的类型

人类遗传性疾病可分为6类:①染色体疾病;②基因组疾病;③单基因遗传病;④多基因遗传病;⑤线粒体遗传病;⑥体细胞遗传病。

1. **染色体疾病** 是导致新生儿出生缺陷最多的一类遗传学疾病。染色体异常包括染色体数目异常和结构异常两类。染色体数目异常包括整倍体(如三倍体等)和非整倍体(如21-三体、18-三体、13-三体等,47,XXX综合征、45,X综合征等)异常;结构异常包括染色体部分缺失、重复、易位、倒位、插入、等臂以及环形染色体等。目前对先天性染色体疾病尚无有效的治疗方法,因此应争取早期诊断,达到优生优育的目的。

2. 基因组疾病　是由基因组 DNA 的异常重组而导致的微缺失与微重复,或基因结构的彻底破坏而引起异常临床表型的一类疾病。其中,微缺失与微重复是指微小的(通常小于 5Mb)、经传统细胞遗传学分析难以发现的染色体异常,由此导致的具有复杂临床表型的遗传性疾病,即染色体微缺失与微重复综合征。

3. 单基因遗传病　是由单个位点或者等位基因变异引起的疾病,也称孟德尔遗传病。其中包括符合经典孟德尔遗传方式的常染色体显性遗传、常染色体隐性遗传、X-连锁和 Y-连锁遗传。其他的单基因遗传方式有基因组印记、遗传早现、单亲二倍体、假常染色体显性遗传等。只有不到 1% 的单基因遗传病有治疗方法,因此单基因遗传病患者应争取早期诊断、治疗,做好出生缺陷的三级预防。

4. 多基因遗传病　其遗传基础是多个致病基因或者易感基因与环境因素协同调控,发病机制复杂,且人种间存在差异。若干对基因作用积累之后,形成一个明显的表型效应,称为累加效应(additive effect)。在微效基因中可能存在一些起主要作用的基因,称为主基因(major gene),主基因对了解多基因疾病的发生、诊断、治疗和预防均有十分重要的意义。多基因疾病有一定家族史,但没有单基因遗传中所见到的系谱特征。一些人类常见病(高血压、动脉粥样硬化、糖尿病、精神分裂症等)均属于多基因遗传病。曾生育过多基因相关出生缺陷患儿的夫妇其再发风险为 3% ~ 5%。

5. 线粒体遗传病　是由于线粒体环 DNA(mtDNA)异常引起的遗传疾病。核基因组中也有与编码线粒体组分相关的基因(nDNA),这部分基因变异引起的线粒体异常疾病遵循单基因遗传病的遗传模式,大部分为隐性遗传模式,发病较早。线粒体环 DNA 变异时引起线粒体遗传病,其遗传模式为母系遗传,一般发病较晚。

6. 体细胞遗传病　是除生殖细胞外的体细胞内的基因发生变异,由于该变异的累加效应导致疾病发生。该变异不会遗传给子代,最典型病例是各种散发性癌症。

(孙路明)

第二节　产前筛查

- 在妊娠早期和中期采用由超声、血清学检查和无创产前检测技术组成的各种筛查策略可以发现非整倍体染色体异常的高风险胎儿。
- 在妊娠 20 ~ 24 周期间,通过超声对胎儿的各器官进行系统的筛查,可发现严重的、致死性胎儿结构畸形。

遗传筛查(genetic screening)包括对成人、胎儿及新生儿遗传性疾病筛查三部分,对胎儿的筛查又称产前筛查(prenatal screening),为本节主要内容。产前筛查是通过可行的方法,对一般低风险孕妇进行一系列的检查,发现子代具有患遗传性疾病高风险的可疑人群。

产前筛查试验不是确诊试验,筛查阳性结果意味着患病的风险升高,并非诊断疾病;同样,阴性结果提示低风险,并非正常。筛查结果阳性的患者需要进一步确诊试验,切不可根据筛查结果决定终止妊娠。同时,产前筛查和诊断要遵循知情同意原则。目前广泛应用的产前筛查的疾病有非整倍体染色体异常、神经管畸形和胎儿结构畸形。

一、非整倍体染色体异常

大约有 8% 的受精卵是非整倍体染色体异常的胎儿,其中 50% 在妊娠早期流产,存活下来但伴有缺陷的染色体异常占新生儿的 0.64%。以唐氏综合征为代表的非整倍体染色体异常是产前筛查的重点。

1. 妊娠早期联合筛查　包括超声测定胎儿颈项透明层(nuchal translucency,NT)厚度和孕妇血清学检查两类,血清学检测指标包括妊娠相关血浆蛋白-A(pregnancy associated plasma protein-A,PAPP-A)和游离 β-人绒毛膜促性腺激素(beta human chorionic gonadotropin,β-hCG)。联合应用血清学和 NT 检测,唐氏综合征的检出率为85%,假阳性率为5%。NT 检测需要经过专门的技术培训,并建立良好的质量控制体系。

2. **妊娠中期筛查** 妊娠中期的筛查策略为血清学标志物联合筛查,包括甲胎蛋白(alpha-fetoprotein,AFP)、人绒毛膜促性腺激素(human chorionic gonadotropin,hCG)或游离 β-人绒毛膜促性腺激素(beta human chorionic gonadotropin,β-hCG)、游离雌三醇(unconjugated estriol,uE₃)三联筛查,或增加抑制素 A(inhibin A)形成四联筛查,结合孕妇的年龄、孕周、体重等综合计算发病风险。检查孕龄一般设定为 15~20 周,唐氏综合征的检出率为60%~75%,假阳性率为5%。该方法还可作为 18-三体和神经管缺陷的筛查方式。

3. **妊娠早、中期整合筛查** 整合妊娠早期和中期的筛查指标,可提高检出率,降低假阳性率。但整合筛查持续时间较长,可能对孕产妇带来一定的心理负担。整合方式有三种:

(1)整合产前筛查(integrated prenatal screening,IPS):首先在妊娠 10~13⁺⁶周检测血清 PAPP-A、β-hCG 和 11~13⁺⁶周超声检查 NT;然后在妊娠中期 15~20 周行血清学四联试验。联合 6 项指标,获得唐氏综合征的风险值。与早孕期筛查相比,在检出率相同情况下,可以降低假阳性率。

(2)血清序贯筛查(sequential integrated test):为在整合产前筛查中去除 NT 检查,该方法可达到妊娠早期联合筛查相同的效果。

(3)酌情筛查(contingent screening):首先进行妊娠早期筛查,筛查结果为胎儿风险极高者(唐氏综合征风险率≥1/50),建议绒毛穿刺取样(chorionic villus sampling,CVS)。其他孕妇继续妊娠至中期进行四联试验,获得综合的风险评估报告。

4. **超声遗传学标志物筛查** 核型异常的胎儿往往存在解剖学改变和畸形,所以可通过超声检查发现异常,但染色体异常相关的超声指标异常仅提示染色体非整倍体异常的风险增高,可以是正常胎儿的变异,也可以是一过性的,至妊娠晚期或出生后可缓解或消失,不一定发生后遗症。因此,超声检查发现的遗传学标志物又称为软指标(soft markers),包括妊娠早期的 NT 增厚、鼻骨(nasal bone,NB)缺失,妊娠中期的颈部皮肤皱褶(nuchal fold)增厚、肠管回声增强(echogenic bowel)、肾盂扩张(pyelectasis)、长骨(肱骨、股骨)短缩[shortened long bones(humerus,femurs)]、心室内强光点(echogenic intracardiac focus)、脉络膜囊肿(choroid plexus cysts)等。另外,超声发现结构性畸形的胎儿也可提示染色体异常的风险增高,但何种风险取决于具体的畸形和发现的时机,如淋巴水囊瘤在妊娠早期发现与三倍体有关,在妊娠中期发现与 X 染色体单体有关。

超声软指标异常应注意是否存在其他结构畸形,并根据特定软指标的风险度,决定是否需要进一步产前诊断。

5. **无创产前检测技术(noninvasive prenatal test,NIPT)** NIPT 技术是根据孕妇血浆中胎儿来源的游离 DNA(cell-free DNA)信息筛查常见的非整倍体染色体异常的方法。目前绝大部分采用二代测序和信息生物学技术,筛查的准确性高,对 21-三体、18-三体和 13-三体筛查的检出率分别为99%、97%和91%,假阳性率在 1%以下。但在可能存在胎儿其他染色体或基因疾病风险的孕妇、胎儿结构畸形、孕妇本身存在染色体异常、胎盘嵌合体等特殊情况下,不宜采用 NIPT。NIPT 目前仅用于高危人群的次级筛查,但是否可用于低危人群的一级筛查,还需要卫生经济学的进一步评价。

二、神经管畸形

1. **血清学筛查** 约有95%的神经管缺陷(neural tube defects,NTDs)患儿无家族史,但约90%的孕妇血清和羊水中的 AFP 水平升高。筛查应在妊娠15~20 周进行,以中位数的倍数(multiple of the median,MOM)为单位。以 2.0MOM 为 AFP 正常值的上限,筛查的阳性率为3%~5%,敏感性90%以上,阳性预测值2%~6%。但孕妇血清 AFP 水平受多种因素影响,如孕龄、孕妇体重、种族、糖尿病、死胎、多胎、胎儿畸形、胎盘异常等。

2. **超声筛查**　99% 的 NTDs 可通过妊娠中期的超声检查获得诊断,因此孕妇血清 AFP 升高但超声检查正常者,可不必抽取羊水检测 AFP。另外,3% ~5% 的 NTDs 为非开放性畸形,羊水 AFP 水平在正常范围。

三、胎儿结构畸形筛查

对于出生缺陷的低危人群,可在妊娠 20 ~24 周期间,通过超声对胎儿各器官进行系统的筛查。可以发现胎儿结构畸形有无脑儿、严重脑膨出、严重开放性脊柱裂、严重胸腹壁缺损并内脏外翻、单腔心、致死性软骨发育不良等。因此建议所有孕妇在此时期均进行一次系统胎儿超声检查,妊娠中期产前超声胎儿畸形的检出率约为 50% ~70% ,漏诊的主要原因包括:①母体因素,如孕周、羊水、胎位、母体腹壁等;②部分胎儿畸形的产前超声检出率极低,如房间隔缺损、室间隔缺损、耳畸形、指/趾异常、肛门闭锁、食管闭锁、外生殖器畸形、闭合性脊柱裂等;③部分胎儿畸形目前还不能为超声所发现,如甲状腺缺如、先天性巨结肠等。

第三节　产　前　诊　断

- 对象为出生缺陷的高风险人群。可产前诊断的疾病包括染色体异常、性连锁遗传病、遗传性代谢病以及先天性结构畸形。
- 方法包括胎儿结构观察、染色体核型分析、基因及基因产物的检测等。
- 胎儿染色体和基因疾病可通过绒毛穿刺取样、羊膜腔穿刺术、经皮脐血管穿刺取样等技术获得绒毛或胎儿细胞作出诊断。
- 胎儿结构异常可以通过影像学检查获得诊断。胎儿超声检查是主要的诊断手段,胎儿磁共振检查仅对超声不确定的异常再作进一步评估。

产前诊断(prenatal diagnosis)又称宫内诊断(intrauterine diagnosis)或出生前诊断(antenatal diagnosis),指对可疑出生缺陷的胎儿在出生前应用各种检测手段,如影像学、生物化学、细胞遗传学及分子生物学等技术,全面评估胎儿在宫内的发育状况,对先天性和遗传性疾病作出诊断,为胎儿宫内治疗(手术、药物、基因治疗等)及选择性流产提供依据。本节重点介绍胎儿遗传学诊断技术和影像学诊断技术。

一、产前诊断的对象

产前诊断的对象为出生缺陷的高危人群。除了产前筛查检出的高风险人群外,还需要根据病史和其他检查确定的高风险人群。建议其进行产前诊断检查的指征:

1. 羊水过多或者过少。
2. 筛查发现染色体核型异常的高危人群、胎儿发育异常或可疑结构畸形。
3. 妊娠早期时接触过可能导致胎儿先天缺陷的物质。
4. 夫妇一方患有先天性疾病或遗传性疾病,或有遗传病家族史。
5. 曾经分娩过先天性严重缺陷婴儿。
6. 年龄达到或超过 35 周岁。

二、产前诊断的疾病

1. **染色体异常**　包括染色体数目异常和结构异常两类。染色体数目异常包括整倍体和非整倍体;结构异常包括染色体部分缺失、易位、倒位、环形染色体等。

2. 性连锁遗传病　以 X 连锁隐性遗传病居多,如红绿色盲、血友病等。致病基因在 X 染色体上,携带致病基因的男性必定发病,携带致病基因的女性为携带者,生育的男孩可能一半是患病,一半为健康者;生育的女孩表型均正常,但可能一半为携带者,故判断为男胎后,可考虑行人工流产终止妊娠。

3. 遗传性代谢缺陷病　多为常染色体隐性遗传病。因基因突变导致某种酶的缺失,引起代谢抑制、代谢中间产物累积而出现临床表现。除极少数疾病在早期用饮食控制法(如苯丙酮尿症)、药物治疗(如肝豆状核变性)外,至今尚无有效治疗方法。

4. 先天性结构畸形　有明显的结构改变,如无脑儿、开放性脊柱裂、唇腭裂、先天性心脏病、髋关节脱臼等。

三、产前诊断方法

产前诊断的策略是综合各种方法获得胎儿疾病的诊断。首先利用超声、磁共振检查等观察胎儿的结构是否存在畸形;然后利用羊水、绒毛、胎儿细胞培养,获得胎儿染色体疾病的诊断;再采用染色体核型分析和分子生物学方法作出染色体或基因疾病的诊断;最后部分代谢性疾病患儿可以利用羊水、羊水细胞、绒毛细胞或胎儿血液,进行蛋白质、酶和代谢产物检测获得诊断。

胎儿染色体和基因疾病的产前诊断,均可以通过绒毛穿刺取样(chorionic villus sampling,CVS)、羊膜腔穿刺术(amniocentesis)或脐血管穿刺取样等介入性方法获得绒毛或胎儿细胞。血液标本可以在 24～48 小时内获得诊断,羊水细胞或绒毛膜绒毛细胞需要培养 7～10 日才能得到结果。详见本书第三十四章第一节"产前筛查和产前诊断常用的检查方法"。

四、实验室诊断技术

除传统的 G 显带核型分析外,目前用于胎儿染色体核型分析或基因诊断的技术有以下几种。

1. 荧光原位杂交技术(fluorescece in situ hybridization,FISH)　采用 FISH 技术或荧光定量聚合酶链反应技术检查 21、18 和 13 号常染色体三体,性染色体非整倍体及三倍体,具有高检出率和检查时间短(通常在 24～48 小时之间)的优点。

2. 染色体微阵列分析(chromosomal microarray analysis,CMA)　可以检测到较小的(10～100kb)、不能被传统的核型分析所识别的遗传物质增加和丢失。当胎儿超声检查有一个或多个严重结构畸形时,推荐进行 CMA。

3. 靶向基因测序(targeted gene sequencing)　可检测已知与遗传疾病有关的一个或多个特定基因。当临床高度怀疑有遗传学改变,但染色体分析结果正常时,可采用该方法寻找特定的基因问题。

4. 全外显子测序(whole exome sequencing,WES)　利用二代测序技术对外显子(已知编码蛋白质的基因组区域)进行测序。在临床上用于评估可能有遗传疾病,而针对相关表型已进行的特定基因检测(包括靶向基因测序)未能作出诊断的胎儿。但该技术在产前诊断中应用有一定的局限性,包括检查时间长,并且假阳性率和假阴性率高,以及发现不能确定临床意义的基因突变。

五、超声产前诊断

产前诊断性超声检查是针对临床或产前超声筛查发现的胎儿异常,围绕可能的疾病,进行有针对性的、全面的检查,并作出影像学诊断。超声检查诊断出生缺陷存在以下局限性:①出生缺陷必须存在解剖异常,而且该异常必须明显到足以让超声影像所分辨和显现;②超声检查必须在合适时间进行,可在妊娠早期获得诊断的疾病如脊柱裂、全前脑、右位心、联体双胎等,需在妊娠晚期才能诊断的疾病如脑积水、肾盂积水、多囊肾等,还有些异常的影像学改变可在妊娠早期出现,以后随访时消失;③超声发现与染色体疾病有关的结构畸形,需行胎儿核型分析。

六、磁共振产前诊断

磁共振不作为常规筛查方法,只对超声检查发现异常、但不能明确诊断的胎儿,选择磁共振检查。磁共振检查可以诊断的胎儿结构异常有:①中枢神经系统异常,如侧脑室扩张、后颅窝病变、胼胝体发育不全、神经元移行异常、缺血性或出血性脑损伤等;②颈部结构异常,如淋巴管瘤及先天性颈部畸胎瘤等;③胸部病变,如先天性膈疝、先天性肺发育不全和先天性囊腺瘤样畸形;④腹部结构异常,包括脐部异常、肠管异常及泌尿生殖系异常等。磁共振检查安全性较高,目前尚未发现有磁场对胎儿造成危害的报道。但为确保胎儿安全,对妊娠 3 个月以内的胎儿尽可能避免磁共振检查。

（李笑天）

第四节　胎儿手术

- 分为微创胎儿手术和开放性胎儿手术。
- 微创胎儿手术主要包括胎儿异常的宫内修补、宫内分流手术、宫内输血等。
- 产时子宫外处理的核心技术是在进行胎儿治疗的同时保持子宫低张状态和子宫-胎盘循环。
- 开放性胎儿手术母体并发症较多,应谨慎使用。

随着产前诊断技术的日益成熟,胎儿宫内手术的应用范围也越来越广。根据手术路径又可分为微创胎儿手术和开放性胎儿手术。根据手术部位又可分为针对胎儿的手术和针对胎盘、脐带及胎膜的手术。

一、微创胎儿手术

（一）胎儿镜（fetoscope）手术

胎儿镜经母体腹壁和子宫壁进入羊膜腔内,可以直接观察胎儿外观并进行胎儿组织活检,最初用于诊断,如对进行性退行性肌营养不良或白化病进行产前诊断。随着分子诊断技术的发展,许多单基因疾病不再需要进行胎儿镜下诊断。目前开展的胎儿镜手术主要有胎儿胸腔积液羊膜腔胸腔引流术、脊髓脊膜膨出的宫内修补、严重先天性膈疝的气管球囊堵塞术、胎儿后尿道瓣膜膀胱镜切割术、胎盘吻合血管激光电凝术、羊膜束带综合征松解术、单绒双胎选择性减胎的血管凝固技术以及胎盘绒毛膜血管瘤的激光治疗(详见第三十五章第一节"胎儿镜")。

（二）宫内分流手术

对严重胸腔积液的胎儿行胸腔羊膜腔引流术,可使胎儿胸腔持续减压利于肺部扩张,降低因肺发育不全导致的新生儿死亡。对于肾功能正常,尿路梗阻患儿采用宫内膀胱羊膜腔引流术,可能可使婴儿存活率升高,羊水量恢复正常,肺发育不良的比例降低。但其临床疗效和近远期并发症有待于进一步评估。

（三）宫内输血术

对于各种原因引起的胎儿贫血,特别是母胎血型不合的免疫性贫血可在 34~35 周前给胎儿宫内输血,防止胎儿水肿的发生,改善胎儿预后。宫内输血可通过脐静脉、肝静脉和腹腔输血进行。备血要求较高,通常需要供血为 O 型 Rh 阴性血型,且血细胞比容达到 75%~85%,经过 γ 射线照射,巨细胞病毒检测阴性。

（四）严重的胎儿先天性心脏病手术

严重的主动脉狭窄或胎儿室间隔完整的肺动脉闭锁,可导致血流受阻,进而影响胎儿肺循环或体循环发育。理论上讲,宫内解除结构梗阻可能有利于心脏正常发育,使得出生后单心室修补变为双心室修补。有研究在宫内尝试行胎儿球囊瓣膜成形术,其临床疗效仍需进一步评估。

二、产时子宫外处理

产时子宫外处理(exuterointrapartum treatment,EXIT)的核心技术是在进行胎儿治疗的同时保持子宫低张状态和子宫胎盘循环。其应用指征包括:①产时子宫外开放呼吸道(EXIT-to-airway):主要应用于颈部肿块引起的气道梗阻;先天性的气道梗阻综合征(CHAOS),如气管或咽喉发育不良、严重的小下颌畸形、严重先天性膈疝 FETO 术后的球囊取出。②产时子宫外体外膜肺(EXIT-to-ECMO):如严重的膈疝(肝膈疝)、HLHL(左心发育不良综合征)、主动脉狭窄伴完整的房间隔。③产时子宫外切除术(EXIT-to-resection):纵隔或心包畸胎瘤和淋巴管瘤;胸部肿块引起的胸腔内气道梗阻。④产时子宫外分离术(EXIT-to-separation):如联体双胎的分离术。

以下情况不是做 EXIT 的指征:腹壁缺损(如脐膨出、腹壁裂),肺部病变(如严重的肺囊腺瘤病变、肺隔离征、支气管囊肿等),无需 ECMO 的先天性膈疝。

三、开放性胎儿手术

可行开放性胎儿手术的胎儿异常包括后尿道瓣膜、严重先天性膈疝、骶尾部畸胎瘤、胎儿颈部肿块、脊髓脊膜膨出等。目前唯一经过随机对照研究证实开放性手术疗效的是胎儿脊髓脊膜膨出。子宫开放性手术对于孕妇和胎儿均有很大风险,需谨慎选择。

(孙路明)

第八章 妊娠并发症

正常妊娠时,胚胎着床在宫腔的适当部位,并继续生长发育,至足月时临产分娩。若胚胎种植在宫腔以外、或胚胎或胎儿在宫内生长发育的时间过短或过长、或母体出现各种妊娠特有的脏器损害,即为妊娠并发症。

第一节 自然流产

- 多为早期流产,其中50%～60%与胚胎染色体异常有关。
- 主要临床表现为阴道流血和腹痛。
- 主要辅助检查是超声检查和血hCG测定。
- 按疾病发展阶段分为不同临床类型,并作为依据选择相应的治疗措施。

胚胎或胎儿尚未具有生存能力而妊娠终止者,称为流产(abortion,miscarriage)。不同国家和地区对流产妊娠周数有不同的定义。我国仍将妊娠未达到28周、胎儿体重不足1000g而终止者,称为流产。发生在妊娠12周前者,称为早期流产,而发生在妊娠12周或之后者,称为晚期流产。流产分为自然流产(spontaneous abortion)和人工流产(artificial abortion)。胚胎着床后31%发生自然流产,其中80%为早期流产。在早期流产中,约2/3为隐性流产(clinically silent miscarriage),即发生在月经期前的流产,也称生化妊娠(chemical pregnancy)。

【病因】

病因包括胚胎因素、母体因素、父亲因素和环境因素。

1. **胚胎因素** 胚胎或胎儿染色体异常是早期流产最常见的原因,约占50%～60%,中期妊娠流产约占1/3,晚期妊娠胎儿丢失仅占5%。染色体异常包括数目异常和结构异常,前者以三体最多见,常见的有13-三体、16-三体、18-三体、21-三体和22-三体,其次为X单体,三倍体及四倍体少见;后者引起流产并不常见,主要有平衡易位、倒置、缺失和重叠及嵌合体等。

2. **母体因素**

(1) 全身性疾病:孕妇患全身性疾病,如严重感染、高热疾病、严重贫血或心力衰竭、血栓性疾病、慢性消耗性疾病、慢性肝肾疾病或高血压等,均可能导致流产。TORCH感染虽对孕妇影响不大,但可感染胎儿导致流产。

(2) 生殖器异常:子宫畸形(如子宫发育不良、双子宫、双角子宫、单角子宫、纵隔子宫等)、子宫肌瘤(如黏膜下肌瘤及某些肌壁间肌瘤)、子宫腺肌病、宫腔粘连等,均可影响胚胎着床发育而导致流产。宫颈重度裂伤、宫颈部分或全部切除术后、宫颈内口松弛等所致的宫颈机能不全,可导致胎膜早破而发生晚期流产。

(3) 内分泌异常:女性内分泌功能异常(如黄体功能不全、高催乳素血症、多囊卵巢综合征等),甲状腺功能减退,糖尿病血糖控制不良等,均可导致流产。

(4) 强烈应激与不良习惯:妊娠期无论严重的躯体(如手术、直接撞击腹部、性交过频)或心理(过度紧张、焦虑、恐惧、忧伤等精神创伤)的不良刺激均可导致流产。孕妇过量吸烟、酗酒、过量饮咖啡、二醋吗啡(海洛因)等毒品,均可能导致流产。

（5）免疫功能异常:包括自身免疫功能异常和同种免疫功能异常。前者主要发生在抗磷脂抗体、抗 β_2 糖蛋白抗体、狼疮抗凝血因子阳性的患者,临床上可仅表现为自然流产、甚至复发性流产,也可同时存在有风湿免疫性疾病(如系统性红斑狼疮等);少数发生在抗核抗体阳性、抗甲状腺抗体阳性的孕妇。后者是基于妊娠属于同种异体移植的理论,母胎的免疫耐受是胎儿在母体内得以生存的基础。母胎免疫耐受有赖于孕妇在妊娠期间能够产生足够的针对父系人白细胞抗原(human leukocyte antigen,HLA)的封闭性因子(blocking factor)。如夫妇的 HLA 相容性过大,可以造成封闭性因子缺乏、或自然杀伤细胞(NK cell)的数量或活性异常升高,有可能导致不明原因复发性流产。

3. **父亲因素**　有研究证实精子的染色体异常可导致自然流产。但临床上精子畸形率异常增高是否与自然流产有关,尚无明确的证据。

4. **环境因素**　过多接触放射线和砷、铅、甲醛、苯、氯丁二烯、氧化乙烯等化学物质,均可能引起流产。

【病理】

早期流产,胚胎多在排出之前已死亡,多伴有底蜕膜出血、周边组织坏死、胚胎绒毛分离,已分离的胚胎组织如同异物,可引起子宫收缩,妊娠物多能完全排出。少数排出不全或完全不能排出,导致出血量较多。无胚芽的流产(anembryonic miscarriage)多见于妊娠 8 周前,有胚芽的流产(embryonic miscarriage)多见于妊娠 8 周后。

晚期流产,多数胎儿排出之前尚有胎心,流产时先出现腹痛,然后排出胎儿、胎盘;或在没有明显产兆情况下宫口开张、胎儿排出。少数胎儿在排出之前胎心已停止,随后胎儿自行排出;或不能自行排出形成肉样胎块,或胎儿钙化后形成石胎(lithopedion)。其他还可见压缩胎儿、纸样胎儿、浸软胎儿、脐带异常等病理表现。

【临床表现】

主要为停经后阴道流血和腹痛。

1. **早期流产**　妊娠物排出前胚胎多已死亡。开始时绒毛与蜕膜剥离,血窦开放,出现阴道流血,剥离的胚胎和血液刺激子宫收缩,排出胚胎及其他妊娠物,产生阵发性下腹部疼痛。胚胎及其附属物完全排出后,子宫收缩,血窦闭合,出血停止。

2. **晚期流产**　胎儿排出前后还有生机,其原因多为子宫解剖异常,其临床过程与早产相似,胎儿娩出后胎盘娩出,出血不多;也有少数流产前胎儿已死亡,其原因多为非解剖因素所致,如严重胎儿发育异常、自身免疫异常、血栓前状态、宫内感染或妊娠附属物异常等。

【临床类型】

按自然流产发展的不同阶段,分为以下临床类型。

1. **先兆流产(threatened abortion)**　指妊娠 28 周前先出现少量阴道流血,常为暗红色或血性白带,无妊娠物排出,随后出现阵发性下腹痛或腰背痛。妇科检查宫颈口未开,胎膜未破,子宫大小与停经周数相符。经休息及治疗后症状消失,可继续妊娠;若阴道流血量增多或下腹痛加剧,可发展为难免流产。

2. **难免流产(inevitable abortion)**　指流产不可避免。在先兆流产基础上,阴道流血量增多,阵发性下腹痛加剧,或出现阴道流液(胎膜破裂)。妇科检查宫颈口已扩张,有时可见胚胎组织或羊膜囊堵塞于宫颈口内,子宫大小与停经周数基本相符或略小。

3. **不全流产(incomplete abortion)**　难免流产继续发展,部分妊娠物排出宫腔,还有部分残留于宫腔内或嵌顿于宫颈口处,或胎儿排出后胎盘滞留宫腔或嵌顿于宫颈口,影响子宫收缩,导致出血,甚至发生休克。妇科检查见宫颈口已扩张,宫颈口有妊娠物堵塞及持续性血液流出,子宫小于停经周数。

4. **完全流产(complete abortion)**　指妊娠物已全部排出,阴道流血逐渐停止,腹痛逐渐消失。妇科检查宫颈口已关闭,子宫接近正常大小。

自然流产的临床过程简示如下：

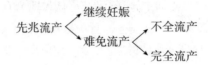

此外，流产有 3 种特殊情况。

1. 稽留流产（missed abortion） 又称过期流产。指胚胎或胎儿已死亡滞留宫腔内未能及时自然排出者。表现为早孕反应消失，有先兆流产症状或无任何症状，子宫不再增大反而缩小。若已到中期妊娠，孕妇腹部不见增大，胎动消失。妇科检查宫颈口未开，子宫较停经周数小，质地不软，未闻及胎心。

2. 复发性流产（recurrent spontaneous abortion，RSA） 指与同一性伴侣连续发生 3 次及 3 次以上的自然流产。复发性流产大多数为早期流产，少数为晚期流产。虽然复发性流产的定义为连续 3 次或 3 次以上，但大多数专家认为连续发生 2 次流产即应重视并予评估，因为其再次流产的风险与 3 次者相近。复发性流产的原因与偶发性流产（sporadic abortion）基本一致，但各种原因所占的比例有所不同，如胚胎染色体异常的发生率随着流产次数的增加而下降。早期复发性流产常见原因为胚胎染色体异常、免疫功能异常、黄体功能不全、甲状腺功能低下等；晚期复发性流产常见原因为子宫解剖异常、自身免疫异常、血栓前状态等。

3. 流产合并感染（septic abortion） 流产过程中，若阴道流血时间长，有组织残留于宫腔内或非法堕胎，有可能引起宫腔感染，常为厌氧菌及需氧菌混合感染，严重感染可扩展至盆腔、腹腔甚至全身，并发盆腔炎、腹膜炎、败血症及感染性休克。

【诊断】

诊断自然流产一般并不困难，根据病史及临床表现多能确诊，仅少数需行辅助检查。确诊自然流产后，还需确定其临床类型，决定相应的处理方法。

1. 病史 询问患者有无停经史和反复流产史；有无早孕反应、阴道流血，阴道流血量及持续时间；有无阴道排液及妊娠物排出；有无腹痛，腹痛部位、性质、程度；有无发热、阴道分泌物性状及有无臭味等。

2. 体格检查 测量体温、脉搏、呼吸、血压；注意有无贫血及感染征象。消毒外阴后行妇科检查，注意宫颈口是否扩张，羊膜囊是否膨出，有无妊娠物堵塞宫颈口；子宫大小与停经周数是否相符，有无压痛；双侧附件有无压痛、增厚或包块。操作应轻柔。

3. 辅助检查

（1）超声检查：可明确妊娠囊的位置、形态及有无胎心搏动，确定妊娠部位和胚胎是否存活，以指导正确的治疗方法。若妊娠囊形态异常或位置下移，预后不良。不全流产及稽留流产均可借助超声检查协助确诊。妊娠 8 周前经阴道超声检查更准确。

（2）尿、血 hCG 测定：采用胶体金法 hCG 检测试纸条检测尿液，可快速明确是否妊娠。为进一步判断妊娠转归，多采用敏感性更高的血 hCG 水平动态测定，正常妊娠 6～8 周时，其值每日应以 66% 的速度增长，若 48 小时增长速度 < 66%，提示妊娠预后不良。

（3）孕酮测定：因体内孕酮呈脉冲式分泌，血孕酮的测定值波动程度很大，对临床的指导意义不大。

4. 宫颈机能不全的诊断 因宫颈先天发育异常或后天损伤所造成的宫颈机能异常而无法维持妊娠，最终导致流产，称之为宫颈机能不全。主要根据病史、超声检查和临床表现做出诊断。

【鉴别诊断】

首先，应分辨流产的类型，分辨要点见表 8-1。早期自然流产应与异位妊娠、葡萄胎及子宫肌瘤等相鉴别。

表8-1　各型流产的临床表现

类型	病史			妇科检查	
	出血量	下腹痛	组织排出	宫颈口	子宫大小
先兆流产	少	无或轻	无	闭	与妊娠周数相符
难免流产	中→多	加剧	无	扩张	相符或略小
不全流产	少→多	减轻	部分排出	扩张或有组织物堵塞	小于妊娠周数
完全流产	少→无	无	全部排出	闭	正常或略大

【处理】

应根据自然流产的不同类型进行相应处理。

1. **先兆流产**　适当休息,禁性生活。黄体功能不全者可肌内注射黄体酮20mg,每日一次,或口服孕激素制剂;甲状腺功能减退者可口服小剂量甲状腺片。经治疗,若阴道流血停止,超声检查提示胚胎存活,可继续妊娠。若临床症状加重,超声检查发现胚胎发育不良,血hCG持续不升或下降,表明流产不可避免,应终止妊娠。

2. **难免流产**　一旦确诊,应尽早使胚胎及胎盘组织完全排出。早期流产应及时行清宫术,对妊娠物应仔细检查,并送病理检查;如有条件可行绒毛染色体核型分析,对明确流产的原因有帮助。晚期流产时,子宫较大,出血较多,可用缩宫素10~20U加于5%葡萄糖注射液500ml中静脉滴注,促进子宫收缩。当胎儿及胎盘排出后检查是否完全,必要时刮宫以清除宫腔内残留的妊娠物。应给予抗生素预防感染。

3. **不全流产**　一经确诊,应尽快行刮宫术或钳刮术,清除宫腔内残留组织。阴道大量流血伴休克者,应同时输血输液,并给予抗生素预防感染。

4. **完全流产**　流产症状消失,超声检查证实宫腔内无残留妊娠物,若无感染征象,无需特殊处理。

5. **稽留流产**　处理较困难。胎盘组织机化,与子宫壁紧密粘连,致使刮宫困难。晚期流产稽留时间过长可能发生凝血功能障碍,导致弥散性血管内凝血(disseminated intravascular coagulation, DIC),造成严重出血。处理前应检查血常规、血小板计数及凝血功能,并做好输血准备。若凝血功能正常,可先口服3~5日雌激素类药物,提高子宫肌对缩宫素的敏感性。子宫<12孕周者,可行刮宫术,术中肌内注射缩宫素,手术应特别小心,避免子宫穿孔,一次不能刮净,于5~7日后再次刮宫;子宫≥12孕周者,可使用米非司酮(RU486)加米索前列醇,或静脉滴注缩宫素,促使胎儿、胎盘排出。若出现凝血功能障碍,应尽早输注新鲜血、血浆、纤维蛋白原等,待凝血功能好转后,再行刮宫。

6. **复发性流产**　①染色体异常夫妇,应于妊娠前进行遗传咨询,确定是否可以妊娠。夫妇一方或双方有染色体结构异常,仍有可能分娩健康婴儿,其胎儿有可能遗传异常的染色体,必须在妊娠中期行产前诊断。②黏膜下肌瘤应在宫腔镜下行摘除术,影响妊娠的肌壁间肌瘤可考虑行剔除术。③纵隔子宫、宫腔粘连应在宫腔镜下行纵隔切除、粘连松解术。④宫颈机能不全应在妊娠12~14周行预防性宫颈环扎术(详见本章第七节"早产"),术后定期随诊,妊娠达到37周或以后拆除环扎的缝线。若环扎术后有阴道流血、宫缩,经积极治疗无效,应及时拆除缝线,以免造成宫颈撕裂。⑤抗磷脂抗体阳性患者可在确定妊娠以后使用低分子肝素皮下注射,或加小剂量阿司匹林口服。继发于自身免疫性疾病(如SLE等)的抗磷脂抗体阳性患者,除了抗凝治疗之外,还需要使用免疫抑制剂。⑥黄体功能不全者,应肌内注射黄体酮20~40mg/d,也可考虑口服黄体酮,或使用黄体酮阴道制剂,用药至妊娠12周时可停药。⑦甲状腺功能低下者应在孕前及整个孕期补充甲状腺素。⑧原因不明的复发性流产妇女,尤其是怀疑同种免疫性流产者,可行淋巴细胞主动免疫、或静脉免疫球蛋白治疗,但仍有争议。

7. **流产合并感染**　治疗原则为控制感染的同时尽快清除宫内残留物。若阴道流血不多,先选用广谱抗生素2~3日,待感染控制后再行刮宫。若阴道流血量多,静脉滴注抗生素及输血的同时,先用卵圆钳将宫腔内残留大块组织夹出,使出血减少,切不可用刮匙全面搔刮宫腔,以免造成感染扩散。术后应继续用广谱抗生素,待感染控制后再行彻底刮宫。若已合并感染性休克者,应积极进行抗休克治疗,病情稳定后再行彻底刮宫。若感染严重或盆腔脓肿形成,应行手术引流,必要时切除子宫。

第二节　异位妊娠

- 95%为输卵管妊娠,典型临床表现为停经、腹痛、阴道流血。
- 血hCG测定和超声检查为主要的辅助检查。
- 治疗主要为手术和药物治疗,方法的选择根据患者生命体征、胚胎的病理情况和着床部位等决定。

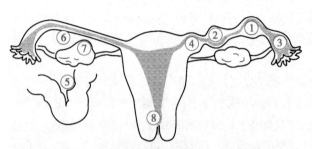

①输卵管壶腹部妊娠;②输卵管峡部妊娠;③输卵管伞部妊娠;
④输卵管间质部妊娠;⑤腹腔妊娠;⑥阔韧带妊娠;
⑦卵巢妊娠;⑧宫颈妊娠

图8-1　异位妊娠的发生部位

受精卵在子宫体腔以外着床称为异位妊娠(ectopic pregnancy),习惯称宫外孕(extrauterine pregnancy)。异位妊娠以输卵管妊娠为最常见(占95%),少见的还有卵巢妊娠、腹腔妊娠、宫颈妊娠、阔韧带妊娠(图8-1)。此外,剖宫产瘢痕部位妊娠近年在国内明显增多;子宫残角妊娠因其临床表现与异位妊娠类似,故也附于本章内简述。

异位妊娠是妇产科常见的急腹症,发病率2%~3%,是早期妊娠孕妇死亡的主要原因。近年来,由于异位妊娠得到更早的诊断和处理,患者的存活率和生育保留能力明显提高。

一、输卵管妊娠

输卵管妊娠(tubal pregnancy)以壶腹部妊娠最多见,约占78%,其次为峡部、伞部,间质部妊娠较少见。另外,在偶然情况下,可见输卵管同侧或双侧多胎妊娠,或宫内与宫外同时妊娠,尤其多见于辅助生殖技术和促排卵受孕者。

【病因】

1. 输卵管炎症　是输卵管妊娠的主要病因。可分为输卵管黏膜炎和输卵管周围炎。输卵管黏膜炎轻者可使黏膜皱褶粘连,管腔变窄,或使纤毛功能受损,从而导致受精卵在输卵管内运行受阻而于该处着床;输卵管周围炎病变主要在输卵管浆膜层或浆肌层,常造成输卵管周围粘连,输卵管扭曲,管腔狭窄,蠕动减弱,影响受精卵运行。淋病奈瑟菌及沙眼衣原体所致的输卵管炎常累及黏膜,而流产和分娩后感染往往引起输卵管周围炎。

结节性输卵管峡部炎是一种特殊类型的输卵管炎,多由结核杆菌感染生殖道引起,该病变的输卵管黏膜上皮呈憩室样向肌壁内伸展,肌壁发生结节性增生,使输卵管近端肌层肥厚,影响其蠕动功能,导致受精卵运行受阻,容易发生输卵管妊娠。

2. 输卵管妊娠史或手术史　曾有输卵管妊娠史,不管是经过保守治疗后自然吸收,还是接受输卵管保守性手术,再次异位妊娠的概率达10%。输卵管绝育史及手术史者,输卵管妊娠的发生率为10%~20%。尤其是腹腔镜下电凝输卵管及硅胶环套术绝育,可因输卵管瘘或再通而导致输卵管妊娠。曾因不孕接受输卵管粘连分离术、输卵管成形术(输卵管吻合术或输卵管造口术)者,再次输卵管妊娠的可能性亦增加。

3. 输卵管发育不良或功能异常　输卵管过长、肌层发育差、黏膜纤毛缺乏、双输卵管、输卵管憩室或有输卵管副伞等,均可造成输卵管妊娠。输卵管功能(包括蠕动、纤毛活动以及上皮细胞分泌)

受雌、孕激素调节。若调节失常,可影响受精卵正常运行。此外,精神因素可引起输卵管痉挛和蠕动异常,干扰受精卵运送。

4. 辅助生殖技术　近年由于辅助生殖技术的应用,使输卵管妊娠发生率增加,既往少见的异位妊娠,如卵巢妊娠、宫颈妊娠、腹腔妊娠的发生率增加。美国因助孕技术应用所致输卵管妊娠的发生率为 2.8%。

5. 避孕失败　包括宫内节育器避孕失败、口服紧急避孕药失败,发生异位妊娠的机会较大。

6. 其他　子宫肌瘤或卵巢肿瘤压迫输卵管,影响输卵管管腔的通畅性,使受精卵运行受阻。输卵管子宫内膜异位可增加受精卵着床于输卵管的可能性。

【病理】

1. 输卵管的特点　输卵管管腔狭小,管壁薄且缺乏黏膜下组织,受精卵很快穿过黏膜上皮接近或进入肌层,受精卵或胚胎往往发育不良,常发生以下结局:

(1)输卵管妊娠破裂(rupture of tubal pregnancy):多见于妊娠 6 周左右输卵管峡部妊娠。受精卵着床于输卵管黏膜皱襞间,胚泡生长发育时绒毛向管壁方向侵蚀肌层及浆膜,最终穿破浆膜,形成输卵管妊娠破裂(图 8-2)。输卵管肌层血管丰富,短期内可发生大量腹腔内出血,使患者出现休克。出血量远较输卵管妊娠流产多,腹痛剧烈,也可反复出血,在盆腔与腹腔内形成积血和血肿,孕囊可自破裂口排入盆腔。输卵管妊娠破裂绝大多数为自发性,也可发生于性交或盆腔双合诊后。

输卵管间质部妊娠(interstitial pregnancy)常与宫角妊娠(cornual pregnancy)混用,但严格地讲,间质部妊娠更靠近输卵管黏膜,而宫角妊娠则位于宫腔的侧上方。间质部妊娠虽不多见,但由于输卵管间质部管腔周围肌层较厚,血运丰富,因此破裂常发生于妊娠 12~16 周。一旦破裂,犹如子宫破裂,症状极严重,往往在短时间内出现低血容量休克症状,后果严重。

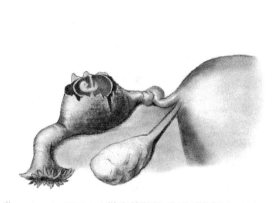

图 8-2　输卵管妊娠破裂示意图

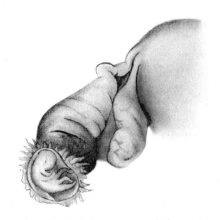

图 8-3　输卵管妊娠流产示意图

(2)输卵管妊娠流产(tubal abortion):多见于妊娠 8~12 周的输卵管壶腹部或伞端妊娠。受精卵种植在输卵管黏膜皱襞内,由于蜕膜形成不完整,发育中的胚泡常向管腔突出,最终突破包膜而出血。胚泡与管壁分离,若整个胚泡剥离落入管腔,刺激输卵管逆蠕动经伞端排出到腹腔,形成输卵管妊娠完全流产,出血一般不多(图 8-3)。若胚泡剥离不完整,妊娠产物部分排出到腹腔,部分尚附着于输卵管壁,形成输卵管妊娠不全流产,滋养细胞继续侵蚀输卵管壁,导致反复出血。出血的量和持续时间与残存在输卵管壁上的滋养细胞多少有关。如果伞端堵塞血液不能流入盆腔,积聚在输卵管内,形成输卵管血肿或输卵管周围血肿。如果血液不断流出并积聚在直肠子宫陷窝,造成盆腔积血和血肿,量多时甚至流入腹腔。

(3)输卵管妊娠胚胎停止发育并吸收:这种情况常在临床上被忽略,要靠检测血 hCG 进行诊断,但若血 hCG 水平很低,常被诊断为未知部位妊娠(pregnancy of unknown location,PUL),不容易跟宫内妊娠隐性流产相鉴别。

（4）陈旧性宫外孕：输卵管妊娠流产或破裂，若长期反复内出血形成的盆腔血肿不消散，血肿机化变硬并与周围组织粘连。机化性包块可存在多年，甚至钙化形成石胎。

（5）继发性腹腔妊娠：无论输卵管妊娠流产或破裂，胚胎从输卵管排入腹腔内或阔韧带内，多数死亡，偶尔也有存活者。若存活胚胎的绒毛组织附着于原位或排至腹腔后重新种植而获得营养，可继续生长发育，形成继发性腹腔妊娠。

2. 子宫的变化　输卵管妊娠和正常妊娠一样，合体滋养细胞产生 hCG 维持黄体生长，使甾体激素分泌增加，致使月经停止来潮，子宫增大变软，子宫内膜出现蜕膜反应。

若胚胎受损或死亡，滋养细胞活力消失，蜕膜自宫壁剥离而发生阴道流血。有时蜕膜可完整剥离，随阴道流血排出三角形蜕膜管型（decidual cast）；有时呈碎片排出。排出的组织见不到绒毛，组织学检查无滋养细胞，此时血 hCG 下降。子宫内膜形态学改变呈多样性，若胚胎死亡已久，内膜可呈增殖期改变，有时可见 Arias-Stella（A-S）反应，镜检见内膜腺体上皮细胞增生、增大，细胞边界不清，腺细胞排列成团突入腺腔，细胞极性消失，细胞核肥大、深染，细胞质有空泡。这种子宫内膜过度增生和分泌反应，可能为甾体激素过度刺激所引起；若胚胎死亡后部分深入肌层的绒毛仍存活，黄体退化迟缓，内膜仍可呈分泌反应。

【临床表现】

输卵管妊娠的临床表现与受精卵着床部位、是否流产或破裂以及出血量多少和时间长短等有关。在输卵管妊娠早期，若尚未发生流产或破裂，常无特殊的临床表现，其过程与早孕或先兆流产相似。

1. 症状　典型症状为停经、腹痛与阴道流血，即异位妊娠三联征。

（1）停经：多有 6～8 周停经史，但输卵管间质部妊娠停经时间较长。还有 20%～30% 患者无停经史，把异位妊娠的不规则阴道流血误认为月经，或由于月经过期仅数日而不认为是停经。

（2）腹痛：是输卵管妊娠患者的主要症状，占 95%。输卵管妊娠发生流产或破裂之前，由于胚胎在输卵管内逐渐增大，常表现为一侧下腹部隐痛或酸胀感。当发生输卵管妊娠流产或破裂时，突感一侧下腹部撕裂样疼痛，常伴有恶心、呕吐。若血液局限于病变区，主要表现为下腹部疼痛，当血液积聚于直肠子宫陷凹时，可出现肛门坠胀感。随着血液由下腹部流向全腹，疼痛可由下腹部向全腹扩散，血液刺激膈肌，可引起肩胛部放射性疼痛及胸部疼痛。

（3）阴道流血：占 60%～80%。胚胎死亡后，常有不规则阴道流血，色暗红或深褐，量少呈点滴状，一般不超过月经量，少数患者阴道流血量较多，类似月经。阴道流血可伴有蜕膜管型或蜕膜碎片排出，是子宫蜕膜剥离所致。阴道流血常常在病灶去除后或绒毛滋养细胞完全坏死吸收后方能停止。

（4）晕厥与休克：由于腹腔内出血及剧烈腹痛，轻者出现晕厥，严重者出现失血性休克。出血量越多越快，症状出现越迅速越严重，但与阴道流血量不成正比。

（5）腹部包块：输卵管妊娠流产或破裂时所形成的血肿时间较久者，由于血液凝固并与周围组织或器官（如子宫、输卵管、卵巢、肠管或大网膜等）发生粘连形成包块，包块较大或位置较高者，腹部可扪及。

2. 体征

（1）一般情况：当腹腔出血不多时，血压可代偿性轻度升高；当腹腔出血较多时，可出现面色苍白、脉搏快而细弱、心率增快和血压下降等休克表现。通常体温正常，休克时体温略低，腹腔内血液吸收时体温略升高，但不超过 38℃。

（2）腹部检查：下腹有明显压痛及反跳痛，尤以患侧为著，但腹肌紧张轻微。出血较多时，叩诊有移动性浊音。有些患者下腹可触及包块，若反复出血并积聚，包块可不断增大变硬。

（3）妇科检查：阴道内常有来自宫腔的少许血液。输卵管妊娠未发生流产或破裂者，除子宫略大较软外，仔细检查可触及胀大的输卵管及轻度压痛。输卵管妊娠流产或破裂者，阴道后穹隆饱满，有触痛。将宫颈轻轻上抬或向左右摆动时引起剧烈疼痛，称为宫颈举痛或摇摆痛，此为输卵管妊娠的主要体征之一，是因加重对腹膜的刺激所致。内出血多时，检查子宫有漂浮感。子宫一侧或其后方可触及肿块,其大小、形状、质地常有变化,边界多不清楚,触痛明显。病变持续较久时,肿块机化变硬,边界亦渐清楚。输卵管间质部妊娠时,子宫大小与停经月份基本符合,但子宫不对称,一侧角部突出,破裂所致的征象与子宫破裂极相似。

【诊断】

输卵管妊娠未发生流产或破裂时,临床表现不明显,诊断较困难,需采用辅助检查方能确诊。由于血 hCG 检测和经阴道超声检查的应用,很多异位妊娠在发生流产或破裂前得到及早的诊断。

输卵管妊娠流产或破裂后,诊断多无困难。若有困难应严密观察病情变化,若阴道流血淋漓不断,腹痛加剧,盆腔包块增大以及血红蛋白呈下降趋势等,有助于确诊。必要时可采用下列检查方法协助诊断。

1. **超声检查** 超声检查对异位妊娠诊断必不可少,还有助于明确异位妊娠部位和大小,经阴道超声检查较经腹部超声检查准确性高。异位妊娠的声像特点:宫腔内未探及妊娠囊。若宫旁探及异常低回声区,且见卵黄囊、胚芽及原始心管搏动,可确诊异位妊娠;若宫旁探及混合回声区,子宫直肠窝有游离暗区,虽未见胚芽及胎心搏动,也应高度怀疑异位妊娠;即使宫外未探及异常回声,也不能排除异位妊娠。由于子宫内有时可见到假妊娠囊(蜕膜管型与血液形成),应注意鉴别,以免误诊为宫内妊娠。子宫直肠窝积液也不能诊断异位妊娠。超声检查与血 hCG 测定相结合,对异位妊娠的诊断帮助更大。

2. **hCG 测定** 尿或血 hCG 测定对早期诊断异位妊娠至关重要。异位妊娠时,体内 hCG 水平较宫内妊娠低,但超过99%的异位妊娠患者 hCG 阳性,除非极少数陈旧性宫外孕可表现为阴性结果。血 hCG 阳性,若经阴道超声可以见到孕囊、卵黄囊、甚至胚芽的部位,即可明确宫内或异位妊娠;若经阴道超声未能在宫内或宫外见到孕囊或胚芽,则为未知部位妊娠(PUL),需警惕异位妊娠的可能。血清 hCG 值有助于对 PUL 进一步明确诊断,若≥3500U/L,则应怀疑异位妊娠存在。若<3500U/L,则需继续观察 hCG 的变化:如果 hCG 持续上升,复查经阴道超声明确妊娠部位;如果 hCG 没有上升或上升缓慢,可以刮宫取内膜做病理检查。

3. **血清孕酮测定** 血清孕酮测定对预测异位妊娠意义不大。

4. **腹腔镜检查** 腹腔镜检查不再是异位妊娠诊断的"金标准",且有3%～4%的患者因妊娠囊过小而被漏诊,也可能因输卵管扩张和颜色改变而误诊为异位妊娠。目前很少将腹腔镜作为检查的手段,而更多作为手术治疗。

5. **经阴道后穹隆穿刺** 是一种简单可靠的诊断方法,适用于疑有腹腔内出血的患者。腹腔内出血最易积聚于直肠子宫陷凹,即使血量不多,也能经阴道后穹隆穿刺抽出血液。抽出暗红色不凝血液,说明有腹腔积血。若穿刺针头误入静脉,则血液较红,将标本放置10分钟左右即可凝结。当无内出血、内出血量很少、血肿位置较高或直肠子宫陷凹有粘连时,可能抽不出血液,因此阴道后穹隆穿刺阴性不能排除输卵管妊娠。

6. **诊断性刮宫** 很少应用,适用于与不能存活的宫内妊娠的鉴别诊断和超声检查不能确定妊娠部位者。将宫腔排出物或刮出物做病理检查,切片中见到绒毛,可诊断为宫内妊娠;仅见蜕膜未见绒毛,有助于诊断异位妊娠。

【鉴别诊断】

输卵管妊娠应与流产、急性输卵管炎、急性阑尾炎、黄体破裂及卵巢囊肿蒂扭转鉴别,见表8-2。

【治疗】

异位妊娠的治疗包括手术治疗、药物治疗和期待治疗。

1. **手术治疗** 根据是否保留患侧输卵管分为保守手术和根治手术。手术治疗适用于:①生命体征不稳定或有腹腔内出血征象者;②异位妊娠有进展者(如血 hCG>3000U/L 或持续升高、有胎心搏动、附件区大包块等);③随诊不可靠者;④药物治疗禁忌证或无效者;⑤持续性异位妊娠者。

表8-2 异位妊娠的鉴别诊断

	输卵管妊娠	流产	急性输卵管炎	急性阑尾炎	黄体破裂	卵巢囊肿蒂扭转
停经	多有	有	无	无	多无	无
腹痛	突然撕裂样剧痛,自下腹一侧开始向全腹扩散	下腹中央阵发性坠痛	两下腹持续性疼痛	持续性疼痛,从上腹开始经脐周转至右下腹	下腹一侧突发性疼痛	下腹一侧突发性疼痛
阴道流血	量少,暗红色,可有蜕膜管型排出	开始量少,后增多,鲜红色,有小血块或绒毛排出	无	无	无或有如月经量	无
休克	程度与外出血不成正比	程度与外出血成正比	无	无	无或有轻度休克	无
体温	正常,有时低热	正常	升高	升高	正常	稍高
盆腔检查	宫颈举痛,直肠子宫陷凹有肿块	无宫颈举痛,宫口稍开,子宫增大变软	举宫颈时两侧下腹疼痛	无肿块触及,直肠指检右侧高位压痛	无肿块触及,一侧附件压痛	宫颈举痛,卵巢肿块边缘清晰,蒂部触痛明显
白细胞计数	正常或稍高	正常	升高	升高	正常或稍高	稍高
血红蛋白	下降	正常或稍低	正常	正常	下降	正常
阴道后穹隆穿刺	可抽出不凝血液	阴性	可抽出渗出液或脓液	阴性	可抽出血液	阴性
hCG检测	多为阳性	多为阳性	阴性	阴性	阴性	阴性
超声	一侧附件低回声区,其内有妊娠囊	宫内可见妊娠囊	两侧附件低回声区	子宫附件区无异常回声	一侧附件低回声区	一侧附件低回声区,边缘清晰,有条索状蒂

(1)保守手术:适用于有生育要求的年轻妇女,特别是对侧输卵管已切除或有明显病变者。近年异位妊娠早期诊断率明显提高,输卵管妊娠在流产或破裂前确诊者增多,采用保守手术明显增多。根据受精卵着床部位及输卵管病变情况选择术式,若为伞部妊娠可行挤压将妊娠产物挤出;壶腹部妊娠行输卵管切开术,取出胚胎再缝合;峡部妊娠行病变节段切除及断端吻合。输卵管妊娠行保守手术后,残余滋养细胞有可能继续生长,再次发生出血,引起腹痛等,称为持续性异位妊娠(persistent ectopic pregnancy),发生率约3.9%~11.0%。术后应密切监测血hCG水平,每周复查一次,直至正常水平。若术后血hCG不降或升高、术后1日血hCG未下降至术前的50%以下、或术后12日未下降至术前的10%以下,均可诊断为持续性异位妊娠,可给予甲氨蝶呤治疗,必要时需再手术。发生持续性异位妊娠的有关因素包括:术前hCG水平过高、上升速度过快或输卵管肿块过大等。

(2)根治手术:适用于无生育要求的输卵管妊娠、内出血并发休克的急症患者;目前的循证依据支持对对侧输卵管正常者行患侧输卵管切除术更合适。重症患者应在积极纠正休克同时,手术切除输卵管,并酌情处理对侧输卵管。

输卵管间质部妊娠,应争取在破裂前手术,避免可能威胁生命的大量出血。手术应作子宫角部楔形切除及患侧输卵管切除,必要时切除子宫。

输卵管妊娠手术通常在腹腔镜下完成,除非生命体征不稳定,需要快速进腹止血并完成手术。腹腔镜手术具有住院日更短、术后康复更快等优点。

2. 药物治疗　采用化学药物治疗,主要适用于病情稳定的输卵管妊娠患者及保守性手术后发生持续性异位妊娠者。化疗必需用于异位妊娠确诊和排除了宫内妊娠的患者。符合下列条件可采用此法:①无药物治疗的禁忌证;②输卵管妊娠未发生破裂;③妊娠囊直径<4cm;④血 hCG<2000U/L;⑤无明显内出血。主要的禁忌证为:①生命体征不稳定;②异位妊娠破裂;③妊娠囊直径≥4cm 或≥3.5cm 伴胎心搏动;④药物过敏、慢性肝病、血液系统疾病、活动性肺部疾病、免疫缺陷、消化性溃疡等。化疗主要采用全身用药,亦可采用局部用药。全身用药常用甲氨蝶呤(MTX),治疗机制是抑制滋养细胞增生,破坏绒毛,使胚胎组织坏死、脱落、吸收。治疗方案很多,常用剂量为 0.4mg/(kg·d),肌内注射,5 日为一疗程;若单次剂量肌内注射常用 50mg/m²,在治疗第 4 日和第 7 日测血 hCG,若治疗后 4~7 日血 hCG 下降<15%,应重复治疗,然后每周测血 hCG,直至 hCG 降至 5U/L,一般需 3~4 周。应用化学药物治疗,未必每例均获成功,故应在 MTX 治疗期间,应用超声检查和血 hCG 进行严密监护,并注意患者的病情变化及药物毒副反应。若用药后 14 日血 hCG 下降并连续 3 次阴性,腹痛缓解或消失,阴道流血减少或停止者为显效。若病情无改善,甚至发生急性腹痛或输卵管破裂症状,则应立即进行手术治疗。局部用药可采用在超声引导下穿刺或在腹腔镜下将甲氨蝶呤直接注入输卵管的妊娠囊内。

3. 期待治疗　适用于病情稳定、血清 hCG 水平较低(<1500U/L)且呈下降趋势。期待治疗必须向患者说明病情及征得同意。

二、其他部位妊娠

（一）卵巢妊娠

卵巢妊娠(ovarian pregnancy)指受精卵在卵巢着床和发育,发病率为 1/7000~1/50 000。卵巢妊娠的诊断标准为:①患侧输卵管完整;②异位妊娠位于卵巢组织内;③异位妊娠以卵巢固有韧带与子宫相连;④绒毛组织中有卵巢组织。

卵巢妊娠的临床表现与输卵管妊娠极相似,主要症状为停经、腹痛及阴道流血。卵巢妊娠绝大多数在早期破裂,有报道极少数可妊娠至足月,甚至胎儿存活。破裂后可引起腹腔内大量出血,甚至休克。因此,术前往往诊断为输卵管妊娠或误诊为卵巢黄体破裂。术中经仔细探查方能明确诊断,因此切除组织必须常规进行病理检查。

治疗方法为手术治疗,手术应根据病灶范围作卵巢部分切除、卵巢楔形切除、卵巢切除术或患侧附件切除术。

（二）腹腔妊娠

腹腔妊娠(abdominal pregnancy)指胚胎或胎儿位于输卵管、卵巢及阔韧带以外的腹腔内,发病率为 1/10 000~1/25 000,母体死亡率约为 5%,胎儿存活率仅为 1‰。

腹腔妊娠分为原发性和继发性两类。原发性腹腔妊娠指受精卵直接种植于腹膜、肠系膜、大网膜等处,极少见。原发性腹腔妊娠的诊断标准为:①两侧输卵管和卵巢正常,无近期妊娠的证据;②无子宫腹膜瘘形成;③妊娠只存在于腹腔内,无输卵管妊娠等的可能性。促使受精卵原发着床于腹膜的因素可能为腹膜有子宫内膜异位灶。继发性腹腔妊娠往往发生于输卵管妊娠流产或破裂后,偶可继发于卵巢妊娠或子宫内妊娠而子宫存在缺陷(如瘢痕子宫裂开或子宫腹膜瘘)破裂后。胚胎落入腹腔,部分绒毛组织仍附着于原着床部位,并继续向外生长,附着于盆腔腹膜及邻近脏器表面。腹腔妊娠胎盘附着异常,血液供应不足,胎儿不易存活至足月。

患者有停经及早孕反应,且病史中多有输卵管妊娠流产或破裂症状,或妊娠早期出现不明原因的短期贫血症状,伴有腹痛及阴道流血,以后逐渐缓解。随后阴道流血停止,腹部逐渐增大。胎动时,孕妇常感腹部疼痛,随着胎儿长大,症状逐渐加重。腹部检查发现子宫轮廓不清,但胎儿肢体极易触及,胎位异常,肩先露或臀先露,先露高浮,胎心异常清晰,胎盘杂音响亮。妇科检查发现宫颈位置上移,子宫比妊娠月份小并偏于一侧,但有时不易触及,胎儿位于子宫另一侧。近预产期时可有阵缩样假分娩发动,但宫口不扩张,经宫颈不易触及胎先露部。若胎儿死亡,妊娠征象消失,月经恢复来潮,粘连的脏器和大网膜包裹死胎,胎儿逐渐缩小,日久者干尸化或成为石胎。若继发感染,形成脓肿,可向母体肠管、阴道、膀胱或腹壁穿通,排出胎儿骨骼。超声检查发现宫腔内空虚,胎儿与子宫分离;在胎儿与膀胱间未见子宫肌壁层;胎儿与子宫关系异常或胎位异常;子宫外可见胎盘组织。磁共振、CT 对诊断也有一定帮助。

腹腔妊娠确诊后,应即行剖腹手术取出胎儿。术前评估和准备非常重要,包括术前血管造影栓塞术、子宫动脉插管、输尿管插管、肠道准备、充分备血及多专科抢救团队等。胎盘的处理要特别慎重,任意剥离将引起大量出血。胎盘的处理应根据其附着部位、胎儿存活及死亡时间决定。胎盘附着于子宫、输卵管或阔韧带者,可将胎盘连同附着器官一并切除。胎盘附着于腹膜或肠系膜等处,胎儿存活或死亡不久(未达到 4 周),则不能触动胎盘,在紧靠胎盘处结扎脐带,将胎盘留在腹腔内,约需半年逐渐吸收,若未吸收而发生感染者,应再度剖腹酌情切除或引流;若胎儿死亡已久,则可试行剥离胎盘,有困难时仍宜将胎盘留于腹腔内,一般不作胎盘部分切除。术后需用抗生素预防感染。将胎盘留于腹腔内者,应定期通过超声检查及血 hCG 测定了解胎盘退化吸收程度。

(三)宫颈妊娠

受精卵着床和发育在宫颈管内者称为宫颈妊娠(cervical pregnancy),极罕见。发病率为 1/8600 ~ 1/12 400,近年辅助生殖技术的大量应用,宫颈妊娠的发病率有所增高。多见于经产妇,有停经及早孕反应,由于受精卵着床于以纤维组织为主的宫颈部,故妊娠一般很少维持至 20 周。主要症状为无痛性阴道流血或血性分泌物,流血量一般由少到多,也可为间歇性阴道大量流血。检查发现宫颈显著膨大呈桶状,变软变蓝,宫颈外口扩张边缘很薄,内口紧闭,子宫体大小正常或稍大。宫颈妊娠的诊断标准:①妇科检查发现在膨大的宫颈上方为正常大小的子宫;②妊娠产物完全在宫颈管内;③分段刮宫,宫腔内未发现任何妊娠产物。

本病易误诊为难免流产,若能提高警惕,发现宫颈特异改变,有可能明确诊断。超声检查对诊断有帮助,显示宫腔空虚,妊娠产物位于膨大的宫颈管内。彩色多普勒超声可明确胎盘种植范围。

确诊后可行宫颈管搔刮术或行宫颈管吸刮术,术前应做好输血准备或于术前行子宫动脉栓塞术以减少术中出血;术后用纱布条填塞宫颈管创面,或应用小水囊压迫止血,若流血不止,可行双侧髂内动脉结扎。若效果不佳,应及时行全子宫切除术,以挽救生命。

为减少刮宫时出血并避免切除子宫,可于术前给予 MTX 治疗。MTX 每日肌内注射 20mg,共 5日,或 MTX 单次肌内注射 50mg/m²;或将 MTX 50mg 直接注入妊娠囊内。如已有胎心搏动,也可先注入 10% KCl 2ml 到孕囊内。经 MTX 治疗后,胚胎死亡,其周围绒毛组织坏死,刮宫时出血量明显减少。

[附 1] 子宫残角妊娠

子宫残角妊娠(pregnancy in rudimentary horn)指受精卵于残角子宫内着床并生长发育,多发生于初产妇。残角子宫为子宫先天发育畸形,系胚胎期副中肾管会合过程中出现异常而导致一侧副中肾管发育不全的结局。表现为除正常子宫外,尚可见一较小子宫,宫腔内有时可见内膜线。残角子宫往往不能与另一侧发育较好的宫腔沟通,从而使残角子宫可能以下述两种方式受精:一种方式是精子经对侧输卵管外游走至患侧输卵管内与卵子结合而进入残角子宫;另一种方式是受精卵经对侧输卵管外游到患侧输卵管而进入残角子宫着床发育。残角子宫肌壁多发育不良,不能承受胎儿生长发育,多数于妊娠 14 ~ 20 周发生肌层完全破裂或不完全破裂,引起严重内出血,症状与输卵管间质部妊娠破裂相似。偶有妊娠达足月者,分娩期亦可出现宫缩,但因不可能经阴道分娩,胎儿往往在临产后死亡。子宫残角妊娠确诊后应及早手术,切除残角子宫,若为活胎,应先行剖宫产,然后切除残角子宫。

[附 2] 剖宫产瘢痕部位妊娠

剖宫产瘢痕部位妊娠(Caesarean scar pregnancy,CSP)指受精卵着床于前次剖宫产子宫切口瘢痕处的一种异位妊娠,但是一个限时定义,仅限于早孕期。CSP 为剖宫产的远期并发症之一,近年来由于国内剖宫产率居高不下,此病的发生率呈上升趋势。

病因至今尚未阐明,可能是由于剖宫产术后子宫切口愈合不良,瘢痕宽大,或者炎症导致瘢痕部位有微小裂孔,当受精卵运行过快或者发育迟缓,在通过宫腔时未具种植能力,当抵达瘢痕处时通过微小裂孔进入子宫肌层而着床。

临床表现为既往有子宫下段剖宫产史,此次停经后伴不规则阴道出血。临床上常被误诊为宫颈妊娠、难免流产或不全流产,有时也被误诊为正常早孕而行人工流产导致大出血或流产后反复出血。由于子宫峡部肌层较薄弱,加之剖宫产切口瘢痕缺乏收缩能力,CSP 在流产或刮宫时断裂的血管不能自然关闭,可发生致命的大量出血。CSP 可有不同的临床转归,若为内生型胚囊向宫腔方向生长,可发展为宫内活胎,甚至足月分娩,但有前置胎盘和胎盘植入的风险;若为外生型胚囊向膀胱方向生长,可发展为凶险性前置胎盘,甚至子宫破裂。

经阴道超声检查是诊断 CSP 的主要手段,其图像为:①宫腔内及宫颈管内无妊娠囊;②妊娠囊位于子宫峡部前壁,可见原始心管搏动或者仅见混合性回声包块;③子宫前壁肌层连续性中断,妊娠囊与膀胱壁之间的肌层明显变薄、甚至消失;④彩色多普勒血流显像显示妊娠囊周边高速低阻血流信号。根据超声检查,可将 CSP 分成各种类型,以指导临床治疗。三维超声及磁共振检查可增加诊断的准确性。

治疗选择个体化方案。由于大多数 CSP 预后凶险,一旦确诊,多建议终止妊娠。治疗方法包括药物和(或)手术治疗。甲氨蝶呤是首选的药物,手术方法包括超声监视下清宫术、宫腔镜下 CSP 妊娠物清除术等。子宫动脉栓塞术是重要的辅助治疗手段。根据患者年龄、超声分型及对生育要求等,选择具体方法。

若患者及家属坚决要继续妊娠,必须充分告知相关风险,并严密监测,一旦发生并发症,及时终止妊娠。至妊娠晚期,瘢痕处胎盘多有植入,分娩前应做好充分准备。

(张建平)

第三节　妊娠剧吐

- 诊断需排除其他器质性疾病引起的呕吐。
- 治疗原则是止吐、维持体液及电解质平衡。
- 维生素 B_6 和甲氧氯普胺在妊娠早期使用对胎儿是安全的。

妊娠剧吐(hyperemesis gravidarum,HG)指妊娠早期孕妇出现严重持续的恶心、呕吐,并引起脱水、酮症甚至酸中毒,需要住院治疗者。有恶心呕吐的孕妇中通常只有 0.3% ~ 1.0% 发展为妊娠剧吐。

【病因】

1. 内分泌因素

(1) 绒毛膜促性腺激素(hCG)水平升高:鉴于早孕反应出现与消失的时间与孕妇血 hCG 水平上升与下降的时间一致,加之葡萄胎、多胎妊娠孕妇血 hCG 水平明显升高,剧烈呕吐发生率也高,提示妊娠剧吐可能与 hCG 水平升高有关。

(2) 甲状腺功能改变:60% 的 HG 患者可伴发短暂的甲状腺功能亢进,呕吐的严重程度与游离甲状腺激素显著相关。

2. 精神过度紧张、焦虑、忧虑及生活环境和经济状况较差的孕妇易发生妊娠剧吐。

【临床表现】

大多数妊娠剧吐发生于妊娠 10 周以前。典型表现为妊娠 6 周左右出现恶心、呕吐并随妊娠进展逐渐加重,至妊娠 8 周左右发展为持续性呕吐,不能进食,导致孕妇脱水、电解质紊乱甚至酸中毒。极为严重者出现嗜睡、意识模糊、谵妄甚至昏迷、死亡。孕妇体重下降,下降幅度甚至超过发病前的5%,出现明显消瘦、极度疲乏、口唇干裂、皮肤干燥、眼球凹陷及尿量减少等症状。孕妇肝肾功能受损出现黄疸、血胆红素和转氨酶升高、尿素氮和肌酐增高、尿蛋白和管型。严重者可因维生素 B_1 缺乏引发 Wernicke 脑病。

【诊断及鉴别诊断】

妊娠剧吐为排除性诊断,应仔细询问病史,排除可能引起呕吐的其他疾病,如胃肠道感染(伴腹泻)、胆囊炎、胆道蛔虫、胰腺炎(伴腹痛,血浆淀粉酶水平升高达正常值 5 ~ 10 倍)、尿路感染(伴排尿困难或腰部疼痛)、病毒性肝炎(血清肝炎标志物阳性,肝酶水平显著升高)等。

对妊娠剧吐的孕妇还应行辅助检查以协助了解病情。

1. **尿液检查**　测定尿酮体、尿量、尿比重;中段尿细菌培养以排除泌尿系统感染。

2. **血液检查**　测定血常规、肝肾功、电解质等评估病情严重程度。部分妊娠剧吐的孕妇肝酶升高,但通常不超过正常上限值的 4 倍或 300U/L;血清胆红素水平升高,但不超过 4mg/dl(1mg/dl = 17.1μmol/L)。

3. **超声检查**　排除多胎妊娠、滋养细胞疾病等。

【并发症】

1. **甲状腺功能亢进**　妊娠后 hCG 水平升高,由于 hCG 与促甲状腺激素(TSH)的 β 亚单位化学结构相似,可刺激甲状腺分泌甲状腺激素,继而反馈性抑制 TSH 水平,故 60% ~ 70% 的妊娠剧吐孕妇可出现短暂的甲状腺功能亢进,表现为 TSH 水平下降或游离 T_4 水平升高,常为暂时性,一般无需使用抗甲状腺药物,甲状腺功能通常在孕 20 周恢复正常。

2. **Wernicke 脑病**　一般在妊娠剧吐持续 3 周后发病,为严重呕吐引起维生素 B_1 严重缺乏所致。临床表现为眼球震颤、视力障碍、步态和站立姿势受影响,可发生木僵或昏迷甚至死亡。

【治疗】

持续性呕吐合并酮症的孕妇需要住院治疗,包括静脉补液、补充多种维生素尤其是 B 族维生素、纠正脱水及电解质紊乱、合理使用止吐药物、防治并发症。

1. **一般处理及心理支持治疗**　应尽量避免接触容易诱发呕吐的气味、食品等。避免早晨空腹,鼓励少量多餐。

2. **纠正脱水及电解质紊乱**　①每日静脉补液量 3000ml 左右,补充维生素 B_6、维生素 B_1、维生素 C,连续输液至少 3 日,维持每日尿量≥1000ml。孕妇常不能进食,可按照葡萄糖 50g、胰岛素 10U、10% 氯化钾 1.0g 配成极化液输注补充能量。应注意先补充维生素 B_1 后再输注极化液,以防止发生 Wernicke 脑病。②补钾 3 ~ 4g/d,严重低钾血症时可补钾至 6 ~ 8g/d。原则上每 500ml 尿量补钾 1g 较为安全,同时监测血清钾水平和心电图。

3. **止吐治疗**　①维生素 B_6 或维生素 B_6-多西拉敏复合制剂;②甲氧氯普胺:妊娠早期应用甲氧氯普胺并未增加胎儿畸形、自然流产的发生风险,新生儿出生体重与正常对照组相比无显著差异;③昂丹司琼(恩丹西酮):仍缺乏足够证据证实昂丹司琼对胎儿的安全性,虽然其绝对风险低,但使用时仍需权衡利弊;④异丙嗪:异丙嗪的止吐疗效与甲氧氯普胺基本相似;⑤糖皮质激素:甲泼尼龙可缓解妊娠剧吐的症状,但鉴于妊娠早期应用与胎儿唇裂相关,应避免在孕 10 周前作为一线用药,且仅作为顽固性妊娠剧吐患者的最后止吐方案。

【预后】

大多数妊娠剧吐患者,经过积极规范的治疗,病情会很快得以改善,并随着妊娠进展而自然消退,母儿预后总体良好。

(马润玫)

第四节 妊娠期高血压疾病

- 为妊娠与高血压并存的一组疾病,严重威胁母婴健康。
- 子痫前期-子痫的基本病理生理变化是全身小血管痉挛和血管内皮损伤。
- 子痫前期-子痫的主要特点为病因的异质性、严重程度的延续性和临床表现的多样性。
- 子痫前期-子痫的主要临床表现为妊娠期出现的高血压,严重时可导致终末器官损伤,甚至发生抽搐。
- 子痫前期-子痫的治疗原则主要为降压、解痉、镇静等,密切监测母儿,适时终止妊娠是最有效的处理。

妊娠期高血压疾病(hypertensive disorders of pregnancy,HDP)是妊娠与血压升高并存的一组疾病,发生率5%~12%。该组疾病包括妊娠期高血压(gestational hypertension)、子痫前期(preeclampsia)、子痫(eclampsia),以及慢性高血压并发子痫前期(chronic hypertension with superimposed preeclampsia)和妊娠合并慢性高血压(chronic hypertension),严重影响母婴健康,是孕产妇和围产儿病死率升高的主要原因。

【分类与临床表现】

妊娠期高血压疾病的分类与临床表现见表8-3。

表8-3 妊娠期高血压疾病分类与临床表现

分类	临床表现
妊娠期高血压	妊娠20周后出现高血压,收缩压≥140mmHg和(或)舒张压≥90mmHg,于产后12周内恢复正常;尿蛋白(-);产后方可确诊
子痫前期	妊娠20周后出现收缩压≥140mmHg和(或)舒张压≥90mmHg,伴有尿蛋白≥0.3g/24h,或随机尿蛋白(+) 或虽无蛋白尿,但合并下列任何一项者: • 血小板减少(血小板<100×10⁹/L) • 肝功能损害(血清转氨酶水平为正常值2倍以上) • 肾功能损害(血肌酐水平大于1.1mg/dl或为正常值2倍以上) • 肺水肿 • 新发生的中枢神经系统异常或视觉障碍
子痫	子痫前期基础上发生不能用其他原因解释的抽搐
慢性高血压并发子痫前期	慢性高血压妇女妊娠前无蛋白尿,妊娠20周后出现蛋白尿;或妊娠前有蛋白尿,妊娠后蛋白尿明显增加,或血压进一步升高,或出现血小板减少<100×10⁹/L,或出现其他肝肾功能损害、肺水肿、神经系统异常或视觉障碍等严重表现
妊娠合并慢性高血压	妊娠20周前收缩压≥140mmHg和(或)舒张压≥90mmHg(除外滋养细胞疾病),妊娠期无明显加重;或妊娠20周后首次诊断高血压并持续到产后12周以后

注:(1)普遍认为<34周发病者为早发型子痫前期(early onset preeclampsia);
(2)大量蛋白尿(24小时蛋白尿≥5g)既不作为评判子痫前期严重程度的标准,亦不作为终止妊娠的指征,但需严密监测

妊娠期高血压、子痫前期和子痫与慢性高血压在发病机制及临床处理上均不同,本节重点阐述前三种疾病。

一、子痫前期-子痫

子痫前期-子痫是妊娠期特有的疾病,在妊娠20周之后发生。本病是一种动态性疾病,病情可呈持续性进展,这就是子痫前期-子痫严重程度的延续性。"轻度"子痫前期只代表诊断时的状态,任何

程度的子痫前期都可能导致严重不良预后,因此不再诊断"轻度"子痫前期,而诊断为子痫前期,以免造成对病情的忽视,将伴有严重表现(severe features)的子痫前期诊断为"重度"子痫前期,以引起临床重视(表8-4)。

表 8-4　重度子痫前期的诊断标准

子痫前期伴有下面任何一种表现:

- 收缩压≥160mmHg,或舒张压≥110mmHg(卧床休息,两次测量间隔至少4小时)
- 血小板减少(血小板<100×10^9/L)
- 肝功能损害(血清转氨酶水平为正常值2倍以上),严重持续性右上腹或上腹疼痛,不能用其他疾病解释,或二者均存在
- 肾功能损害(血肌酐水平大于1.1mg/dl或无其他肾脏疾病时肌酐浓度为正常值2倍以上)
- 肺水肿
- 新发生的中枢神经系统异常或视觉障碍

(一)子痫前期

【诊断】

根据病史、临床表现及辅助检查即可作出诊断,由于该病临床表现的多样性,应注意评估有无多脏器损害。

1. **病史**　注意询问妊娠前有无高血压、肾病、糖尿病、系统性红斑狼疮、血栓性疾病等病史,有无妊娠期高血压疾病家族史,了解患者此次妊娠后高血压、蛋白尿、头痛、视力模糊、上腹疼痛、少尿、抽搐等症状出现的时间和严重程度。

2. **高血压**　同一手臂至少2次测量,收缩压≥140mmHg和(或)舒张压≥90mmHg定义为高血压。若血压较基础血压升高30/15mmHg,但低于140/90mmHg时,不作为诊断依据,但需严密观察。对首次发现血压升高者,应间隔4小时或以上复测血压。对于收缩压≥160mmHg和(或)舒张压≥110mmHg的严重高血压,为观察病情指导治疗,应密切观察血压。为确保测量准确性,应选择型号合适的袖带(袖带长度应该是上臂围的1.5倍)。

3. **尿蛋白**　高危孕妇每次产检均应检测尿蛋白,尿蛋白检查应选中段尿,对可疑子痫前期孕妇应测24小时尿蛋白定量。尿蛋白的诊断标准有2个:①尿蛋白≥0.3g/24h;②尿蛋白定性≥(+)。随机尿蛋白定性不准确,只有定量方法不可用时才考虑使用。要注意避免阴道分泌物或羊水污染尿液。当泌尿系统感染、严重贫血、心力衰竭和难产时,可导致蛋白尿。

4. **辅助检查**　应进行以下常规检查:①血常规;②尿常规;③肝功能;④肾功能、尿酸;⑤凝血功能;⑥心电图;⑦电子胎心监护;⑧超声检查胎儿、胎盘和羊水等。视病情发展、诊治需要应酌情增加以下有关检查项目:①眼底检查;②超声等影像学检查肝、胆、胰、脾、肾等脏器;③电解质;④动脉血气分析;⑤心脏彩超及心功能检查;⑥脐动脉血流、子宫动脉等多普勒血流监测;⑦头颅CT或磁共振检查;⑧有条件的单位可检查自身免疫性疾病相关指标。

【鉴别诊断】

妊娠期高血压、子痫前期主要与慢性肾炎相鉴别,妊娠期发生急性肾炎者较少见。妊娠前已存在慢性肾炎病变者,妊娠期常可发现蛋白尿,重者可发现管型及肾功能损害,伴有持续性血压升高,眼底可有肾炎性视网膜病变。隐匿型肾炎较难鉴别,需仔细询问相关病史,应进一步做肾小球及肾小管功能检查。本病还应与妊娠合并慢性高血压相鉴别,后者在妊娠前已存在高血压疾病。

【病因及发病机制】

至今病因和发病机制尚未完全阐明。子痫前期是一种多因素、多机制及多通路致病的疾病,无法以"一元论"来解释,这就是子痫前期病因的异质性,有学者提出子痫前期发病机制"两阶段"学说(图8-4)。第一阶段为临床前期,即子宫螺旋动脉滋养细胞重铸障碍,导致胎盘缺血、缺氧,释放多种胎盘因子;第二阶段胎盘因子进入母体血液循环,促进系统性炎症反应的激活及血管内皮损伤,引起子痫

前期-子痫多样化的临床表现。有关病因和发病机制的主要学说有以下几种：

1. **子宫螺旋小动脉重铸不足**　正常妊娠时，细胞滋养层细胞分化为绒毛滋养细胞和绒毛外滋养细胞（extravillous trophoblast，EVT）。EVT 包括间质绒毛外滋养细胞（interstitial extravillous trophoblast，iEVT）和血管内绒毛外滋养层细胞（endovascular extravillous trophoblast，enEVT）。iEVT 负责浸润子宫内膜基质直至子宫肌层的内 1/3 处，enEVT 则进入子宫螺旋小动脉管腔并逐渐替代血管壁平滑肌细胞、内皮细胞，使动脉由高阻力低容量血管转变为低阻力高容量血管以提高胎盘的血流量、确保母胎

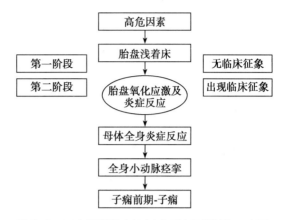

图 8-4　子痫前期发病机制"两阶段学说"示意图

之间物质交换正常进行和胎儿发育。但子痫前期绒毛外滋养细胞浸润能力受损，造成"胎盘浅着床"和子宫螺旋动脉重铸极其不足，仅蜕膜层血管重铸，子宫螺旋动脉的管腔径为正常妊娠的 1/2，血管阻力增大，胎盘灌注减少，从而引发子痫前期的一系列症状。但造成子宫螺旋小动脉重铸不足的机制尚待研究。

2. **炎症免疫过度激活**　子痫前期患者无论是母胎界面局部还是全身均存在炎症免疫反应过度激活现象。现有证据显示，母胎界面局部处于主导地位的天然免疫系统在子痫前期发病中起重要作用，Toll 样受体家族、蜕膜自然杀伤细胞（dNK）、巨噬细胞等的数量、表型和功能异常均可影响子宫螺旋小动脉重铸，造成胎盘浅着床。特异性免疫研究集中在 T 细胞，正常妊娠时母体 Th1/Th2 免疫状态向 Th2 漂移，但子痫前期患者蜕膜局部 T 淋巴细胞向 Th1 型漂移。近年发现，CD4$^+$CD25$^+$调节性 T 细胞（regulatory T cell，Treg 细胞）参与 Th1/Th2 免疫状态的调控。当 Treg 细胞显著减少时，促进 Th1 占优势，使母体对胚胎免疫耐受降低，引发子痫前期。

3. **血管内皮细胞受损**　血管内皮细胞损伤是子痫前期的基本病理变化之一，它使扩血管物质如一氧化氮（NO）、前列环素 I_2 合成减少，而缩血管物质如内皮素（ET）、血栓素 A_2 等合成增加，从而促进血管痉挛。此外血管内皮损伤还可激活血小板及凝血因子，加重子痫前期的高凝状态。引起子痫前期血管内皮损伤的因素很多，如炎性介质：肿瘤坏死因子、白细胞介素-6、极低密度脂蛋白等，还有氧化应激反应。

4. **遗传因素**　子痫前期具有家族倾向性，提示遗传因素与该病发生有关，但遗传方式尚不明确。由于子痫前期的异质性，尤其是遗传和环境因素的交互作用产生了复杂的表型。在子痫前期遗传易感性研究中，尽管目前已定位了十几个子痫前期染色体易感区域，但在该区域内进一步寻找易感基因仍面临很大的挑战。

5. **营养缺乏**　已发现多种营养因素如低白蛋白血症、钙、镁、锌、硒等缺乏与子痫前期发生发展可能有关，但是这些证据需要更多的临床研究进一步证实。

【病理生理变化及对母儿影响】

基本病理生理变化是全身小血管痉挛和血管内皮损伤。全身各脏器各系统灌注减少，对母儿造成危害，甚至导致母儿死亡。由于该病表现为多脏器和系统损害，故有学者提出子痫前期-子痫综合征（preeclampsia-eclampsia syndrome）的概念。

1. **脑**　脑血管痉挛，通透性增加，导致脑水肿、充血、局部缺血、血栓形成及出血等。CT 检查脑皮质呈现低密度区，并有相应的局部缺血和点状出血，提示脑梗死，并与昏迷及视力下降、失明相关。大范围脑水肿主要表现为感觉迟钝和思维混乱，个别患者可出现昏迷，甚至脑疝。子痫前期脑血管阻力和脑灌注压均增加，高灌注压可致明显头痛。而子痫的发生与脑血管自身调节功能丧失相关。

2. **肾脏**　肾小球扩张，内皮细胞肿胀，纤维素沉积于内皮细胞。血浆蛋白自肾小球漏出形成蛋

白尿。肾血流量及肾小球滤过量下降,导致血尿酸和肌酐水平升高。肾脏功能严重损害可致少尿及肾衰竭。

3. **肝脏**   肝脏损害常表现为血清转氨酶水平升高。肝脏的特征性损伤是门静脉周围出血,严重时门静脉周围坏死和肝包膜下血肿形成,甚至发生肝破裂危及母儿生命。

4. **心血管**   血管痉挛,血压升高,外周阻力增加,心肌收缩力受损和射血阻力(即心脏后负荷)增加,心输出量明显减少,心血管系统处于低排高阻状态,加之内皮细胞活化使血管通透性增加,血管内液进入心肌细胞间质,导致心肌缺血、间质水肿、心肌点状出血或坏死、肺水肿,严重时导致心力衰竭。

5. **血液**   由于全身小动脉痉挛,血管壁渗透性增加,血液浓缩,血细胞比容上升。当血细胞比容下降时,多合并贫血或红细胞受损或溶血。

6. **内分泌及代谢**   由于血管紧张素转化酶增加,妊娠晚期盐皮质激素、去氧皮质酮升高可致钠潴留,血浆胶体渗透压降低,细胞外液可超过正常妊娠,但水肿与子痫前期的严重程度及预后关系不大。通常其电解质水平与正常妊娠无明显差异。子痫抽搐后,可出现乳酸性酸中毒及呼吸代偿性的二氧化碳丢失,可致血中碳酸盐浓度降低。

7. **子宫胎盘血流灌注**   子宫螺旋动脉重铸不足导致胎盘灌注下降,螺旋动脉平均直径仅为正常孕妇螺旋动脉直径的1/2,加之伴有内皮损害及胎盘血管急性动脉粥样硬化,使胎盘功能下降,胎儿生长受限,胎儿窘迫。若胎盘床血管破裂可致胎盘早剥,严重时母儿死亡。

【预测与预防】

子痫前期的预测对于早期预防和早期治疗,降低母婴死亡率有重要意义,但目前尚无特别有效、可靠和经济的预测方法。首次产前检查应进行风险评估,主张联合多项指标综合评估预测,尤其要联合高危因素。

1. **高危因素**   流行病学调查发现孕妇年龄≥40岁、子痫前期病史、抗磷脂抗体阳性、高血压、慢性肾炎、糖尿病或遗传性血栓形成倾向、初次产检时BMI≥35kg/m²、子痫前期家族史(母亲或姐妹)、本次妊娠为多胎妊娠、首次怀孕、妊娠间隔时间≥10年以及早孕期收缩压≥130mmHg或舒张压≥80mmHg等均与子痫前期密切相关。

2. **生化指标**   包括可溶性酪氨酸激酶-1(soluble Fms-like tyrosine kinase-1,sFlt-1)、胎盘生长因子(placental growth factor,PLGF)、胎盘蛋白13(placental protein 13,PP13)、可溶性内皮因子(soluble endoglin,sEng)等。生化指标联合高危因素,有一定预测价值。

3. **子宫动脉多普勒血流检测**   妊娠20~24周时进行,如子宫动脉搏动指数和阻力指数持续升高或出现子宫动脉舒张早期切迹等病理波形,有助于预测子痫前期的发生。

对低危人群目前尚无有效的预防方法。对预测发现的高危人群,可能有效的预防措施有:

1. **适度锻炼**   妊娠期应适度锻炼,合理安排休息,以保持妊娠期身体健康。

2. **合理饮食**   妊娠期不推荐严格限制盐的摄入,也不推荐肥胖孕妇限制热量摄入。

3. **补钙**   低钙摄入(摄入量<600mg/d)的孕妇建议补钙,每日口服1.5~2.0g。

4. **阿司匹林**   抗凝治疗主要针对有特定子痫前期高危因素者。用法:可从妊娠11~13+⁶周,最晚不超过妊娠20周开始使用,每晚睡前口服低剂量阿司匹林100~150mg至36周,或者至终止妊娠前5~10日停用。

【治疗】

治疗目的是控制病情、延长孕周,尽可能保障母儿安全。治疗原则主要为降压、解痉、镇静等;密切监测母儿情况;适时终止妊娠是最有效的处理措施。

1. **评估和监测**   子痫前期病情复杂、变化快,分娩和产后生理变化及各种不良刺激均可能导致病情变化。因此,对产前、产时和产后的病情进行密切评估和监测十分重要,以便了解病情进展情况,及时合理干预,避免不良临床结局发生。评估和监测的内容及频率需根据病情严重程度决定。

评估和监测的内容包括:①症状:血压、有无头痛、眼花、胸闷、腹部疼痛、胎动、阴道流血、尿量、孕妇体重变化等;②辅助检查:血常规、尿常规、随机尿蛋白/肌酐、24小时尿蛋白定量、肝肾功能、凝血功能、电子胎心监护、产科超声检查、脐动脉血流、孕妇超声心动图检查等。

2. 一般处理

(1) 妊娠期高血压和子痫前期患者可门诊治疗,重度子痫前期患者应住院治疗。

(2) 应注意适当休息,保证充足的蛋白质和热量,不建议限制食盐摄入。

(3) 保证充足睡眠,必要时可睡前口服地西泮2.5～5mg。

3. 降压　降压治疗的目的:预防子痫、心脑血管意外和胎盘早剥等严重母儿并发症。收缩压≥160mmHg和(或)舒张压≥110mmHg的严重高血压必须降压治疗;收缩压≥150mmHg和(或)舒张压≥100mmHg的非严重高血压建议降压治疗;收缩压140～150mmHg和(或)舒张压90～100mmHg不建议治疗,但对并发脏器功能损伤者可考虑降压治疗。妊娠前已用降压药治疗的孕妇应继续降压治疗。

目标血压:未并发脏器功能损伤者,收缩压应控制在130～155mmHg,舒张压应控制在80～105mmHg;并发脏器功能损伤者,则收缩压应控制在130～139mmHg,舒张压应控制在80～89mmHg。降压过程力求下降平稳,不可波动过大。为保证子宫胎盘血流灌注,血压不建议低于130/80mmHg。

常用口服降压药物降压,若口服药物控制血压不理想,可静脉用药。为防止血液浓缩、有效循环血量减少和高凝倾向,妊娠期一般不使用利尿剂降压。不推荐使用阿替洛尔和哌唑嗪,禁止使用血管紧张素转换酶抑制剂(ACEI)和血管紧张素Ⅱ受体拮抗剂(ARB)。常用的降压药物有:

(1) 拉贝洛尔(labetalol):为α、β能肾上腺素受体阻滞剂,降低血压但不影响肾及胎盘血流量,并可对抗血小板凝集,促进胎儿肺成熟。该药显效快,不引起血压过低或反射性心动过速。用法:50～150mg口服,3～4次/日。静脉注射:初始剂量20mg,10分钟后若无有效降压则剂量加倍,最大单次剂量80mg,直至血压控制,每日最大总剂量220mg。静脉滴注:50～100mg加入5%葡萄糖250～500ml,根据血压调整滴速,待血压稳定后改口服。

(2) 硝苯地平(nifedipine):为钙离子通道阻滞剂,可解除外周血管痉挛,使全身血管扩张,血压下降,由于其降压作用迅速,一般不主张舌下含化。用法:口服10mg,3～4次/日,必要时可以加量,一般一日30～90mg,24小时总量不超过120mg。其副作用为心悸、头痛,使用时需监测血压变化,警惕血压太低而造成的严重并发症。因其与硫酸镁有协同作用,故不建议联合使用。

(3) 尼莫地平(nimodipine):为钙离子通道阻滞剂,其优点在于选择性的扩张脑血管。用法:20～60mg口服,2～3次/日;静脉滴注:20～40mg加入5%葡萄糖溶液250ml,每日总量不超过360mg,该药副作用为头痛、恶心、心悸及颜面潮红。

(4) 尼卡地平(nicardipine):二氢吡啶类钙离子通道阻滞剂。用法:口服初始剂量20～40mg,3次/日。静脉滴注1mg/小时起,根据血压变化每10分钟调整剂量。

(5) 酚妥拉明(phentolamine):α肾上腺素能受体阻滞剂。用法:10～20mg溶入5%葡萄糖100～200ml,以10μg/min静脉滴注。

(6) 甲基多巴(methyldopa):可兴奋血管运动中枢的α受体,抑制外周交感神经而降低血压,妊娠期使用效果较好。用法:250mg口服,3～4次/日。根据病情酌情增减,最高不超过2g/日。其副作用为嗜睡、便秘、口干、心动过缓。

(7) 硝酸甘油(nitroglycerin):作用于氧化亚氮合酶,可同时扩张动脉和静脉,降低前后负荷,主要用于合并心力衰竭和急性冠脉综合征时高血压急症的降压治疗。起始剂量5～10μg/min静脉滴注,每5～10分钟增加滴速至维持剂量20～50μg/min。

(8) 硝普钠(sodium nitprusside):强效血管扩张剂,扩张周围血管使血压下降。由于药物能迅速通过胎盘进入胎儿体内,并保持较高浓度,其代谢产物(氰化物)对胎儿有毒性作用,不宜在妊娠期使用。分娩期或产后血压过高,应用其他降压药效果不佳时,方考虑使用。用法:50mg加入5%葡萄糖溶液 500ml,以 0.5～0.8μg/(kg·min)静脉缓滴。妊娠期应用仅适用于其他降压药物无效的高血压危象孕妇。用药期间,应严密监测血压及心率。

4. **解痉** 硫酸镁是子痫治疗的一线药物,也是重度子痫前期预防子痫发作的关键药物。硫酸镁控制子痫再次发作的效果优于地西泮、苯巴比妥和冬眠合剂等镇静药物。除非存在硫酸镁应用禁忌或硫酸镁治疗效果不佳,否则不推荐使用地西泮和苯妥英钠等用于子痫的预防或治疗。

(1) 作用机制:镁离子可通过下列机制解痉:①抑制运动神经末梢释放乙酰胆碱,阻断神经肌肉接头间的信息传导,使骨骼肌松弛;②刺激血管内皮细胞合成前列环素,抑制内皮素合成,降低机体对血管紧张素Ⅱ的反应,从而缓解血管痉挛状态;③通过阻断谷氨酸通道阻止钙离子内流,解除血管痉挛、减少血管内皮损伤;④提高孕妇和胎儿血红蛋白的亲和力,改善氧代谢。

(2) 用药指征:①控制子痫抽搐及防止再抽搐;②预防重度子痫前期发展成为子痫;③重度子痫前期患者临产前用药,预防产时子痫或产后子痫。硫酸镁不可作为降压药使用。

(3) 用药原则:①预防和治疗子痫的硫酸镁用药方案相同;②分娩前未使用硫酸镁者,分娩过程中可使用硫酸镁,并持续至产后至少 24～48 小时;③注意保持硫酸镁血药浓度的稳定性。

(4) 用药方案:静脉用药:负荷剂量硫酸镁 4～6g,溶于 25% 葡萄糖 20ml 静推(15～20 分钟),或者溶于 5% 葡萄糖 100ml 快速静滴(15～20 分钟),继而硫酸镁 1～2g/h 静滴维持。为了夜间更好的睡眠,可在睡眠前停用静脉给药,改为肌内注射一次,用法:25% 硫酸镁 20ml+2% 利多卡因 2ml 深部臀肌内注射。硫酸镁 24 小时用药总量一般不超过 25g,用药时限一般不超过 5 日。

(5) 注意事项:血清镁离子有效治疗浓度为 1.8～3.0mmol/L,超过 3.5mmol/L 可能出现中毒症状。使用硫酸镁必备条件:①膝腱反射存在;②呼吸≥16 次/分;③尿量≥17ml/h 或≥400ml/24h;④备有 10% 葡萄糖酸钙。镁离子中毒时停用硫酸镁并静脉缓慢推注(5～10 分钟)10% 葡萄糖酸钙 10ml。如患者同时合并肾功能不全、心肌病、重症肌无力等,则硫酸镁应慎用或减量使用。条件许可,用药期间可监测血清镁离子浓度。

5. **镇静** 镇静药物可缓解孕产妇精神紧张、焦虑症状,改善睡眠,当应用硫酸镁无效或有禁忌时,可使用镇静药物来预防并控制子痫。

(1) 地西泮(diazepam):具有较强的镇静、抗惊厥、肌肉松弛作用,对胎儿及新生儿的影响较小。用法:2.5～5mg 口服,3 次/日或睡前服用;10mg 肌内注射或静脉缓慢推入(>2 分钟)可用于预防子痫发作。1 小时内用药超过 30mg 可能发生呼吸抑制,24 小时总量不超过 100mg。

(2) 冬眠药物:可广泛抑制神经系统,有助于解痉降压,控制子痫抽搐。冬眠合剂由哌替啶 100mg、氯丙嗪 50mg、异丙嗪 50mg 组成,通常以 1/3 或 1/2 量肌内注射,或加入 5% 葡萄糖 250ml 内静脉缓慢滴注。由于氯丙嗪可使血压急剧下降,使肾及子宫胎盘血供减少,导致胎儿缺氧,且对母儿肝脏有一定的损害,现仅用于硫酸镁治疗效果不佳者。

(3) 苯巴比妥钠:具有较好的镇静、抗惊厥、控制抽搐作用,子痫发作时给予 0.1g 肌内注射,预防子痫发作时给予 30mg/次口服,3 次/日。由于该药可致胎儿呼吸抑制,分娩前 6 小时慎用。

6. **利尿** 不主张常规应用利尿剂,仅当患者出现全身性水肿、肺水肿、脑水肿、肾功能不全、急性心力衰竭时,可酌情使用呋塞米等快速利尿剂。

甘露醇主要用于脑水肿,该药属高渗性利尿剂,患者心衰或潜在心衰时禁用。甘油果糖适用于肾功能有损伤的患者。严重低蛋白血症有腹腔积液者,可补充白蛋白后再给予利尿剂。

7. **促胎肺成熟** 孕周<35 周的子痫前期患者,预计 1 周内可能分娩者均应给予糖皮质激素促胎肺成熟治疗(用法详见第八章第七节"早产")。

8. **分娩时机和方式** 子痫前期患者经积极治疗母儿状况无改善或者病情持续进展时,终止妊娠是唯一有效的治疗措施。

(1) 终止妊娠时机:①妊娠期高血压、子痫前期患者可期待治疗至 37 周终止妊娠。②重度子痫前期患者:妊娠<24 周经治疗病情不稳定者建议终止妊娠;孕 24～28 周根据母儿情况及当地医疗条

件和医疗水平决定是否期待治疗;孕 28～34 周,若病情不稳定,经积极治疗 24～48 小时病情仍加重,促胎肺成熟后应终止妊娠;若病情稳定,可考虑继续期待治疗,并建议提前转至早产儿救治能力较强的医疗机构;妊娠≥34 周患者应考虑终止妊娠。

（2）终止妊娠的方式:如无产科剖宫产指征,原则上考虑阴道试产。但如果不能短时间内阴道分娩,病情有可能加重,可放宽剖宫产指征。

（3）分娩期间注意事项:注意观察自觉症状变化,监测血压并继续降压治疗,应将血压控制在≤160/110mmHg;监测胎心变化;积极预防产后出血;产时不可使用任何麦角新碱类药物。

9. 产后处理　妊娠期高血压可延续至产后,但也可在产后首次发生高血压、子痫前期甚至子痫。产后新发生的高血压称为产后高血压(postpartum hypertension),虽然其未被归类为妊娠期高血压疾病,但仍需重视。当血压持续≥150/100mmHg 时建议降压治疗,当出现重度子痫前期和子痫时,降压的同时应使用硫酸镁。

10. 早发型重度子痫前期的处理　重度子痫前期发生于妊娠 34 周之前者称为早发型(early onset),发生于妊娠 34 周及之后者为晚发型(late onset)。对于早发型重度子痫前期,建议住院治疗,解痉、降压治疗并给予糖皮质激素促胎肺成熟,严密监测母儿情况,充分评估病情以明确有无严重的脏器损害,从而决定是否终止妊娠。当出现以下情况时建议终止妊娠:①患者出现持续不适症状或严重高血压;②子痫、肺水肿、HELLP 综合征;③发生严重肾功能不全或凝血功能障碍;④胎盘早剥;⑤孕周太小无法存活的胎儿;⑥胎儿窘迫。

（二）子痫

子痫是子痫前期-子痫最严重的阶段,发作前可有不断加重的严重表现,也可发生于无血压升高或升高不显著,尿蛋白阴性的病例。通常产前子痫较多,产后 48 小时约占 25%。子痫抽搐进展迅速,是造成母儿死亡的最主要原因,应积极处理。

【临床表现】

前驱症状短暂,表现为抽搐、面部充血、口吐白沫、深昏迷;随之深部肌肉僵硬,很快发展成典型的全身高张阵挛惊厥、有节律的肌肉收缩和紧张,持续约 1～1.5 分钟,其间患者无呼吸动作;此后抽搐停止,呼吸恢复,但患者仍昏迷,最后意识恢复,但易激惹、烦躁。

【诊断与鉴别诊断】

子痫通常在子痫前期的基础上发生抽搐,但应与癫痫、脑炎、脑肿瘤、脑血管畸形破裂出血、糖尿病高渗性昏迷、低血糖昏迷相鉴别,通过询问病史及检查,一般不难鉴别。

【治疗】

1. 一般急诊处理　子痫发作时需保持气道通畅,维持呼吸、循环功能稳定,密切观察生命体征,留置导尿管监测尿量等。避免声、光等刺激。预防坠地外伤、唇舌咬伤。

2. 控制抽搐　硫酸镁是治疗子痫及预防复发的首选药物。当患者存在硫酸镁应用禁忌或硫酸镁治疗无效时,可考虑应用地西泮、苯妥英钠或冬眠合剂控制抽搐。子痫患者产后需继续应用硫酸镁 24～48 小时。

3. 降低颅压　可以 20% 甘露醇 250ml 快速静脉滴注降低颅压。

4. 控制血压　脑血管意外是子痫患者死亡的最常见原因。当收缩压持续≥160mmHg,舒张压≥110mmHg时要积极降压以预防脑血管并发症。

5. 纠正缺氧和酸中毒　面罩和气囊吸氧,根据动脉血气 pH、二氧化碳分压、碳酸氢根浓度等,给予适量 4% 碳酸氢钠纠正酸中毒。

6. 终止妊娠　一旦抽搐控制后即可考虑终止妊娠。

二、其他类型的高血压

除了妊娠期高血压、子痫前期-子痫，妊娠期高血压疾病还包括妊娠合并慢性高血压及慢性高血压并发子痫前期。在此主要阐述该两种高血压的评估和处理原则。

（一）妊娠合并慢性高血压

【评估与监测】

慢性高血压患者发生胎盘早剥、胎儿生长受限等母儿风险增加，且 13%～40% 可能发展为慢性高血压并发子痫前期。因此，孕期应加强母儿监测和评估：①对已知或疑有慢性高血压的孕妇进行初步评估。②若出现顽固性高血压、血钾水平<3.0mmol/L、血清肌酐水平>97.2μmol/L 或有肾脏疾病家族史，建议转诊至高血压疾病专科门诊。③对于血压控制不佳者，应加强血压监测；对疑有"白大衣高血压"者，建议动态监测血压后再开始降压治疗。④监测胎儿生长发育和宫内状况，及时发现胎儿生长受限并进行临床干预。

【治疗】

治疗目标主要是为了预防高血压对母儿带来的风险，尽可能延长妊娠时间。治疗原则为：①降压目标和降压药物的选择原则同子痫前期；②终止妊娠的时机取决于有无其他并发症，若无其他并发症，妊娠 38～39 周应终止妊娠。

（二）慢性高血压并发子痫前期

【评估与监测】

慢性高血压容易并发子痫前期，同时对母儿带来更高的风险，因此，慢性高血压患者应严密监测是否并发重度子痫前期，一旦并发重度子痫前期则按照子痫前期进行管理。

【治疗】

慢性高血压并发子痫前期的患者，母儿情况稳定，可在严密监测下期待至 37 周终止妊娠；若慢性高血压并发重度子痫前期，则按照前述的重度子痫前期的处理方案进行。

[附] HELLP 综合征

HELLP 综合征（hemolysis，elevated liver enzymes，and low platelet count syndrome，HELLP syndrome）以溶血、肝酶升高及血小板减少为特点，是子痫前期的严重并发症，常危及母儿生命。

【病因与发病机制】

本病的主要病理改变与子痫前期相同，如血管痉挛、血管内皮损伤、血小板聚集与消耗、纤维蛋白沉积和终末器官缺血等，但发展为 HELLP 综合征的机制尚不清楚。

HELLP 综合征的发生可能与自身免疫机制有关，研究表明该病患者血中补体被激活，过敏毒素、C3a、C5a 及终末 C5b-9 补体复合物水平升高，可刺激巨噬细胞、白细胞及血小板合成血管活性物质，使血管痉挛性收缩，内皮细胞损伤引起血小板聚集、消耗，导致血小板减少、溶血及肝酶升高。

【对母儿的影响】

1. 对母体的影响　HELLP 综合征孕妇可并发肺水肿、胎盘早剥、体腔积液、产后出血、弥散性血管内凝血（DIC）、肾衰竭、肝破裂等，剖宫产率高，死亡率明显增高。有资料表明，多器官功能衰竭及 DIC 是 HELLP 综合征最主要的死亡原因。

2. 对胎儿的影响　因胎盘供血、供氧不足，胎盘功能减退，导致胎儿生长受限、死胎、死产、早产。

【临床表现】

常见主诉为右上腹或上腹部疼痛、恶心、呕吐、全身不适等非特异性症状，少数可有轻度黄疸，查体可发现右上腹或上腹肌紧张，体重骤增、水肿。如凝血功能障碍严重可出现血尿、消化道出血。

本病可发生于妊娠中期至产后数日的任何时间，70% 以上发生于产前。

【诊断】

本病表现多为非特异性症状,确诊主要依靠实验室检查,诊断指标有:

1. **血管内溶血**　外周血涂片中见破碎红细胞、球形红细胞等异形细胞。血清总胆红素 ≥20.5μmol/L,血清结合珠蛋白<250mg/L。

2. **肝酶升高**　ALT≥40U/L 或 AST≥70U/L,LDH 水平升高。

3. **血小板减少**　血小板计数<100×10⁹/L。

LDH 升高和血清结合珠蛋白降低是诊断 HELLP 综合征的敏感指标,常在血清未结合胆红素升高和血红蛋白降低前出现。

【鉴别诊断】

HELLP 综合征应与血栓性血小板减少性紫癜、溶血性尿毒症综合征、妊娠期急性脂肪肝等鉴别(表 8-5)。

表 8-5　HELLP 综合征的鉴别诊断

	HELLP 综合征	血栓性血小板减少性紫癜	溶血性尿毒症性综合征	妊娠期急性脂肪肝
主要损害器官	肝脏	神经系统	肾脏	肝脏
妊娠期	中、晚期	中孕	产后	晚孕
高血压、蛋白尿	有	无	无	无
血小板	减少	严重减少	减少	正常/减少
PT/APTT	正常	正常	正常	延长
血糖	正常	正常	正常	降低
纤维蛋白原	正常	正常	正常	减少
肌酐	正常或增高	显著增高	显著增高	显著增高
转氨酶	增高	正常	正常	增高
胆红素	增高	增高	增高	显著增高
血氨	正常	正常	正常	显著增高
贫血	无/轻度	无/轻度	严重	无

[注]PT:凝血酶原时间,APTT:活化部分凝血活酶时间

【治疗】

HELLP 综合征应住院,并按照重度子痫前期治疗,在此基础上的其他治疗包括:

1. **糖皮质激素**　血小板<50×10⁹/L 考虑糖皮质激素治疗,可能使血小板计数、乳酸脱氢酶、肝功能等各项参数改善,尿量增加,平均动脉压下降,并可促使胎儿肺成熟。妊娠期每 12 小时静脉滴注地塞米松 10mg,产后应继续应用 3 次,以免出现血小板再次降低、肝功恶化、少尿等。

2. **输注血小板**　血小板<50×10⁹/L 且血小板数量迅速下降或存在凝血功能障碍时应考虑备血及血小板;血小板<20×10⁹/L 或剖宫产时或有出血时,应输注浓缩血小板、新鲜冻干血浆。但预防性输注血小板并不能预防产后出血的发生。

3. **产科处理**

(1)终止妊娠的时机:孕龄≥34 周或胎肺已成熟、胎儿窘迫、先兆肝破裂及病情恶化者,应立即终止妊娠;病情稳定、妊娠<34 周、胎肺不成熟及胎儿情况良好者,可延长 48 小时,以完成糖皮质激素促胎肺成熟,然后终止妊娠。

(2)分娩方式:HELLP 综合征不是剖宫产指征,但可酌情放宽剖宫产指征。

(3)麻醉选择:因血小板减少,有局部出血危险,禁忌阴部阻滞和硬膜外麻醉,阴道分娩宜采用局部浸润麻醉,剖宫产采用局部浸润麻醉或全身麻醉。

(段　涛)

第五节 妊娠期肝内胆汁淤积症

- 为妊娠中晚期特发性疾病,病因不明。
- 临床表现以皮肤瘙痒,血清总胆汁酸升高为特征。
- 主要危及胎儿,增加早产、死胎及新生儿窒息风险。
- 熊去氧胆酸为治疗的一线用药。

妊娠期肝内胆汁淤积症(intrahepatic cholestasis of pregnancy,ICP)是妊娠中、晚期特有的并发症,发病有明显的地域和种族差异,智利、瑞典及我国长江流域等地发病率较高。临床表现主要为皮肤瘙痒,生化检测血清总胆汁酸升高。ICP 对孕妇是一种良性疾病,但对围产儿可能造成严重的不良影响。

【病因】

目前尚不清楚,可能与女性激素、遗传、免疫及环境等因素有关。

1. **雌激素** ICP 多发生在妊娠晚期、多胎妊娠、卵巢过度刺激病史及既往使用口服避孕药者,以上均为高雌激素水平状态。高雌激素水平可能与雌激素代谢异常及肝脏对妊娠期生理性增加的雌激素高敏感性有关。雌激素可使 Na^+-K^+-ATP 酶活性下降,导致胆汁酸代谢障碍;或使肝细胞膜中胆固醇与磷脂比例上升,胆汁流出受阻;或作用于肝细胞表面的雌激素受体,改变肝细胞蛋白质合成,导致胆汁回流增加。

2. **遗传和环境因素** 流行病学研究发现,ICP 发病率与季节有关,冬季高于夏季。此外,ICP 发病率也有显著的地域区别、家族聚集性和复发性,这些现象表明 ICP 可能与遗传和环境有一定关系。

【对母儿的影响】

1. **对孕妇的影响** ICP 患者伴发明显的脂肪痢时,脂溶性维生素 K 的吸收减少,可导致产后出血。

2. **对胎儿及新生儿的影响** 由于胆汁酸毒性作用使围产儿发病率和死亡率明显升高。可发生胎儿窘迫、早产、羊水胎粪污染。此外,尚有不能预测的突发的胎死宫内、新生儿颅内出血等。

【临床表现】

1. **瘙痒** 无皮肤损伤的瘙痒是 ICP 的首发症状,70% 以上的患者在妊娠晚期出现,少数在妊娠中期出现。瘙痒程度不一,常呈持续性,白昼轻,夜间加剧。瘙痒一般始于手掌和脚掌,后渐向肢体近端延伸甚至可发展到面部,瘙痒症状常出现在实验室检查异常结果之前,多于分娩后 24~48 小时缓解。

2. **黄疸** 10%~15% 患者出现轻度黄疸,多在瘙痒 2~4 周后出现,一般不随孕周的增加而加重,多数表现为轻度黄疸,于分娩后 1~2 周内消退。

3. **皮肤抓痕** ICP 不存在原发皮损,瘙痒皮肤出现条状抓痕,皮肤组织活检无异常发现。

4. **其他** 少数孕妇出现上腹不适、恶心、呕吐、食欲缺乏、腹痛及轻度脂肪痢,但症状一般不明显或较轻,精神状况良好。

【诊断】

根据典型临床症状和实验室检查,ICP 诊断并不困难。但需排除其他导致肝功能异常或瘙痒的疾病。

1. **临床表现** 孕晚期出现皮肤瘙痒,少数人有黄疸等不适,分娩后瘙痒症状迅速消失。

2. **实验室检查**

(1) 血清胆汁酸测定:血清总胆汁酸(total bile acid,TBA)测定是诊断 ICP 的最主要实验证据,也是监测病情及治疗效果的重要指标。空腹血清 TBA ≥10μmol/L 伴皮肤瘙痒是 ICP 诊断的主要依据。

（2）肝功能测定：大多数 ICP 患者的门冬氨酸转氨酶（AST）、丙氨酸转氨酶（ALT）轻至中度升高，为正常水平的 2~10 倍，一般不超过 1000U/L，ALT 较 AST 更敏感；部分患者 γ 谷氨酰转移酶（GGT）升高和胆红素水平升高，血清胆红素水平的升高以直接胆红素为主。分娩后肝功能多在 4~6 周恢复正常。

（3）病毒学检查：诊断 ICP 应排除病毒感染，需检查肝炎病毒、EB 病毒及巨细胞病毒感染等。

（4）肝脏超声：ICP 患者肝脏无特异性改变，但建议检查肝脏超声排除有无肝脏及胆囊的基础疾病。

3. ICP 分度　对 ICP 的严重程度进行分度有助于临床管理，常用的指标包括血清总胆汁酸、肝酶水平、瘙痒程度以及是否合并其他异常。总胆汁酸水平与围产结局密切相关。

（1）轻度：①血清总胆汁酸 10~39.9μmol/L；②主要症状为瘙痒，无其他明显症状。

（2）重度：①血清总胆汁酸 ≥40μmol/L；②症状严重伴其他情况，如多胎妊娠、妊娠期高血压疾病、复发性 ICP，既往有因 ICP 的死胎史或新生儿窒息死亡史等。满足以上任何一条即为重度。

【鉴别诊断】

ICP 需与非胆汁淤积所引起的瘙痒性疾病，如皮肤病、妊娠特异性皮炎、过敏反应、尿毒症性瘙痒等鉴别。妊娠早期应与妊娠剧吐，妊娠晚期应与病毒性肝炎、肝胆石症、急性脂肪肝、子痫前期和 HELLP 综合征等鉴别。

【治疗】

治疗目标是缓解瘙痒症状，改善肝功能，降低血胆汁酸水平，延长孕周，改善妊娠结局。

1. 一般处理　休息差者夜间可给予镇静药物。每 1~2 周复查肝功能及胆汁酸水平了解病情及治疗反应。

2. 胎儿监测　建议通过胎动、电子胎心监护（EFM）及超声检查等密切监测胎儿情况。胎动是评估胎儿宫内状态最简便的方法，胎动减少、消失等是胎儿宫内缺氧的危险信号，应立即就诊。孕 32 周起可每周检查 NST。测定胎儿脐动脉血流收缩期与舒张期比值（S/D 值）对预测围产儿预后有一定意义。产科超声用于监测胎儿生长情况以及胎心监护不确定时的生物物理评分。

3. 降胆酸治疗　能减轻孕妇症状、改善胆汁淤积的生化指标和围产儿预后。常用药物有：

（1）熊去氧胆酸（ursodeoxycholic acid，UDCA）：为 ICP 治疗的一线用药。常用剂量为每日 1g 或 15mg/（kg·d）分 3~4 次口服。瘙痒症状和生化指标多数可明显改善。治疗期间根据病情每 1~2 周检查一次肝功能，监测生化指标的改变。

（2）S-腺苷蛋氨酸（S-adenosylmethionine，SAMe）：为 ICP 临床二线用药或联合治疗药物，可口服或静脉用药，用量为每日 1g。

4. 辅助治疗

（1）促胎肺成熟：地塞米松可用于有早产风险的患者。

（2）改善瘙痒症状：炉甘石液、薄荷类、抗组胺药物对瘙痒有缓解作用。

（3）预防产后出血：当伴发明显的脂肪痢或凝血酶原时间延长时，可补充维生素 K，每日 5~10mg，口服或肌内注射。

5. 产科处理　ICP 孕妇会发生突发的不可预测的胎死宫内，因此选择最佳的分娩方式和时机，获得良好的围产结局是对 ICP 孕期管理的最终目的。关于 ICP 终止妊娠的时机需考虑孕周、病情严重程度及治疗效果等综合判断，遵循个体化评估的原则。

（1）病情严重程度：对于早期发病、病程较长的重度 ICP，期待治疗的时间不宜过久。产前孕妇血清总胆汁酸水平 ≥40μmol/L 是预测不良围产儿结局的良好指标。

（2）终止妊娠的时机：轻度 ICP 患者终止妊娠的时机在孕 38~39 周左右；重度 ICP 患者在孕 34~37 周之间，但需结合患者的治疗效果、胎儿状况及是否有其他合并症等综合评估。

（3）终止妊娠的方式：①阴道分娩：轻度 ICP、无产科和其他剖宫产指征、孕周<40 周者，可考虑阴

道试产。产程中密切监测宫缩及胎心情况,做好新生儿复苏准备,若可疑胎儿窘迫应适当放宽剖宫产指征。②剖宫产:重度 ICP;既往有 ICP 病史并存在与之相关的死胎死产及新生儿窒息或死亡病史;高度怀疑胎儿窘迫或存在其他阴道分娩禁忌证者,应行剖宫产终止妊娠。

第六节   妊娠期急性脂肪肝

- 起病急、病情重,严重危及母儿安全。
- 病因不清,以明显的消化道症状、肝功能异常及凝血功能障碍为特征。
- 及时终止妊娠是治疗的关键。

妊娠期急性脂肪肝(acute fatty liver of pregnancy,AFLP)是妊娠期最常见的导致急性肝功能衰竭的疾病,发病率低,约 1/10 000,多发生于妊娠晚期,以明显的消化道症状、肝功能异常和凝血功能障碍为主要特征,起病急、病情重、进展快,严重危及母体及围产儿生命。

【病因】

AFLP 发病的确切机制不明。目前 AFLP 发病的主导学说认为,该病是胎源性疾病,由胎儿线粒体脂肪酸氧化异常所致。研究发现,病毒感染、某些药物、遗传因素及营养情况等均可能损害胎儿线粒体脂肪酸 β-氧化导致 AFLP 发生。妊娠期妇女雌激素、肾上腺皮质激素及生长激素的升高也可使脂肪酸代谢障碍,游离脂肪酸的堆积可能引起 AFLP。此外,初产妇、多胎妊娠及男性胎儿的孕妇中发病风险增加。

【临床表现】

1. **症状**   多发于妊娠晚期,表现为持续的消化道症状,如恶心、呕吐,可伴有不同程度的厌食、疲倦、上腹痛、进行性黄疸等。病情继续进展可累及多器官系统,出现低血糖、凝血功能异常、肝肾衰竭、腹腔积液、肺水肿、意识障碍、肝性脑病等。可发生胎儿窘迫甚至死胎。

2. **辅助检查**

(1) 实验室检查:转氨酶轻到中度升高,但碱性磷酸酶及胆红素明显升高,出现胆酶分离现象,低血糖,高血氨,可伴有肾功能异常;凝血时间延长,纤维蛋白原降低;白细胞显著升高,血小板减少。

(2) 影像学检查:超声可发现弥漫性肝实质回声增强,CT 检查提示密度降低,脂肪变性。但部分早期患者影像学改变不明显,影像学检查有一定假阴性率,其主要意义在于排除其他肝脏疾病。

(3) 肝穿刺活检:表现为弥漫性的肝细胞小泡样脂肪变性,炎症及坏死不明显。

【诊断】

根据症状及实验室检查可做出 AFLP 的诊断,但需排除重型肝炎、药物性肝损伤等。肝穿刺活检是诊断 AFLP 的标准,但为有创性操作,临床很少使用。

【鉴别诊断】

1. **病毒性肝炎**   血清病毒标志物为阳性,转氨酶水平更高。

2. **HELLP 综合征**   有子痫前期病史,且无明显氮质血症的表现。

3. **妊娠期肝内胆汁淤积症**   以皮肤瘙痒为主要表现,血清胆汁酸升高,但无明显消化道症状及凝血功能障碍。

【处理】

一旦确诊,尽快终止妊娠,加强支持治疗,维持内环境稳定。

1. **产科处理**   尽快终止妊娠是改善母儿预后的关键,阴道试产适用于病情稳定、已临产、无胎儿窘迫征象者。若估计短时间内无法经阴道分娩,应在改善凝血功能后尽快剖宫产终止妊娠。

2. **对症支持处理**   维持内环境稳定,补充能量及蛋白质;监测血糖情况,防止低血糖发生;纠正凝血功能异常,预防产后出血;预防感染,合理使用肝肾毒性低的抗生素;多学科协作,采用血液制品、人工肝、静脉滤过等方法防治肝性脑病、肾衰竭、感染等并发症。

【预后】

由于 AFLP 是一种胎源性疾病,妊娠终止前病情无法缓解。若发生多器官功能衰竭,预后不良。AFLP 患者产后完全恢复需要数周时间,一般不留后遗症。

(刘兴会)

第七节　早　产

- 对有高危因素的孕妇进行早产预测有助于评估早产风险并及时处理,方法主要有阴道超声宫颈长度测量及阴道分泌物胎儿纤连蛋白检测。
- 治疗原则为若胎膜完整和母胎情况允许,尽量保胎至妊娠 34 周,主要方法包括促胎肺成熟和抑制宫缩等。

早产(preterm birth)指妊娠达到 28 周但不足 37 周分娩者。此时娩出的新生儿称为早产儿(preterm neonates)。有些国家已将早产时间的下限定义为妊娠 24 周或 20 周。早产儿各器官发育尚不够健全,出生孕周越小,体重越轻,预后越差。国内早产占分娩总数 5%~15%。出生 1 岁以内死亡的婴儿约 2/3 为早产儿。随着早产儿的治疗及监护手段不断进步,其生存率明显提高、伤残率下降。

【早产的分类及原因】

早产可分为:自发性早产(spontaneous preterm labor)和治疗性早产(preterm delivery for maternal or fetal indications)。前者又分为胎膜完整早产和未足月胎膜早破(preterm premature repture of membranes,PPROM)。

1. 胎膜完整早产　最常见的类型,约占 45%。发生的机制主要为:①宫腔过度扩张,如双胎或多胎妊娠、羊水过多等;②母胎应激反应,由于孕妇精神、心理压力过大,导致胎盘-胎儿肾上腺-内分泌轴紊乱,过早、过多分泌促肾上腺皮质素释放激素(CRH)和雌激素,使宫颈过早成熟并诱发宫缩;③宫内感染,感染途径最常见为下生殖道的病原体经宫颈管逆行而上,另外,母体全身感染病原体也可通过胎盘侵及胎儿、或盆腔感染病原体经输卵管进入宫腔。最常见的病原体有阴道加德纳菌、梭形杆菌、人型支原体、解脲支原体等。

2. 胎膜早破早产　病因及高危因素包括:PPROM 史、体重指数<19.0、营养不良、吸烟、宫颈机能不全、子宫畸形(如纵隔子宫、单角子宫、双角子宫等)、宫内感染、细菌性阴道病、子宫过度膨胀、辅助生殖技术受孕等。

3. 治疗性早产　指由于母体或胎儿的健康原因不允许继续妊娠,在未达到 37 周时采取引产或剖宫产终止妊娠。

【预测】

早产的先兆表现缺乏特异性,难以识别真假早产,容易造成过度诊断和过度治疗。另有些早产发生之前并没有明显的临床表现,容易漏诊。因此,有必要对有高危因素的孕妇进行早产预测以评估早产的风险。

1. 经阴道超声宫颈长度测定　妊娠 24 周前宫颈长度<25mm,或宫颈内口漏斗形成伴有宫颈缩短,提示早产风险增大(图 8-5,图 8-6)。尤其对宫颈长度<15mm 和>30mm 的阳性和阴性预测价值更大。

2. 宫颈分泌物生化检测　超声检测宫颈长度在 20~30mm 之间,对早产的预测价值还不确定,可进一步做宫颈分泌物的生化指标检测,以提高预测的准确性,尤其是对没有明显早产临床表现的孕妇。检测指标包括:胎儿纤连蛋白(fFN)、磷酸化胰岛素样生长因子结合蛋白 1(phIGFBP-1)、胎盘 α 微球蛋白 1(PAMG-1),其中 fFN 的阴性预测价值更大。

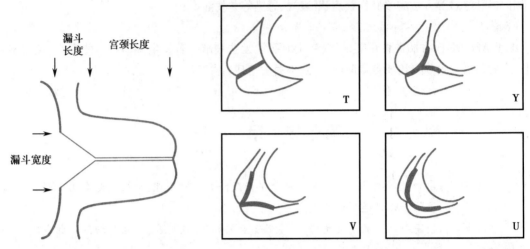

图8-5　超声检查宫颈管剖面示意图　　　图8-6　宫颈长度及宫颈内口扩张形状之间的关系示意图

【临床表现及诊断】

早产的主要临床表现是子宫收缩,最初为不规则宫缩,常伴有少许阴道流血或血性分泌物,以后可发展为规则宫缩,其过程与足月临产相似。临床上,早产可分为先兆早产和早产临产两个阶段。先兆早产(threatened preterm labor)指有规则或不规则宫缩,伴有宫颈管进行性缩短。早产临产(preterm labor)需符合下列条件:①出现规则宫缩(20分钟≥4次,或60分钟≥8次),伴有宫颈的进行性改变;②宫颈扩张1cm以上;③宫颈容受≥80%。诊断早产一般并不困难,但应与妊娠晚期出现的生理性子宫收缩(Braxton Hicks contractions)相鉴别。生理性子宫收缩一般不规则、无痛感,且不伴有宫颈管缩短和宫口扩张等改变,也称为假早产(false preterm labor)。

【治疗】

治疗原则:若胎膜完整,在母胎情况允许时尽量保胎至34周,监护母胎情况,适时停止早产的治疗。

1. **适当休息**　宫缩较频繁,但宫颈无改变,不必卧床和住院,只需适当减少活动的强度和避免长时间站立即可;宫颈已有改变的先兆早产者,可住院并注意休息;已早产临产,需住院治疗,应卧床休息。

2. **促胎肺成熟治疗**　妊娠<35周,一周内有可能分娩的孕妇,应使用糖皮质激素促胎儿肺成熟。方法:地塞米松注射液6mg肌内注射,每12小时一次,共4次;或倍他米松注射液12mg肌内注射,24小时后再重复一次。如果用药后超过2周,仍存在<34周早产可能者,可重复一个疗程。

3. **抑制宫缩治疗**　先兆早产患者,通过适当控制宫缩,能延长妊娠时间;早产临产患者,宫缩抑制剂虽不能阻止早产分娩,但可能延长妊娠3～7日,为促胎肺成熟治疗和宫内转运赢得时机。常用的宫缩抑制剂如下:

(1) 钙通道阻滞剂(calcium-channel blockers):可选择性减少慢通道Ca^{2+}内流、干扰细胞内Ca^{2+}浓度、抑制子宫收缩。常用药物为硝苯地平(nifedipine),其抗早产的作用安全、更有效。用法:口服。建议使用方案:起始剂量为20mg,然后每次10～20mg,每日3～4次,根据宫缩情况调整。应密切注意孕妇心率及血压变化。已用硫酸镁者慎用,以防血压急剧下降。

(2) 前列腺素合成酶抑制剂(prostaglandin inhibitors):能抑制前列腺素合成酶,减少前列腺素合成或抑制前列腺素释放,从而抑制宫缩。因其可通过胎盘,大剂量长期使用可使胎儿动脉导管提前关闭,导致肺动脉高压;且有使肾血管收缩,抑制胎尿形成,使肾功能受损,羊水减少的严重副作用,故此类药物仅在妊娠32周前短期选用。常用药物为吲哚美辛(indomethacin),初始剂量50～100mg,经阴道或直肠给药,也可口服。然后,每6小时予25mg维持48小时。用药过程中需密切监测羊水量及胎儿动脉导管血流。

（3）β-肾上腺素能受体激动剂（β-adrenergic receptor agonists）：为子宫平滑肌细胞膜上的 $β_2$ 受体兴奋剂，可激活细胞内腺苷酸环化酶，促使三磷腺苷合成环磷腺苷（cAMP），降低细胞内钙离子浓度，阻止子宫肌收缩蛋白活性，抑制子宫平滑肌收缩。此类药物抑制宫缩的效果肯定，但在兴奋 $β_2$ 受体的同时也兴奋 $β_1$ 受体，其副作用较明显，主要有母胎心率增快、心肌耗氧量增加、血糖升高、水钠潴留、血钾降低等，严重时可出现肺水肿、心衰，危急母亲生命。故对合并心脏病、高血压、未控制的糖尿病，和并发重度子痫前期、明显产前出血等孕妇慎用或禁用。用药期间需密切监测生命体征和血糖情况。常用药物有利托君（ritodrine）。用药期间需密切观察孕妇主诉及心率、血压、宫缩变化，并限制静脉输液量（每日不超过 2000ml），以防肺水肿。如患者心率>120 次/分，应减少滴速；如心率>140 次/分，应停药；如出现胸痛，应立即停药并行心电监护。长期用药者应监测血钾、血糖、肝功能和超声心动图。

（4）阿托西班（atosiban）：是一种缩宫素的类似物，通过竞争子宫平滑肌细胞膜上的缩宫素受体，抑制由缩宫素所诱发的子宫收缩，其抗早产的效果与利托君相似。但其副作用轻微，无明确禁忌证。用法：起始剂量为 6.75mg 静脉滴注射 1 分钟；继之 18mg/h 滴注，维持 3 小时；接着 6mg/h 缓慢滴注，持续 45 小时。

（5）硫酸镁（magnesium sulfate）：高浓度的镁离子直接作用于子宫平滑肌细胞，拮抗钙离子对子宫收缩活性，有较好抑制子宫收缩的作用。长时间大剂量使用硫酸镁可引起胎儿骨骼脱钙，因此硫酸镁用于早产治疗尚有争议。但硫酸镁可以降低妊娠 32 周前早产儿的脑瘫风险和严重程度，推荐妊娠 32 周前早产者常规应用硫酸镁作为胎儿中枢神经系统保护剂。用法：硫酸镁 4～5g 静脉注射或快速滴注，随后 1～2g/h 缓慢滴注 12 小时，一般用药不超过 48 小时。

4. 控制感染　感染是早产的重要原因之一，应对未足月胎膜早破、先兆早产和早产临产孕妇做阴道分泌物细菌学检查（包括 B 族链球菌）。有条件时，可做羊水感染指标相关检查。阳性者选用对胎儿安全的抗生素，对胎膜早破早产者，必须预防性使用抗生素。

5. 适时停止早产的治疗　下列情况，需终止早产治疗：①宫缩进行性增强，经过治疗无法控制者；②有宫内感染者；③衡量利弊，继续妊娠对母胎的危害大于胎肺成熟对胎儿的好处时；④妊娠≥34 周，如无母胎并发症，应停用宫缩抑制剂，顺其自然，不必干预，继续监测母胎情况。

6. 产时处理与分娩方式

（1）早产儿尤其是<32 孕周的早产儿需要良好的新生儿救治条件，有条件时应提早转运到有早产儿救治能力的医院（宫内转运）分娩。

（2）大部分早产儿可经阴道分娩，分娩镇痛以硬脊膜外阻滞麻醉镇痛相对安全；慎用吗啡、哌替啶等抑制新生儿呼吸中枢的药物；产程中密切监护胎儿状况；不提倡常规会阴切开，也不支持使用没有指征的产钳助产术；对臀位特别是足先露者应根据当地早产儿救治条件，权衡剖宫产利弊，因地制宜选择分娩方式。

（3）早产儿应延长至分娩 60 秒后断脐，可减少新生儿输血的需要和脑室内出血的发生率。

【预防】

积极预防早产是降低围产儿死亡率的重要措施之一。

1. 加强产前保健系统　孕妇尽早就诊、建围产保健卡、定期产前检查；尽早发现早产高危因素，并对存在的高危因素进行评估和处理；指导孕期卫生。

2. 几种特殊预防措施

（1）宫颈环扎术：①以病史为指征的宫颈环扎术，又称预防性宫颈环扎术。典型的病史为有 3 次及以上的妊娠中期自然流产史或早产史，一般建议于妊娠 12～14 周手术；②以体格检查为指征的宫颈环扎术。是指在妊娠中期排除临产及胎盘早剥的前提下，体格检查发现宫口已开张、甚至羊膜囊已脱出宫颈外口，除外感染、宫缩及其他禁忌证后进行的环扎术，又称紧急宫颈环扎术；③以超声为指征的宫颈环扎术。既往有晚期流产或早产史患者,本次妊娠为单胎,妊娠24周前超声检查宫颈长度<25mm,可行以超声为指征的宫颈环扎术,又称应急性宫颈环扎术。宫颈环扎术后,妊娠达到37周或以后应拆除环扎的缝线。

目前使用的标准的阴式宫颈环扎术包括改良的McDonald和Shirodkar术式。若妊娠前宫颈已经全部或部分切除,或曾经做过规范的预防性环扎术仍失败者,可考虑妊娠前或妊娠早期在腹腔镜下施宫颈环扎术。

(2)孕酮制剂:近年的临床研究提示孕酮预防早产有一定的作用,一般用于单胎、妊娠中期短宫颈的孕妇,不管是否有晚期流产或早产史。①阴道用药:微粒化黄体酮阴道栓200mg或黄体酮凝胶90mg,每晚一次,从16周至36周;②肌内注射:17-α羟孕酮(17-OHP-C),每周一次,从16周至36周;③口服:孕酮口服制剂是否有效,尚需更多的临床证据。

(3)子宫颈托:近年有报道,用子宫颈托对妊娠中期宫颈缩短的宫颈机能不全患者有一定预防作用,但仍有争议。

各种预防措施主要针对单胎妊娠,但对多胎妊娠尚缺乏充足的循证医学证据。

第八节　过期妊娠

- 核准妊娠周数和判断胎盘功能是处理的关键。
- 根据胎儿情况选择分娩方式。宫颈未成熟者引产前应先促宫颈成熟。
- 若无禁忌证,对妊娠41周以后的孕妇可考虑引产。

平时月经周期规则,妊娠达到或超过42周(≥294日)尚未分娩者,称为过期妊娠(postterm pregnancy)。其发生率占妊娠总数的3%~15%。近年来由于对妊娠超过41周孕妇的积极处理,过期妊娠的发生率明显下降。

【病理】

1. **胎盘**　过期妊娠的胎盘病理有两种类型:一种是胎盘功能正常,除重量略有增加外,胎盘外观和镜检均与足月妊娠胎盘相似;另一种是胎盘功能减退。

2. **羊水**　正常妊娠38周后,羊水量随妊娠推延逐渐减少,妊娠42周后羊水迅速减少,约30%减至300ml以下;羊水粪染率明显增高,是足月妊娠的2~3倍,若同时伴有羊水过少,羊水粪染率达71%。

3. **胎儿**　过期妊娠胎儿生长模式与胎盘功能有关,可分以下3种:

(1)正常生长及巨大胎儿:胎盘功能正常者,能维持胎儿继续生长,约25%成为巨大胎儿,其中5.4%胎儿出生体重>4500g。

(2)胎儿过熟综合征(postmaturity syndrome):过熟儿表现出过熟综合征的特征性外貌,与胎盘功能减退、胎盘血流灌注不足、胎儿缺氧及营养缺乏等有关。典型表现为皮肤干燥、松弛、起皱、脱皮,脱皮尤以手心和脚心明显;身体瘦长、胎脂消失、皮下脂肪减少,表现为消耗状;头发浓密、指(趾)甲长;新生儿睁眼、异常警觉和焦虑,容貌似"小老人"。因为羊水减少和胎粪排出,胎儿皮肤黄染,羊膜和脐带呈黄绿色。

(3)胎儿生长受限:小样儿可与过期妊娠共存,后者更增加胎儿的危险性,约1/3过期妊娠死产儿为生长受限小样儿。

【对母儿影响】

1. **对围产儿影响**　除上述胎儿过熟综合征外,胎儿窘迫、胎粪吸入综合征、新生儿窒息及巨大胎儿等围产儿发病率及死亡率均明显增高。

2. **对母体影响**　产程延长和难产率增高,使手术产率及母体产伤明显增加。

【诊断】

准确核实妊娠周数,判断胎儿安危状况是诊断的关键。

1. **核实妊娠周数**

(1)病史:①以末次月经第1日计算:平时月经规则、周期为28~30日的孕妇停经≥42周尚未分娩,可诊断为过期妊娠。若月经周期超过30日,应酌情顺延。②根据排卵日推算:月经不规则、哺乳期受孕或末次月经记不清的孕妇,可根据基础体温提示的排卵期推算预产期,若排卵后≥280日仍未分娩者可诊断为过期妊娠。③根据性交日期推算预产期。④根据辅助生殖技术(如人工授精、体外受精-胚胎移植术)的日期推算预产期。

(2)临床表现:早孕反应开始出现时间、胎动开始出现时间以及早孕期妇科检查发现的子宫大小,均有助于推算妊娠周数。

(3)辅助检查:①根据超声检查确定妊娠周数,妊娠20周内,超声检查对确定妊娠周数有重要意义,早期妊娠以胎儿顶臀径(CRL)推算妊娠周数最为准确,中期妊娠则综合胎儿双顶径、腹围和股骨长度推算预产期较好;②根据妊娠早期血、尿hCG增高的时间推算妊娠周数。

2. **判断胎儿安危状况**

(1)胎动情况:通过胎动自我监测,如胎动明显减少提示胎儿宫内缺氧。

(2)电子胎心监护:如无应激试验(NST)为无反应型需进一步做缩宫素激惹试验(OCT),若多次反复出现胎心晚期减速,提示胎盘功能减退,胎儿明显缺氧。出现胎心变异减速,常提示脐带受压,多与羊水过少有关。

(3)超声检查:观察胎动、胎儿肌张力、胎儿呼吸运动及羊水量。另外,多普勒脐动脉血流检查,有助于判断胎儿安危状况。

【处理】

妊娠40周以后胎盘功能逐渐下降,42周以后明显下降,因此,在妊娠41周以后,即应考虑终止妊娠,尽量避免过期妊娠。若妊娠41周后无任何并发症(妊娠期高血压疾病、妊娠期糖尿病、胎儿生长受限、羊水过少等),也可密切观察,继续等待。一旦妊娠过期,则应终止妊娠。终止妊娠的方式应根据胎儿安危状况、胎儿大小、宫颈成熟度综合分析,恰当选择。

1. **促宫颈成熟(cervical ripening)**　在宫颈不成熟情况下直接引产,阴道分娩失败率较高,反而增加剖宫产率。评价宫颈成熟度的主要方法是Bishop评分(详见第十二章"正常分娩")。一般认为,Bishop评分≥7分者,可直接引产;Bishop评分<7分,引产前先促宫颈成熟。目前,常用的促宫颈成熟的方法主要有:PGE_2阴道制剂和宫颈扩张球囊。

2. **引产术(labor induction)**　宫颈已成熟即可行引产术,常用静脉滴注缩宫素,诱发宫缩直至临产。胎头已衔接者,通常先人工破膜,1~2小时后开始可滴注缩宫素引产。人工破膜既可诱发内源性前列腺素的释放,增加引产效果,又可观察羊水性状,排除胎儿窘迫。

3. **产程处理**　进入产程后,应鼓励产妇左侧卧位、吸氧。产程中最好连续监测胎心,注意羊水性状,必要时取胎儿头皮血测pH,及早发现胎儿窘迫,并及时处理。过期妊娠时,常伴有胎儿窘迫、羊水粪染,分娩时应做相应准备。若羊水胎粪污染严重且黏稠者,在胎儿娩出后应,立即在喉镜指引下行气管插管吸出气管内容物,以减少胎粪吸入综合征的发生。

4. **剖宫产术**　过期妊娠时,胎盘功能减退,胎儿储备能力下降,需适当放宽剖宫产指征。

(张建平)

第九章　妊娠合并内外科疾病

孕妇在妊娠期间可发生各种内外科疾病,孕妇在妊娠前已有的各种内外科疾病也可在妊娠期间加重。妊娠与内外科病相互影响,若处理不当,可对母儿造成严重危害。

第一节　心　脏　病

- 妊娠32~34周、分娩期和产后3日内是孕妇心脏负担较重时期,应加强监护,警惕心力衰竭发生。
- 凡不宜妊娠的心脏病孕妇,应在妊娠早期终止妊娠。
- 应于妊娠晚期提前选择好适宜的分娩方式,主张放宽剖宫产手术指征。

妊娠合并心脏病(包括妊娠前已有心脏病及妊娠后新发生的心脏病)在我国孕产妇死因顺位中居第2位,是最常见的非直接产科死因。其发病率各国报道为1%~4%,我国约为1%。

【妊娠、分娩期心脏血管方面的变化】

1. **妊娠期**　母体循环系统在妊娠期发生了一系列的适应性变化,主要表现在总血容量、心排出量逐渐增加,至妊娠32~34周达高峰;心率也逐渐增加,至妊娠晚期每分钟平均增加约10~15次。心脏病孕妇的血容量与血流动力学变化增加了心力衰竭的风险。

2. **分娩期**　分娩期为心脏负担最重的时期。子宫收缩使孕妇动脉压与子宫内压之间压力差减小,且每次宫缩时有250~500ml液体被挤入体循环,增加了全身血容量;每次宫缩时心排血量约增加24%,同时有血压增高、脉压增宽及中心静脉压升高。第二产程时由于孕妇屏气,先天性心脏病孕妇有时可因肺循环压力增加,使原来左向右分流转为右向左分流而出现发绀。胎儿胎盘娩出后,子宫突然缩小,胎盘循环停止,回心血量增加。加之腹腔内压骤减,大量血液向内脏灌注,造成血流动力学急剧变化。此时,患心脏病孕妇极易发生心力衰竭。

3. **产褥期**　产后3日内仍是心脏负担较重的时期。除子宫收缩使一部分血液进入体循环外,妊娠期组织间潴留的液体也开始回到体循环。妊娠期出现的一系列心血管变化,在产褥期尚不能立即恢复到妊娠前状态。心脏病孕妇此时仍应警惕心力衰竭的发生。

从妊娠、分娩及产褥期对心脏的影响看,妊娠32~34周、分娩期(第一产程末、第二产程)、产后3日内心脏负担最重,是心脏病孕妇的危险时期,极易发生心力衰竭。

【妊娠合并心脏病的种类及其对妊娠的影响】

妊娠合并心脏病主要分为结构异常性心脏病、功能异常性心脏病和妊娠期特有心脏病三类。以结构异常性心脏病为主,其中先天性心脏病占35%~50%。随着生活及医疗条件的改善,以往发病率较高的风湿性瓣膜性心脏病发病率逐年下降。妊娠期特有心脏病如妊娠期高血压疾病性心脏病、围产期心肌病等也占有一定的比例。

（一）结构异常性心脏病

妊娠合并结构异常性心脏病常见有先天性心脏病、瓣膜性心脏病和心肌炎。

1. **先天性心脏病（congenital heart defects）**　指出生时即存在心脏和大血管结构异常的心脏病,包括左向右分流型、右向左分流型和无分流型三类。

（1）左向右分流型先天性心脏病

1）房间隔缺损（atrial septal defect）：是最常见的先天性心脏病，占 20% 左右。对妊娠的影响，取决于缺损的大小。缺损面积<1cm²者多无症状，仅在体检时被发现，多能耐受妊娠及分娩；若缺损面积较大，在左向右分流基础上形成肺动脉高压，妊娠及分娩加重肺动脉高压，使原来的左向右分流逆转为右向左分流而出现青紫，极易发生心力衰竭。房间隔缺损面积>2cm²者，最好手术矫治后再妊娠。

2）室间隔缺损（ventricular septal defect）：以膜部缺损最常见，室间隔缺损必然导致心室水平的左向右分流。缺损面积<1.25cm²，分流量小，既往无心衰史，也无其他并发症者，较少发生肺动脉高压和心力衰竭，一般能顺利度过妊娠与分娩。缺损面积较大，且未行手术修补者，易出现肺动脉高压和心力衰竭，且细菌性心内膜炎的发生率也较高，死亡率极高，应禁止妊娠，若意外妊娠，也应于妊娠早期行人工流产。

3）动脉导管未闭（patent ductus arteriosus）：是较多见的先天性心脏病。儿童期可手术治愈，故妊娠合并动脉导管未闭者并不多见。与其他分流一样，妊娠结局与动脉导管未闭部分的管径大小有关。未闭动脉导管口径较小、肺动脉压正常者，妊娠期一般无症状，可继续妊娠至足月。较大分流的动脉导管未闭，妊娠前未行手术矫治者，由于大量动脉血流向肺动脉，肺动脉高压使血流逆转出现发绀和心力衰竭。若妊娠早期已有肺动脉高压或有右向左分流者，建议终止妊娠。

（2）右向左分流型先天性心脏病：临床上以法洛四联症（congenital tetralogy of Fallot）及艾森门格综合征（Eisenmenger syndrome）最常见。

1）法洛四联症：是一种联合的先天性心血管畸形，包括肺动脉狭窄、室间隔缺损、主动脉右位和右心室肥大，是最常见的发绀型心脏病。未行手术矫治者很少存活至生育年龄。此类患者对妊娠期血容量增加和血流动力学改变的耐受力极差，孕妇和胎儿死亡率可高达30%～50%。若发绀严重，自然流产率可高达80%。故这类心脏病妇女不宜妊娠，若已妊娠也应尽早终止。经手术治疗后心功能为Ⅰ～Ⅱ级者，可在严密观察下继续妊娠。

2）艾森门格综合征：也称肺动脉高压性右向左分流综合征。实际上是一组先天性心脏疾病发展的后果。如先天性室间隔缺损、房间隔缺损、动脉导管未闭等持续存在时，肺动脉高压进行性发展，使得右心系统压力持续增高甚至超过左心系统压力，原来的左向右分流转变为右向左分流而出现青紫，孕产妇死亡率增高。

（3）无分流型先天性心脏病

1）肺动脉瓣狭窄（congenital pulmonary valve stenosis）：单纯肺动脉瓣狭窄的预后一般较好，多数可存活至生育期。轻度狭窄者，能度过妊娠及分娩期。重度狭窄（瓣口面积减少60%以上）者，由于妊娠期及分娩期血容量及心排出量增加，加重右心室负荷，严重时可发生右心衰竭。因此，严重肺动脉瓣狭窄宜于妊娠前行手术矫治。

2）主动脉缩窄（congenital coarctation of the aorta）：虽为常见的先天性心血管异常，但女性少见，所以妊娠合并主动脉缩窄较少见。此病常伴其他心血管畸形，预后较差，合并妊娠时20%会发生各种并发症，死亡率3.5%～9%。

3）马方综合征（Marfan syndrome）：为结缔组织遗传性缺陷导致主动脉中层囊性退变。本病患者妊娠时死亡率为4%～50%，死亡原因多为血管破裂。患本病妇女应劝其避孕，妊娠者若超声心动检查发现主动脉根部直径>40mm时，应劝其终止妊娠。

2. 风湿性心脏病（rheumatic heart disease）

（1）二尖瓣狭窄：最多见，占风湿性心脏病的2/3～3/4。无明显血流动力学改变的轻度二尖瓣狭窄（瓣口面积1.5～2.0cm²）患者，可以耐受妊娠。中、重度的二尖瓣狭窄患者，肺水肿和心力衰竭的发生率增高，母胎死亡率增加，尤其在分娩时和产后孕产妇死亡率更高。因此，病变较严重、伴有肺动脉高压患者，应在妊娠前纠正二尖瓣狭窄，已妊娠者宜早期终止妊娠。

（2）二尖瓣关闭不全：由于妊娠期外周阻力下降，使二尖瓣反流程度减轻，故单纯二尖瓣关闭不全者一般情况下能较好耐受妊娠。但风湿性二尖瓣关闭不全患者约半数合并二尖瓣狭窄。

（3）主动脉瓣狭窄及关闭不全：主动脉瓣关闭不全者，妊娠期外周阻力降低可使主动脉反流减轻，一般可以耐受妊娠。主动脉瓣狭窄增加左心射血阻力，严重者应手术矫正后再考虑妊娠。

3. **心肌炎**（myocarditis） 为心肌本身局灶性或弥漫性炎性病变。可发生于妊娠任何阶段，主要病因是病毒感染（柯萨奇 B 型、A 型，ECHO 病毒，流感病毒和疱疹病毒等），其他还可由细菌、真菌、原虫、药物、毒物反应或中毒所致。临床表现取决于心肌病变的广泛程度与部位，轻者可完全没有症状，重者甚至出现心源性休克及猝死。急性心肌炎病情控制良好者，可在密切监护下妊娠。心肌严重受累者，妊娠期发生心力衰竭的危险性很大。

（二）功能异常性心脏病

主要包括各种无心血管结构异常的心律失常。按照发生时心率的快慢，分为快速型和缓慢型心律失常。快速型心律失常包括室上性心律失常和室性心律失常。缓慢型心律失常以心率减慢为特征，常见有窦性心动过缓、病态窦房结综合征、房室传导阻滞。功能异常性心脏病是以心电和传导异常、起搏点异常为主要病理生理基础，根据心律失常的类型、严重程度及其对心功能的影响，决定是否妊娠和选择终止妊娠时机与方式，并请专科医师协助鉴别诊断及针对性治疗。

（三）妊娠期特有的心脏病

1. **妊娠期高血压疾病性心脏病** 以往无心脏病病史的妊娠期高血压疾病孕妇，突然发生以左心衰竭为主的全心衰竭，称为妊娠期高血压疾病性心脏病，系因冠状动脉痉挛、心肌缺血、周围小动脉阻力增加、水钠潴留及血黏度增加等因素加重心脏负担而诱发急性心力衰竭。及时诊治，常能度过妊娠及分娩期，产后病因消除，病情会逐渐缓解，多不遗留器质性心脏病变。

2. **围产期心肌病**（peripartum cardiomyopathy） 指既往无心血管疾病史的孕妇，在妊娠晚期至产后 6 个月内发生的扩张性心肌病，表现为心肌收缩功能障碍和充血性心力衰竭。确切病因不清，可能与病毒感染、免疫、高血压、肥胖、营养不良及遗传等因素有关。发生于妊娠晚期占 10%，产褥期及产后 3 个月内最多，约占 80%，产后 3 个月以后占 10%。

临床表现不尽相同，主要表现为呼吸困难、心悸、咳嗽、咯血、端坐呼吸、胸痛、肝大、水肿等心力衰竭症状。25%～40% 患者出现相应器官栓塞症状。轻者仅有心电图 T 波改变而无症状。胸部 X 线摄片见心脏普遍增大、肺淤血。心电图示左室肥大、ST 段及 T 波异常改变，可伴有各种心律失常。超声心动图显示心腔扩大，以左室、左房大为主，室壁运动普遍减弱，射血分数减少。一部分患者可因发生心力衰竭、肺梗死或心律失常而死亡。初次心力衰竭经早期治疗后，1/3～1/2 患者可以完全康复，再次妊娠可能复发。曾患围产期心肌病、心力衰竭且遗留心脏扩大者，应避免再次妊娠。

【对胎儿的影响】

不宜妊娠的心脏病患者一旦妊娠，或妊娠后心功能恶化者，流产、早产、死胎、胎儿生长受限、胎儿窘迫及新生儿窒息的发生率均明显增高。围产儿死亡率是正常妊娠的 2～3 倍。治疗心脏病的某些药物对胎儿也存在潜在的毒性，如地高辛可自由通过胎盘到达胎儿体内。多数先天性心脏病为多基因遗传，双亲中任何一方患有先天性心脏病，其后代发生先天性心脏病及其他畸形的概率增加 5 倍，如室间隔缺损、肥厚型心肌病、马方综合征等均有较高的遗传性。

【诊断】

由于正常妊娠的生理性变化，可以表现一些酷似心脏病的症状和体征，如心悸、气短、踝部水肿、乏力、心动过速等。心脏检查可以有轻度扩大、心脏杂音。妊娠还可使原有心脏病的某些体征发生变化，增加了诊断难度。诊断时应注意以下有意义的诊断依据：

1. 妊娠前有心悸、气短、心力衰竭史，或曾有风湿热病史。

2. 有劳力性呼吸困难，经常性夜间端坐呼吸、咯血，经常性胸闷、胸痛等症状。

3. 有发绀、杵状指、持续性颈静脉怒张。心脏听诊有舒张期 2 级以上或粗糙的全收缩期 3 级以上杂音。有心包摩擦音、舒张期奔马律和交替脉等。

4. 心电图有严重心律失常,如心房颤动、心房扑动、三度房室传导阻滞、ST 段及 T 波异常改变等。

5. X 线检查显示心脏显著扩大,尤其个别心腔扩大。

6. 超声心动图示心肌肥厚、瓣膜运动异常、心内结构畸形。

【心功能分级】

纽约心脏病协会(NYHA)依据患者生活能力状况,将心脏病患者心功能分为 4 级:

Ⅰ级:一般体力活动不受限制。

Ⅱ级:一般体力活动轻度受限制,活动后心悸、轻度气短,休息时无症状。

Ⅲ级:一般体力活动明显受限制,休息时无不适,轻微日常工作即感不适、心悸、呼吸困难,或既往有心力衰竭史者。

Ⅳ级:一般体力活动严重受限制,不能进行任何体力活动,休息时有心悸、呼吸困难等心力衰竭表现。

这种心功能分级的优点是简便易行,不依赖任何器械检查。其不足之处是主观症状和客观检查并非完全一致。因此,NYHA 对心脏病心功能分级进行多次修订,1994 年采用并行的两种分级方案,即第一种是上述患者主观功能量(functional capacity),第二种是根据客观检查手段(心电图、负荷试验、X 线、超声心动图等)来评估心脏病严重程度。后者将心脏病分为 4 级:

A 级:无心血管病的客观依据。

B 级:客观检查表明属于轻度心血管病患者。

C 级:客观检查表明属于中度心血管病患者。

D 级:客观检查表明属于重度心血管病患者。

其中轻、中、重没有做出明确规定,由医师根据检查进行判断。将患者的两种分级并列。如心功能Ⅱ级 C、Ⅰ级 B 等。

【评估与咨询】

根据心脏病种类、病变程度、是否需手术矫治、心功能级别,进行妊娠风险评估,并综合判断心脏耐受妊娠的能力。

1. **可以妊娠**　心脏病变较轻,心功能Ⅰ~Ⅱ级且既往无心力衰竭史,亦无其他并发症,妊娠风险低级别者,可以妊娠。但应告知妊娠和分娩可能加重心脏病或出现严重心脏并发症,甚至危及生命。同时动态进行妊娠期风险评估,并从妊娠早期开始定期进行孕期检查。

2. **不宜妊娠**　心脏病变复杂或较重、心功能Ⅲ~Ⅳ级、有极高孕产妇死亡和严重母儿并发症风险者,不宜妊娠。年龄在 35 岁以上,心脏病病程较长者,发生心力衰竭的可能性极大,也不宜妊娠。对于有可能行矫治手术的心脏病患者,应建议在孕前行心脏手术治疗,术后再由心脏科、产科医师共同行妊娠风险评估,患者在充分了解病情及妊娠风险的情况下再妊娠。

【常见并发症】

1. **心力衰竭**　是妊娠合并心脏病常见的严重并发症,也是妊娠合并心脏病孕产妇死亡的主要原因,由于妊娠期及分娩期血流动力学的巨大变化,心力衰竭最容易发生在妊娠 32~34 周、分娩期及产褥早期。

以急性肺水肿为主要表现的急性左心衰多见,常为突然发病。病情加重时可出现血压下降、脉搏细弱,神志模糊,甚至昏迷、休克、窒息而死亡。所以,应重视早期心力衰竭的临床表现:①轻微活动后即出现胸闷、心悸、气短;②休息时心率每分钟超过 110 次,呼吸每分钟超过 20 次;③夜间常因胸闷而坐起呼吸,或到窗口呼吸新鲜空气;④肺底部出现少量持续性湿啰音,咳嗽后不消失。

2. **感染性心内膜炎**　是指由细菌、真菌和其他微生物(如病毒、立克次体、衣原体、螺旋体等)直接感染而产生的心瓣膜或心壁内膜炎症。最常见的症状是发热、心脏杂音、栓塞表现。若不及时控制,可诱发心力衰竭。

3. 缺氧和发绀　妊娠时外周血管阻力降低,使发绀型先天性心脏病的发绀加重;非发绀型左至右分流的先天性心脏病,可因肺动脉高压及分娩失血,发生暂时性右至左分流引起缺氧和发绀。

4. 静脉栓塞和肺栓塞　妊娠时血液呈高凝状态,若合并心脏病伴静脉压增高及静脉淤滞者,有时可发生深部静脉血栓,虽不常见,一旦栓子脱落可诱发肺栓塞,是孕产妇的重要死亡原因之一。

5. 恶性心律失常　指心律失常发作时导致患者的血流动力学改变,出现血压下降甚至休克,心、脑、肾等重要器官供血不足,多在原有心脏病的基础上发生,是孕妇猝死和心源性休克的主要原因。

【处理】

心脏病孕、产妇的主要死亡原因是心力衰竭。规范的孕期保健或干预可早期发现或减少心力衰竭发生。

1. 妊娠期

(1) 决定能否继续妊娠:凡不宜妊娠的心脏病孕妇,妊娠早期建议行治疗性人工流产,最好实施麻醉镇痛。对有结构异常性心脏病者应给予抗生素预防感染。对于妊娠中期就诊者,终止妊娠的时机和方法应根据医疗条件、疾病严重程度、疾病种类及心脏并发症等综合考虑。

(2) 加强孕期保健

1) 产前检查的频率:自妊娠早期开始进行产前检查,并告知妊娠风险和可能会发生的严重并发症,建议在二级以上妇产专科或综合医院规范进行孕期保健;妊娠风险低者,产前检查频率同正常妊娠。每次检查应进行妊娠风险评估,妊娠风险分级增高,产前检查次数增加。妊娠 32 周后,发生心力衰竭的概率增加,产前检查应每周 1 次。发现早期心力衰竭征象,应立即住院。孕期经过顺利者,亦应在 36～38 周提前住院待产。

2) 产前检查内容:除常规的产科项目外,应增加评估心功能的检查,并询问患者的自觉症状,加强心率(律)和心肺的听诊。产科医师和心脏专科医师共同评估心脏病的严重程度及心功能,及时发现疾病变化并做好及时转诊。

3) 胎儿监测:先天性心脏病患者的后代发生先天性心脏病的风险为 5%～8%,妊娠期进行胎儿心脏病的筛查,发现胎儿严重复杂心脏畸形可以尽早终止妊娠;母体患心脏病的种类、缺氧的严重程度、心功能状况、妊娠期抗凝治疗、是否出现严重心脏并发症等均可引起胎儿并发症,如流产、早产、胎儿生长受限、低出生体重、胎儿颅内出血、新生儿窒息和新生儿死亡等。妊娠 28 周后进行胎儿脐血流、羊水量和无应激试验(NST)等监测。

(3) 防治心力衰竭

1) 休息:保证充分休息,避免过劳及情绪激动。

2) 饮食:要限制过度加强营养而导致体重过度增长,以整个妊娠期不超过 12kg 为宜。保证合理的高蛋白、高维生素和铁剂的补充,妊娠 20 周以后预防性应用铁剂防止贫血。适当限制食盐量,一般每日食盐量不超过 4～5g。

3) 预防和积极治疗引起心力衰竭的诱因:预防上呼吸道感染,纠正贫血,治疗心律失常。孕妇心律失常发生率较高,对频繁的室性期前收缩或快速室性心律,必须用药物治疗。防治妊娠期高血压疾病和其他合并症与并发症。

4) 动态观察心脏功能:定期进行超声心动图检查,测定心脏射血分数、每分心排出量、心脏排血指数及室壁运动状态,判断随妊娠进展的心功能变化。

5) 心力衰竭的治疗:一旦发生急性心衰,需多学科合作抢救。根据孕周、疾病的严重程度及母儿情况综合考虑终止妊娠的时机和方法。急性左心衰的处理与未妊娠者基本相同。但应用强心药时应注意,孕妇血液稀释、血容量增加及肾小球滤过率增强,同样剂量药物在孕妇血中浓度相对偏低。同时孕妇对洋地黄类药物耐受性较差,需注意其毒性反应。不主张预防性应用洋地黄,早期心力衰竭者,可给予作用和排泄较快的制剂,以防止药物在体内蓄积,在产褥期随着组织内水分一同进入循环引起毒性反应,可根据临床效果减量。不主张用饱和量,以备随着孕周增加、心力衰竭加重时抢救用药的需要,病情好转即停药。妊娠晚期发生心力衰竭,原则是待心力衰竭控制后再行产科处理,若为严重心力衰竭,经内科各种治疗措施均未能奏效,继续发展必将导致母儿死亡时,也可一边控制心力衰竭一边紧急剖宫产,取出胎儿,减轻心脏负担,挽救孕妇生命。

（4）终止妊娠的时机:①心脏病妊娠风险低且心功能Ⅰ级者可以妊娠至足月,如不伴有肺动脉高压的房间隔缺损、室间隔缺损、动脉导管未闭;不伴有心脏结构异常的单源、偶发的室上性或室性期前收缩等。但若出现严重心脏并发症或心功能下降则提前终止妊娠。②妊娠风险较高但心功能Ⅰ级的心脏病患者可以妊娠至32~36周终止妊娠,但必须严密监护,必要时可提前终止妊娠。③属妊娠禁忌的严重心脏病患者,一旦诊断需尽快终止妊娠。

2. 分娩期　于妊娠晚期,应提前选择好适宜的分娩方式。

（1）经阴道分娩:心脏病妊娠风险低且心功能Ⅰ级者通常可耐受经阴道分娩。胎儿不大、胎位正常、宫颈条件良好者,可考虑在严密监护下经阴道分娩。分娩过程中需要心电监护,严密监测患者的自觉症状、心肺情况。避免产程过长;有条件者可以使用分娩镇痛,以减轻疼痛对于血流动力学的影响。

1）第一产程:安慰及鼓励产妇,消除紧张情绪。无分娩镇痛者适当应用地西泮、哌替啶等镇静剂。密切注意血压、脉搏、呼吸、心率。一旦发现心力衰竭征象,应取半卧位,高浓度面罩吸氧,并给去乙酰毛花苷0.4mg加于25%葡萄糖注射液20ml内缓慢静脉注射,必要时4~6小时重复给药一次。产程开始后即应给予抗生素预防感染。

2）第二产程:要避免用力屏气加腹压,应行会阴切开术、胎头吸引术或产钳助产术,尽可能缩短第二产程。

3）第三产程:胎儿娩出后,产妇腹部放置沙袋,以防腹压骤降而诱发心力衰竭。为防止产后出血过多而加重心肌缺血和心力衰竭,可静脉注射或肌内注射缩宫素10~20U,禁用麦角新碱。产后出血过多时,应及时输血、输液,注意输液速度不可过快。

（2）剖宫产:对有产科指征及心功能Ⅲ~Ⅳ级者,均应择期剖宫产。心脏病妊娠风险分级高但心功能Ⅱ级者,也考虑择期剖宫产。主张对心脏病产妇放宽剖宫产术指征,减少产妇因长时间宫缩所引起的血流动力学改变,减轻心脏负担。可选择连续硬膜外阻滞麻醉,麻醉剂中不应加用肾上腺素,麻醉平面不宜过高。结构异常性心脏病者术前预防性应用抗生素1~2日。术中胎儿娩出后腹部沙袋加压,缩宫素预防产后出血。不宜再妊娠者,可同时行输卵管结扎术。术后应限制每天液体入量和静脉输液速度,并继续使用抗生素预防感染5~10日。术后应给予有效的镇痛,以减轻疼痛引起的应激反应。

3. 产褥期　分娩后3日内,尤其产后24小时仍是发生心力衰竭的危险时期,产妇须充分休息并密切监护。产后出血、感染和血栓栓塞是严重的并发症,极易诱发心力衰竭,应重点预防。心脏病妊娠风险低且心功能Ⅰ级者建议哺乳。对于疾病严重的心脏病产妇,即使心功能Ⅰ级,也建议人工喂养。华法林可以分泌至乳汁中,长期服用者建议人工喂养。不宜再妊娠的阴道分娩者,可在产后1周行绝育术。

（李雪兰）

第二节　糖　尿　病

- 妊娠合并糖尿病中90%以上为妊娠期糖尿病。
- 妊娠中晚期孕妇对胰岛素的敏感性下降,此时若胰岛素代偿性分泌量不足,则易发病。
- 临床表现不典型,75g葡萄糖耐量试验是主要的诊断方法。
- 处理原则是积极控制孕妇血糖,预防母儿合并症的发生。

妊娠合并糖尿病有两种情况,一种为孕前糖尿病(pregestational diabetes mellitus,PGDM)的基础上合并妊娠,又称糖尿病合并妊娠;另一种为妊娠前糖代谢正常,妊娠期才出现的糖尿病,称为妊娠期糖尿病(gestational diabetes mellitus,GDM)。妊娠合并糖尿病孕妇中 90% 以上为 GDM,PGDM 者不足 10%。GDM 患者的糖代谢异常大多于产后能恢复正常,但将来患 2 型糖尿病机会增加。妊娠合并糖尿病对母儿均有较大危害,需引起重视。

【妊娠期糖代谢的特点】

在妊娠早中期,随孕周增加,胎儿对营养物质需求量增加,通过胎盘从母体获取葡萄糖是胎儿能量的主要来源,孕妇血浆葡萄糖水平随妊娠进展而降低,空腹血糖约降低 10%。系因:①胎儿从母体获取葡萄糖增加;②妊娠期肾血浆流量及肾小球滤过率均增加,但肾小管对糖的再吸收率不能相应增加,导致部分孕妇自尿中排糖量增加;③雌激素和孕激素增加母体对葡萄糖的利用。因此,空腹时孕妇清除葡萄糖能力较非妊娠期增强。到妊娠中晚期,孕妇体内拮抗胰岛素样物质增加,如肿瘤坏死因子、瘦素、胎盘生乳素、雌激素、孕酮、皮质醇和胎盘胰岛素酶等使孕妇对胰岛素的敏感性随孕周增加而下降,为维持正常糖代谢水平,胰岛素需求量必须相应增加。对于胰岛素分泌受限的孕妇,妊娠期不能代偿这一生理变化而使血糖升高,出现 GDM 或使原有糖尿病加重。

【妊娠对糖尿病的影响】

妊娠可使既往无糖尿病的孕妇发生 GDM,也使原有糖尿病前期患者的病情加重。妊娠早期空腹血糖较低,应用胰岛素治疗的孕妇如果未及时调整胰岛素用量,部分患者可能会出现低血糖。分娩过程中体力消耗较大,进食量少,若不及时减少胰岛素用量,容易发生低血糖。产后胎盘排出体外,胎盘分泌的抗胰岛素物质迅速消失,胰岛素用量应立即减少。

【糖尿病对妊娠的影响】

妊娠合并糖尿病对母儿的影响及其程度取决于糖尿病病情及血糖控制水平。病情较重或血糖控制不良者,对母、儿的影响极大,母儿的近、远期并发症较高。

1. 对孕妇的影响

(1)高血糖可使胚胎发育异常甚至死亡,流产发生率达 15%~30%。

(2)发生妊娠期高血压疾病的可能性较非糖尿病孕妇高 2~4 倍,可能与存在严重胰岛素抵抗状态及高胰岛素血症有关;当糖尿病伴有微血管病变尤其合并肾脏病变时,妊娠期高血压及子痫前期发病率可高达 50% 以上。

(3)未能很好控制血糖的孕妇易发生感染,感染亦可加重糖尿病代谢紊乱,甚至诱发酮症酸中毒等急性并发症。

(4)羊水过多发生率较非糖尿病孕妇多 10 倍。其原因可能与胎儿高血糖、高渗性利尿致胎尿排出增多有关。

(5)因巨大胎儿发生率明显增高,难产、产道损伤、手术产概率增高,产程延长易发生产后出血。

(6)1 型糖尿病孕妇易发生糖尿病酮症酸中毒。由于妊娠期复杂的代谢变化,加之高血糖及胰岛素相对或绝对不足,代谢紊乱进一步发展到脂肪分解加速,血清酮体急剧升高,进一步发展为代谢性酸中毒,是孕妇死亡的主要原因。

(7)GDM 孕妇再次妊娠时,复发率高达 33%~69%。远期患糖尿病概率也增加,17%~63% 将发展为 2 型糖尿病。同时,远期心血管系统疾病的发生率也高。

2. 对胎儿的影响

(1)巨大胎儿:发生率高达 25%~42%。原因为胎儿长期处于母体高血糖所致的高胰岛素血症环境中,促进蛋白、脂肪合成和抑制脂解作用,导致躯体过度发育。

(2)胎儿生长受限(FGR):发生率约 21%。妊娠早期高血糖有抑制胚胎发育的作用,导致胚胎发育落后。糖尿病合并微血管病变者,胎盘血管常出现异常,影响胎儿发育。

(3)流产和早产:妊娠早期血糖高可使胚胎发育异常,最终导致胚胎死亡而流产。合并羊水过多易发生早产,并发妊娠期高血压疾病、胎儿窘迫等并发症时,常需提前终止妊娠,早产发生率为

10%~25%。

（4）胎儿窘迫和胎死宫内：可由妊娠中晚期发生的糖尿病酮症酸中毒所致。

（5）胎儿畸形：未控制孕前糖尿病孕妇，严重畸形发生率为正常妊娠的7~10倍，与受孕后最初数周高血糖水平密切相关，是围产儿死亡的重要原因。

3. 对新生儿的影响

（1）新生儿呼吸窘迫综合征：发生率增高。高血糖刺激胎儿胰岛素分泌增加，形成高胰岛素血症，后者具有拮抗糖皮质激素促进肺泡Ⅱ型细胞表面活性物质合成及释放的作用，使胎儿肺表面活性物质产生及分泌减少，胎儿肺成熟延迟。

（2）新生儿低血糖：新生儿脱离母体高血糖环境后，高胰岛素血症仍存在，若不及时补充糖，易发生低血糖，严重时危及新生儿生命。

【临床表现与诊断】

妊娠期有三多症状（多饮、多食、多尿），本次妊娠并发羊水过多或巨大胎儿者，应警惕合并糖尿病的可能。但大多数GDM患者无明显的临床表现。

1. 孕前糖尿病（PGDM）的诊断　符合以下2项中任意一项者，可确诊为PGDM。

（1）妊娠前已确诊为糖尿病的患者。

（2）妊娠前未进行过血糖检查的孕妇，尤其存在糖尿病高危因素者，如肥胖（尤其重度肥胖）、一级亲属患2型糖尿病、GDM史或大于胎龄儿分娩史、多囊卵巢综合征患者及妊娠早期空腹尿糖反复阳性，首次产前检查时应明确是否存在妊娠前糖尿病，达到以下任何一项标准应诊断为PGDM。

1）空腹血糖（fasting plasma glucose，FPG）≥7.0mmol/L（126mg/dl）。

2）75g口服葡萄糖耐量试验（oral glucose tolerance test，OGTT）：服糖后2小时血糖≥11.1mmol/L（200mg/dl）。孕早期不常规推荐进行该项检查。

3）伴有典型的高血糖或高血糖危象症状，同时任意血糖≥11.1mmol/L（200mg/dl）。

4）糖化血红蛋白（glycohemoglobin，HbA1c）≥6.5%，但不推荐妊娠期常规用HbA1c进行糖尿病筛查。

2. 妊娠期糖尿病（GDM）的诊断

（1）推荐医疗机构对所有尚未被诊断为PGDM或GDM的孕妇，在妊娠24~28周及28周后首次就诊时行75g OGTT。

75g OGTT的诊断标准：空腹及服糖后1小时、2小时的血糖值分别低于5.1mmol/L、10.0mmol/L、8.5mmol/L。任何一点血糖值达到或超过上述标准即诊断为GDM。

（2）孕妇具有GDM高危因素或者医疗资源缺乏地区，建议妊娠24~28周首先检查FPG。FPG≥5.1mmol/L，可以直接诊断为GDM，不必行75g OGTT。

GDM的高危因素：①孕妇因素：年龄≥35岁、妊娠前超重或肥胖、糖耐量异常史、多囊卵巢综合征；②家族史：糖尿病家族史；③妊娠分娩史：不明原因的死胎、死产、流产史、巨大胎儿分娩史、胎儿畸形和羊水过多史、GDM史；④本次妊娠因素：妊娠期发现胎儿大于孕周、羊水过多；反复外阴阴道假丝酵母菌病者。

【妊娠合并糖尿病的分期】

依据患者发生糖尿病的年龄、病程以及是否存在血管并发症等进行分期（White分类法），有助于判断病情的严重程度及预后：

A级：妊娠期诊断的糖尿病。

A1级：经控制饮食，空腹血糖<5.3mmol/L，餐后2小时血糖<6.7mmol/L。

A2级:经控制饮食,空腹血糖≥5.3mmol/L,餐后2小时血糖≥6.7mmol/L。

B级:显性糖尿病,20岁以后发病,病程<10年。

C级:发病年龄10~19岁,或病程达10~19年。

D级:10岁前发病,或病程≥20年,或合并单纯性视网膜病。

F级:糖尿病性肾病。

R级:眼底有增生性视网膜病变或玻璃体积血。

H级:冠状动脉粥样硬化性心脏病。

T级:有肾移植史。

【处理】

1. 糖尿病患者可否妊娠的指标

(1)糖尿病患者于妊娠前应确定糖尿病严重程度。未经治疗的D、F、R级糖尿病一旦妊娠,对母儿危险均较大,应避孕,不宜妊娠。

(2)器质性病变较轻、血糖控制良好者,可在积极治疗、密切监护下继续妊娠。

(3)从妊娠前开始,在内科医师协助下严格控制血糖值。

2. 糖尿病孕妇的管理

(1)妊娠期血糖控制目标:GDM患者妊娠期血糖应控制在餐前及餐后2小时血糖值分别≤5.3mmol/L和6.7mmol/L;夜间血糖不低于3.3mmol/L;妊娠期HbA1c宜<5.5%。PGDM患者妊娠期血糖控制应达到下述目标:妊娠早期血糖控制勿过于严格,以防低血糖发生;妊娠期餐前、夜间血糖及FPG宜控制在3.3~5.6mmol/L,餐后峰值血糖5.6~7.1mmol/L,HbA1c<6.0%。无论GDM或者PGDM,经过饮食和运动管理,妊娠期血糖达不到上述标准时,应及时加用胰岛素或口服降糖药物进一步控制血糖。

(2)医学营养治疗:目的是使糖尿病孕妇的血糖控制在正常范围,保证孕妇和胎儿的合理营养摄入,减少母儿并发症的发生。多数GDM患者经合理饮食控制和适当运动治疗,均能控制血糖在满意范围。每日摄入总能量应根据不同妊娠前体重和妊娠期的体重增长速度而定(表9-1)。

表9-1　基于妊娠前体重指数推荐的孕妇每日能量摄入量及妊娠期体重增长标准

妊娠前体重指数 (kg/m²)	能量系数 (kcal/kg·d)	平均能量 (kcal/d)	妊娠期体重增长值 (kg)	妊娠中晚期每周体重增长值(kg)	
				均数	范围
<18.5	35~40	2000~2300	12.5~18.0	0.51	0.44~0.58
18.5~24.9	30~35	1800~2100	11.5~16.0	0.42	0.35~0.50
≥25.0	25~30	1500~1800	7.0~11.5	0.28	0.23~0.33

(3)运动疗法:可降低妊娠期基础胰岛素抵抗,每餐30分钟后进行中等强度的运动对母儿无不良影响。

(4)药物治疗:不能达标的GDM患者首先推荐应用胰岛素控制血糖。目前,口服降糖药物二甲双胍和格列苯脲在GDM患者中应用的安全性和有效性不断得到证实,但我国尚缺乏相关研究。在患者知情同意的基础上,可谨慎用于部分GDM患者。如需应用口服降糖药,更推荐二甲双胍用于孕期。

胰岛素用量个体差异较大,尚无统一标准。一般从小剂量开始,并根据病情、孕期进展及血糖值加以调整,力求控制血糖在正常水平。目前应用最普遍的一种方法是长效胰岛素和超短效或短效胰岛素联合使用,即三餐前注射超短效或短效胰岛素,睡前注射长效胰岛素。从小剂量开始,逐渐调整至理想血糖标准。

(5)妊娠期糖尿病酮症酸中毒的处理:①血糖过高者(>16.6mmol/L),先予胰岛素0.2~0.4U/kg一次性静脉注射。②胰岛素持续静脉滴注:0.9%氯化钠注射液+胰岛素,按胰岛素0.1U/

（kg·h）或 4~6U/h 的速度输入。③监测血糖:从使用胰岛素开始每小时监测血糖 1 次,根据血糖下降情况进行调整,要求平均每小时血糖下降 3.9~5.6mmol/L 或超过静脉滴注前血糖水平的30%。达不到此标准者,可能存在胰岛素抵抗,应将胰岛素用量加倍。④当血糖降至 13.9mmol/L时,将 0.9% 氯化钠注射液改为 5% 葡萄糖或葡萄糖盐水,每 2~4g 葡萄糖加入 1U 胰岛素,直至血糖降至 11.1mmol/L 以下、尿酮体阴性、并可平稳过渡到餐前皮下注射治疗时停止。补液原则先快后慢、先盐后糖;注意出入量平衡。开始静脉胰岛素治疗且患者有尿后及时补钾,避免出现严重低血钾。

3. 孕期母儿监护　早孕反应可能给血糖控制带来困难,应密切监测血糖变化,及时调整胰岛素用量以防发生低血糖。孕前患糖尿病者需每周检查一次直至妊娠第 10 周,以后每两周检查一次,妊娠 32 周以后应每周产前检查一次。每 1~2 个月测定肾功能及糖化血红蛋白含量,同时进行眼底检查;同时注意孕妇血压、水肿、尿蛋白等情况,并监测胎儿宫内状况及胎盘功能,必要时及早住院。GDM 患者主要依据病情程度需定期监测其血糖、胎儿发育等。

4. 分娩时机

（1）无需胰岛素治疗而血糖控制达标的 GDM 孕妇,若无母儿并发症,在严密监测下可等待至预产期,到预产期仍未临产者,可引产终止妊娠。

（2）PGDM 及需胰岛素治疗的 GDM 孕妇,若血糖控制良好且无母儿并发症,严密监测下,妊娠 39 周后可终止妊娠;血糖控制不满意或出现母儿并发症,应及时收入院观察,根据病情决定终止妊娠时机。

（3）糖尿病伴微血管病变或既往有不良产史者,需严密监护,终止妊娠时机应个体化。

5. 分娩方式　糖尿病不是剖宫产的指征,决定阴道分娩者,应制订分娩计划,产程中密切监测孕妇血糖、宫缩、胎心变化,避免产程过长。

选择性剖宫产手术指征:糖尿病伴微血管病变及其他产科指征,如怀疑巨大胎儿、胎盘功能不良、胎位异常等产科指征者。妊娠期血糖控制不佳,胎儿偏大(尤其估计胎儿体重≥4250g 者)或者既往有死胎、死产史者,应适当放宽剖宫产手术指征。

6. 分娩期处理

（1）一般处理:注意休息、镇静,给予适当饮食,严密观察血糖、尿糖及酮体变化,及时调整胰岛素用量,加强胎儿监护。

（2）阴道分娩:临产时情绪紧张及疼痛可使血糖波动,胰岛素用量不易掌握,严格控制产时血糖水平对母儿均十分重要。临产后仍采用糖尿病饮食,产程中一般应停用皮下注射胰岛素,孕前患糖尿病者静脉输注 0.9% 氯化钠注射液加胰岛素,根据产程中测得的血糖值调整静脉输液速度。

（3）剖宫产:在手术日停止皮下注射所有胰岛素,监测血糖及尿酮体,根据其空腹血糖水平及每日胰岛素用量,改为小剂量胰岛素持续静脉滴注。一般按 3~4g 葡萄糖加 1U 胰岛素比例配制葡萄糖注射液,并按每小时静脉输入 2~3U 胰岛素速度持续静脉滴注,每 1~2 小时测 1 次血糖,尽量使术中血糖控制在 6.7~10.0mmol/L。术后每 2~4 小时测 1 次血糖,直到饮食恢复。

（4）产后处理:大部分 GDM 患者在分娩后即不再需要使用胰岛素,仅少数患者仍需胰岛素治疗。胰岛素用量应减少至分娩前的 1/3~1/2,并根据产后空腹血糖值调整用量。产后 6~12 周行 OGTT检查,若仍异常,可能为产前漏诊的糖尿病患者。

（5）新生儿出生时处理:留脐血,进行血糖监测。无论出生时状况如何,均应视为高危新生儿,尤其是妊娠期血糖控制不满意者,需给予监护,注意保暖和吸氧,重点防止新生儿低血糖,应在开奶同时,定期滴服葡萄糖液。

（杨慧霞）

第三节 病毒性肝炎

- 乙型病毒性肝炎最为常见。
- 母婴垂直传播是乙型病毒性肝炎的重要传播途径。
- 是我国孕产妇死亡的主要原因之一,尽早识别、合理产科处理是救治成功的关键。
- 新生儿接受乙型肝炎免疫球蛋白注射和乙型肝炎疫苗接种能有效阻断传播。

病毒性肝炎是由肝炎病毒引起的以肝脏病变为主的传染性疾病,致病病毒包括甲型肝炎病毒(hepatitis A virus,HAV)、乙型肝炎病毒(hepatitis B virus,HBV)、丙型肝炎病毒(hepatitis C virus,HCV)、丁型肝炎病毒(hepatitis D virus,HDV)及戊型肝炎病毒(hepatitis E virus,HEV)5 种。除乙型肝炎病毒为 DNA 病毒外,其余均为 RNA 病毒。近年来,又发现庚型肝炎病毒和输血传播肝炎病毒,但这两种病毒的致病性尚未明确。妊娠合并病毒性肝炎的总体发病率为 0.8% ~ 17.8%,我国是乙型肝炎的高发国家,妊娠合并重型肝炎仍然是我国孕产妇死亡的主要原因之一。

【妊娠及分娩期肝脏的生理变化】

妊娠期、产褥期肝脏结构、功能均发生变化:①妊娠期基础代谢率高,营养物质消耗增多,肝内糖原储备降低,对低糖耐受降低;②妊娠期大量雌激素在肝内灭活,妨碍肝脏对脂肪的转运和胆汁的排泄,血脂升高;③胎儿代谢产物需经母体肝脏代谢解毒;④妊娠早期食欲降低,体内营养物质相对不足,如蛋白质相对缺乏,使肝脏抗病能力下降;⑤分娩时体力消耗、缺氧、酸性代谢产物增多及产后出血等因素,加重肝脏负担。上述因素并不增加肝脏对肝炎病毒的易感性,但由于妊娠期、产褥期的生理变化,可加重病情。妊娠期间的并发症也易引起肝损害,并易与病毒性肝炎混淆,增加诊治的复杂性和难度。

【对母儿的影响】

1. **对母体的影响**   妊娠早期可加重早孕反应,妊娠晚期可能因肝脏灭活醛固酮的能力下降,使子痫前期发病率增加。病情严重时影响凝血因子合成功能,导致凝血因子降低,容易发生产后出血;妊娠晚期合并肝炎易发展为重型肝炎,增加孕产妇死亡率。

2. **对围产儿的影响**   可增加流产、早产、死胎、和新生儿死亡的发生率。肝功能异常时,围产儿死亡率高达 4.6%。妊娠期患病毒性肝炎,病毒可通过胎盘屏障垂直传播感染胎儿。围产期感染的婴儿,免疫功能尚未完全发育,有相当一部分将转为慢性病毒携带状态,以后容易发展为肝硬化或原发性肝癌。

【肝炎病毒的垂直传播】

1. **甲型肝炎病毒**   甲型肝炎病毒经消化道传播,一般不能通过胎盘屏障感染胎儿,母婴垂直传播的可能性极小。但分娩过程中接触母体血液、吸入羊水或受胎粪污染可致新生儿感染。

2. **乙型肝炎病毒**   可通过母婴垂直传播、产时及产后传播三种途径传播。母婴垂直传播近年来虽然有所降低,但仍是我国慢性乙型肝炎病毒感染的主要原因,新生儿或婴幼儿感染 HBV 后,超过 80% 将成为慢性 HBV 感染者。即使乙肝疫苗、乙肝高效价免疫球蛋白联合免疫方案可以显著降低乙肝的母婴传播,但仍有 10% ~15% 的婴儿发生免疫失败。

3. **丙型肝炎病毒**   国外报道 HCV 在母婴间垂直传播的发生率为 4% ~7%。当母血清中检测到较高滴度的 HCV-RNA 时,才会发生母婴传播。妊娠晚期患丙型肝炎,母婴传播发生率增加,但许多发生宫内感染的新生儿在生后 1 年内会自然转阴。

4. **丁型肝炎病毒**   HDV 为缺陷病毒,需依赖 HBV 的存在,其感染大多见于 HBV 感染者,传播途径与 HBV 相同,经体液、血行或注射途径传播。

5. **戊型肝炎病毒**   报道有母婴传播的病例,传播途径与 HAV 相似。

6. 庚型肝炎病毒和输血传播（己型）肝炎病毒　己型肝炎病毒主要经血传播；庚型肝炎病毒可发生母婴传播。慢性乙型、丙型肝炎患者容易发生庚型肝炎病毒传播。

【诊断】

应详细询问病史，结合临床表现、实验室检查及影像学检查进行综合判断。

1. 病史与临床表现　①有与病毒性肝炎患者密切接触史，半年内曾接受输血、注射血液制品史。病毒性肝炎的潜伏期，一般甲型肝炎为2~7周，乙型肝炎为6~20个月，丙型肝炎为2~26周，丁型肝炎为4~20周，戊型肝炎为2~8周。②出现不能用其他原因解释的消化系统症状，如食欲减退、恶心、呕吐、腹胀、肝区疼痛。继而出现乏力、畏寒、发热，部分患者有皮肤巩膜黄染、尿色深黄。可触及肝大，肝区有叩击痛。妊娠晚期受增大子宫影响，肝脏极少被触及，如能触及为异常。

2. 实验室检查　包括病原学检查和肝脏功能检查。前者表现为相应肝炎病毒血清学抗原抗体检测出现阳性。后者主要包括：血清丙氨酸转氨酶（ALT）和天门冬氨酸转氨酶（AST）等。其中ALT是反映肝细胞损伤程度最常用的敏感指标。1%的肝细胞发生坏死时，血清ALT水平可升高1倍。总胆红素升高在预后评估上较ALT及AST更有价值。胆红素持续上升而转氨酶下降，称为"胆酶分离"，提示重型肝炎的肝细胞坏死严重，预后不良。凝血酶原时间百分活度（prothrombin time activity percentage，PTA）的正常值为80%~100%，<40%是诊断重型肝炎的重要标志之一。PTA是判断病情严重程度和预后的主要指标，较转氨酶和胆红素具有更重要的临床意义。各病原学检查如下：

（1）甲型肝炎病毒：检测血清HAV抗体及血清HAV-RNA。HAV-IgM阳性代表近期感染，HAV-IgG在急性期后期和恢复期出现，属保护性抗体。

（2）乙型肝炎病毒：检测血清中HBV标志物，各标志物的临床意义见表9-2。

表9-2　乙型肝炎血清学标志物及其意义

项目	临床意义
HBsAg	HBV感染特异性标志，见于乙型肝炎患者或无症状携带者
HBsAb	曾感染HBV或已接种疫苗，已产生免疫力
HBeAg	血中有HBV复制，其滴度反映传染性强弱
HBeAb	血中HBV复制趋于停止，传染性减低
HBcAb-IgM	HBV复制阶段，出现于肝炎早期
HBcAb-IgG	主要见于肝炎恢复期或慢性感染

（3）丙型肝炎病毒：单项HCV抗体阳性多为既往感染，不作为抗病毒治疗的证据。

（4）丁型肝炎病毒：HDV是一种缺陷的嗜肝RNA病毒，需依赖HBV的存在而复制和表达，伴随HBV引起肝炎。需同时检测血清中HDV抗体和乙型肝炎血清学标志物。

（5）戊型肝炎病毒：由于HEV抗原检测困难，而抗体出现较晚，在疾病急性期有时难以诊断，即使抗体阴性也不能排除诊断，需反复检测。

3. 影像学检查　主要是超声检查，必要时可行磁共振检查，可以观察肝脾大小，有无出现肝硬化、腹腔积液、肝脏脂肪变性等表现。

4. 妊娠合并重型肝炎的诊断要点　出现以下情况时考虑重型肝炎：①消化道症状严重；②血清总胆红素值>171μmol/l（10mg/dl），或黄疸迅速加深，每日上升17.1μmol/l；③凝血功能障碍，全身出血倾向，PTA<40%；④肝脏缩小，出现肝臭气味，肝功能明显异常；⑤肝性脑病；⑥肝肾综合征。当出现以下三点即可临床诊断为重型肝炎：①出现乏力、食欲缺乏、恶心呕吐等症状；②PTA<40%；③血清总胆红素>171μmol/l。

【鉴别诊断】

1. 妊娠期肝内胆汁淤积症　以妊娠中晚期发生瘙痒及胆汁酸升高为特点。转氨酶可轻至中度升高,胆红素可正常或升高,血清病毒学检测阴性。临床症状及肝功能异常于分娩后数日或数周内迅速消失或恢复正常。

2. **妊娠期急性脂肪肝**　多发于妊娠晚期,疾病进展快,起病时常有上腹部疼痛、恶心、呕吐等消化道症状,进一步发展为急性肝功能衰竭,与妊娠合并重型肝炎较难鉴别。鉴别要点有:①AFLP肝炎标志物一般为阴性;②重型肝炎转氨酶水平更高;③AFLP患者尿胆红素阴性,而重型肝炎尿胆红素阳性;④AFLP终止妊娠后1周左右病情常趋于稳定并好转,重型肝炎恢复较慢,病程甚至可长达数月。

3. **HELLP综合征**　在妊娠期高血压疾病的基础上发生,以肝酶升高、血管内溶血、血小板减少为特征的综合征,终止妊娠后病情可迅速好转。

4. **妊娠剧吐导致的肝损害**　妊娠早期出现食欲减退、恶心呕吐,严重者可有肝功能轻度异常。经纠正水电解质及酸碱平衡紊乱后,病情好转,肝功能可恢复,无黄疸出现。血清学检测阴性有助于鉴别。

5. **药物性肝损害**　有服用对肝脏有损害的药物史。如氯丙嗪、异丙嗪、苯巴比妥类镇静药、甲巯咪唑、异烟肼、利福平等,停药后多可恢复。

【处理】

（一）孕前处理

感染HBV的生育期妇女应在妊娠前行肝功能、血清HBV DNA检测以及肝脏超声检查。患者最佳的受孕时机是肝功能正常、血清HBV DNA低水平、肝脏超声无特殊改变。若有抗病毒治疗指征,可采用干扰素或核苷类药物治疗,应用干扰素治疗的妇女,停药后6个月可考虑妊娠;口服核苷类药物需要长时间治疗,最好应用替诺福韦或替比夫定,可以延续至妊娠期使用。

（二）妊娠期处理

轻症急性肝炎,经积极治疗后好转者可继续妊娠。慢性活动性肝炎者妊娠后可加重,对母儿危害较大,治疗后效果不好应考虑终止妊娠。治疗主要采用护肝、对症、支持疗法。常用护肝药物有葡醛内酯、多烯磷脂酰胆碱、腺苷蛋氨酸、还原型谷胱甘肽注射液、门冬氨酸钾镁等。主要作用在于减轻免疫反应损伤,协助转化有害代谢产物,改善肝脏循环,有助于肝功能恢复。治疗期间严密监测肝功能、凝血功能等指标。

（三）分娩期处理

非重型肝炎可阴道分娩,分娩前数日肌注维生素 K₁,每日 20~40mg。准备好新鲜血液。防止滞产,宫口开全后可行胎头吸引术助产,以缩短第二产程。防止产道损伤和胎盘残留。胎肩娩出后立即使用缩宫素预防产后出血。

（四）产褥期处理

注意休息和护肝治疗。应用对肝损害较小的广谱抗生素预防或控制感染,是防止肝炎病情恶化的关键。

对HBsAg阳性母亲的新生儿,经过主动以及被动免疫后,不管孕妇HBeAg阳性还是阴性,其新生儿都可以母乳喂养,无需检测乳汁中有无HBV DNA。因病情严重不宜哺乳者应尽早回奶。回奶禁用雌激素等对肝脏有损害的药物,可选择口服生麦芽或乳房外敷芒硝。

（五）重型肝炎的处理

1. **保肝治疗**　主要目的是防止肝细胞坏死、促进肝细胞再生、消退黄疸。可采用高血糖素-胰岛素-葡萄糖联合应用,高血糖素 1~2mg、胰岛素 6~12U 溶于 10% 葡萄糖液 500ml 内静脉滴注,每日 1次,2~3 周为一疗程,可以促进肝细胞再生。人血白蛋白可促进肝细胞再生,改善低蛋白血症,每次 10~20g,每周 1~2 次。新鲜血浆 200~400ml,每周 2~4 次输入能促进肝细胞再生和补充凝血因子。门冬氨酸钾镁可促进肝细胞再生,降低胆红素,使黄疸消退,40ml/d 加于 10% 葡萄糖溶液 500ml 缓慢滴注,高钾血症患者慎用。

2. **防治肝性脑病**　主要为去除诱因,减少肠道氨等毒性产物,控制血氨。蛋白质摄入量每日应<0.5g/kg,增加碳水化合物。保持大便通畅,减少氨及毒素的吸收。口服新霉素或甲硝唑抑制肠内细菌繁殖,减少氨等有毒物质的形成和吸收。醋谷胺 600mg 溶于 5% 葡萄糖溶液或精氨酸 15～20g 每日一次静脉滴注,降低血氨、改善脑功能。六合氨基酸注射液 250ml 静滴,每日 1～2 次,补充支链氨基酸,调整血清氨基酸比值,使肝性脑病患者清醒。适当限制补液量,控制在每日 1500ml 以内。有脑水肿者,可适当使用甘露醇。

3. **防治凝血功能障碍**　可输注新鲜冰冻血浆与冷沉淀等改善凝血功能。

4. **防治肾衰竭**　严格限制入液量,一般每日入液量为 500ml 加前一日尿量。呋塞米 60～80mg 静脉注射,必要时 2～4 小时重复一次,2～3 次无效后停用。多巴胺 20～80mg,扩张肾血管,改善肾血流。监测血钾浓度,防止高血钾。避免应用对肾脏有损害的药物。急性肾衰竭大量使用利尿药后仍无尿并出现高钾血症、肺水肿时应考虑血液透析。

5. **防止感染**　重型肝炎患者易发生胆道、腹腔、肺部等部位的细菌感染。注意无菌操作、口腔护理、会阴擦洗等护理,预防感染,有计划逐步升级强有力的广谱抗生素,最初可选用二、三代头孢,使用广谱抗生素 2 周以上需经验性使用抗真菌药物。

6. **产科处理**　经积极控制,待病情稳定,24 小时后尽快终止妊娠,分娩方式以剖宫产为宜,必要时行次全子宫切除术。

【**肝炎病毒的母婴传播阻断**】

（一）甲型肝炎

接触甲型肝炎后,孕妇应于 7 日内肌注丙种球蛋白 2～3ml。新生儿出生时及出生后 1 周各注射 1 次丙种球蛋白可以预防感染。甲型肝炎急性期禁止哺乳。

（二）乙型肝炎

HBV 母婴传播的阻断措施包括:①所有孕妇应筛查夫妇双方的 HBsAg;②妊娠中晚期 HBV DNA 载量≥2×10^6IU/ml,在与孕妇充分沟通和知情同意后,可于妊娠 24～28 周开始给予替诺福韦或替比夫定进行抗病毒治疗,可减少 HBV 母婴传播;③分娩时应尽量避免产程延长、软产道裂伤和羊水吸入;④产后新生儿尽早联合应用乙型肝炎免疫球蛋白(hepatitis B immunoglobulin,HBIG)和乙肝疫苗可有效阻断母婴传播(表 9-3)。

表 9-3　新生儿 HBV 母婴阻断方案

母体情况	胎儿情况	接种方案	随　访
孕妇 HBsAg(-)	足月新生儿	疫苗行 3 针方案:即 0、1、6 个月各注射 1 次	无需随访
	早产儿且出生体重≥2000g	疫苗行 3 针方案:即 0、1、6 个月各注射 1 次	最好在 1～2 岁再加强一针疫苗
	早产儿且出生体重<2000g	待新生儿体重增至≥2000g 时,实行疫苗 4 针方案:即出生 24 小时内、1～2 个月、2～3 个月、6～7 个月各注射 1 次	可不随访或最后 1 针后 1～6 个月
孕妇 HBsAg(+)	足月新生儿	出生 12 小时内(越早越好)注射 HBIG 100～200IU; 并行 3 针方案:即 0、1 个月、6 个月各注射 1 次	7～12 月龄随访
	早产儿,无论出生时情况及体重	出生 12 小时内(越早越好)注射 HBIG 100～200IU,3～4 周后重复 1 次; 疫苗行 4 针方案:即出生 24 小时内、3～4 周、2～3 个月、6～7 个月各注射 1 次	最后 1 针后 1～6 个月

随访检测结果有：①HBsAg 阴性，抗-HBs 阳性，且>100mU/ml，说明预防成功，无需特别处理；②HBsAg 阴性，抗-HBs 阳性，但<100mU/ml，表明预防成功，但对疫苗应答反应较弱，可在 2～3 岁加强接种 1 针，以延长保护年限；③HBsAg 和抗-HBs 均阴性（或<10mU/ml），说明没有感染 HBV，但对疫苗无应答，需再次全程接种（3 针方案），然后再复查；④HBsAg 阳性，抗-HBs 阴性，高度提示免疫预防失败；6 个月后复查 HBsAg 仍阳性，可确定预防失败，已为慢性 HBV 感染。

（三）丙型肝炎

尚无特异的免疫方法。减少医源性感染是预防丙肝的重要环节。对易感人群可用丙种球蛋白进行被动免疫。对抗-HCV 抗体阳性母亲的婴儿，在 1 岁前注射免疫球蛋白可对婴儿起保护作用。

（陈敦金）

第四节　TORCH 综合征

- 感染后大多无明显症状或症状轻微。
- 可通过胎盘、产道、母乳或产后密切接触感染胎儿或新生儿，导致流产、死胎和出生缺陷等。
- 应根据感染病原体种类、状态和孕周，结合超声检查和介入性产前诊断结果等进行综合预后评估及处理。
- 不能仅凭血清学检查结果而建议终止妊娠。

TORCH 是由一组病原微生物英文名称的首字母组合而成，其中 T 指弓形虫（toxoplasma，TOX），O 指其他（others，如梅毒螺旋体、微小病毒 B19 等），R 指风疹病毒（rubella virus，RV），C 指巨细胞病毒（cytomegalovirus，CMV），H 主要指单纯疱疹病毒（herpes simplex virus，HSV）。TORCH 综合征指由 TORCH 感染所致的围产儿的症状和体征，如流产、死胎、早产、先天畸形等，即使幸存，也可遗留中枢神经系统等损害。孕妇感染后多无症状或症状轻微，但可垂直传播给胎儿，引起宫内感染。本节主要对 TOX、RV 和 CMV 进行阐述，HSV 见本章第五节"性传播疾病"。

【传播途径】

1. 孕妇感染　TOX 多为食用含有包囊的生肉或未煮熟的肉、蛋类和未洗涤的蔬菜水果或接触带有虫卵的猫等动物排泄物而感染。RV 主要是直接传播或经呼吸道飞沫传播。CMV 主要通过飞沫、唾液、尿液和性接触感染，也可经输血、人工透析和器官移植感染。

2. 母儿传播　孕妇感染 TORCH 中任何一种病原体均可致胎儿感染，具体传播途径如下：

（1）宫内感染：病原体血行性经胎盘感染胚胎或胎儿；上行性经生殖道进入羊膜腔或沿胎膜外再经胎盘感染胎儿。

（2）产道感染：胎儿在分娩过程中通过被病原体感染的软产道而感染。

（3）出生后感染：通过母亲的乳汁、唾液和血液等感染新生儿。

【对母儿的影响】

1. 对孕妇的影响　孕妇感染后大多无明显症状或症状轻微，部分孕妇可表现为不典型的感冒样症状，如低热、乏力、关节肌肉酸痛、局部淋巴结肿大等。RV 感染者可在颜面部广泛出现斑丘疹，并可扩散至躯干和四肢，还可伴有关节痛或关节炎、头颈部淋巴结病和结膜炎等。

2. 对胎儿和新生儿的影响　原发感染的孕妇可通过胎盘或产道感染胎儿，感染时胎龄越小，先天畸形发生率愈高，畸形越严重。

（1）弓形虫病：宫内感染率随孕周增加而增加，妊娠 13 周感染者为 15%，26 周感染者为 44%，36 周感染者为 71%，但妊娠早期感染对胎儿影响最严重。大多数宫内感染儿出生时没有明显弓形虫病特征，随后可逐渐出现肝脾大、黄疸、贫血及颅内钙化、脑积水和小头畸形等神经系统疾病，还可发展为脉络膜视网膜炎、学习障碍等。有症状的感染儿远期并发症发生率高。

（2）RV感染：胎儿器官发生过程中感染RV的后遗症较为严重。妊娠12周之前孕妇感染RV，90%以上发生宫内感染；妊娠13～14周感染者宫内感染率为54%；而妊娠中期末感染者宫内感染率为25%。妊娠20周以后感染者一般不会导致出生缺陷。先天性风疹综合征可包括一个或多个脏器损害：①眼部缺陷：先天性白内障、青光眼、小眼和色素性视网膜病等；②先天性心脏病：动脉导管未闭、肺动脉狭窄、室间隔缺损、房间隔缺损、法洛四联症等；③感觉神经性耳聋：是最常见的单个缺陷；④中枢神经系统病变：小头畸形、脑膜脑炎、发育迟缓、智力低下等。远期后遗症有糖尿病、性早熟和进行性全脑炎等。

（3）CMV感染：原发感染孕妇中30%～40%可发生宫内感染，复发感染者宫内感染率仅为0.15%～2%。大多数宫内感染儿出生时无症状，仅5%～10%有症状，主要表现为FGR、小头畸形、颅内钙化、肝脾大、皮肤瘀点、黄疸、脉络膜视网膜炎、血小板减少性紫癜及溶血性贫血等。远期可发生感觉神经性耳聋、视力障碍、神经功能缺陷、精神运动发育迟缓和学习障碍等后遗症。

【临床表现与诊断】

1. 病史和临床表现

（1）反复流产、死胎或出生缺陷等病史。

（2）孕前或孕期宠物接触史，有摄食生肉或未煮熟肉类等生活习惯。

（3）风疹患者接触史，夫妻双方或一方曾患生殖器或其他部位皮疹或疱疹。

（4）孕期有发热和（或）上呼吸道感染样症状等。

（5）超声影像学发现胎儿水肿等宫内发育异常。

2. 实验室诊断

（1）病原学检查：采集母血、尿、乳汁、羊水、脐血、胎盘和新生儿血、尿等进行病原学检查，方法有循环抗原检测（弓形虫）、细胞学检查（CMV包涵体）、病毒分离（RV、CMV）及核酸扩增试验。妊娠21周后且距孕妇首次感染6周以后，检测羊水中特异性DNA或RNA，是诊断宫内感染首选方法。

（2）血清学检查：检测血清中TOX、RV和CMV特异性抗体IgM、IgG，结合IgG亲和力指数确定孕妇感染状况：①IgG出现血清学转换、IgM阳性和IgG阳性，若IgG亲和力指数低，提示原发感染；若IgG亲和力指数高，提示复发感染。②IgG抗体滴度持续升高，病毒分离和基因测序鉴定为新病毒株可诊断再次感染。③IgG阳性、IgM阴性为既往感染。④TOX IgA和IgE可用于诊断急性感染。

3. 影像学检查 TORCH宫内感染儿的超声检查异常大多缺乏特异性，敏感度只有15%左右，妊娠中晚期重复超声检查可发现迟发性胎儿异常表现。磁共振在胎儿神经系统结构异常诊断方面具有优势，能对脑室扩张程度及周围脑实质发育情况做出更准确判断，常用于胎儿超声检查发现异常后妊娠晚期的进一步检查。

【处理】

建议生育期妇女孕前进行TORCH感染筛查，以明确孕前感染状态。不推荐对所有孕妇进行常规筛查，仅对有感染症状或与感染者有密切接触或胎儿超声检查发现异常的孕妇进行筛查。对宫内感染儿预后评估和处理需根据孕妇感染病原体种类、感染状态（原发感染与复发感染）、感染发生孕周和持续时间、介入性产前诊断结果，以及是否合并胎儿超声异常表现等多方面信息进行综合评估。不能仅凭血清学检查结果而建议孕妇终止妊娠。

1. 弓形虫病 妊娠早期急性感染的孕妇，给予乙酰螺旋霉素每日3g口服，治疗7～10日。乙酰螺旋霉素很少通过胎盘，虽不能防止宫内感染的发生，但可降低垂直传播率；妊娠18周后感染的孕妇或怀疑胎儿感染者可以联合应用乙胺嘧啶、磺胺嘧啶和甲酰四氢叶酸治疗。联合用药较单用乙酰螺旋霉素更能有效通过胎盘，杀灭TOX，减轻宫内感染儿合并症的严重程度。

2. RV感染和CMV感染 目前尚无特效治疗方法。对RV及CMV宫内感染儿，目前尚缺少治疗可改善围产儿结局的证据，故不推荐对RV及CMV宫内感染儿使用抗病毒药物，但需要综合评估胎儿预后。

【预防】

1. 对易感人群应早期检查,早期诊断,及时治疗。

2. 对 RV 抗体阴性的生育期妇女建议孕前接种风疹疫苗,避孕 1～3 个月后计划妊娠。有证据显示,注射疫苗后意外怀孕或妊娠早期注射疫苗者,对孕妇及胎儿无明显危害。妊娠前 1 个月和妊娠期禁止接种此疫苗。

第五节　性传播疾病

- 孕妇的临床表现与非妊娠期基本相似。
- 绝大部分病原体可通过胎盘、产道、产后哺乳或密切接触感染胚胎、胎儿或新生儿,造成不良结局。
- 除尖锐湿疣外,均需通过病原体检测和(或)血清学检测确诊。
- 针对病原体的抗感染治疗和合理的产科处理有助于降低新生儿的发病风险。

常见的妊娠期性传播疾病(sexually transmitted diseases,STDs)包括淋病、梅毒、尖锐湿疣、生殖器疱疹、沙眼衣原体感染、支原体感染和艾滋病等。孕妇感染后,绝大部分病原体可通过胎盘、产道、产后哺乳或密切接触感染胚胎、胎儿或新生儿,导致流产、早产、胎儿生长受限、死胎和出生缺陷等,严重危害母儿健康。

一、淋病

淋病(gonorrhea)是由淋病奈瑟菌(简称淋菌)引起的以泌尿生殖系统化脓性感染为主要表现的STD。近年其发病率居我国 STD 首位。淋菌为革兰阴性双球菌,对柱状上皮及移行上皮黏膜有亲和力,常隐匿于泌尿生殖道引起感染。

【传播途径】

主要通过性接触传播,间接传播比例很小,后者主要通过接触含菌衣物及检查器械等。感染主要局限于下生殖道,包括子宫颈、尿道、尿道旁腺和前庭大腺。

孕妇感染后可累及绒毛膜、羊膜导致胎儿感染,新生儿也可在分娩时通过感染的产道而传染。

【对母儿的影响】

妊娠各期感染淋菌对妊娠结局均有不良影响。妊娠早期淋菌性子宫颈管炎可致感染性流产和人工流产后感染。妊娠晚期子宫颈管炎使胎膜脆性增加,易发生绒毛膜羊膜炎、宫内感染、胎儿窘迫、胎儿生长受限、死胎、胎膜早破和早产等。分娩后产妇抵抗力低,易促使淋病播散,引起子宫内膜炎、输卵管炎等产褥感染,严重者可致播散性淋病(disseminated gonococcal infection,DGI)。

约 1/3 胎儿通过未经治疗产妇软产道时感染淋菌,引起新生儿淋菌性结膜炎、肺炎,甚至出现败血症,使围产儿死亡率增加。若未及时治疗,结膜炎可累及角膜形成角膜溃疡、穿孔或虹膜睫状体炎、全眼球炎而致失明。

【临床表现与诊断】

1. 临床表现　阴道脓性分泌物增多,外阴瘙痒或灼热,偶有下腹痛,妇科检查见子宫颈水肿、充血等子宫颈炎表现。也可有尿道炎、前庭大腺炎、输卵管炎和子宫内膜炎等表现。

2. 诊断　根据病史、临床表现和实验室检查做出诊断,实验室检查包括:①分泌物涂片检查见中性粒细胞内有革兰阴性双球菌;②淋菌培养是诊断淋病的"金标准";③核酸扩增试验。

【处理】

治疗以及时、足量、规范化用药为原则。为提高疗效和减少耐药性,推荐联合使用头孢菌素和阿奇霉素。首选头孢曲松钠 250mg,单次肌内注射加阿奇霉素 1g 顿服。DGI 引起的关节炎皮炎综合征推荐使用头孢曲松钠 1g,肌内注射或静脉注射,每日 1 次,加阿奇霉素 1g 顿服,至症状改善后 1～2 日,再据药敏试验选择口服药物,疗程至少7日;DGI引起的心内膜炎及脑膜炎建议使用头孢曲松钠1~2g,静脉注射,每12~24小时1次,加阿奇霉素1g顿服,脑膜炎疗程10~14日,心内膜炎疗程至少4周。

淋病产妇分娩的新生儿,应尽快使用0.5%红霉素眼膏预防淋菌性眼炎,并预防使用头孢曲松钠25~50mg/kg(最大剂量不超过125mg)单次肌内注射或静脉注射。应注意新生儿DGI的发生,治疗不及时可致新生儿死亡。

二、梅毒

梅毒(syphilis)是由苍白密螺旋体(treponema pallidum)感染引起的慢性全身性传染病。根据其病程分为早期梅毒与晚期梅毒。早期梅毒指病程在两年以内,包括:①一期梅毒(硬下疳);②二期梅毒(全身皮疹);③早期潜伏梅毒(感染1年内)。晚期梅毒指病程在两年以上,包括:①皮肤、黏膜、骨、眼等梅毒;②心血管梅毒;③神经梅毒;④内脏梅毒;⑤晚期潜伏梅毒。根据其传播途径分为后天梅毒与先天梅毒。

【传播途径】

性接触为最主要传播途径,占95%,偶可经接触污染衣物等间接感染。少数通过输入传染性梅毒患者的血液而感染。未经治疗在感染后1年内最具传染性,随病期延长,传染性逐渐减弱,病期超过4年基本无传染性。

孕妇可通过胎盘将梅毒螺旋体传给胎儿引起先天梅毒。梅毒孕妇即使病期超过4年,梅毒螺旋体仍可通过胎盘感染胎儿。未经治疗的一期、早期潜伏和晚期潜伏梅毒的母儿垂直传播率分别为70%~100%、40%、10%。新生儿也可在分娩时通过产道被传染,还可通过产后哺乳或接触污染衣物、用具而感染。

【对胎儿和新生儿影响】

梅毒螺旋体可经胎盘传给胎儿引起流产、早产、死胎、死产、低出生体重儿和先天梅毒。先天梅毒儿占死胎30%左右,即使幸存,病情也较重。早期表现为皮肤大疱、皮疹、鼻炎及鼻塞、肝脾肿大、淋巴结肿大;晚期多出现在2岁以后,表现为楔状齿、鞍鼻、间质性角膜炎、骨膜炎、神经性耳聋等,病死率及致残率均明显增高。

【临床表现与诊断】

1. **临床表现**　早期主要表现为硬下疳、硬化性淋巴结炎、全身皮肤黏膜损害(如梅毒疹、扁平疣、脱发及口、舌、咽喉或生殖器黏膜红斑、水肿和糜烂等),晚期表现为永久性皮肤黏膜损害,并可侵犯心血管、神经系统等多种组织器官而危及生命。

2. **诊断**　除病史和临床表现外,主要根据以下实验室检查方法:

(1)病原体检查:取病损处分泌物涂片,用暗视野显微镜或直接荧光抗体检查梅毒螺旋体确诊。

(2)血清学检查:①非梅毒螺旋体试验:包括性病研究实验室试验(VDRL)和快速血浆反应素试验(RPR)等,可定性和定量检测。但敏感性高、特异性低,确诊需梅毒螺旋体试验。②梅毒螺旋体试验:包括荧光螺旋体抗体吸附试验(FTA-ABS)和梅毒螺旋体被动颗粒凝集试验(TP-PA)等,测定血清特异性IgG抗体,但该抗体终身阳性,故不能用于观察疗效、鉴别复发或再感染。

(3)脑脊液检查:主要用于诊断神经梅毒,包括脑脊液VDRL、白细胞计数及蛋白测定等。

(4)先天梅毒:诊断或高度怀疑先天梅毒的依据:①先天梅毒的临床表现;②病变部位、胎盘、羊水或脐血找到梅毒螺旋体;③体液中抗梅毒螺旋体IgM抗体(+);④脐血或新生儿血非梅毒螺旋体试验抗体滴度较母血增高4倍以上。

【处理】

1. 对所有孕妇均应在首次产前检查时(最好在妊娠前三个月内)筛查梅毒。首先用上述血清学方法中的一种进行筛查。若阳性,需立即用另一种方法进行验证。梅毒螺旋体试验阳性孕妇应行非梅毒螺旋体试验,以评价疗效。在梅毒高发区或高危孕妇,妊娠晚期和临产前再次筛查。妊娠20周后出现死胎者均需筛查梅毒。

2. 治疗原则　首选青霉素治疗,妊娠早期治疗可避免胎儿感染;妊娠中晚期治疗可使感染儿在出生前治愈。梅毒孕妇已接受正规治疗和随诊,则无需再治疗。如果对上次治疗和随诊有疑问或本次检查发现有梅毒活动征象者,应再接受一个疗程治疗。妊娠早期和晚期应各进行一个疗程治疗,对妊娠早期以后发现的梅毒,争取完成 2 个疗程,中间间隔 2 周。

3. 根据梅毒分期采用相应的青霉素治疗方案,必要时增加疗程。

(1) 早期梅毒:苄星青霉素 240 万 U,单次肌内注射;或普鲁卡因青霉素 120 万 U,肌内注射,每日 1 次,连用 10 日。

青霉素过敏者,首选脱敏和脱敏后青霉素治疗。脱敏无效,用红霉素 0.5g 口服,每日 4 次,连用 14 日或头孢曲松钠 1g,肌内注射,每日 1 次,连用 10 ~ 14 日,或阿奇霉素 2g 顿服。红霉素和阿奇霉素无法通过胎盘,因此,新生儿出后应尽快开始抗梅治疗。四环素和多西环素禁用于孕妇。

(2) 晚期或分期不明的梅毒:苄星青霉素 240 万 U,肌内注射,每周 1 次,连用 3 周;或普鲁卡因青霉素 120 万 U,肌内注射,每日 1 次,连用 20 日。青霉素过敏者,脱敏无效时,用红霉素 0.5g 口服,每日 4 次,连用 30 日。注意事项同早期梅毒。

(3) 神经梅毒:青霉素 300 万 ~ 400 万 U,静脉注射,每 4 小时 1 次,连用 10 ~ 14 日;或普鲁卡因青霉素 240 万 U,肌内注射,每日 1 次,加丙磺舒 0.5g 口服,每日 4 次,连用 10 ~ 14 日。

(4) 先天梅毒:首选水剂青霉素 5 万 U/kg,静脉滴注,出生 7 日内,每 12 小时 1 次;出生 7 日后,每 8 小时 1 次,连续 10 日;或普鲁卡因青霉素 5 万 U/(kg·d),肌内注射,每日一次,连用 10 日。

4. 产科处理　①妊娠 24 ~ 26 周超声检查应注意胎儿有无肝脾大、胃肠道梗阻、腹腔积液、胎儿水肿、胎儿生长受限及胎盘增大增厚等先天梅毒征象。若发现明显异常,提示预后不良;未发现异常无需终止妊娠;②用青霉素抗梅治疗时应注意监测和预防吉-海反应,后者主要表现为发热、子宫收缩、胎动减少、胎心监护提示暂时性晚期减速等;③妊娠合并梅毒不是剖宫产指征,分娩方式应根据产科情况决定;④分娩前已接受规范治疗且效果良好者,排除胎儿感染后,可母乳喂养。

【随访】

1. 经规范治疗后,应用非梅毒螺旋体试验复查抗体滴度评价疗效。早期梅毒应在 3 个月后下降 2 个稀释度,6 个月后下降 4 个稀释度;多数一期梅毒 1 年后,二期梅毒 2 年后转阴。晚期梅毒治疗后抗体滴度下降缓慢,治疗 2 年后仍有约 50% 未转阴。少数晚期梅毒抗体滴度低水平持续 3 年以上,可诊断为血清学固定。

2. 分娩后随访与未孕梅毒患者一致。对梅毒孕妇分娩的新生儿应密切随诊。

三、尖锐湿疣

尖锐湿疣(condyloma acuminata)是由人乳头瘤病毒(human papilloma virus,HPV)感染引起的鳞状上皮疣状增生的病变。其发病率仅次于淋病,居第二位,常与多种 STD 同时存在。HPV 属环状双链 DNA 病毒,目前共发现 40 余种 HPV 型别与生殖道感染有关,其中引起尖锐湿疣的主要是 HPV6 型和 HPV11 型。过早性生活、多个性伴侣、免疫力低下、吸烟及高性激素水平等均为发病的高危因素。

【传播途径】

主要经性接触传播,不排除间接传播可能。孕妇感染 HPV 可传染给新生儿,但其传播途径是经胎盘感染、分娩过程中感染还是出生后感染尚无定论,一般认为胎儿通过产道时因吞咽含 HPV 的羊水、血或分泌物而感染。

【对孕妇、胎儿和新生儿影响】

妊娠期病灶易生长迅速,数目多、体积大、多区域、多形态、质脆易碎,阴道分娩时容易致大出血。巨大尖锐湿疣可阻塞产道。

妊娠期尖锐湿疣有垂直传播危险。宫内感染极罕见。婴幼儿感染 HPV6 型和 HPV11 型可引起呼吸道乳头状瘤。

【临床表现与诊断】

1. 临床表现 外阴瘙痒,灼痛或性交后疼痛。病灶初为散在或呈簇状增生的粉色或白色小乳头状疣,细而柔软指样突起。病灶增大后融合呈鸡冠状、菜花状或桑椹状。病变多发生在性交易受损部位,如阴唇后联合、小阴唇内侧、阴道前庭、尿道口,也可累及阴道和子宫颈等部位。

2. 诊断 典型的尖锐湿疣肉眼即可诊断。如果症状不典型、诊断不明确、病情加重,建议行活组织病理检查以明确诊断。不建议行 HPV 检查。

【处理】

产后部分尖锐湿疣可迅速缩小,甚至自然消退。因此,妊娠期常不必切除病灶。治疗主要目的是缓解症状。外阴较小病灶,用80%~90%三氯醋酸涂擦局部,每周1次。若病灶大且有蒂,可行物理治疗,如激光、微波、冷冻、电灼等。巨大尖锐湿疣可直接手术切除疣体,待愈合后再行局部药物治疗。妊娠期禁用足叶草碱、咪喹莫特乳膏和干扰素。

目前尚不清楚剖宫产能否预防婴幼儿呼吸道乳头状瘤的发生,因此,妊娠合并尖锐湿疣不是剖宫产指征。若病灶局限于外阴部,可经阴道分娩。若病灶广泛存在于外阴、阴道、子宫颈,经阴道分娩极易发生软产道裂伤而大出血;或巨大病灶堵塞软产道,应行剖宫产术。

【预防】

孕前接种四价或九价 HPV 疫苗可预防 HPV 感染和尖锐湿疣的发生。孕妇不推荐使用 HPV 疫苗。哺乳期可注射 HPV 疫苗。

四、生殖器疱疹

生殖器疱疹(genital herpes)是单纯疱疹病毒(herpes simplex virus,HSV)感染引起的 STD,主要表现为生殖器及肛门皮肤溃疡,易复发。HSV 属双链 DNA 病毒,分为 HSV-1 和 HSV-2 两个血清型。生殖器疱疹主要由 HSV-2 引起,占70%~90%。近年来,口-生殖器性行为方式导致 HSV-1 引起的生殖器疱疹比例逐渐增加至10%~30%。

【传播途径】

HSV-2 存在于皮损渗液、子宫颈和阴道分泌物、精液和前列腺液中,主要通过性接触传播。

妊娠期生殖器疱疹致新生儿受累者,85%是产时通过产道而感染,10%为产后感染,仅5%为宫内感染,后者主要经胎盘或生殖道上行感染所致。胎儿或新生儿感染风险与生殖道 HSV 感染状况、型别、孕周及损伤性产科操作有关。近分娩时患生殖器疱疹的孕妇,母儿传播率为30%~50%,主要与高病毒载量和缺乏可透过胎盘的保护性抗体有关。有复发性疱疹病史或妊娠早期患生殖器疱疹的孕妇,母儿传播率不到1%。

【对胎儿和新生儿影响】

妊娠早期原发生殖器疱疹多数不会导致流产或死胎,而妊娠晚期原发感染可能与早产和胎儿生长受限有关。严重宫内感染病例罕见。新生儿感染表现形式多样,40%感染局限在皮肤、眼或口,30%发生脑炎等中枢神经系统疾病,32%出现播散性疾病,在播散性感染或颅内感染的幸存者中,20%~50%可出现严重发育障碍和中枢神经系统后遗症。

【临床表现与诊断】

1. 临床表现 生殖器及肛门皮肤散在或簇集小水疱,破溃后形成糜烂或溃疡,自觉疼痛,常伴腹股沟淋巴结肿痛、发热、头痛、乏力等全身症状。

2. 诊断 临床表现缺乏特异性,诊断需依据以下实验室检查:

(1)病毒培养:取皮损处标本行病毒培养、分型和药物敏感试验。

(2)核酸扩增试验:检测皮损标本、血液、脑脊液和子宫颈分泌物 HSV DNA,可提高诊断敏感性,并可分型。

（3）抗原检测：直接免疫荧光法或酶联免疫试验检测皮损标本 HSV 抗原，是临床常用快速诊断方法。

（4）血清学检查：用 ELISA 检测孕妇血清及新生儿脐血中特异性 HSV IgG、IgM，以判断孕妇感染状态；脐血中 HSV IgM 阳性，提示宫内感染。

【处理】

治疗原则是减轻症状，缩短病程，减少 HSV 排放，控制其传染性。妊娠早期应用阿昔洛韦，除短暂中性粒细胞减少症外，未发现对胎儿或新生儿的其他副作用。原发生殖器疱疹，阿昔洛韦 400mg 口服，每日 3 次，连用 7~10 日或伐昔洛韦 1g 口服，每日 2 次，连用 7~10 日；复发生殖器疱疹，阿昔洛韦 400mg 口服，每日 3 次，连用 5 日，或 800mg 口服，每日 2 次，连用 5 日；或伐昔洛韦 500mg 口服，每日 2 次，连用 3 日，或伐昔洛韦 1g 口服，每日一次，连用 5 日。阿昔洛韦也可制成软膏或霜剂局部涂布，但局部用药较口服用药疗效差，且易诱导耐药，因此不推荐使用。

妊娠 36 周起使用阿昔洛韦或伐昔洛韦抑制病毒复制，可降低分娩期 HSV 大量排放及剖宫产率。有活动性感染或前驱症状的孕妇自妊娠 36 周起，阿昔洛韦 400mg 口服，每日 3 次或伐昔洛韦 500mg 口服，每日 2 次，直至分娩。

产科处理：①有感染史的孕妇，分娩前应对可疑病变进行病毒培养或 PCR 检测，建议在妊娠 35~36 周定量检测血清 IgG、IgM 抗体。②有生殖道活动性疱疹或前驱症状者，建议剖宫产分娩。有感染史，但分娩时没有活动性生殖器病变不是剖宫产指征。③分娩时应避免有创操作如人工破膜、使用头皮电极、胎头吸引器或产钳助产术等，以减少新生儿暴露于 HSV 的机会。④活动性感染产妇，乳房若没有活动性损伤可以哺乳，但应严格洗手。⑤哺乳期可用阿昔洛韦和伐昔洛韦，该药在乳汁中药物浓度很低。

五、沙眼衣原体感染

沙眼衣原体（chlamydia trachomatis，CT）感染是常见的 STD 之一。在发达国家，CT 感染占 STD 第一位，我国 CT 感染呈上升趋势。CT 有 18 个血清型，其中 8 个血清型（D~K）与泌尿生殖道感染有关，尤其以 D、E、F 型最常见，主要感染柱状上皮及移行上皮而不向深层侵犯。

【传播途径】

主要经性接触传播，间接传播少见。孕妇感染后可发生宫内感染，通过产道感染或出生后感染新生儿，其中经产道感染是最主要的传播途径，垂直传播率为 30%~50%。

【对胎儿和新生儿影响】

衣原体感染是否与流产、早产、胎膜早破、围产儿死亡等不良妊娠结局相关尚存争议。目前也无证据表明孕妇生殖道感染与绒毛膜羊膜炎和剖宫产后盆腔感染有关。胎儿经污染产道而感染，主要引起新生儿肺炎和眼炎。新生儿血清 CT IgM 阳性，表明有宫内感染。

【临床表现与诊断】

1. 临床表现　孕妇感染后多无症状或症状轻微，以子宫颈管炎、尿路炎和前庭大腺感染多见。子宫内膜炎、输卵管炎、腹膜炎、反应性关节炎和莱特尔综合征较少见。

2. 诊断　临床表现无特征性，诊断需根据如下实验室检查：

（1）CT 培养：是诊断"金标准"。

（2）抗原检测：包括直接免疫荧光法和酶联免疫吸附试验。

（3）核酸扩增试验：敏感性和特异性高，应防止污染的假阳性。

（4）血清学检查：补体结合试验、ELISA 或免疫荧光法检测血清特异抗体。

【处理】

妊娠期感染首选阿奇霉素 1g 顿服，或阿莫西林 500mg 口服，每日 3 次，连用 7 日，不推荐使用红霉素。孕妇禁用多西环素、喹诺酮类和四环素。性伴侣应同时治疗。治疗 3~4 周后复查 CT。

对可能感染的新生儿应及时治疗。红霉素 50mg/（kg·d），分 4 次口服，连用 10~14 日；或阿奇霉素混悬剂 20mg/(kg·d),口服,每日 1 次,共 3 日,可预防 CT 肺炎。0.5% 红霉素眼膏或 1% 四环素眼膏出生后立即滴眼对 CT 感染有一定预防作用。若有 CT 结膜炎可用 1% 硝酸银液滴眼。

六、支原体感染

感染人类的支原体(mycoplasma)有十余种,常见的与泌尿生殖道感染有关的支原体有解脲支原体(ureaplasma urealyticum,UU)、人型支原体(mycoplasma hominis,MH)及生殖道支原体(mycoplasma genitalium,MG)。

【传播途径】

支原体存在于阴道、子宫颈外口、尿道口周围及尿液中,主要经性接触传播。孕妇感染后,可经胎盘垂直传播,或经生殖道上行扩散引起宫内感染。分娩过程中经污染的产道感染胎儿。

【对胎儿和新生儿影响】

目前有关支原体感染是否与不良妊娠结局有关尚存争议。已有很多证据表明支原体可导致羊膜腔感染,但妊娠期阴道支原体定植与低出生体重、胎膜早破及早产的发生无显著相关性。因此,建议如果怀疑下生殖道支原体上行感染至宫腔导致绒毛膜羊膜炎和早产,需要从上生殖道取样进行评估。

【临床表现与诊断】

1. **临床表现**　MH 感染主要引起阴道炎、子宫颈炎和输卵管炎,UU 多表现为非淋菌性尿道炎(non-gonococcal urethritis,NGU)。MG 多引起子宫颈炎、子宫内膜炎、盆腔炎。支原体在泌尿生殖道存在定植现象,多与宿主共存,不表现感染症状,仅在某些条件下引起机会性感染,常与其他致病原共同致病。

2. **实验室检查**　①支原体培养:是目前国内检测的主要手段,取阴道和尿道分泌物联合培养,可获较高阳性率;②血清学检查:无症状妇女血清特异性抗体水平低,再次感染后血清抗体可显著升高;③PCR 技术:较培养法更敏感、特异和快速。

【治疗】

不需要对下生殖道检出支原体而无症状的孕妇进行干预和治疗,对有症状者首选阿奇霉素 1g 顿服,替代疗法为红霉素 0.5g 口服,每日 2 次,连用 14 日。新生儿感染选用红霉素 25 ~ 40mg/(kg·d),分 4 次静脉滴注,或口服红霉素,连用 7 ~ 14 日。

七、获得性免疫缺陷综合征

获得性免疫缺陷综合征(acquired immunodeficiency syndrome,AIDS),又称艾滋病,是由人免疫缺陷病毒(human immunodeficiency virus,HIV)感染引起的一种 STD。HIV 引起 T 淋巴细胞损害,导致持续性免疫缺陷,多个器官出现机会性感染及罕见恶性肿瘤,最终导致死亡,是主要致死性传染病之一。HIV 属逆转录 RNA 病毒,分为 HIV-1 型和 HIV-2 型,HIV-1 引起世界流行,HIV-2 主要在非洲西部局部流行。

【传播途径】

HIV 存在于感染者血液、精液、阴道分泌物、泪液、尿液、乳汁、脑脊液中,艾滋病患者及 HIV 携带者均有传染性,主要经性接触传播,其次为血液传播,如静脉毒瘾者、接受 HIV 感染的血液或血制品、接触 HIV 感染者血液和黏液等。

孕妇感染 HIV 可通过胎盘传染给胎儿,或分娩时经产道感染,其中母婴传播 20% 发生在妊娠 36 周前,50% 发生在分娩前几日,30% 发生在产时。出生后也可经母乳喂养感染新生儿。母乳喂养传播率可高达 30% ~ 40%,并与 HIV 病毒载量有关,病毒载量<400copies/ml,母婴传播率 1%;病毒载量>100 000copies/ml,母婴传播率>30%。

【对母儿影响】

妊娠期因免疫功能受抑制,可影响 HIV 感染病程,加速 HIV 感染者从无症状期发展为 AIDS,并可加重 AIDS 及其相关综合征的病情。

HIV 感染可增加不良妊娠结局的发生,如流产、早产、死产、低出生体重儿和新生儿 HIV 感染等。未接受抗逆转录病毒治疗的孕妇,HIV 母婴传播率约为 30%;经抗逆转录病毒治疗、产科干预(如妊娠 38 周时选择性剖宫产)和避免母乳喂养可降低至 2% 以下。鉴于 HIV 感染对胎儿、新生儿的严重危害,对 HIV 感染合并妊娠者可建议在早孕期终止妊娠。

【临床表现与诊断】

对高危人群应进行 HIV 抗体检测。高危人群包括:①静脉毒瘾者;②性伴侣已证实感染 HIV;③有多个性伴侣;④来自 HIV 高发区;⑤患有多种 STD,尤其有溃疡型病灶;⑥使用过不规范的血制品;⑦HIV 抗体阳性患者所生子女。

1. 无症状 HIV 感染　无任何临床表现,HIV 抗体阳性,CD4$^+$ T 淋巴细胞总数正常,CD4/CD8 比值>1,血清 p24 抗原阴性。

2. 艾滋病　可根据病史、临床表现和实验室检查做出诊断。

(1)临床表现

1)急性 HIV 感染期:潜伏期通常为几日到几周,平均 3~6 周。急性 HIV 感染与许多其他病毒感染症状相似,通常持续不到 10 日。常见症状包括发热、盗汗、疲劳、皮疹、头痛、淋巴结病、咽炎、肌痛、关节痛、恶心、呕吐和腹泻等。

2)无症状期:症状消退,从无症状病毒血症到艾滋病期大概需要 10 年。

3)艾滋病期:发热、体重下降,全身浅表淋巴结肿大,常合并各种条件性感染(如口腔念珠菌感染、卡氏肺囊虫肺炎、巨细胞病毒感染、疱疹病毒感染、弓形虫感染、隐球菌脑膜炎及活动性肺结核等)和肿瘤(如卡波西肉瘤、淋巴瘤等),约半数患者出现中枢神经系统症状。

(2)实验室检查:抗 HIV 抗体阳性,CD4$^+$ T 淋巴细胞总数<200/mm^3,或 200~500/mm^3;CD4/CD8 比值<1;血清 p24 抗原阳性;外周血白细胞计数及血红蛋白含量下降;β$_2$ 微球蛋白水平增高,合并机会性感染病原学或肿瘤病理依据均可协助诊断。

【处理】

目前尚无治愈方法,主要采取抗病毒药物治疗和一般支持对症处理。

1. 抗逆转录病毒治疗(antiretroviral therapy,ART)　妊娠期应用 ART 可使 HIV 的母婴传播率由近 30% 降至 2%。具体方案应根据是否接受过 ART、是否耐药、孕周、HIV RNA 水平、CD4$^+$ T 淋巴细胞计数等制定。

正在进行 ART 的 HIV 感染妇女妊娠,若病毒抑制效果可、患者能耐受,继续当前治疗;若检测到病毒,可行 HIV 抗逆转录病毒药物耐药测试,若在妊娠早期,继续药物治疗;一旦治疗中断,则停用所有药物,待妊娠中期重新开始治疗。

从未接受过 ART 的 HIV 感染者,应尽早开始高效联合抗逆转录病毒治疗(highly active antiretroviral therapy,HAART),俗称鸡尾酒疗法。如果 CD4$^+$ T 淋巴细胞计数高、HIV RNA 水平低,可考虑推迟至妊娠中期开始。

既往曾使用过抗逆转录病毒药物但现在已停药者,可行耐药测试,并在之前治疗情况和耐药测试的基础上重新开始 HAART。

HAART 注意事项:避免妊娠早期使用依法韦伦;可使用一种或多种核苷类逆转录酶抑制剂(NRTIs),如齐多夫定、拉米夫定、恩曲他滨、泰诺福韦或阿巴可韦等;CD4$^+$ T 淋巴细胞计数>250/mm^3 者,应避免使用奈韦拉平。

分娩期处理:若分娩前从未接受过 ART 或 HIV RNA>400 copies/ml,或未知 HIV RNA 水平,可用齐多夫定,首剂 2mg/kg 静脉注射(>1 小时),然后 1mg/(kg·h)持续静脉滴注至分娩。

2. 其他免疫调节药　α 干扰素、IL-2 等也可应用。

3. 支持对症治疗　加强营养,治疗机会性感染及恶性肿瘤。

4. **产科处理**　①尽可能缩短破膜距分娩的时间;②尽量避免进行有创操作,如会阴切开术、人工破膜、胎头吸引器或产钳助产术、胎儿头皮血检测等,以减少胎儿暴露于 HIV 的危险;③建议在妊娠 38 周时选择性剖宫产以降低 HIV 母婴传播;④不推荐 HIV 感染者母乳喂养;⑤对于产后出血建议用催产素和前列腺素类药物,不主张用麦角生物碱类药物,因其可与反转录酶抑制剂和蛋白酶抑制剂协同促进血管收缩。

【预防】

AIDS 无治愈方法,重在预防。①利用各种形式宣传教育,了解 HIV/AIDS 危害性及传播途径;②取缔吸毒;③对高危人群进行 HIV 抗体检测,对 HIV 阳性者进行教育及随访,防止继续播散,有条件应对其性伴侣检测抗 HIV 抗体;④献血人员献血前检测抗 HIV 抗体;⑤防止医源性感染;⑥广泛宣传避孕套预防 AIDS 传播的作用;⑦HIV 感染的妇女避免妊娠;⑧及时治疗 HIV 感染的孕产妇。

(邓东锐)

第六节　血液系统疾病

- 孕妇外周血血红蛋白<110g/L 可诊断为妊娠期贫血。血红蛋白<70g/L 为重度贫血。
- 妊娠期贫血以缺铁性贫血多见,再生障碍性贫血少见,但对母儿危害严重。治疗依病因及贫血严重程度不同而异。
- 特发性血小板减少性紫癜的主要临床表现是皮肤黏膜出血和贫血,实验室检查血小板低于 $100 \times 10^9/L$。
- 特发性血小板减少性紫癜首选的药物是糖皮质激素,分娩方式原则上以阴道分娩为主,应防治产后出血。

妊娠期较常见的母体血液系统并发症有贫血和特发性血小板减少性紫癜,两者均可对母儿造成危害。

一、贫血

贫血是妊娠期较常见的合并症。由于妊娠期血容量增加,且血浆增加多于红细胞增加,血液呈稀释状态,又称"生理性贫血"。贫血在妊娠各期对母儿均可造成一定危害,在资源匮乏地区,严重贫血也是孕产妇死亡的重要原因之一。在妊娠期各种类型贫血中,缺铁性贫血最常见。

【对妊娠的影响】

1. **对孕妇的影响**　贫血孕妇对分娩、手术和麻醉的耐受能力差,即使是轻度或中度贫血。重度贫血可因心肌缺氧导致贫血性心脏病;贫血对失血耐受性降低,易发生失血性休克;贫血降低产妇抵抗力,容易并发产褥感染。世界卫生组织资料表明,贫血使全世界每年数十万孕产妇死亡。

2. **对胎儿的影响**　孕妇中重度贫血时,经胎盘供氧和营养物质不足以满足胎儿生长所需,容易造成胎儿生长受限、胎儿窘迫、早产或死胎,同时对胎儿远期也构成一定影响。

【妊娠期贫血的诊断标准】

由于妊娠期血液系统的生理变化,妊娠期贫血的诊断标准不同于非妊娠妇女。世界卫生组织的标准:孕妇外周血血红蛋白<110g/L 及血细胞比容<0.33 为妊娠期贫血。根据血红蛋白水平分为轻度贫血(100～109g/L)、中度贫血(70～99g/L)、重度贫血(40～69g/L)和极重度贫血(<40g/L)。

（一）缺铁性贫血

缺铁性贫血(iron deficiency anemia,IDA)是妊娠期最常见的贫血,约占妊娠期贫血95%。由于胎儿生长发育及妊娠期血容量增加,对铁的需要量增加,尤其在妊娠中晚期,孕妇对铁摄取不足或吸收不良,均可引起贫血。

【病因】

妊娠期铁的需要量增加是孕妇缺铁的主要原因。以每毫升血液含铁0.5mg计算,妊娠期血容量增加需铁650~750mg。胎儿生长发育需铁250~350mg,故妊娠期需铁约1000mg。孕妇每日需铁至少4mg。每日饮食中含铁10~15mg,吸收利用率仅为10%,即1~1.5mg,妊娠中晚期铁的最大吸收率可达40%,仍不能满足需求,若不给予铁剂治疗,容易耗尽体内储存铁造成贫血。

【诊断】

1. **病史**　既往有月经过多等慢性失血性疾病史;有长期偏食、妊娠早期呕吐、胃肠功能紊乱导致的营养不良病史等。

2. **临床表现**　轻者无明显症状,或只有皮肤、口唇黏膜和睑结膜稍苍白;重者可有乏力、头晕、心悸、气短、食欲缺乏、腹胀、腹泻、皮肤黏膜苍白、皮肤毛发干燥、指甲脆薄以及口腔炎、舌炎等。

3. **实验室检查**

(1) 血象:外周血涂片为小细胞低色素贫血。血红蛋白<110g/L,红细胞<3.5×10^{12}/L,血细胞比容<0.33,红细胞平均体积(MCV)<80fl,红细胞平均血红蛋白浓度(MCHC)<32%,而白细胞及血小板计数均在正常范围。

(2) 血清铁浓度:能灵敏反映缺铁状况,正常成年妇女血清铁为7~27μmol/L。若孕妇血清铁<6.5μmol/L,可以诊断为缺铁性贫血。

(3) 铁代谢检查:血清铁蛋白是评估铁缺乏最有效和最容易获得的指标。根据储存铁水平,IDA可分为3期:①铁减少期:体内储存铁下降,血清铁蛋白<20μg/L,转铁蛋白饱和度及血红蛋白正常;②缺铁性红细胞生成期:红细胞摄入铁降低,血清铁蛋白<20μg/L,转铁蛋白饱和度<15%,血红蛋白正常;③IDA期:红细胞内血红蛋白明显减少,血清铁蛋白<20μg/L,转铁蛋白饱和度<15%,血红蛋白<110g/L。

(4) 骨髓象:红系造血呈轻度或中度增生活跃,以中、晚幼红细胞增生为主,骨髓铁染色可见细胞内外铁均减少,尤以细胞外铁减少明显。

【治疗】

治疗原则是补充铁剂和纠正导致缺铁性贫血的原因。一般性治疗包括增加营养和食用含铁丰富的饮食,对胃肠道功能紊乱和消化不良给予对症处理等。

1. **补充铁剂**　以口服给药为主。血红蛋白在70g/L以上者,可以口服给药。常用的口服药物有多糖铁复合物、硫酸亚铁、琥珀酸亚铁、10%枸橼酸铁铵等。对中重度缺铁性贫血、或因严重胃肠道反应不能口服铁剂者、依从性不确定或口服铁剂无效者可选择注射铁剂,如右旋糖酐铁或山梨醇铁、蔗糖铁等深部肌内注射或静脉滴注。

2. **输血**　多数缺铁性贫血孕妇经补充铁剂后血象很快改善,不需输血。当血红蛋白<70g/L者建议输血;血红蛋白在70~100g/L之间,根据患者手术与否和心脏功能等因素,决定是否需要输血。接近预产期或短期内需行剖宫产术者,应少量、多次输红细胞悬液或全血,避免加重心脏负担诱发急性左心衰竭。

3. **产时及产后的处理**　重度贫血者于临产后应配血备用。严密监护产程,积极预防产后出血,积极处理第三产程,出血多时应及时输血。产后预防感染。

【预防】

妊娠前积极治疗失血性疾病如月经过多等,以增加铁的贮备。妊娠期加强营养,鼓励进食含铁丰富的食物,如猪肝、鸡血、豆类等。建议孕妇定期检测血常规。

(二)巨幼细胞贫血

巨幼细胞贫血(megaloblastic anemia)是由叶酸或维生素 B_{12} 缺乏引起DNA合成障碍所致的贫血。外周血呈大细胞正血红蛋白性贫血。其发病率国外报道为0.5%~2.6%,国内报道为0.7%。

【病因】

叶酸和维生素 B_{12} 均为 DNA 合成过程中的重要辅酶,缺乏时可致 DNA 合成障碍,全身多种组织和细胞均可受累,以造血组织最明显,特别是红细胞系统,因红细胞核发育处于幼稚状态,形成巨幼细胞,而巨幼细胞寿命短从而导致贫血。该病多数是叶酸缺乏,少数因缺乏维生素 B_{12} 而发病。引起叶酸与维生素 B_{12} 缺乏的原因包括:①来源缺乏或吸收不良:摄入不足以及不当的烹调方法和慢性消化道疾病等可导致叶酸和维生素 B_{12} 缺乏;②妊娠期需要量增加:孕妇每日需叶酸 $300 \sim 400\mu g$,多胎孕妇需要量更多;③叶酸排泄增多:叶酸在肾内廓清加速,肾小管再吸收减少,排泄增多。

【对母儿的影响】

与孕妇患其他贫血造成的对母儿影响一致。

【临床表现与诊断】

1. 临床症状与体征 表现为乏力、头晕、心悸、气短、皮肤黏膜苍白等贫血症状,严重者有消化道症状和周围神经炎症状如手足麻木、针刺、冰冷等感觉异常以及行走困难。

2. 实验室检查

(1)外周血象:为大细胞性贫血,血细胞比容降低,红细胞平均体积(MCV)>100fl,红细胞平均血红蛋白含量(MCH)>32pg,大卵圆形红细胞增多、中性粒细胞分叶过多,粒细胞体积增大,核肿胀,网织红细胞减少,血小板通常减少。

(2)骨髓象:红细胞系统呈巨幼细胞增生,不同成熟期的巨幼细胞系列占骨髓细胞总数的30%~50%,核染色质疏松,可见核分裂。

(3)叶酸及维生素 B_{12} 值:血清叶酸<6.8nmol/L、红细胞叶酸<227nmol/L 提示叶酸缺乏。血清维生素 B_{12}<74pmol/L,提示维生素 B_{12} 缺乏。

【防治】

1. 加强营养指导 改变不良饮食习惯,多食新鲜蔬菜、水果、瓜豆类、肉类、动物肝及肾等食物。

2. 补充叶酸 对有高危因素的孕妇,应从妊娠 3 个月开始,口服叶酸 0.5~1mg/d,连续服用 8~12 周。确诊为巨幼细胞性贫血孕妇,应口服叶酸 15mg/d,或每日肌内注射叶酸 10~30mg,直至症状消失、贫血纠正。

3. 维生素 B_{12} 100~200μg 肌内注射,每日 1 次,2 周后改为每周 2 次,直至血红蛋白值恢复正常。

4. 血红蛋白<70g/L 时,应少量间断输新鲜血或浓缩红细胞。

5. 分娩时避免产程延长,预防产后出血和感染。

(三)再生障碍性贫血

再生障碍性贫血(aplastic anemia),简称再障,是因骨髓造血干细胞数量减少和质的缺陷导致造血障碍,引起外周全血细胞(红细胞、白细胞、血小板)减少为主要表现的一组疾病。国内报道,妊娠合并再障占分娩总数 0.3‰~0.8‰。

【再障与妊娠的相互影响】

再障的病因较复杂,半数为原因不明的原发性再障,少数女性在妊娠期发病,分娩后缓解,再次妊娠时复发。目前认为妊娠不是再障的原因,但妊娠可能使原有病情加重。孕妇血液相对稀释,使贫血加重,易发生贫血性心脏病,甚至造成心力衰竭。由于血小板数量减少和质的异常,以及血管壁脆性及通透性增加,可引起鼻、胃肠道黏膜出血。同时外周血粒细胞、单核细胞减少,易引起感染。再障孕妇也易发生子痫前期,使病情进一步加重。颅内出血、心力衰竭及严重呼吸道、泌尿道感染或败血症常是再障孕产妇的重要死因。

轻度贫血者对胎儿影响不大,分娩后能存活的新生儿一般血象正常,极少发生再障。中重度贫血者可导致流产、早产、胎儿生长受限、死胎及死产等。

【临床表现及诊断】

主要表现为进行性贫血、皮肤及内脏出血及反复感染。可分为急性型和慢性型,孕妇以慢性型居多。贫血呈正细胞型、全血细胞减少。骨髓象见多部位增生减低或严重减低,有核细胞甚少,幼粒细胞、幼红细胞、巨核细胞均减少,淋巴细胞相对增高。

【处理】

应由产科医师及血液科医师共同管理,主要以支持疗法为主。

1. 妊娠期

(1)治疗性人工流产:再障患者在病情未缓解之前应避孕。若已妊娠,在妊娠早期应做好输血准备的同时行人工流产。妊娠中、晚期孕妇,因终止妊娠有较大危险,应加强支持治疗,在严密监护下妊娠直至足月分娩。

(2)支持疗法:注意休息,增加营养,少量、间断、多次输新鲜血,提高全血细胞,使血红蛋白>60g/L。

(3)出现明显出血倾向:给予糖皮质激素治疗,如泼尼松10mg,每日3次口服,但不宜久用。也可用蛋白合成激素,如羟甲烯龙5mg,每日2次口服,有刺激红细胞生成的作用。

(4)预防感染:选用对胎儿无影响的广谱抗生素。

2. 分娩期　多数能经阴道分娩,注意缩短第二产程,防止第二产程用力过度,必要时助产,以避免重要脏器出血。产后仔细检查软产道,防止产道血肿形成。有剖宫产术指征者,可采用手术止血措施,以减少产后出血。

3. 产褥期　继续支持疗法,加强宫缩,预防产后出血和感染。

二、特发性血小板减少性紫癜

特发性血小板减少性紫癜(idiopathic thrombocytopenic purpura,ITP)是一种常见的自身免疫性血小板减少性疾病。因免疫性血小板破坏过多致外周血血小板减少。主要临床表现为皮肤黏膜出血、月经过多,严重者可致内脏出血,甚至颅内出血而死亡。

【发病机制】

分为急性型与慢性型,急性型好发于儿童,慢性型多见于成年女性。慢性型与自身免疫有关,80%～90%的患者血液中可测到血小板相关免疫球蛋白(platelet associated immunoglobulin,PAIg),包括PA-IgG、PA-IgM、PA-C3等。当结合了这些抗体的血小板经过脾、肝时,可被单核巨噬细胞系统破坏,使血小板减少。

【ITP与妊娠的相互影响】

1. 妊娠对ITP的影响　妊娠本身通常不影响本病病程及预后。但妊娠可使已稳定的ITP患者复发或使ITP妇女病情加重,出血机会增多。

2. ITP对孕产妇的影响　ITP对妊娠的影响主要是出血,尤其是血小板<50×10⁹/L的孕妇。在分娩过程中,孕妇用力屏气可诱发颅内出血;亦可产道裂伤出血、血肿形成及产后出血。ITP患者妊娠时,自然流产和母婴死亡率均高于正常孕妇。

3. ITP对胎儿及新生儿的影响　由于部分抗血小板抗体能通过胎盘进入胎儿血液循环,引起胎儿血小板破坏,导致胎儿、新生儿血小板减少。孕妇血小板<50×10⁹/L,胎儿(新生儿)血小板减少的发生率为9%～45%。严重者有发生颅内出血的危险。胎儿血小板减少为一过性,脱离母体的新生儿体内抗体逐渐消失,血小板将逐渐恢复正常。胎儿及新生儿血小板减少的概率与母体血小板不一定成正比。胎儿出生前,母体抗血小板抗体含量可间接帮助了解胎儿血小板状况。

【临床表现及诊断】

主要表现是皮肤黏膜出血和贫血。轻者仅有四肢及躯干皮肤的出血点、紫癜及瘀斑、鼻出血、牙龈出血,严重者可出现消化道、生殖道、视网膜及颅内出血。脾脏不大或轻度增大。实验室检查,血小板低于100×10⁹/L。一般血小板低于50×10⁹/L时才有临床症状。骨髓检查,巨核细胞正常或增多,成熟型血小板减少。血小板抗体测定大部分为阳性。通过以上表现及实验室检查,本病的诊断并不困难。但应排除其他引起血小板减少的疾病,如再生障碍性贫血、药物性血小板减少、妊娠合并HELLP综合征、遗传性血小板减少等。

【治疗】

1. **妊娠期处理** ITP患者一旦妊娠一般不必终止妊娠,只有当严重血小板减少在妊娠早期就需要用糖皮质激素治疗者,可考虑终止妊娠。妊娠期治疗原则与单纯ITP患者相同,用药时尽可能减少对胎儿的不利影响。除支持疗法、纠正贫血外,可根据病情进行下述治疗:

(1)糖皮质激素:是治疗ITP的首选药物。妊娠期血小板<50×10⁹/L、有出血症状,可用泼尼松40~100mg/d。待病情缓解后逐渐减量至10~20mg/d维持。该药能减轻血管壁通透性,减少出血,抑制抗血小板抗体的合成及阻断巨噬细胞破坏已被抗体结合的血小板。

(2)丙种球蛋白:可竞争性抑制单核巨噬细胞系统的Fc受体与血小板结合,减少血小板破坏。大剂量丙种球蛋白400mg/(kg·d),5~7日为一疗程。

(3)脾切除:激素治疗血小板无改善,有严重出血倾向,血小板<10×10⁹/L,可考虑脾切除,有效率达70%~90%。手术最好在妊娠3~6个月间进行。

(4)血小板:输入血小板会刺激体内产生抗血小板抗体,加快血小板破坏。因此,只有在血小板<10×10⁹/L、有出血倾向、为防止重要器官出血(脑出血)时,或手术、分娩时应用。可输新鲜血或血小板。

(5)其他:免疫抑制剂及雄激素在妊娠期不主张使用。

2. **分娩期处理** 分娩方式原则上以阴道分娩为主。ITP孕妇的最大危险是分娩时出血。若行剖宫产,手术创口大、增加出血危险。另一方面,ITP孕妇有一部分胎儿血小板减少,经阴道分娩时有发生新生儿颅内出血的危险,故ITP孕妇剖宫产指征可适当放宽,如血小板<50×10⁹/L并有出血倾向,或有脾切除史。产前或术前应用大剂量糖皮质激素,氢化可的松500mg或地塞米松20~40mg静脉注射,并准备好新鲜血或血小板,防止产道裂伤,认真缝合伤口。

3. **产后处理** 妊娠期应用糖皮质激素治疗者,产后应继续应用。孕妇常伴有贫血及抵抗力低下,应预防感染。是否母乳喂养视母亲病情及胎儿血小板情况而定。

第七节 甲状腺疾病

- 妊娠合并甲状腺疾病主要包括甲状腺功能亢进和减退。
- 诊断除临床表现外主要依靠血清TSH和甲状腺激素水平。
- 治疗目的是将血清TSH和甲状腺激素水平恢复到正常,降低围产期不良结局的发生。

常见的妊娠合并甲状腺疾病是甲状腺功能亢进和甲状腺功能减退。

一、妊娠合并甲状腺功能亢进

甲状腺功能亢进(hyperthyroidism),简称甲亢,是甲状腺腺体本身产生甲状腺激素过多,导致体内甲状腺激素过高,引起机体的神经、循环、消化等系统兴奋性增高和代谢亢进的内分泌疾病。由于妊娠期发生的一系列变化,妊娠合并甲亢在诊断、治疗上与非孕期有所不同。

【妊娠与甲亢的相互影响】

妊娠期甲状腺处于相对活跃状态,导致血清总甲状腺激素(TT₄)、总三碘甲状腺原氨酸(TT₃)增加,当甲亢未治疗或治疗欠佳的孕妇于分娩或手术应激、感染及停药不当时,可诱发甲亢危象。反之,重症或未经治疗控制的甲亢孕妇容易发生流产和早产、胎儿生长受限及胎儿甲状腺功能减退和甲状腺肿等。

【临床表现】

妊娠期甲亢症状与非孕期相同,表现为代谢亢进、易激动、怕热多汗、皮肤潮红、脉搏快、脉压>50mmHg等。体格检查可见皮温升高、突眼、手震颤,严重者心律不齐、心界扩大,实验室检查血清促甲状腺激素(thyroid stimulating hormone,TSH)降低,游离T_4(FT_4)或总T_4(TT_4)增高。

各种甲亢症状急骤加重和恶化称甲亢危象(thyroid crisis),表现为焦虑、烦躁、大汗淋漓、恶心、厌食、呕吐、腹泻、大量失水引起虚脱、休克甚至昏迷、体温>39℃、脉率>140次/分,甚至>160次/分、脉压增大,常因房颤或房扑而病情危重,有时伴有心衰或肺水肿,偶有黄疸,血白细胞及FT_3、FT_4增高。常见诱因为手术、分娩、感染等各种应激,孕产妇死亡率较高,必须紧急处理。

【诊断】

根据症状、高代谢率、甲状腺对称性弥漫性肿大以及突眼等体征,结合实验室检查多可确诊。

【处理】

1. **甲亢患者孕前管理** 甲亢患者在备孕前应该达到甲状腺功能正常的稳定状态。[131]I对胎儿有影响,治疗后至少6个月方可妊娠。

2. **妊娠合并甲亢处理** 原则是既要控制甲亢发展,又要确保胎儿的正常发育,安全度过妊娠及分娩期。原则上首选药物治疗,丙硫氧嘧啶与甲巯咪唑是孕期甲亢的首选药物,具体用法:丙硫氧嘧啶100~150mg/次,每日3次;甲巯咪唑10~20mg/次,每日2次。不能控制者或抗甲状腺药物过敏者等可在妊娠中期考虑行甲状腺部分切除术。妊娠期严禁用[131]I进行诊断或治疗。

3. **产科处理**

(1)妊娠期:应加强监护,产科与内分泌科医师共同监测与治疗。

(2)分娩期:原则上选择阴道试产,注意产后出血及甲亢危象预防并发症的发生。

(3)新生儿:检查有无甲亢或甲状腺功能低下的症状和体征。

(4)产后哺乳:使用抗甲状腺药物,甲巯咪唑是哺乳期首选药物。

二、妊娠合并甲状腺功能减退

甲状腺功能减退(hypothyroidism),简称甲减,是由于甲状腺激素合成和分泌减少或组织作用减弱导致的全身代谢低的内分泌疾病,可分为临床甲减(overt hypothyroidism)和亚临床甲减(subclinical hypothyroidism)。

【对母儿的影响】

1. **对孕产妇的影响** 甲减患者妊娠早、晚期产科并发症均明显增加,如子痫前期、胎盘早剥,心力衰竭等。

2. **对围产儿的影响** 未经治疗的甲减孕妇,其胎儿流产、死亡、畸形、胎儿生长受限、先天性缺陷与智力发育迟缓的发生率增加。

【临床表现】

主要有全身疲乏、困倦、记忆力减退、食欲减退、声音嘶哑、便秘、言语徐缓、活动迟钝,表情呆滞,头发稀疏,皮肤干燥,体温低等,严重者出现心脏扩大、心包积液、心动过缓、腱反射迟钝等症状和体征。

【诊断】

妊娠期甲减包括甲减患者妊娠及妊娠期新诊断甲减两类。根据妊娠特异性TSH和FT_4参考范围诊断临床甲减和亚临床甲减。对有下列高危因素者建议早期筛查:①妊娠前已服用甲状腺激素制剂者;②有甲亢、甲减、产后甲状腺炎、甲状腺部分切除及[131]I治疗者;③有甲状腺病家族史者;④已知存在甲状腺自身抗体者;⑤甲状腺肿大者;⑥提示存在甲减症状或体征者;⑦1型糖尿病患者;⑧患有其他自身免疫疾病者;⑨有颈部不适病史者;⑩不育妇女也应行TSH检查以除外甲减。

临床甲减:TSH 高于妊娠期参考值上限,FT$_4$ 低于妊娠期参考值下限,结合症状可诊断。亚临床甲减:TSH 高于妊娠期参考值的上限,FT$_4$ 正常;单纯低 T$_4$ 血症:TSH 正常,仅 FT$_4$ 降低。

【处理】

治疗目的是将血清 TSH 和甲状腺激素水平恢复到正常范围,降低围产期不良结局的发生率,常需与内科医师共同管理。主要治疗药物为左旋甲状腺素(L-T$_4$)。

1. **孕前处理**　既往患有甲减的生育期妇女计划妊娠,调整 L-T$_4$ 剂量,使 TSH 在正常范围,最好 TSH<2.5mIU/L。

2. **临床甲减妊娠期处理**　妊娠期母体与胎儿对甲状腺激素的需求量从妊娠第 6 周开始增加,直到孕 20 周达到平衡状态。所以,妊娠期间 L-T$_4$ 用量较非孕期增加 30% ~ 50%,甲状腺功能应于妊娠 28 周前每 4 周监测 1 次,妊娠 28 ~ 32 周至少监测 1 次,根据甲状腺功能调整用药量,使 TSH 值于妊娠早期、中期、晚期分别控制在 0.1 ~ 2.5mIU/L、0.2 ~ 3.0mIU/L、0.3 ~ 3.0mIU/L。

3. **亚临床甲减妊娠期处理**　对单纯亚临床甲减孕妇是否需要治疗,目前尚无一致意见。2017 年美国甲状腺协会推荐如下:①对以下人群推荐使用 L-T$_4$:亚临床甲减合并 TPOAb 阳性;TPOAb 阴性,TSH>10mIU/L;②对以下人群不推荐使用 L-T$_4$:TPOAb 阴性,TSH 正常(TSH 在妊娠期特异参考范围内,或者无参考范围时<4mIU/L)。

4. 对单纯低 T$_4$ 血症患者目前不推荐 L-T$_4$ 治疗。

5. 分娩后,L-T$_4$ 应减至孕前的剂量,产后 6 周需要再进行甲状腺功能检测。

6. 除上述治疗外,孕期应加强营养指导,监测胎儿宫内发育情况迟缓;加强孕期和分娩期胎儿的监护,及时发现胎儿窘迫;除外其他产科因素应鼓励阴道试产,注意预防产后出血及产褥感染。

7. **新生儿监护**　新生儿出生后应查甲状腺功能,孕妇血中 TGAb 和 TPOAb 均可通过胎盘,导致胎儿甲减,影响胎儿发育。大多数甲减患儿症状轻微,T$_4$ 及 TSH 的测定是目前筛选检查甲减的主要方法。当出现 T$_4$ 降低、TSH 升高时,则可确诊为新生儿甲减。新生儿甲减治疗一般需维持2 ~ 3 年。

（杨慧霞）

第八节　急性阑尾炎

- 是妊娠期最常见的外科急腹症。
- 妊娠期解剖和生理变化导致其诊断困难,并发症增加。
- 一经诊断,首选手术治疗。

妊娠合并急性阑尾炎(acute appendicitis)是妊娠期最常见的外科急腹症,发病率占妊娠总数的 1/1000 ~ 1/2000。妊娠各期均可发生,但常见于妊娠期前 6 个月。妊娠期增大的子宫能使阑尾的位置发生改变,临床表现不典型,诊断难度增加。妊娠期阑尾炎穿孔及腹膜炎的发生率明显增加,对母儿均极为不利。因此,早期诊断和及时处理对预后有重要的影响。

【妊娠期阑尾位置的特点】

妊娠初期阑尾的位置与非妊娠期相似,在右髂前上棘至脐连线中外 1/3 处(麦氏点)。随妊娠子宫的不断增大,阑尾会逐渐向后上、向外移位。产后 14 日回到非妊娠时的位置。

【妊娠期急性阑尾炎对母儿的影响】

1. **对母体的影响**　妊娠期阑尾炎穿孔继发弥漫性腹膜炎较非孕期多 1.5 ~ 3.5 倍。其原因是:妊娠期间①盆腔血液及淋巴循环丰富,毛细血管通透性增强,导致炎症发展迅速,更易发生阑尾穿孔;②增大子宫将壁腹膜与发炎的阑尾隔开,症状不典型;③增大子宫上推大网膜、妨碍大网膜对阑尾炎症的包裹,使炎症不易局限;④阑尾毗邻子宫,炎症波及子宫可诱发宫缩,宫缩又促使炎症扩散,易导致弥漫性腹膜炎;⑤阑尾位置上移及增大子宫的掩盖,急性阑尾炎并发局限性腹膜炎时腹肌紧张及腹膜刺激征不明显,体征与实际病变程度不符,容易漏诊而延误治疗时机。

2. 对围产儿的影响   全身炎症反应及弥漫性腹膜炎可导致胎儿缺氧;诱发子宫收缩导致流产、早产;妊娠期间手术、药物可对胎儿产生不良影响,围产儿死亡率增加。

【临床表现及诊断】

妊娠不增加急性阑尾炎的发病率,但妊娠期急性阑尾炎的症状、体征受到妊娠期这一特殊生理状态的干扰,导致诊断和治疗的难度增加,而延误诊断及治疗,明显增加孕产妇和胎儿不良预后,因此应提高对妊娠中晚期腹腔位置改变的认识,重视病史分析及体格检查,做到早期诊断。

在不同妊娠时期,急性阑尾炎的临床表现差别较大,妊娠早期急性阑尾炎的症状和体征与非孕期基本相同,腹部疼痛仍是最常见症状,约80%的患者有转移性右下腹痛,及右下腹压痛、反跳痛和腹肌紧张;妊娠中、晚期因增大的子宫使阑尾的解剖位置发生改变,常无明显的转移痛,腹痛和压痛的位置较高;当阑尾位于子宫背面时,疼痛可能位于右侧腰部;妊娠中晚期增大的子宫撑起壁腹膜,腹部压痛、反跳痛和腹肌紧张常不明显。炎症严重时可以出现中毒症状,如有发热、心率增快等;常合并消化道症状,如恶心、呕吐、厌食等。由于妊娠期有生理性白细胞增加,当白细胞计数超过15×10^9/L、中性粒细胞增高时有诊断意义,尿液检查常无阳性发现,诊断不清时,采用超声检查可发现肿大阑尾或脓肿。

【鉴别诊断】

妊娠早期合并急性阑尾炎,若症状典型诊断多无困难。但要与右侧卵巢囊肿蒂扭转、右侧输卵管妊娠破裂相鉴别。妊娠中期要注意与右侧卵巢囊肿蒂扭转、右侧肾盂积水、急性肾盂肾炎、右输尿管结石、急性胆囊炎相鉴别。妊娠晚期需要鉴别的疾病有先兆临产、胎盘早剥、妊娠急性脂肪肝、子宫肌瘤红色变性等。产褥期急性阑尾炎有时与产褥感染不易区别。

【处理】

妊娠合并阑尾炎发生穿孔率为非妊娠期的1.5 ~ 3.5倍。若炎症累及子宫浆膜层时可刺激子宫诱发宫缩,且容易导致阑尾炎症扩散,从而导致流产、早产,甚至胎儿窒息死亡。胎儿预后与是否并发阑尾穿孔直接相关,单纯性阑尾炎未并发阑尾穿孔时胎儿死亡率为1.5% ~4%,而并发阑尾穿孔导致弥漫性腹膜炎时,胎儿死亡率高达21% ~35%。因此,妊娠期急性阑尾炎一般不主张保守治疗。一旦诊断确立,应在积极抗感染治疗的同时立即行阑尾切除术。妊娠中、晚期高度怀疑急性阑尾炎而难以确诊时,应积极考虑剖腹探查。

1. 手术治疗   手术方式可选择开腹手术及腹腔镜手术。但妊娠期采用腹腔镜手术的安全性仍有争议,有报道指出,妊娠期腹腔镜下阑尾切除术后导致早产率上升。开腹手术麻醉方式宜选择连续硬膜外麻醉或硬膜外联合阻滞麻醉。术中应注意防止孕妇出现仰卧位低血压。妊娠早期可取麦氏切口,若诊断不能肯定时行下腹正中纵切口,有利于术中操作和探查。妊娠中、晚期手术切口应取压痛最明显处。手术时将手术床向左倾斜约30°,使子宫左移,便于暴露阑尾。术中操作应轻柔,尽量避免刺激子宫。妊娠晚期需同时剖宫产时,应选择有利于剖宫产手术的下腹正中纵切口。若腹腔炎症严重而局限,阑尾穿孔,盲肠壁水肿,可放置腹腔引流管。

除非有产科急诊指征,原则上仅处理阑尾炎而不同时行剖宫产手术。但以下情况可先行剖宫产再行阑尾切除术:①术中暴露阑尾困难;②阑尾穿孔并发弥漫性腹膜炎,盆腔感染严重,子宫已有感染征象;③近预产期或胎儿基本成熟,已具生存能力。

2. 术后处理   术后需继续妊娠者,应选择对胎儿影响小、对病原菌敏感的广谱抗生素继续抗感染治疗。本病厌氧菌感染占75% ~90%,应选择针对厌氧菌的抗生素,建议甲硝唑和青霉素类或头孢菌素类等联合使用。术后3 ~4日内应给予宫缩抑制剂药物,避免流产或早产的发生。若胎儿已成熟且有剖宫产指征者,可同时行剖宫产术,术后积极抗感染治疗。

第九节　急性胰腺炎

- 妊娠合并急性胰腺炎具有起病急、并发症多、治疗困难、病死率高,严重威胁母儿健康。
- 临床诊断主要依靠病史、血、尿淀粉酶检测、超声、磁共振等影像学检查。
- 处理主要依据患者病情轻重而定。

妊娠合并急性胰腺炎(acute pancreatitis)是妊娠期较为常见的外科急腹症之一,多发生在妊娠晚期及产褥期,发生率为 1/1000~1/10 000,近年来有上升的趋势。其常见病因为胆道疾病、脂代谢异常。按病情严重程度分为轻症胰腺炎和重症胰腺炎,按病理改变过程分为急性水肿性胰腺炎、出血坏死性胰腺炎。具有发病急、并发症多、治疗困难、病死率高等特点,严重威胁母儿健康。

【临床表现与诊断】

1. **症状**　腹痛为常见症状,多见于进食高脂饮食、饱餐后发作,疼痛可呈阵发性加剧,多位于左上腹,可放射至腰背肩部。由于妊娠期宫底升高,胰腺位置相对较深,腹痛症状可不典型。可伴有恶心、呕吐、腹胀、黄疸、发热等症状。重症胰腺炎者可出现脉搏增速,四肢厥冷等休克症状,亦可出现水电解质紊乱、呼吸急促、发绀、少尿、胃肠道出血等多脏器功能衰竭表现。可导致胎儿严重缺氧、死胎、胎儿生长受限、流产或早产等。

2. **体征**　腹胀与腹痛同时存在,轻者常表现为上腹部压痛,无明显肌紧张。重症者可表现为反跳痛、肌紧张、肠鸣音减弱或消失,移动性浊音阳性等腹膜炎、腹腔积液体征。合并腹腔内压力增高可以导致腹腔间隔室综合征(abdominal compartment syndrome),少数重症患者因出血经腹膜后途径进入皮下,左腰部及脐周皮肤有青紫色斑(Grey-Turner 征和 Cullen 征)。

3. **辅助检查**

(1)胰酶测定:血清、尿淀粉酶测定是最常用的诊断方法。血清淀粉酶在发病数小时内升高,24小时达高峰,48小时开始下降,4~5日降至正常;尿淀粉酶在发病后 24 小时升高,48 小时达高峰,1~2 周恢复正常。血清淀粉酶正常时不能排除急性胰腺炎,因为胰腺广泛坏死时,淀粉酶也可不增高。必要时可行腹腔穿刺检测腹腔积液淀粉酶。血清脂肪酶一般在起病后 24~72 小时升高,持续 7~10日,其持续时间较长,其特异性和敏感性优于淀粉酶。

(2)影像学检查:超声检查可见胰腺弥漫性增大,出血坏死时可见强大粗回声,胰腺周围渗液成无回声区,但由于肠胀气而影响诊断效果。CT 增强扫描,可判断有无胰腺渗出、坏死或脓肿。即使对胎儿有影响,如果需要仍可采用。磁共振可以提供与 CT 类似的信息,在评估胰腺坏死、炎症范围以及有无游离气体有一定意义。

【鉴别诊断】

因胰腺位置相对较深以及增大子宫的覆盖,诊断较困难。妊娠早期因消化道症状容易被误诊为妊娠剧吐;妊娠晚期因炎症刺激导致宫缩易被误诊为临产;因腹膜炎导致的压痛、板状腹等体征易被误诊为胎盘早剥。此外,还应与急性胃肠炎、消化性溃疡穿孔、胆囊炎、阑尾炎、肠梗阻等疾病相鉴别。

【处理】

原则上与非孕期急性胰腺炎的处理基本相同,在治疗中应充分考虑起病病因、孕周以及对胎儿的影响。如果无并发症及器官功能障碍,保守治疗往往可获得较好的疗效。但对于重症胰腺炎,应争取在 48~72 小时内尽快手术治疗。

1. **保守治疗**　禁食、禁水,持续胃肠减压减轻腹胀、降低腹腔内压力。静脉补液,防治休克,完全肠外营养,抗休克治疗,维持水电解质平衡。及时使用抑制胰酶的药物,如生长抑素、H_2 受体拮抗剂或质子泵抑制剂等。虽药物能通过胎盘,但病情危重时仍须权衡利弊使用。适当缓解患者疼痛,首选哌替啶 50~100mg,可加用阿托品,禁用吗啡以免造成 Oddi 括约肌痉挛。未明确病原体前建议使用大剂量广谱抗生素控制感染。

2. **手术治疗**　对于病情较重,有以下症状者建议手术治疗:①腹膜炎持续存在,不能排除其他急腹症;②重症胆源性胰腺炎伴壶腹部嵌顿结石,合并胆道梗阻感染者,应尽早手术解除梗阻;③胰腺坏死,腹腔内大量渗出液体,迅速出现多脏器功能损伤者应手术消除坏死组织并充分引流;④合并肠穿孔、大出血或胰腺假性囊肿。

3. **产科处理**　治疗期间密切监测胎儿宫内情况,可适当使用宫缩抑制剂预防早产。病情较轻保守治疗有效的,待病情控制后再终止妊娠,如已临产可自然分娩。病情危重时,如评估胎儿已可存活,应立即剖宫产。

（陈敦金）

第十章　胎儿异常与多胎妊娠

妊娠期由于孕妇营养不良或过度，或因遗传、合并其他疾病、感染等因素，可引起胎儿发育异常（包括胎儿生长受限或巨大胎儿），胎儿结构异常或染色体异常，甚至胎死宫内。双（多）胎妊娠母胎并发症多，属于高危妊娠，孕期需加强监护。双胎的预后取决于绒毛膜性，单绒毛膜双胎由于胎盘之间存在血管吻合，胎儿并发症的发生概率较高。

第一节　出　生　缺　陷

- 一、二、三级预防是降低出生缺陷的有效措施。
- 妊娠20~24周超声大结构筛查，能检出部分严重的胎儿结构异常。
- 及时筛查出严重胎儿结构异常是提高出生人口质量的重要手段之一。

出生缺陷（birth defect）指胚胎或胎儿在发育过程中所发生的结构或功能代谢的异常。我国出生缺陷的总发生率约5.6%。出生缺陷的一级预防是在孕前通过婚检、孕前健康检查、科普教育和采取干预措施进行预防；二级预防是在孕期通过超声检查、或通过采集母儿样本进行产前筛查和产前诊断；三级预防是在出生后对新生儿进行早筛查、早治疗、早康复，减慢或延缓有出生缺陷患儿的疾病进展，减少患儿不可逆的身体及神经系统损伤的发生。根据卫生部2002年颁布的《产前诊断技术管理办法》，妊娠16~24周应诊断的致命畸形包括无脑儿、脑膨出、开放性脊柱裂、严重的胸腹壁缺损伴内脏外翻、单腔心、致死性软骨发育不全等。超声筛查出以上严重的出生缺陷时建议孕妇到有产前诊断资格的医院进一步明确诊断。

一、无脑儿

无脑儿（anencephalus）是严重的出生缺陷胎儿中最常见的一种，系前神经孔闭合失败所致，是神经管缺陷中最严重的一种类型。女胎比男胎多4倍，由于缺少颅盖骨，眼球突出呈"蛙样"面容，颈项短，无大脑，仅见颅底或颅底部分脑组织，不可能存活。若伴羊水过多常早产，不伴羊水过多常过期产。无脑儿有两种类型，一种是脑组织变性坏死突出颅外，另一种是脑组织未发育。

【诊断】

超声检查诊断准确率高。妊娠14周后，超声检查见不到圆形颅骨光环，头端有不规则"瘤结"。腹部扪诊时，胎头较小。肛门检查和阴道检查时可扪及凹凸不平的颅底部。无脑儿应与面先露、小头畸形、脑脊膜膨出相区别。无脑儿由于吞咽羊水减少，常伴有羊水过多。

【处理】

无脑儿为严重的致死性出生缺陷，一经确诊应引产。

二、脊柱裂

脊柱裂（spinabifida）属脊椎管部分未完全闭合的状态（图10-1），也是神经管缺陷中最常见的一种，发生率有明显的地域和种族差别。

脊柱在妊娠8~9周开始骨化，如两半椎体不融合则形成脊柱裂，多发生在胸腰段。脊柱裂有3

种:①脊椎管缺损,多位于腰骶部,外面有皮肤覆盖,称为隐性脊柱裂,脊髓和脊神经多正常,无神经系统症状;②两个脊椎骨缺损,脊膜可从椎间孔突出,表面可见皮肤包着的囊,囊大时可含脊膜、脊髓及神经,称为脊髓脊膜膨出,多有神经系统症状;③形成脊髓部分的神经管缺失,停留在神经褶和神经沟阶段,称为脊髓裂,同时合并脊柱裂。

【诊断】

隐性脊柱裂在产前超声检查中常难发现。较大的脊柱裂产前超声检查易发现,妊娠18~20周是发现的最佳时机,由于超声检查的诊断敏感性较高,单独筛查脊柱裂可获得满意的筛查效益。超声检查探及某段脊柱两行强回声的间距变宽,或形成角度呈 V 或 W 形,脊柱短小、不完整、不规则弯曲,或伴有不规则的囊性膨出物。

开放性脊柱裂胎儿的母血及羊水甲胎蛋白都高于正常,80%脊柱裂胎儿的母体血清 AFP 高于 2.5MoM。

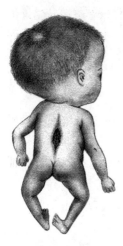

图 10-1   脊柱裂

【处理】

无症状的隐性脊柱裂无需治疗,未经治疗的显性脊柱裂患儿的死亡率及病残率均较高,部分显性脊柱裂可通过开放性手术治疗改善预后。若诊断脊柱裂继续妊娠至分娩,每一例都应该与经验丰富的产科、神经外科和新生儿科专家进行会诊咨询。

三、脑积水和水脑

脑积水(hydrocephalus)是脑脊液过多(500~3000ml)地蓄积于脑室系统内,致脑室系统扩张和压力升高,常压迫正常脑组织。脑积水常伴有脊柱裂、足内翻等畸形。水脑(hydranencephaly)指双侧大脑半球缺失,颅内充满了脑脊液。严重的脑积水及水脑可致梗阻性难产、子宫破裂、生殖道瘘等,对母亲有严重危害。

【诊断】

在耻骨联合上方触到宽大、骨质薄软、有弹性的胎头,且大于胎体并高浮,跨耻征阳性。阴道检查盆腔空虚,胎先露部过高,颅缝宽,颅骨软而薄,囟门大且紧张,胎头有如乒乓球感觉。

严重的脑积水及水脑产前超声检查容易发现:妊娠20周后,颅内大部分被液性暗区占据,中线漂动,脑组织受压变薄,胎头周径明显大于腹周径,应考虑为脑积水。水脑的典型超声检查表现是头颅呈一巨大的无回声区,内无大脑组织及脑中线回声。

【处理】

脑积水的预后主要取决于病因及有无基因突变和合并的其他结构异常。轻度脑积水大部分无神经功能缺陷,严重脑积水产生神经功能缺陷的概率增高。有生机儿产前诊断严重脑积水及水脑,应建议引产,处理过程应以产妇免受伤害为原则。头先露,宫口扩张 3cm 时行颅内穿刺放液,或临产前超声检查监视下经腹行脑室穿刺放液,缩小胎头娩出胎儿。

四、单心房单心室

单心房单心室是一种严重的先天性心脏发育异常,预后不良。在超声检查声像图仅见一个心房、一个房室瓣及一个心室。在有生机儿前诊断单心房单心室畸形,应建议终止妊娠。

五、腹壁裂

腹壁裂(gastroschisis)是一侧前腹壁全层缺损所致。在产前超声检查中,可见胎儿腹腔空虚,胃、肠等内脏器官漂浮在羊水中,表面无膜覆盖。随着小儿外科手术技术的提高,未合并其他结构异常、非遗传因素引起的孤立性腹壁裂的患儿存活率>90%,但腹裂伴肝脏突出者,死亡率有所上升。

腹壁裂继续妊娠者,孕期应严密随访羊水量、胎儿有无肠梗阻表现及胎儿生长发育情况。建议由胎儿医学专家、遗传医师、小儿外科医师、产科医师多学科会诊,制定产前产后的一体化管理策略,评估是否可能进行产房手术、是否合并畸形,并及时转诊,尽早手术。

六、致死性侏儒

致死性侏儒(thanatophoric dwarfism)是一种最常见的致死性骨骼发育不良疾病,表现为长骨极短且弯曲、窄胸、头颅相对较大、腹膨隆,多伴有羊水过多。超声检查可见胎儿长骨呈"电话听筒"样表现,尤以股骨和肱骨更为明显。本病的死因与胸腔极度狭窄致肺发育不良、心肺衰竭有关。目前已证实致死性侏儒由 FGFR3 基因突变引起,确诊依据基因检测。该病为散发性疾病,再发风险极低。一旦发现为致死性侏儒,应尽早终止妊娠。

第二节　胎儿生长受限

- 为生长潜力低下的小于孕龄儿。
- 诊断主要依靠病史、体格检查及超声检查。
- 缺乏有效的治疗,重点在于诊断之后的胎儿监护。
- 终止妊娠的时机遵循个性化原则。

出生体重低于同胎龄体重第 10 百分位数的新生儿称为小于孕龄儿(small for gestation age,SGA)。并非所有出生体重小于同孕龄体重第 10 百分位数者均为病理性的生长受限。SGA 包含了健康小样儿,这部分 SGA 除了体重及体格发育较小外,各器官可无结构异常及功能障碍,无宫内缺氧表现。

胎儿生长受限(fetal growth restriction,FGR;intrauterine growth retardation,IUGR)指胎儿应有的生长潜力受损,估测的胎儿体重小于同孕龄第 10 百分位的 SGA。对部分胎儿的体重经估测达到同孕龄的第 10 百分位,但胎儿有生长潜力受损,不良妊娠结局的风险增加,可按照胎儿生长受限进行管理。严重的 FGR(severe FGR)指估测的胎儿体重小于同孕龄第 3 百分位。

低出生体重儿指足月胎儿出生时的体重小于 2500g。

【病因】

影响胎儿生长的因素,包括母亲营养供应、胎盘转运和胎儿遗传潜能等,病因复杂。主要危险因素有:

1. 母体因素

(1)营养因素:孕妇偏食、妊娠剧吐以及摄入蛋白质、维生素及微量元素不足,胎儿出生体重与母体血糖水平呈正相关。

(2)妊娠并发症与合并症:妊娠并发症如妊娠期高血压疾病、多胎妊娠、胎盘早剥、过期妊娠、妊娠期肝内胆汁淤积症等,妊娠合并症如心脏病、肾炎、贫血、抗磷脂抗体综合征、甲状腺功能亢进、自身免疫性疾病等,均可使胎盘血流量减少,灌注下降。

(3)其他:孕妇年龄、地区、体重、身高、经济状况、子宫发育畸形、吸烟、吸毒、酗酒、宫内感染、母体接触放射线或有毒物质、孕期应用苯妥英钠、华法林等。

2. 胎儿因素　生长激素、胰岛素样生长因子、瘦素等调节胎儿生长的物质在脐血中降低,可能会影响胎儿内分泌和代谢。胎儿基因或染色体异常、结构异常等。

3. 胎盘因素　帆状胎盘、轮廓状胎盘、副叶胎盘、小胎盘等胎盘各种病变导致子宫胎盘血流量减少,胎儿血供不足。

4. 脐带因素　单脐动脉、脐带过长、脐带过细(尤其近脐带根部过细)、脐带扭转、脐带打结等。

【分类及临床表现】

胎儿发育分三阶段。第一阶段(妊娠 17 周之前):主要是细胞增殖,所有器官的细胞数目均增加。第二阶段(妊娠 17~32 周):细胞继续增殖并增大。第三阶段(妊娠 32 周之后):细胞增生肥大为其主要特征,胎儿突出表现为糖原和脂肪沉积。胎儿生长受限根据其发生时间、胎儿体重以及病因分为 3 类:

1. **内因性均称型 FGR**　一般发生在胎儿发育的第一阶段,因胎儿在体重、头围和身长三方面均受限,头围与腹围均小,故称均称型。其病因包括基因或染色体异常、病毒感染、接触放射性物质及其他有毒物质。

2. **外因性不均称型 FGR**　胚胎早期发育正常,至妊娠晚期才受到有害因素影响,如妊娠期高血压疾病等所致的慢性胎盘功能不全。

3. **外因性均称型 FGR**　为上述两型的混合型。其病因有母儿双方因素,多因缺乏重要生长因素,如叶酸、氨基酸、微量元素或有害药物影响所致,在整个妊娠期间均产生影响。

【诊断】

FGR 的准确诊断,应基于准确核对孕周,包括核实母亲月经史、相关的辅助生殖技术的信息,以及早孕或中孕早期的超声检查。根据各项衡量胎儿生长发育指标及其动态情况,结合子宫胎盘的灌注情况及孕妇的产前检查结果,尽早诊断 FGR。

1. **临床指标**　测量子宫底高度,推测胎儿大小,简单易行,可用于低危人群的筛查。子宫底高度连续 3 周测量均在第 10 百分位数以下者,为筛选 FGR 指标,预测准确率达 13%~86%。妊娠 26 周后宫高测量值低于对应标准 3cm 以上,应疑诊 FGR;宫高低于对应标准 4cm 以上,应高度怀疑 FGR。

2. **辅助检查**

(1) 超声监测胎儿生长:①测量胎儿头围、腹围和股骨,并根据本地区个性化的胎儿生长曲线估测胎儿体重(estimated fetal weight,EFW)。估计胎儿体重低于对应孕周胎儿体重的第 10 百分位数以下或胎儿腹围(abdominal circumference,AC)小于对应孕周腹围的第 10 百分位数以下,需考虑 FGR,至少间隔 2 周复查 1 次,减少 FGR 诊断的假阳性。②腹围/头围比值(AC/HC):比值小于正常同孕周平均值的第 10 百分位数,有助于估算不均称型 FGR。③羊水量与胎盘成熟度:需注意胎盘形态、脐带插入点、最大羊水深度及羊水指数。④筛查超声遗传标记物:推荐所有的 FGR 进行详细的胎儿解剖结构检查,评估有无出生缺陷。

(2) 彩色多普勒超声检查脐动脉血流:所有超声估计体重或胎儿腹围测量低于正常第 10 百分位数以下的胎儿都需进行脐动脉多普勒血流检测,了解子宫胎盘灌注情况。

(3) 抗心磷脂抗体(ACA)的测定:研究表明抗心磷脂抗体(ACA)与部分 FGR 的发生有关。

【处理】

1. **寻找病因**　对临床怀疑 FGR 孕妇应尽可能找出可能的致病原因。及早发现、监测有无合并妊娠期高血压疾病。行 TORCH 感染检查、抗磷脂抗体测定。吸烟孕妇戒烟。超声检查排除胎儿结构异常,必要时采用介入性产前诊断技术进行胎儿染色体核型分析、基因芯片、二代测序等细胞及分子遗传学检测。

2. **治疗**　FGR 的治疗原则是:积极寻找病因、改善胎盘循环、加强胎儿监测、适时终止妊娠。

(1) 一般治疗:目前缺乏充分的证据支持卧床休息、常规吸氧、增加饮食对治疗 FGR 有效。

(2) 药物治疗:尚未证实补充孕激素、静脉补充营养和注射低分子肝素对治疗 FGR 有效。

(3) 胎儿健康状况(fetal well-being)监测:FGR 一经诊断即应开始严密监测。理想的 FGR 监测方案是综合应用超声多普勒血流、羊水量、胎心监护、生物物理评分和胎儿生长监测方法,全面评估监测 FGR 胎儿。监测应从确诊为 FGR 开始,每 2~3 周评估胎儿生长发育。在多普勒血流正常的胎儿中,只要监护结果可靠,监护的频率通常为每周 1 次。如果多普勒血流发现异常,需要更加严密监护,可考虑增加大脑中动脉及静脉导管血流监测,每周 2 次 NST 或 BPP,随着胎盘功能减退,脐动脉多普勒血流可表现为 S/D 比值升高、舒张末期血流缺失或倒置。若出现舒张末期血流倒置和静脉导管反向"a"波,围产儿死亡率高,预后差。

3. 产科处理

(1)继续妊娠指征:胎儿状况良好,胎盘功能正常,妊娠未足月、孕妇无合并症及并发症者,可以在密切监护下妊娠至 38～39 周,但不应超过预产期。

(2)终止妊娠指征:必须综合考虑 FGR 的病因、监测指标异常情况、孕周和新生儿重症监护的技术水平。

FGR 出现单次胎儿多普勒血流异常不宜立即终止妊娠,应严密随访。若出现脐动脉舒张末期血流消失,可期待至≥34 周终止妊娠;出现脐动脉舒张末期血流倒置,则考虑期待至≥32 周终止妊娠。若 32 周前出现脐动脉舒张末期血流缺失或倒置,合并静脉导管血流异常,综合考虑孕周、新生儿重症监护水平,完成促胎肺成熟后,可考虑终止妊娠。

孕周未达 32 周者,应使用硫酸镁保护胎儿神经系统。若孕周未达 35 周者,应促胎肺成熟后再终止妊娠,如果新生儿重症监护技术水平不足,应鼓励宫内转运。

(3)分娩方式选择:FGR 胎儿对缺氧耐受力差,胎儿胎盘贮备不足,难以耐受分娩过程中子宫收缩时的缺氧状态,应适当放宽剖宫产指征。①阴道分娩:FGR 孕妇自然临产后,应尽快入院,加强胎心监护。排除阴道分娩禁忌证,根据胎儿情况、宫颈成熟度及羊水量,决定是否引产及引产方式。②剖宫产:单纯的 FGR 并非剖宫产指征。胎儿病情危重,产道条件欠佳,或有其他剖宫产指征,应行剖宫产结束分娩。

4. 预防 对于既往有 FGR 和子痫前期病史的孕妇,建议从孕 12～16 周开始应用低剂量阿司匹林至 36 周,可以降低再次发生 FGR 的风险。存在≥2 项高危因素的孕妇,也可建议于妊娠早期开始服用小剂量阿司匹林进行预防,其中高危因素包括:肥胖、年龄>40 岁、孕前高血压、孕前糖尿病(1 型或 2 型)、辅助生殖技术受孕史、多胎妊娠、胎盘早剥病史、胎盘梗死病史。因母体因素引起的 FGR,应积极治疗原发病,如戒除烟酒、毒品等,使 FGR 风险降到最低。

第三节 巨 大 胎 儿

- 出生后方能确诊。
- 终止妊娠时机应根据胎儿成熟度、胎盘功能、糖尿病控制情况及孕周等综合评估。不建议预防性引产。
- 分娩方式的选择由是否合并糖尿病以及预测的胎儿体重决定。

出生体重高于第 90 百分位体重的新生儿或胎儿被称为大于孕龄儿(large for gestational age,LGA)。巨大胎儿(macrosomia)指任何孕周胎儿体重超过 4000g。还有一组以胎儿过度生长发育为特征的遗传综合征,称发育过度综合征,该类患儿出生后持续过度生长。近年来,营养过剩的孕妇有逐渐增多趋势,导致巨大胎儿的发生率增加较快,国内发生率约 7%,国外发生率为 15.1%,男胎多于女胎。

【高危因素】

高危因素包括:①孕妇肥胖;②妊娠合并糖尿病,尤其是 2 型糖尿病;③过期妊娠;④经产妇;⑤父母身材高大;⑥高龄产妇;⑦有巨大胎儿分娩史;⑧种族、民族因素。

【对母儿影响】

1. 对母体影响 头盆不称发生率上升,增加剖宫产率;经阴道分娩主要危险是肩难产,其发生率与胎儿体重成正比。肩难产处理不当可发生严重的阴道损伤和会阴裂伤甚至子宫破裂;子宫过度扩张,易发生子宫收缩乏力、产程延长,易导致产后出血。胎先露长时间压迫产道,容易发生尿瘘或粪瘘。

2. **对胎儿影响**   胎儿大,常需手术助产,可引起颅内出血、锁骨骨折、臂丛神经损伤等产伤,严重时甚至死亡。

【诊断】

目前尚无方法准确预测胎儿大小,通过病史、临床表现及辅助检查可以初步判断,但巨大胎儿需待出生后方能确诊。

1. **病史及临床表现**   孕妇多存在上述高危因素,妊娠期体重增加迅速,常在妊娠晚期出现呼吸困难,腹部沉重及两肋部胀痛等症状。

2. **腹部检查**   腹部明显膨隆,宫高>35cm。触诊胎体大,先露部高浮,若为头先露,多数胎头跨耻征为阳性。听诊时胎心清晰,但位置较高。

3. **超声检查**   测量胎儿双顶径、股骨长、腹围及头围等各项生物指标,可监测胎儿的生长发育情况。利用超声检查可预测胎儿体重,但预测巨大胎儿的体重还有一定的难度,目前尚无证据支持哪种预测方法更有效。巨大胎儿的胎头双顶径往往会大于10cm,此时需进一步测量胎儿肩径及胸径,若肩径及胸径大于头径者,需警惕难产发生。

【处理】

1. **妊娠期**   对于有巨大胎儿分娩史或妊娠期疑为巨大胎儿者,应监测血糖,排除糖尿病。若确诊为糖尿病应积极治疗,控制血糖。于足月后根据胎盘功能及糖尿病控制情况等综合评估,决定终止妊娠时机。

2. **分娩期**   ①估计胎儿体重>4000g且合并糖尿病者,建议剖宫产终止妊娠;②估计胎儿体重>4000g而无糖尿病者,可阴道试产,但产程中需注意放宽剖宫产指征。产时应充分评估,必要时产钳助产,同时做好处理肩难产的准备工作。分娩后应行宫颈及阴道检查,了解有无软产道损伤,并预防产后出血。

3. **预防性引产**   对妊娠期发现巨大胎儿可疑者,不建议预防性引产。因为预防性引产并不能改善围产儿结局,不能降低肩难产率,反而可能增加剖宫产率。

4. **新生儿处理**   预防新生儿低血糖,在出生后30分钟监测血糖。出生后1~2小时开始喂糖水,及早开奶。轻度低血糖者口服葡萄糖,严重低血糖者静脉输注。新生儿易发生低钙血症,应补充钙剂,多用10%葡萄糖酸钙1ml/kg加入葡萄糖液中静脉滴注。

第四节   胎 儿 窘 迫

- 单纯羊水粪染不是急性胎儿窘迫的证据,需要结合胎心监护进行评估。
- 胎动减少为胎儿缺氧的重要表现,应予警惕。
- 急性胎儿窘迫的处理应根据病因采取果断措施,迅速改善缺氧,停止使用缩宫素,纠正脱水及低血压。
- 慢性胎儿窘迫应针对病因,根据孕周、胎儿成熟度及缺氧程度决定处理。

胎儿窘迫(fetal distress)指胎儿在子宫内因急性或慢性缺氧(hypoxia)危及其健康和生命的综合症状,发生率为2.7%~38.5%。急性胎儿窘迫多发生在分娩期;慢性胎儿窘迫常发生在妊娠晚期,但在临产后常表现为急性胎儿窘迫。

【病因】

母体血液含氧量不足、母胎间血氧运输及交换障碍、胎儿自身因素异常,均可导致胎儿窘迫。

1. **胎儿急性缺氧**   系因母胎间血氧运输及交换障碍或脐带血液循环障碍所致。常见因素有:①前置胎盘、胎盘早剥;②脐带异常,如脐带绕颈、脐带真结、脐带扭转、脐带脱垂、脐带血肿、脐带过长或过短、脐带附着于胎膜等;③母体严重血液循环障碍致胎盘灌注急剧减少,如各种原因导致休克等;

④缩宫素使用不当,造成过强及不协调宫缩,宫内压长时间超过母血进入绒毛间隙的平均动脉压;⑤孕妇应用麻醉药及镇静剂过量,抑制呼吸。

2. 胎儿慢性缺氧　①母体血液含氧量不足,如合并先天性心脏病或伴心功能不全、肺部感染、慢性肺功能不全、哮喘反复发作及重度贫血等;②子宫胎盘血管硬化、狭窄、梗死,使绒毛间隙血液灌注不足,如妊娠期高血压疾病、慢性肾炎、糖尿病、过期妊娠等;③胎儿严重的心血管疾病、呼吸系统疾病,胎儿畸形,母儿血型不合,胎儿宫内感染、颅内出血及颅脑损伤,致胎儿运输及利用氧能力下降等。

【病理生理变化】

子宫胎盘单位提供胎儿氧气及营养,同时排出二氧化碳和胎儿代谢产物。胎儿对宫内缺氧有一定的代偿能力,当产时子宫胎盘单位功能失代偿时,会导致胎儿缺血缺氧(血氧水平降低)。胎儿缺血缺氧会引起全身血流重新分配,分流血液到心、脑及肾上腺等重要器官。电子胎心监护出现的基线变异减少或消失、反复晚期减速。如果缺氧持续,则无氧糖酵解增加,发展为代谢性酸中毒。乳酸堆积并出现胎儿重要器官尤其是脑和心肌的进行性损害,如不及时给予干预,则可能造成严重及永久性损害,如缺血缺氧性脑病甚至胎死宫内。重度缺氧可致胎儿呼吸运动加深,羊水吸入,出生后可出现新生儿吸入性肺炎。

妊娠期慢性缺氧使子宫胎盘灌注下降,导致胎儿生长受限,肾血流减少引起羊水减少。脐带因素的胎儿缺氧常表现为胎心突然下降或出现反复重度变异减速,可出现呼吸性酸中毒,如不解除诱因,则可发展为混合性酸中毒,造成胎儿损害。

【临床表现及诊断】

1. 急性胎儿窘迫　主要发生在分娩期。多因脐带异常、胎盘早剥、宫缩过强、产程延长及休克等引起。

(1) 产时胎心率异常:产时胎心率变化是急性胎儿窘迫的重要征象。应在产时定期胎心听诊或进行连续电子胎心监护,胎心听诊应在一次宫缩之后,持续60秒。产时电子胎心监护的结果判读应采用三级判读系统(详见第六章第二节"评估胎儿健康的技术")。当出现胎心率基线无变异并且反复出现晚期减速或变异减速或胎心过缓(胎心率基线<110次/分),即Ⅲ类电子胎心监护图形时,提示胎儿缺氧严重。

(2) 羊水胎粪污染:胎儿可在宫内排出胎粪,尽管胎儿宫内缺氧可能促发胎儿排出胎粪,但影响胎粪排出最主要的因素是孕周,孕周越大羊水胎粪污染的概率越高,某些高危因素也会增加胎粪排出的概率,如妊娠期肝内胆汁淤积症。10%~20%的分娩中会出现羊水胎粪污染,羊水中胎粪污染不是胎儿窘迫的征象。依据胎粪污染的程度不同,羊水污染分3度:Ⅰ度浅绿色;Ⅱ度黄绿色、浑浊;Ⅲ度稠厚、呈棕黄色。出现羊水胎粪污染时,可考虑连续电子胎心监护,如果胎心监护正常,不需要进行特殊处理;如果胎心监护异常,存在宫内缺氧情况,会引起胎粪吸入综合征,造成不良胎儿结局。

(3) 胎动异常:缺氧初期为胎动频繁,继而减弱及次数减少,进而消失。单纯的胎动频繁不属于胎动异常。

(4) 酸中毒:采集胎儿头皮血进行血气分析,若pH<7.20(正常值7.25~7.35),PO_2<10mmHg(正常值15~30mmHg),PCO_2>60mmHg(正常值35~55mmHg),可诊断为胎儿酸中毒。但该方法对新生儿缺血缺氧性脑病的阳性预测值仅为3%,应用较少。

2. 慢性胎儿窘迫　主要发生在妊娠晚期,常延续至临产并加重。多因妊娠期高血压疾病、慢性肾炎、糖尿病等所致。

(1) 胎动减少或消失:胎动减少为胎儿缺氧的重要表现,应予警惕,临床常见胎动消失24小时后胎心消失。若胎动计数≥10次/2小时为正常,<10次/2小时或减少50%者提示胎儿缺氧可能。监测胎动的方法详见第六章第二节"评估胎儿健康的技术"。

(2) 产前电子胎心监护异常:无应激试验(NST)异常提示有胎儿缺氧可能,详见第六章第二节

"评估胎儿健康的技术"。

（3）胎儿生物物理评分低：≤4分提示胎儿缺氧，5~6分为可疑胎儿缺氧。详见第六章第二节"评估胎儿健康的技术"。

（4）胎儿多普勒超声血流异常：胎儿生长受限的胎儿脐动脉多普勒血流可表现为S/D比值升高，提示有胎盘灌注不足；若出现脐动脉舒张末期血流缺失或倒置和静脉导管反向"a"波，提示随时有胎死宫内的危险。

【处理】

1. **急性胎儿窘迫**　应采取果断措施，改善胎儿缺氧状态。

（1）一般处理：应该立即采取相应措施纠正胎儿缺氧，包括改变孕妇体位、吸氧、停止缩宫素使用、抑制宫缩、纠正孕妇低血压等措施，并迅速查找病因，排除脐带脱垂、重度胎盘早剥、子宫破裂等，如果这些措施均不奏效，应该紧急终止妊娠。对于可疑胎儿窘迫者应该综合考虑临床情况、持续胎心监护、采取其他评估方法来判定胎儿有无缺氧，可能需要宫内复苏来改善胎儿状况。

（2）病因治疗：若为不协调性子宫收缩过强，或因缩宫素使用不当引起宫缩过频过强，应给予特布他林或其他β受体兴奋剂抑制宫缩。若为羊水过少，有脐带受压征象，可经腹羊膜腔输液。

（3）尽快终止妊娠：根据产程进展，决定分娩方式。

1）Ⅲ类电子胎心监护图形，但宫口未开全或预计短期内无法阴道分娩，应立即行剖宫产。

2）宫口开全：骨盆各径线正常者，胎头双顶径已达坐骨棘平面以下，一旦诊断为胎儿窘迫，应尽快行阴道助产术结束分娩。

无论阴道分娩或剖宫产均需做好新生儿窒息抢救准备，稠厚胎粪污染者需在胎头娩出后立即清理上呼吸道，如胎儿活力差则要立即气管插管洗净气道后再行正压通气。胎儿娩出后，留取胎儿脐动静脉血样进行血气分析，以评估胎儿氧合及酸碱平衡状况。

2. **慢性胎儿窘迫**　应针对妊娠合并症或并发症特点及其严重程度，根据孕周、胎儿成熟度及胎儿缺氧程度综合判断，拟定处理方案。

（1）一般处理：主诉胎动减少者，应进行全面检查以评估母儿状况，包括NST和（或）胎儿生物物理评分；侧卧位；低流量吸氧；积极治疗妊娠合并症及并发症；加强胎儿监护，注意胎动变化。

（2）期待疗法：孕周小，估计胎儿娩出后存活可能性小，尽量保守治疗延长胎龄，同时促胎肺成熟，争取胎儿成熟后终止妊娠。应向患者说明，期待过程中胎儿可能随时胎死宫内；胎盘功能低下可影响胎儿发育，预后不良。

（3）终止妊娠：妊娠近足月或胎儿已成熟，胎动减少，胎盘功能进行性减退，电子胎心监护出现胎心基线率异常伴基线变异异常、OCT出现频繁晚期减速或重度变异减速、胎儿生物物理评分≤4分者，均应行剖宫产术终止妊娠。

第五节　死　胎

- 单胎胎死宫内4周之上要警惕弥散性血管内凝血的发生。
- 确诊死胎的方法为超声检查。
- 一旦确诊，尽快引产。应详细询问病史，建议尸体解剖，尽量寻找原因，做好产后咨询。
- 引产方法应综合判定。原则是尽量经阴道分娩，剖宫产仅在特殊情况下使用。

妊娠20周后胎儿在子宫内死亡，称为死胎（still birth or fetal death）。胎儿在分娩过程中死亡，称为死产，也是死胎的一种。在美国，2004年死胎的发生率为6.2‰。

【病因】

1. **胎盘及脐带因素**　如前置胎盘、胎盘早剥、血管前置、急性绒毛膜羊膜炎、脐带帆状附着、脐带打结、脐带脱垂、脐带绕颈缠体等,胎盘大量出血或脐带异常,导致胎儿缺氧。

2. **胎儿因素**　如胎儿严重畸形、胎儿生长受限、双胎输血综合征、胎儿感染、严重遗传性疾病、母儿血型不合等。

3. **孕妇因素**　严重的妊娠合并症、并发症,如妊娠期高血压疾病、抗磷脂抗体综合征、糖尿病、心血管疾病、各种原因引起的休克等。子宫局部因素,如子宫张力过大或收缩力过强、子宫畸形、子宫破裂等致局部缺血而影响胎盘、胎儿。

【临床表现及诊断】

孕妇自觉胎动停止,子宫停止增长,检查时听不到胎心,子宫大小与停经周数不符,超声检查可确诊。

死胎在宫腔内停留过久可能引起母体凝血功能障碍。胎儿死亡后约80%在2～3周内自然娩出,若死亡后3周胎儿仍未排出,退行性变的胎盘组织释放凝血活酶进入母血液循环,激活血管内凝血因子,可能出现弥散性血管内凝血(DIC)。胎死宫内4周以上,DIC发生机会增多,可引起分娩时的严重出血。

【处理】

死胎一经确诊,首先应该详尽完善病史,包括家族史、既往史、本次妊娠情况。尽早引产。建议尸体解剖及胎盘、脐带、胎膜病理检查及染色体检查,尽力寻找死胎原因。做好产后咨询和心理支持。

引产方法有多种,包括米索前列醇,经羊膜腔注入依沙吖啶及催产素引产等,应根据孕周及子宫有无瘢痕,结合孕妇意愿,知情同意下选择。原则是尽量经阴道分娩,剖宫产仅限于特殊情况下使用。对于妊娠28周前有子宫手术史者,应制定个体化引产方案。妊娠28周后的引产应根据产科指南制定执行。

胎儿死亡4周尚未排出者,应行凝血功能检查。若纤维蛋白原<1.5g/L,血小板<100×10^9/L时,可用肝素治疗,可使纤维蛋白原和血小板恢复到有效止血水平,然后再引产,并备新鲜血,注意预防产后出血和感染。

即使经过全面、系统评估,仍至少有1/4的病例无法明确病因。对于不明原因的低危孕妇,37周之前死胎的再次发生率为7.8‰～10.5‰;37周之后的再次发生率仅为1.8‰。有合并症或并发症的高危孕妇,死胎的再次发生率明显增加。

第六节　多胎妊娠

- 多胎妊娠属于高危妊娠,应加强妊娠期及分娩期管理。
- 绒毛膜性对多胎围产儿预后的影响比合子性更大,应在妊娠早期进行多胎妊娠的绒毛膜性的判断。
- 双胎输血综合征和选择性生长受限是单绒毛膜性双胎特有的严重并发症。

一次妊娠宫腔内同时有两个或两个以上胎儿时称为多胎妊娠(multiple pregnancy),以双胎妊娠(twin pregnancy)多见。近年辅助生殖技术广泛开展,多胎妊娠发生率明显增高。多胎妊娠易引起妊娠期高血压疾病、妊娠期肝内胆汁淤积症、贫血、胎膜早破及早产、产后出血、胎儿发育异常等并发症。单绒毛膜双胎还可能合并双胎输血综合征、选择性生长受限等特殊并发症,因此双胎妊娠属高危妊娠范畴。本节主要讨论双胎妊娠。

【双胎类型及特点】

1. **双卵双胎**　两个卵子分别受精形成的双胎妊娠,称为双卵双胎(dizygotic twin)。双卵双胎约占双胎妊娠的70%,与应用促排卵药物、多胚胎宫腔内移植及遗传因素有关。两个卵子分别受精形成两个受精卵,各自的遗传基因不完全相同,故形成的两个胎儿有区别,如血型、性别不同或相同,指纹、外貌、性格类型等多种表型不同。胎盘多为两个,也可融合成一个,但血液循环各自独立。胎盘胎儿面有两个羊膜腔,中间隔有两层羊膜、两层绒毛膜(图10-2)。

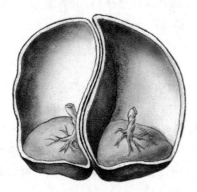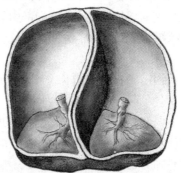

图 10-2　双卵双胎的胎盘及胎膜示意图

同期复孕(superfecundation)是两个卵子在短时间内不同时间受精而形成的双卵双胎。精子也可来自不同的男性。

2. 单卵双胎　由一个受精卵分裂形成的双胎妊娠,称为单卵双胎(monozygotic twin)。单卵双胎约占双胎妊娠的30%。形成原因不明,不受种族、遗传、年龄、胎次的影响。一个受精卵分裂形成两个胎儿,具有相同的遗传基因,故两个胎儿性别、血型及外貌等均相同。由于受精卵在早期发育阶段发生分裂的时间不同,形成下述4种类型(图10-3)。

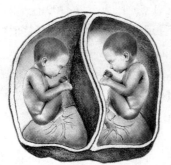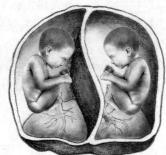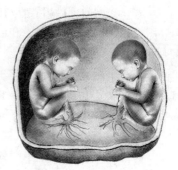

（1）发生在桑椹期前　　　　（2）发生在胚泡期　　　　（3）发生在羊膜囊已形成

图 10-3　受精卵在不同阶段形成单卵双胎的胎膜类型

（1）双绒毛膜双羊膜囊单卵双胎:分裂发生在桑椹期(早期胚泡),相当于受精后3日内,形成两个独立的胚胎、两个羊膜囊。两个羊膜囊之间隔有两层绒毛膜、两层羊膜,胎盘为两个或一个。此种类型约占单卵双胎的30%。

（2）单绒毛膜双羊膜囊单卵双胎:分裂发生在受精后第4~8日,胚胎发育处于胚泡期,即已分化出滋养细胞,羊膜囊尚未形成。胎盘为一个,两个羊膜囊之间仅隔有两层羊膜,此种类型约占单卵双胎的68%。

（3）单绒毛膜单羊膜囊单卵双胎:受精卵在受精后第9~13日分裂,此时羊膜囊已形成,两个胎儿共存于一个羊膜腔内,共有一个胎盘。此类型占单卵双胎的1%~2%。

（4）联体双胎:受精卵在受精第13日后分裂,此时原始胚盘已形成,机体不能完全分裂成两个,形成不同形式的联体儿,极罕见。如两个胎儿共有一个胸腔或共有一个头部等。寄生胎(fetus in fetus)也是联体双胎的一种形式,发育差的内细胞团被包入正常发育的胚胎体内,常位于胎儿的上腹部腹膜后,胎体的发育不完全。联体双胎发生率为单卵双胎的1/1500。

【诊断】

1. **病史及临床表现**　部分双卵双胎有家族史,或妊娠前曾用促排卵药或体外受精行多个胚胎移植。但体外受精-胚胎移植后双胎未必一定为双卵双胎。亦可能移植两个胚胎后,只有一个胚胎存活,而该受精卵又分裂为单绒毛膜性双胎。双胎妊娠通常恶心、呕吐等早孕反应重。妊娠中期后体重增加迅速,腹部增大明显,下肢水肿、静脉曲张等压迫症状出现早且明显,妊娠晚期常有呼吸困难,活动不便。

2. **产科检查**　子宫大于停经周数,妊娠中晚期腹部可触及多个小肢体或3个以上胎极;胎头较小,与子宫大小不成比例;不同部位可听到两个胎心,其间隔有无音区,或同时听诊1分钟,两个胎心率相差10次以上。双胎妊娠时胎位多为纵产式,以两个头位或一头一臀常见(图10-4)。

3. **超声检查**　对诊断及监护双胎有较大帮助。妊娠6周后,宫腔内可见两个原始心管搏动。可筛查胎儿结构畸形,如联体双胎、开放性神经管畸形等。超声检查还可帮助确定两个胎儿的胎位。

4. **绒毛膜性判断**　由于单绒毛膜性双胎特有的双胎并发症较多,因此在妊娠早期进行绒毛膜性判断非常重要。在妊娠6~10周之间,可通过宫腔内孕囊数目进行绒毛膜性判断,若宫腔内有两个孕囊,为双绒毛膜双胎;若仅见一个孕囊,则单绒毛膜性双胎可能性较大。妊娠10~14周之间,可以通过判断胎膜与胎盘插入点呈"双胎峰"或者"T"字征来判断双胎的绒毛膜性。前者为双绒毛膜性双胎,后者为单绒毛膜性双胎。妊娠早期之后,绒毛膜性的检查难度增加,此时可以通过胎儿性别、两个羊膜囊间隔厚度、胎盘是否独立做综合判断。

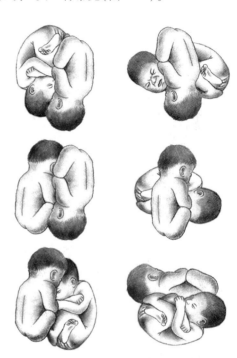

图10-4　双胎胎位

5. **双胎的产前筛查及产前诊断**　妊娠11~13^(+6)周超声筛查可以通过检测胎儿颈项透明层(nuchal translucency,NT)评估胎儿发生唐氏综合征的风险,并可早期发现部分严重的胎儿畸形。外周血胎儿DNA作为一种无创的手段也可以用于双胎妊娠的非整倍体筛查。由于较高的假阳性率,不建议单独使用妊娠中期生化血清学方法对双胎妊娠进行唐氏综合征的筛查。双胎妊娠的产前诊断指征基本与单胎相似。对于双绒毛膜性双胎,应对两个胎儿进行取样。对于单绒毛膜性双胎,通常只需对其中任一胎儿取样;但如出现一胎结构异常或双胎大小发育严重不一致,则应对两个胎儿分别取样。

【并发症】

1. **母胎并发症**

(1)妊娠期高血压疾病:比单胎妊娠多3~4倍,且发病早、程度重,容易出现心肺并发症及子痫。

(2)妊娠期肝内胆汁淤积症:发生率是单胎的2倍,易引起早产、胎儿窘迫、死胎、死产,围产儿死亡率增高。

(3)贫血:是单胎的2.4倍,与铁及叶酸缺乏有关。

(4)羊水过多:发生率约12%,单卵双胎常在妊娠中期发生急性羊水过多,与双胎输血综合征及胎儿畸形有关。

(5)胎膜早破:发生率约达14%,可能与宫腔内压力增高有关。

(6)宫缩乏力:子宫肌纤维伸展过度,常发生原发性宫缩乏力,致产程延长。

(7)胎盘早剥:是双胎妊娠产前出血的主要原因,可能与妊娠期高血压疾病发生率增加有关。第一胎儿娩出后,宫腔容积骤然缩小,是胎盘早剥另一常见原因。

(8)产后出血:经阴道分娩的双胎妊娠平均产后出血量≥500ml,与子宫过度膨胀致产后宫缩乏力及胎盘附着面积增大有关。

(9)流产及早产:流产发生率高于单胎2~3倍,与胚胎畸形、胎盘发育异常、胎盘血液循环障碍、宫腔内容积相对狭窄、宫腔压力过高有关。约50%双胎妊娠并发早产,其风险约为单胎妊娠的7~10倍。单绒毛膜双胎和双绒毛膜双胎在11~24周之间发生流产的风险分别为10%和2%,而在32周前早产发生率高达10%和5%。

(10)脐带异常:单羊膜囊双胎易发生脐带互相缠绕、扭转,可致胎儿死亡。脐带脱垂也是双胎常见并发症,多发生在双胎胎位异常或胎先露未衔接出现胎膜早破时,以及第一胎儿娩出后,第二胎儿娩出前,是胎儿急性缺氧死亡的主要原因。

(11)胎头交锁及胎头碰撞:前者多发生在第一胎儿为臀先露、第二胎儿为头先露者,分娩时第一胎儿头部尚未娩出,而第二胎儿头部已入盆,两个胎头颈部交锁,造成难产;后者两个胎儿均为头先露,同时入盆,引起胎头碰撞难产。

(12)胎儿畸形:双卵双胎妊娠胎儿畸形的发生概率与单胎妊娠相似;而在单卵双胎,胎儿畸形的发生率增加2~3倍。最常见的畸形为心脏畸形、神经管缺陷、面部发育异常、胃肠道发育异常和腹壁裂等。有些畸形为单卵双胎所特有,如联体双胎、无心畸形等。

2. 单绒毛膜性双胎特有并发症　单绒毛膜性双胎由于两胎儿共用一个胎盘,胎盘之间存在血管吻合,故可以出现较多且较严重的并发症,围产儿发病率和死亡率均增加。

(1)双胎输血综合征(twin to twin transfusion syndrome,TTTS):是单绒毛膜双羊膜囊单卵双胎的严重并发症。通过胎盘间的动-静脉吻合支,血液从动脉向静脉单向分流,使一个胎儿成为供血儿,另一个胎儿成为受血儿,造成供血儿贫血、血容量减少,致使肾灌注不足,羊水过少,甚至因营养不良而死亡;受血儿血容量增多,可发生充血性心力衰竭、胎儿水肿、羊水过多。既往对于双胎输血综合征的诊断通常是通过产后检查新生儿,如果两个胎儿体重相差≥20%、血红蛋白相差>50g/L,提示双胎输血综合征,这一观点已被摒弃。目前国际上对 TTTS 的诊断主要依据为:①单绒毛膜性双胎;②双胎出现羊水量改变,一胎羊水池最大深度大于8cm(20周后大于10cm),另一胎小于2cm 即可诊断。有时供血儿出现羊水严重过少,被挤压到子宫的一侧,成为"贴附儿"(stuck-twin)。根据 Quintero 分期,TTTS 可分为5期:Ⅰ期:仅羊水量异常;Ⅱ期:超声不能显示供血儿膀胱;Ⅲ期:出现脐动脉、静脉导管、脐静脉多普勒血流的异常;Ⅳ期:任何一胎水肿;Ⅴ期:任何一胎死亡。双胎输血综合征如果不经治疗,胎儿的死亡率高达90%。

(2)选择性胎儿生长受限(selective IUGR,sIUGR):亦为单绒毛膜性双胎特有的严重并发症。目前诊断主要是根据 sIUGR 胎儿体重估测位于该孕周第10百分位以下,两胎儿体重相差25%以上。但诊断仍存在争议。其发病原因主要为胎盘分配不均,sIUGR 胎儿通常存在脐带边缘附着或帆状插入。sIUGR 可分为3型,Ⅰ型小胎儿脐血流正常;Ⅱ型为小胎儿出现脐动脉舒张期缺失或倒置;Ⅲ型为小胎儿出现间歇性脐动脉舒张期改变。

sIUGR 和双胎输血综合征在诊断上易出现混淆,但其诊断均需满足单绒毛膜性双胎这一前提。TTTS 诊断的必要条件是两个胎儿出现羊水过多-过少序列征(twin oligo-polyhydramnios sequence,TOPS),而并非两个胎儿体重是否有差异。sIUGR 胎儿羊水量可正常,或仅出现一的羊水异常,其诊断依据为两胎之间出现的体重差异且一胎存在 IUGR。

(3)一胎无心畸形:亦称动脉反向灌注序列(twin reversed arterial perfusion sequence,TRAPS),为少见畸形,发生率为单绒毛膜妊娠的1%,妊娠胎儿的1:35 000。双胎之一心脏缺如、残留或无功能。最显著的特征是结构正常的泵血胎通过一根胎盘表面动脉-动脉吻合向寄生的无心胎供血。如不治疗,正常胎儿可发生心力衰竭而死亡。

（4）贫血多血质序列征（twin anemia polycythemia sequence,TAPS）:TAPS 定义为单绒毛膜双羊膜囊双胎的一种慢性的胎-胎输血,两胎儿出现严重的血红蛋白差异但并不存在 TOPS。TAPS 可能为原发,占单绒毛膜性双胎的 3% ~5%,也可能为 TTTS 行胎儿镜激光术后的胎盘上小的动-静脉血管残留所致,占 TTTS 胎儿镜激光术后的 2% ~13%。对 TAPS 的诊断主要通过大脑中动脉收缩期峰值流速（PSV）的检测。TAPS 产前诊断标准为受血儿大脑中动脉 PSV<1.0 中位数倍数（MoM）,供血儿 PSV>1.5 MoM。

（5）单绒毛膜单羊膜囊双胎:为极高危的双胎妊娠,由于两胎儿共用一个羊膜腔,两胎儿之间无胎膜分隔,因脐带缠绕和打结而发生宫内意外可能性较大。

【处理】

1. 妊娠期处理及监护

（1）补充足够营养:进食含高蛋白质、高维生素以及必需脂肪酸的食物,注意补充铁、叶酸及钙剂,预防贫血及妊娠期高血压疾病。

（2）防治早产:是双胎产前监护的重点,双胎孕妇应适当增加每日卧床休息时间,减少活动量,产兆若发生在 34 周以前,应给予宫缩抑制剂。一旦出现宫缩或阴道流液,应住院治疗。早产处理见第八章第七节“早产”。

（3）及时防治妊娠并发症:发生妊娠期高血压疾病、妊娠期肝内胆汁淤积症等应及早治疗。

（4）监护胎儿生长发育情况及胎位变化:发现胎儿畸形,尤其是联体双胎,应及早终止妊娠。对双绒毛膜性双胎,定期（每 4 周 1 次）超声监测胎儿生长情况。对单绒毛膜性双胎,应每 2 周超声监测胎儿生长发育从而早期发现单绒双胎特殊并发症等。如有条件,单绒毛膜性双胎应由胎儿医学专家进行随访,随访的内容包括胎儿生长发育情况、体重估测相差、羊水情况、彩色多普勒超声血流评估。超声检查发现胎位异常,一般不予纠正。但妊娠晚期确定胎位,对分娩方式选择有帮助。

2. 分娩时机　对于无并发症及合并症的双绒毛膜性双胎可期待至孕 38 周时再考虑分娩,最晚不应超过 39 周。无并发症及合并症的单绒毛膜双羊膜囊双胎可以在严密监测下至妊娠 35 ~37 周分娩。单绒毛膜单羊膜囊双胎的分娩孕周为 32 ~34 周。复杂性双胎如 TTTS、sIUGR 及 TAPS 需要结合每个孕妇及胎儿的具体情况制订个体化的分娩方案。

3. 分娩期处理　如果双胎妊娠计划阴道试产,无论何种胎方位,由于大约 20% 发生第二胎儿胎位变化,需做好阴道助产及第二胎儿剖宫产术的准备。第一胎儿为头先露的双胎妊娠可经阴道分娩。若第一胎儿为头先露,第二胎儿为非头位,第一胎儿阴道分娩后,第二胎儿需要阴道助产或剖宫产的风险较大。如第一胎儿为臀先露,当发生胎膜破裂时,易发生脐带脱垂;而如果第二胎儿为头先露,有发生两胎儿胎头绞锁的可能,可放宽剖宫产指征。

产程中应注意:①产妇应有良好体力,应保证产妇足够的摄入量及睡眠;②严密观察胎心变化;③注意宫缩及产程进展,对胎头已衔接者,可在产程早期行人工破膜,加速产程进展,如宫缩乏力,可在严密监护下,给予低浓度缩宫素静脉滴注;④第二产程必要时行会阴后-侧切开,减轻胎头受压。第一胎儿娩出后,胎盘侧脐带必须立即夹紧,以防第二胎儿失血。助手应在腹部固定第二胎儿为纵产式,并密切观察胎心、宫缩及阴道流血情况,及时阴道检查了解胎位及排除脐带脱垂,及早发现胎盘早剥。若无异常,等待自然分娩,通常在 20 分钟左右第二个胎儿娩出,若等待 15 分钟仍无宫缩,可行人工破膜并静脉滴注低浓度缩宫素,促进子宫收缩。无论阴道分娩还是剖宫产,均需积极防治产后出血。

4. 单绒毛膜双胎及其特有并发症的处理　双胎的胎儿预后取决于绒毛膜性,而不是合子性（卵性)。单绒毛膜性双胎围产儿并发症及死亡率较高。对于 Quintero 分期 Ⅱ ~ Ⅳ 期及部分 Ⅰ 期的孕 16 ~ 26 周的 TTTS,应首选胎儿镜激光术治疗。对于较晚发现的双胎输血综合征合并羊水过多,可采取快速羊水减量术。对于严重的 sIUGR 或者单绒毛膜性双胎一胎合并畸形或 TRAPS,可采用选择性减胎术(射频消融术或脐带凝固术),减去 IUGR 胎儿或畸形胎儿。

（段　涛）

第十一章　胎儿附属物异常

作为胎儿附属物的胎盘与胎膜,在胎儿生长发育过程中起重要作用,尤其胎盘是胎儿与母体对话的窗口,若发生异常,对母儿危害较大。正常妊娠时羊水的产生和吸收处于动态平衡中,若羊水的产生和吸收失衡,将导致羊水量异常。脐带是母儿间物质交换的通道,若发生异常,将对胎儿造成危害。

第一节　前置胎盘

- 典型症状是妊娠晚期或临产后发生无诱因、无痛性反复阴道流血。
- 诊断首选阴道超声检查,怀疑合并胎盘植入时可行磁共振检查。
- 处理原则为抑制宫缩,止血、纠正贫血和预防感染,尽可能延长孕周,根据前置胎盘类型决定分娩时机和方式。

妊娠28周以后,胎盘位置低于胎先露部,附着在子宫下段、下缘达到或覆盖宫颈内口称为前置胎盘(placenta previa)。为妊娠晚期阴道流血最常见的原因,也是妊娠期严重并发症之一。国外发病率为0.3%~0.5%,国内报道为0.24%~1.57%。

【病因】

高危因素包括多次流产史、宫腔操作史、产褥感染史、高龄、剖宫产史、多孕产次、孕妇不良生活习惯(吸烟或吸毒妇女)、双胎妊娠、辅助生殖技术受孕、子宫形态异常、妊娠28周前超声检查提示胎盘前置状态等。

病因尚不清楚,可能与下述因素有关:

1. **胎盘异常**　形态和胎盘大小异常。胎盘位置正常而副胎盘位于子宫下段接近宫颈内口;胎盘面积过大和膜状胎盘大而薄延伸至子宫下段;双胎较单胎妊娠前置胎盘的发生率高1倍。

2. **子宫内膜病变或损伤**　剖宫产、子宫手术史、多次流产刮宫史、产褥感染、盆腔炎等可引起子宫内膜炎或萎缩性病变。受精卵植入受损的子宫内膜,子宫蜕膜血管形成不良造成胎盘血供不足,为了摄取足够营养胎盘延伸到子宫下段以增大面积。前次剖宫产手术瘢痕妨碍胎盘于妊娠晚期随着子宫峡部的伸展而上移等。

3. **受精卵滋养层发育迟缓**　滋养层尚未发育到可以着床的阶段时,受精卵已达子宫腔,继续下移,着床于子宫下段进而发育成前置胎盘。

4. **辅助生殖技术**　使用的促排卵药物,改变了体内性激素水平,由于受精卵的体外培养和人工植入,造成子宫内膜与胚胎发育不同步,人工植入时可诱发宫缩,导致其着床于子宫下段。

【分类】

按胎盘下缘与宫颈内口的关系,将前置胎盘分为4类:完全性前置胎盘、部分性前置胎盘、边缘性前置胎盘、低置胎盘(图11-1)。

1. **完全性前置胎盘(complete placenta previa)**　或称中央性前置胎盘(central placenta previa),胎盘组织完全覆盖宫颈内口。

2. **部分性前置胎盘(partial placenta previa)**　胎盘组织覆盖部分宫颈内口。

3. **边缘性前置胎盘(marginal placenta previa)**　胎盘附着于子宫下段,下缘达到宫颈内口,

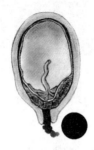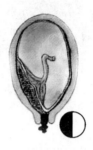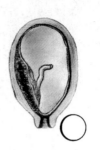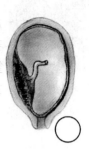

（1）完全性前置胎盘　（2）部分性前置胎盘　（3）边缘性前置胎盘　（4）低置胎盘

图 11-1　前置胎盘的类型

但未超越宫颈内口。

4. 低置胎盘（low lying placenta）　胎盘附着于子宫下段,边缘距宫颈内口<2cm。

由于子宫下段的形成、宫颈管消失、宫口扩张等因素,胎盘边缘与宫颈内口的关系常随孕周的不同时期而改变。目前临床上以处理前最后一次检查结果来确定其分类。

既往有剖宫产史或子宫肌瘤剔除术史,此次妊娠为前置胎盘,胎盘附着于原手术瘢痕部位者,发生胎盘粘连、植入和致命性大出血的风险高,称之为凶险性前置胎盘（pernicious placenta previa）。

【临床表现】

1. 症状　典型症状为妊娠晚期或临产后发生无诱因、无痛性反复阴道流血。妊娠晚期子宫峡部拉长形成子宫下段,牵拉宫颈内口,宫颈管逐渐缩短;临产后规律宫缩使宫颈管消失成为软产道一部分。宫颈口扩张时,附着于子宫下段及宫颈内口的胎盘前置部分伸展性能差与其附着处发生错位分离,血窦破裂出血。前置胎盘出血前一般无明显诱因,初次出血量较少,血液凝固出血可停止;但不排除有初次即发生致命性大出血而导致休克的可能性。由于子宫下段不断伸展,前置胎盘出血常频繁出现,出血量也增多。阴道流血发生时间、出血量多少以及反复发生次数与前置胎盘类型有关。

2. 体征　一般情况与出血量、出血速度密切相关,大量出血呈现面色苍白、脉搏细弱、四肢湿冷、血压下降等休克表现。反复出血表现为贫血貌。腹部检查:子宫软,无压痛,轮廓清楚,大小与孕周相符。由于胎盘占据子宫下段,影响胎先露部衔接入盆,故胎先露高浮,1/3 合并有胎位异常。反复出血或一次出血量过多可使胎儿宫内缺氧,胎心有异常甚至消失,严重者胎死宫内。当前置胎盘附着于子宫前壁时,可在耻骨联合上方闻及胎盘血流杂音。

【诊断】

超声诊断前置胎盘需注意孕周,胎盘覆盖宫腔的面积在妊娠中期约为 1/2、至妊娠晚期为 1/3 或 1/4,子宫下段的形成增加了宫颈内口与胎盘边缘之间的距离,原附着在子宫下段的胎盘可随宫体上移而改变为正常位置胎盘。目前许多学者认为,对于妊娠中期超声检查发现胎盘前置者,不宜诊断为前置胎盘,而应称为胎盘前置状态。

1. 高危因素　既往有多次流产史、宫腔操作史、产褥感染史、高龄、剖宫产史、多孕产次等。

2. 临床表现

（1）症状:典型症状是妊娠晚期或临产时,发生无诱因、无痛性反复阴道流血。患者一般情况与出血量有关,大量出血呈现面色苍白、脉搏增快微弱、血压下降等休克表现。

（2）腹部检查:子宫软,轮廓清楚,无压痛,子宫大小与孕周相符。胎位清楚,胎先露高浮或伴有胎位异常。

（3）阴道检查:应采用超声检查确定胎盘位置,若前置胎盘诊断明确,无需再行阴道检查。若必须通过阴道检查明确诊断或选择分娩方式时,可在输液、输血及做好紧急剖宫产的手术条件下进行。禁止肛查。

3. 影像学检查

（1）超声检查:可清楚显示子宫壁、胎盘、胎先露部及宫颈的位置,有助于确定前置胎盘类型。阴道超声检查能更准确地确定胎盘边缘和宫颈内口的关系,准确性明显高于腹部超声检查,故对怀疑胎盘位置异常的患者均推荐阴道超声检查。

（2）磁共振检查:怀疑合并胎盘植入者,有条件的医院可选择磁共振检查,以了解胎盘植入子宫肌层的深度,是否侵及膀胱等,对凶险性前置胎盘的诊断更有帮助。

【鉴别诊断】

前置胎盘应与胎盘早剥、胎盘边缘血窦破裂、脐带帆状附着、前置血管破裂、宫颈病变等产前出血相鉴别。结合病史、临床表现及辅助检查,一般不难鉴别。

【对母儿影响】

1. 产后出血 行剖宫产时,当子宫切口无法避开附着于前壁的胎盘,导致出血明显增多。胎儿娩出后,子宫下段肌组织菲薄,收缩力差,附着于此处的胎盘不易完全剥离,一旦剥离,因开放的血窦不易关闭,常发生产后出血,量多且不易控制。

2. 植入性胎盘 子宫下段蜕膜发育不良,胎盘绒毛穿透底蜕膜,侵入子宫肌层,使胎盘剥离不全而发生产后出血。

3. 产褥感染 细菌经阴道上行侵入靠近宫颈外口的胎盘剥离面,同时多数产妇因反复失血而致贫血,免疫力下降,容易发生产褥期感染。

4. 围产儿预后不良 出血量多可致胎儿窘迫,甚至缺氧死亡。治疗性早产率增加,低出生体重发生率和新生儿死亡率高。

【处理】

治疗原则是抑制宫缩、纠正贫血、预防感染和适时终止妊娠。根据阴道流血量、孕周、产次、胎位、有无休克、是否临产、胎儿是否存活及前置胎盘类型等综合做出判断。临床处理前以最后一次检查结果来确定其分类。凶险性前置胎盘应当在有救治条件的医院治疗。

（一）期待疗法

目的是在保障母儿安全的前提下,尽量延长妊娠时间,提高胎儿存活性。适用于妊娠<36周、胎儿存活、一般情况良好、阴道流血量少、无需紧急分娩的孕妇。建议在有母儿抢救能力的医疗机构进行治疗,一旦有阴道流血,强调住院治疗的必要性,且加强对母儿状况的监测及治疗。

1. 一般处理 阴道流血期间减少活动量,注意休息,禁止肛门检查和不必要的阴道检查。密切观察阴道流血量,监护胎儿宫内状况;维持正常血容量,必要时输血。常规备血,做好急诊手术的准备。

2. 纠正贫血 目标使血红蛋白≥110g/L及以上,血细胞比容>0.30,以增加母体储备。

3. 止血 对于有早产风险的患者,可酌情给予宫缩抑制剂,防止因宫缩引起的进一步出血。

4. 糖皮质激素 孕35周前有早产风险时,应促胎肺成熟(详见第八章第七节"早产")。

（二）终止妊娠

1. 指征 ①出血量大甚至休克,为挽救孕妇生命,无需考虑胎儿情况,应立即终止妊娠;②出现胎儿窘迫等产科指征时,胎儿已可存活,可行急诊手术;③临产后诊断的前置胎盘,出血量较多,估计短时间内不能分娩者,也应终止妊娠;④无临床症状的前置胎盘根据类型决定分娩时机。合并胎盘植入者可于妊娠36周及以上择期终止妊娠;完全性前置胎盘可于妊娠37周及以上择期终止妊娠;边缘性前置胎盘可于38周及以上择期终止妊娠;部分性前置胎盘应根据胎盘遮盖宫颈内口情况适时终止妊娠。

2. 手术管理 手术应当由技术娴熟的医师实施,做好分级手术的管理。术前积极纠正贫血、预防感染、止血及备血,做好处理产后出血和抢救新生儿的准备。参考产前超声检查及手术探查定位胎盘,子宫切口应尽量避开胎盘。胎儿娩出后,立即子宫肌壁注射缩宫素,出血仍多时,可选用前列腺素类或麦角新碱药物。局部缝合开放血窦、单用或联合使用子宫压迫缝合术、宫腔纱条填塞术、子宫动脉或髂内动脉结扎术、子宫动脉栓塞术等多种方法止血。若各项措施均无效,则与患者及家属充分沟通病情后实施子宫切除术。

在剖宫产术中发现子宫下段有局限性怒张血管,前置胎盘着床在前次剖宫产切口处,则应高度怀疑胎盘植入。应做好各种抢救产妇和新生儿的准备。同时以中心静脉压监测血容量,积极抢救出血与休克,预防感染,注意纠正心肺衰竭、肾衰竭等多器官功能衰竭。

3. **阴道分娩**　仅适用于边缘性前置胎盘、低置胎盘、枕先露、阴道流血少,估计在短时间内能结束分娩者,在有条件的机构,备足血源的前提下,可在严密监测下行阴道试产。

【预防】

采取积极有效的避孕措施,减少子宫内膜损伤和子宫内膜炎的发生;避免多产、多次刮宫或引产以及剖宫产,预防感染,宣传妊娠期保健知识,养成良好的生活习惯,计划妊娠妇女应戒烟、戒毒,避免被动吸烟;加强妊娠期管理,按时产前检查及正确的妊娠期指导,发生妊娠期反复发作无痛性阴道流血,及时到医院就诊,早期确诊前置胎盘并作出正确处理。

第二节　胎盘早剥

- 典型临床表现为妊娠20周后阴道流血、腹痛,可伴有子宫张力增高和子宫压痛,严重时出现失血性休克、弥散性血管内凝血,若处理不及时可危及母儿生命。
- 根据病史、临床表现、实验室检查结合超声检查诊断。
- 治疗原则为早期诊断,积极纠正休克与防治并发症,及时终止妊娠。

胎盘早剥(placental abruption)指妊娠20周后正常位置的胎盘在胎儿娩出前,部分或全部从子宫壁剥离,发病率约为1%。属于妊娠晚期严重并发症,疾病发展迅猛,若处理不及时可危及母儿生命。

【病因】

确切发病机制不清,考虑与下述因素有关。

1. **血管病变**　妊娠期高血压疾病尤其是重度子痫前期、慢性高血压、慢性肾脏疾病或全身血管病变的孕妇,底蜕膜螺旋小动脉痉挛或硬化,引起远端毛细血管变性坏死甚至破裂出血,血液在底蜕膜与胎盘之间形成血肿,致使胎盘与子宫壁分离。此外,妊娠中、晚期或临产后,妊娠子宫压迫下腔静脉,回心血量减少,血压下降,子宫静脉淤血,静脉压突然升高,蜕膜静脉床淤血或破裂,形成胎盘后血肿,导致胎盘与子宫壁部分或全部剥离。

2. **机械性因素**　外伤尤其是腹部钝性创伤会导致子宫突然拉伸或收缩而诱发胎盘早剥。一般发生于外伤后24小时之内。

3. **宫腔内压力骤减**　未足月胎膜早破;双胎妊娠分娩时,第一胎儿娩出过快;羊水过多时,人工破膜后羊水流出过快,宫腔内压力骤减,子宫骤然收缩,胎盘与子宫壁发生错位而剥离。

4. **其他因素**　高龄多产、有胎盘早剥史的孕妇再发胎盘早剥的风险明显增高。此外,其他一些因素还包括吸烟、吸毒、绒毛膜羊膜炎、接受辅助生殖技术助孕、有血栓形成倾向等。

【病理及病理生理变化】

主要为底蜕膜出血、形成血肿,使该处胎盘自子宫壁剥离。如剥离面积小,血液易凝固而出血停止,临床可无症状或症状轻微。如继续出血,胎盘剥离面也随之扩大,形成较大胎盘后血肿,血液可冲开胎盘边缘及胎膜经由宫颈管流出,称为显性剥离(revealed abruption)。如胎盘边缘或胎膜与子宫壁未剥离,或胎头进入骨盆入口压迫胎盘下缘,使血液积聚于胎盘与子宫壁之间而不能外流,故无阴道流血表现,称为隐性剥离(concealed abruption)(图11-2)。

当隐性剥离内出血急剧增多时,胎盘后血液积聚于胎盘与子宫壁之间,压力不断增加,血液浸

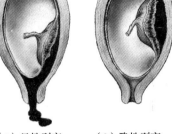

（1）显性剥离　　（2）隐性剥离

图 11-2　胎盘早剥的类型

入子宫肌层,引起肌纤维分离、断裂乃至变性。血液浸入浆膜层时,子宫表面呈现紫蓝色瘀斑,以胎盘附着处明显,称为子宫胎盘卒中（uteroplacental apoplexy）,又称为库弗莱尔子宫（Couvelaire uterus）。血液还可渗入卵巢生发上皮下、输卵管系膜、阔韧带内。大量组织凝血活酶从剥离处的胎盘绒毛和蜕膜中释放进入母体血液循环,激活凝血系统并影响血供,导致多器官功能障碍。随着促凝物质不断入血,激活纤维蛋白溶解系统,产生大量的纤维蛋白原降解产物（FDP）,引起继发性纤溶亢进。大量凝血因子消耗,最终导致凝血功能障碍。

【临床表现及分级】

典型临床表现是阴道流血、腹痛,可伴有子宫张力增高和子宫压痛,尤以胎盘剥离处最明显。阴道流血特征为陈旧不凝血,但出血量往往与疼痛程度、胎盘剥离程度不一定符合,尤其是后壁胎盘的隐性剥离。早期表现通常以胎心率异常为首发变化,宫缩间歇期子宫呈高张状态,胎位触诊不清。严重时子宫呈板状,压痛明显,胎心率改变或消失,甚至出现恶心、呕吐、出汗、面色苍白、脉搏细弱、血压下降等休克征象。

在临床上推荐按照胎盘早剥的 Page 分级标准评估病情的严重程度,见表 11-1。

表 11-1　胎盘早剥的 Page 分级标准

分级	标准
0 级	分娩后回顾性产后诊断
Ⅰ 级	外出血,子宫软,无胎儿窘迫
Ⅱ 级	胎儿宫内窘迫或胎死宫内
Ⅲ 级	产妇出现休克症状,伴或不伴弥散性血管内凝血

出现胎儿宫内死亡的患者胎盘剥离面积常超过 50%;接近 30% 的胎盘早剥会出现凝血功能障碍。

【辅助检查】

1. 超声检查　可协助了解胎盘的部位及胎盘早剥的类型,并可明确胎儿大小及存活情况。典型的声像图显示胎盘与子宫壁之间出现边缘不清楚的液性低回声区即为胎盘后血肿,胎盘异常增厚或胎盘边缘"圆形"裂开。需要注意的是,超声检查阴性结果不能完全排除胎盘早剥,尤其是胎盘附着在子宫后壁时。

2. 电子胎心监护　协助判断胎儿的宫内状况,电子胎心监护可出现胎心基线变异消失、变异减速、晚期减速、正弦波形及胎心率缓慢等。

3. 实验室检查　包括全血细胞计数、血小板计数、凝血功能、肝肾功能及血电解质检查等。Ⅲ 级患者应检测肾功和血气分析,DIC 筛选试验结果可疑者进一步做纤溶确诊试验（包括凝血酶时间、优球蛋白溶解时间和血浆鱼精蛋白副凝试验）。血纤维蛋白原<2.5g/L 为异常,如果<1.5g/L 对凝血功能障碍有诊断意义。情况紧急时,可抽取肘静脉血 2ml 放入干燥试管中,7 分钟后若无血块形成或形成易碎的软凝血块,提示凝血功能障碍。

【诊断与鉴别诊断】

依据病史、症状、体征,结合实验室检查及超声检查等结果,不难做出临床诊断。怀疑有胎盘早剥时,应当在腹部体表画出子宫底高度,以便观察。0 级和 Ⅰ 级临床表现不典型,通过超声检查辅助诊断,并需要与前置胎盘相鉴别。应密切关注症状以及凝血功能的变化。Ⅱ 级及 Ⅲ 级胎盘早剥症状与体征比较典型,诊断较容易,主要与先兆子宫破裂相鉴别。

【并发症】

1. 胎儿宫内死亡　如胎盘早剥面积大,出血多,胎儿可因缺血缺氧而死亡。

2. 弥散性血管内凝血（DIC）　胎盘早剥是妊娠期发生凝血功能障碍最常见的原因,约 1/3 伴有死胎发生。临床表现为皮肤、黏膜及注射部位出血,阴道流血不凝或凝血块较软,甚至发生血尿、咯血和呕血。一旦发生 DIC,病死率较高,应积极预防。

3. 失血性休克　无论显性或隐性剥离,出血量多时可致休克。发生子宫胎盘卒中时,子宫肌层收缩受影响可致严重产后出血,凝血功能障碍也是导致出血的原因,若并发 DIC,产后出血难以纠正,引起休克,多脏器功能衰竭,脑垂体及肾上腺皮质坏死,导致希恩综合征(Sheehan syndrome)的发生。

4. 急性肾衰竭　胎盘早剥大量出血使肾脏灌注严重受损,导致肾皮质或肾小管缺血坏死。且胎盘早剥多伴发妊娠期高血压疾病、慢性高血压、慢性肾脏疾病等,肾内小动脉痉挛,肾小球前小动脉极度狭窄,肾脏缺血,进而出现急性肾衰竭。

5. 羊水栓塞　胎盘早剥时羊水可经剥离面开放的子宫血管进入母血液循环,触发羊水栓塞。

【对母儿的影响】

胎盘早剥对母胎影响极大。剖宫产率、贫血、产后出血率、DIC 发生率均升高。由于胎盘早剥出血引起胎儿急性缺氧,新生儿窒息率、早产率、胎儿宫内死亡率明显升高,围产儿死亡率约为 11.9%,是无胎盘早剥者 25 倍。更为严重的是,胎盘早剥新生儿还可遗留显著神经系统发育缺陷等后遗症。

【治疗】

胎盘早剥严重危及母儿生命,母儿的预后取决于处理是否及时与恰当。治疗原则为早期识别、积极处理休克、及时终止妊娠、控制 DIC、减少并发症。

1. 纠正休克　监测产妇生命体征,积极输血、迅速补充血容量及凝血因子,维持全身血液循环系统稳定。依据血红蛋白量决定输注血制品类型,包括红细胞、血浆、血小板、冷沉淀等。有 DIC 表现者尽早纠正其凝血功能障碍。应使血细胞比容超过 0.30,血红蛋白维持在 100g/L,尿量>30ml/h。

2. 监测胎儿宫内情况　连续监测胎心以判断胎儿宫内情况。对于有外伤史的产妇,疑有胎盘早剥时,应连续胎心监护,以早期发现胎盘早剥。

3. 及时终止妊娠　一旦确诊 Ⅱ、Ⅲ 级胎盘早剥应及时终止妊娠。根据孕妇病情轻重、胎儿宫内状况、产程进展、胎产式等,决定终止妊娠的方式。

（1）阴道分娩:适用于 0～Ⅰ 级患者,一般情况良好,病情较轻,以外出血为主,宫口已扩张,估计短时间内可结束分娩。可采用人工破膜使羊水缓慢流出,缩小子宫容积,必要时滴注缩宫素缩短第二产程。产程中应密切观察心率、血压、宫底高度、阴道出血量以及胎儿宫内状况,发现异常征象,应行剖宫产术。

对 20～34⁺⁶ 周合并 Ⅰ 级胎盘早剥的产妇,尽可能保守治疗延长孕周,孕 35 周前应用糖皮质激素促进胎肺成熟(具体用法详见第八章第七节"早产")。注意密切监测胎盘早剥情况,一旦出现明显阴道流血、子宫张力高、凝血功能障碍及胎儿窘迫时应立即终止妊娠。

（2）剖宫产术:①Ⅰ 级胎盘早剥,出现其他剖宫产指征者;②Ⅱ 级胎盘早剥,不能在短时间内结束分娩者;③Ⅲ 级胎盘早剥,产妇病情恶化,胎儿已死,不能立即分娩者;④破膜后产程无进展者;⑤产妇病情急剧加重危及生命时,不论胎儿是否存活,均应立即行剖宫产。剖宫产取出胎儿与胎盘后,立即注射宫缩剂,人工剥离胎盘的同时应促进子宫收缩。发现有子宫胎盘卒中时,可边按摩子宫,边用热盐水纱垫湿热敷子宫,多数子宫收缩转佳,出血量减少。若发生 DIC 以及难以控制的大量出血,应快速输血、凝血因子,并行子宫切除术。

4. 并发症的处理

（1）产后出血:胎儿娩出后应立即给予子宫收缩药物,如缩宫素、前列腺素制剂、麦角新碱等;胎儿娩出后,促进胎盘剥离。注意预防 DIC 的发生。若有不能控制的子宫出血或血不凝、凝血块较软,应按凝血功能障碍处理。另可采用子宫压迫止血、动脉结扎、动脉栓塞、子宫切除等手段控制出血。

（2）凝血功能障碍:迅速终止妊娠、阻断促凝物质继续进入孕妇血液循环,同时纠正凝血机制障碍:补充血容量和凝血因子,及时、足量输入同等比例的红细胞悬液、血浆和血小板。也可酌情输入冷沉淀,补充纤维蛋白原。

（3）肾衰竭:若患者尿量<30ml/h 或无尿(<100ml/24h),提示血容量不足,应及时补充血容量;若尿量<17ml/h,在血容量已补足基础上可给予呋塞米 20～40mg 静脉推注,必要时重复用药。注意维持电解质及酸碱平衡。经过上述处理后,短期内尿量不增且血清尿素氮、肌酐、血钾进行性升高,二氧化碳结合力下降,提示肾衰竭可能性大。出现尿毒症时,应及时行血液透析治疗。

【预防】

健全孕产妇三级保健制度,对妊娠期高血压疾病、慢性高血压、肾脏疾病孕妇,应加强妊娠期管理并积极治疗;指导产妇养成良好的生活习惯;预防宫内感染;避免腹部外伤;对高危患者不主张行外倒转术;行外倒转术纠正胎位时,动作应轻柔;羊膜腔穿刺应在超声引导下进行,以免误穿胎盘等。妊娠晚期或分娩期,应鼓励孕妇作适量的活动,避免长时间仰卧;应在宫缩间歇期进行人工破膜,减缓羊水流出的速度。

（李　力）

第三节　胎　盘　植　入

- 分娩前诊断主要依据高危因素结合超声和(或)磁共振检查,确诊根据手术中或分娩时所见或分娩后的病理学诊断。
- 易发生严重的产科出血,需在有抢救条件的医疗机构处理。

胎盘植入指胎盘组织不同程度地侵入子宫肌层的一组疾病。根据胎盘绒毛侵入子宫肌层深度分为:①胎盘粘连(placenta accreta):胎盘绒毛黏附于子宫肌层表面;②胎盘植入:胎盘绒毛深入子宫肌壁间;③穿透性胎盘植入(placenta percreta):胎盘绒毛穿过子宫肌层到达或超过子宫浆膜面。也可根据植入面积可以分成完全性和部分性胎盘植入。

胎盘植入在临床上可出现严重产后出血、休克,以致子宫切除,严重者甚至患者死亡,其产褥期感染的概率也相应增高。常见的高危因素为前置胎盘、剖宫产史、子宫肌瘤剥除术史、子宫穿孔史、胎盘植入史、多次流产史、高龄妊娠等。

【临床表现与诊断】

无典型临床表现与体征。临床诊断主要依据高危因素结合超声和(或)磁共振检查,确诊需根据手术中或分娩时所见或分娩后的病理学诊断。

1. 临床表现　主要表现为胎儿娩出后超过 30 分钟,胎盘仍不能自行剥离,伴或不伴阴道流血,行徒手取胎盘时剥离困难或发现胎盘与子宫壁粘连紧密无缝隙;或行剖宫产时发现胎盘植入,甚至穿透子宫肌层。

2. 影像学预测　彩色多普勒超声检查是判断胎盘位置、预测胎盘植入最常用的方法。磁共振多用于评估子宫后壁的胎盘植入、胎盘侵入子宫肌层的深度、宫旁组织和膀胱受累程度以及临床上高度疑诊,但超声不能确诊者。

【处理】

胎盘植入易发生严重的产科出血,需在有抢救条件的医疗机构、由有胎盘植入处置经验的产科医师、麻醉科医师及有早产儿处置经验的儿科医师组成的救治团队处理。

1. 阴道分娩　非前置胎盘的患者无剖宫产指征均可经阴道试产。

2. 剖宫产　适用于合并前置胎盘或其他剖宫产指征者。术前充分做好产后出血的防治措施,包括血液制品、药物、手术人员等准备;子宫切口依胎盘附着位置而定,原则上应避开胎盘或胎盘主体部分,术中可采用多样化止血措施;术后需预防性应用抗生素。

（陈敦全）

第四节　胎膜早破

- 足月胎膜早破应及时终止妊娠。
- 未足月胎膜早破应根据孕周、母胎状况、当地新生儿救治水平及孕妇和家属的意愿进行综合决策。
- 期待治疗包括一般处理、促胎肺成熟、预防感染、抑制宫缩和胎儿神经系统的保护等。

临产前胎膜自然破裂称为胎膜早破(premature rupture of membranes,PROM)。妊娠达到及超过 37 周发生者称足月胎膜早破;未达到 37 周发生者称未足月胎膜早破(preterm premature rupture of membranes,PPROM)。足月单胎 PROM 发生率为 8%;单胎妊娠 PPROM 发生率为 2%～4%,双胎妊娠 PPROM 发生率为 7%～20%。未足月胎膜早破是早产的主要原因之一,胎膜早破孕周越小,围产儿预后越差。

【病因】

是多种因素影响的结果,常见的因素有:

1. **生殖道感染**　是胎膜早破的主要原因。常见病原体如厌氧菌、衣原体、B 族链球菌(group B streptococcus,GBS)和淋病奈瑟菌等上行侵袭宫颈内口局部胎膜,使胎膜局部张力下降而导致胎膜早破。

2. **羊膜腔压力升高**　宫腔压力过高如双胎妊娠、羊水过多等,容易引起胎膜早破。

3. **胎膜受力不均**　胎位异常、头盆不称等可使胎儿先露部不能与骨盆入口衔接,前羊膜囊所受压力不均;宫颈机能不全,前羊膜囊楔入,胎膜受压不均,导致胎膜早破。

4. **创伤**　羊膜腔穿刺不当、性生活刺激、撞击腹部等均有可能引起胎膜早破。

5. **营养因素**　孕妇铜、锌及维生素等缺乏,影响胎膜的胶原纤维、弹力纤维合成,胎膜抗张能力下降,易引起胎膜早破。

【临床表现】

典型症状是孕妇突感较多液体自阴道流出,增加腹压时阴道流液量增多。足月胎膜早破时检查触不到前羊膜囊,上推胎儿先露时阴道流液量增多,可见胎脂和胎粪。少量间断不能自控的阴道流液需与尿失禁、阴道炎溢液进行鉴别。

【诊断】

1. 胎膜早破的诊断

(1)临床表现:孕妇主诉阴道流液或外阴湿润等。

(2)辅助检查

1)窥阴器检查:见液体自宫颈口内流出或后穹隆有液池形成。

2)超声检查:发现羊水量较破膜前减少。

3)阴道液 pH 测定:正常妊娠阴道液 pH 为 4.5～6.0,羊水 pH 为 7.0～7.5,阴道液 pH≥6.5 时支持胎膜早破的诊断,但血液、尿液、宫颈黏液、精液及细菌污染可出现假阳性。

4)阴道液涂片检查:阴道后穹隆积液涂片见到羊齿植物状结晶。

5)宫颈阴道液生化检查:①胰岛素样生长因子结合蛋白-1(insulin like growth factor binding protein-1,IGFBP-1)检测;②可溶性细胞间黏附分子-1(soluble intercellular adhesion molecule-1,sICAM-1)检测;③胎盘 α 微球蛋白-1(placental alpha microglobulin-1,PAMG-1)测定。以上生化指标检测诊断 PROM 均具有较高的敏感性及特异性,且不受精液、尿液、血液或阴道感染的影响。

2. 绒毛膜羊膜炎的诊断

(1)临床表现:①母体体温≥38℃;②阴道分泌物异味;③胎心率增快(胎心率基线≥160 次/分)或母体心率增快(心率≥100 次/分);④母体外周血白细胞计数≥15×10⁹/L;⑤子宫呈激惹状态、宫体有压痛。母体体温升高的同时伴有上述②～⑤任何一项表现可诊断绒毛膜羊膜炎。

（2）辅助检查

1）超声引导下羊膜腔穿刺抽取羊水检查,检查的指标有:羊水涂片革兰染色检查、葡萄糖水平测定、白细胞计数、细菌培养等,但临床较少使用。

2）胎盘、胎膜或脐带组织病理检查:如结果提示感染或炎症,有助于绒毛膜羊膜炎的诊断。

【对母儿的影响】

1. 对母体的影响

（1）感染:宫内感染的风险随破膜时间延长和羊水量减少程度而增加。

（2）胎盘早剥:胎膜早破后宫腔压力改变,容易发生胎盘早剥。

（3）剖宫产率增加:羊水减少致使脐带受压、宫缩不协调和胎儿窘迫需要终止妊娠时引产不易成功,导致剖宫产率增加。

2. 对围产儿的影响

（1）早产:PPROM是早产的主要原因之一,早产儿的预后与胎膜早破的发生及分娩的孕周密切相关。

（2）感染:并发绒毛膜羊膜炎时,易引起新生儿吸入性肺炎、颅内感染及败血症等。

（3）脐带脱垂和受压:羊水过多及胎先露未衔接者胎膜破裂时脐带脱垂的风险增高;继发羊水减少,脐带受压,可致胎儿窘迫。

（4）胎肺发育不良及胎儿受压:破膜时孕周越小,胎肺发育不良风险越高。羊水过少程度重、时间长,可出现胎儿受压表现,胎儿骨骼发育异常如铲形手、弓形腿及胎体粘连等。

【处理】

1. 足月胎膜早破　应评估母胎状况,包括有无胎儿窘迫、绒毛膜羊膜炎、胎盘早剥和脐带脱垂等。随着破膜时间延长,宫内感染风险增加,破膜超过12小时应预防性应用抗生素,同时尽量避免频繁阴道检查。若无明确剖宫产指征,宜在破膜后2～12小时内积极引产。对宫颈成熟的孕妇,首选缩宫素引产。宫颈不成熟且无阴道分娩禁忌证者,可应用前列腺素制剂促宫颈成熟,试产过程中应严密监测母胎情况。有明确剖宫产指征时宜行剖宫产终止妊娠。

2. 未足月胎膜早破　应根据孕周、母胎状况、当地新生儿救治水平及孕妇和家属的意愿进行综合决策;如果终止妊娠的益处大于期待治疗,则应考虑终止妊娠。

（1）引产:妊娠<24周的PPROM,由于胎儿存活率极低、母胎感染风险很大,以引产为宜;妊娠24～27^{+6}周的PPROM,可根据孕妇及家属意愿,新生儿抢救能力等决定是否引产。

（2）不宜继续妊娠,采用引产或剖宫产终止妊娠:①妊娠34～36^{+6}周者;②无论任何孕周,明确诊断的绒毛膜羊膜炎、胎儿窘迫、胎盘早剥等不宜继续妊娠者。

（3）期待治疗:①妊娠24～27^{+6}周,要求期待治疗者,应充分告知期待治疗过程中的风险,慎重抉择;②妊娠28～33^{+6}周无继续妊娠禁忌,应行期待治疗,具体内容如下:

1）一般处理:保持外阴清洁,避免不必要的肛查和阴道检查,动态监测体温、宫缩、母胎心率、阴道流液量和性状,定期复查血常规、羊水量、胎心监护和超声检查等,确定有无绒毛膜羊膜炎、胎儿窘迫和胎盘早剥等并发症。

2）促胎肺成熟:妊娠<35周者应给予地塞米松或倍他米松肌内注射,促进胎肺成熟,用法详见第八章第七节"早产"。

3）预防感染:应及时预防性应用抗生素(如青霉素类、大环内酯类),可有效延长孕周,减少绒毛膜羊膜炎和新生儿感染的发生率。通常5～7日为一个疗程。B族链球菌检测阳性者,青霉素为首选药物。

4）抑制宫缩:妊娠<34周者,建议给予宫缩抑制剂48小时,配合完成糖皮质激素的促胎肺成熟治疗并宫内转运至有新生儿ICU的医院。常用宫缩抑制剂及用法详见第八章第七节"早产"。

5）胎儿神经系统的保护:妊娠<32周前早产风险者,给予硫酸镁静脉滴注,预防早产儿脑瘫的发生,硫酸镁的用法详见第八章第七节"早产"。

（4）分娩方式:综合考虑孕周、早产儿存活率、是否存在羊水过少和绒毛膜羊膜炎、胎儿能否耐受宫缩、胎方位等因素。无明确的剖宫产指征时应阴道试产。阴道分娩时不必常规会阴切开,不主张预防性产钳助产。有剖宫产指征时,选择剖宫产终止妊娠。分娩时应作好新生儿复苏的准备,分娩后采集胎盘和胎膜组织,进行病理检查,可疑或明确绒毛膜羊膜炎产妇,可行羊膜腔和新生儿耳拭子培养。

【预防】

加强围产期卫生宣教与指导,积极预防和治疗生殖道感染。避免突然腹压增加。补充足量的维生素、钙、铜及锌等营养素。宫颈机能不全,可于妊娠12~14周行宫颈环扎术。

（漆洪波）

第五节　羊水量异常

- 羊水过多与胎儿结构异常、多胎妊娠、妊娠期糖尿病等有关。
- 超声检查 AFV≥8cm 或 AFI≥25cm 可诊断羊水过多。
- 羊水过少与胎儿结构异常、胎盘功能减退等有关。
- 超声检查 AFV≤2cm 或 AFI≤5cm 可诊断羊水过少。
- 治疗取决于胎儿结构有无异常、孕周及孕妇自觉症状的严重程度。

正常妊娠时羊水的产生与吸收处于动态平衡中。若羊水产生和吸收失衡,将导致羊水量异常。羊水量异常不仅可预示潜在的母胎合并症及并发症,也可直接危害围产儿安全。

一、羊水过多

妊娠期间羊水量超过2000ml,称为羊水过多(polyhydramnios)。发生率为0.5%~1%。羊水量在数日内急剧增多,称为急性羊水过多;在数周内缓慢增多,称为慢性羊水过多。

【病因】

在羊水过多的孕妇中,约1/3原因不明,称为特发性羊水过多。明显的羊水过多可能与胎儿结构异常、妊娠合并症和并发症等因素有关。

1. **胎儿疾病**　包括胎儿结构异常、胎儿肿瘤、神经肌肉发育不良、代谢性疾病、染色体或遗传基因异常等。明显的羊水过多常伴有胎儿结构异常,以神经系统和消化道异常最常见。神经系统异常主要是无脑儿、脊柱裂等神经管缺陷。神经管缺陷因脑脊膜暴露,脉络膜组织增殖,渗出液增加;抗利尿激素缺乏,导致尿量增多;中枢吞咽功能异常,胎儿无吞咽反射,导致羊水产生增加和吸收减少。消化道结构异常主要是食管及十二指肠闭锁,使胎儿不能吞咽羊水,导致羊水积聚而发生羊水过多。羊水过多的原因还有腹壁缺陷、膈疝、心脏结构异常、先天性胸腹腔囊腺瘤、胎儿脊柱畸胎瘤等异常,以及新生儿先天性醛固酮增多症(Batter综合征)等代谢性疾病。18-三体、21-三体、13-三体胎儿出现吞咽羊水障碍,也可引起羊水过多。

2. **多胎妊娠**　双胎妊娠羊水过多的发生率约为10%,是单胎妊娠的10倍,以单绒毛膜性双胎居多。还可能并发双胎输血综合征,两个胎儿间的血液循环相互沟通,受血胎儿的循环血量多,尿量增加,导致羊水过多。

3. **胎盘脐带病变**　胎盘绒毛血管瘤直径>1cm时,15%~30%合并羊水过多。巨大胎盘、脐带帆状附着也可导致羊水过多。

4. **妊娠合并症**　妊娠期糖尿病,羊水过多的发病率约13%~36%。母体高血糖致胎儿血糖增高,产生高渗性利尿,并使胎盘胎膜渗出增加,导致羊水过多。母儿Rh血型不合,胎儿免疫性水肿、胎盘绒毛水肿影响液体交换可导致羊水过多。

【诊断】

1. 临床表现

（1）急性羊水过多：较少见。多发生在妊娠20~24周。羊水迅速增多，子宫于数日内明显增大，因腹压增加而产生一系列压迫症状。孕妇自觉腹部胀痛，行动不便，表情痛苦，因膈肌抬高，胸部受到挤压，出现呼吸困难，甚至发绀，不能平卧。检查见腹壁皮肤紧绷发亮，严重者皮肤变薄，皮下静脉清晰可见。巨大的子宫压迫下腔静脉，影响静脉回流，出现下肢及外阴部水肿或静脉曲张。子宫明显大于妊娠月份，因腹部张力过高，胎位不清，胎心遥远或听不清。

（2）慢性羊水过多：较多见，多发生在妊娠晚期。数周内羊水缓慢增多，症状较缓和，孕妇多能适应，仅感腹部增大较快，临床上无明显不适或仅出现轻微压迫症状，如胸闷、气急，但能忍受。产检时宫高及腹围增加过快，测量子宫底高度及腹围大于同期孕周，腹壁皮肤发亮、变薄。触诊时感觉子宫张力大，有液体震颤感，胎位不清，胎心遥远。

四步触诊时，测宫高大于孕龄或者胎儿触诊困难或有胎儿飘浮感，要考虑羊水过多可能性。

2. 辅助检查

（1）超声检查：是重要的辅助检查方法，不仅能测量羊水量，还可了解胎儿情况，如无脑儿、脊柱裂、胎儿水肿及双胎等。超声诊断羊水过多的标准有：①羊水最大暗区垂直深度（amniotic fluid volume，AFV）：≥8cm诊断为羊水过多，其中AFV 8~11cm为轻度羊水过多，12~15cm为中度羊水过多，>15cm为重度羊水过多；②羊水指数（amniotic fluid index，AFI）：≥25cm诊断为羊水过多，其中AFI 25~35cm为轻度羊水过多，36~45cm为中度羊水过多，>45cm为重度羊水过多。也有认为以AFI大于该孕周的3个标准差或大于第97.5百分位为诊断标准较为恰当。

（2）胎儿疾病检查：部分染色体异常胎儿可伴有羊水过多。对于羊水过多的孕妇，除了超声排除结构异常外，可采用羊水或脐血中胎儿细胞进行细胞或分子遗传学的检查，了解胎儿染色体数目、结构有无异常，以及可能检测的染色体的微小缺失或重复。也可以超声测量胎儿大脑中动脉收缩期峰值流速来预测有无合并胎儿贫血。另外，用PCR技术检测胎儿是否感染细小病毒B19、梅毒、弓形体、单纯疱疹病毒、风疹病毒、巨细胞病毒等。但是，对于羊水过多孕妇进行羊水穿刺一定要告知胎膜破裂的风险，由于羊水量多，羊膜腔张力过高，穿刺可能导致胎膜破裂而引起难免流产。

（3）其他检查：母体糖耐量试验，Rh血型不合者检查母体血型抗体的滴度。

【对母儿的影响】

1. 对母体的影响　羊水过多时子宫张力增高，影响孕妇休息而使得血压升高，加之过高的宫腔、腹腔压力增加，可出现类似腹腔间室综合征的表现，严重可引起孕妇心力衰竭。子宫张力过高，除了容易发生胎膜早破、早产外，可发生胎盘早剥。子宫肌纤维伸展过度可致产后子宫收缩乏力，产后出血发生率明显增多。

2. 对胎儿的影响　胎位异常、胎儿窘迫、早产增多。破膜时羊水流出过快可导致脐带脱垂。羊水过多的程度越重，围产儿的病死率越高。妊娠中期重度羊水过多的围产儿死亡率超过50%。

【处理】

取决于胎儿有无合并的结构异常及遗传性疾病、孕周大小及孕妇自觉症状的严重程度。

1. 羊水过多合并胎儿结构异常　如为严重的胎儿结构异常，应及时终止妊娠；对非严重胎儿结构异常，应评估胎儿情况及预后，以及当前新生儿外科救治技术，并与孕妇及家属充分沟通后决定处理方法。合并母儿血型不合的溶血胎儿，应在有条件的胎儿医学中心行宫内输血治疗。

2. 羊水过多合并正常胎儿　应寻找病因，治疗原发病。前列腺素合成酶抑制剂（如吲哚美辛）有抗利尿作用。可抑制胎儿排尿能使羊水量减少。用药期间每周一次超声监测羊水量。由于吲哚美辛可使胎儿动脉导管闭合，不宜长时间应用，妊娠>32周者也不宜使用。

自觉症状轻者,注意休息,取侧卧位以改善子宫胎盘循环,需要时给予镇静剂。每周复查超声以便了解羊水指数及胎儿生长情况。自觉症状严重者,可经腹羊膜腔穿刺放出适量羊水,缓解压迫症状,必要时利用放出的羊水了解胎肺成熟度。放羊水时应密切观察孕妇血压、心率、呼吸变化,监测胎心,酌情给予镇静剂和抑制子宫收缩药物,预防早产。有必要时 3 ~ 4 周后可再次放羊水,以降低宫腔内压力。

羊水量反复增长,自觉症状严重者,妊娠 ≥34 周,胎肺已成熟,可终止妊娠;如胎肺未成熟,可给予地塞米松促胎肺成熟治疗后再考虑终止妊娠。

3. 分娩时的处理　应警惕脐带脱垂和胎盘早剥的发生。若破膜后子宫收缩乏力,可静脉滴注缩宫素加强宫缩,密切观察产程。胎儿娩出后及时应用宫缩剂,预防产后出血发生。

二、羊水过少

妊娠晚期羊水量少于 300ml 者,称为羊水过少(oligohydramnios)。羊水过少的发生率为 0.4% ~ 4%。羊水过少严重影响围产儿预后,羊水量少于 50ml,围产儿病死率高达 88%。

【病因】

羊水过少主要与羊水产生减少或羊水外漏增加有关。部分羊水过少原因不明。常见原因有:

1. 胎儿结构异常　以胎儿泌尿系统结构异常为主,如 Meckel-Gruber 综合征、Prune-Belly 综合征、胎儿肾缺如(Potter 综合征)、肾小管发育不全、输尿管或尿道梗阻、膀胱外翻等引起少尿或无尿,导致羊水过少。染色体异常、脐膨出、膈疝、法洛四联症、水囊状淋巴管瘤(cystic hygroma)、小头畸形、甲状腺功能减低等也可引起羊水过少。

2. 胎盘功能减退　过期妊娠、胎盘退行性变可导致胎盘功能减退。胎儿生长受限、胎儿慢性缺氧引起胎儿血液重新分配,为保障胎儿脑和心脏血供,肾血流量降低,胎儿尿生成减少,导致羊水过少。

3. 羊膜病变　某些原因不明的羊水过少与羊膜通透性改变,以及炎症、宫内感染有关。胎膜破裂,羊水外漏速度超过羊水生成速度,可导致羊水过少。

4. 母体因素　妊娠期高血压疾病可致胎盘血流减少。孕妇脱水、血容量不足时,孕妇血浆渗透压增高,使胎儿血浆渗透压相应增高,尿液形成减少。孕妇服用某些药物,如前列腺素合成酶抑制剂、血管紧张素转化酶抑制剂等有抗利尿作用,使用时间过长,可发生羊水过少。一些免疫性疾病如系统性红斑狼疮、干燥综合征、抗磷脂综合征等,也可导致羊水过少。

【临床表现及诊断】

1. 临床表现　羊水过少的临床症状多不典型。多伴有胎儿生长受限,孕妇自我感觉腹部较其他孕妇小,有时候孕妇于胎动时感腹部不适,胎盘功能减退时常伴有胎动减少。检查见宫高腹围较同期孕周小,合并胎儿生长受限更明显,有子宫紧裹胎儿感。子宫敏感,轻微刺激易引发宫缩。临产后阵痛明显,且宫缩多不协调。胎膜破裂者,阴道漏出清亮或者血性流液、或者孕妇内裤变湿等。阴道检查时,发现前羊膜囊不明显,胎膜紧贴胎儿先露部,人工破膜时羊水流出极少。

2. 辅助检查

(1)超声检查:是最重要的辅助检查方法。妊娠晚期羊水最大暗区垂直深度(AFV)≤2cm 为羊水过少,≤1cm 为严重羊水过少。羊水指数(AFI)≤5cm 诊断为羊水过少。超声检查还能及时发现胎儿生长受限,以及胎儿肾缺如、肾发育不全、输尿管或尿道梗阻等畸形。

(2)电子胎心监护:羊水过少胎儿的胎盘储备功能减低,无应激试验(NST)可呈无反应型。分娩时主要威胁胎儿,子宫收缩致脐带受压加重,可出现胎心变异减速和晚期减速。

(3)胎儿染色体检查:羊水或脐血穿刺获取胎儿细胞进行细胞或分子遗传学的检查,了解胎儿染色体数目、结构有无异常,以及可能检测的染色体的微小缺失或重复。羊水过少时,穿刺取样较困难,应告知风险和失败可能。

【对母儿的影响】

1. **对胎儿的影响**　羊水过少时,围产儿病死率明显增高。轻度羊水过少时,围产儿病死率增高13倍;重度羊水过少时,围产儿病死率增高47倍,死亡原因主要是胎儿缺氧和胎儿结构异常。羊水过少若发生在妊娠早期,胎膜与胎体粘连造成胎儿结构异常,甚至肢体短缺;若发生在妊娠中、晚期,子宫外压力直接作用于胎儿,引起胎儿肌肉骨骼畸形,如斜颈、曲背、手足畸形等;先天性无肾所致的羊水过少可引起 Potter 综合征(肺发育不全、长内眦赘皮襞、扁平鼻、耳大位置低、铲形手及弓形腿等),预后极差,多数患儿娩出后即死亡。羊水过少往往伴有胎儿生长受限,甚至出现胎死宫内。

2. **对母体的影响**　手术分娩率和引产率均增加。

【处理】

根据胎儿有无畸形和孕周大小选择治疗方案。

1. **羊水过少合并胎儿严重致死性结构异常**　确诊胎儿为严重致死性结构异常应尽早终止妊娠。超声可明确胎儿结构异常,染色体异常检测应依赖于介入性产前诊断,结果经评估并与孕妇及家属沟通后,胎儿无法存活者可终止妊娠。

2. **羊水过少合并正常胎儿**　寻找并去除病因。动态监测胎儿宫内情况,包括胎动计数、胎儿生物物理评分、超声动态监测羊水量及脐动脉收缩期峰值流速与舒张末期流速(S/D)的比值、胎儿电子监护。

(1)终止妊娠:对妊娠已足月、胎儿可宫外存活者,应及时终止妊娠。合并胎盘功能不良、胎儿窘迫,或破膜时羊水少且胎粪严重粪染,估计短时间不能结束分娩者,应采用剖宫产术终止妊娠,以降低围产儿死亡率。对胎儿储备功能尚好,无明显宫内缺氧,可以阴道试产,并密切观察产程进展,连续监测胎心变化。对于因胎膜早破导致的羊水过少,按照胎膜早破处理。

(2)严密观察:对妊娠未足月,胎肺不成熟者,可针对病因对症治疗,尽量延长孕周。根据孕龄及胎儿宫内情况,必要时终止妊娠。

第六节　脐　带　异　常

- 可引起胎儿急性或慢性缺氧,甚至胎死宫内。
- 一旦发生脐带脱垂,应迅速改变体位后尽快终止妊娠。

脐带若发生先露或脱垂、缠绕、长度异常或打结等,可对胎儿造成危害。

一、脐带先露与脐带脱垂

胎膜未破时脐带位于胎先露部前方或一侧,称为脐带先露(presentation of umbilical cord)或隐性脐带脱垂。胎膜破裂时脐带脱出于宫颈口外,降至阴道内甚至露于外阴部,称为脐带脱垂(prolapse of umbilical cord)(图 11-3)。

【病因】

1. 胎头未衔接时如头盆不称、胎头入盆困难。

2. 胎位异常,如臀先露、肩先露、枕后位。

3. 胎儿过小或羊水过多。

4. 脐带过长。

5. 脐带附着异常及低置胎盘等。

【对母儿的影响】

1. **对母体影响**　增加剖宫产率及手术助产率。

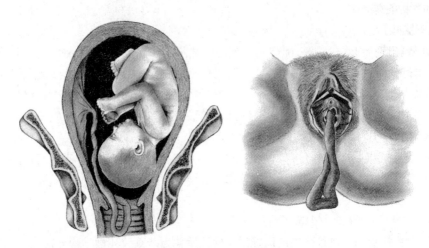

图 11-3　脐带脱垂

2. 对胎儿影响　发生在胎先露部尚未衔接、胎膜未破时的脐带先露,因宫缩时胎先露部下降,一过性压迫脐带导致胎心率异常。胎先露部已衔接、胎膜已破者,脐带受压于胎先露部与骨盆之间,引起胎儿缺氧,甚至胎心完全消失;以头先露最严重,肩先露最轻。若脐带血液循环阻断超过 7~8 分钟,可胎死宫内。

【诊断】

有脐带脱垂危险因素存在时,应警惕脐带脱垂的发生。胎膜未破,于胎动、宫缩后胎心率突然变慢,改变体位、上推胎先露部及抬高臀部后迅速恢复者,应考虑有脐带先露的可能,临产后应行胎心监护。胎膜已破出现胎心率异常,应立即行阴道检查,了解有无脐带脱垂和有无脐带血管搏动。在胎先露部旁或其前方以及阴道内触及脐带者,或脐带脱出于外阴者,即可确诊。超声,特别是彩色多普勒超声检查有助于明确诊断。

【治疗】

1. 脐带先露　经产妇、胎膜未破、宫缩良好者,取头低臀高位,密切观察胎心率,等待胎头衔接,宫口逐渐扩张,胎心持续良好者,可经阴道分娩。初产妇、或足先露或肩先露者,应行剖宫产术。

2. 脐带脱垂　发现脐带脱垂,胎心尚好,胎儿存活者,应争取尽快娩出胎儿。

(1)宫口开全:胎头已入盆,行产钳术;臀先露行臀牵引术。

(2)宫颈未开全:产妇立即取头低臀高位,将胎先露部上推,应用抑制子宫收缩的药物,以缓解或减轻脐带受压;严密监测胎心,同时尽快行剖宫产术。

【预防】

妊娠晚期及临产后,超声检查有助于尽早发现脐带先露。对临产后胎先露部迟迟不入盆者,尽量不作或少作肛查或阴道检查。

二、脐带缠绕

脐带围绕胎儿颈部、四肢或躯干者,称为脐带缠绕(cord entanglement)。90% 为脐带绕颈,以绕颈一周者居多,占分娩总数的 20% 左右。发生原因与脐带过长、胎儿小、羊水过多及胎动频繁等有关。脐带绕颈对胎儿影响与脐带缠绕松紧、缠绕周数及脐带长短有关。

临床特点:①胎先露部下降受阻:脐带缠绕使脐带相对变短,影响胎先露部入盆,可使产程延长或停滞。②胎儿窘迫:当缠绕周数多、过紧使脐带受牵拉,或因宫缩使脐带受压,导致胎儿血液循环受阻,胎儿缺氧。③胎心率变异:胎儿宫内缺氧时,可出现频繁的变异减速。④彩色多普勒超声检查时,在胎儿颈部发现脐带血流信号。⑤超声检查见脐带缠绕处皮肤有明显压迹,脐带缠绕 1 周呈 U 形压迹,内含一小圆形衰减包块,并可见其中小短光条;脐带缠绕 2 周呈 W 形;脐带缠绕 3 周或 3 周以上呈锯齿形,其上为一条衰减带状回声。出现上述情况应高度警惕脐带缠绕,特别是胎心监护出现频繁的变异减速,经吸氧、改变体位不能缓解时,应及时终止妊娠。产前超声诊断为脐带缠绕,在分娩过程中应加强监护,一旦出现胎儿窘迫,及时处理。

三、脐带长度异常

脐带正常长度为 30～100cm,平均长度为 55cm。脐带短于 30cm 者,称为脐带过短(excessively short cord);脐带超过 100cm 者,称为脐带过长(excessively long cord)。妊娠期间脐带过短常无临床征象,临产后因胎先露部下降,脐带被牵拉过紧,使胎儿血液循环受阻,因缺氧出现胎心率异常;严重者导致胎盘早剥。胎先露部下降受阻,引起产程延长,以第二产程延长居多。经吸氧胎心率仍无改善,应立即行剖宫产结束分娩。脐带过长易造成脐带绕颈、绕体、打结、脱垂或脐带受压。

四、脐带打结

脐带打结有假结(false knot)和真结(true knot)两种。脐带假结指因脐血管较脐带长,血管卷曲似结,或因脐静脉较脐动脉长形成迂曲似结,通常对胎儿无大危害。脐带真结多先为脐带缠绕胎体,后因胎儿穿过脐带套环而成真结。脐带真结较少见,发生率为 1.1%。若脐带真结未拉紧则无症状,拉紧后胎儿血液循环受阻可致胎死宫内。多数在分娩后确诊。

五、脐带扭转

脐带扭转(torsion of cord),胎儿活动可使脐带顺其纵轴扭转呈螺旋状,生理性扭转可达 6～11 周。脐带过分扭转在近胎儿脐轮部变细呈索状坏死,引起血管闭塞或伴血栓形成,胎儿可因血运中断而致死亡。

六、脐带附着异常

脐带分别附着于胎儿处和胎盘处。脐带在胎儿处附着异常时可发生脐膨出、腹裂等,超声检查大多可明确诊断,根据胎儿有无结构异常及评估预后而选择继续还是终止妊娠。

正常情况下,脐带附着于胎盘胎儿面的近中央处。若附着于胎盘边缘,称为球拍状胎盘(battledore placenta),分娩过程中对母儿无大影响,多在产后检查胎盘时发现。若附着于胎膜上,脐带血管通过羊膜与绒毛膜间进入胎盘,称为脐带帆状附着(cord velamentous insertion),若胎膜上的血管跨过宫颈内口位于胎先露部前方,称为前置血管(vasa previa)。由于前置的血管缺乏华通胶的保护,容易受到宫缩时胎先露的压迫或发生破膜时血管断裂。将导致脐血循环受阻、胎儿失血而出现胎儿窘迫,甚至突然死亡。由于脐带帆状附着对胎儿危害大,所以,超声检查时应注意脐带附着于胎盘的部位。尤其是妊娠晚期超声发现胎盘低于正常位置者,应进一步评价脐带的插入位置。对于有前置血管高危因素的孕妇,如脐带低或帆状附着,双叶胎盘或副胎盘或有阴道流血的孕妇,可行经阴道多普勒超声检查。已诊断为脐带帆状附着和前置血管的孕妇,妊娠期应严密观察,胎儿成熟后行择期剖宫产,以降低围产儿死亡率。

七、脐血管数目异常

正常脐带有三条血管,一条脐静脉,两条脐动脉。若脐带只有一条动脉时,为单脐动脉(single umbilical artery)。大多数病例在产前用超声检查可以发现。如果超声检查只发现单脐动脉这一因素,而没有其他结构异常,新生儿预后良好,如果同时有其他超声结构异常,染色体非整倍体以及其他畸形的风险增高,如肾脏发育不全、无肛门、椎骨缺陷等。

(李雪兰)

第十二章　正 常 分 娩

妊娠达到及超过 28 周(196 日),胎儿及附属物从临产开始至全部从母体娩出的过程称分娩(labor,delivery)。妊娠达到 28 周至 36^{+6} 周(196～258 日)期间分娩称早产(premature birth);妊娠达到 37 周至 41^{+6} 周(259～293 日)期间分娩称足月产(term delivery);妊娠达到及超过 42 周(≥294 日)期间分娩称过期产(postterm delivery)。

第一节　分 娩 动 因

- 分娩启动是炎症因子、机械性刺激等多因素综合作用的结果。
- 宫颈成熟是分娩启动的必备条件。
- 缩宫素与前列腺素是促进宫缩的最直接因素。

分娩启动的原因至今没有定论,也不能用单一机制来解释,现认为分娩启动是多因素综合作用的结果。

一、炎症反应学说

大量研究表明,炎症在分娩启动中扮演了重要角色。母-胎界面免疫微环境由蜕膜中的免疫活性细胞及其分泌的细胞因子组成,母体的免疫调节系统参与调节该免疫微环境,使母体在妊娠期间对胎儿产生特异性免疫耐受以维持妊娠。在分娩启动过程中免疫系统发生变化,不仅表现在全身,在母胎界面也有明显变化,免疫平衡的改变可能在分娩启动中起着重要作用。同时,分娩前子宫蜕膜、宫颈均出现明显的中性粒细胞和巨噬细胞的趋化和浸润,炎症因子表达增高,提示存在非感染性炎症。

二、内分泌控制理论

分娩启动时子宫平滑肌由非活跃状态向活跃状态转化,这种转化受多种内分泌激素的调控,最终触发宫缩及宫颈扩张,启动分娩。

1. **前列腺素**　前列腺素(PGs)是一种旁-自分泌激素,主要在分泌的局部起作用。子宫前列腺素合成增加是分娩启动的重要因素,目前认为 PGs 的主要作用:①诱发子宫有力地、协调地收缩;②促宫颈成熟;③上调缩宫素受体的表达,增强子宫对缩宫素的敏感性。

2. **甾体类激素**　人类雌激素在妊娠期是由胎盘-胎儿单位共同合成的,雌激素水平增高可通过以下机制参与分娩启动:①促使子宫功能性改变;②刺激 PGs 的产生,子宫肌层、子宫内膜及宫颈黏膜均能产生 PGs,PGs 不仅能诱发宫缩,还能促进宫颈成熟;③促进肌动蛋白蓄积于子宫体部,增强子宫收缩;④增高子宫肌细胞膜电位活性,使子宫对缩宫素的敏感性增加,并促进宫颈成熟。相反,孕激素促进一氧化氮(NO)的合成,抑制细胞间连接的形成,下调 PGs 的合成及钙通道和缩宫素受体的表达。雌/孕激素比率上升可能不是人类分娩的动因,但两者都对妊娠的维持和分娩的启动起重要作用。

3. **缩宫素**　研究表明缩宫素对分娩的启动起重要的但非绝对的作用。妊娠期间母体循环中缩宫素的水平不发生改变,仅在分娩发动后,随产程进展逐渐增加,在第二产程胎儿娩出前达峰值。但子宫缩宫素受体的表达随妊娠的进展而增高,因而随妊娠进展子宫对缩宫素的敏感性增高。缩宫素可间接通过刺激胎膜前列腺素 E_2(PGE$_2$)和前列腺素 $F_{2\alpha}$(PGF$_{2\alpha}$)的释放,直接通过缩宫素受体或钙通道介导的途径来诱发宫缩。

三、机械性刺激

又称子宫张力理论。随着妊娠的进展,子宫内容积增大,子宫壁的伸展张力增加,子宫壁收缩的敏感性增加;妊娠末期羊水量逐渐减少而胎儿不断生长,胎儿与子宫壁,特别是与子宫下段和宫颈部密切接触;此外,在宫颈部有 Frankenhauser 神经丛,胎儿先露部下降压迫此神经丛,均可刺激诱发子宫收缩。

四、子宫功能性改变

在内分泌激素的作用下,子宫通过肌细胞间隙连接以及细胞内钙离子水平增高发生子宫功能性改变。特别是缩宫素的作用,与子宫肌细胞上的缩宫素受体结合后,启动细胞膜上的离子通道,使细胞内游离的钙离子增加,促发子宫收缩。另一方面,胎盘分泌的缩宫素酶可降解缩宫素,两者的平衡变化与分娩启动相关。

第二节　决定分娩的因素

- 子宫收缩力是临产后的主要产力,腹压是第二产程胎儿娩出的重要辅助力量,肛提肌收缩力是协助胎儿内旋转及胎头仰伸所必需的力量。
- 骨盆三个平面的大小与形状、子宫下段形成、宫颈管消失与宫口扩张、会阴体伸展直接影响胎儿通过产道。

决定分娩的因素是产力、产道、胎儿及社会心理因素。各因素正常并相互适应,胎儿经阴道顺利自然娩出,为正常分娩。

一、产力

将胎儿及其附属物从子宫内逼出的力量称产力。产力包括子宫收缩力(简称宫缩)、腹壁肌及膈肌收缩力(统称腹压)和肛提肌收缩力。

(一)子宫收缩力

子宫收缩力是临产后的主要产力,贯穿于整个分娩过程中。临产后的宫缩能迫使宫颈管消失、宫口扩张、胎先露部下降、胎盘和胎膜娩出。临产后正常宫缩的特点包括:

1. **节律性**　子宫节律性收缩是临产的重要标志。每次子宫收缩都是由弱渐强(进行期),维持一定时间(极期),一般 30 ~ 40 秒,随后从强渐弱(退行期),直至消失进入间歇期。间歇期一般为 5 ~ 6 分钟(图 12-1)。随产程进展宫缩持续时间逐渐延长,间歇期逐渐缩短。当宫口开全后,宫缩可持续达 60 秒,间歇期仅 1 ~ 2 分钟。如此反复,直至分娩结束。宫缩极期使宫腔压力于第一产程末可达 40 ~ 60mmHg,于第二产程期间增至 100 ~ 150mmHg,而间歇期仅为 6 ~ 12mmHg。宫缩时,子宫肌壁血管受压,子宫血流减少,但间歇期子宫血流量又恢复,对胎儿血流灌注有利。

2. **对称性和极性**　正常宫缩起自两侧子宫角部,迅速向子宫底中线集中,左右对称,再以 2cm/s 的速度向子宫下段扩散,约 15 秒可均匀协调地遍及整个子宫,此为子宫收缩的对称性。宫缩以子宫底部最强最持久,向下逐渐减弱,此为子宫收缩的极性(图 12-2)。子宫底部收缩力的强度是子宫下段的 2 倍。

3. **缩复作用**　每当宫缩时,子宫体部肌纤维缩短变宽,间歇期虽松弛,但不能完全恢复到原来长

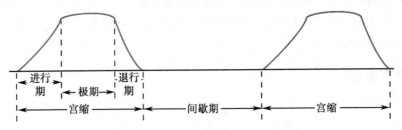

图 12-1　临产后正常宫缩节律性示意图

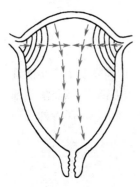

图 12-2　子宫收缩力的对称性和极性

度,经过反复收缩,肌纤维越来越短,这种现象称缩复作用(retraction)。缩复作用使宫腔容积逐渐缩小,迫使胎先露部下降,宫颈管消失及宫口扩张。

（二）腹壁肌及膈肌收缩力

腹壁肌及膈肌收缩力(简称腹压)是第二产程时娩出胎儿的重要辅助力量。宫口开全后,每当宫缩时,前羊水囊或胎先露部压迫骨盆底组织及直肠,反射性地引起排便动作,产妇主动屏气向下用力,腹壁肌及膈肌强有力地收缩使腹内压增高。腹压在第二产程末期配以宫缩时运用最有效,能迫使胎儿娩出,在第三产程亦可促使已剥离的胎盘娩出。过早用腹压易使产妇疲劳和宫颈水肿,致使产程延长。

（三）肛提肌收缩力

肛提肌收缩力有协助胎先露部在骨盆腔进行内旋转的作用。当胎头枕部位于耻骨弓下时,能协助胎头仰伸及娩出。当胎盘娩出至阴道时,肛提肌收缩力有助于胎盘娩出。

二、产道

产道是胎儿从母体娩出的通道,包括骨产道和软产道两部分。

（一）骨产道

骨产道指真骨盆,是产道的重要组成部分,其大小及形状与分娩关系密切。骨盆腔分为 3 个假想平面,即通常所称的骨盆平面。

1. 骨盆入口平面（pelvic inlet plane）　即真假骨盆的交界面,呈横椭圆形,共有 4 条径线,即入口前后径、入口横径、入口左斜径及入口右斜径(图 12-3)。

（1）入口前后径:又称真结合径,指从耻骨联合上缘中点至骶岬前缘正中的距离,平均约为 11cm,胎先露入盆与此径线关系密切。

（2）入口横径:左右髂耻缘间的最大距离,平均约为 13cm。

（3）入口斜径:左斜径为左骶髂关节至右髂耻隆突间的距离,右斜径为右骶髂关节至左髂耻隆突间的距离,平均约为 12.75cm。

2. 中骨盆平面（mid-plane of pelvis）　为骨盆最小平面,呈纵椭圆形,其大小与分娩关系最为密切。其前方为耻骨联合下缘,两侧为坐骨棘,后为骶骨下端。中骨盆平面有两条径线,即中骨盆横径和中骨盆前后径(图 12-4)。

（1）中骨盆横径:又称坐骨棘间径,指两侧坐骨棘间的距离,正常值平均约为 10cm,其长短与胎先露内旋转关系密切。

（2）中骨盆前后径:是指耻骨联合下缘中点通过两侧

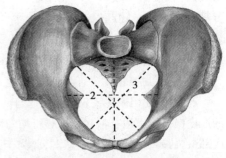

1. 前后径 11cm；2. 横径 13cm；3. 斜径 12.75cm

图 12-3　骨盆入口平面各径线

坐骨棘间连线中点到骶骨下端间的距离,平均约为 11.5cm。

3. **骨盆出口平面(pelvic outlet plane)**　由两个不同平面的三角形组成。前三角顶端为耻骨联合下缘,两侧为耻骨降支。后三角顶端为骶尾关节,两侧为骶结节韧带。骨盆出口平面共有 4 条径线,即出口前后径、出口横径、前矢状径及后矢状径(图 12-5)。

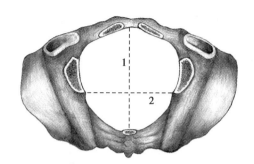

1. 前后径11.5cm; 2. 横径10cm

图 12-4　中骨盆平面各径线

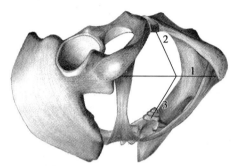

1. 出口横径; 2. 出口前矢状径; 3. 出口后矢状径

图 12-5　骨盆出口平面各径线(斜面观)

(1)出口前后径:指耻骨联合下缘到骶尾关节间的距离,平均约为 11.5cm。

(2)出口横径:指两侧坐骨结节内侧缘的距离,也称坐骨结节间径,平均约为 9cm。出口横径是胎先露部通过骨盆出口的径线,与分娩关系密切。

(3)出口前矢状径:耻骨联合下缘至坐骨结节连线中点的距离,平均约为 6cm。

(4)出口后矢状径:骶尾关节至坐骨结节连线中点的距离,平均约为 8.5cm。若出口横径稍短,则应测量出口后矢状径,如两径线之和大于 15cm 时,中等大小的足月胎头可通过后三角区经阴道分娩。

4. **骨盆轴与骨盆倾斜度**　骨盆轴为连接骨盆各假想平面中点的曲线。分娩及助产时,胎儿沿此轴方向娩出。骨盆轴上段向下向后,中段向下,下段向下向前(图 12-6)。骨盆倾斜度是指妇女直立时,骨盆入口平面与地平面所成的角度,一般为 60°。若倾斜度过大,则常影响胎头的衔接。改变体位可改变骨盆倾斜度(图 12-7)。

(二)软产道

由子宫下段、宫颈、阴道及盆底软组织共同组成的弯曲管道。

1. **子宫下段的形成**　由未孕时的子宫峡部形成。子宫峡部上界为宫颈管最狭窄的解剖学内口,下界为宫颈管的组织学内口。未孕时子宫峡部长约 1cm,妊娠 12 周后逐渐伸展成为宫腔的一部

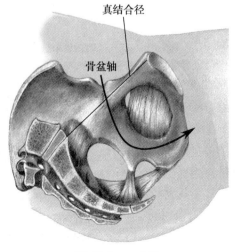

真结合径

骨盆轴

图 12-6　骨盆轴

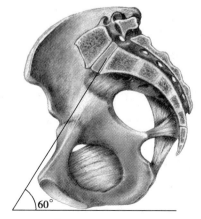

60°

图 12-7　骨盆倾斜度

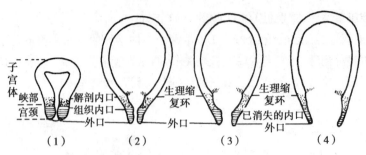

（1）非妊娠子宫；（2）足月妊娠子宫；
（3）分娩第一产程妊娠子宫；（4）分娩第二产程妊娠子宫

图 12-8 子宫下段形成及宫口扩张图

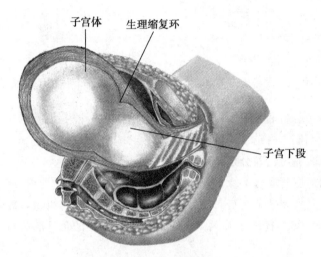

图 12-9 生理性缩复环

分,随着妊娠的进展被逐渐拉长,至妊娠末期形成子宫下段。临产后,规律的宫缩使子宫下段进一步拉长达 7~10cm。由于子宫体部肌纤维的缩复作用,使上段肌壁越来越厚,下段肌壁被动牵拉而越来越薄(图 12-8)。在子宫内面的上、下段交界处形成环状隆起,称生理性缩复环(physiological retraction ring)。生理情况时,此环不能从腹部见到(图 12-9)。

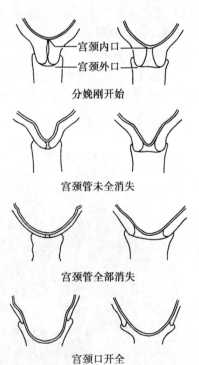

2. **宫颈管消失及宫口扩张** 临产后宫颈发生两个变化:①宫颈管消失;②宫口扩张。初产妇通常是先宫颈管消失,随后宫口扩张。临产后宫口扩张主要是子宫收缩及缩复向上牵拉的结果。临产前宫颈管长约 2~3cm,临产后由于宫缩牵拉及胎先露、前羊膜囊的直接压迫,使宫颈内口向上向外扩张,宫颈管形成漏斗状,随后宫颈管逐渐变短、消失。宫缩使胎先露部衔接,在宫缩时前羊水不能回流,加之子宫下段的胎膜容易与该处蜕膜分离而向宫颈管突出,形成前羊膜囊,协助宫口扩张。宫口近开全时胎膜多自然破裂,破膜后胎先露部直接压迫宫颈,使宫口扩张明显加快。当宫口开全时,妊娠足月胎头方能通过。经产妇一般是宫颈管消失与宫口扩张同时进行(图 12-10)。

3. **阴道、骨盆底及会阴的变化** 正常阴道伸展性良好,一般不影响分娩。临产后前羊膜囊及胎先露部将阴道上部撑开,破膜

图 12-10 宫颈管消失与宫口扩张

（1）初产妇 （2）经产妇

以后胎先露部直接压迫盆底,软产道下段形成一个向前向上弯曲的筒状通道,阴道壁黏膜皱襞展平、阴道扩张变宽。肛提肌向下及两侧扩展,肌纤维逐步拉长,使会阴由5cm厚变成2~4mm,以利胎儿通过。但由于会阴体部承受压力大,分娩时可造成裂伤。

三、胎儿

胎儿的大小、胎位及有无畸形是影响分娩及决定分娩难易程度的重要因素之一。主要通过超声检查并结合测量宫高来估计胎儿体重。一般估计的胎儿体重与实际出生体重相差在10%以内即视为评估较准确。分娩时,即使骨盆大小正常,但如果胎儿过大致胎头径线过长,可造成头盆不称导致难产。胎头是胎体的最大部分,也是胎儿通过产道最困难的部分。

(一)胎头各径线及囟门

1. **胎头各径线**　胎头径线主要有4条:双顶径、枕额径、枕下前囟径及枕颏径(图12-11)。双顶径可用于判断胎儿大小,胎儿一般以枕额径衔接,以枕下前囟径通过产道。胎头各径线的测量及长度见表12-1。

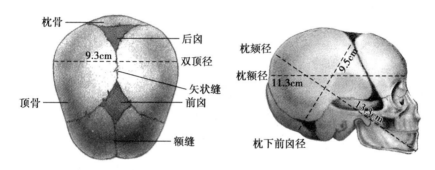

图12-11　胎儿颅骨、颅缝、囟门及径线

表12-1　胎头各径线的测量及长度

名称	测量方法	长度(cm)
双顶径(BPD)	两顶骨隆突间的距离,为胎头最大横径	9.3
枕额径	鼻根上方至枕骨隆突间的距离	11.3
枕下前囟径	前囟中央至枕骨隆突下方的距离	9.5
枕颏径	颏骨下方中央至后囟顶部的距离	13.3

2. **囟门**　胎头两颅缝交界空隙较大处称囟门。大囟门又称前囟,是由两侧额骨、两侧顶骨及额缝、冠状缝、矢状缝形成的菱形骨质缺如部位。小囟门又称后囟,由两侧顶骨、枕骨及颅缝形成的三角形骨质缺如部位。囟门是确定胎方位的重要标志(图12-11)。在分娩过程中,颅缝与囟门使头颅骨板有一定的活动余地,胎头在通过产道时受到挤压,颅缝轻度重叠,使胎头变形、变小,有利于胎儿娩出。

(二)胎位

产道为一纵行管道。纵产式(头先露或臀先露)时,胎体纵轴与骨盆轴相一致,容易通过产道。头先露时,胎头先通过产道,较臀先露易娩出,通过触清矢状缝及前后囟,可以确定胎方位。其中枕前位更利于完成分娩机转,易于分娩,其他胎方位会不同程度增加分娩困难。臀先露时,胎臀先娩出,较胎头周径小且软,产道不能充分扩张,胎头后娩出时无变形机会,因此胎头娩出较臀部困难。未足月时胎头相对于胎臀更大,故更易发生后出头困难。肩先露时,胎体纵轴与骨盆轴垂直,足月活胎不能通过产道,对母儿威胁极大。

（三）胎儿畸形

胎儿某一部分发育异常，如脑积水、联体双胎等，由于胎头或胎体过大，通过产道常发生困难。

四、社会心理因素

分娩虽属生理过程，但对产妇确实可产生心理上的应激。产妇的社会心理因素可引起机体产生一系列变化从而影响产力，因而也是决定分娩的重要因素之一。对分娩疼痛的恐惧和紧张可导致宫缩乏力、宫口扩张缓慢、胎头下降受阻、产程延长，甚至可导致胎儿窘迫、产后出血等。所以在分娩过程中，应给产妇心理支持，耐心讲解分娩的生理过程，尽量消除产妇的焦虑和恐惧心理，使产妇掌握分娩时必要的呼吸和躯体放松技术。

第三节　枕先露的分娩机制

- 胎儿通过衔接、下降、俯屈、内旋转、仰伸、复位及外旋转、肩娩出等一连串适应性动作，以其最小径线通过产道。
- 下降贯穿分娩全程，是胎儿娩出的首要条件。

分娩机制（mechanism of labor）指胎儿先露部在通过产道时，为适应骨盆各平面的不同形态，被动地进行一系列适应性转动，以其最小径线通过产道的全过程。临床上枕先露左前位最多见，故以枕左前位的分娩机制为例，详加说明，包括衔接、下降、俯屈、内旋转、仰伸、复位及外旋转、胎肩及胎儿娩出等动作（图 12-12 AB）。分娩机制各动作虽然分别描述，但其过程实际是连续的。

1. **衔接（engagement）**　胎头双顶径进入骨盆入口平面，颅骨的最低点接近或达到坐骨棘水平，称为衔接。胎头呈半俯屈状态进入骨盆入口，以枕额径衔接。由于枕额径大于骨盆入口前后径，胎头矢状缝多在骨盆入口右斜径上。部分初产妇在预产期前 1~2 周内衔接，经产妇多在临产后才衔接。

2. **下降（descent）**　胎头沿骨盆轴前进的动作称为下降。下降贯穿于分娩全过程，并与其他动作同时进行。当宫缩时胎头下降，间歇时胎头又稍退缩，因此胎头与骨盆之间的相互挤压也呈间歇性，这样对母婴均有利。促使胎头下降的因素有：①宫缩时通过羊水传导，压力经胎轴传至胎头；②宫缩时宫底直接压迫胎臀；③胎体伸直伸长；④腹肌收缩使腹压增加。初产妇因宫口扩张缓慢，软组织阻力大，胎头下降速度较经产妇慢。观察胎头下降程度是临床判断产程进展的重要标志。

3. **俯屈（flexion）**　当胎头继续下降至骨盆底时，处于半俯屈状态的胎头遇到肛提肌阻力，进一步俯屈，使胎儿下颏更加接近胸部，使胎头衔接时的枕额径变为枕下前囟径，有利于胎头继续下降。

4. **内旋转（internal rotation）**　当胎头下降至骨盆底遇到阻力时，胎头为适应前后径长、横径短的特点，枕部向母体中线方向旋转45°达耻骨联合后方，使其矢状缝与中骨盆及骨盆出口前后径相一致的动作称内旋转。胎头于第一产程末完成内旋转。枕先露时胎头枕部最低，遇到骨盆底肛提肌阻力，肛提肌收缩将胎头枕部推向阻力小、部位宽的前方。

5. **仰伸（extension）**　当胎头完成内旋转后，俯屈的胎头即达到阴道口。宫缩、腹压迫使胎头下降，而肛提肌收缩又将胎头向前推进，两者的合力使胎头沿骨盆轴下段向下向前的方向转向上。当胎头枕骨下部达耻骨联合下缘时，即以耻骨弓为支点，胎头逐渐仰伸，胎头的顶、额、鼻、口、颏相继娩出。当胎头仰伸时，胎儿双肩径进入骨盆入口左斜径。

6. **复位及外旋转**　胎头娩出时，胎儿双肩径沿骨盆入口左斜径下降。胎头娩出后，为使胎头与胎肩恢复正常解剖关系，胎头枕部向母体左外旋转45°，称复位（restitution）。胎肩在盆腔内继续下

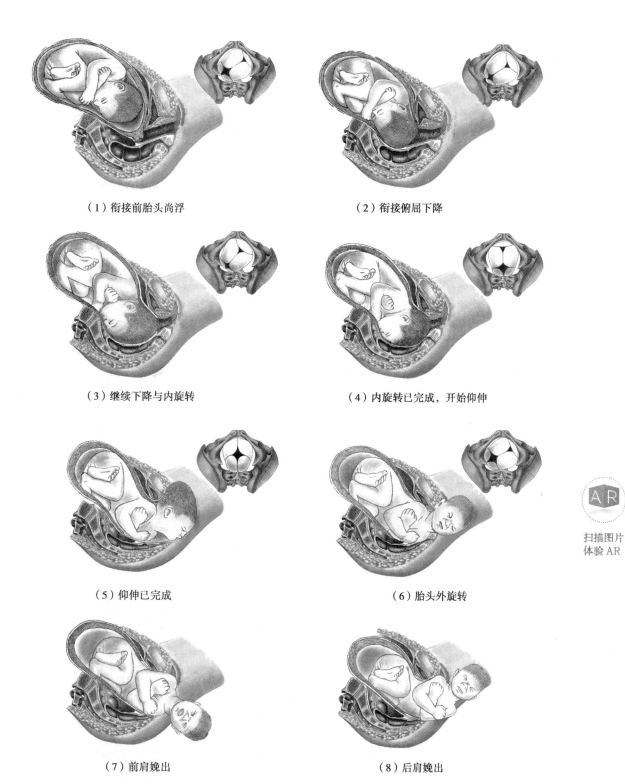

（1）衔接前胎头尚浮   （2）衔接俯屈下降

（3）继续下降与内旋转   （4）内旋转已完成，开始仰伸

扫描图片
体验 AR

（5）仰伸已完成   （6）胎头外旋转

（7）前肩娩出   （8）后肩娩出

图 12-12 枕左前位分娩机制示意图

降,前肩向前向母体中线旋转45°时,胎儿双肩径转成与骨盆出口前后径相一致的方向,胎儿枕部需在外继续向母体左外侧旋转45°,以保持胎头与胎肩的垂直关系,称外旋转(external rotation)。

7. 胎肩及胎儿娩出 外旋转后,胎儿前肩在耻骨弓下先娩出,后肩从会阴体前缘娩出,胎体及下肢随之娩出,完成分娩全部过程。

第四节 先兆临产、临产与产程

- 临产开始的标志为规律且逐渐增强的子宫收缩,同时伴随进行性宫颈管消失、宫口扩张和胎先露下降。
- 分娩经过分为三个产程。
- 初产妇的潜伏期一般不超过20小时,经产妇不超过14小时。活跃期从宫口开大4~6cm起始。
- 初产妇第二产程多在2小时内,不应超过3小时,实施硬膜外麻醉镇痛者不应超过4小时。

一、先兆临产

分娩发动前,往往出现一些预示即将临产的症状,如不规律宫缩、胎儿下降感以及阴道少量淡血性分泌物(俗称见红),称为先兆临产(threatened labor)。

1. 不规律宫缩 又称假临产(false labor)。分娩发动前,由于子宫肌层敏感性增强,可出现不规律宫缩。其特点:①宫缩频率不一致,持续时间短、间歇时间长且无规律;②宫缩强度未逐渐增强;③常在夜间出现而于清晨消失;④不伴有宫颈管短缩、宫口扩张等;⑤给予镇静剂能将其抑制。

2. 胎儿下降感(lightening) 由于胎先露部下降、入盆衔接使宫底降低。孕妇自觉上腹部较前舒适,下降的先露部可压迫膀胱引起尿频。

3. 见红(show) 分娩发动前24~48小时内,因宫颈内口附近的胎膜与该处的子宫壁分离,毛细血管破裂而少量出血,与宫颈管内的黏液相混合呈淡血性黏液排出,称见红,是分娩即将开始的比较可靠征象。若阴道流血较多,量达到或超过月经量,应考虑是否为病理性产前出血,常见原因有前置胎盘或胎盘早剥。

二、临产诊断

临产(labor)的重要标志为有规律且逐渐增强的子宫收缩,持续30秒或以上,间歇5~6分钟,同时伴随进行性宫颈管消失、宫口扩张和胎先露部下降。用镇静剂不能抑制临产。确定是否临产需严密观察宫缩的频率,持续时间及强度。消毒外阴后行阴道检查,了解宫颈长度、位置、质地、扩张情况及先露高低。目前多采用Bishop评分法判断宫颈成熟度(表12-2),估计试产的成功率,满分为13分,>9分均成功,7~9分的成功率为80%,4~6分的成功率为50%,≤3分均失败。

表 12-2 Bishop 宫颈成熟度评分法

指标	分数			
	0	1	2	3
宫口开大(cm)	0	1~2	3~4	≥5
宫颈管消退(%)(未消退为2~3cm)	0~30	40~50	60~70	≥80
先露位置(坐骨棘水平=0)	-3	-2	-1~0	+1~+2
宫颈硬度	硬	中	软	
宫口位置	朝后	居中	朝前	

三、总产程及产程分期

分娩全过程即总产程,指从规律宫缩开始至胎儿、胎盘娩出的全过程,临床上分为如下三个产程:

第一产程(first stage of labor):又称宫颈扩张期,指从规律宫缩开始到宫颈口开全(10cm)。第一产程又分为潜伏期和活跃期:①潜伏期为宫口扩张的缓慢阶段,初产妇一般不超过20小时,经产妇不超过14小时。②活跃期为宫口扩张的加速阶段,可在宫口开至4～5cm即进入活跃期,最迟至6cm才进入活跃期,直至宫口开全(10cm)。此期宫口扩张速度应≥0.5cm/h。

第二产程(second stage of labor):又称胎儿娩出期,指从宫口开全至胎儿娩出。未实施硬膜外麻醉者,初产妇最长不应超过3小时,经产妇不应超过2小时;实施硬膜外麻醉镇痛者,可在此基础上延长1小时,即初产妇最长不应超过4小时,经产妇不应超过3小时。值得注意的是,第二产程不应盲目等待至产程超过上述标准方才进行评估,初产妇第二产程超过1小时即应关注产程进展,超过2小时必须由有经验的医师进行母胎情况全面评估,决定下一步的处理方案。

第三产程(third stage of labor):又称胎盘娩出期,指从胎儿娩出到胎盘娩出。一般约5～15分钟,不超过30分钟。

第五节　产程处理与分娩

- 必须连续动态观察并记录宫缩与胎心。
- 第二产程应对母体与胎儿状况等进行综合评估。
- 1分钟Apgar评分评估新生儿出生时状况,反映宫内的情况;5分钟Apgar评分则反映复苏效果,与近期和远期预后关系密切。
- 脐动脉血气分析提示胎儿有无缺氧、酸中毒及其严重程度,较Apgar评分更为客观。
- 推荐早产儿延迟断脐60秒。

一、第一产程

第一产程为正式临产到宫口开全(10cm)。由于临产时间有时难以确定,孕妇过早住院,可能带来不必要的干预,增加剖宫产率。因此推荐初产妇确定正式临产后,宫颈管完全消退可住院待产,经产妇则确定临产后尽快住院分娩。

【临床表现】

第一产程表现为宫缩规律、宫口扩张、胎先露下降及胎膜破裂。

1. **宫缩规律**　第一产程开始时,子宫收缩力弱,持续时间较短约30秒,间歇期较长约5～6分钟。随产程进展,宫缩强度增加,持续时间延长,间歇期缩短。当宫口开全时,宫缩持续时间可长达1分钟,间歇仅1～2分钟。

2. **宫口扩张(cervical dilatation)**　表现为宫颈管逐渐变软、变短、消失,宫颈展平并逐渐扩大。开始宫口扩张速度较慢,后期速度加快。当宫口开全(10cm)时,子宫下段、宫颈及阴道共同形成桶状的软产道。

3. **胎先露下降**　是决定能否经阴道分娩的重要指标。随着产程进展,先露部逐渐下降,并在宫口开大4～6cm后快速下降,直到先露部达到外阴及阴道口。

4. **胎膜破裂(rupture of membranes)**　胎儿先露部衔接后,将羊水分隔为前后两部,在胎先露部前面的羊水称前羊水。当宫缩时羊膜腔内压力增加到一定程度时胎膜自然破裂,前羊水流出。自然分娩胎膜破裂多发生在宫口近开全时。

【产程观察及处理】

在整个分娩过程中,需要观察产程进展,密切监护母儿安危,尽早发现异常,及时处理。

1. **产程观察及处理**

(1)子宫收缩包括宫缩频率、强度、持续时间、间歇时间、子宫放松情况。常用观察子宫收缩的方法包括腹部触诊及仪器监测。

腹部触诊:最简单也是最重要的方法。助产人员将手掌放于产妇的腹壁上,宫缩时可感到宫体部隆起变硬、间歇期松弛变软。

仪器监护:最常用的是外监护(external electronic monitoring)。将电子监护仪的宫腔压力探头放置于孕妇腹壁宫体部,连续描记40分钟,可显示子宫收缩开始、高峰、结束及相对强度。10分钟内出现3~5次宫缩即为有效产力,可使宫颈管消失、宫口扩张和胎先露下降;10分钟内>5次宫缩定义为宫缩过频。

(2)宫口扩张及胎先露下降:经阴道指诊检查宫口扩张和胎先露下降情况。消毒外阴,通过示指和中指直接触摸了解骨盆、产道情况,了解宫颈管消退和宫口扩张情况、胎先露高低、确定胎方位、胎先露下方有无脐带,并进行Bishop宫颈成熟度评分。

胎头于活跃期下降加快,平均每小时下降0.86cm。胎头下降情况有两种评估方法:①腹部触诊在骨盆入口平面(真假骨盆分界)上方可触及的剩余胎头部分,以国际五分法表示,用于初步判断:双手掌置于胎头两侧,触及骨盆入口平面时,双手指尖可在胎头下方彼此触及为剩余5/5;双手掌指尖在胎头两侧有汇聚但不能彼此触及为剩余4/5;双手掌在胎头两侧平行为剩余3/5;双手掌在胎头两侧呈外展为剩余2/5;双手掌在胎头两侧呈外展且手腕可彼此触及为剩余1/5(图12-13)。②胎儿颅骨最低点与坐骨棘平面的关系:阴道检查可触及坐骨棘,胎头颅骨最低点平坐骨棘时,以"0"表示;在坐骨棘平面上1cm时,以"-1"表示;在坐骨棘平面下1cm时,以"+1"表示,余依次类推(图12-14)。

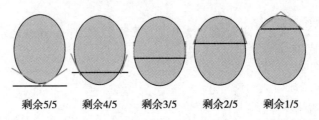

剩余5/5　剩余4/5　剩余3/5　剩余2/5　剩余1/5

图12-13　骨盆入口平面触诊胎头入盆情况的国际五分法示意图

(3)胎膜破裂:一旦胎膜破裂,应立即监测胎心,并观察羊水性状(颜色和流出量),记录破膜时间,测量体温。若有胎心异常,应立即阴道检查排除脐带脱垂。破膜后应每2小时测量产妇体温,注意排查绒毛膜羊膜炎,根据临床指标决定是否启用抗生素预防或治疗感染。若无感染征象,破膜超过12小时尚未分娩可给予抗生素预防感染。

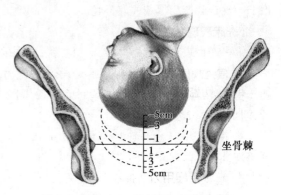

图12-14　阴道检查判断胎头高低示意图

2. 胎心和母体观察及处理

(1)胎心监测:胎心应在宫缩间歇期听诊,随产程进展适当增加听诊次数。高危妊娠或怀疑胎儿受累、羊水异常时建议连续电子胎心监护评估胎心率、基线变异及其与宫缩的关系等,密切监测胎儿宫内情况。

(2)母体观察及处理

1)生命体征:测量产妇生命体征并记录。第一产程宫缩时血压可升高5~10mmHg,间歇期恢复。产妇有不适或发现血压升高应增加测量次数,并给予相应处理。产妇有循环、呼吸等其他系统合并症或并发症时,还应监测呼吸、氧饱和度、尿量等。

2)阴道流血:观察有无异常阴道流血,警惕前置胎盘、胎盘早剥、前置血管破裂出血等情况。

3)饮食:产妇宜少量多次摄入无渣饮食,既保证充沛的体力,又利于在需要急诊剖宫产时的麻醉安全。

4)活动与休息:宫缩不强且未破膜,产妇可在室内适当活动。低危产妇适度活动和采取站立姿势有助于缩短第一产程。

5）排尿:鼓励产妇每2~4小时排尿一次,避免膀胱充盈影响宫缩及胎头下降,必要时导尿。

6）精神支持:产妇的精神状态可影响宫缩和产程进展。支持产妇克服阵痛带来的无助和恐惧感,增强产妇对自然分娩的信心,调动产妇的积极性与助产人员密切合作,有助于分娩顺利进行。

二、第二产程

第二产程为胎儿娩出期,即从宫口开全至胎儿娩出。第二产程的正确评估和处理对母儿结局至关重要。鉴于第二产程时限过长与母胎不良结局(产后出血、产褥感染、严重会阴裂伤,新生儿窒息/感染等)增加相关,因此第二产程的处理不应只考虑时限长短,更应重点关注胎心监护、宫缩、胎头下降、有无头盆不称、产妇一般情况等。既要避免试产不充分,轻率改变分娩方式,又要避免因评估不正确盲目延长第二产程可能增加母儿并发症的风险,应该在适宜的时间点选择正确的产程处理方案。

【临床表现】

宫口近开全或开全后,胎膜多会自然破裂。若仍未破膜,可影响胎头下降,应于宫缩间歇期行人工破膜。当胎头下降压迫盆底组织时,产妇有反射性排便感,并不自主地产生向下用力屏气的动作,会阴膨隆、变薄,肛门括约肌松弛。胎头于宫缩时露出于阴道口,在宫缩间歇期又缩回阴道内,称胎头拨露(head visible on vulval gapping);当胎头双顶径越过骨盆出口,宫缩间歇期胎头不再回缩时称胎头着冠(crowning of head)(图12-15)。产程继续进展,胎头娩出,接着胎头复位及外旋转,随后前肩和后肩相继娩出,胎体很快娩出,后羊水随之涌出。经产妇第二产程短,有时仅需几次宫缩即可完成胎头娩出。

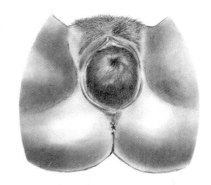

图12-15 胎头着冠

【产程观察及处理】

1. **密切监测胎心** 此期宫缩频而强,应增加胎心监测频率,每次宫缩过后或每5分钟监测一次,听诊胎心应在宫缩间歇期且至少听诊30~60秒。有条件者建议连续电子胎心监护,注意在每次宫缩后评估胎心率与宫缩的关系等,并区分胎心率与母体心率。若发现胎心异常,应立即行阴道检查,综合评估产程进展情况,尽快结束分娩。

2. **密切监测宫缩** 第二产程宫缩持续时间可达60秒,间隔时间1~2分钟。宫缩的质量与第二产程时限密切相关,必要时可给予缩宫素加强宫缩。

3. **阴道检查** 每隔1小时或有异常情况时行阴道检查,评估羊水性状、胎方位、胎头下降、胎头产瘤及胎头变形情况。胎头下降的评估务必先行腹部触诊,后行阴道检查,排除头盆不称。

4. **指导产妇用力** 推荐产妇在有向下屏气用力的感觉后再指导用力,从而更有效的利用好腹压。胎头下降有异常时需同时评估产妇用力方法是否得当有效,并给予正确指导。方法是让产妇双足蹬在产床上,两手握住产床把手,宫缩时深吸气后屏气,然后如排便样向下用力以增加腹压。于宫缩间歇期,产妇自由呼吸并全身肌肉放松。宫缩时,再做同样的屏气动作,以加速产程进展。

【接产】

1. **接产准备** 初产妇宫口开全、经产妇宫口扩张6cm以上且宫缩规律有力时,将产妇送上分娩床作分娩准备,提前打开新生儿辐射台预热。通常让产妇头高脚低位仰卧于产床上,两腿屈曲分开露出外阴部,消毒外阴部2~3次,顺序依次为大阴唇、小阴唇、阴阜、大腿内上1/3、会阴及肛门周围,臀下铺消毒巾。

2. **接产**

(1)接产要领:向产妇做好分娩解释,取得产妇配合。接生者在产妇分娩时协助胎头俯屈,控制胎头娩出速度,适度保护会阴,让胎头以最小径线(枕下前囟径)缓慢通过阴道口,减少会阴严重撕裂伤风险。

（2）接产步骤：接生者站在产妇正面,当宫缩来临产妇有便意感时指导产妇屏气用力。胎头着冠时,指导产妇何时用力和呼气。会阴水肿、过紧、炎症,耻骨弓过低,胎儿过大、娩出过快等,均易造成会阴撕裂。接产者应在接产前作初步评估,接生时个体化指导产妇用力,并用手控制胎头娩出速度,同时左手轻轻下压胎头枕部,协助胎头俯屈,使胎头双顶径缓慢娩出,此时若娩出过急则可能撕裂会阴。当胎头枕部在耻骨弓下露出时,让产妇在宫缩间歇时期稍向下屏气,左手协助胎头仰伸,使胎头缓慢娩出,清理口腔黏液。胎头娩出后,不宜急于娩出胎肩,而应等待宫缩使胎头自然完成外旋转复位,使胎肩旋转至骨盆出口前后径。再次宫缩时接生者右手托住会阴,左手将胎儿颈部向下牵拉胎头,使前肩从耻骨弓下顺势娩出,继之托胎颈向上,使后肩从会阴前缘缓慢娩出。双肩娩出后,保护会阴的右手放松,双手协助胎体娩出（图 12-16）。胎儿娩出后用器皿置于产妇臀下计量产后失血量。

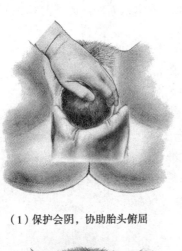

（1）保护会阴,协助胎头俯屈　　　　　　　（2）协助胎头仰伸

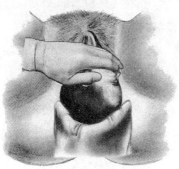
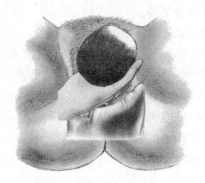

（3）助前肩娩出　　　　　　　　　　　（4）助后肩娩出

图 12-16　接产步骤

（3）限制性会阴切开：不应对初产妇常规会阴切开,当出现下列情况时才考虑会阴切开术：会阴过紧或胎儿过大、估计分娩时会阴撕裂不可避免者,或母儿有病理情况急需结束分娩者。产钳或胎头负压吸引器助产视母胎情况和手术者经验决定是否需要会阴切开。一般在胎头着冠时切开,可以减少出血,或决定手术助产时切开。

会阴切开缝合术（episiotomy and suture）：阴部神经阻滞麻醉联合会阴切口局麻生效后常用以下两种术式：①会阴后-侧切开术（postero-lateral episiotomy）：多为左侧,术者于宫缩时以左手示、中两指伸入阴道内撑起左侧阴道壁,右手用剪刀自会阴后联合中线向左向后 45°剪开会阴,长 4~5cm;②会阴正中切开术（median episiotomy）：术者于宫缩时沿会阴后联合正中垂直剪开 2cm。此法优点为剪开组织少、出血量少、术后组织肿胀疼痛轻微。但切口有自然延长撕裂肛门括约肌的危险,胎儿大或接产技术不熟练者不宜采用。

胎儿娩出前纱布压迫切口止血。胎儿胎盘娩出后缝合切口,注意彻底止血,恢复解剖结构。

（4）延迟脐带结扎:推荐对早产儿(<37周)娩出后延迟脐带结扎至少60秒,有利于胎盘血液转运至新生儿,增加新生儿血容量、血红蛋白含量,有利于维持早产儿循环的稳定性并可减少脑室内出血的风险。

三、第三产程

第三产程为胎盘娩出期,即从胎儿娩出到胎盘娩出,约需5～15分钟,不超过30分钟。

【临床表现】

胎儿娩出后,宫腔容积明显缩小,胎盘与子宫壁发生错位剥离,胎盘剥离面出血形成积血。子宫继续收缩,使胎盘完全剥离而娩出。胎盘剥离征象有:①宫体变硬呈球形,胎盘剥离后降至子宫下段,下段被动扩张,宫体呈狭长形被推向上方,宫底升高达脐上(图12-17);②阴道口外露的脐带段自行延长;③阴道少量流血;④用手掌尺侧在产妇耻骨联合上方轻压子宫下段,宫体上升而外露的脐带不再回缩。胎盘剥离后从阴道排出体外。

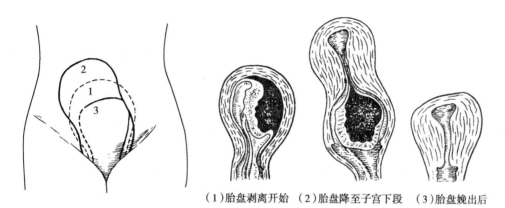

（1）胎盘剥离开始　（2）胎盘降至子宫下段　（3）胎盘娩出后

图12-17　胎盘剥离时子宫的形状

胎盘剥离及排出方式有两种:①胎儿面娩出式:多见,胎盘胎儿面先排出。胎盘从中央开始剥离,而后向周围剥离,其特点是胎盘先排出,随后见少量阴道流血。②母体面娩出式:少见,胎盘母体面先排出,胎盘从边缘开始剥离,血液沿剥离面流出,其特点是先有较多阴道流血,胎盘后排出。

【处理】

1. 新生儿处理

（1）一般处理:新生儿出生后置于辐射台上擦干、保暖。

（2）清理呼吸道:用吸球吸去气道黏液及羊水,当确定气道通畅仍未啼哭时,可用手抚摸新生儿背部或轻拍新生儿足底,待新生儿啼哭后,即可处理脐带。

（3）新生儿阿普加评分(Apgar score)及脐动脉血气 pH 测定的意义:Apgar 评分是用于快速评估新生儿出生后一般状况的方法,由5项体征组成,包括心率、呼吸、肌张力、喉反射及皮肤颜色。5项体征中的每一项授予分值0分、1分或2分,然后将5项分值相加,即为 Apgar 评分的分值(表12-3)。1分钟 Apgar 评分评估出生时状况,反映宫内的情况,但窒息新生儿不能等1分钟后才开始复苏。5分钟 Apgar 评分则反映复苏效果,与近期和远期预后关系密切。脐动脉血气代表新生儿在产程中血气变化的结局,提示有无缺氧、酸中毒及其严重程度,反映窒息的病理生理本质,较 Apgar 评分更为客观、更具有特异性。

我国新生儿窒息标准:①1 或 5 分钟 Apgar 评分≤7,仍未建立有效呼吸;②脐动脉血气 pH<7.15;③排除其他引起低 Apgar 评分的病因;④产前具有可能导致窒息的高危因素。以上①～③为必要条件,④为参考指标。

（4）处理脐带:剪断脐带后在距脐根上方0.5cm 处用丝线、弹性橡皮圈或脐带夹结扎,残端消毒

表 12-3　新生儿 Apgar 评分法

体征	0分	1分	2分
每分钟心率	0	<100 次	≥100 次
呼吸	0	浅慢,不规则	佳,哭声响亮
肌张力	松弛	四肢稍屈曲	四肢屈曲,活动好
喉反射	无反射	有些动作	咳嗽,恶心
皮肤颜色	全身苍白	身体红,四肢青紫	全身粉红

后无菌纱布包扎,注意扎紧以防脐带出血。

（5）其他处理:新生儿体格检查,将新生儿足底印及母亲拇指印留于新生儿病历上,新生儿手腕带和包被标明性别、体重、出生时间、母亲姓名。帮助新生儿早吸吮。

2. **协助胎盘娩出**　正确处理胎盘娩出可预防产后出血。在胎儿前肩娩出后将缩宫素 10 ~ 20U 稀释于 250 ~ 500ml 生理盐水中静脉快速滴注,并控制性牵拉脐带,确认胎盘已完全剥离,以左手握住宫底,拇指置于子宫前壁,其余 4 指放于子宫后壁并按压,同时右手轻拉脐带,当胎盘娩至阴道口时,接生者双手捧起胎盘,向一个方向旋转并缓慢向外牵拉,协助胎盘胎膜完整剥离排出(图 12-18)。若在胎膜排出过程中,发现胎膜部分断裂,可用血管钳夹住断裂上端的胎膜,再继续向原方向旋转,直至胎膜完全排出。

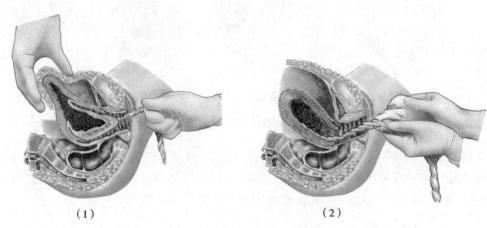

（1）　　　　　　　　（2）

图 12-18　协助胎盘胎膜娩出

3. **检查胎盘胎膜**　将胎盘铺平,先检查胎盘母体面胎盘小叶有无缺损,然后将胎盘提起,检查胎膜是否完整,再检查胎盘胎儿面边缘有无血管断裂,及时发现副胎盘(succenturiate placenta)(图 12-19)。

4. **检查软产道**　胎盘娩出后,应仔细检查会阴、小阴唇内侧、尿道口周围、阴道及宫颈有无裂伤。若有裂伤,应立即缝合。

5. **预防产后出血**　为减少产后失血量,应用缩宫素等宫缩剂结合按摩子宫加强子宫收缩,注意观察并精确测量出血量。

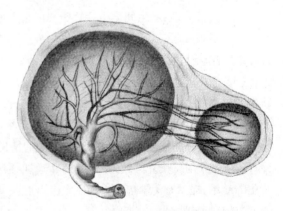

图 12-19　副胎盘

6. **观察产后一般情况**　胎盘娩出 2 小时内是产后出血的高危期,有时被称为第四产程。应在分娩室观察一般情况、产妇面色、结膜和甲床色泽,测量血压、脉搏和阴道流血量。注意子宫收缩、宫底高度、膀胱充盈否、会阴及阴道有无血肿等,发现异常情况及时处理。产后 2 小时无异常,将产妇和新生儿送回病房。

［附］ 剖宫产术后再次妊娠阴道分娩

剖宫产术后瘢痕子宫再次妊娠面临分娩方式的选择:重复剖宫产或剖宫产术后再次妊娠阴道试产(trial of labor after cesarean,TOLAC)。随着我国两孩生育政策的实施,既往的高剖宫产率造成了这种局面的增加。剖宫产术后再次妊娠阴道分娩(vaginal birth after cesarean,VBAC)有助于减少重复剖宫产及其母婴并发症。

TOLAC 的成功率约60%~70%,子宫破裂率通常低于1%。对瘢痕子宫孕妇应在首诊时回顾病史,详细了解患者一般情况,既往有无阴道分娩史;剖宫产时的孕周,剖宫产指征(尤其是头盆不称或产程异常),剖宫产的时机(择期、急诊或产程中转剖宫产),宫口开大情况,子宫切口类型及缝合方式,是否有手术并发症(子宫切口撕裂、产后出血或感染)以及新生儿出生体重、是否存活等。2次分娩间隔≥18个月者可以考虑 TOLAC。

1. **适应证**　既往1次子宫下段剖宫产史且无阴道试产禁忌证者。

2. **禁忌证**　有子宫破裂史,高位纵切口的古典式剖宫产史,>2次剖宫产史,倒"T"或"J"形切口或广泛子宫底部手术,子宫下段纵切口,有其他合并症不适宜阴道分娩,不具备急诊剖宫产条件者。

3. **TOLAC 产程管理**　分娩发动后,做好术前准备。产程中给予连续电子胎心监护,早期识别子宫破裂征象。异常胎心监护图是子宫破裂最早、最常见的征象。产程中应注意有无瘢痕部位的压痛,尤其在宫缩间歇期;子宫破裂的其他表现有异常阴道流血、血尿、低血容量休克、胎头位置升高或从阴道回缩等。严密监测产程进展,当产程进展缓慢,尤其是活跃期进展不佳或胎头下降受阻时,应高度警惕子宫破裂的可能性,放宽重复剖宫产指征。当怀疑或诊断子宫破裂时,应迅速启动急救预案,实施紧急剖腹探查术。

第六节　分　娩　镇　痛

- 理想的分娩镇痛对促进阴道分娩有重要作用。
- 小剂量麻醉性镇痛药和低浓度局麻药联合用于腰麻或硬膜外镇痛是首选的组合。

分娩镇痛的目的是有效缓解疼痛,同时可能有利于增加子宫血流,减少产妇因过度换气而引起的不良影响。产妇自临产至第二产程均可分娩镇痛。

1. **疼痛的原因**　第一产程疼痛主要来自宫缩时子宫肌缺血缺氧和宫颈扩张时肌肉过度紧张,通过交感神经由胸神经10、11、12后段传递至脊髓。第二产程疼痛还包括来自胎头对盆底、阴道、会阴的压迫,通过骶神经2、3、4的感觉纤维传递至脊髓。另外,产妇紧张、焦虑可导致害怕-紧张-疼痛综合征。

2. **分娩镇痛的基本原则**　①对产程影响小;②安全、对产妇及胎儿不良作用小;③药物起效快、作用可靠、给药方法简便;④有创镇痛由麻醉医师实施并全程监护。

3. **分娩镇痛种类**

(1)非药物镇痛:疼痛与精神紧张相关,因此产前应进行宣教,强调分娩是一个自然的生理过程,足够的心理支持,获得产妇的主动配合。非药物镇痛包括调整呼吸、全身按摩、家属陪伴、导乐,可单独应用或联合药物镇痛法等应用。

(2)全身阿片类药物麻醉:可以通过静脉注射或肌内注射间断给予,也可以通过患者自控性镇痛(patient-controlled analgesia,PCA)。阿片类药物主要作用是镇静,可以产生欣快感,但镇痛效果有限,而且有可能导致产妇恶心、呼吸抑制、胃肠道排空延长、胎心变异减少、新生儿呼吸抑制等。常用阿片类药物包括:哌替啶、芬太尼、瑞芬太尼、纳布啡等。

（3）椎管内麻醉镇痛：通过局麻药作用达到身体特定区域的感觉阻滞，包括腰麻、硬膜外麻醉或腰硬联合麻醉。其优点为镇痛平面固定，较少引起运动阻滞，易于掌握用药剂量，可以长时间保持镇痛效果。但如果麻醉平面过高可导致严重呼吸抑制。其他并发症还包括低血压、局麻药毒性反应、过敏反应、麻醉后头痛、神经损伤、产时发热、第二产程延长等。由于其副作用和并发症，麻醉医师除了掌握麻醉技术外还应熟悉并发症的紧急处理。

实施硬膜外麻醉时，第二产程初产妇最长不应超过 4 小时，经产妇不应超过 3 小时。

（马润玫）

第十三章 异常分娩

异常分娩(abnormal labor)又称难产(dystocia),其影响因素包括产力、产道、胎儿及社会心理因素,这些因素既相互影响又互为因果关系。任何一个或一个以上的因素发生异常及四个因素间相互不能适应,而使分娩进程受到阻碍,称异常分娩。

第一节 概 论

- 异常分娩的常见病因为产力、产道及胎儿异常。
- 常见的产程异常有:潜伏期延长、活跃期异常(包括活跃期延长和活跃期停滞)、第二产程异常(包括胎头下降延缓、胎头下降停滞和第二产程延长)。
- 应综合分析决定分娩方式。

异常分娩时,必须早期识别,同时综合分析产力、产道、胎儿及社会心理因素,如骨盆狭窄可导致胎位异常及宫缩乏力,宫缩乏力亦可引起胎位异常,其中宫缩乏力和胎位异常可以纠正,从而有可能转化为正常分娩。应寻找异常分娩的病因,及时作出正确判断,恰当处理,以保证分娩顺利和母胎安全。

【病因】

最常见为产力、产道及胎儿异常。

1. **产力异常** 包括各种收缩力异常(子宫、腹肌及膈肌、肛提肌),其中主要是子宫收缩力异常。子宫收缩力异常又分为收缩乏力(协调性子宫收缩乏力及不协调性子宫收缩乏力)和收缩过强(协调性子宫收缩过强及不协调性子宫收缩过强)。子宫收缩乏力可致产程延长或停滞;子宫收缩过强可引起急产或严重的并发症。

2. **产道异常** 包括骨产道异常及软产道异常,以骨产道狭窄多见。骨产道狭窄(入口、中骨盆、出口),可导致产力异常或胎位异常。骨产道过度狭窄,即使正常大小的胎儿也难以通过(头盆不称)。

3. **胎儿异常** 包括胎位异常(头先露异常、臀先露及肩先露等)及胎儿相对过大和胎儿发育异常。

【临床表现】

胎先露异常、胎儿发育异常、骨产道严重狭窄或软产道异常,在产前容易诊断。而多数的异常分娩是在分娩过程中表现出来。

1. **母体表现**

(1)产妇全身衰竭症状:产程延长,产妇烦躁不安、体力衰竭、进食减少。严重者出现脱水、代谢性酸中毒及电解质紊乱,肠胀气或尿潴留。

(2)产科情况:表现为子宫收缩乏力或过强、过频;宫颈水肿或宫颈扩张缓慢、停滞;胎先露下降延缓或停滞。严重时,子宫下段极度拉长、出现病理缩复环、子宫下段压痛、血尿、先兆子宫破裂甚至子宫破裂。头盆不称或胎位异常时,先露部与骨盆之间有空隙,前后羊水交通,前羊膜囊受力不均,宫缩时胎膜承受压力过大而发生胎膜早破。因此,胎膜早破往往是异常分娩的征兆,需要查明有无头盆不称或胎位异常。

2. 胎儿表现

（1）胎头未衔接或延迟衔接：临产后胎头高浮，宫口扩张 5cm 以上胎头仍未衔接或才衔接为衔接异常，提示入口平面有严重的头盆不称或胎头位置异常。

（2）胎位异常：胎头位置异常是导致头位难产的首要原因，有胎方位衔接异常如高直位、不均倾位，有内旋转受阻如持续性枕后位及枕横位，胎头姿势异常如胎头仰伸呈前顶先露、额先露及面先露，胎头侧屈呈前不均倾。胎头位置异常使胎头下降受阻，宫颈扩张延缓、停滞，继发宫缩乏力。

（3）胎头水肿或血肿：产程进展缓慢或停滞时，胎头先露部位软组织长时间受产道挤压或牵拉使骨膜下血管破裂，形成胎头水肿（又称产瘤）或头皮血肿。

（4）胎儿颅骨缝过度重叠：分娩过程中，通过颅骨缝轻度重叠，可以缩小胎头体积，有利于胎儿娩出。但骨产道狭窄致产程延长时，胎儿颅骨缝过度重叠，表明存在明显头盆不称。

（5）胎儿窘迫：产程延长，尤其第二产程延长，导致胎儿缺氧，胎儿代偿能力下降或失代偿可出现胎儿窘迫征象。

3. 产程异常

（1）潜伏期延长（prolonged latent phase）：从临产规律宫缩开始至活跃期起点（4~6cm）称为潜伏期。初产妇>20 小时、经产妇>14 小时称为潜伏期延长。

（2）活跃期异常：包括活跃期延长（protracted active phase）和活跃期停滞（arrested active phase）。

1）活跃期延长：从活跃期起点（4~6cm）至宫颈口开全称为活跃期。活跃期宫颈口扩张速度<0.5cm/h 称为活跃期延长。

2）活跃期停滞：当破膜且宫颈口扩张≥6cm 后，若宫缩正常，宫颈口停止扩张≥4 小时；若宫缩欠佳，宫颈口停止扩张≥6 小时称为活跃期停滞。

（3）第二产程异常：包括胎头下降延缓（protracted descent）、胎头下降停滞（arrested descent）和第二产程延长（protracted second stage）。

1）胎头下降延缓：第二产程初产妇胎头先露下降速度<1cm/h，经产妇<2cm/h，称为胎头下降延缓。

2）胎头下降停滞：第二产程胎头先露停留在原处不下降>1 小时，称为胎头下降停滞。

3）第二产程延长：初产妇>3 小时，经产妇>2 小时（硬膜外麻醉镇痛分娩时，初产妇>4 小时，经产妇>3 小时），产程无进展（胎头下降和旋转），称为第二产程延长。

【处理】

原则应以预防为主，应综合评估子宫收缩力、胎儿大小与胎位、骨盆大小以及头盆关系是否相称等，综合分析决定分娩方式。

1. 阴道试产   若无明显的头盆不称，原则上应尽量阴道试产。为了避免随意诊断难产，应注意：①第一产程宫颈扩张 4cm 之前，不应诊断难产；②人工破膜和缩宫素使用后，方可诊断难产。试产过程中，若出现产程异常，根据不同情况及时处理。

（1）潜伏期延长：由于难以确定准确的临产时间而使潜伏期延长的诊断很困难。潜伏期延长不是剖宫产的指征。宫颈口开大 0~3cm 而潜伏期超过 8 小时，可予哌替啶 100mg 肌内注射，以纠正不协调性子宫收缩，缓解宫缩引起的疼痛，让产妇充分休息后，常常能进入活跃期。如用镇静剂后宫缩无改善，可给予缩宫素静滴。宫颈口开大≥3cm 而 2~4 小时宫颈扩张无进展，应给予人工破膜和缩宫素静脉滴注加强产力，以促进产程进展。

（2）活跃期异常：活跃期延长时，首先应做阴道检查详细了解骨盆情况及胎方位，若无明显头盆不称及严重的胎头位置异常，可行人工破膜，然后给予缩宫素静脉滴注加强产力，促进产程进展。发现胎方位异常如枕横位或枕后位，可手转胎头矫正胎方位。活跃期停滞提示头盆不称，应行剖宫产术。

　　(3) 第二产程异常:第二产程异常时,要高度警惕头盆不称,需立即评估孕妇屏气用力情况、胎心率、胎方位、骨盆、胎头位置高低、胎头水肿或颅骨重叠情况,若无头盆不称或严重胎头位置异常,可用缩宫素加强产力;指导孕妇屏气用力;若胎头为枕横位或枕后位,可徒手旋转胎头为枕前位。若胎头下降至≥+3水平,可行产钳或胎头吸引器助产术;处理后胎头下降无进展,胎头位置在≤+2水平以上,应及时行剖宫产术。

　　2. **剖宫产**　产程过程中一旦发现严重的胎位异常如胎头呈高直后位、前不均倾位、额先露及颏后位,应停止阴道试产,立即行剖宫产术结束分娩。骨盆绝对性狭窄或胎儿过大、明显头盆不称、肩先露或臀先露尤其是足先露时,应行择期剖宫产术。产力异常发生病理性缩复环或先兆子宫破裂时,不论胎儿是否存活,应抑制宫缩同时行剖宫产术。产程中出现胎儿窘迫而宫口未开全,胎头位置在≤+2水平以上,也应考虑行剖宫产术。

(漆洪波)

第二节　产力异常

- 子宫收缩力异常包括协调性、不协调性宫缩乏力和宫缩过强。
- 协调性宫缩乏力处理原则是加强子宫收缩,不协调性宫缩乏力处理原则是调节子宫收缩。
- 协调性宫缩过强应预防为主,正确处理急产。不协调性宫缩过强的处理包括抑制强直性子宫收缩,去除原因及使用镇静剂消除子宫痉挛性狭窄环。

　　子宫收缩力是临产后贯穿于分娩全过程的主要动力,具有节律性、对称性、极性及缩复作用的特点。任何原因引发的子宫收缩的节律性、对称性及极性不正常或收缩力的强度、频率变化均称为子宫收缩力异常,简称产力异常(abnormal uterine action)。

　　临床上子宫收缩力异常主要有两类:子宫收缩乏力,简称宫缩乏力(uterine inertia)及子宫收缩过强,简称宫缩过强(图13-1),每类又分为协调性子宫收缩异常和不协调性子宫收缩异常。

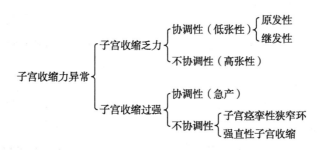

图13-1　子宫收缩力异常的分类

一、子宫收缩乏力

【病因】

影响子宫收缩功能的因素出现异常均会引起子宫收缩乏力。

　　1. **子宫肌源性因素**　任何影响子宫肌纤维正常收缩能力的因素,如子宫肌纤维过度伸展(如羊水过多、巨大胎儿、多胎妊娠等)、子宫畸形、子宫肌瘤、子宫腺肌症、经产妇、高龄产妇等均可导致子宫收缩乏力。

　　2. **头盆不称或胎位异常**　由于胎头下降受阻,先露部不能紧贴子宫下段及宫颈内口,不能刺激子宫收缩。

　　3. **内分泌失调**　分娩启动后,胎先露衔接异常的产妇体内乙酰胆碱、缩宫素及前列腺素合成及释放减少，或缩宫素受体量少以及子宫对宫缩物质的敏感性降低，胎儿、胎盘合成与分泌硫酸脱氢表雄酮量较少，致宫颈成熟度欠佳，均可直接或间接导致子宫收缩乏力。

4. 精神源性因素　产妇对分娩有恐惧、紧张等精神心理障碍使大脑皮质功能紊乱，待产时间久、过于疲劳、睡眠减少、体力过多消耗、膀胱过度充盈、水及电解质紊乱，均可导致原发性宫缩乏力。

5. 其他　在产程早期大剂量使用宫缩抑制剂及解痉、镇静、镇痛剂，可直接抑制子宫收缩。

【临床表现及诊断】

1. 协调性子宫收缩乏力　又称低张性子宫收缩乏力（hypotonic uterine inertia）。特点为子宫收缩节律性、对称性和极性均正常，仅收缩力弱，压力低于 180Montevideo 单位，宫缩<2 次/10 分钟，持续时间短，间歇期较长。宫缩高峰时，子宫没有隆起，按压时有凹陷。

根据宫缩乏力的发生时期分为：①原发性宫缩乏力：产程早期出现的宫缩乏力；②继发性宫缩乏力：产程早期宫缩正常，在进展到第一产程活跃期后期或第二产程后宫缩强度减弱，使产程延长或停滞，多伴有胎位或骨盆异常。协调性宫缩乏力多为继发性宫缩乏力，此种宫缩乏力对胎儿的影响并不大。

2. 不协调性子宫收缩乏力　又称高张性子宫收缩乏力（hypertonic uterine inertia）。表现特点为宫缩失去正常的节律性、对称性，尤其是极性，宫缩的兴奋点来自子宫下段一处或多处，节律不协调、高频率的宫缩波自下而上扩散，不能产生向下的合力，致使宫缩时宫底部较子宫下段弱，宫缩间歇期子宫不能很好地松弛，使宫口扩张受限，胎先露不能如期下降，为无效宫缩。产妇可出现持续性腹痛、腹部拒按、烦躁不安，严重时可出现水及电解质紊乱、尿潴留、肠胀气、胎盘-胎儿循环障碍及静息宫内压升高，胎心异常。此种宫缩多为原发性宫缩乏力。

【对产程及母儿影响】

1. 对产程的影响　宫缩乏力使产程进展缓慢甚至停滞。原发性宫缩乏力引起潜伏期延长，继发性宫缩乏力根据其发生时限不同，分别导致第一、二产程延长或停滞。

2. 对产妇的影响　产程延长产妇休息不好、精神与体力消耗；呻吟和过度换气、进食减少，可出现精神疲惫、乏力、排尿困难及肠胀气。严重者引起产妇脱水、低钾血症或酸中毒，最终影响子宫收缩，手术产率增加。第二产程延长可因产道受压过久，发生产后尿潴留，受压组织长期缺血，继发水肿、坏死，软产道受损，形成生殖道瘘。同时，易导致产后出血和产褥感染。

3. 对胎儿的影响　不协调性宫缩乏力时子宫收缩间歇期子宫壁不能完全松弛，对子宫胎盘循环影响大，易发生胎儿窘迫；产程延长使胎头及脐带等受压时间过久，手术助产机会增加，易导致新生儿窒息、产伤、颅内出血及吸入性肺炎等。

【处理】

1. 协调性子宫收缩乏力　应首先明确病因；阴道检查宫口扩张和胎先露下降情况，及时发现有无头盆不称或胎位异常，若估计不能经阴道分娩者，应及时行剖宫产术。无头盆不称和胎位异常，无胎儿窘迫征象，估计能经阴道分娩者，则应加强宫缩。

（1）第一产程

1）一般处理：解除产妇对分娩的心理顾虑与紧张情绪，指导其休息、饮食及大小便，及时补充膳食营养及水分等，必要时可静脉补充营养及水分和给予导尿等措施。对潜伏期出现的宫缩乏力，可用强镇静剂如哌替啶 100mg 或吗啡 10mg 肌内注射，绝大多数潜伏期宫缩乏力者在充分休息后可自然转入活跃期。

2）加强宫缩

①人工破膜：适用于宫口扩张≥3cm、无头盆不称、胎头已衔接而产程延缓者。破膜可使胎头直接紧贴子宫下段及宫颈内口，反射性引起子宫收缩，加速产程进展。注意破膜前要检查胎儿有无脐带先露，人工破膜时机应在宫缩间歇期，破膜后要注意检查有无脐带脱垂，同时观察羊水量、性状和胎心变化。破膜后宫缩仍未改善者可考虑应用缩宫素加强宫缩。

②缩宫素静脉滴注:适用于协调性宫缩乏力、胎心良好、胎位正常、头盆相称者。原则是以最小浓度获得最佳宫缩,一般将缩宫素2.5U配制于0.9%生理盐水500ml中,从1~2mU/min开始,根据宫缩强弱进行调整,调整间隔为15~30分钟,每次增加1~2mU/min为宜,最大给药剂量通常不超过20mU/min,维持宫缩时宫腔内压力达50~60mmHg,宫缩间隔2~3分钟,持续40~60秒。对于不敏感者,可酌情增加缩宫素给药剂量。

应用缩宫素时,应有医师或助产士在床旁守护,监测宫缩、胎心、血压及产程进展等状况。评估宫缩强度的方法有3种:①触诊子宫;②电子胎心监护;③宫腔内导管测量子宫收缩力,计算Montevideo单位(MU),MU的计算是将10分钟内每次宫缩产生的压力(mmHg)相加而得。一般临产时宫缩强度为80~120MU,活跃期宫缩强度为200~250MU,应用缩宫素促进宫缩时必须达到200~300MU,才能引起有效宫缩。若10分钟内宫缩>5次、持续1分钟以上或胎心率异常,应立即停止滴注缩宫素。外源性缩宫素在母体血中的半衰期为1~6分钟,故停药后能迅速好转,必要时加用镇静剂。若发现血压升高,应减慢缩宫素滴注速度。由于缩宫素有抗利尿作用,水的重吸收增加,可出现尿少,需警惕水中毒的发生。有明显产道梗阻或伴瘢痕子宫者不宜应用。

(2)第二产程:宫缩乏力若无头盆不称应静脉滴注缩宫素加强宫缩,同时指导产妇配合宫缩屏气用力;母儿状况良好,胎头下降至≥+3水平,可等待自然分娩或行阴道助产分娩;若处理后胎头下降无进展,胎头位置在≤+2水平以上,应及时行剖宫产术。

(3)第三产程:胎肩娩出后可立即将缩宫素10~20U加入25%葡萄糖液20ml内静脉推注,预防产后出血。对产程长、破膜时间久及手术产者,应给予抗生素预防感染。

2. 不协调性子宫收缩乏力 处理原则为调节子宫不协调收缩,使其恢复正常节律性及极性。可给予哌替啶100mg或吗啡10mg肌内注射,经充分休息多可恢复为协调性子宫收缩,若此时宫缩仍较弱,按协调性宫缩乏力处理。在子宫收缩未恢复为协调性之前,严禁使用缩宫剂。对伴有胎儿窘迫征象及头盆不称者或应用镇静剂后宫缩仍不协调,应考虑行剖宫产术。

二、子宫收缩过强

【临床表现及诊断】

1. 协调性子宫收缩过强 子宫收缩的节律性、对称性及极性均正常,仅子宫收缩力过强、过频。若产道无阻力,产程常短暂,总产程<3小时分娩者,称为急产(precipitate delivery),以经产妇多见。若存在产道梗阻或瘢痕子宫,宫缩过强可出现病理缩复环(pathologic retraction ring)甚至子宫破裂。

2. 不协调性子宫收缩过强

(1)强直性子宫收缩(tetanic contraction of uterus):子宫收缩失去节律性、无间歇,呈持续性强直性收缩,常见于缩宫剂使用不当。产妇因持续性腹痛常有烦躁不安,腹部拒按,胎心听不清,不易查清胎位。若合并产道梗阻,亦可出现病理缩复环、血尿等先兆子宫破裂征象。

(2)子宫痉挛性狭窄环(constriction ring of uterus):子宫局部平滑肌持续不放松,痉挛性不协调性收缩形成的环形狭窄。多因精神紧张、过度疲劳和不适当使用缩宫剂或粗暴实施阴道内操作所致。狭窄环位于胎体狭窄部及子宫上下段交界处如胎儿颈部、腰部,不随宫缩上升,与病理性缩复环不同。产妇可出现持续性腹痛,烦躁不安,胎心时快时慢,宫颈扩张缓慢,胎先露部下降停滞,手取胎盘时可在宫颈内口上方直接触到此环(图13-2)。第三产程常造成胎盘嵌顿(placental incarceration)。

【对产程及母儿影响】

1. 对产妇的影响 协调性子宫收缩过强可致急产,易造成软产道裂伤,甚至子宫破裂。不协调性子宫收缩过强形成子宫痉挛性狭窄环或强直性子宫收缩时,可导致产程异常、胎盘嵌顿、产后出血、产褥感染及手术产的概率增加。

2. 对胎儿的影响 子宫收缩过强使子宫胎盘血流减少,子宫痉挛性狭窄环使产程延长,均易发生胎儿窘迫、新生儿窒息甚至死亡。胎儿娩出过快,胎儿在产道内压力解除过快,致使新生儿颅内出

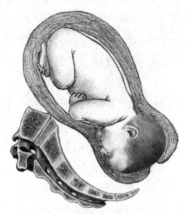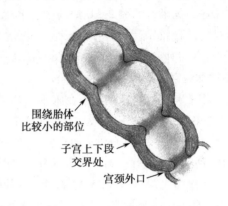

围绕胎体
比较小的部位

子宫上下段
交界处

宫颈外口

（1）狭窄环围绕胎颈　　　　　　　　（2）狭窄环容易发生的部位

图 13-2　子宫痉挛性狭窄环

血。接产准备不充分，新生儿易发生感染、骨折及外伤。

【处理】

1. 预防为主，寻找原因，仔细观察及时纠正异常。有急产史（包括家族有急产史）者应提前住院待产，临产后慎用缩宫剂及各种加强宫缩的措施，包括灌肠、人工破膜等。提前做好接产及抢救新生儿窒息的准备。

2. 发生强直性子宫收缩或子宫痉挛性狭窄环时，应当停止阴道内操作及缩宫剂使用。给予吸氧的同时应用宫缩抑制剂，如特布他林或硫酸镁等，必要时使用哌替啶。若宫缩恢复正常则等待自然分娩或阴道助产；若宫缩不缓解，已出现病理缩复环而宫口未开全，胎头位置较高或出现胎儿窘迫征象者，应立即行剖宫产术；若胎死宫内，宫口已开全，使用药物缓解宫缩，随后以不损害母体为原则，阴道助产处理死胎。

第三节　产道异常

- 以骨产道异常为多见。中骨盆平面狭窄多合并骨盆出口平面狭窄。
- 产科检查结合骨盆测量评估骨盆大小是诊断狭窄骨盆的主要方法。
- 分娩时应明确狭窄骨盆的类型和程度，结合产力和胎儿因素综合判断，决定分娩方式。
- 生殖道发育异常、肿瘤等可导致软产道异常，使胎儿娩出受阻。

产道异常包括骨产道及软产道异常，以骨产道异常多见。产道异常使胎儿娩出受阻。分娩时应通过产科检查，评估骨盆大小与形态，明确狭窄骨盆的类型和程度，并结合产力、胎儿等因素，综合判定，决定分娩方式。

一、骨产道异常

骨盆径线过短或形态异常，致使骨盆腔小于胎先露部可通过的限度，阻碍胎先露部下降，影响产程顺利进展，称为狭窄骨盆（contracted pelvis）。狭窄骨盆可以为一个径线过短或多个径线同时过短，也可以为一个平面狭窄或多个平面同时狭窄。当一个径线狭窄时，要观察同一个平面其他径线的大小，再结合整个骨盆腔大小与形态进行综合分析，作出正确判断。

【分类】

1. **骨盆入口平面狭窄（contracted pelvic inlet）**　以扁平型骨盆为代表，主要为骨盆入口平面

前后径狭窄。以对角径为主,分3级(表13-1)。扁平型骨盆常见以下两种类型:

表 13-1　　骨盆三个平面狭窄的分级

分级	入口平面狭窄	中骨盆平面狭窄		出口平面狭窄	
	对角径	坐骨棘间径	坐骨棘间径+中骨盆后矢状径	坐骨结节间径	坐骨结节间径+出口后矢状径
Ⅰ级(临界性)	11.5cm	10cm	13.5cm	7.5cm	15.0cm
Ⅱ级(相对性)	10.0~11.0cm	8.5~9.5cm	12.0~13.0cm	6.0~7.0cm	12.0~14.0cm
Ⅲ级(绝对性)	≤9.5cm	≤8.0cm	≤11.5cm	≤5.5cm	≤11.0cm

(1)单纯扁平骨盆:骨盆入口呈横扁圆形,骶岬向前下突出,使骨盆入口前后径缩短而横径正常(图13-3)。

(2)佝偻病性扁平骨盆:骨盆入口呈横的肾形,骶岬向前突,骨盆入口前后径短。骶骨变直向后翘。尾骨呈钩状突向骨盆出口平面。由于坐骨结节外翻,耻骨弓角度增大,骨盆出口横径变宽(图13-4)。

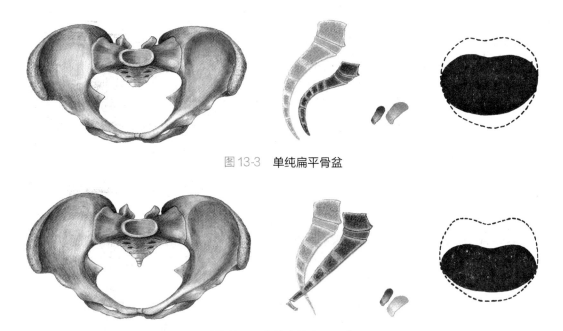

图13-3　单纯扁平骨盆

图13-4　佝偻病性扁平骨盆

2. 中骨盆平面狭窄(contracted midpelvis)　中骨盆平面狭窄较入口平面狭窄更常见,主要见于男型骨盆及类人猿型骨盆,以坐骨棘间径和中骨盆后矢状径为主,分3级(表13-1)。

3. 骨盆出口平面狭窄(contracted pelvic outlet)　常与中骨盆平面狭窄相伴行,主要见于男型骨盆,以坐骨结节间径及骨盆出口后矢状径狭窄为主,分3级(表13-1)。中骨盆平面和出口平面的狭窄常见以下两种类型:

(1)漏斗型骨盆(funnel shaped pelvis):骨盆入口各径线值正常,两侧骨盆壁内收,状似漏斗得名。其特点是中骨盆及骨盆出口平面均明显狭窄,使坐骨棘间径和坐骨结节间径缩短,坐骨切迹宽度(骶棘韧带宽度)<2横指,耻骨弓角度<90°,坐骨结节间径加出口后矢状径<15cm,常见于男型骨盆(图13-5)。

(2)横径狭窄骨盆(transversely contracted pelvis):与类人猿型骨盆类似。骨盆各平面横径均缩短,入口平面呈纵椭圆形(图13-6)。常因中骨盆及骨盆出口平面横径狭窄导致难产。

4. 骨盆三个平面狭窄　骨盆外形属正常女型骨盆,但骨盆三个平面各径线均比正常值小2cm或更多,称为均小骨盆(generally contracted pelvis),多见于身材矮小、体形匀称的妇女。

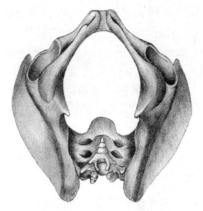

图 13-5   漏斗型骨盆

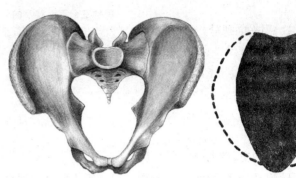

图 13-6   横径狭窄性骨盆

5. 畸形骨盆   指骨盆失去正常形态及对称性,包括跛行及脊柱侧凸所致的偏斜骨盆和骨盆骨折所致的畸形骨盆。偏斜骨盆的特征是骨盆两侧的侧斜径(一侧髂后上棘与对侧髂前上棘间径)或侧直径(同侧髂后上棘与髂前上棘间径)之差>1cm(图 13-7)。骨盆骨折常见于尾骨骨折使尾骨尖前翘或骶尾关节融合使骨盆出口前后径缩短,导致骨盆出口狭窄而影响分娩。

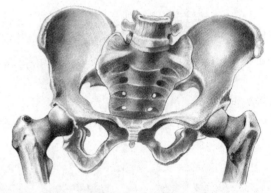

图 13-7   偏斜骨盆

【临床表现】

1. 骨盆入口平面狭窄

(1)胎先露及胎方位异常:狭窄骨盆孕产妇异常胎位如臀先露、肩先露或面先露等发生率是正常骨盆者 3 倍以上。头先露时头盆不称的发生率高,初产妇多呈尖腹,经产妇呈悬垂腹,临产后胎头迟迟不入盆,胎头跨耻征阳性;偶有胎头尚未衔接,但在阴道口见到胎头产瘤的假象,扁平骨盆且骨盆较浅时,产程初期,胎头常呈不均倾位或仰伸位入盆,耻骨联合上方仍可触及胎头双顶径,误认为胎头位置低。

骨盆入口平面Ⅰ级临界性狭窄,绝大多数可经阴道分娩;Ⅱ级相对性狭窄,阴道分娩的难度明显增加,胎儿不大且产力好,需经试产后才能决定是否可以经阴道分娩;Ⅲ级绝对性狭窄,必须行剖宫产术。

(2)产程进展异常:根据骨盆狭窄程度、胎位情况、胎儿大小及产力强弱情况表现各异。当骨盆入口平面狭窄而致相对性头盆不称时,常见潜伏期及活跃期早期产程延长,经充分试产,一旦胎头衔接,活跃晚期产程进展顺利。绝对性头盆不称,即使产力、胎儿大小及胎位均正常,胎头仍不能入盆,常导致宫缩乏力及产程停滞,甚至出现梗阻性难产。

(3)其他:胎膜早破及脐带脱垂等分娩期发病率增高。偶有狭窄骨盆伴有宫缩过强和产道梗阻,表现为腹痛拒按、排尿困难、尿潴留等症状。检查可发现产妇下腹压痛、耻骨联合分离、宫颈水肿,甚至出现病理性缩复环、肉眼血尿等先兆子宫破裂征象,不及时处理可导致子宫破裂。

2. 中骨盆平面狭窄

(1)胎方位异常:胎头衔接后下降至中骨盆平面时,由于中骨盆横径狭窄致使胎头内旋转受阻,双顶径受阻于中骨盆狭窄部位,导致持续性枕后(横)位,经阴道分娩受阻。

(2)产程进展异常:胎头多于宫口近开全时完成内旋转,因持续性枕后(横)位引起继发性宫缩乏力,多导致第二产程延长甚至停滞。

(3)其他:胎头受阻于中骨盆,强行通过以及手术助产矫正胎方位等易导致胎头发生变形,软组织水肿,产瘤较大,严重者发生胎儿颅内出血、头皮血肿及胎儿窘迫等,阴道助产则可导致严重的会阴、阴道损伤和新生儿产伤。严重的中骨盆狭窄、宫缩又较强,可发生先兆子宫破裂甚至子宫破裂。

3. 骨盆出口平面狭窄　常与中骨盆平面狭窄并存。易致继发性宫缩乏力和第二产程停滞,胎头双顶径不能通过骨盆出口平面。不宜强行阴道助产,否则会导致严重的软产道裂伤及新生儿产伤。

【诊断】

在分娩过程中,骨盆是个不变因素。在估计分娩难易时,骨盆是首先考虑的一个重要因素。在妊娠期间应评估骨盆有无异常,有无头盆不称,及早做出诊断,以决定适当的分娩方式。

1. 病史询问　产妇既往是否患佝偻病、脊柱和髋关节结核、脊髓灰质炎及骨外伤等,经产妇更应详细询问既往分娩史、有无难产史或阴道助产、新生儿有无产伤史等。

2. 全身检查　观察孕妇体形、步态有无异常。身高<145cm者应警惕均小骨盆。注意有无脊柱及髋关节畸形,米氏菱形窝是否对称。脊柱侧突或跛行者可伴有偏斜骨盆畸形。骨骼粗壮、颈部较短者易合并漏斗型骨盆。米氏菱形窝对称但过扁者易伴有扁平骨盆、过窄者易伴有中骨盆狭窄,两髂后上棘对称突出且狭窄者多是类人猿型骨盆特征;米氏菱形窝不对称、一侧髂后上棘突出者则偏斜骨盆可能性大。

3. 腹部检查　观察腹部形态,初产妇呈尖腹者,可能提示有骨盆入口平面的狭窄。测量孕妇宫高、腹围、四部触诊法评估胎先露、胎方位及先露部位是否衔接入盆,也可借助腹部超声检查等检查协助诊断。临产后应持续观察评估胎头下降情况,有无胎头跨耻征阳性。

检查方法:嘱孕妇排空膀胱后仰卧,两腿伸直,检查者一手放在耻骨联合上方,另一手将胎头向盆腔方向推压。

(1)胎头跨耻征阴性:胎头低于耻骨联合平面,提示胎头已衔接入盆;

(2)胎头跨耻征可疑阳性:胎头与耻骨联合平面在同一平面,提示可疑头盆不称;

(3)胎头跨耻征阳性:胎头高于耻骨联合平面,表示头盆不称(cephalopelvic disproportion,CPD)(图13-8)。

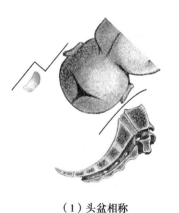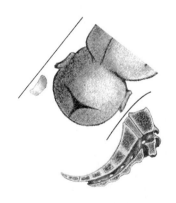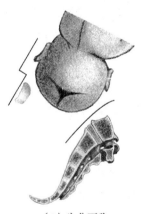

(1)头盆相称	(2)头盆可能相称	(3)头盆不称

图13-8　检查头盆相称程度

不能单凭胎头跨耻征阳性轻易做出临床诊断,头盆不称提示有骨盆相对性或绝对性狭窄可能。头盆是否相称还与骨盆倾斜度和胎方位相关,所以需要观察产程进展或试产后方可做出最后诊断。

4. 骨盆测量　主要通过产科检查评估骨盆大小。检查内容包括:测量对角径、中骨盆前后径、出口前后径、出口后矢状径、坐骨结节间径及耻骨弓角度等;检查骶岬是否突出、坐骨切迹宽度、坐骨棘凸出程度、骶凹弧度及骶尾关节活动度等。骨盆各平面径线小于正常值2cm或以上为均小骨盆。对角径<11.5cm,骶岬突出为骨盆入口平面狭窄,属扁平骨盆。坐骨切迹宽度间接反映中骨盆后矢状径大小,中骨盆平面狭窄及骨盆出口平面狭窄往往同时存在,因此通过测定坐骨结节间径、出口后矢状

径、耻骨弓角度、坐骨棘凸出程度及坐骨切迹宽度,间接判断中骨盆狭窄程度;坐骨结节间径<8cm,坐骨结节间径与出口后矢状径之和<15cm,耻骨弓角度<90°,坐骨切迹宽度<2横指时,为中骨盆平面和出口平面狭窄,属漏斗型骨盆。

5. **胎位及产程动态监测**　预示狭窄骨盆的以下情况应当警惕:初产妇临产后胎头尚未衔接或呈臀先露、肩先露等异常胎先露,或头先露呈不均倾位衔接,或胎头内旋转受阻以及产力、胎位正常而产程进展缓慢时。应及时检查评估,根据头盆相称程度确定是否可经阴道试产。

【对产程及母儿影响】

1. **对产程的影响**　狭窄骨盆可使产程延长及停滞。骨盆入口狭窄影响胎先露部衔接,容易发生胎位异常;中骨盆狭窄可使胎头下降延缓、胎头下降停滞、活跃期及第二产程延长;骨盆出口狭窄可使胎头下降停滞、第二产程延长。

2. **对产妇的影响**　若为骨盆入口平面狭窄,影响胎先露部衔接,容易发生胎位异常。若为中骨盆平面狭窄,影响胎头内旋转,容易发生持续性枕横位或枕后位。胎先露部下降受阻多导致继发性宫缩乏力,产程延长或停滞,使手术助产、软产道裂伤及产后出血增多;产道受压过久,可形成尿瘘或粪瘘;严重梗阻性难产伴宫缩过强形成病理缩复环,可致先兆子宫破裂甚至子宫破裂;因胎膜早破、手术助产增加以及产程异常行阴道检查次数过多,产褥感染机会亦增加。

3. **对胎儿及新生儿的影响**　骨盆入口狭窄导致胎头高浮,使胎膜早破、脐带先露及脐带脱垂机会增多;产程延长,胎头在产道受压过久,易发生胎儿缺血缺氧;胎儿强行通过狭窄产道或手术助产,易引起颅内出血及其他新生儿产伤、感染等疾病。

【分娩处理】

骨盆绝对性狭窄已很少见,临床多见的是骨盆临界性或相对性狭窄。分娩时应明确狭窄骨盆的类型和程度,了解产力、胎方位、胎儿大小、胎心率、宫口扩张程度、胎先露下降程度、破膜与否,同时结合年龄、产次、既往分娩史进行综合分析、判断,决定分娩方式。

1. **骨盆入口平面狭窄的处理**

(1) 绝对性骨盆入口狭窄:对角径≤9.5cm,应行剖宫产术结束分娩。

(2) 相对性骨盆入口狭窄:对角径10.0～11.0cm,而胎儿大小适宜,产力、胎位及胎心均正常时,可在严密监护下进行阴道试产。试产充分与否的判断,除参考宫缩强度外,应以宫口扩张程度为衡量标准。骨盆入口狭窄的试产可等到宫口扩张至4cm以上。胎膜未破者可在宫口扩张≥3cm时行人工破膜。若破膜后宫缩较强,产程进展顺利,多数能经阴道分娩。试产过程中若出现宫缩乏力,可用缩宫素静脉滴注加强宫缩。试产后胎头仍迟迟不能入盆,宫口扩张停滞或出现胎儿窘迫征象,应及时行剖宫产术结束分娩。

2. **中骨盆平面狭窄的处理**　中骨盆平面狭窄主要导致胎头俯屈及内旋转受阻,易发生持续性枕横位或枕后位。产妇多表现活跃期或第二产程延长及停滞、继发性宫缩乏力等。若宫口开全,胎头双顶径达坐骨棘水平或更低,可经阴道徒手旋转胎头为枕前位,待其自然分娩,或行产钳助产或胎头吸引术助产。若胎头双顶径未达坐骨棘水平,或出现胎儿窘迫征象,应行剖宫产术结束分娩。

3. **骨盆出口平面狭窄的处理**　骨盆出口平面狭窄阴道试产应慎重。临床上常用坐骨结节间径与出口后矢状径之和估计出口大小。若两者之和>15cm,多数可经阴道分娩,有时需行产钳助产或胎头吸引术助产。若两者之和≤15cm,足月胎儿不易经阴道分娩,应行剖宫产术结束分娩。

4. **均小骨盆的处理**　若估计胎儿不大,产力、胎位及胎心均正常,头盆相称,可以阴道试产。若胎儿较大,头盆不称,应及时行剖宫产术。

5. **畸形骨盆的处理**　根据畸形骨盆种类、狭窄程度、胎儿大小、产力等情况具体分析。若畸形严重,明显头盆不称者,应及时行剖宫产术。

二、软产道异常

软产道由阴道、宫颈、子宫下段及骨盆底软组织构成。软产道异常同样可致异常分娩。软产道异常可由先天发育异常及后天疾病因素引起。

【阴道异常】

1. **阴道横隔**　多位于阴道上、中段,在横隔中央或稍偏一侧常有一小孔,易被误认为宫颈外口。在分娩时应仔细检查。阴道横隔影响胎先露部下降,当横隔被撑薄,此时可在直视下自小孔处将横隔作X形切开。待分娩结束再切除剩余的隔,用可吸收线间断或连续锁边缝合残端。若横隔高且坚厚,阻碍胎先露部下降,则需行剖宫产术结束分娩。

2. **阴道纵隔**　阴道纵隔若伴有双子宫、双宫颈,位于一侧子宫内的胎儿下降,通过该侧阴道分娩时,纵隔被推向对侧,分娩多无阻碍。当阴道纵隔发生于单宫颈时,有时纵隔位于胎先露部的前方,胎先露部继续下降,若纵隔薄可自行断裂,分娩无阻碍。若纵隔厚阻碍胎先露部下降时,须在纵隔中间剪断,待分娩结束后,再剪除剩余的隔,用可吸收线间断或连续锁边缝合残端。

3. **阴道包块**　包括阴道囊肿、阴道肿瘤和阴道尖锐湿疣。阴道壁囊肿较大时,阻碍胎先露部下降,此时可行囊肿穿刺抽出其内容物,待分娩后再选择时机进行处理。阴道内肿瘤阻碍胎先露部下降而又不能经阴道切除者,应行剖宫产术,原有病变待分娩后再行处理。较大或范围广的尖锐湿疣可阻塞产道,阴道分娩可能造成严重的阴道裂伤,以行剖宫产术为宜。

【宫颈异常】

1. **宫颈粘连和瘢痕**　宫颈粘连和瘢痕可为损伤性刮宫、感染、手术和物理治疗所致。宫颈粘连和瘢痕易致宫颈性难产。轻度的宫颈膜状粘连可试行粘连分离、机械性扩展或宫颈放射状切开,严重的宫颈粘连和瘢痕应行剖宫产术。

2. **宫颈坚韧**　常见于高龄初产妇,宫颈成熟不良,缺乏弹性或精神过度紧张使宫颈挛缩,宫颈不易扩张。分娩时可于宫颈两侧各注入0.5%利多卡因5~10ml,若不见缓解,应行剖宫产术。

3. **宫颈水肿**　多见于扁平骨盆、持续性枕后位或潜伏期延长,宫口未开全时过早使用腹压,致使宫颈前唇长时间被压于胎头与耻骨联合之间,血液回流受阻引起水肿,影响宫颈扩张。轻者可抬高产妇臀部,减轻胎头对宫颈压力,也可于宫颈两侧各注入0.5%利多卡因5~10ml,待宫口近开全时,用手将水肿的宫颈前唇上推,使其逐渐越过胎头,即可经阴道分娩。若经上述处理无明显效果,可行剖宫产术。

4. **宫颈癌**　癌肿质硬而脆,经阴道分娩易致宫颈裂伤、出血及癌肿扩散,应行剖宫产术。

【子宫异常】

1. **子宫畸形**　包括纵隔子宫、双子宫、双角子宫等,子宫畸形时难产发生概率明显增加;胎位和胎盘位置异常的发生率增加;易出现子宫收缩乏力、产程异常、宫颈扩张慢和子宫破裂。子宫畸形合并妊娠者,临产后应严密观察,适当放宽剖宫产手术指征。

2. **瘢痕子宫**　包括曾经行剖宫产、穿过子宫内膜的肌瘤挖除、输卵管间质部及宫角切除、子宫成形等手术后形成的瘢痕子宫,这类妇女再孕分娩时子宫破裂的风险增加。由于初次剖宫产后再孕分娩者增加,应当注意并非所有曾行剖宫产者再孕后均须剖宫产。剖宫产术后再次妊娠阴道分娩应根据前次剖宫产术式、指征、术后有无感染、术后再孕间隔时间、既往剖宫产次数、有无紧急剖宫产的条件以及本次妊娠胎儿大小、胎位、产力及产道情况等综合分析决定。若只有一次剖宫产史、切口为子宫下段横切口、术后无感染、两次分娩间隔时间超过18个月,且胎儿体重适中时,剖宫产术后再次妊娠阴道试产成功率较高,详情见第十二章第五节附"剖宫产术后再次妊娠阴道分娩"。

【盆腔肿瘤】

1. **子宫肌瘤**　较小的肌瘤且无阻塞产道可经阴道分娩,肌瘤待分娩后再行处理。子宫下段及宫颈部位的较大肌瘤可占据盆腔或阻塞骨盆入口,阻碍胎先露部下降,宜行剖宫产术。

2. **卵巢肿瘤**　妊娠合并卵巢肿瘤时,由于卵巢随子宫提升、子宫收缩的激惹和胎儿先露部下降的挤压,卵巢肿瘤容易发生蒂扭转、破裂。卵巢肿瘤位于骨盆入口阻碍胎先露衔接者,应行剖宫产术,并同时切除卵巢肿瘤。

第四节　胎位异常

- 持续性枕后(横)位、高直前位可阴道试产。
- 持续性额横位、高直后位及肩先露应行剖宫产术。
- 根据臀先露类型、骨盆大小、胎儿大小等,决定臀先露的分娩方式。

胎位异常(abnormal fetal position)是造成难产的主要因素,包括头先露、臀先露及肩先露等胎位异常。以胎头为先露的难产,又称头位难产,是最常见的胎位异常。

一、持续性枕后位、枕横位

当胎头以枕后位或枕横位衔接,胎头双顶径抵达中骨盆平面时完成内旋转动作,大多数能向前转成枕前位,胎头得以最小径线通过骨盆最窄平面顺利经阴道自然分娩。若经充分试产,胎头枕部不能转向前方,仍位于母体骨盆后方或侧方,致使分娩发生困难者,称为持续性枕后位(persistent occiput posterior position)或持续性枕横位(persistent occiput transverse position)。发生率约占分娩总数的5%。

【原因】

1. **骨盆异常与胎头俯屈不良**　多见于男型骨盆与类人猿型骨盆入口平面前半部较狭窄,后半部较宽,可以枕后位或枕横位衔接入盆。这两种类型的骨盆多伴有中骨盆狭窄,阻碍胎头内旋转,容易发生持续性枕后位或枕横位。扁平骨盆及均小骨盆容易使胎头以枕横位衔接,伴胎头俯屈不良、内旋转困难,使胎头枕横位,胎头嵌顿在中骨盆形成持续性枕横位。

2. **其他异常**　宫颈肌瘤、头盆不称、前置胎盘、子宫收缩乏力、胎儿过大或过小以及胎儿发育异常等均可影响胎头俯屈及内旋转,形成持续性枕后位或枕横位。

【诊断】

1. **临床表现**　分娩发动后胎头枕后位衔接导致胎头俯屈不良及下降缓慢,宫颈不能有效扩张及反射性刺激内源性缩宫素释放,易致协调性宫缩乏力,第二产程延长。当出现持续性枕后位时,初产妇的分娩时间平均增加2小时,而经产妇平均增加1小时。此外,由于胎儿枕部压迫直肠,产妇自觉肛门坠胀及排便感,宫口尚未开全时过早运用腹压,产妇体力消耗过大,宫颈前唇水肿,使胎头下降延缓或停滞,产程延长。若在阴道口见到胎发,经过多次宫缩屏气不见胎头继续下降时,应考虑持续性枕后位可能。

2. **腹部检查**　前腹壁容易触及胎儿肢体,胎背偏向母体后方或侧方,且胎心多易在胎儿肢体侧闻及。

3. **阴道检查及肛门检查**　枕后位时盆腔后部空虚。查明胎头矢状缝与骨盆横径一致,后囟位于骨盆左侧,为枕左横位;若后囟在右侧方为枕右横位。胎头矢状缝位于骨盆左斜径,前囟在骨盆右前方,后囟在骨盆左后方为枕左后位,反之为枕右后位。因胎头俯屈差,前囟常低于后囟(图13-9)。若宫口开全,因胎头产瘤、胎头水肿、颅骨重叠时,触不清颅缝及囟门,借助胎儿耳廓及耳屏位置及方向判定胎方位。可借助肛门检查了解骨盆后部情况,协助确定胎方位。肛门检查前用消毒纸覆盖阴道口避免粪便污染,检查者戴手套用右手示指蘸润滑剂伸入直肠内检查。

4. **超声检查**　通过超声探测胎头枕部及眼眶方位即可明确胎头的位置。

【分娩机制】

无头盆不称的情况,大多数枕后位及枕横位在强有力的宫缩作用下,可使胎头枕部向前旋转90°~135°成为枕前位。若分娩过程中不能自然转为枕前位者,其分娩机制有:

1. **枕后位**　左或右枕后位内旋转时向后旋转45°成正枕后位(occiput directly posterior),其分娩方式有:

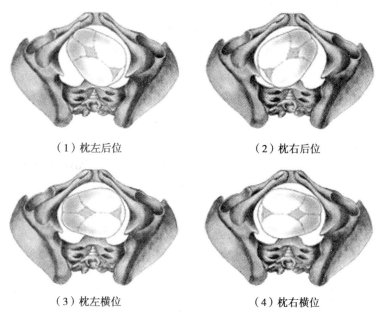

（1）枕左后位 （2）枕右后位

（3）枕左横位 （4）枕右横位

图 13-9 持续性枕后位、枕横位

（1）俯屈较好：枕后位经阴道助产最常见的方式为，胎头继续下降至前囟抵达耻骨联合下时，以前囟为支点，继续俯屈，自会阴前缘先娩出顶部及枕部，随后胎头仰伸，经过耻骨联合下后相继娩出额、鼻、口、颏（图 13-10）。

（2）俯屈不良：胎头以较大的枕额周径旋转，这种分娩方式较前者更加困难，除少数产力好、胎儿小能以正枕后位自然娩出外，一般均需手术助娩。往往胎头额部先拨露，当鼻根出现在耻骨联合下缘时，以鼻根为支点，胎头先俯屈，使前囟、顶部及枕部相继从会阴前缘娩出，胎头再发生仰伸，自耻骨联合下相继娩出额、鼻、口及颏（图 13-10）。

2. 枕横位 一般能经阴道分娩，但多需用手或胎头吸引器（或产钳）协助将胎头转成枕前位后娩出。部分枕横位在下降过程中由于内旋转受阻或枕后位仅向前旋转 45° 成为持续性枕横位时，应当

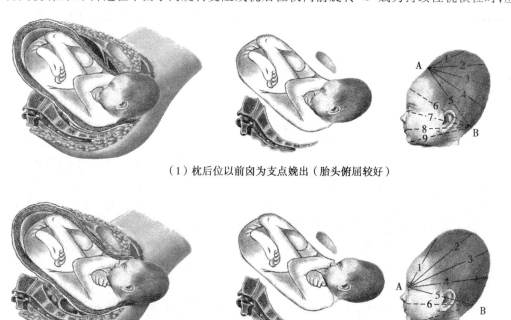

（1）枕后位以前囟为支点娩出（胎头俯屈较好）

（2）枕后位以鼻根为支点娩出（胎头俯屈不良）

图 13-10 枕后位分娩机制

警惕。

【对产程及母儿影响】

1. **对产程的影响** 持续性枕后(横)位易导致第二产程胎头下降延缓甚至停滞。若未及时处理会导致第二产程延长。

2. **对母体的影响** 容易导致继发性宫缩乏力,引起产程延长。若胎头长时间压迫软产道,可发生缺血坏死脱落;邻近脏器受压,如膀胱麻痹可致尿潴留,甚至发生生殖道损伤或瘘。阴道手术助产机会增多,软产道裂伤、产后出血及产褥感染发生率高。

3. **对胎儿的影响** 第二产程延长及手术助产几率增加,易致胎儿窘迫和新生儿窒息等,使围产儿死亡率增高。

【处理】

持续性枕后位、枕横位无骨盆异常、胎儿不大时,可试产,应严密观察产程,注意宫缩强度、宫口扩张程度、胎头下降及胎心有无改变。

1. **第一产程**

(1)潜伏期:保证产妇充分休息与营养,可注射哌替啶。让产妇向胎儿肢体方向侧卧,以利胎头枕部转向前方。若宫缩乏力,可使用缩宫素。

(2)活跃期:宫口开全之前不宜过早用力屏气。除外头盆不称后,在宫口开大3cm后可行人工破膜同时阴道检查,了解骨盆大小,静脉滴注缩宫素加强宫缩,可能经阴道分娩。如果在试产过程中出现胎儿窘迫征象或经人工破膜、静脉滴注缩宫素等处理效果不佳,每小时宫口开大<0.5cm或无进展时,应行剖宫产术结束分娩。

2. **第二产程** 若第二产程进展缓慢,初产妇已近2小时,经产妇已近1小时,应行阴道检查确定胎方位。若S≥+3(双顶径已达坐骨棘及以下)时,可先徒手将胎头枕部转向前方(图13-11)或用胎头吸引器(或产钳)辅助将胎头转至枕前位后阴道助产。若转成枕前位困难,亦可向后转至正枕后位产钳助产。若以枕后位娩出时,由于胎头俯屈差,往往以枕额径娩出,宜行较大的会阴后-侧切开术娩出胎儿,以防会阴部裂伤。若第二产程延长而胎头双顶径仍在坐骨棘以上或S≤+2,或伴胎儿窘迫时,应考虑行剖宫产术。

3. **第三产程** 做好抢救新生儿复苏准备,同时由于产程延长容易继发产后宫缩乏力,胎盘娩出后应立即给予子宫收缩剂,以防发生产后出血。有软产道裂伤者,应及时修补,并给予抗生素预防感染。

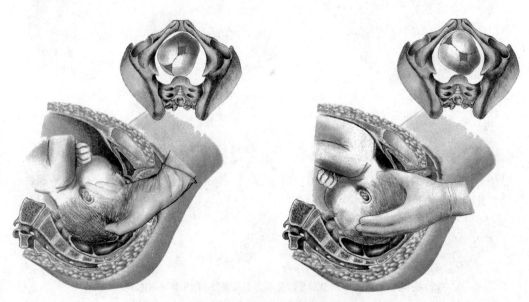

图13-11 **手转胎头内旋转**

二、胎头高直位

胎头以不屈不仰姿势衔接入盆,其矢状缝与骨盆入口前后径相一致,称为胎头高直位(sincipital presentation)。胎头高直位包括:①高直前位:指胎头枕骨向前靠近耻骨联合者,又称枕耻位(occipito-pubic position);②高直后位:指胎头枕骨向后靠近骶岬者,又称枕骶位(occipitosacral position)。约占分娩总数的1%。胎头高直位对母儿危害较大,应妥善处理。

【诊断】

1. **临床表现** 由于临产后胎头不俯屈,进入骨盆入口的胎头径线增大,入盆困难,活跃期宫口扩张延缓或停滞。若胎头一直不能衔接入盆,表现为活跃期停滞。高直后位时,胎头不下降,不能通过骨盆入口,先露部高浮,活跃期延缓或停滞,即使宫口能够开全,胎头高浮易发生第二产程延长、先兆子宫破裂或子宫破裂等。

2. **腹部检查** 胎头高直前位时,胎背占据腹前壁,不易触及胎儿肢体,胎心位置稍高靠近腹中线。胎头高直后位时,胎儿肢体占据腹前壁,有时可能在耻骨联合上方触及胎儿下颏。

3. **阴道检查** 因胎头嵌顿于骨盆入口,宫口很难开全,常停滞在3~5cm。胎头矢状缝在骨盆入口的前后径上,其偏斜度不应超过15°。高直前位(图13-12)时后囟在耻骨联合后,前囟在骶骨前,反之则为高直后位。

4. **超声检查** 高直前位及高直后位的胎头双顶径均与骨盆入口横径一致。高直后位时可在耻骨联合上方探及胎儿眼眶反射;高直前位时可在母腹壁正中探及胎儿脊柱。

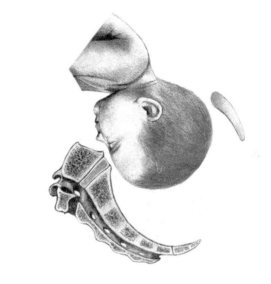

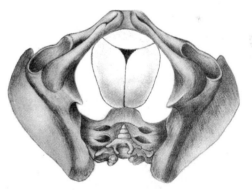

图13-12 胎头高直前位

【分娩机制】

胎头高直前位临产后,胎头有俯屈的余地,极度俯屈的胎儿枕骨下部支撑在耻骨联合后方支点上。首先是前囟滑过骶岬,然后额部沿骶骨下滑入盆衔接,胎头不断下降,双顶径达坐骨棘平面以下,待胎头极度俯屈姿式纠正后,胎头不需内旋转,可按正枕前位分娩,或仅转45°,以枕前位分娩。相反,高直后位时胎儿脊柱与母体脊柱相贴,较长的胎头矢状缝不能通过较短的骨盆入口前后径,妨碍胎头俯屈和下降,使胎头高浮无法入盆,即使完成入盆也难以旋转180°变为枕前位,因而很难经阴道分娩。

【处理】

高直前位时,若无骨盆狭窄、胎儿正常大小、产力强,应给予阴道试产机会。加强宫缩同时指导其侧卧或半卧位,促进胎头衔接、下降。若试产失败或伴明显骨盆狭窄,应行剖宫产分娩。高直后位一经确诊,应行剖宫术。

三、前不均倾位

枕横位入盆的胎头侧屈以其前顶骨先入盆的一种异常胎位,称前不均倾位(anterior asynclitism)。发生率为0.5%~0.8%。易发生在头盆不称、骨盆倾斜度过大、腹壁松弛时。

【诊断】

1. **临床表现** 因后顶骨入盆困难,使胎头下降停滞,产程延长。若膀胱颈受压于前顶骨与耻骨联合之间,产妇可能会过早出现排尿困难、尿潴留等。

2. **腹部检查** 随前顶骨入盆,后顶骨不能入盆,胎头折叠于胎肩之后,在耻骨联合上方不易触及胎头,形成胎头已衔接入盆的假象。

3. **阴道检查及肛门检查** 胎头矢状缝与骨盆入口横径方向一致,矢状缝向后移靠近骶岬侧。后顶骨的大部分尚在骶岬之上,致使盆腔后半部空虚。而前顶骨紧嵌于耻骨联合后方,宫颈前唇因受压出现水肿,尿道亦因受压导致插入导尿管困难。可借助肛门检查了解骨盆后部情况,协助确定胎方位。

【分娩机制】

前不均倾位时,因耻骨联合后面直而无凹陷,前顶骨紧紧嵌顿于耻骨联合后,使胎头不能正常衔接入盆,故需剖宫产术(图 13-13)。

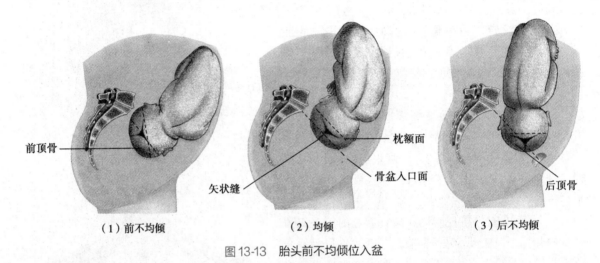

图 13-13 胎头前不均倾位入盆

（1）前不均倾   （2）均倾   （3）后不均倾

前顶骨   枕额面   矢状缝   骨盆入口面   后顶骨

【处理】

尽量避免胎头以前不均倾位衔接临产,产程早期产妇宜取坐位或半卧位,以减小骨盆倾斜度。一旦发现前不均倾位,除个别胎儿小、骨盆宽大、宫缩强、给予短时间试产外,均应尽快以剖宫产结束分娩。

四、面先露

面先露(face presentation)是指胎头以极度仰伸的姿势通过产道,使胎儿枕部与胎背接触,以颜面为先露,多于临产后发现。发病率为 0.8‰～2.7‰,经产妇多于初产妇。面先露以颏骨为指示点,有颏左前位、颏左后位、颏右前位、颏右后位、颏左横位、颏右横位 6 种胎位。

【诊断】

1. **临床表现** 胎头不易入盆,常有第一产程延长。

2. **腹部检查** 颏前位(mentoanterior position)因胎体伸直使胎儿胸部更贴近孕妇腹前壁,使胎儿肢体侧的下腹部胎心听诊更清晰。颏后位(mentoposterior position)在胎背侧触及极度仰伸的枕骨隆突,于耻骨联合上方可触及胎儿枕骨隆突与胎背之间有明显凹沟,胎心较遥远而弱。

3. **阴道检查** 触诊胎儿口腔及下颏的位置可确诊胎方位。触不到圆而硬的颅骨,在宫口开大后仅能触及不平坦且柔软的胎儿颜面,如口、鼻、眼、颧骨及眼眶等。但面先露低垂部位如口唇等出现水肿时不易与臀先露时肛门相区别,有可能将面先露误诊为臀先露。

4. **超声检查** 根据胎头眼眶及枕部的位置,可明确区分面先露与臀先露,并确定胎方位。

【分娩机制】

在骨盆入口平面很少发生面先露,通常是额先露在胎儿下降过程中胎头进一步仰伸而形成面先露。

1. **颏前位**　颏右前位时,胎头以前囟颏径,衔接于骨盆入口左斜径上,下降至中骨盆平面。胎头极度仰伸,颏部为最低点,向左前方转45°,使颏部达耻骨弓下,形成颏前位。当先露部达盆底,颏部抵住耻骨弓,胎头逐渐俯屈,使口、鼻、眼、额、顶、枕相继自会阴前缘娩出,经复位及外旋转,使胎肩及胎体相继娩出(图13-14)。

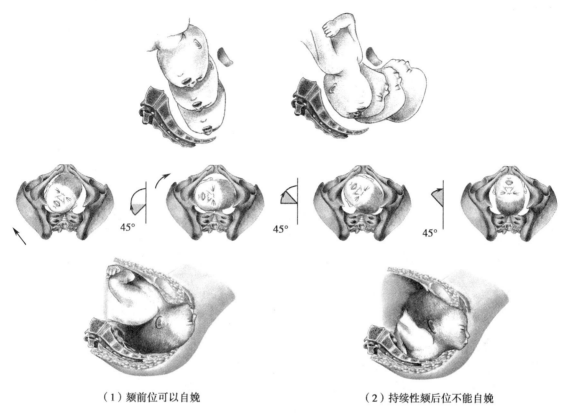

（1）颏前位可以自娩　　　　　　　　（2）持续性颏后位不能自娩

图13-14　面先露的分娩机制

2. **颏后位**　胎儿面部到达骨盆底后,若能够内旋转135°,可以颏前位娩出。部分产妇因内旋转受阻,胎颈极度伸展,成为持续性颏后位,不能适应产道大弯,故不能经阴道自然娩出,需行剖宫产结束分娩(图13-14)。

3. **颏横位**　颏横位时,多数可向前转90°以颏前位娩出,而持续性颏横位不能自然娩出。

【处理】

面先露均在临产后发生。如出现产程延长及停滞时,应及时行阴道检查,尽早确诊。颏前位时,如产力强,无头盆不称,胎心正常、应给予阴道试产。因继发宫缩乏力,可人工破膜和静脉滴注缩宫素。如第二产程延长,可产钳助产,但要做较大的会阴切开。颏前位伴头盆不称或出现胎儿窘迫征象,或持续性颏后位,均应行剖宫产术。个别情况下,如颏后位胎儿过小或胎死宫内,欲阴道分娩时也必须转为颏前位。否则,对母儿双方都会造成较大损伤。

五、臀先露

臀先露(breech presentation)占足月分娩总数的3%~4%,为最常见且容易诊断的异常胎位。臀先露以骶骨为指示点,有骶左(右)前、骶左(右)横、骶左(右)后6种胎方位。

【病因】

1. **胎儿发育因素**　胎龄愈小臀先露发生率愈高,如晚期流产儿及早产儿臀先露高于足月产儿。

臀先露多于妊娠 28～32 周间转为头先露,并相对固定胎位。无论早产还是足月产,臀先露时先天畸形如无脑儿、脑积水等及低出生体重的发生率约为头先露的 2.5 倍。

2. **胎儿活动空间因素**　胎儿活动空间过大或受限均可导致臀先露。双胎及多胎妊娠时,发生率远高于单胎妊娠。羊水过多及羊水过少时,胎儿发育异常,亦可因胎儿活动范围过大或受限而使臀先露发生率高。经产妇腹壁过于松弛或子宫畸形如单角子宫、纵隔子宫等,胎儿活动受限,脐带异常过短尤其合并胎盘附着宫底或一侧宫角以及前置胎盘等,多可合并臀先露。盆腔肿瘤(如子宫下段或宫颈肌瘤等)、骨盆狭窄阻碍产道时,也可导致臀先露。

【分类】

根据胎儿双下肢的姿势分为:单臀先露、完全臀先露及不完全臀先露(见图 5-4)。

1. **单臀先露**(frank breech presentation)　又称腿直臀先露,最多见。胎儿双髋关节屈曲以及双膝关节伸直,先露部位为胎儿臀部。

2. **完全臀先露**(complete breech presentation)　又称混合臀先露(mixed breech presentation),较多见。胎儿双髋关节以及双膝关节均屈曲,先露部位为胎儿臀部及双足。

3. **不完全臀先露**(incomplete breech presentation)　较少见。胎儿以一足或双足、一膝或双膝、或一足一膝为先露。膝先露(knee presentation)一般是暂时的,产程开始后常转为足先露(footling presentation)。

【诊断】

1. **临床表现**　妊娠晚期孕妇胎动时常有季肋部胀痛感,临产后因胎足及臀不能充分紧贴子宫下段、宫颈及宫旁盆底神经丛,宫口扩张缓慢,产程延长,容易发生宫缩乏力。足先露时容易发生胎膜早破和脐带脱垂。

2. **腹部四步触诊**　宫底部可触及圆而硬的胎头、按压时有浮球感。在腹部一侧可触及宽而平坦的胎背,对侧可触及不平坦的小肢体。若未衔接,在耻骨联合上方触及可上下移动的、不规则、宽而软的胎臀;若胎儿粗隆间径已入盆则胎臀相对固定不动。通常在脐左(或右)上方胎背侧胎心听诊响亮。衔接后胎心听诊以脐下最明显。

3. **阴道检查**　胎膜已破及宫颈扩张 3cm 以上可直接触及胎臀包括肛门、坐骨结节及骶骨等。触及肛门、坐骨结节时应与面先露相鉴别,准确触诊胎儿的骶骨对明确胎方位很重要。在完全臀先露时可触及胎足,通过蹈趾的方位可帮助判断是左足还是右足;触及胎足时需与胎手相鉴别(图13-15),胎足趾短而平齐,且有足跟,而胎手指长,指端不平齐。胎臀进一步下降后尚可触及外生殖器,当不完全臀先露触及胎儿下肢时应注意有无与脐带同时脱出。

4. **超声检查**　可以确定臀先露的类型,并估计胎儿大小。

【分娩机制】

较小且软的臀部先娩出后,较大的胎头常娩出困难,常导致难产。以骶右前位为例加以阐述臀先露分娩机制(图 13-16)。

1. **胎臀娩出**　临产后,胎臀以粗隆间径衔接于骨盆入口右斜径上。胎儿不断下降,前臀下降较快,当其遇到盆底阻力时向母体的右前方内旋转 45°,使前臀转向耻骨联合后方,而粗隆间径与母体骨盆出口前后径一致。胎臀继续下降过程中胎体为适应产道侧屈,后臀先从会阴前缘娩出,胎体稍伸直,前臀进而在耻骨弓下娩出。随后双腿、双足相继娩出。

2. **胎肩娩出**　胎臀娩出后,胎体轻度向左外旋转。

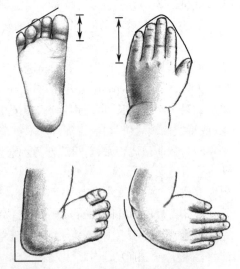

图13-15　胎手与胎足的鉴别

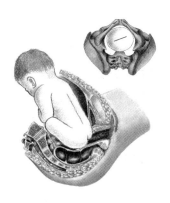

（1）胎臀粗隆间径衔接
于骨盆入口右斜径上

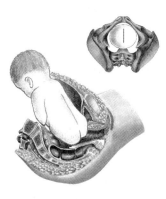

（2）胎臀经内旋转后，粗隆间径
与母体骨盆出口前后径一致

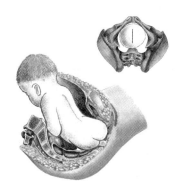

（3）前髋自耻骨弓下娩，臀部娩出时
粗隆间径与骨盆出口前后径一致

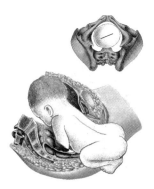

（4）胎臀娩出后顺时针方向
旋转，胎臀转向前方

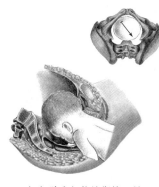

（5）胎头矢状缝衔接于骨
盆入口的左斜径上

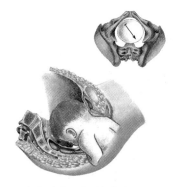

（6）胎头入盆后矢状缝沿骨
盆左斜径下降

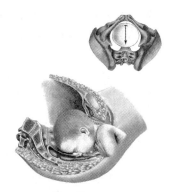

（7）枕骨经内旋转达耻骨
联合下方时，矢状缝与骨
盆出口前后径一致

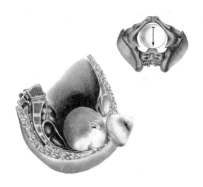

（8）枕骨下凹达耻骨弓下时，胎头
俯屈娩出，此时胎头矢状缝仍
与骨盆出口前后径一致

图 13-16　臀先露的分娩机制

随着胎背转向前方，胎儿双肩径衔接在骨盆入口右斜径或横径上，胎肩快速下降，当达到骨盆底时，前肩向右旋转45°，转至耻骨弓下，使双肩径与骨盆出口前后径一致，胎体顺产道侧屈，使后肩及后上肢先自会阴前缘娩出，随后使前肩及前上肢从耻骨弓下娩出。

　　3. 胎头娩出　当胎肩降至会阴后，胎头矢状缝衔接于骨盆入口的左斜径或横径上。当胎头枕骨达骨盆底时向左前方行内旋转45°，使枕骨朝向耻骨联合。当枕骨下凹抵达耻骨弓下时，以此处为支点，胎头继续俯屈，会阴前缘相继娩出颏、面及额部，随后枕骨自耻骨弓下娩出。

【对产程及母儿影响】

1. 对产程的影响 因胎臀周径小于胎头,不能紧贴子宫下段及宫颈内口,影响宫颈扩张进程,容易发生活跃期延长及停滞。

2. 对母体的影响 胎臀形状不规则,前羊膜囊压力不均匀,易致胎膜早破,导致产褥感染机会增加。胎先露部扩张宫颈及刺激宫旁神经丛的张力不如头先露,易导致继发性宫缩乏力和产后出血。无论阴道助产还是剖宫产,均使产妇手术产率增多。若宫口未开全强行牵拉,容易造成宫颈撕裂甚至累及子宫下段。

3. 对胎儿及新生儿的影响 胎膜早破易致早产,脐带脱垂发生率是头先露的 10 倍,臀先露后出胎头时,胎头需变形方可通过骨盆,脐带受压于胎头与宫颈、盆壁间,导致胎儿低氧血症及酸中毒的发生,严重者有新生儿窘迫甚至死亡。臀先露新生儿出生后 1 分钟低 Apgar 评分率常高于头先露。另外,胎体娩出时宫口未必开全,而此时强行娩出胎头易直接损伤胎头及头颈部神经肌肉,导致脑幕撕裂、脊柱损伤、颅内出血、臂丛神经麻痹、胸锁乳突肌血肿及死产。

【处理】

1. 妊娠期 妊娠 30 周前,大部分臀先露能自行转为头先露,无需处理。若妊娠 30 周后仍为臀先露应予矫正。矫正方法有:

(1)胸膝卧位:嘱孕妇排空膀胱,松解裤带,胸膝卧位如图 13-17 所示,2~3 次/日,15 分钟/次,一周后复查。胸膝卧位有可能使胎臀退出盆腔,以利胎儿借助改变重心自然完成头先露的转位。亦可取胎背对侧侧卧,促进胎儿俯屈转位。

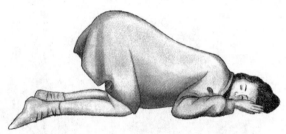

图 13-17 胸膝卧位

(2)针灸、激光照射或艾灸至阴穴(足小趾外侧趾甲角旁 0.1 寸),近年来常用激光。1~2 次/日,15~30 分钟/次,1~2 周为一疗程。

(3)外倒转术(external cephalic version,ECV):医师通过向孕妇腹壁施加压力,用手向前或向后旋转胎儿,使其由臀位或横位变成头位的一种操作。虽然存在胎盘早剥、胎儿窘迫、母胎出血、胎膜早破、早产等潜在风险,但发生率低,因此,ECV 仍然是一个有价值的相对安全的手术操作。一般建议 36~37 周后,排除 ECV 禁忌证后选择适宜人群,在严密监测下实施。术前必须做好紧急剖宫产的准备,在超声及电子胎心监护下进行。手术步骤见图 13-18。

2. 分娩期 临产初期应根据产妇年龄、本次妊娠经过、胎产次、骨盆类型、臀先露类型、胎儿大小、胎儿是否存活及发育是否正常以及有无合并症等,决定正确的分娩方式。

(1)择期剖宫产手术指征:骨盆狭窄、瘢痕子宫、胎儿体重大于 3500g、胎儿生长受限、胎儿窘迫、

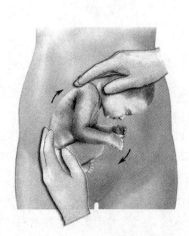
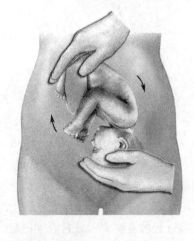

图 13-18 臀先露外倒转术

胎头仰伸位、有难产史、妊娠合并症、脐带先露和不完全臀先露等。

（2）经阴道分娩：一旦决定经阴道分娩者应行如下处理：

1）第一产程：尽可能防止胎膜过早破裂，产妇取侧卧位休息，减少站立走动，予以足够的水分和营养，不灌肠，少做阴道检查，不用缩宫素引产。一旦破膜，应立即听胎心。胎心有异常者需检查有无脐带脱垂。如发现有脐带脱垂，宫口未开全，胎心尚好，应立即行剖宫产抢救胎儿；如无脐带脱垂，可以继续严密观察胎心及产程进展。当宫缩时在阴道外口见胎足时，此时宫颈口往往仅扩张 4 ~ 5cm，不可误认为宫口已开全。当宫缩时用无菌巾以手掌堵住阴道口，阻止胎臀娩出，以利于宫颈和阴道充分扩张，待宫口开全、阴道充分扩张后，才能让胎臀娩出（图 13-19）。在"堵"的过程中，应每隔 10 ~ 15 分钟听胎心一次，并注意宫颈口是否开全。不能等宫口完全开全再堵，容易引起胎儿窘迫甚至子宫破裂。

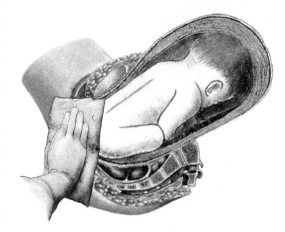

图 13-19 堵臀助宫颈扩张

2）第二产程：做好接产前导尿准备，初产妇应行会阴后-侧切开术。有 3 种娩出方式：①臀助产术：胎臀自然娩出至脐部后，由接产者协助胎肩及胎头的娩出（图 13-20，图 13-21），通过滑脱法助娩胎肩，即术者右手握持上提胎儿双足，使胎体向上侧屈后肩显露于会阴前缘，左示、中指伸入阴道内顺胎儿后肩及上臂滑行屈其肘关节，使上举胎手按洗脸样动作顺胸前滑出阴道。同时后肩娩出，再向下侧伸胎体使前肩自然由耻骨弓下娩出。也可用旋转胎体法助娩胎肩，即术者双手握持胎臀，逆时针方向旋转胎体同时稍向下牵拉，先将前肩娩出于耻骨弓下，再顺时针方向旋转娩出后肩。胎肩及上肢全部娩出后，将胎背转向前方，胎体骑跨在术者左前臂上，同时术者左手中指伸入胎儿口中，示指及环指扶于两侧上颌骨，术者右手中指压低胎头枕骨助其俯屈，示指和环指置于胎儿两侧锁骨上（避开锁骨上窝），先向下方牵拉至胎儿枕骨结节抵于耻骨弓下时，再将胎体上举，以枕部为支点，相继娩出胎儿下颏、口、鼻、眼及额。助娩胎头下降困难时，可用后出胎头产钳助产分娩。产钳助产可避免用手强力牵拉所致的胎儿锁骨骨折、颈椎脱臼及胸锁乳突肌血肿等损伤，但需将产钳头弯扣在枕颏径上，并使胎头充分俯屈后娩出。②臀牵引术：接产者牵拉娩出全部胎儿，通常因胎儿损伤大而禁用。③自然分娩：极少见，仅见于经产妇、胎儿小、宫缩强、骨产道宽大者。

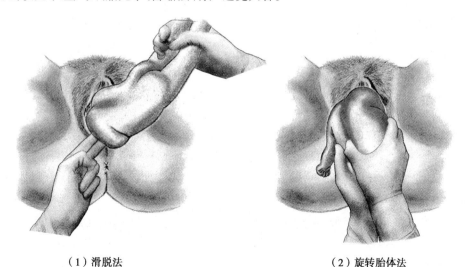

（1）滑脱法　　　　　　　　　　　　（2）旋转胎体法

图 13-20 臀位助产助娩胎肩

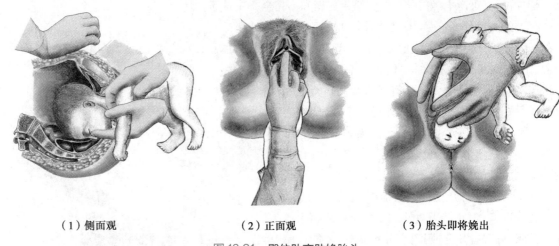

（1）侧面观   （2）正面观   （3）胎头即将娩出

图 13-21　臀位助产助娩胎头

臀位分娩时应注意:脐部娩出后一般应于 8 分钟内结束分娩,以免因脐带受压而致死产;胎头娩出时不应猛力牵拉,以防胎儿颈部过度牵拉造成臂丛神经麻痹及颅骨剧烈变形引起大脑镰及小脑幕等硬脑膜撕裂而致颅内出血。

3）第三产程:继发子宫收缩乏力易使产程延长导致产后出血,应肌注缩宫素或前列腺素制剂预防产后出血,同时应积极抢救新生儿窒息。行手术操作及有软产道损伤时,应及时检查并缝合,给予抗生素预防感染。

六、肩先露

胎先露部为肩,称为肩先露(shoulder presentation)。为对母儿最不利的胎位。此时胎体横卧于骨盆入口之上,胎体纵轴与母体纵轴相垂直。占妊娠足月分娩总数的 0.25%。以肩胛骨为指示点,有肩左前、肩左后、肩右前、肩右后 4 种胎方位。除死胎及早产儿胎体可折叠娩出外,足月活胎不可能经阴道娩出。若不及时处理,容易造成子宫破裂．威胁母儿生命。

【原因】

与臀先露相类似,但不完全相同。常见原因:①经产妇腹壁过度松弛,如悬垂腹时子宫前倾使胎体纵轴偏离骨产道,斜向一侧或呈横产式;②未足月胎儿,尚未转至头先露时;③胎盘前置;④子宫畸形或肿瘤;⑤羊水过多;⑥骨盆狭窄。

【诊断】

1. **腹部检查**　子宫呈横椭圆形,宫底高度低于孕周,宫底部触不到胎头或胎臀,耻骨联合上方空虚;宫体横径较正常妊娠宽,一侧可触到胎头,另侧触到胎臀。肩前位时,胎背朝向母体腹壁,触之平坦;肩后位时,可触及不规则的小肢体。在脐周两侧胎心听诊最清晰。腹部检查多能进行准确定位。

2. **阴道检查**　肩先露的判断需在胎膜已破、宫口开大的情况下行阴道检查。横位临产时胎膜多已破,阴道检查可触及胎儿肩胛骨或肩峰、肋骨及腋窝等,腋窝尖端指向胎儿头端及肩部位,据此可决定胎头在母体左或右侧。肩胛骨朝向母体后方为肩后位,反之为肩前位。若胎手已脱出于阴道口外,可用握手法鉴别是胎儿左手或右手,因检查者只能与胎儿同侧的手相握。可运用前反后同原则:如肩左前位时脱出的是右手,只能与检查者的右手相握;肩左后位时脱出的是左手,检查者只能用左手与之相握;同样可依次类推。

3. **超声检查**　通过检测胎头、脊柱、胎心等,准确诊断出肩先露,并能确定具体胎方位。

【对产程及母儿的影响】

1. **对产程的影响**　肩先露时宫颈不能开全,胎体嵌顿于骨盆上方。若双胎妊娠第一儿娩出后,而第二儿发生肩先露(如未及时处理),可致胎先露部下降停滞及第二产程延长。

2. **对母体的影响** 肩先露很难有效扩张子宫下段及宫颈内口,易致宫缩乏力;对前羊膜囊压力不均又易导致胎膜早破,破膜后宫腔容积缩小,胎体易被宫壁包裹、折叠;随着产程进展胎肩及胸廓一部分被挤入骨盆入口,胎儿颈部进一步侧屈使胎头折向胎体腹侧,嵌顿在一侧髂窝,胎臀则嵌顿在对侧髂窝或折叠在宫腔上部,胎肩先露侧上肢脱垂入阴道,另一侧上肢脱出于阴道口外,形成对母体最不利的忽略性(嵌顿性)肩先露(图13-22),直接阻碍产程进展,导致产程停滞。随着宫缩不断增强,可形成先兆子宫破裂的病理缩复环。嵌顿性肩先露时,妊娠足月无论活胎或死胎均无法经阴道自然娩出,还可增加手术产及术中术后出血、感染等机会。

3. **对胎儿的影响** 胎先露部不能有效衔接,对前羊膜囊压力不均,发生胎膜早破,可致脐带及上肢脱垂,直接增加胎儿窘迫甚至死产率。妊娠足月活胎均需手术助产,若处理不及时,形成嵌顿性肩先露时,增加手术助产难度和分娩损伤。

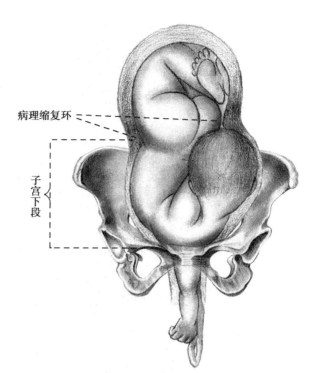

病理缩复环

子宫下段

图13-22 嵌顿性肩先露及病理缩复环

【处理】

1. **妊娠期** 定期产前检查,及时发现并纠正肩先露,方法同臀先露[胸膝卧位、激光照射(或艾灸)至阴穴]。上述矫正方法无效,应试行外倒转术转成头先露,并包扎腹部以固定胎头。若仍未成功,应提前住院待产。

2. **分娩期** 应根据胎儿大小、胎产次、胎儿存活与否、宫颈扩张程度、胎膜破裂与否以及有无并发症等,决定分娩方式。

(1)足月活胎:初产妇无论宫口扩张程度以及胎膜是否破裂,应行剖宫产术。经产妇首选剖宫产分娩;若宫口开大5cm以上,胎膜已破,羊水未流尽,胎儿不大,可在全身麻醉或硬膜外麻醉下行内转胎位术(图13-23),转成臀先露后分娩。双胎妊娠第一胎儿娩出后未及时固定第二胎儿胎位,由于宫

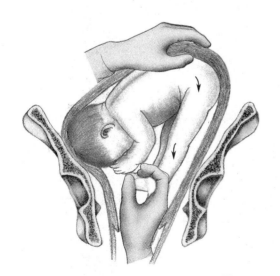
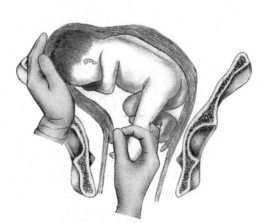

图13-23 内转胎位术

腔容积骤减使第二胎儿变成肩先露时,应立即行内转胎位术,使第二胎儿转成臀先露娩出。

（2）出现先兆子宫破裂或子宫破裂征象:不论胎儿死活,为抢救产妇生命,均应行剖宫产术;子宫破裂口大、有感染者可切除子宫。

（3）胎儿已死、无先兆子宫破裂:需在宫口开全及全麻下,行断头术或碎胎术。术后常规检查子宫下段、宫颈及阴道等软产道有无裂伤,及时给予修补缝合,并预防产后出血及产褥感染。

七、复合先露

胎头或胎臀伴有四肢（上肢或下肢）作为先露部同时进入骨盆入口,称为复合先露（compound presentation）。发生率为 0.08% ~0.1%。常发生于早产时,以胎头与一手或一前臂的复合先露多见。

【原因】

胎先露部与骨盆入口未能完全嵌合留有空间时,或者胎先露周围有空隙时均可使小肢体滑入骨盆而形成复合先露。常见原因有胎头高浮、骨盆狭窄、胎位异常、胎膜早破、早产、羊水过多、经产妇腹壁松弛及双胎妊娠等。

【诊断】

产程进展缓慢,常在行阴道检查时发现复合先露。以胎头和手复合先露最常见（见图 5-5）,应注意与肩先露及臀先露相鉴别。

【处理】

发现复合先露时,首先应除外头盆不称。确认无头盆不称后,让产妇向脱出肢体的对侧侧卧,肢体常可自然回缩。若复合先露部分均已入盆,可待宫口近开全或开全后上推肢体还纳,然后宫底加压助胎头下降经阴道助产分娩;若还纳失败,阻碍胎头下降时,宜行剖宫产分娩。若胎臀并手复合先露,一般不影响分娩,无需特殊处理。若有明显的头盆不称或伴有胎儿窘迫征象,应尽早行剖宫产。

（李　力）

第五节　肩　难　产

- 超过 50% 发生于正常体重新生儿,无法准确预测和预防。
- 常见的母儿并发症包括产后出血、严重会阴裂伤、新生儿骨折以及新生儿臂丛神经损伤。
- 不能用常规助产方法娩出胎儿,建议首先采用 McRoberts 操作方法,避免加压子宫底。

胎头娩出后,胎儿前肩被嵌顿于耻骨联合上方,用常规助产方法不能娩出胎儿双肩者称为肩难产（shoulder dystocia）。以胎头-胎体娩出时间间隔定义肩难产证据不足。其发生率因胎儿体重而异,胎儿体重 2500 ~4000g 时发生率为 0.3% ~1%,4000 ~4500g 时发生率为 3% ~12%,≥4500g 为 8.4% ~14.6%。超过 50% 的肩难产发生于正常体重新生儿,因此无法准确预测和预防。

【高危因素】

产前高危因素包括:①巨大胎儿;②肩难产史;③妊娠期糖尿病;④过期妊娠;⑤孕妇骨盆解剖结构异常。产时高危因素包括:①第一产程活跃期延长;②第二产程延长伴"乌龟征"（胎头娩出后胎头由前冲状态转为回缩）;③使用胎头吸引器或产钳助产。

【对母儿影响】

1. 对母体影响　①产后出血和严重会阴裂伤最常见,会阴裂伤主要指会阴Ⅲ度及Ⅳ度裂伤。②其他并发症包括阴道裂伤、宫颈裂伤、子宫破裂、生殖道瘘和产褥感染等并发症。

2. 对新生儿影响　①臂丛神经损伤最常见,其中 2/3 为 Duchenne-Erb 麻痹,由第 5、6 颈神经根受损引起。多数为一过性损伤。除了助产损伤以外,肩难产时产妇的内在力量对胎儿不匀称的推力也是造成臂丛神经损伤的原因。②其他并发症还包括新生儿锁骨骨折、肱骨骨折、新生儿窒息,严重时可导致新生儿颅内出血、神经系统异常,甚至死亡。

【诊断】

一旦胎头娩出后,胎颈回缩,胎儿颏部紧压会阴,胎肩娩出受阻,除外胎儿畸形,即可诊断为肩难产。

【处理】

缩短胎头-胎体娩出间隔,是新生儿能否存活的关键。应做好新生儿复苏抢救准备。

1. **请求援助和会阴切开**　一旦诊断肩难产,立即召集有经验的产科医师、麻醉医师、助产士和儿科医师到场援助。同时进行会阴切开或加大切口,以增加阴道内操作空间。

2. **屈大腿法(McRoberts 法)**　让产妇双腿极度屈曲贴近腹部,双手抱膝,减小骨盆倾斜度,使腰骶部前凹变直,骶骨位置相对后移,骶尾关节稍增宽,使嵌顿在耻骨联合上方的前肩自然松解,同时助产者适当用力向下牵引胎头而娩出前肩。

3. **耻骨上加压法**　助产者在产妇耻骨联合上方触到胎儿前肩部位并向后下加压,使双肩径缩小,同时助产者轻柔牵拉胎头,两者相互配合持续加压与牵引,切忌使用暴力。

经过该操作方法,超过 50% 的肩难产得到解决。

4. **旋肩法(Woods 法)**　助产者以食、中指伸入阴道紧贴胎儿后肩的背面,将后肩向侧上旋转,助产者协助将胎头同方向旋转,当后肩逐渐旋转至前肩位置时娩出。操作时胎背在母体右侧用左手,胎背在母体左侧用右手。

经过该操作方法,超过 95% 的肩难产在 4 分钟内得到解决。

5. **牵后臂娩后肩法**　助产者的手沿骶骨伸入阴道,握住胎儿后上肢,使其肘关节屈曲于胸前,以洗脸的方式娩出后臂,从而协助后肩娩出。切忌抓胎儿的上臂,以免肱骨骨折。

6. **四肢着地法**　产妇翻转至双手和双膝着地,重力作用或这种方法产生的骨盆径线的改变可能会解除胎肩嵌塞状态。在使用以上操作方法时,也可考虑使用此体位。

当以上方法均无效时,还可以采取一些较为极端的方法,包括胎头复位法(Zavanelli 法)、耻骨联合切开、断锁骨法,预后可能不良,需严格掌握适应证谨慎使用。

(段 涛)

第十四章 分娩并发症

在分娩过程中可出现一些严重威胁母婴生命安全的并发症,如产后出血、羊水栓塞、子宫破裂等,是导致孕产妇死亡的主要原因。

第一节 产后出血

- 居我国孕产妇死亡原因的首位。
- 子宫收缩乏力是最常见的产后出血原因。
- 处理原则包括针对病因迅速止血、补充血容量、纠正休克等。

产后出血(postpartum hemorrhage,PPH)指胎儿娩出后24小时内,阴道分娩者出血量≥500ml,剖宫产者≥1000ml。是分娩严重并发症,是我国孕产妇死亡的首要原因。严重产后出血指胎儿娩出后24小时内出血量≥1000ml;难治性产后出血指经过宫缩剂、持续性子宫按摩或按压等保守措施无法止血,需要外科手术、介入治疗甚至切除子宫的严重产后出血。国内外文献报道产后出血的发病率为5%~10%,但由于临床上估计的产后出血量往往比实际出血量低,因此产后出血的实际发病率更高。

【病因】

子宫收缩乏力、胎盘因素、软产道裂伤及凝血功能障碍是产后出血的主要原因。这些原因可共存、相互影响或互为因果。

1. **子宫收缩乏力(uterine atony)** 是产后出血最常见的原因。胎儿娩出后,子宫肌纤维收缩和缩复使胎盘剥离面迅速缩小,血窦关闭,出血控制。任何影响子宫肌收缩和缩复功能的因素,均可引起子宫收缩乏力性出血。常见因素有:

(1) 全身因素:产妇精神过度紧张,对分娩恐惧,体质虚弱,高龄,肥胖或合并慢性全身性疾病等。

(2) 产科因素:产程延长使体力消耗过多;前置胎盘、胎盘早剥、妊娠期高血压疾病、宫腔感染等。

(3) 子宫因素:①子宫过度膨胀(如多胎妊娠、羊水过多、巨大胎儿);②子宫肌壁损伤(剖宫产史、肌瘤剔除术后、产次过多等);③子宫病变(子宫肌瘤、子宫畸形、子宫肌纤维变性等)。

(4) 药物因素:临产后过多使用镇静剂、麻醉剂或子宫收缩抑制剂等。

2. **胎盘因素**

(1) 胎盘滞留(retained placenta):胎盘多在胎儿娩出后15分钟内娩出,若30分钟后仍不排出,将导致出血。常见原因有:①膀胱充盈:使已剥离胎盘滞留宫腔;②胎盘嵌顿:宫颈内口肌纤维出现环形收缩,使已剥离的胎盘嵌顿于宫腔;③胎盘剥离不全。

(2) 胎盘植入:根据侵入深度分为粘连性、植入性和穿透性胎盘植入。根据胎盘粘连或植入的面积分为部分性或完全性,部分性胎盘粘连或植入表现为胎盘部分剥离,部分未剥离,已剥离面血窦开放发生严重出血。完全性胎盘粘连与植入因胎盘未剥离而出血不多。胎盘植入可导致严重产后出血、甚至子宫破裂等,穿透性胎盘植入还可导致膀胱或直肠损伤(详见第十一章第三节"胎盘植入")。

(3) 胎盘部分残留(retained placenta fragment):指部分胎盘小叶、副胎盘或部分胎膜残留于宫腔,影响子宫收缩而出血。

3. **软产道裂伤** 分娩过程中可能出现软产道裂伤而导致产后出血,软产道裂伤包括会阴、阴道和宫颈,严重裂伤者可达阴道穹隆、子宫下段甚至盆壁,导致腹膜后或阔韧带内血肿,甚至子宫破裂。导致软产道裂伤的原因有阴道手术助产、巨大胎儿分娩、急产、软产道静脉曲张、外阴水肿、软产道组织弹性差等。

4. **凝血功能障碍(coagulation defects)** 任何原发或继发的凝血功能异常均能造成产后出血。原发性血小板减少、再生障碍性贫血、肝脏疾病等,因凝血功能障碍可引起手术创伤处及子宫剥离面出血。胎盘早剥、死胎、羊水栓塞、重度子痫前期等产科并发症,可引起弥散性血管内凝血(DIC),从而导致子宫大量出血。

【临床表现】

胎儿娩出后阴道流血、严重者出现失血性休克、严重贫血等相应症状。

1. **阴道流血** 胎儿娩出后立即发生阴道流血,色鲜红,应考虑软产道裂伤;胎儿娩出后数分钟出现阴道流血,色暗红,应考虑胎盘因素;胎盘娩出后阴道流血较多,应考虑子宫收缩乏力或胎盘、胎膜残留;胎儿或胎盘娩出后阴道持续流血,且血液不凝,应考虑凝血功能障碍;失血导致的临床表现明显,伴阴道疼痛而阴道流血不多,应考虑隐匿性软产道损伤,如阴道血肿。

剖宫产时主要表现为胎儿胎盘娩出后胎盘剥离面的广泛出血,亦有子宫切口出血严重者。

2. **低血压症状** 患者头晕、面色苍白,出现烦躁、皮肤湿冷、脉搏细数等。

【诊断】

诊断产后出血的关键在于对出血量有正确的测量和估计,错误地低估出血量将会丧失抢救时机。根据出血量明确诊断并判断原因,及早处理。

1. **估测失血量** 有以下几种方法:

(1)称重法:失血量(ml)=[胎儿娩出后接血敷料湿重(g)-接血前敷料干重(g)]/1.05(血液比重 g/ml)。

(2)容积法:用产后接血容器收集血液后,放入量杯测量失血量。

(3)面积法:可按纱布血湿面积估计失血量。

(4)休克指数法(shock index,SI):休克指数=脉率/收缩压(mmHg),当 SI=0.5,血容量正常;SI=1.0,失血量为 10%～30%(500～1500ml);SI=1.5,失血量为 30%～50%(1500～2500ml);SI=2.0,失血量为 50%～70%(2500～3500ml)。

(5)血红蛋白测定:血红蛋白每下降 10g/L,失血量为 400～500ml。但是在产后出血的早期,由于血液浓缩,血红蛋白常无法准确反映实际的出血量。

2. **失血原因的诊断** 根据阴道流血发生时间、出血量与胎儿、胎盘娩出之间的关系,能初步判断引起产后出血的原因。产后出血原因常互为因果。

(1)子宫收缩乏力:正常情况下胎盘娩出后,宫底平脐或脐下一横指,子宫收缩呈球状、质硬。子宫收缩乏力时,宫底升高,子宫质软、轮廓不清,阴道流血多。按摩子宫及应用缩宫剂后,子宫变硬,阴道流血减少或停止,可确诊为子宫收缩乏力。

(2)胎盘因素:胎儿娩出后胎盘未娩出,阴道大量流血,应考虑胎盘因素,胎盘部分剥离、嵌顿、胎盘部分粘连或植入、胎盘残留等是引起产后出血的常见原因。胎盘娩出后应常规检查胎盘及胎膜是否完整,确定有无残留。胎盘胎儿面如有断裂血管,应想到副胎盘残留的可能。徒手剥离胎盘时如发现胎盘与宫壁关系紧密,难以剥离,牵拉脐带时子宫壁与胎盘一起内陷,可能为胎盘植入,应立即停止剥离。

(3)软产道裂伤:疑有软产道裂伤时,应立即仔细检查宫颈、阴道及会阴处是否有裂伤。①宫颈裂伤:巨大儿、手术助产、臀牵引等分娩后,常规检查宫颈。裂伤常发生在宫颈 3 点与 9 点处,有时可上延至子宫下段、阴道穹隆。②阴道裂伤:检查者用中指、示指压迫会阴切口两侧,仔细查看会阴切口顶端及两侧有无损伤及损伤程度,有无活动性出血。若触及张力大、压痛明显、有波动感的肿物、且表面皮肤颜色有改变者为阴道壁血肿。③会阴裂伤:按损伤程度分为4度,Ⅰ度裂伤指会阴部皮肤及阴道入口黏膜撕裂,出血不多;Ⅱ度裂伤指裂伤已达会阴体筋膜及肌层,累及阴道后壁黏膜,向阴道后壁两侧沟延伸并向上撕裂,解剖结构不易辨认,出血较多;Ⅲ度裂伤指裂伤向会阴深部扩展,肛门外括约肌已断裂,直肠黏膜尚完整;Ⅳ度裂伤指肛门、直肠和阴道完全贯通,直肠肠腔外露,组织损伤严重,出血量可不多。

(4)凝血功能障碍:主要因为失血过多引起继发性凝血功能障碍,表现为持续阴道流血,血液不凝;全身多部位出血、身体瘀斑。根据临床表现及血小板计数、纤维蛋白原、凝血酶原时间等凝血功能检测可作出诊断。

【处理】

处理原则:针对出血原因,迅速止血;补充血容量,纠正失血性休克;防止感染。

1. 一般处理　在寻找产后出血原因的同时需要进行一般处理。包括向有经验的助产士、产科医师、麻醉医师及重症医学医师等求助;交叉配血,通知检验科和血库做好准备;建立双静脉通道,积极补充血容量;保持气道通畅,必要时给氧;监测生命体征和出血量,留置尿管,记录尿量;进行基础的实验室检查(血常规、凝血功能及肝肾功等)并动态监测。

2. 针对产后出血原因的处理

(1)子宫收缩乏力:加强宫缩能迅速止血。导尿排空膀胱后可采用以下方法:

1)按摩或按压子宫:①腹壁按摩宫底:胎盘娩出后,术者一手的拇指在前、其余四指在后,在下腹部按摩并压迫宫底,挤出宫腔内积血,按摩子宫应均匀而有节律。若效果不佳,可选用腹部-阴道双手压迫子宫法;②腹部-阴道双手压迫子宫法:一手戴无菌手套伸入阴道,握拳置于阴道前穹隆,顶住子宫前壁,另一手在腹部按压子宫后壁,使宫体前屈,两手相对紧压并均匀有节律地按摩子宫或按压子宫。注意:按摩子宫一定要有效,评价有效的标准是子宫轮廓清楚、收缩有皱褶、阴道或子宫切口出血减少。按压时间以子宫恢复正常收缩并能保持收缩状态为止,按摩时配合使用宫缩剂(图14-1)。

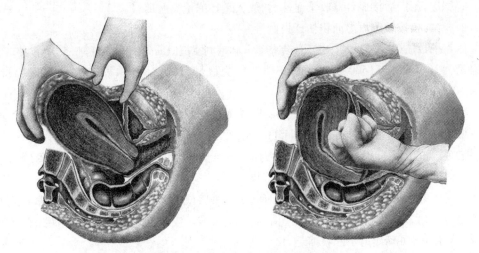

图14-1　腹部子宫按摩法与腹部-阴道子宫按摩法

2)应用宫缩剂:①缩宫素(oxytocin):是预防和治疗产后出血的一线药物,治疗产后出血的方法为:10~20U加入晶体液500ml中静脉滴注;也可缩宫素10U肌内注射或子宫肌层注射或宫颈注射,但24小时内总量应控制在60U内。卡贝缩宫素(carbetocin):为长效缩宫素九肽类似物,100μg缓慢静推或肌内注射,2分钟起效,半衰期1小时。②麦角新碱(ergometrine):尽早加用马来酸麦角新碱0.2mg直接肌内注射或静脉推注,每隔2~4小时可以重复给药。但禁用于妊娠期高血压疾病及其他心血管病变者。③前列腺素类药物:当缩宫素及麦角新碱无效或麦角禁用时加用,主要包括卡前列素氨丁三醇(carboprost trometamol)、米索前列醇(misoprostol)和卡前列甲酯(carboprost methylate)等,首选肌内注射。

　　3）宫腔填塞：包括宫腔纱条填塞（图14-2）和宫腔球囊填塞（图14-3）。阴道分娩后宜使用球囊填塞，剖宫产术中可选用球囊填塞或纱条填塞。宫腔填塞后应密切观察出血量、宫底高度及患者生命体征，动态监测血常规及凝血功能。填塞后24~48小时取出，注意预防感染。同时配合强有力宫缩剂，取出纱条或球囊时亦应使用麦角新碱、卡前列素氨丁三醇等强有力宫缩剂。

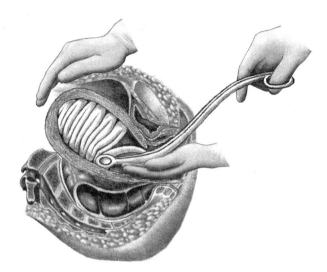

图14-2　宫腔纱条填塞

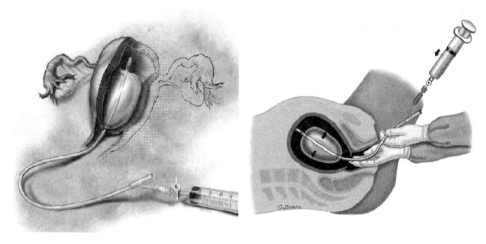

图14-3　宫腔球囊填塞

　　4）子宫压缩缝合术（uterine compression sutures）：适用于经宫缩剂和按压子宫无效者，尤适用于宫缩乏力导致的产后出血。常用B-Lynch缝合法（图14-4），近年来出现了多种改良的子宫缝合技术，如Hayman缝合术、Cho缝合术及Pereira缝合术等，可根据不同的情况选择不同术式。

　　5）结扎盆腔血管：以上治疗无效时，可行子宫动脉上、下行支结扎，必要时行髂内动脉结扎。

　　6）经导管动脉栓塞术（transcatheter arterial embolization，TAE）：此方法在有介入条件的医院使用。适用于保守治疗无效的难治性产后出血且患者生命体征平稳者。经股动脉穿刺插入导管至髂内动脉或子宫动脉，注入明胶海绵颗粒栓塞动脉。栓塞剂可于2~3周后吸收，血管复通。

　　7）切除子宫：经积极抢救无效、危及产妇生命时，应尽早行次全子宫切除或全子宫切除术，以挽救产妇生命。

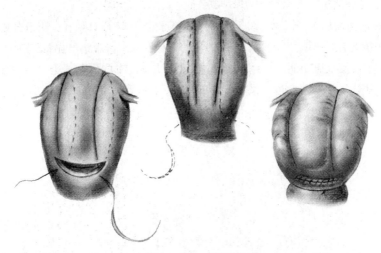

图14-4　子宫压缩缝合法

（2）胎盘因素：胎儿娩出后，疑有胎盘滞留时，立即作宫腔检查。若胎盘已剥离则应立即取出胎盘；若胎盘粘连，可试行徒手剥离胎盘后取出。若剥离困难疑有胎盘植入，停止剥离，根据患者出血情况及胎盘剥离面积行保守治疗或子宫切除术。

1）保守治疗：适应于孕产妇一般情况良好，无活动性出血；胎盘植入面积小、子宫收缩好、出血量少者。可采用局部切除、经导管动脉栓塞术、米非司酮、甲氨蝶呤等治疗。保守治疗过程中应用彩色多普勒超声监测胎盘周围血流变化、观察阴道流血量，若出血增多，应行清宫术，必要时行子宫切除术。

2）切除子宫：若有活动性出血、病情加重或恶化、穿透性胎盘植入时应切除子宫。完全性胎盘植入可无活动性出血或出血较少，此时切忌强行剥离胎盘而造成大量出血，可直接切除子宫。特别强调瘢痕子宫合并前置胎盘，尤其胎盘附着于子宫瘢痕时（即凶险性前置胎盘），临床处理较为棘手，必要时及时转诊至有条件的医院（详见第十一章第一节"前置胎盘"）。

（3）软产道损伤：应彻底止血，缝合裂伤。宫颈裂伤<1cm且无活动性出血不需缝合；若裂伤>1cm且有活动性出血应缝合。缝合第一针应超过裂口顶端0.5cm，常用间断缝合；若裂伤累及子宫下段，可经腹修补，缝合时应避免损伤膀胱和输尿管。修补阴道和会阴裂伤时，需按解剖层次缝合各层，不留死腔，避免缝线穿透直肠黏膜。软产道血肿应切开血肿、清除积血，彻底止血、缝合，必要时可置橡皮片引流。

（4）凝血功能障碍：尽快补充凝血因子、并纠正休克。常用的血液制品包括新鲜冰冻血浆、冷沉淀、血小板等，以及纤维蛋白原或凝血酶原复合物、凝血因子等。若并发DIC应按DIC处理。

（5）失血性休克处理

1）密切观察生命体征，保暖、吸氧、呼救，做好记录。

2）及时快速补充血容量，有条件的医院应作中心静脉压指导输血输液。

3）血压低时临时应用升压药物及肾上腺皮质激素，改善心、肾功能。

4）抢救过程中随时做血气检查，及时纠正酸中毒。

5）防治肾衰，如尿量少于25ml/h，应积极快速补充液体，监测尿量。

6）保护心脏，出现心衰时应用强心药物同时加用利尿剂，如呋塞米20～40mg静脉滴注，必要时4小时后可重复使用。

（6）预防感染：通常给予大剂量广谱抗生素。

3. 产后出血的输血治疗　应结合临床实际情况掌握好输血指征，做到输血及时合理。血红蛋白<60g/L几乎均需要输血，血红蛋白<70g/L可考虑输血，若评估继续出血风险仍较大，可适当放宽输

血指征。通常给予成分输血：①红细胞悬液；②凝血因子：包括新鲜冰冻血浆、冷沉淀、血小板和纤维蛋白原等。大量输血方案（massive transfusion protocol，MTP）：最常用的推荐方案为红细胞：血浆：血小板以1∶1∶1的比例输入（如10U红细胞悬液+1000ml新鲜冰冻血浆+1U机采血小板）。有条件的医院可使用自体血液过滤后回输。

【预防】

1. 产前预防　加强围产保健，预防及治疗贫血，对有可能发生产后出血的高危人群进行一般转诊和紧急转诊。

2. 产时预防　密切观察产程进展，防止产程延长，正确处理第二产程，积极处理第三产程。

3. 产后预防　因产后出血多发生在产后2小时内，故胎盘娩出后，密切监测生命体征，包括血压、脉搏、阴道流血量、子宫高度、膀胱充盈情况，及早发现出血和休克。鼓励产妇排空膀胱，与新生儿早接触、早吸吮，以便能反射性引起子宫收缩，减少出血量。

（刘兴会）

第二节　羊　水　栓　塞

- 典型表现是骤然出现的低氧血症、低血压和凝血功能障碍。
- 诊断应基于临床表现和诱发因素进行，是排除性诊断，找到羊水有形物质而临床表现不支持，不能诊断羊水栓塞。
- 治疗主要采用支持性、对症性方法。

羊水栓塞（amniotic fluid embolism，AFE）是由于羊水进入母体血液循环，而引起的肺动脉高压、低氧血症、循环衰竭、弥散性血管内凝血（DIC）以及多器官功能衰竭等一系列病理生理变化的过程。以起病急骤、病情凶险、难以预测、病死率高为临床特点，是极其严重的分娩并发症。发病率（1.9～7.7）/10万，死亡率19%～86%。

【病因】

高龄初产、经产妇、宫颈裂伤、子宫破裂、羊水过多、多胎妊娠、子宫收缩过强、急产、胎膜早破、前置胎盘、剖宫产和刮宫术等可能是羊水栓塞的诱发因素。具体原因不明，可能与下列因素有关：

1. 羊膜腔内压力过高　临产后，特别是第二产程子宫收缩时羊膜腔内压力可高达100～175mmHg，当羊膜腔内压力明显超过静脉压时，羊水有可能被挤入破损的微血管而进入母体血液循环。

2. 血窦开放　分娩过程中各种原因引起的宫颈或宫体损伤、血窦破裂，羊水可通过破损血管或胎盘后血窦进入母体血液循环。

3. 胎膜破裂　大部分羊水栓塞发生在胎膜破裂以后，羊水可从子宫蜕膜或宫颈管破损的小血管进入母体血液循环中。

【病理生理】

羊水成分进入母体循环是羊水栓塞发生的先决条件，可能发生的病理生理变化见图14-5。

1. 过敏样反应　羊水中的抗原成分可引起Ⅰ型变态反应。在此反应中肥大细胞脱颗粒、异常的花生四烯酸代谢产物包括白三烯、前列腺素、血栓素等进入母体血液循环，出现过敏样反应。

2. 肺动脉高压　羊水中的有形物质形成小栓子及其刺激肺组织产生和释放血管活性物质，使肺血管反射性痉挛，致使肺动脉高压，直接使右心负荷加重，导致急性右心扩张及充血性右心衰竭；又使左心房回心血量减少，左心排出量明显减少，引起周围血液循环衰竭，使血压下降产生一系列休克症状，产妇可因重要脏器缺血而突然死亡。

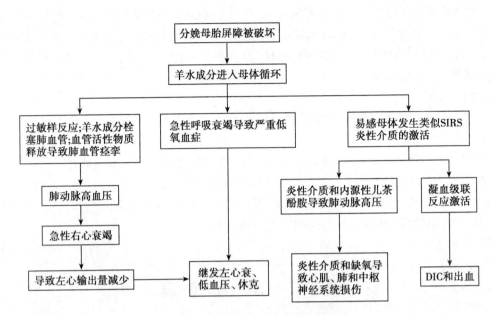

图 14-5 羊水栓塞可能的病理生理变化

3. **炎症损伤** 羊水栓塞所致的炎性介质系统的突然激活,引起类似于全身炎症反应综合征(systemic inflammatory response syndrome,SIRS)。

4. **弥散性血管内凝血(DIC)** 是羊水栓塞的临床特点之一,甚至是唯一的临床表现,也常是最终死亡的主要原因。羊水中含大量促凝物质类似于组织凝血活酶,进入母血后易在血管内产生大量的微血栓,消耗大量凝血因子及纤维蛋白原;同时炎性介质和内源性儿茶酚胺大量释放,触发凝血级联反应,导致 DIC。

【临床表现】

羊水栓塞通常起病急骤、来势凶险。70% 发生在阴道分娩时,19% 发生在剖宫产时。大多发生在分娩前 2 小时至产后 30 分钟之间。极少发生在中孕引产、羊膜腔穿刺术中和外伤时。

1. **典型羊水栓塞** 以骤然出现的低氧血症、低血压(血压与失血量不符合)和凝血功能障碍为特征,也称羊水栓塞三联征。

(1)前驱症状:30% ~40% 的患者会出现非特异性的前驱症状,如呼吸急促、胸痛、憋气、寒战、呛咳、头晕、乏力、心慌、恶心、呕吐、麻木、针刺样感觉、焦虑、烦躁和濒死感,胎心减速,胎心基线变异消失等。重视前驱症状有助于及时识别羊水栓塞。

(2)心肺功能衰竭和休克:出现突发呼吸困难和(或)发绀、心动过速、低血压、抽搐、意识丧失或昏迷、突发血氧饱和度下降、心电图 ST 段改变及右心受损和肺底部湿啰音等。严重者,产妇于数分钟内猝死。

(3)凝血功能障碍:出现以子宫出血为主的全身出血倾向,如切口渗血、全身皮肤黏膜出血、针眼渗血、血尿、消化道大出血等。

(4)急性肾衰竭等脏器受损:全身脏器均可受损,除心肺功能衰竭及凝血功能障碍外,中枢神经系统和肾脏是最常见受损的器官。

羊水栓塞以上临床表现有时按顺序出现,有时也可不按顺序出现,表现具有多样性和复杂性。

2. **不典型羊水栓塞** 有些羊水栓塞的临床表现并不典型,仅出现低血压、心律失常、呼吸短促、抽搐、急性胎儿窘迫、心脏骤停、产后出血、凝血功能障碍或典型羊水栓塞的前驱症状。当其他原因不能解释时,应考虑羊水栓塞。

【诊断】

羊水栓塞应基于临床表现和诱发因素进行诊断,是排除性诊断。目前尚无国际统一的羊水栓塞

诊断标准和实验室诊断指标。常用的诊断依据是:

1. **临床表现** 出现以下表现之一:①血压骤降或心脏骤停;②急性缺氧如呼吸困难、发绀或呼吸停止;③凝血功能障碍或无法解释的严重出血。

2. **诱发因素** 以上临床表现发生在阴道分娩、剖宫产、刮宫术或产后短时间内(多数发生在产后30分钟内)。

3. 以上临床表现不能用其他疾病来解释。

羊水栓塞的诊断是临床诊断,母血涂片或器官病理检查找到羊水有形成分不是诊断羊水栓塞的必需依据,即使找到羊水有形成分,如果临床表现不支持,也不能诊断羊水栓塞;如果临床表现支持羊水栓塞的诊断,即使没有找到羊水有形成分,也应诊断羊水栓塞。

血常规、凝血功能、血气分析、心肌酶谱、心电图、X线胸片、超声心动图、血栓弹力图、血流动力学监测等有助于羊水栓塞的诊断及病情监测。

【鉴别诊断】

应逐一排除导致心力衰竭、呼吸衰竭、循环衰竭的疾病包括肺栓塞、空气栓塞、心肌梗死、心律失常、围产期心肌病、主动脉夹层、脑血管意外、药物引发的过敏性反应、输血反应、麻醉并发症(全身麻醉或高位硬膜外麻醉)、子宫破裂、胎盘早剥、子痫等。特别要注意与产后出血量未准确评估的凝血功能障碍相鉴别。

【处理】

羊水栓塞的处理原则是维持生命体征和保护器官功能。

一旦怀疑羊水栓塞,立即按羊水栓塞急救流程实施抢救,分秒必争,推荐多学科密切协作以提高抢救成功率。处理主要采取支持性和对症性方法,各种手段应尽快和同时进行。

1. **增加氧合** 应立即保持气道通畅,尽早实施面罩吸氧、气管插管或人工辅助呼吸,维持氧供以避免呼吸和心搏骤停。

2. **血流动力学支持** 根据血流动力学状态,保证心排出量和血压稳定,避免过度输液。

(1)维持血流动力学稳定:羊水栓塞初始阶段表现为肺动脉高压和右心功能不全。多巴酚丁胺、磷酸二酯酶-5 抑制剂兼具强心和扩张肺动脉的作用,是治疗的首选药物。低血压时应予升压:多巴酚丁胺 $5 \sim 10\mu g/(kg \cdot min)$,静脉泵入;磷酸二酯酶-5 抑制剂首剂 $25 \sim 75\mu g/kg$ 静脉推注,然后 $1.2 \sim 3mg/h$ 泵入;去甲肾上腺素 $0.01 \sim 0.1\mu g/(kg \cdot min)$,静脉泵入。

(2)解除肺动脉高压:推荐使用磷酸二酯酶-5 抑制剂、一氧化氮(NO)及内皮素受体拮抗剂等特异性舒张肺血管平滑肌的药物。具体用法:前列环素 $1 \sim 2ng/(kg \cdot h)$,静脉泵入;西地那非口服,20mg/次,每日 3 次。也可考虑给予盐酸罂粟碱、阿托品、氨茶碱、酚妥拉明等药物。

(3)液体管理:需注意管理液体出入量,避免左心衰和肺水肿。

3. **抗过敏** 应用大剂量糖皮质激素尚存在争议。基于临床实践的经验,早期使用大剂量糖皮质激素或有价值。氢化可的松 $100 \sim 200mg$ 加于 $5\% \sim 10\%$ 葡萄糖注射液 $50 \sim 100ml$ 快速静脉滴注,再用 $300 \sim 800mg$ 加于 5% 葡萄糖注射液 $250 \sim 500ml$ 静脉滴注,每日剂量可达 $500 \sim 1000mg$;或地塞米松 20mg 加于 25% 葡萄糖注射液静脉推注后,再加 20mg 于 $5\% \sim 10\%$ 葡萄糖注射液中静脉滴注。

4. **纠正凝血功能障碍** 包括:①应积极处理产后出血;②及时补充凝血因子包括输注大量的新鲜血、血浆、冷沉淀、纤维蛋白原等,必要时可静脉输注氨甲环酸;③肝素治疗羊水栓塞 DIC 的争议很大,由于 DIC 早期高凝状态难以把握,使用肝素治疗弊大于利,因此不推荐肝素治疗。

5. **全面监测** 包括血压、呼吸、心率、血氧饱和度、心电图、中心静脉压、心排出量、动脉血气和凝血功能等。

6. **产科处理** 羊水栓塞发生于分娩前时,应考虑立即终止妊娠,心脏骤停者应实施心肺复苏,复苏后仍无自主心跳可考虑紧急实施剖宫产。出现凝血功能障碍时,应果断快速的实施子宫切除术。

7. 器官功能受损的对症支持治疗　包括神经系统保护、稳定血流动力学、血氧饱和度和血糖维持、肝脏功能的支持、血液透析的适时应用、积极防治感染、胃肠功能维护等。

【预防】

正确使用缩宫素,防止宫缩过强。人工破膜在宫缩间歇期进行。产程中避免产伤、子宫破裂、子宫颈裂伤等。

（漆洪波）

第三节　子宫破裂

- 常见原因是瘢痕子宫及先露部下降受阻。
- 主要临床表现为腹痛、病理性缩复环及胎心异常。
- 一旦确诊应尽快剖宫产终止妊娠。

子宫破裂(rupture of uterus)指在妊娠晚期或分娩期子宫体部或子宫下段发生破裂,是直接危及产妇及胎儿生命的严重并发症。

【病因】

1. 子宫手术史（瘢痕子宫）　是近年来导致子宫破裂的常见原因,如剖宫产术、子宫肌瘤剔除术、宫角切除术、子宫成形术后形成瘢痕,在妊娠晚期或分娩期由于宫腔内压力增高可使瘢痕破裂。前次手术后伴感染、切口愈合不良、剖宫产后间隔时间过短而再次妊娠者,临产后发生子宫破裂的风险更高。

2. 先露部下降受阻　骨盆狭窄、头盆不称、软产道梗阻、胎位异常、巨大胎儿或胎儿畸形（如联体婴儿等）等均可导致胎先露下降受阻,子宫下段过分伸展变薄发生子宫破裂。

3. 子宫收缩药物使用不当　胎儿娩出前缩宫素或其他宫缩剂的剂量、使用方法或应用指征不当,或孕妇对药物敏感性个体差异,导致子宫收缩过强所致。

4. 产科手术损伤　宫颈口未开全时行产钳助产、中-高位产钳牵引或臀牵引术等可造成宫颈裂伤延及子宫下段;毁胎术、穿颅术可因器械、胎儿骨片损伤子宫导致破裂;肩先露行内转胎位术或强行剥离植入性胎盘或严重粘连胎盘,也可引起子宫破裂。

5. 其他　子宫发育异常或多次宫腔操作等,局部肌层菲薄导致子宫自发破裂。

【临床表现】

子宫破裂多发生于分娩期,部分发生于妊娠晚期。按其破裂程度,分为完全性破裂和不完全性破裂。子宫破裂发生通常是渐进的,多数由先兆子宫破裂进展为子宫破裂。胎儿窘迫是最常见的临床表现,大多数子宫破裂有胎心异常。子宫破裂常见的临床表现还包括:电子胎心监护(EFM)异常、宫缩间歇仍有严重腹痛、阴道异常出血、血尿、宫缩消失、孕妇心动过速、低血压、晕厥或休克、胎先露异常、腹部轮廓改变等。

1. 先兆子宫破裂　常见于产程长、有梗阻性难产因素的产妇。表现为:①子宫呈强直性或痉挛性过强收缩,产妇烦躁不安,呼吸、心率加快,下腹剧痛难忍。②因胎先露部下降受阻,子宫收缩过强,子宫体部肌肉增厚变短,子宫下段肌肉变薄拉长,在两者间形成环状凹陷,称为病理缩复环(pathologic retraction ring)。随着产程进展,可见该环逐渐上升平脐或脐上,压痛明显(图14-6)。③膀胱受压充血,出现排尿困难及血尿。④因宫缩过强、过频,无法触清胎体,胎心率加快或减慢或听不清。

2. 子宫破裂

（1）不完全性子宫破裂:子宫肌层部分或全层

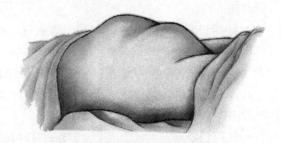

图14-6　先兆子宫破裂时腹部外观

破裂,但浆膜层完整,宫腔与腹腔不相通,胎儿及其附属物仍在宫腔内,称为不完全性子宫破裂。多见于子宫下段剖宫产切口瘢痕破裂,常缺乏先兆破裂症状,仅在不全破裂处有压痛,体征也不明显。若破裂口累及两侧子宫血管可导致急性大出血。若破裂发生在子宫侧壁阔韧带两叶之间,形成阔韧带内血肿,多有胎心率异常。

(2)完全性子宫破裂:子宫肌壁全层破裂,宫腔与腹腔相通,称为完全性子宫破裂。常发生于瞬间,产妇突感下腹一阵撕裂样剧痛,子宫收缩骤然停止。腹痛稍缓和后,因羊水、血液进入腹腔刺激腹膜,出现全腹持续性疼痛,并伴有低血容量休克的征象。全腹压痛明显、有反跳痛,腹壁下可清楚扪及胎体,子宫位于侧方,胎心胎动消失。阴道检查可有鲜血流出,胎先露部升高,开大的宫颈口缩小,若破口位置较低,部分产妇可扪及子宫下段裂口。上述表现可能继发于先兆子宫破裂的症状之后,但子宫体部瘢痕破裂多为完全性子宫破裂,常无先兆破裂的典型症状。穿透性胎盘植入者发生子宫破裂时,可表现为持续性腹痛,多伴有胎心率异常,易误诊为其他急腹症或先兆临产。

【诊断】

典型的子宫破裂根据病史、症状、体征,容易诊断。但若子宫切口瘢痕破裂,症状体征不明显,应结合前次剖宫产史、子宫下段压痛、胎心异常,胎先露部上升,宫颈口缩小等综合判断,超声检查能协助诊断。

【鉴别诊断】

1. 胎盘早剥 常伴有妊娠期高血压疾病史或外伤史,子宫呈板状硬,胎位不清,阴道流血与贫血程度不成正比;超声检查常有胎盘后血肿或胎盘明显增厚,胎儿在子宫内。

2. 难产并发宫内感染 有产程长、多次阴道检查或胎膜早破等病史,患者表现为腹痛及子宫压痛,常有体温升高和血白细胞计数增多,阴道检查胎先露部无明显改变、宫颈口无回缩。超声提示胎儿位于宫腔内、子宫无缩小。

3. 妊娠临产合并急性胰腺炎 详见第九章第九节"急性胰腺炎"。

【处理】

1. 先兆子宫破裂 应立即抑制子宫收缩:肌内注射哌替啶100mg,或静脉全身麻醉,尽快手术。

2. 子宫破裂 在抢救休克的同时,无论胎儿是否存活均应尽快手术治疗。

(1)子宫破口整齐、距破裂时间短、无明显感染者,可行破口修补术。子宫破口大、不整齐、有明显感染者,应行次全子宫切除术。破口大、裂伤累及宫颈者,应行全子宫切除术。

(2)手术前后足量足疗程使用广谱抗生素控制感染。

严重休克者应尽可能就地抢救,若必须转院,应输血、输液、抗休克后方可转送。

【预防】

1. 做好产前保健,有子宫破裂高危因素患者,提前入院待产。

2. 严密观察产程进展,警惕并尽早发现先兆子宫破裂征象并及时处理。

3. 严格掌握缩宫剂应用指征,应用缩宫素引产时,应有专人守护或监护,按规定稀释为小剂量静脉缓慢滴注,严防发生过强宫缩;应用前列腺素制剂引产应按指征进行,严密观察。

4. 正确掌握产科手术助产的指征及操作常规,阴道助产术后应仔细检查宫颈及宫腔,及时发现损伤给予修补。

(刘兴会)

第十五章 产褥期与产褥期疾病

从胎盘娩出至产妇全身各器官除乳腺外恢复至正常未孕状态所需的一段时期,称产褥期(puerperium),通常为6周。产褥期为女性一生生理及心理发生急剧变化的时期之一,多数产妇恢复良好,少数可能发生产褥期疾病。

第一节 正常产褥

- 子宫复旧是产褥期母体重要的变化。子宫于产后10日内降入骨盆腔内,产后6周恢复至未孕状态。
- 乳腺在产后开始泌乳,吸吮和不断排空乳房是持续泌乳的重要条件。
- 产后恶露的量、颜色及内容物随时间而变化,一般持续4~6周。
- 产后2小时内是产后严重并发症的高发时期,应留在产房内严密观察。
- 注意补充水分,通风,预防产后血栓形成及产褥中暑。

一、产褥期母体变化

产褥期母体的变化包括全身各个系统,以生殖系统变化最为显著。

(一)生殖系统的变化

1. **子宫** 产褥期子宫变化最大。在胎盘娩出后子宫逐渐恢复至未孕状态的全过程称为子宫复旧(involution of uterus),一般为6周,其主要变化为宫体肌纤维缩复和子宫内膜的再生,同时还有子宫血管变化、子宫下段和宫颈的复原等。

(1)子宫体肌纤维缩复:子宫复旧不是肌细胞数目减少,而是肌浆中的蛋白质被分解排出,使细胞质减少致肌细胞缩小。被分解的蛋白质及其代谢产物通过肾脏排出体外。随着子宫体肌纤维不断缩复,子宫体积及重量均发生变化。胎盘娩出后,子宫体逐渐缩小,于产后1周子宫缩小至约妊娠12周大小,于产后6周恢复至妊娠前大小。子宫重量也逐渐减少,分娩结束时约为1000g,产后1周时约为500g,产后2周时约为300g,产后6周恢复至50~70g。

(2)子宫内膜再生:胎盘、胎膜从蜕膜海绵层分离并娩出后,遗留的蜕膜分为2层,表层发生变性、坏死、脱落,形成恶露的一部分自阴道排出;接近肌层的子宫内膜基底层逐渐再生新的功能层,内膜缓慢修复,约于产后第3周,除胎盘附着部位外,宫腔表面均由新生内膜覆盖,胎盘附着部位内膜完成修复需至产后6周。

(3)子宫血管变化:胎盘娩出后,胎盘附着面立即缩小,面积约为原来的一半。子宫复旧导致开放的子宫螺旋动脉和静脉窦压缩变窄,数小时后血管内形成血栓,出血量逐渐减少直至停止。若在新生内膜修复期间,胎盘附着面因复旧不良出现血栓脱落,可导致晚期产后出血。

(4)子宫下段及宫颈变化:产后子宫下段肌纤维缩复,逐渐恢复为非孕时的子宫峡部。胎盘娩出后的宫颈外口呈环状如袖口。于产后2~3日,宫口仍可容纳2指。产后1周后宫颈内口关闭,宫颈管复原。产后4周宫颈恢复至非孕时形态。分娩时宫颈外口常发生轻度裂伤,使初产妇的宫颈外口由产前圆形(未产型),变为产后"一"字形横裂(已产型)。

2. **阴道** 分娩后阴道腔扩大,阴道黏膜及周围组织水肿,阴道黏膜皱襞因过度伸展而减少甚至消失,致使阴道壁松弛及肌张力低。阴道壁肌张力于产褥期逐渐恢复,阴道腔逐渐缩小,阴道黏膜皱襞约在产后3周重新显现,但阴道至产褥期结束时仍不能完全恢复至未孕时的紧张度。

3. **外阴** 分娩后外阴轻度水肿,于产后2~3日内逐渐消退。会阴部血液循环丰富,若有轻度撕裂或会阴侧切缝合,多于产后3~4日内愈合。

4. **盆底组织** 在分娩过程中,由于胎儿先露部长时间的压迫,使盆底肌肉和筋膜过度伸展致弹性降低,且常伴有盆底肌纤维的部分撕裂,产褥期应避免过早进行重体力劳动。若能于产褥期坚持做产后康复锻炼,盆底肌可能在产褥期内即恢复至接近未孕状态。若盆底肌及其筋膜发生严重撕裂造成盆底松弛,加之产褥期过早参加重体力劳动;或者分娩次数过多,且间隔时间短,盆底组织难以完全恢复正常,成为导致盆腔器官脱垂的重要原因。

（二）乳房的变化

妊娠期孕妇体内雌激素、孕激素、胎盘生乳素升高,使乳腺发育、乳腺体积增大、乳晕加深,为泌乳做好准备。当胎盘剥离娩出后,产妇血中雌激素、孕激素及胎盘生乳素水平急剧下降,抑制下丘脑分泌的催乳素抑制因子(prolactin inhibiting factor,PIF)释放,在催乳素作用下,乳汁开始分泌。婴儿每次吸吮乳头时,来自乳头的感觉信号经传入神经到达下丘脑,通过抑制下丘脑分泌的多巴胺及其他催乳素抑制因子,使腺垂体催乳素呈脉冲式释放,促进乳汁分泌。吸吮乳头还能反射性地引起神经垂体释放缩宫素(oxytocin),缩宫素使乳腺腺泡周围的肌上皮收缩,使乳汁从腺泡、小导管进入输乳导管和乳窦而喷出乳汁,此过程称为喷乳反射。吸吮及不断排空乳房是保持乳腺不断泌乳的重要条件。由于乳汁分泌量与产妇营养、睡眠、情绪和健康状况密切相关,保证产妇休息、足够睡眠和营养丰富饮食,并避免精神刺激至关重要。若此期乳汁不能正常排空,可出现乳汁淤积,导致乳房胀痛及硬结形成;若乳汁不足可出现乳房空软。

（三）循环及血液系统的变化

胎盘剥离后,子宫胎盘血液循环终止且子宫缩复,大量血液从子宫涌入产妇体循环,加之妊娠期潴留的组织间液回吸收,产后72小时内,产妇循环血量增加15%~25%,应注意预防心衰的发生。循环血量于产后2~3周恢复至未孕状态。

产褥早期血液仍处于高凝状态,有利于胎盘剥离创面形成血栓,减少产后出血量。纤维蛋白原、凝血酶、凝血酶原于产后2~4周内降至正常。血红蛋白水平于产后1周左右回升。白细胞总数于产褥早期较高,可达(15~30)×10⁹/L,一般1~2周恢复正常。淋巴细胞稍减少,中性粒细胞增多,血小板数量增多。红细胞沉降率于产后3~4周降至正常。

（四）消化系统的变化

妊娠期胃肠蠕动及肌张力均减弱,胃液中盐酸分泌量减少,产后需1~2周逐渐恢复。产后1~2日内产妇常感口渴,喜进流食或半流食。产褥期活动减少,肠蠕动减弱,加之腹肌及盆底肌松弛,容易便秘。

（五）泌尿系统的变化

妊娠期体内潴留的多量水分主要经肾脏排出,故产后1周内尿量增多。妊娠期发生的肾盂及输尿管扩张,产后需2~8周恢复正常。在产褥期,尤其在产后24小时内,由于膀胱肌张力降低,对膀胱内压的敏感性降低,加之外阴切口疼痛、产程中会阴部受压迫过久、器械助产、区域阻滞麻醉等均可能增加尿潴留的发生。

（六）内分泌系统的变化

产后雌激素及孕激素水平急剧下降,至产后1周时已降至未孕时水平。胎盘生乳素于产后6小时已不能测出。催乳素水平因是否哺乳而异,哺乳产妇的催乳素于产后下降,但仍高于非孕时水平,吸吮乳汁时催乳素明显增高;不哺乳产妇的催乳素于产后2周降至非妊娠时水平。

月经复潮及排卵时间受哺乳影响。不哺乳产妇通常在产后6~10周月经复潮,在产后10周左右恢复排卵。哺乳产妇的月经复潮延迟,有的在哺乳期间月经一直不来潮,平均在产后4~6个月恢复排卵。产后较晚月经复潮者,首次月经来潮前多有排卵,故哺乳产妇月经虽未复潮,却仍有受孕可能。

(七) 腹壁的变化

妊娠期出现的下腹正中线色素沉着,在产褥期逐渐消退。初产妇腹壁紫红色妊娠纹变成银白色陈旧妊娠纹。腹壁皮肤受增大的妊娠子宫影响,部分弹力纤维断裂,腹直肌出现不同程度分离,产后腹壁明显松弛,腹壁紧张度需在产后6~8周恢复。

二、产褥期临床表现

产妇在产褥期的临床表现属于生理性变化。

1. **生命体征**　产后体温多数在正常范围内。体温可在产后24小时内略升高,一般不超过38℃,可能与产程延长致过度疲劳有关。产后3~4日出现乳房血管、淋巴管极度充盈,乳房胀大,伴体温升高,称为泌乳热(breast fever),一般持续4~16小时体温即下降,不属病态,但需排除其他原因尤其是感染引起的发热。产后脉搏在正常范围内。产后呼吸深慢,一般每分钟14~16次,是由于产后腹压降低,膈肌下降,由妊娠期的胸式呼吸变为胸腹式呼吸所致。产褥期血压维持在正常水平,变化不大。

2. **子宫复旧**　胎盘娩出后,子宫圆而硬,宫底在脐下一指。产后第1日略上升至脐平,以后每日下降1~2cm,至产后1周在耻骨联合上方可触及,于产后10日子宫降至骨盆腔内,腹部检查触不到宫底。

3. **产后宫缩痛**　在产褥早期因子宫收缩引起下腹部阵发性剧烈疼痛,称为产后宫缩痛(after-pains)。于产后1~2日出现,持续2~3日自然消失,多见于经产妇。哺乳时反射性缩宫素分泌增多使疼痛加重,不需特殊用药。

4. **恶露**　产后随子宫蜕膜脱落,含有血液、坏死蜕膜等组织经阴道排出,称为恶露(lochia)。恶露有血腥味,但无臭味,持续4~6周,总量为250~500ml。因其颜色、内容物及时间不同,恶露分为:

(1) 血性恶露(lochia rubra):因含大量血液得名,色鲜红,量多,有时有小血块。镜下见多量红细胞、坏死蜕膜及少量胎膜。血性恶露持续3~4日。出血逐渐减少,浆液增加,转变为浆液恶露。

(2) 浆液恶露(lochia serosa):因含多量浆液得名,色淡红。镜下见较多坏死蜕膜组织、宫腔渗出液、宫颈黏液,少量红细胞及白细胞,且有细菌。浆液恶露持续10日左右,浆液逐渐减少,白细胞增多,变为白色恶露。

(3) 白色恶露(lochia alba):因含大量白细胞,色泽较白得名,质黏稠。镜下见大量白细胞、坏死蜕膜组织、表皮细胞及细菌等。白色恶露约持续3周干净。

若子宫复旧不全(uterus subinvolution)或宫腔内残留部分胎盘、胎膜或合并感染时,恶露增多,血性恶露持续时间延长并有臭味。

5. **褥汗**　产后1周内皮肤排泄功能旺盛,排出大量汗液,以夜间睡眠和初醒时更明显,不属病态。但要注意补充水分,防止脱水及中暑。

三、产褥期处理及保健

产褥期母体各系统变化很大,虽属生理范畴,但若处理和保健不当可转变为病理情况。

(一) 产褥期处理

1. **产后2小时内的处理**　产后2小时内极易发生严重并发症,如产后出血、子痫、产后心力衰竭等,故应在产房内严密观察产妇的生命体征、子宫收缩情况及阴道出血量,并注意宫底高度及膀胱是否充盈等。最好用计量方法评估阴道出血量的变化,尤其是产后出血的高危孕产妇。若发现子宫收缩乏力,应按摩子宫并同时使用子宫收缩剂。若阴道出血量虽不多,但子宫收缩不良、宫底上升者,提示宫腔内有可能积血,应挤压宫底排出积血,并持续给予子宫收缩剂。若产妇自觉肛门坠胀,提示有阴道后壁血肿的可能,应进行肛查或阴道-肛门联合检查确诊后及时给予处理。在此期间还应协助产妇首次哺乳。若产后 2 小时一切正常,将产妇连同新生儿送回病房,仍需勤巡视。

2. **饮食** 产后 1 小时可让产妇进流食或清淡半流食,以后可进普通饮食。食物应富有营养、足够热量和水分。若哺乳,应多进食蛋白质、热量丰富的食物,并适当补充维生素和铁剂,推荐补充铁剂 3 个月。

3. **排尿与排便** 产后 5 日内尿量明显增多,应鼓励产妇尽早自行排尿。产后 4 小时内应让产妇排尿。若排尿困难,除鼓励产妇起床排尿,解除怕排尿引起疼痛的顾虑外,可选用以下方法:①用热水熏洗外阴,用温开水冲洗尿道外口周围诱导排尿。热敷下腹部,按摩膀胱,刺激膀胱肌收缩。②针刺关元、气海、三阴交、阴陵泉等穴位。③肌内注射甲硫酸新斯的明,兴奋膀胱逼尿肌促其排尿,但注射此药前要排除其用药禁忌。若使用上述方法均无效时应予留置导尿。

产后因卧床休息、食物缺乏纤维素,加之肠蠕动减弱,产褥早期腹肌、盆底肌张力降低,容易发生便秘,应鼓励产妇多吃蔬菜及早日下床活动。若发生便秘,可口服缓泻剂。

4. **观察子宫复旧及恶露** 应于每日同一时间手测宫底高度,以了解子宫复旧情况。测量前应嘱产妇排尿。应每日观察恶露数量、颜色及气味。若子宫复旧不良,红色恶露增多且持续时间延长时,应及早给予子宫收缩剂。若合并感染,恶露有臭味且有子宫压痛,应给予广谱抗生素控制感染。

5. **会阴处理** 选用对外阴无刺激的消毒液擦洗外阴,每日 2~3 次,平时应尽量保持会阴部清洁及干燥。会阴部有水肿者,可局部进行湿热敷,产后 24 小时后可用红外线照射外阴。会阴部有缝线者,应每日检查切口有无红肿、硬结及分泌物。若伤口感染,应提前拆线引流或行扩创处理,并定时换药。

6. **观察情绪变化** 经历妊娠及分娩的激动与紧张后,精神疲惫、对哺育新生儿的担心、产褥期的不适等,均可造成产妇情绪不稳定,尤其在产后 3~10 日,可表现为轻度抑郁。应帮助产妇减轻身体不适,并给予精神关怀、鼓励、安慰,使其恢复自信。抑郁严重者,应尽早诊断及干预。

7. **乳房护理** 详见本章第二节"母乳喂养"。

8. **预防产褥中暑** 产褥期因高温环境使体内余热不能及时散发,引起中枢性体温调节功能障碍的急性热病,称产褥中暑(puerperal heat stroke),表现为高热、水电解质紊乱,循环衰竭和神经系统功能损害等。本病虽不多见,但起病急骤,发展迅速,若处理不当可发生严重后遗症,甚至死亡。其常见原因是由于旧风俗习惯而要求关门闭窗,使身体处于高温、高湿状态,导致体温调节中枢功能障碍所致。临床诊断根据病情程度分为:①中暑先兆:发病前多有短暂的先兆症状。表现为口渴、多汗、心悸、恶心、胸闷、四肢无力。此时体温正常或低热;②轻度中暑:产妇体温逐渐升高达 38.5℃ 以上,随后出现面色潮红、胸闷、脉搏增快、呼吸急促、口渴、痱子满布全身;③重度中暑:产妇体温继续升高达 41~42℃,呈稽留热型,可出现面色苍白、呼吸急促、谵妄、抽搐、昏迷。若处理不及时可在数小时内因呼吸、循环衰竭而死亡。幸存者也常遗留中枢神经系统不可逆的后遗症。治疗原则是立即改变高温和不通风环境,迅速降温,及时纠正水、电解质紊乱及酸中毒。其中迅速降低体温是抢救成功的关键。正确识别产褥中暑对及时正确地处理十分重要。

（二）产褥期保健

目的是防止产后出血、感染等并发症发生,促进产后生理功能的恢复。

1. **饮食起居** 合理饮食,保持身体清洁,产妇居室应清洁通风,衣着应宽大透气,注意休息。

2. **适当活动及做产后康复锻炼** 产后尽早适当活动,经阴道自然分娩的产妇,产后 6~12 小时内即可起床轻微活动,于产后第 2 日可在室内随意走动。产后康复锻炼有利于体力恢复、排尿及排便,避免或减少栓塞性疾病的发生,且能使盆底及腹肌张力恢复。产后康复锻炼的运动量应循序渐进。

3. **计划生育指导** 若已恢复性生活,应采取避孕措施,哺乳者以工具避孕为宜,不哺乳者可选用药物避孕。

4. **产后检查**　包括产后访视和产后健康检查两部分。产妇出院后,由社区医疗保健人员在产妇产后一周内、产后 14 日和产后 28 日分别做 3 次产后访视,了解产妇及新生儿健康状况,内容包括:①了解产妇饮食、睡眠等一般状况;②检查乳房,了解哺乳情况;③观察子宫复旧及恶露;④观察会阴切口、剖宫产腹部切口;⑤了解产妇心理状况。若发现异常应及时给予指导。

产妇应于产后 6 周至医院常规检查,包括全身检查及妇科检查。前者主要测血压、脉搏,查血、尿常规,了解哺乳情况,若有内外科合并症或产科并发症等应作相应检查;后者主要观察盆腔内生殖器是否已恢复至非孕状态。同时应对婴儿进行检查。

第二节　母 乳 喂 养

- 母乳是婴儿最合适的天然食品,各级组织、家庭及个人都应该提倡、支持母乳喂养。
- 帮助母亲在产后 1 小时内开始母乳喂养,实行 24 小时母婴同室。

世界卫生组织已将帮助母亲在产后 1 小时内开始哺乳、实施 24 小时母婴同室,坚持纯母乳喂养 6 个月,提倡母乳喂养 2 年以上等纳入促进母乳喂养成功的措施之中。

1. **母乳喂养对母婴的益处**　母乳喂养对母婴健康均有益。对婴儿可以提供满足其发育所需的营养,提高免疫力,促进婴儿牙齿及颜面部的发育,增加母婴感情等。对母亲可促进子宫复旧,推迟月经复潮及排卵的时间,降低母亲患乳腺癌、卵巢癌的风险等。

2. **母乳喂养的时间及方法**　哺乳是一种自然行为,每次一般为 20 ~ 30 分钟,根据哺乳的环境,可采用摇篮式、环抱式、交叉式和侧卧式等姿势进行,以母婴舒服的体位进行哺乳。

哺乳前,母亲应洗手并用温开水清洁乳房及乳头。哺乳时,母亲及新生儿均应选择最舒适位置,一手拇指放在乳房上方,余四指放在乳房下方,将乳头和大部分乳晕放入新生儿口中,用手扶托乳房,防止乳房堵住新生儿鼻孔。让新生儿吸空一侧乳房后,再吸吮另一侧乳房。哺乳后佩戴合适棉质乳罩。每次哺乳后,应将新生儿抱起轻拍背部 1 ~ 2 分钟,排出胃内空气以防吐奶。乳汁确实不足时,应及时补充配方乳。如遇下列问题应及时处理:

(1) 乳胀:多因乳房过度充盈及乳腺管阻塞所致。哺乳前湿热敷 3 ~ 5 分钟,并按摩乳房,频繁哺乳、排空乳房。

(2) 催乳:若出现乳汁不足,鼓励乳母树立信心,指导哺乳方法,按需哺乳、夜间哺乳,适当调节饮食,喝营养丰富的肉汤。

(3) 退奶:产妇不能哺乳,应尽早退奶。最简单的退奶方法是停止哺乳,必要时可辅以药物。常用的退奶药有:①生麦芽 60 ~ 90g,水煎当茶饮,每日 1 剂,连服 3 ~ 5 日;②芒硝 250g 分装两纱布袋内,敷于两乳房并包扎,湿硬时更换;③维生素 B_6 200mg,每日 3 次,连服 3 ~ 5 日。甾体激素、溴隐亭等退奶药物不推荐作为一线药。

(4) 乳头皲裂:轻者可继续哺乳。哺乳前湿热敷 3 ~ 5 分钟,挤出少许乳汁,使乳晕变软,以利新生儿含吮乳头和大部分乳晕。哺乳后挤少许乳汁涂在乳头和乳晕上,短暂暴露和干燥,加强护理。皲裂严重者应停止哺乳,可挤出或用吸乳器将乳汁吸出后喂给新生儿。

3. **判断乳汁分泌量是否充足**　判断母乳充足的主要标准:①每日满意的母乳喂养 8 次左右;②婴儿每日排尿 5 ~ 6 次,排便 2 ~ 4 次;③婴儿体重增长及睡眠情况良好。

4. **母乳储存的条件**　无法直接哺乳,可将乳汁吸出,储存于储奶袋中,20 ~ 30℃保存不超过 4 小时,4℃不超过 48 小时,-15 ~ -5℃可保存至 6 个月。

5. **不宜或暂停母乳喂养的指征**　主要包括母亲患传染病急性期、严重器官功能障碍性疾病、严重的产后心理障碍和精神疾病、婴儿患有乳糖不耐受症等不宜进行母乳喂养的疾病,另外母亲酗酒、暴怒、服用对婴儿有影响的特殊药物等。

第三节　产　褥　感　染

- β-溶血性链球菌是最常见的病原体,多为混合感染。
- 发热、疼痛、异常恶露是三大主要症状。
- 对产后发热者,首先考虑产褥感染,再排除引起产褥病率的其他疾病。
- 首选广谱高效抗生素,再依据细菌培养和药敏试验调整种类和剂量。

产褥感染(puerperal infection)指分娩及产褥期生殖道受病原体侵袭,引起局部或全身感染,其发病率约6%。产褥病率(puerperal morbidity)指分娩24小时以后的10日内,每日测量体温4次,间隔时间4小时,有2次体温达到或超过38℃。产褥病率常由产褥感染引起,但也可由生殖道以外感染如急性乳腺炎、上呼吸道感染、泌尿系统感染、血栓静脉炎等原因所致。

【病因】

1. **诱因**　正常女性阴道对外界致病因子侵入有一定防御能力。其对入侵病原体的反应与病原体的种类、数量、毒力和机体的免疫力有关。阴道有自净作用,羊水中含有抗菌物质。妊娠和正常分娩通常不会给产妇增加感染的机会。只有在机体免疫力与病原体毒力及数量之间平衡失调时,才会导致感染的发生。产妇体质虚弱、营养不良、孕期贫血、孕期卫生不良、胎膜早破、羊膜腔感染、慢性疾病、产科手术、产程延长、产前产后出血过多、多次宫颈检查等,均可成为产褥感染的诱因。

2. **病原体种类**　正常女性阴道内寄生大量微生物,包括需氧菌、厌氧菌、真菌、衣原体和支原体,可分为致病微生物和非致病微生物。有些非致病微生物在一定条件下可以致病称为条件病原体,但即使致病微生物也需要达到一定数量或机体免疫力下降时才会致病。

(1) 需氧菌:①链球菌:以β-溶血性链球菌致病性最强,能产生致热外毒素与溶组织酶,使病变迅速扩散导致严重感染。需氧链球菌可以寄生在阴道中,也可通过医务人员或产妇其他部位感染而进入生殖道。其临床特点为发热早,寒战,体温>38℃,心率快,腹胀,子宫复旧不良,子宫或附件区触痛,甚至并发脓毒血症。②杆菌:以大肠埃希菌、克雷伯菌属、变形杆菌属多见。这些菌常寄生于阴道、会阴、尿道口周围,能产生内毒素,是菌血症和感染性休克最常见的病原菌,在不同环境对抗生素敏感性有很大差异。③葡萄球菌:主要致病菌是金黄色葡萄球菌和表皮葡萄球菌。前者多为外源性感染,容易引起伤口严重感染,因能产生青霉素酶,易对青霉素耐药。后者存在于阴道菌群中,引起的感染较轻。

(2) 厌氧菌:①革兰阳性球菌:消化链球菌和消化球菌存在于正常阴道中。当产道损伤、胎盘残留、局部组织坏死缺氧时,细菌迅速繁殖,若与大肠埃希菌混合感染,会有异常恶臭气味。②杆菌属:常见的厌氧性杆菌为脆弱类杆菌。这类杆菌多与需氧菌和厌氧性球菌混合感染,形成局部脓肿,产生大量脓液,有恶臭味。感染还可引起化脓性血栓性静脉炎,形成感染血栓,脱落后随血液循环到达全身各器官形成脓肿。③芽胞梭菌:主要是产气荚膜梭菌,产生外毒素,毒素可溶解蛋白质而能产气及溶血。产气荚膜梭菌引起感染,轻者为子宫内膜炎、腹膜炎、脓毒血症,重者引起溶血、黄疸、血红蛋白尿、急性肾衰竭、循环衰竭、气性坏疽,甚至死亡。

(3) 支原体与衣原体:解脲支原体及人型支原体均可在女性生殖道内寄生,引起生殖道感染,其感染多无明显症状,临床表现轻微。

此外,沙眼衣原体、淋病奈瑟菌均可导致产褥感染。

3. **感染途径**

(1) 外源性感染:指外界病原体进入产道所致的感染。可通过医务人员消毒不严或被污染衣物、用具、各种手术器械及产妇临产前性生活等途径侵入机体。

(2) 内源性感染:寄生于正常孕妇生殖道的微生物,多数并不致病,当抵抗力降低和(或)病原体数量、毒力增加等感染诱因出现时,由非致病微生物转化为致病微生物而引起感染。内源性感染比外源性感染更重要,因孕妇生殖道病原体不仅可导致产褥感染,而且还能通过胎盘、胎膜、羊水间接感染胎儿,导致流产、早产、胎儿生长受限、胎膜早破、死胎等。

【病理及临床表现】

发热、疼痛、异常恶露,为产褥感染三大主要症状。产褥早期发热的最常见原因是脱水,但在 2～3 日低热后突然出现高热,应考虑感染可能。由于感染部位、程度、扩散范围不同,其临床表现也不同。依感染发生部位,分为会阴、阴道、宫颈、腹部伤口、子宫切口局部感染,急性子宫内膜炎,急性盆腔结缔组织炎、腹膜炎,血栓静脉炎,脓毒血症等。

1. **急性外阴、阴道、宫颈炎**　分娩时会阴部损伤导致感染,以葡萄球菌和大肠杆菌感染为主。会阴裂伤或会阴侧切伤口感染,表现为会阴部疼痛,坐位困难,可有低热。局部伤口红肿、发硬、伤口裂开,压痛明显,脓性分泌物流出,较重时可出现低热。阴道裂伤及挫伤感染表现为黏膜充血、水肿、溃疡、脓性分泌物增多。感染部位较深时,可引起阴道旁结缔组织炎。宫颈裂伤感染向深部蔓延,可达宫旁组织,引起盆腔结缔组织炎。

2. **子宫感染**　包括急性子宫内膜炎、子宫肌炎。病原体经胎盘剥离面侵入,扩散至子宫蜕膜层称为子宫内膜炎,侵入子宫肌层称为子宫肌炎,两者常伴发。若为子宫内膜炎,子宫内膜充血、坏死,阴道内有大量脓性分泌物且有臭味。若为子宫肌炎,腹痛,恶露增多呈脓性,子宫压痛明显,子宫复旧不良,可伴发高热、寒战、头痛,白细胞明显增高等全身感染症状。

3. **急性盆腔结缔组织炎和急性输卵管炎**　病原体沿宫旁淋巴和血行达宫旁组织,出现急性炎性反应而形成炎性包块,同时波及输卵管,形成急性输卵管炎。临床表现为下腹痛伴肛门坠胀,可伴寒战、高热、脉速、头痛等全身症状。体征为下腹明显压痛、反跳痛、肌紧张;宫旁一侧或两侧结缔组织增厚、压痛和(或)触及炎性包块,严重者整个盆腔形成"冰冻骨盆"。淋病奈瑟菌沿生殖道黏膜上行感染,达输卵管与盆腹腔,形成脓肿后,高热不退。患者白细胞持续增高,中性粒细胞明显增多,核左移。

4. **急性盆腔腹膜炎及弥漫性腹膜炎**　炎症继续发展,扩散至子宫浆膜,形成盆腔腹膜炎。继而发展成弥漫性腹膜炎,全身中毒症状明显,高热、恶心、呕吐、腹胀,检查时下腹部明显压痛、反跳痛。腹膜面分泌大量渗出液,纤维蛋白覆盖引起肠粘连,也可在直肠子宫陷凹形成局限性脓肿,若脓肿波及肠管与膀胱,会出现腹泻、里急后重与排尿困难。急性期治疗不彻底可发展成盆腔炎性疾病后遗症而导致不孕。

5. **血栓性静脉炎**　盆腔内血栓性静脉炎常侵及子宫静脉、卵巢静脉、髂内静脉、髂总静脉及阴道静脉,厌氧菌为常见病原体。病变单侧居多,产后 1～2 周多见,表现为寒战、高热,症状可持续数周或反复发作。局部检查不易与盆腔结缔组织炎相鉴别。下肢血栓性静脉炎常继发于盆腔静脉炎,多发生在股静脉、腘静脉及大隐静脉,表现为弛张热,下肢持续性疼痛,局部静脉压痛或触及硬索状,使血液回流受阻,引起下肢水肿,皮肤发白,习称"股白肿"。病变轻时无明显阳性体征,彩色多普勒超声检查可协助诊断。

6. **脓毒血症**　感染血栓脱落进入血液循环可引起菌血症,继续发展可并发脓毒血症和迁徙性脓肿(肺脓肿、肾脓肿)。若病原体大量进入血液循环,繁殖并释放毒素,可形成严重脓毒血症、感染性休克或及多器官功能衰竭,表现为持续高热、寒战、全身明显中毒症状、多器官受损,甚至危及生命。

【诊断】

1. **病史**　详细询问病史及分娩全过程,对产后发热者,首先考虑为产褥感染,再排除引起产褥病率的其他疾病。

2. **全身及局部检查**　仔细检查腹部、盆腔及会阴伤口,确定感染部位和严重程度。

3. **辅助检查**　超声检查、CT、磁共振等检测手段能够对感染形成的炎性包块、脓肿,做出定位及定性诊断。检测血清 C-反应蛋白升高,有助于早期诊断感染。

4. **确定病原体**　通过宫腔分泌物、脓肿穿刺物、后穹隆穿刺物作细菌培养和药物敏感试验,必要时需作血培养和厌氧菌培养。病原体抗原和特异抗体检测可以作为快速确定病原体的方法。

【鉴别诊断】

主要与上呼吸道感染、急性乳腺炎、泌尿系统感染相鉴别。

【处理】

一旦诊断产褥感染,原则上应给予广谱、足量、有效抗生素,并根据感染的病原体调整抗生素治疗方案。对脓肿形成或宫内残留感染组织者,应积极进行感染灶的处理。

1. **支持疗法** 加强营养并补充足够维生素,增强全身抵抗力,纠正水、电解质失衡。病情严重或贫血者,多次少量输新鲜血或血浆,以增加抵抗力。取半卧位,利于恶露引流或使炎症局限于盆腔。

2. **胎盘、胎膜残留处理** 在有效抗感染同时,清除宫腔内残留物。患者急性感染伴发高热,应有效控制感染,同时行宫内感染组织的钳夹术,在感染彻底控制、体温正常后,再彻底清宫,避免因刮宫引起感染扩散、子宫内膜破坏和子宫穿孔。

3. **应用抗生素** 未能确定病原体时,应根据临床表现及临床经验,选用广谱高效抗生素。然后依据细菌培养和药敏试验结果,调整抗生素种类和剂量,保持有效血药浓度。当中毒症状严重者,短期加用适量的肾上腺皮质激素,提高机体应激能力。

4. **抗凝治疗** 血栓静脉炎时,应用大量抗生素同时,可加用肝素钠,即 150U/(kg·d)肝素加入 5% 葡萄糖液 500ml 静脉滴注,每 6 小时 1 次,体温下降后改为每日 2 次,连用 4~7 日;尿激酶 40 万 U 加入 0.9% 氯化钠注射液或 5% 葡萄糖注射液 500ml,静脉滴注 10 日。用药期间监测凝血功能。同时,还可口服双香豆素、阿司匹林等其他抗凝药物。

5. **手术治疗** 会阴伤口或腹部切口感染,应及时切开引流;盆腔脓肿可经腹或后穹隆穿刺或切开引流;子宫严重感染,经积极治疗无效,炎症继续扩展,出现不能控制的出血、脓毒血症或及感染性休克时,应及时行子宫切除术,清除感染源,挽救患者生命。

【预防】

加强妊娠期卫生宣传,临产前 2 个月避免性生活及盆浴,加强营养,增强体质。保持外阴清洁。及时治疗外阴阴道炎及宫颈炎症。避免胎膜早破、滞产、产道损伤与产后出血。接产严格无菌操作,正确掌握手术指征。消毒产妇用物。必要时给予广谱抗生素预防感染。

第四节 晚期产后出血

- 胎盘、胎膜残留是阴道分娩后最常见的原因,子宫切口愈合不良是剖宫产术后常见的原因。
- 主要临床表现为产褥期发生阴道出血,常伴有感染。
- 临床处理包括抗感染、促进子宫收缩等;大量出血时需手术或介入治疗。

分娩 24 小时后,在产褥期内发生的子宫大量出血,称晚期产后出血(late puerperal hemorrhage)。以产后 1~2 周发病最常见,亦有迟至产后 2 月余发病者。阴道出血多为少量或中等量,持续或间断;亦可表现为大量出血,同时有血凝块排出。产妇可伴有寒战、低热,且常因失血过多导致贫血或失血性休克。

【病因与临床表现】

1. **胎盘、胎膜残留** 为阴道分娩后晚期产后出血最常见的原因,多发生于产后 10 日左右,黏附在宫腔内的残留胎盘组织发生变性、坏死、机化,当坏死组织脱落时,暴露基底部血管,引起大量出血。临床表现为血性恶露持续时间延长,以后反复出血或突然大量流血。检查发现子宫复旧不全,宫口松弛,有时可见有残留组织。

2. **蜕膜残留** 蜕膜多在产后一周内脱落,并随恶露排出。若蜕膜剥离不全,长时间残留,影响子宫复旧,继发子宫内膜炎症,引起晚期产后出血。临床表现与胎盘残留不易鉴别,宫腔刮出物病理检查可见坏死蜕膜,混以纤维素、玻璃样变的蜕膜细胞和红细胞,但不见绒毛。

3. 子宫胎盘附着面复旧不全　胎盘娩出后其附着面迅速缩小,附着部位血管即有血栓形成,继而血栓机化,出现玻璃样变,血管上皮增厚,管腔变窄、堵塞。胎盘附着部边缘有内膜向内生长,底蜕膜深层残留腺体和内膜重新生长,子宫内膜修复,此过程需 6~8 周。若胎盘附着面复旧不全可引起血栓脱落,血窦重新开放,导致子宫出血。多发生在产后 2 周左右,表现为突然大量阴道流血,检查发现子宫大而软,宫口松弛,阴道及宫口有血凝块。

4. 感染　以子宫内膜炎症多见。感染引起胎盘附着面复旧不良和子宫收缩欠佳,血窦关闭不全导致子宫出血。

5. 剖宫产术后子宫切口愈合不良　引起切口愈合不良造成出血的原因主要有:

(1) 子宫下段横切口两端切断子宫动脉向下斜行分支,造成局部供血不足。术中止血不良,形成局部血肿或局部感染组织坏死,致使切口不愈合。多次剖宫产切口处菲薄,瘢痕组织多造成局部供血不足,影响切口愈合。因胎头位置过低,取胎头时造成切口向下延伸撕裂,因伤口对合不好而影响愈合。

(2) 横切口选择过低或过高:①横切口过低,宫颈侧以结缔组织为主,血供较差,组织愈合能力差,且靠近阴道,增加感染机会;②横切口过高,切口上缘宫体肌组织与切口下缘子宫下段肌组织厚薄相差大,缝合时不易对齐,愈合不良。

(3) 缝合不当:组织对位不佳;手术操作粗暴;出血血管缝扎不紧;切口两侧角部未将回缩血管缝扎形成血肿;缝扎组织过多过密,切口血液循环供应不良等,均可导致切口愈合不良。

(4) 切口感染:因子宫下段横切口与阴道靠近,术前有胎膜早破、产程延长、多次阴道检查、前置胎盘、术中出血多或贫血,易发生切口感染。

上述因素均可导致子宫切口愈合不良,缝线溶解脱落后血窦重新开放,出现大量阴道流血,甚至休克。

6. 其他　产后子宫滋养细胞肿瘤、子宫黏膜下肌瘤、子宫颈癌等,均可引起晚期产后出血。

【诊断】

1. 病史　若为阴道分娩,应注意产程进展及产后恶露变化,有无反复或突然阴道出血病史;若为剖宫产,应了解手术指征、术式及术后恢复情况。

2. 症状和体征

(1) 阴道出血:胎盘胎膜残留、蜕膜残留引起的阴道出血多在产后 10 日内发生。胎盘附着部位复旧不良常发生在产后 2 周左右,可以反复多次阴道出血,也可突然大量阴道流血。剖宫产子宫切口裂开或愈合不良所致的阴道流血,多在术后 2~3 周发生,常常是子宫突然大量出血,可导致失血性休克。

(2) 腹痛和发热:常合并感染,伴发恶露增加,恶臭。

(3) 全身症状:继发性贫血,严重者因失血性休克危及生命。

(4) 体征:子宫复旧不良可扪及子宫增大、变软,宫口松弛,有时可触及残留组织和血块,伴有感染者子宫明显压痛。

3. 辅助检查

(1) 血常规:了解贫血和感染情况。

(2) 超声检查:了解子宫大小、宫腔有无残留物、子宫切口愈合及切口周围血肿等情况。

(3) 病原体和药敏试验:宫腔分泌物培养、发热时行血培养,选择有效广谱抗生素。

(4) 血 hCG 测定:有助于排除胎盘残留及绒毛膜癌。

(5) 病理检查:宫腔刮出物或子宫切除标本,应送病理检查。

【处理】

针对病因进行处理。

1. 少量或中等量阴道流血,应给予广谱抗生素、子宫收缩剂及支持疗法。

2. 疑有胎盘、胎膜、蜕膜残留者,静脉输液、备血及准备手术的条件下清宫术,操作应轻柔,以防子宫穿孔。刮出物应送病理检查,以明确诊断。术后继续给予抗生素及子宫收缩剂。

3. 疑剖宫产子宫切口裂开者,仅少量阴道出血也应住院,给予广谱抗生素及支持疗法,密切观察病情变化;若阴道出血量多,可行剖腹探查或腹腔镜检查。若切口周围组织坏死范围小、炎症反应轻微,可行清创缝合及髂内动脉、子宫动脉结扎止血;若切口假性动脉瘤形成,首选髂内动脉或选择性子宫动脉栓塞术;若组织坏死范围大,酌情行次全子宫切除术或全子宫切除术。

4. 肿瘤引起的阴道出血,应按肿瘤性质、部位做相应处理。

【预防】

1. 产后应仔细检查胎盘、胎膜,注意是否完整,若有残缺应及时取出。在不能排除胎盘残留时应行宫腔探查。

2. 剖宫产时合理选择切口位置;避免子宫下段横切口两侧角部撕裂并合理缝合。

3. 严格无菌操作,术后应用抗生素预防感染。

第五节 产褥期抑郁症

- 主要症状为持续的情绪压抑、自我评价降低等,严重者有自杀或杀婴倾向。
- 诊断主要依据症状,但需排除器质性疾病。
- 心理治疗为重要的治疗手段,药物治疗适用于中重度患者。

产褥期抑郁症是产褥期精神障碍的一种常见类型,主要表现为产褥期持续和严重的情绪低落以及一系列症候,如动力减低、失眠、悲观等,甚至影响对新生儿的照料能力。其发病率国外报道约为30%,通常在产后2周内出现症状。

【临床表现】

主要表现有:①情绪改变:心情压抑、沮丧、情绪淡漠,甚至焦虑、恐惧、易怒,夜间加重;有时表现为孤独、不愿见人或伤心、流泪。②自我评价降低:自暴自弃、自罪感,对身边的人充满敌意,与家人、丈夫关系不协调。③创造性思维受损,主动性降低。④对生活缺乏信心,觉得生活无意义,出现厌食、睡眠障碍、易疲倦、性欲减退。严重者甚至绝望、有自杀或杀婴倾向,有时陷于错乱或昏睡状态。

【诊断】

产褥期抑郁症至今尚无统一的诊断标准。许多产妇有不同程度的抑郁表现,但大多数能通过心理疏导而缓解。根据美国精神病学会(American Psychiatric Association,APA,1994 年)在《精神疾病的诊断与统计手册》(DSM-IV)中制定的标准,产褥期抑郁症诊断标准如表 15-1 所示。

表 15-1 产褥期抑郁症的诊断标准

1. 在产后 2 周内出现下列 5 条或 5 条以上的症状,必须具备(1)(2)两条
（1）情绪抑郁
（2）对全部或多数活动明显缺乏兴趣或愉悦
（3）体重显著下降或增加
（4）失眠或睡眠过度
（5）精神运动性兴奋或阻滞
（6）疲劳或乏力
（7）遇事均感毫无意义或有自罪感
（8）思维能力减退或注意力不集中
（9）反复出现想死亡的想法
2. 在产后 4 周内发病

【鉴别诊断】

需排除器质性精神障碍或精神活性物质和非成瘾物质所致抑郁。

【处理】

包括心理治疗和药物治疗。

1. **心理治疗**　为重要的治疗手段。包括心理支持、咨询与社会干预等。通过心理咨询,解除致病的心理因素(如婚姻关系紧张、想生男孩却生女孩、既往有精神障碍史等)。为产褥期产妇提供更多的情感支持及社会支持,指导产妇对情绪和生活进行自我调节,尽量调整好家庭关系,指导其养成良好的睡眠习惯。

2. **药物治疗**　适用于中重度抑郁症及心理治疗无效患者。应在专科医师指导下用药为宜,可根据以往疗效及患者特点个性化选择药物。首选5-羟色胺再吸收抑制剂,尽量选用不进入乳汁的抗抑郁药。

(1) 5-羟色胺再吸收抑制剂:①盐酸帕罗西汀:起始量和有效量为20mg,每日早餐时1次,2～3周后,若疗效不佳且副作用不明显,可以10mg递增,最大剂量50mg(体弱者40mg),每日1次。肝肾功能不全患者慎用。注意不宜骤然停药。②盐酸舍曲林:口服,开始每日50mg,每日1次,与食物同服。数周后增至每日100～200mg。常用剂量为每日50～100mg,最大剂量为每日150～200mg(此量不得连续应用超8周以上)。需长期应用者,需用最低有效量。

(2) 三环类抗抑郁药:阿米替林(amitriptyline),常用量开始一次25mg,每日2～3次,然后根据病情和耐受情况逐渐增至每日150～250mg,分3次口服,最高剂量一日不超过300mg,维持量每日50～150mg。

【预防】

产褥期抑郁症的发生受社会因素、心理因素及妊娠因素的影响,故应加强对孕产妇的精神关怀,利用孕妇学校等多种渠道普及有关妊娠、分娩常识,减轻孕产妇对妊娠、分娩的紧张、恐惧心情,完善自我保健。运用医学心理学、社会学知识对产妇在分娩过程中多加关心和爱护,对预防产褥期抑郁症有价值。产褥期抑郁症早期诊断困难,产后进行自我问卷调查(如Edinburgh产褥期抑郁量表)对于早期发现和诊断产褥期抑郁症很有帮助。对出现3条或以上的症状者可纳入产后抑郁症的高危人群进行家庭和医院的提前干预。

【预后】

本病预后良好,约70%患者于1年内治愈,极少数患者持续1年以上。再次妊娠复发率约20%。其下一代认知能力可能受一定影响。

(张卫社)

第十六章 妇科病史及检查

病史采集和体格检查是诊断疾病的主要依据,也是妇科临床实践的基本技能。妇科检查更是妇科所特有的检查方法。在书写妇科病历时,不仅要熟悉有关妇科病史的采集方法,还要通过不断临床实践,逐步掌握妇科检查技术。本章除介绍妇科病史的采集和妇科检查方法外,还重点列举妇科疾病常见症状的鉴别要点。

第一节 妇 科 病 史

- 病史采集是疾病诊治的重要步骤,要做到准确、完整。
- 要重视沟通技巧和尊重患者隐私。

采集病史是医师诊治患者的第一步,也是医患沟通、建立良好医患关系的重要时机。要重视沟通技巧的培养。

(一)病史采集方法

为正确判断病情,要细致询问病情和耐心聆听陈述。有效的交流是对患者所患疾病正确评估和处理的基础,能增加患者的满意度和安全感,不仅使采集到的病史完整、准确,也可减少医疗纠纷的发生。采集病史时,应做到态度和蔼、语言亲切。询问病史应有目的性,切勿遗漏关键性的病史内容,以免造成漏诊或误诊。采用启发式提问,但应避免暗示和主观臆测。对危重患者在初步了解病情后,应立即抢救,以免贻误诊疗。对外院转诊者,应索阅病情介绍作为重要参考资料。对自己不能口述的危重患者,可询问最了解其病情的家属或亲友。要考虑患者的隐私,遇有不愿说出真情(如性生活史)者,不宜反复追问,可先行体格检查和辅助检查,待明确病情后再予补充。

(二)病史内容

1. **一般项目** 包括患者姓名、性别、年龄、籍贯、职业、民族、婚姻、住址、入院日期、病史记录日期、病史陈述者、可靠程度。若非患者陈述,应注明陈述者及其与患者的关系。

2. **主诉** 指促使患者就诊的主要症状(或体征)与持续时间。要求通过主诉初步估计疾病的大致范围。力求简明扼要,通常不超过20字。妇科临床常见症状有外阴瘙痒、阴道流血、白带增多、闭经、不孕、下腹疼痛、下腹包块等。如患者有停经、阴道流血及腹痛3种主要症状,应按其发生时间的顺序,将主诉书写为:停经×日,阴道流血×日,腹痛×小时。若患者无任何自觉症状,仅检查时发现子宫肌瘤,主诉应写为:检查发现"子宫肌瘤"×日。

3. **现病史** 指患者本次疾病发生、演变和诊疗全过程,为病史的主要组成部分,应以主诉症状为核心,按时间顺序书写。包括起病时间、主要症状特点、有无诱因、伴随症状、发病后诊疗情况及结果,睡眠、饮食、体重及大小便等一般情况的变化,以及与鉴别诊断有关的阳性或阴性资料等。与本次疾病虽无紧密关系,但仍需治疗的其他疾病以及用药情况,可在现病史后另起一段记录。

4. **月经史** 包括初潮年龄、月经周期及经期持续时间、经量、经期伴随症状。如11岁初潮,周期 $28 \sim 30$ 日,持续4日,可简写为 $11\dfrac{4}{28 \sim 30}$。经量可问每日更换卫生巾次数,有无血块,经血颜色,伴随症状包括经期有无不适,有无痛经及疼痛部位、性质、程度以及痛经起始和消失时间。常规询问并记录末次月经(LMP)起始日期及其经量和持续时间,若其流血情况不同于以往正常月经时,还应问准末前次月经(PMP)起始日期。绝经后患者应询问绝经年龄,绝经后有无阴道流血、阴道分泌物增多等。

5. **婚育史**　婚次及每次结婚年龄,是否近亲结婚(直系血亲及三代旁系血亲),男方健康状况,有无性病史及双方性生活情况等。有多个性伴侣者,性传播疾病及子宫颈癌的风险增加,应问清性伴侣情况。生育史包括足月产、早产及流产次数以及现存子女数,以 4 个阿拉伯数字顺序表示。如足月产 1 次,无早产,流产 1 次,现存子女 1 人,可记录为 1-0-1-1,或仅用孕 2 产 1(G_2P_1)表示。记录分娩方式,有无难产史,新生儿出生情况,有无产后出血或产褥感染;询问人工流产或自然流产及妊娠终止时间,异位妊娠或葡萄胎及治疗方法,生化妊娠史,末次分娩或流产日期。采用何种避孕措施及其效果,有无阴道炎、盆腔炎史,炎症类型和治疗情况。

6. **既往史**　指患者过去的健康和疾病情况。内容包括以往健康状况、疾病史、传染病史、预防接种史(HPV 疫苗接种史)、手术外伤史、输血史、药物过敏史。为避免遗漏,可按全身各系统依次询问。若患过某种疾病,应记录疾病名称、患病时间及诊疗转归。

7. **个人史**　生活和居住情况,出生地和曾居住地区,有无烟、酒嗜好。有无毒品使用史。

8. **家族史**　父母、兄弟、姐妹及子女健康状况。家族成员有无遗传性疾病(如血友病、白化病等)、可能与遗传有关的疾病(如糖尿病、高血压、乳腺癌、卵巢癌等)及传染病(如结核等)。

第二节　体格检查

- 妇科检查是女性生殖器疾病诊断的重要手段。
- 妇科检查时,要关心体贴患者,并按规范进行。

体格检查应在采集病史后进行。检查范围包括全身检查、腹部检查和妇科检查。除病情危急外,应按下列先后顺序进行。不仅要记录与疾病有关的重要体征,还要记录有鉴别意义的阴性体征。体格检查完成后,应及时告知患者或家属检查结果。

(一) 全身检查

常规测量体温、脉搏、呼吸及血压,必要时测量体重和身高。其他检查项目包括患者神志、精神状态、面容、体态、全身发育及毛发分布情况、皮肤、浅表淋巴结(特别是左锁骨上淋巴结和腹股沟淋巴结)、头部器官、颈(注意甲状腺是否肿大)、乳房(注意其发育、皮肤有无凹陷、有无包块、分泌乳汁或液体)、心、肺、脊柱及四肢。

(二) 腹部检查

为妇科疾病体格检查的重要组成部分,应在妇科检查前进行。视诊观察腹部有无隆起或呈蛙腹状,腹壁有无瘢痕、静脉曲张、妊娠纹、腹壁疝、腹直肌分离等。扪诊腹壁厚度,肝、脾、肾有无增大及压痛,腹部有无压痛、反跳痛和肌紧张,能否扪到包块。扪到包块时,应描述包块部位、大小(以 cm 为单位表示或相当于妊娠月份表示,如包块相当于妊娠×个月大)、形状、质地、活动度、表面是否光滑或有高低不平隆起以及有无压痛等。叩诊时注意鼓音和浊音分布范围,有无移动性浊音。必要时听诊了解肠鸣音情况。若合并妊娠,应检查腹围、子宫底高度、胎位、胎心及胎儿大小等。

(三) 妇科检查

妇科检查,国外一般称盆腔检查(pelvic examination),包括外阴、阴道、宫颈、宫体及双侧附件检查。

1. 基本要求

(1) 医师应关心体贴患者,做到态度和蔼、语言亲切、检查仔细、动作轻柔。检查前告知患者妇科检查可能引起不适,不必紧张并尽可能放松腹肌。

(2) 除尿失禁患者外,检查前应排空膀胱,必要时导尿。大便充盈者应于排便或灌肠后检查。

(3) 为避免交叉感染,置于臀部下面的垫单或纸单应一人一换,一次性使用。

(4) 患者取膀胱截石位。臀部置于台缘,头部略抬高,两手平放于身旁,以使腹肌松弛。检查者面向患者,立在患者两腿之间。不宜搬动的危重患者,可在病床上检查。

（5）应避免于经期做妇科检查。若为阴道异常流血则必须检查。检查前消毒外阴,使用无菌手套及器械,以防发生感染。

（6）对无性生活史者,禁作阴道窥器检查及双合诊检查,应行直肠-腹部诊。确有检查必要时,应先征得患者及其家属同意后,方可作阴道窥器检查或双合诊检查。

（7）疑有盆腔内病变的腹壁肥厚、高度紧张不合作患者,若双合诊检查不满意时,应行超声检查,必要时可在麻醉下进行检查。

2. 检查方法及步骤

（1）外阴部检查:观察外阴发育及阴毛多少和分布情况（女性型或男性型）,有无畸形、皮炎、溃疡、赘生物或肿块,注意皮肤和黏膜色泽或色素减退及质地变化,有无增厚、变薄或萎缩。分开小阴唇,暴露阴道前庭观察尿道口和阴道口。查看尿道口周围黏膜色泽及有无赘生物。无性生活的处女膜一般完整未破,其阴道口勉强可容示指;已有性生活的阴道口能容两指通过;经产妇的处女膜仅余残痕或可见会阴后-侧切瘢痕。检查时还应让患者用力向下屏气,观察有无阴道前后壁膨出、子宫脱垂或尿失禁等。

（2）阴道窥器检查:使用阴道窥器检查阴道和宫颈时,要注意阴道窥器的结构特点。

1）放置和取出:临床常用鸭嘴形阴道窥器,可以固定,便于阴道内治疗操作。阴道窥器有大小之分,根据阴道宽窄选用。当放置窥器时,应先将其前后两叶前端并合,表面涂润滑剂以利插入,避免损伤。若拟作宫颈细胞学检查或取阴道分泌物作涂片检查时,不应用润滑剂,改用生理盐水润滑,以免影响涂片质量。放置窥器时,检查者用一手拇指、示指将两侧小阴唇分开,另一手将窥器避开敏感的尿道周围区,斜行沿阴道侧后壁缓慢插入阴道内,边推进边将窥器两叶转正并逐渐张开,暴露宫颈、阴道壁及穹隆部,然后旋转窥器,充分暴露阴道各壁（图16-1）。取出窥器前,先将前后叶合拢再沿阴道侧后壁缓慢取出。

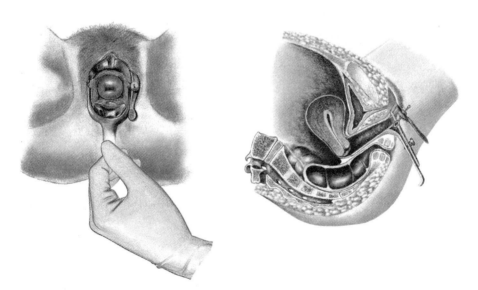

图16-1　阴道窥器检查
阴道窥器放置完毕所显示的正面及侧面观（暴露宫颈及阴道侧壁）

2）视诊:①检查阴道:观察阴道前后壁和侧壁及穹隆黏膜颜色、皱襞多少,是否有阴道隔或双阴道等先天畸形,有无溃疡、赘生物或囊肿等。注意阴道内分泌物量、性质、色泽,有无臭味。阴道分泌物异常者应作滴虫、假丝酵母菌、淋病奈瑟菌及线索细胞等检查。②检查宫颈:暴露宫颈后,观察宫颈大小、颜色、外口形状,有无出血、肥大、糜烂样改变、撕裂、外翻、腺囊肿、息肉、赘生物,宫颈管内有无出血或分泌物。同时可采集宫颈外口鳞-柱交接部脱落细胞作宫颈细胞学检查和HPV检测。

（3）双合诊（bimanual examination）:是妇科检查中最重要的项目。检查者一手的两指或一指放入阴道,另一手在腹部配合检查,称为双合诊。目的在于检查阴道、宫颈、宫体、输卵管、卵巢、宫旁结缔组织以及骨盆腔内壁有无异常。

　　检查方法:检查者戴无菌手套,一手示、中两指蘸润滑剂,顺阴道后壁轻轻插入,检查阴道通畅度、深度、弹性,有无畸形、瘢痕、肿块及阴道穹隆情况。再扪触宫颈大小、形状、硬度及外口情况,有无接触性出血。随后检查子宫体,将阴道内两指放在宫颈后方,另一手掌心朝下手指平放在患者腹部平脐处,当阴道内手指向上向前方抬举宫颈时,腹部手指往下往后按压腹壁,并逐渐向耻骨联合部位移动,通过内、外手指同时分别抬举和按压,相互协调,即能扪清子宫位置、大小、形状、软硬度、活动度及有无压痛(图 16-2)。子宫位置一般是前倾略前屈。“倾”指宫体纵轴与身体纵轴的关系。若宫体朝向耻骨,称为前倾(anteversion);当宫体朝向骶骨,称为后倾(retroversion)。“屈”指宫体与宫颈间的关系。若两者间的纵轴形成的角度朝向前方,称为前屈(anteflexion),形成的角度朝向后方,称为后屈(retroflexion)。扪清子宫后,将阴道内两指由宫颈后方移至一侧穹隆部,尽可能往上向盆腔深部扪触;与此同时,另一手从同侧下腹壁髂嵴水平开始,由上往下按压腹壁,与阴道内手指相互对合,以触摸该侧附件区有无肿块、增厚或压痛(图 16-3)。若扪及肿块,应查清其位置、大小、形状、软硬度、活动度、与子宫的关系以及有无压痛等。正常卵巢偶可扪及,触后稍有酸胀感,正常输卵管不能扪及。

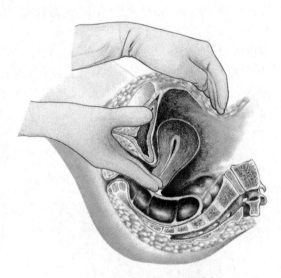

图 16-2　双合诊(检查子宫)

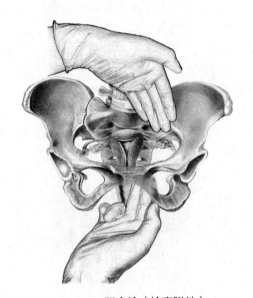

图 16-3　双合诊(检查附件)

　　(4)三合诊(rectovaginal examination):经直肠、阴道、腹部联合检查,称为三合诊。方法是双合诊结束后,一手示指放入阴道,中指插入直肠,其余检查步骤与双合诊时相同(图 16-4),是对双合诊检查不足的重要补充。通过三合诊能扪清后倾或后屈子宫大小,发现子宫后壁、宫颈旁、直肠子宫陷凹、宫骶韧带和盆腔后部病变,估计盆腔内病变范围,及其与子宫或直肠的关系,特别是癌肿与盆壁间的关系,以及扪诊阴道直肠隔、骶骨前方或直肠内有无病变。所以三合诊在生殖器肿瘤、结核、子宫内膜异位症、炎症的检查时尤显重要。

　　(5)直肠-腹部诊:检查者一手示指伸入直肠,另一手在腹部配合检查,称为直肠-腹部诊。适用于无性生活史、阴道闭锁或有其他原因不宜行双合诊的患者。

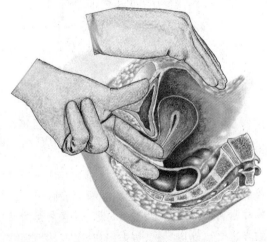

图 16-4　三合诊

行双合诊、三合诊或直肠-腹部诊时,除应按常规操作外,掌握下述各点有利于检查的顺利进行:①当两手指放入阴道后,患者感疼痛不适时,可单用示指替代双指进行检查;②三合诊时,在将中指伸入肛门时,嘱患者像解大便一样用力向下屏气,使肛门括约肌自动放松,可减轻患者疼痛和不适感;③若患者腹肌紧张,可边检查边与患者交谈,使其张口呼吸而使腹肌放松;④当检查者无法查明盆腔内解剖关系时,继续强行扪诊,不但患者难以耐受,且往往徒劳无益,此时应停止检查。待下次检查时,多能获得满意结果。

3. **记录**　妇科检查结束后,应将检查结果按解剖部位先后顺序记录:

外阴　发育情况及婚产式(未婚、已婚未产或经产)。有异常发现时,应详加描述。

阴道　是否通畅,黏膜情况,分泌物量、色、性状及有无气味。

宫颈　大小、硬度,有无糜烂样改变、撕裂、息肉、腺囊肿,有无接触性出血、举痛及摇摆痛等。

宫体　位置、大小、硬度、活动度,表面是否平整、有无突起,有无压痛等。

附件　有无块物、增厚或压痛。若扪及块物,记录其位置、大小、硬度,表面光滑与否,活动度,有无压痛以及与子宫及盆壁关系。左右两侧情况分别记录。

实验室和特殊检查　摘录已有的实验室和特殊检查结果,外院检查结果应注明医院名称和检查日期。

第三节　妇科疾病常见症状的鉴别要点

- 相同的症状可由不同的妇科疾病所引起。
- 掌握各种症状特征有助于疾病的诊断与鉴别诊断。

妇科疾病的常见症状有阴道流血、白带异常、下腹疼痛、外阴瘙痒及下腹肿块等,掌握这些症状的鉴别要点对妇科疾病的诊治极为重要。

一、阴道流血

为最常见的主诉之一。女性生殖道任何部位,包括阴道、宫颈、宫体及输卵管均可发生出血。虽然绝大多数出血来自宫体,但不论其源自何处,除正常月经外,均称"阴道流血"。

1. **原因**　引起阴道流血的常见原因有:

(1)与妊娠有关的子宫出血:常见的有流产、异位妊娠、葡萄胎、产后胎盘部分残留和子宫复旧不全等。

(2)生殖器炎症:如阴道炎、急性子宫颈炎、宫颈息肉和子宫内膜炎等。

(3)生殖器良性病变:如子宫内膜息肉、子宫腺肌病、子宫内膜异位症等。

(4)生殖器肿瘤:子宫肌瘤是引起阴道流血的常见良性肿瘤,分泌雌激素的卵巢肿瘤也可引起阴道流血。其他几乎均为恶性肿瘤,包括阴道癌、子宫颈癌、子宫内膜癌、子宫肉瘤、妊娠滋养细胞肿瘤、输卵管癌等。

(5)损伤、异物和外源性性激素:生殖道创伤如阴道骑跨伤、性交所致处女膜或阴道损伤,放置宫内节育器,幼女阴道内放入异物等均可引起出血。雌激素或孕激素(包括含性激素保健品)使用不当也可引起"突破性出血"或"撤退性出血"。

(6)与全身疾病有关的阴道流血:如血小板减少性紫癜、再生障碍性贫血、白血病、肝功能损害等,均可导致子宫出血。

(7)卵巢内分泌功能失调:在排除妊娠及所有器质性疾病后,可考虑由卵巢内分泌功能失调引起的异常子宫出血,主要包括无排卵性和排卵性异常子宫出血两类。另外,子宫内膜局部异常、月经间期卵泡破裂造成的雌激素水平短暂下降也可致子宫出血。

2. **临床表现**　阴道流血的形式有:

（1）经量增多：月经量增多（>80ml）或经期延长，月经周期基本正常，为子宫肌瘤的典型症状，其他如子宫腺肌病、排卵性异常子宫出血、放置宫内节育器，均可有经量增多。

（2）周期不规则的阴道流血：多为无排卵性异常子宫出血，但围绝经期妇女应注意排除早期子宫内膜癌。性激素或避孕药物引起的"突破性出血"也表现为不规则阴道流血。

（3）无任何周期可辨的长期持续阴道流血：多为生殖道恶性肿瘤所致，首先应考虑子宫颈癌或子宫内膜癌的可能。

（4）停经后阴道流血：发生于生育期妇女，应首先考虑与妊娠有关的疾病，如流产、异位妊娠、葡萄胎等；发生于围绝经期妇女，多为无排卵性异常子宫出血，但应首先排除生殖道恶性肿瘤。

（5）阴道流血伴白带增多：一般应考虑晚期子宫颈癌、子宫内膜癌或子宫黏膜下肌瘤伴感染。

（6）接触性出血：于性交后或阴道检查后，立即有鲜血出现，应考虑急性子宫颈炎、宫颈癌、宫颈息肉或子宫黏膜下肌瘤的可能。

（7）经间出血：若发生在下次月经来潮前 14～15 日，历时 3～4 日，且血量少，偶可伴有下腹疼痛和不适，多为排卵期出血。

（8）经前或经后点滴出血：月经来潮前数日或来潮后数日，持续极少量阴道褐红色分泌物，可见于排卵性异常子宫出血或为放置宫内节育器的副作用。此外，子宫内膜异位症亦可能出现类似情况。

（9）绝经多年后阴道流血：若流血量极少，历时 2～3 日即净，多为绝经后子宫内膜脱落引起的出血或萎缩性阴道炎；若流血量较多、流血持续不净或反复阴道流血，应考虑子宫内膜癌可能。

（10）间歇性阴道排出血性液体：应警惕有输卵管癌的可能。

（11）外伤后阴道流血：常见于骑跨伤后，流血量可多可少。

除上述各种不同形式的阴道流血外，年龄对诊断有重要参考价值。新生女婴出生后数日有少量阴道流血，系因离开母体后雌激素水平骤然下降，子宫内膜脱落所致。幼女出现阴道流血，应考虑有性早熟或生殖道恶性肿瘤的可能。青春期少女出现阴道流血，多为无排卵性异常子宫出血。生育期妇女出现阴道流血，应考虑与妊娠相关的疾病。围绝经期妇女出现阴道流血，以无排卵性异常子宫出血最多见，但应首先排除生殖道恶性肿瘤。

二、白带异常

白带（leucorrhea）是由阴道黏膜渗出液、宫颈管及子宫内膜腺体分泌液等混合而成，其形成与雌激素作用有关。正常白带呈白色稀糊状或蛋清样，黏稠、量少，无腥臭味，称为生理性白带。生殖道炎症如阴道炎和急性子宫颈炎或发生癌变时，白带量显著增多且有性状改变，称为病理性白带。临床常见的有：

1. **透明黏性白带**　外观与正常白带相似，但数量显著增多，应考虑卵巢功能失调、阴道腺病或宫颈高分化腺癌等疾病的可能。

2. **灰黄色或黄白色泡沫状稀薄白带**　为滴虫阴道炎的特征，可伴外阴瘙痒。

3. **凝乳块状或豆渣样白带**　为外阴阴道假丝酵母菌病的特征，常伴严重外阴瘙痒或灼痛。

4. **灰白色匀质鱼腥味白带**　常见于细菌性阴道病，伴外阴轻度瘙痒。

5. **脓性白带**　色黄或黄绿，黏稠，多有臭味，为细菌感染所致。可见于淋病奈瑟菌阴道炎、急性子宫颈炎及子宫颈管炎。阴道癌或子宫颈癌并发感染、宫腔积脓或阴道内异物残留等也可导致脓性白带。

6. **血性白带**　白带中混有血液，血量多少不一，应考虑子宫颈癌、子宫内膜癌、宫颈息肉、宫颈炎或子宫黏膜下肌瘤等。放置宫内节育器亦可引起血性白带。

7. **水样白带**　持续流出淘米水样白带且具奇臭者，一般为晚期子宫颈癌、阴道癌或黏膜下肌瘤伴感染。间断性排出清澈、黄红色或红色水样白带，应考虑输卵管癌的可能。

三、下腹疼痛

下腹疼痛为妇女常见的症状,多为妇科疾病所引起。应根据下腹痛的性质和特点,考虑各种不同妇科情况。但下腹痛来自内生殖器以外的疾病并不少见,应注意鉴别。

1. **起病缓急**　起病缓慢而逐渐加剧者,多为内生殖器炎症或恶性肿瘤所引起;急骤发病者,应考虑卵巢囊肿蒂扭转或破裂,或子宫浆膜下肌瘤蒂扭转;反复隐痛后突然出现撕裂样剧痛者,应想到输卵管妊娠破裂型或流产型的可能。

2. **疼痛部位**　下腹正中出现疼痛,多为子宫病变引起,较少见;一侧下腹痛,应考虑为该侧附件病变,如卵巢囊肿蒂扭转、输卵管卵巢急性炎症、异位妊娠等;右侧下腹痛还应考虑急性阑尾炎;双侧下腹痛常见于盆腔炎性病变;卵巢囊肿破裂、输卵管妊娠破裂或盆腔腹膜炎时,可引起整个下腹痛甚至全腹疼痛。

3. **疼痛性质**　持续性钝痛多为炎症或腹腔内积液所致;顽固性疼痛难以忍受,常为晚期生殖器癌肿所致;子宫或输卵管等空腔器官收缩表现为阵发性绞痛;输卵管妊娠或卵巢肿瘤破裂可引起撕裂性锐痛;宫腔内有积血或积脓不能排出常导致下腹坠痛。

4. **疼痛时间**　在月经周期中间出现一侧下腹隐痛,应考虑为排卵性疼痛;经期出现腹痛,或为原发性痛经,或有子宫内膜异位症的可能;周期性下腹痛但无月经来潮多为经血排出受阻所致,见于先天性生殖道畸形或术后宫腔、宫颈管粘连等。与月经周期无关的慢性下腹痛见于下腹部手术后组织粘连、子宫内膜异位症、盆腔炎性疾病后遗症、盆腔静脉淤血综合征及妇科肿瘤等。

5. **放射部位**　腹痛放射至肩部,应考虑为腹腔内出血;放射至腰骶部,多为宫颈、子宫病变所致;放射至腹股沟及大腿内侧,多为该侧附件病变所引起。

6. **伴随症状**　腹痛同时有停经史,多为妊娠合并症;伴恶心、呕吐,应考虑有卵巢囊肿蒂扭转的可能;伴畏寒、发热,常为盆腔炎性疾病;伴休克症状,应考虑有腹腔内出血;出现肛门坠胀,常为直肠子宫陷凹积液所致;伴恶病质,常为生殖器晚期癌肿的表现。

四、外阴瘙痒

外阴瘙痒(pruritus vulvae)是妇科患者常见症状,多由外阴各种不同病变引起,外阴正常者也可发生。当瘙痒严重时,患者坐卧不安,甚至影响生活与工作。

1. **原因**

(1) 局部原因:外阴阴道假丝酵母菌病和滴虫阴道炎是引起外阴瘙痒最常见的原因。细菌性阴道病、萎缩性阴道炎、阴虱、疥疮、蛲虫病、寻常疣、疱疹、湿疹、外阴色素减退性疾病,药物过敏或护肤品刺激及不良卫生习惯等,也常是引起外阴瘙痒的原因。

(2) 全身原因:糖尿病、黄疸、维生素 A、B 族缺乏、重度贫血、白血病、妊娠期肝内胆汁淤积症等。除局部原因和全身原因外,还有不明原因的外阴瘙痒。

2. **临床表现**

(1) 外阴瘙痒部位:外阴瘙痒多位于阴蒂、小阴唇、大阴唇、会阴甚至肛周等部位。长期搔抓可出现抓痕、血痂或继发毛囊炎。

(2) 外阴瘙痒症状与特点:外阴瘙痒常为阵发性,也可为持续性,通常夜间加重。瘙痒程度因不同疾病和不同个体而有明显差异。外阴阴道假丝酵母菌病、滴虫阴道炎以外阴瘙痒、白带增多为主要症状。外阴色素减退性疾病以外阴奇痒为主要症状,伴有外阴皮肤色素脱失。蛲虫病引起的外阴瘙痒以夜间为甚。糖尿病患者尿糖对外阴皮肤刺激,特别是并发外阴阴道假丝酵母菌病时,外阴瘙痒特别严重。无原因的外阴瘙痒一般仅发生在生育期或绝经后妇女,外阴瘙痒症状严重,甚至难以忍受,但局部皮肤和黏膜外观正常,或仅有抓痕和血痂。黄疸、维生素 A、B 族缺乏、重度贫血、白血病等慢性疾病患者出现外阴瘙痒时,常为全身瘙痒的一部分。妊娠期肝内胆汁淤积症也可出现包括外阴在内的全身皮肤瘙痒。

五、下腹肿块

下腹肿块是妇科患者就医时的常见主诉。肿块可能是患者本人或家属无意发现,或因其他症状(如下腹痛、阴道流血等)做妇科检查或超声检查时发现。根据肿块质地不同,分为囊性和实性。囊性肿块多为良性病变,如卵巢囊肿、输卵管卵巢囊肿、输卵管积水等或为充盈膀胱。实性肿块除妊娠子宫为生理情况,子宫肌瘤、卵巢纤维瘤、盆腔炎性包块等为良性病变外,其他实性肿块均应首先考虑为恶性肿瘤。

下腹肿块可以是子宫增大、附件肿块、肠道或肠系膜肿块、泌尿系肿块、腹腔肿块、腹壁或腹膜后肿块。

1. 子宫增大　位于下腹正中且与宫颈相连,可能的原因是:

(1)妊娠子宫:生育期妇女有停经史,扪及正中下腹部包块,应首先考虑为妊娠子宫。停经后出现不规则阴道流血,且子宫增大超过停经周数者,可能为葡萄胎。妊娠早期子宫峡部变软,宫体似与宫颈分离,此时应警惕将宫颈误认为宫体,将妊娠子宫误诊为卵巢肿瘤。

(2)子宫肌瘤:子宫均匀增大,或表面有单个或多个球形隆起。子宫肌瘤典型症状为月经过多。带蒂的浆膜下肌瘤仅蒂与宫体相连,一般无症状,妇科检查时有可能将其误诊为卵巢实性肿瘤。

(3)子宫腺肌病:子宫均匀增大,通常不超过妊娠3个月大,质硬。患者多伴有逐年加剧的痛经、经量增多及经期延长。

(4)子宫恶性肿瘤:年老患者子宫增大且伴有不规则阴道流血,应考虑子宫内膜癌。子宫增长迅速伴有腹痛及不规则阴道流血,可能为子宫肉瘤。有生育史或流产史,特别是有葡萄胎史,子宫增大且外形不规则及子宫不规则出血时,应想到妊娠滋养细胞肿瘤的可能。

(5)子宫畸形:双子宫或残角子宫可扪及子宫另一侧有与其对称或不对称的包块,两者相连,硬度也相似。

(6)宫腔阴道积血或宫腔积脓:青春期无月经来潮伴有周期性腹痛,并扪及正中下腹部肿块,应考虑处女膜闭锁或阴道无孔横隔。子宫增大也可见于子宫内膜癌合并宫腔积脓。

2. 附件肿块　附件(adnexa)包括输卵管和卵巢。输卵管和卵巢通常不能扪及,当附件出现肿块时,多属病理现象。临床常见的附件肿块有:

(1)输卵管妊娠:肿块位于子宫旁,大小、形状不一,有明显触痛。患者多有短期停经史,随后出现阴道持续少量流血及腹痛。

(2)附件炎性肿块:肿块多为双侧性,位于子宫两旁,与子宫有粘连,压痛明显。急性附件炎症患者有发热、腹痛。输卵管卵巢积水患者多有不育及下腹隐痛史,甚至出现反复急性盆腔炎症发作。

(3)卵巢子宫内膜异位囊肿:多为与子宫粘连、活动受限、有压痛的囊性肿块,可有继发性痛经、性交痛、不孕等病史。

(4)卵巢非赘生性囊肿:多为单侧、可活动的囊性包块,通常直径不超过8cm。黄体囊肿可出现于早期妊娠。葡萄胎常并发一侧或双侧卵巢黄素囊肿。输卵管卵巢囊肿常有不孕或盆腔感染病史,附件区囊性块物,可有触痛,边界清或不清,活动受限。

(5)卵巢赘生性肿块:不论肿块大小,其表面光滑、囊性且可活动者,多为良性肿瘤。肿块为实性,表面不规则,活动受限,特别是盆腔内扪及其他多个结节或上腹部肿块或伴有胃肠道症状者,多为卵巢恶性肿瘤。

3. 肠道及肠系膜肿块

(1)粪块嵌顿:块物位于左下腹,多呈圆锥状,直径4~6cm,质偏实,略能推动。排便后块物消失。

(2)阑尾脓肿:肿块位于右下腹,边界不清,距子宫较远且固定,有明显压痛伴发热、白细胞增多和红细胞沉降率加快。初发病时先有脐周疼痛,随后疼痛逐渐转移并局限于右下腹。

（3）腹部手术或感染后继发的肠管、大网膜粘连:肿块边界不清,叩诊时部分区域呈鼓音。患者以往有手术史或盆腔感染史。

（4）肠系膜肿块:部位较高,肿块表面光滑,左右移动度大,上下移动受限制,易误诊为卵巢肿瘤。

（5）结肠癌:肿块位于一侧下腹部,呈条块状,略能推动,有轻压痛。患者多有下腹隐痛、便秘、腹泻或便秘腹泻交替以及粪便带血史。

4. 泌尿系肿块

（1）充盈膀胱:肿块位于下腹正中、耻骨联合上方,呈囊性,表面光滑,不活动。导尿后囊性肿块消失。

（2）异位肾:先天异位肾多位于髂窝部或盆腔内,形状类似正常肾,但略小。通常无自觉症状。静脉尿路造影可确诊。

5. 腹腔肿块

（1）腹腔积液:大量腹腔积液常与巨大卵巢囊肿相混淆。腹部两侧叩诊浊音,脐周鼓音为腹腔积液特征。腹腔积液合并卵巢肿瘤,腹部冲击触诊法可发现潜在肿块。

（2）盆腔结核包裹性积液:肿块为囊性,表面光滑,界限不清,固定不活动。囊肿可随患者病情加剧而增大或好转而缩小。

（3）直肠子宫陷凹脓肿:肿块呈囊性,向后穹隆突出,压痛明显,伴发热及急性盆腔腹膜炎体征。后穹隆穿刺抽出脓液可确诊。

6. 腹壁及腹膜后肿块

（1）腹壁血肿或脓肿:位于腹壁内,与子宫不相连。患者有腹部手术或外伤史。患者抬起头部使腹肌紧张,若肿块更明显,多为腹壁肿块。

（2）腹膜后肿瘤或脓肿:肿块位于直肠和阴道后方,与后腹壁固定,不活动,多为实性,以肉瘤最常见;亦可为囊性,如畸胎瘤、脓肿等。静脉尿路造影可见输尿管移位。

（郭　丰）

第十七章 外阴色素减退性疾病

外阴色素减退性疾病是一组以瘙痒为主要症状、外阴皮肤色素减退为主要体征的外阴皮肤疾病。2006 年国际外阴阴道疾病研究学会（International Society for the Study of Vulvovaginal Disease，ISSVD）对外阴皮肤疾病采用基于组织病理学的分类，用于病理诊断。2011 年 ISSVD 又提出了基于临床表现的分类，以补充病理学分类，并方便临床诊断和处理。依据 2011 年 ISSVD 分类，外阴色素减退性疾病临床表现分类属于白色病变（white lesions），但病理组织学分类包括棘层细胞增生型（acanthotic pattern）、苔藓样型（lichenoid pattern）、均质化或硬化型（dermal homogenization/selerosis pattern）等，为外阴部位的非肿瘤性皮肤病变之一。

本章主要讨论妇科临床常见的白色病变，包括外阴慢性单纯性苔藓、外阴硬化性苔藓等。

第一节 外阴慢性单纯性苔藓

- 病理特点为表皮层角化过度和角化不全，棘细胞层增厚，但上皮细胞排列整齐、无异型性。
- 以外阴瘙痒为主要症状，确诊靠组织学检查。
- 主要的治疗手段为局部药物治疗结合物理治疗。

外阴慢性单纯性苔藓（lichen simplex chronicus）属于 2006 年 ISSVD 分类中的棘层细胞增生型，先前的疾病名"外阴鳞状上皮增生"和"增生性营养不良"已不再采用。

【病因】

病因不明。可分原发性和继发性两种，前者又称特发性，后者可继发于硬化性苔藓、扁平苔藓或其他外阴疾病，和慢性摩擦或搔抓刺激有关。有研究发现病变可能与局部维 A 酸受体 α 含量减少有关。

【病理】

巨检可见皮损为红色或白色斑块，或苔藓样。组织学形态缺乏特异性，主要表现为鳞状上皮表层细胞的角化过度和角化不全，棘层细胞增生，真皮浅层纤维化并伴有不等量炎症细胞浸润。上皮细胞层次排列整齐，极性保持，细胞的大小和核形态、染色均正常。

【临床表现】

1. **症状** 主要为外阴瘙痒，多难耐受而搔抓，搔抓进一步加重皮损，形成所谓的"痒-抓"恶性循环。

2. **体征** 病损常位于大阴唇、阴唇间沟、阴蒂包皮及阴唇后联合等处，可为孤立、多发或左右形态对称性病灶。病损早期表现为皮肤暗红或粉红色，加重后则为白色病变。后期则表现为皮肤增厚、色素沉着，皮肤纹理明显，呈苔藓样改变。可有抓痕、皲裂、溃疡等。

【诊断】

根据症状及体征可以作出初步诊断，确诊靠组织学检查。活检应在色素减退区、皲裂、溃疡、硬结、隆起或粗糙处进行，选择不同部位多点取材。活检前先用 1% 甲苯胺蓝涂抹局部皮肤，干燥后用 1% 醋酸液擦洗脱色，在不脱色区活检。

【鉴别诊断】

慢性单纯性苔藓应与白癜风、白化病、特异性外阴炎、外阴上皮内病变及癌等相鉴别。若外阴病变边界分明、表面光滑润泽、质地正常,无自觉症状者为白癜风。身体其他部位发现多个相同白色病变,应考虑白化病。外阴皮肤增厚,发白或发红,伴有瘙痒且阴道分泌物增多应首先排除假丝酵母菌病、滴虫性阴道炎等,分泌物中可查见病原体,炎症治愈后白色区域逐渐消失。外阴皮肤出现对称性发红、增厚,伴有严重瘙痒,但无分泌物增多者,可能为糖尿病所致外阴炎。若伴有长期不愈的溃疡,应尽早活检送病理检查以排除外阴癌。

【治疗】

1. **一般治疗**　保持局部皮肤清洁干燥,不食辛辣、过敏食物。不用刺激性药物或肥皂清洗外阴,忌穿不透气的化纤内裤。对瘙痒症状明显以致紧张、失眠者,可加用镇静、安眠和抗过敏药物。

2. **药物治疗**　局部应用皮质激素药物控制瘙痒,可选用 0.025% 氟轻松软膏、0.01% 曲安奈德软膏,涂搽病变部位,每日 3~4 次。长期使用类固醇药物可使局部皮肤萎缩,故当瘙痒症状缓解后,停用高效类固醇药物,改用作用轻微的 1%~2% 氢化可的松软膏,每日 1~2 次,维持治疗 6 周。局部用药前可先用温水坐浴,每日 2~3 次,每次 10~15 分钟,可使皮肤软化、促进药物吸收、缓解瘙痒症状。症状控制后,增厚的皮肤仍需较长时间才能有明显改善或恢复正常。

3. **物理治疗**　局部物理治疗是通过去除局部异常上皮组织和破坏真皮层神经末梢,从而阻断瘙痒和搔抓所引起的恶性循环,适用于对症状严重或药物治疗无效者。常用方法:①聚焦超声;②CO_2 激光或氦氖激光;③其他:波姆光、液氮冷冻等。聚焦超声的长期疗效及优化参数有待进一步观察研究。激光治疗有破坏性小、愈合后瘢痕组织较少的优点,但其远期复发率仍与手术切除相当。

4. **手术治疗**　外阴慢性单纯性苔藓的恶变率很低,手术治疗影响外观及局部功能,且有远期复发可能,故一般不采用手术治疗,仅适用于:①反复药物、物理治疗无效;②出现不典型增生或有恶变可能者。

第二节　外阴硬化性苔藓

- 主要病理特征为表皮萎缩、过度角化及黑色素细胞减少,造成外阴苍白伴皮肤皱缩。
- 外阴瘙痒及烧灼感是主要症状,确诊靠组织学检查。
- 以局部药物配合物理治疗为主,多数治疗有效但不能治愈,需反复治疗。

外阴硬化性苔藓(lichen sclerosus)以外阴、肛周皮肤变薄、色素减退呈白色病变为主要特征,属于 2006 年 ISSVD 分类中的苔藓样型或硬化型亚型。

【病因】

病因不明,可能相关的因素有:①自身免疫:约 21% 患者合并自身免疫性相关性疾病;②感染;③遗传:有报道可有家族史,但尚未发现特异基因;④性激素缺乏:有患者血清二氢睾酮及雄烯二酮低于正常,临床睾酮药物治疗有效。

【病理】

巨检皮损呈白色。镜下可见表皮变薄、过度角化及黑色素细胞减少,上皮脚变钝或消失;真皮浅层早期水肿,后期胶原纤维化形成均质化带,其下伴带状淋巴细胞浸润;基底层细胞水肿,黑色素细胞减少。少数病例伴有炎症和溃疡。2%~5% 的病例有恶变可能,主要为非 HPV 相关鳞癌。

【临床表现】

硬化性苔藓可发生于任何年龄,但以 40 岁左右妇女多见,其次为幼女。

1. **症状**　主要为病损区瘙痒、性交痛及外阴烧灼感,程度较慢性单纯性苔藓患者轻,晚期可出现性交困难。幼女患者瘙痒症状多不明显,可在排尿或排便后感外阴或肛周不适。

2. **体征** 病损区常位于大阴唇、小阴唇、阴蒂包皮、阴唇后联合及肛周,多呈对称性。一般不累及阴道黏膜。早期皮肤红肿,出现粉红、象牙白色或有光泽的多角形小丘疹,丘疹融合成片后呈紫癜状;若病变发展,出现外阴萎缩,表现为大阴唇变薄,小阴唇变小、甚至消失,阴蒂萎缩而其包皮过长;皮肤变白、发亮、皱缩、弹性差,常伴有皲裂及脱皮,病变通常对称,并可累及会阴及肛周而呈蝴蝶状。晚期病变皮肤菲薄、皱缩似卷烟纸或羊皮纸,阴道口挛缩狭窄。由于幼女病变过度角化不似成年人明显,检查见局部皮肤呈珠黄色或与色素沉着点相间形成花斑样,若为外阴及肛周病变,可呈现锁孔状或白色病损坏。多数患者的病变在青春期可自行消失。

【诊断】

根据临床表现可作出初步诊断,确诊靠组织学检查。活检应在皲裂、溃疡、挛缩处进行,应多点活检。

【鉴别诊断】

硬化性苔藓应与白癜风、白化病、老年生理性萎缩相鉴别。

【治疗】

1. **一般治疗** 同慢性单纯性苔藓(见本章第一节"外阴慢性单纯性苔藓")。

2. **药物治疗** 局部药物治疗有效率约为80%,多数只能改善症状而不能痊愈,且需要长期用药。常用药物有:①丙酸睾酮:有促进蛋白合成作用,能促使萎缩皮肤恢复正常。2%丙酸睾酮油膏或霜初起每日2~4次,连用3~4周后改为每日1~2次,连用3周,然后应用维持量,每日1次或每2日1次。根据治疗反应及症状持续情况决定用药次数及时间。治疗期间密切观察其副作用,一旦出现男性化征象或疗效欠佳时应停药,改用其他药物。瘙痒症状较重者,也可与1%或2.5%氢化可的松软膏混合涂搽,症状缓解后可逐渐减量至停用氢化可的松软膏。②黄体酮:0.5%黄体酮油膏,每日3次。③糖皮质激素类:可先用0.05%氯倍他索软膏,最初1个月内每日2次,继而每日1次,连用2个月,最后每周2次,连用3个月,共计6个月。凡瘙痒顽固、表面用药无效者可用5mg曲安奈德混悬液用2ml生理盐水稀释后皮下注射。④免疫治疗:免疫抑制剂可通过刺激皮肤局部的免疫因子产生而发挥作用,如局部炎症细胞因子抑制剂(pimercrolimus)、T细胞选择性抑制剂他克莫司等。

幼女硬化性苔藓至青春期有可能自愈,一般不采用丙酸睾酮油膏治疗,以免出现男性化。局部涂1%氢化可的松软膏或0.5%黄体酮油膏,症状多能缓解,但应定时长期随访。

3. **全身用药** 阿维A为一种类似维A酸的芳香族合成物质,有维持上皮和黏膜正常功能和结构的作用,用于严重的外阴硬化性苔藓。用法:口服20~30mg/d。另可口服多种维生素。精神紧张、瘙痒症状明显伴失眠者,口服镇静、安眠、抗过敏药物。

4. **物理治疗** 同慢性单纯性苔藓(详见本章第一节"慢性单纯性苔藓")。

5. **手术治疗** 对病情严重或药物治疗无效者,可行表浅外阴切除,但手术切除复发率高,甚至移植皮肤也可复发。

第三节 其他外阴色素减退性疾病

- 扁平苔藓为细胞免疫异常所致,免疫抑制治疗有效。
- 除继发性外阴皮肤疾病外,其他外阴皮肤色素减退性病多无有效的治疗方法。

一、扁平苔藓

扁平苔藓(lichen planus)属于2006年ISSVD分类中的苔藓样型,为细胞免疫异常介导的皮肤病损。可伴随艾滋病、恶性肿瘤、肝硬化、消化性溃疡、乙型病毒性肝炎、丙型病毒性肝炎、溃疡性结肠炎等病。40岁以上女性常见,主要症状为外阴瘙痒,烧灼感,部分病例无症状。病损外观高度可变,从纤细网格状丘疹到侵蚀性脱屑均可,常出现在外阴和阴道。病变后期,可以出现小阴唇和阴蒂包皮的粘连、色素沉着、阴道口狭窄。确诊依靠组织学检查。局部应用皮质激素,症状缓解率可达94%。口服环孢素也有一定的缓解作用。

二、贝赫切特病

贝赫切特病(Behcet's disease)又称眼-口-生殖器综合征(oculo-oral-genital syndrome),属于2006年ISSVD分类中的脉管源性病损。以反复发作的口腔黏膜溃疡、外阴溃疡、眼炎或其他皮肤损害为主要特征,可伴有心血管、关节甚至中枢神经系统损害。病因不清,基本病理改变为多系统性血管炎。临床上以20～40岁年轻妇女多见,先出现口腔溃疡,然后外阴溃疡,最后出现眼部病变。溃疡为单个或多个,边界清楚,溃疡愈合后可形成瘢痕。溃疡初发时局部疼痛显著,急性期可有发热、乏力、头痛等全身症状。眼部病变最初表现结膜炎、视网膜炎,晚期可出现眼前房积脓,最后可发生视神经萎缩等,甚至失明。

具备两个主要症状或伴有其他系统症状,并且反复发作,可作出诊断。皮肤穿刺试验阳性有助于确诊。急性期内,白细胞中度增多,红细胞沉降率加快,但溃疡局部病理检查无特异性。治疗主要是对症处理。若溃疡疼痛剧烈,可给予镇静剂或局部麻醉剂止痛。急性期内,给予皮质激素可促进溃疡愈合,若为预防复发,可给予小剂量长期应用。

三、外阴白癜风

外阴白癜风(vitiligo)是黑色素细胞被破坏所引起的疾病。病因不明,可能与自身免疫有关。表现为外阴大小不等、形态不一、单发或多发的白色斑片区,外阴白色区周围皮肤往往有色素沉着,故界限分明。病变区皮肤光滑润泽,弹性正常,除外阴外,身体其他部位也可伴发白癜风。患者一般无不适。故除伴发皮炎应按炎症处理外,通常不需治疗。

四、继发性外阴色素减退性疾病

伴发于各种慢性外阴病变,包括糖尿病外阴炎、外阴阴道假丝酵母菌病、外阴擦伤、外阴湿疣等。患者多有局部瘙痒、灼热甚至疼痛等自觉症状,检查可见外阴表皮过度角化,角化表皮常脱屑而呈白色,临床上时常误诊为外阴单纯性苔藓。但通常在原发疾病治愈后,白色区随之消失。若在表皮脱屑区涂以油脂,白色也可减退,可以鉴别诊断。治疗应针对原发疾病进行治疗。此外,还应注意个人卫生,经常保持外阴干燥、清洁。不宜常用肥皂、清洁剂、药物擦洗外阴。

(陶光实)

第十八章 外阴及阴道炎症

外阴及阴道炎症是妇科最常见疾病,各年龄组均可发病。外阴阴道与尿道、肛门毗邻,局部潮湿,易受污染;生育期妇女性活动较频繁,且外阴阴道是分娩、宫腔操作的必经之道,容易受到损伤及外界病原体的感染;绝经后妇女及婴幼儿雌激素水平低,局部抵抗力下降,也易发生感染。外阴及阴道炎可单独存在,也可两者同时存在。

第一节 阴道微生态

- 雌激素、局部 pH、乳杆菌以及阴道黏膜免疫系统在维持阴道微生态平衡中起重要作用。
- 阴道微生态评价系统包括形态学检测和功能学检测两部分,以形态学检测为主。

阴道微生态是由阴道微生物群、宿主的内分泌系统、阴道解剖结构及阴道局部免疫系统共同组成的生态系统。正常阴道微生物群种类繁多,包括:①革兰阳性需氧菌和兼性厌氧菌:乳杆菌、棒状杆菌、非溶血性链球菌、肠球菌及表皮葡萄球菌;②革兰阴性需氧菌和兼性厌氧菌:加德纳菌(此菌革兰染色变异,有时呈革兰阳性)、大肠埃希菌及摩根菌(morganella);③专性厌氧菌:消化球菌、消化链球菌、类杆菌、动弯杆菌(mobiluncus)、梭杆菌及普雷沃菌(prevotella);④其他:包括支原体、假丝酵母菌等。

1. **阴道微生态平衡及影响因素** 正常阴道内虽有多种微生物存在,但这些微生物与宿主阴道之间相互依赖、相互制约,达到动态的生态平衡,并不致病。在维持阴道微生态平衡的因素中,雌激素、局部 pH、乳杆菌以及阴道黏膜免疫系统起重要作用。雌激素可使阴道鳞状上皮增厚,并增加糖原含量,后者可在乳杆菌的作用下转化为乳酸,维持阴道正常的酸性环境(pH≤4.5,多在3.8~4.4)。此外,雌激素还可维持阴道黏膜免疫功能,尤其是 T 细胞功能。阴道的酸性环境可以抑制其他病原体生长,而利于阴道乳杆菌的生长。正常情况下,阴道微生物群中以产 H_2O_2 的乳杆菌为优势菌,乳杆菌除维持阴道的酸性环境外,还可分泌 H_2O_2、细菌素及其他抗微生物因子抑制或杀灭致病微生物,同时通过竞争排斥机制阻止致病微生物黏附于阴道上皮细胞,维持阴道微生态平衡。阴道黏膜免疫系统除具有黏膜屏障作用外,免疫细胞及其分泌的细胞因子还可发挥免疫调节作用,具有免疫功能的主要细胞类型是上皮细胞、间质成纤维细胞和淋巴细胞;阴道分泌物中的黏液包含多种免疫调节分子,包括细胞因子、化学因子、抗菌蛋白酶等,在防御阴道感染中起主要作用。

若阴道微生态平衡被打破,则可能导致阴道感染的发生。雌激素水平低下的婴幼儿及绝经后人群可发生婴幼儿外阴炎及萎缩性阴道炎。阴道的酸性环境被改变,如频繁性交(性交后阴道 pH 可上升至7.2并维持6~8小时)、阴道灌洗等均可使阴道 pH 升高,不利于乳杆菌生长,若厌氧菌过度生长,可导致细菌性阴道病。长期应用广谱抗生素,可抑制乳杆菌生长,若真菌过度增殖,可导致外阴阴道假丝酵母菌病。外源性病原体如阴道毛滴虫的侵入,可导致滴虫阴道炎。

2. **阴道微生态评价及临床应用** 阴道微生态评价系统包括形态学检测和功能学检测两部分,目前以形态学检测为主,功能学检测为辅。形态学检测包括阴道分泌物湿片及革兰染色涂片的显微镜检查。湿片主要检查线索细胞、阴道毛滴虫以及白细胞。革兰染色涂片主要评价优势菌、Nugent 评分以及有无假丝酵母菌的假菌丝、芽生孢子。功能学检测主要包括 pH、H_2O_2、反映中性粒细胞的白细胞酯酶以及厌氧菌代谢产物唾液酸苷酶的测定。

阴道微生态评价系统在阴道感染的诊治中起着主要作用。阴道微生态评价系统不仅可准确诊断单一病原体的阴道感染,而且可及时发现各种混合阴道感染,对评价杀灭病原体后阴道微生态的恢复也具有指导意义。

(薛凤霞)

第二节　非特异性外阴炎

- 由经血、尿液、粪便、卫生用品等非病原体因素造成。
- 临床表现为外阴瘙痒、疼痛、烧灼感等炎症反应。
- 治疗原则是积极消除病因和局部对症治疗。

非特异性外阴炎(non-specific vulvitis)是由物理、化学等非病原体因素所致的外阴皮肤或黏膜炎症。

【病因】

外阴易受经血、阴道分泌物刺激,若患者不注意清洁,或粪瘘患者受到粪便污染刺激、尿瘘患者受到尿液长期浸渍等,均可引起非特异性炎症反应。长期穿紧身化纤内裤或经期长时间使用卫生用品所导致的物理化学刺激,如皮肤黏膜摩擦、局部潮湿、透气性差等,亦可引起非特异性外阴炎。

【临床表现】

外阴皮肤黏膜有瘙痒、疼痛、烧灼感,于活动、性交、排尿及排便时加重。急性炎症期检查见外阴充血、肿胀、糜烂,常有抓痕,严重者形成溃疡或湿疹;慢性炎症时检查可见外阴皮肤增厚、粗糙、皲裂,甚至苔藓样变。

【治疗】

治疗原则为消除病因,保持外阴局部清洁、干燥,对症治疗。

1. **病因治疗**　寻找并积极消除病因,改善局部卫生。若发现糖尿病应及时治疗,若有尿瘘、粪瘘应及时行修补。

2. **局部治疗**　保持外阴局部清洁、干燥,大小便后及时清洁外阴。可用 0.1% 聚维酮碘液或 1:5000 高锰酸钾液坐浴,每日 2 次,每次 15~30 分钟。坐浴后涂抗生素软膏或中成药药膏。也可选用中药水煎熏洗外阴部,每日 1~2 次。

第三节　前庭大腺炎症

- 病原体多为混合性细菌感染,包括葡萄球菌、大肠埃希菌、链球菌、肠球菌等。
- 急性炎症期主要表现为局部肿胀、疼痛等。治疗主要是抗感染,若形成前庭大腺脓肿,需及时行切开引流术。
- 前庭大腺囊肿可观察或行造口术。

前庭大腺炎症由病原体侵入前庭大腺所致,可分为前庭大腺炎(bartholinitis)、前庭大腺脓肿(abscess of bartholin gland)和前庭大腺囊肿(bartholin cyst)。生育期妇女多见,幼女及绝经后期妇女少见。

【病原体】

多为混合性细菌感染。主要病原体为葡萄球菌、大肠埃希菌、链球菌、肠球菌。随着性传播疾病发病率的升高,淋病奈瑟菌及沙眼衣原体也成为常见病原体。

病原体侵犯腺管,初期导致前庭大腺导管炎,腺管开口往往因肿胀或渗出物凝聚而阻塞,分泌物积存不能外流,感染进一步加重则形成前庭大腺脓肿。若脓肿消退后,腺管阻塞,脓液吸收后被黏液分泌物所替代,形成前庭大腺囊肿。前庭大腺囊肿可继发感染,形成脓肿,并反复发作。

【临床表现】

前庭大腺炎起病急,多为一侧。初起时局部产生肿胀、疼痛、灼热感,检查见局部皮肤红肿、压痛明显,患侧前庭大腺开口处有时可见白色小点。若感染进一步加重,脓肿形成并快速增大,直径可达3~6cm,患者疼痛剧烈,行走不便,脓肿成熟时局部可触及波动感。少数患者可能出现发热等全身症状,腹股沟淋巴结可呈不同程度增大。当脓肿内压力增大时,表面皮肤黏膜变薄,脓肿可自行破溃。若破孔大,可自行引流,炎症较快消退而痊愈;若破孔小,引流不畅,则炎症持续存在,并反复发作。

前庭大腺囊肿多为单侧,也可为双侧。若囊肿小且无急性感染,患者一般无自觉症状,往往于妇科检查时方被发现;若囊肿大,可感到外阴坠胀或性交不适。检查见患侧阴道前庭窝外侧肿大,在外阴部后下方可触及无痛性囊性肿物,多呈圆形、边界清楚。

【治疗】

1. **药物治疗**　急性炎症发作时,需保持局部清洁,可取前庭大腺开口处分泌物作细菌培养,确定病原体。常选择使用喹诺酮或头孢菌素与甲硝唑联合抗感染。也可口服清热、解毒中药,或局部坐浴。

2. **手术治疗**　前庭大腺脓肿需尽早切开引流,以缓解疼痛。切口应选择在波动感明显处,尽量靠低位以便引流通畅,原则上在内侧黏膜面切开,并放置引流条,脓液可送细菌培养。无症状的前庭大腺囊肿可随访观察;对囊肿较大或反复发作者可行囊肿造口术。

第四节　滴虫阴道炎

- 病原体为阴道毛滴虫,以性接触为主要传播方式,也可间接传播。
- 主要症状为阴道分泌物异常及外阴瘙痒,分泌物典型特点为稀薄脓性、泡沫状、有异味。
- 最常用的诊断方法是湿片法,镜下可见活动的阴道毛滴虫。
- 治疗多采用口服抗滴虫药物,性伴侣需同时治疗。

滴虫阴道炎(trichomonal vaginitis,TV)是由阴道毛滴虫引起的常见阴道炎症,也是常见的性传播疾病。

【病原体】

阴道毛滴虫生存力较强,适宜在温度25~40℃、pH 5.2~6.6的潮湿环境中生长,在pH 5.0以下环境中其生长受到抑制。月经前后阴道pH发生变化,月经后接近中性,隐藏在腺体及阴道皱襞中的滴虫得以繁殖,滴虫阴道炎常于月经前后发作。滴虫能消耗或吞噬阴道上皮细胞内的糖原,阻碍乳酸生成,使阴道pH升高。滴虫能消耗氧,使阴道成为厌氧环境,易致厌氧菌繁殖,约60%患者同时合并细菌性阴道病。阴道毛滴虫还能吞噬精子,影响精子在阴道内存活。滴虫不仅寄生于阴道,还常侵入尿道或尿道旁腺,甚至膀胱、肾盂,可以引发多种症状。

【传播方式】

经性交直接传播为其主要传播方式。滴虫可寄生于男性的包皮皱褶、尿道或前列腺中,男性由于感染滴虫后常无症状,易成为感染源。也可经公共浴池、浴盆、浴巾、游泳池、坐式便器、衣物、污染的器械及敷料等间接传播。

【临床表现】

潜伏期为 4～28 日。25%～50% 患者感染初期无症状。主要症状是阴道分泌物增多及外阴瘙痒,间或出现灼热、疼痛、性交痛等。分泌物典型特点为稀薄脓性、泡沫状、有异味。分泌物灰黄色、黄白色呈脓性是因其中含有大量白细胞,若合并其他感染则呈黄绿色;呈泡沫状、有异味是滴虫无氧酵解碳水化合物,产生腐臭气体所致。瘙痒部位主要为阴道口及外阴。若合并尿道感染,可有尿频、尿痛的症状,有时可有血尿。检查见阴道黏膜充血,严重者有散在出血点,甚至宫颈有出血斑点,形成"草莓样"宫颈;部分无症状感染者阴道黏膜无异常改变。

【诊断】

根据典型临床表现容易诊断,阴道分泌物中找到滴虫即可确诊。最简便的方法是湿片法,取 0.9% 氯化钠温溶液 1 滴放于玻片上,在阴道侧壁取典型分泌物混于其中,立即在低倍光镜下寻找滴虫。显微镜下可见到呈波状运动的滴虫及增多的白细胞被推移。此方法的敏感性为 60%～70%,阴道分泌物智能化检测系统及分子诊断技术可提高滴虫检出率。取分泌物前 24～48 小时避免性交、阴道灌洗或局部用药。取分泌物时阴道窥器不涂润滑剂,分泌物取出后应及时送检并注意保暖,否则滴虫活动力减弱,造成辨认困难。分泌物革兰染色涂片检查会使滴虫活动减弱造成检出率下降。

本病应与需氧菌性阴道炎(aerobic vaginitis,AV)相鉴别,两者阴道分泌物性状相似,稀薄、泡沫状、有异味。主要通过实验室检查鉴别。滴虫阴道炎湿片检查可见滴虫,而 AV 常见的病原菌为 B 族链球菌、葡萄球菌、大肠埃希菌及肠球菌等需氧菌,镜下可见大量中毒白细胞和大量杂菌,乳杆菌减少或消失,阴道分泌物中凝固酶和葡萄糖醛酸苷酶可呈阳性。

此外,因滴虫阴道炎可合并其他性传播疾病,如 HIV、黏液脓性宫颈炎等,诊断时需特别注意。

【治疗】

滴虫阴道炎患者可同时存在尿道、尿道旁腺、前庭大腺多部位滴虫感染,治愈此病需全身用药,并避免阴道冲洗。主要治疗药物为硝基咪唑类药物。

1. **全身用药**　初次治疗可选择甲硝唑 2g,单次口服;或替硝唑 2g,单次口服;或甲硝唑 400mg,每日 2 次,连服 7 日。口服药物的治愈率达 90%～95%。服用甲硝唑者,服药后 12～24 小时内避免哺乳;服用替硝唑者,服药后 3 日内避免哺乳。

2. **性伴侣的治疗**　滴虫阴道炎主要由性行为传播,性伴侣应同时进行治疗,并告知患者及性伴侣治愈前应避免无保护性行为。

3. **随访及治疗失败的处理**　由于滴虫阴道炎患者再感染率很高,最初感染 3 个月内需要追踪、复查。若治疗失败,对甲硝唑 2g 单次口服者,可重复应用甲硝唑 400mg,每日 2 次,连服 7 日;或替硝唑 2g,单次口服。对再次治疗后失败者,可给予甲硝唑 2g,每日 1 次,连服 5 日或替硝唑 2g,每日 1 次,连服 5 日。为避免重复感染,对密切接触的用品如内裤、毛巾等建议高温消毒。

4. **妊娠期滴虫阴道炎的治疗**　妊娠期滴虫阴道炎可导致胎膜早破、早产以及低出生体重儿等不良妊娠结局。妊娠期治疗的目的主要是减轻患者症状。目前对甲硝唑治疗能否改善滴虫阴道炎的不良妊娠结局尚无定论。治疗方案为甲硝唑 400mg,每日 2 次,连服 7 日。甲硝唑虽可透过胎盘,但未发现妊娠期应用甲硝唑会增加胎儿畸形或机体细胞突变的风险。但替硝唑在妊娠期应用的安全性尚未确定,应避免应用。

第五节　外阴阴道假丝酵母菌病

- 病原体为假丝酵母菌,属机会致病菌,主要为内源性传染。
- 主要症状为外阴阴道瘙痒、灼热痛,阴道分泌物呈豆渣状或凝乳样。
- 确诊依据为阴道分泌物检查发现假丝酵母菌的芽生孢子或假菌丝。
- 选择局部和(或)全身抗真菌药物治疗,以局部用药为主。

外阴阴道假丝酵母菌病(vulvovaginal candidiasis,VVC)曾称念珠菌性阴道炎,是由假丝酵母菌引起的常见外阴阴道炎症。国外资料显示,约75%妇女一生中至少患过1次VVC,45%妇女经历过2次或2次以上的发病。

【病原体及诱发因素】

80%~90%病原体为白假丝酵母菌,10%~20%为光滑假丝酵母菌、近平滑假丝酵母菌、热带假丝酵母菌等。假丝酵母菌适宜在酸性环境中生长,其阴道pH通常<4.5。假丝酵母菌对热的抵抗力不强,加热至60℃,1小时即死亡;但对干燥、日光、紫外线及化学制剂等因素的抵抗力较强。白假丝酵母菌为双相菌,有酵母相和菌丝相。酵母相为孢子,在无症状寄居及传播中起作用;菌丝相为孢子伸长形成假菌丝,具有侵袭组织的能力。10%~20%非孕妇女及30%孕妇阴道中可能黏附有假丝酵母菌寄生,但菌量极少,呈酵母相,并不引起炎症反应;在宿主全身及阴道局部细胞免疫能力下降时,假丝酵母菌转化为菌丝相,大量繁殖生长侵袭组织,引起炎症反应。发病的常见诱因有:长期应用广谱抗生素、妊娠、糖尿病、大量应用免疫抑制剂以及接受大量雌激素治疗等,胃肠道假丝酵母菌感染者粪便污染阴道、穿紧身化纤内裤及肥胖使外阴局部温度与湿度增加,也是发病的影响因素。

【传播途径】

主要为内源性传染,假丝酵母菌作为机会致病菌,除阴道外,也可寄生于人的口腔、肠道,这3个部位的假丝酵母菌可互相传染,也可通过性交直接传染。少部分患者通过接触感染的衣物间接传染。

【临床表现】

主要表现为外阴阴道瘙痒、阴道分泌物增多。外阴阴道瘙痒症状明显,持续时间长,严重者坐立不安,以夜晚更加明显。部分患者有外阴部灼热痛、性交痛以及排尿痛,尿痛是排尿时尿液刺激水肿的外阴所致。阴道分泌物的特征为白色稠厚,呈凝乳状或豆腐渣样。妇科检查可见外阴红斑、水肿,可伴有抓痕,严重者可见皮肤皲裂、表皮脱落。阴道黏膜红肿、小阴唇内侧及阴道黏膜附有白色块状物,擦除后露出红肿黏膜面,急性期还可见到糜烂及浅表溃疡。

外阴阴道假丝酵母菌病可分为单纯性VVC和复杂性VVC,后者占10%~20%。单纯性VVC包括非孕期妇女发生的散发性、白假丝酵母菌所致的轻或中度VVC;复杂性VVC包括非白假丝酵母菌所致的VVC、重度VVC、复发性VVC、妊娠期VVC或其他特殊患者如未控制的糖尿病、免疫低下者所患VVC。VVC临床评分标准,见表18-1,评分<7分为轻、中度VVC;评分≥7分为重度VVC。

表18-1　VVC临床评分标准

评分项目	0	1	2	3
瘙痒	无	偶有发作,可被忽略	能引起重视	持续发作,坐立不安
疼痛	无	轻	中	重
阴道黏膜充血、水肿	无	轻	中	重
外阴抓痕、皲裂、糜烂	无	/	/	有
分泌物量	无	较正常稍多	量多,无溢出	量多,有溢出

【诊断】

对有阴道炎症症状或体征的妇女,若在阴道分泌物中找到假丝酵母菌的芽生孢子或假菌丝即可确诊。可用湿片法或革兰染色检查分泌物中的芽生孢子和假菌丝。湿片法多采用10%氢氧化钾溶液,可溶解其他细胞成分,提高假丝酵母菌检出率。对于有症状而多次湿片法检查为阴性或治疗效果不好的难治性VVC病例,可采用培养法同时行药敏试验。

VVC合并细菌性阴道病、滴虫阴道炎是常见的阴道混合性感染的类型,实验室检查可见到两种或以上致病微生物。pH测定具有鉴别意义,若VVC患者阴道分泌物pH>4.5,需要特别注意存在混合感染的可能性,尤其是合并细菌性阴道病的混合感染。

本病症状及分泌物性状与细胞溶解性阴道病(cytolytic vaginosis,CV)相似,应注意鉴别。CV 主要由乳杆菌过度繁殖,pH 过低,导致阴道鳞状上皮细胞溶解破裂而引起相应临床症状的一种疾病。常见临床表现为外阴瘙痒、阴道烧灼样不适,阴道分泌物性质为黏稠或稀薄的白色干酪样。两者主要通过实验室检查鉴别,VVC 镜下可见到芽生孢子及假菌丝,而 CV 可见大量乳杆菌和上皮溶解后细胞裸核。

【治疗】

消除诱因,根据患者情况选择局部或全身抗真菌药物,以局部用药为主。

1. **消除诱因** 及时停用广谱抗生素、雌激素等药物,积极治疗糖尿病。患者应勤换内裤,用过的毛巾等生活用品用开水烫洗。

2. **单纯性 VVC** 常采用唑类抗真菌药物。

(1)局部用药:可选用下列药物放置于阴道深部:①克霉唑制剂,1 粒(500mg),单次用药;或每晚 1 粒(150mg),连用 7 日;②咪康唑制剂,每晚 1 粒(200mg),连用 7 日;或每晚 1 粒(400mg),连用 3 日;或 1 粒(1200mg),单次用药;③制霉菌素制剂,每晚 1 粒(10 万 U),连用 10 ~ 14 日。

(2)全身用药:对未婚妇女及不宜采用局部用药者,可选用口服药物。常用药物:氟康唑 150mg,顿服。

3. **复杂性 VVC**

(1)重度 VVC:在单纯性 VVC 治疗的基础上延长多一个疗程的治疗时间。若为口服或局部用药一日疗法的方案,则在 72 小时后加用 1 次;若为局部用药 3 ~ 7 日的方案,则延长为 7 ~ 14 日。

(2)复发性外阴阴道假丝酵母菌病(recurrent vulvovaginal candidiasis,RVVC):1 年内有症状并经真菌学证实的 VVC 发作 4 次或以上,称为 RVVC。治疗重点在于积极寻找并去除诱因,预防复发。抗真菌治疗方案分为强化治疗与巩固治疗,根据培养和药物敏感试验选择药物。在强化治疗达到真菌学治愈后,给予巩固治疗半年。强化治疗方案即在单纯性 VVC 治疗的基础上延长多 1 ~ 2 个疗程的治疗时间。巩固治疗目前国内外尚无成熟方案,可口服氟康唑 150mg,每周 1 次,连续 6 个月;也可根据复发规律,每月给予一个疗程局部用药,连续 6 个月。

在治疗前建议作阴道分泌物真菌培养同时行药敏试验。治疗期间定期复查监测疗效,并注意药物副作用,一旦出现肝功能异常等副作用,立即停药,待副作用消失更换其他药物。

(3)妊娠期 VVC:以局部用药为主,以小剂量长疗程为佳,禁用口服唑类抗真菌药物。

4. **注意事项** 无需对性伴侣进行常规治疗。有龟头炎症者,需要进行假丝酵母菌检查及治疗,以预防女性重复感染。男性伴侣包皮过长者,需要每天清洗,建议择期手术。症状反复发作者,需考虑阴道混合性感染及非白假丝酵母菌病的可能。

5. **随访** 在治疗结束的 7 ~ 14 日,建议追踪复查。若症状持续存在或治疗后复发,可作真菌培养同时行药敏试验。对 RVVC 患者在巩固治疗的第 3 个月及 6 个月时,建议进行真菌培养。

第六节 细菌性阴道病

- 为阴道内乳杆菌减少、加德纳菌及其他厌氧菌增加所致的内源性混合感染。
- 临床特点为鱼腥臭味的稀薄阴道分泌物增加,但阴道检查无炎症改变。
- 阴道分泌物中见大量线索细胞。
- 主要采用针对厌氧菌的治疗,首选甲硝唑。

细菌性阴道病(bacterial vaginosis,BV)是阴道内正常菌群失调所致的以带有鱼腥臭味的稀薄阴道分泌物增多为主要表现的混合感染。

【病因】

正常阴道菌群以乳杆菌占优势。若产生 H_2O_2 的乳杆菌减少,阴道 pH 升高,阴道微生态失衡,其他微生物大量繁殖,主要有加德纳菌、还有其他厌氧菌,如动弯杆菌、普雷沃菌、紫单胞菌、类杆菌、消化链球菌等,以及人型支原体感染,导致细菌性阴道病。促使阴道菌群发生变化的原因仍不清楚,可能与频繁性交、反复阴道灌洗等因素有关。

【临床表现】

带有鱼腥臭味的稀薄阴道分泌物增多是其临床特点,可伴有轻度外阴瘙痒或烧灼感,性交后症状加重。分泌物呈鱼腥臭味,是厌氧菌产生的胺类物质(尸胺、腐胺、三甲胺)所致。10%~40% 患者无临床症状。检查阴道黏膜无明显充血等炎症表现。分泌物呈灰白色、均匀一致、稀薄状,常黏附于阴道壁,但容易从阴道壁拭去。

【诊断】

主要采用 Amsel 临床诊断标准,下列 4 项中具备 3 项,即可诊断为细菌性阴道病,多数认为线索细胞阳性为必备条件。

1. **线索细胞(clue cell)阳性**　取少许阴道分泌物放在玻片上,加 1 滴 0.9% 氯化钠溶液混合,于高倍显微镜下寻找线索细胞。镜下线索细胞数量占鳞状上皮细胞比例大于 20%,可以诊断细菌性阴道病。线索细胞即为表面黏附了大量细小颗粒的阴道脱落鳞状上皮细胞,这些细小颗粒为加德纳菌及其他厌氧菌,使得高倍显微镜下所见的鳞状上皮细胞表面毛糙、模糊、边界不清,边缘呈锯齿状。

2. **匀质、稀薄、灰白色阴道分泌物**,常黏附于阴道壁。

3. **阴道分泌物 pH>4.5。**

4. **胺试验(whiff test)阳性**　取阴道分泌物少许放在玻片上,加入 10% 氢氧化钾溶液 1~2 滴,产生烂鱼肉样腥臭气味,系因胺遇碱释放氨所致。

除上述临床诊断标准外,还可应用 Nugent 革兰染色评分,根据阴道分泌物的各种细菌相对浓度进行诊断。目前有研究显示厌氧菌预成酶的检测有助于细菌性阴道病的辅助诊断,大部分患者唾液酸苷酶阳性。细菌性阴道病由阴道微生物菌群失调造成,因此细菌培养在诊断中意义不大。本病应与其他常见的阴道炎相鉴别,见表 18-2。

表 18-2　细菌性阴道病与其他阴道炎的鉴别诊断

	细菌性阴道病	外阴阴道假丝酵母菌病	滴虫阴道炎
症状	分泌物增多,无或轻度瘙痒	重度瘙痒,烧灼感,分泌物增多	分泌物增多,轻度瘙痒
分泌物特点	白色,匀质,腥臭味	白色,豆腐渣样	稀薄脓性,泡沫状
阴道黏膜	正常	水肿、红斑	散在出血点
阴道 pH	>4.5	<4.5	>4.5
胺试验	阳性	阴性	可为阳性
显微镜检查	线索细胞,极少白细胞	芽生孢子及假菌丝,少量白细胞	阴道毛滴虫,多量白细胞

【治疗】

治疗选用抗厌氧菌药物,主要有甲硝唑、替硝唑、克林霉素。甲硝唑可抑制厌氧菌生长而不影响乳杆菌生长,是较理想的治疗药物。

1. **全身用药**　首选为甲硝唑 400mg,口服,每日 2 次,共 7 日;其次为替硝唑 2g,口服,每日 1 次,连服 3 日;或替硝唑 1g,口服,每日 1 次,连服 5 日;或克林霉素 300mg,口服,每日 2 次,连服 7 日。不推荐使用甲硝唑 2g 顿服。

2. **局部用药**　甲硝唑制剂 200mg,每晚 1 次,连用 7 日;或 2% 克林霉素软膏阴道涂抹,每次 5g,每晚 1 次,连用 7 日。哺乳期以选择局部用药为宜。

3. 注意事项　　①BV可能导致子宫内膜炎、盆腔炎性疾病及子宫切除后阴道残端感染，准备进行宫腔手术操作或子宫切除的患者即使无症状也需要接受治疗；②BV与绒毛膜羊膜炎、胎膜早破、早产、产后子宫内膜炎等不良妊娠结局有关，有症状的妊娠期患者均应接受治疗；③细菌性阴道病复发者可选择与初次治疗不同的抗厌氧菌药物，也可试用阴道乳杆菌制剂恢复及重建阴道的微生态平衡。

第七节　萎缩性阴道炎

- 为雌激素水平降低、局部抵抗力下降引起的、以需氧菌感染为主的阴道炎症。
- 临床表现为阴道分泌物增多、外阴瘙痒等。
- 治疗原则为补充雌激素，增强阴道抵抗力，抑制细菌生长。

萎缩性阴道炎（atrophic vaginitis）为雌激素水平降低、局部抵抗力下降引起的、以需氧菌感染为主的阴道炎症。常见于自然绝经或人工绝经后的妇女，也可见于产后闭经、接受药物假绝经治疗者。

【病因】

绝经后妇女因卵巢功能衰退或缺失，雌激素水平降低，阴道壁萎缩，黏膜变薄，上皮细胞内糖原减少，阴道内pH升高（多为5.0~7.0），嗜酸的乳杆菌不再为优势菌，局部抵抗力降低，以需氧菌为主的其他致病菌过度繁殖，从而引起炎症。

【临床表现】

主要症状为外阴灼热不适、瘙痒，阴道分泌物稀薄，呈淡黄色；感染严重者阴道分泌物呈脓血性。可伴有性交痛。检查时见阴道皱襞消失、萎缩、菲薄。阴道黏膜充血，有散在小出血点或点状出血斑，有时见浅表溃疡。

【诊断】

根据绝经、卵巢手术史、盆腔放射治疗史及临床表现，排除其他疾病，可以诊断。阴道分泌物镜检见大量白细胞而未见滴虫、假丝酵母菌等致病菌。萎缩性阴道炎患者因受雌激素水平低落的影响，阴道上皮脱落细胞量少且多为基底层细胞。对有血性阴道分泌物者，应与生殖道恶性肿瘤进行鉴别。对出现阴道壁肉芽组织及溃疡情况者，需行局部活组织检查，与阴道癌相鉴别。

【治疗】

治疗原则为补充雌激素，增加阴道抵抗力；使用抗生素抑制细菌生长。

1. 补充雌激素　　补充雌激素主要是针对病因的治疗，以增加阴道抵抗力。雌激素制剂可局部给药，也可全身给药。局部涂抹雌三醇软膏，每日1~2次，连用14日。口服替勃龙2.5mg，每日1次，也可选用其他雌孕激素制剂连续联合用药。

2. 抑制细菌生长　　阴道局部应用抗生素如诺氟沙星制剂100mg，放于阴道深部，每日1次，7~10日为1个疗程。对阴道局部干涩明显者，可应用润滑剂。

第八节　婴幼儿外阴阴道炎

- 因婴幼儿外阴皮肤黏膜薄、雌激素水平低及阴道内异物等所致的继发感染。
- 临床表现主要为阴道脓性分泌物及外阴瘙痒，严重者可发生小阴唇粘连。
- 保持外阴清洁、对症处理、针对病原体选择抗生素为主要治疗措施。

婴幼儿外阴阴道炎（infantile vaginitis）是因婴幼儿外阴皮肤黏膜薄、雌激素水平低及阴道内异物等所致的外阴阴道继发感染。常见于5岁以下婴幼儿，多与外阴炎并存。

【病因】

由于婴幼儿的解剖、生理特点,其外阴阴道容易发生炎症。①婴幼儿外阴尚未完全发育好,不能遮盖尿道口及阴道前庭,细菌容易侵入;②婴幼儿阴道环境与成人不同,新生儿出生后2~3周,母体来源的雌激素水平下降,自身雌激素水平低,阴道上皮薄,糖原少,pH升至6.0~8.0,乳杆菌没有成为优势菌,阴道抵抗力差,易受其他细菌感染;③婴幼儿卫生习惯不良,外阴不洁、尿液及粪便污染、外阴损伤或蛲虫感染,均可引起炎症;④阴道内误放异物,造成继发感染。常见病原体有大肠埃希菌及葡萄球菌、链球菌等,淋病奈瑟菌、阴道毛滴虫、白假丝酵母菌也为常见病原体。病原体常通过患病成人的手、衣物、毛巾、浴盆等间接传播。

【临床表现】

主要症状为阴道分泌物增多,呈脓性。临床上多由监护人发现婴幼儿内裤有脓性分泌物而就诊。大量分泌物刺激引起外阴痛痒,患儿哭闹、烦躁不安或用手搔抓外阴。部分患儿伴有下泌尿道感染,出现尿急、尿频、尿痛。检查可见外阴、阴蒂、尿道口、阴道口黏膜充血、水肿,有时可见脓性分泌物自阴道口流出。病情严重者,外阴表面可见溃疡,小阴唇可发生粘连。粘连的小阴唇有时遮盖阴道口及尿道口,粘连的上、下方可各有一裂隙,尿自裂隙排出。

【诊断】

婴幼儿语言表达能力差,采集病史常需详细询问患者监护人。结合症状及查体所见,通常可做出初步诊断。可用细棉拭子或吸管取阴道分泌物作病原学检查,以明确病原体;必要时做细菌及真菌培养。必要时还应做肛诊排除阴道异物及肿瘤。对有小阴唇粘连者,应注意与外生殖器畸形鉴别。

【治疗】

①保持外阴清洁、干燥,减少摩擦。②针对病原体选择相应口服抗生素治疗,或用吸管将抗生素溶液滴入阴道。③对症处理。有蛲虫者,给予驱虫治疗;若阴道内有异物,应及时取出;小阴唇粘连者外涂雌激素软膏后,多可松解,严重者应分离粘连,并涂以抗生素软膏。

(李小毛)

第十九章　子宫颈炎症

子宫颈炎症是妇科常见疾病之一,包括子宫颈阴道部炎症及子宫颈管黏膜炎症。因子宫颈阴道部鳞状上皮与阴道鳞状上皮相延续,阴道炎症均可引起子宫颈阴道部炎症。由于子宫颈管黏膜上皮为单层柱状上皮,抗感染能力较差,易发生感染。临床多见的子宫颈炎是急性子宫颈管黏膜炎,若急性子宫颈炎未经及时诊治或病原体持续存在,可导致慢性子宫颈炎症。

第一节　急性子宫颈炎

- 病原体可为性传播疾病病原体或内源性病原体,但部分病原体不清。
- 临床表现为阴道分泌物增多、经间期出血或伴泌尿系统感染等。
- 子宫颈分泌物呈黏液脓性或棉拭子擦拭子宫颈管易诱发出血,分泌物镜检白细胞增多,可初步诊断。
- 主要选择抗生素治疗,包括经验性和针对病原体的抗生素治疗。

急性子宫颈炎(acute cervicitis),指子宫颈发生急性炎症,包括局部充血、水肿,上皮变性、坏死,黏膜、黏膜下组织、腺体周围见大量中性粒细胞浸润,腺腔中可有脓性分泌物。急性子宫颈炎可由多种病原体引起,也可由物理因素、化学因素刺激或机械性子宫颈损伤、子宫颈异物伴发感染所致。

【病因及病原体】

急性子宫颈炎的病原体:①性传播疾病病原体:淋病奈瑟菌及沙眼衣原体,主要见于性传播疾病的高危人群;②内源性病原体:部分子宫颈炎发病与细菌性阴道病病原体、生殖支原体感染有关。但也有部分患者的病原体不清楚。沙眼衣原体及淋病奈瑟菌均感染子宫颈管柱状上皮,沿黏膜面扩散引起浅层感染,病变以子宫颈管明显。除子宫颈管柱状上皮外,淋病奈瑟菌还常侵袭尿道移行上皮、尿道旁腺及前庭大腺。

【临床表现】

大部分患者无症状。有症状者主要表现为阴道分泌物增多,呈黏液脓性,阴道分泌物刺激可引起外阴瘙痒及灼热感。此外,可出现经间期出血、性交后出血等症状。若合并尿路感染,可出现尿急、尿频、尿痛。妇科检查见子宫颈充血、水肿、黏膜外翻,有黏液脓性分泌物附着甚至从子宫颈管流出,子宫颈管黏膜质脆,容易诱发出血。若为淋病奈瑟菌感染,因尿道旁腺、前庭大腺受累,可见尿道口、阴道口黏膜充血、水肿以及多量脓性分泌物。

【诊断】

出现两个特征性体征之一、显微镜检查子宫颈或阴道分泌物白细胞增多,可做出急性子宫颈炎症的初步诊断。子宫颈炎症诊断后,需进一步做沙眼衣原体和淋病奈瑟菌的检测。

1. 两个特征性体征,具备一个或两个同时具备:

(1)于子宫颈管或子宫颈管棉拭子标本上,肉眼见到脓性或黏液脓性分泌物。

(2)用棉拭子擦拭子宫颈管时,容易诱发子宫颈管内出血。

2. 白细胞检测　子宫颈管分泌物或阴道分泌物中白细胞增多,后者需排除引起白细胞增多的阴道炎症。

（1）子宫颈管脓性分泌物涂片作革兰染色,中性粒细胞>30/高倍视野。

（2）阴道分泌物湿片检查白细胞>10/高倍视野。

3. 病原体检测　应作沙眼衣原体和淋病奈瑟菌的检测,以及有无细菌性阴道病及滴虫阴道炎。检测淋病奈瑟菌常用的方法有:①分泌物涂片革兰染色,查找中性粒细胞中有无革兰阴性双球菌,由于子宫颈分泌物涂片的敏感性、特异性差,不推荐用于女性淋病的诊断方法;②淋病奈瑟菌培养,为诊断淋病的"金标准"方法;③核酸检测,包括核酸杂交及核酸扩增,尤其核酸扩增方法诊断淋病奈瑟菌感染的敏感性、特异性高。检测沙眼衣原体常用的方法有:①衣原体培养,因其方法复杂,临床少用;②酶联免疫吸附试验检测沙眼衣原体抗原,为临床常用的方法;③核酸检测,包括核酸杂交及核酸扩增,尤以后者为检测沙眼衣原体感染敏感、特异的方法。但应做好质量控制,避免污染。

若子宫颈炎症进一步加重,可导致上行感染,因此对子宫颈炎患者应注意有无上生殖道感染。

【治疗】

主要为抗生素药物治疗。可根据不同情况采用经验性抗生素治疗及针对病原体的抗生素治疗。

1. 经验性抗生素治疗　对有以下性传播疾病高危因素的患者(如年龄小于25岁,多性伴或新性伴,并且为无保护性性交或性伴患STD),在未获得病原体检测结果前,可采用经验性抗生素治疗,方案为阿奇霉素1g单次顿服;或多西环素100mg,每日2次,连服7日。

2. 针对病原体的抗生素治疗　对于获得病原体者,选择针对病原体的抗生素。

（1）单纯急性淋病奈瑟菌性子宫颈炎:主张大剂量、单次给药,常用药物有头孢菌素及头霉素类药物,前者如头孢曲松钠250mg,单次肌内注射;或头孢克肟400mg,单次口服;也可选择头孢唑肟500mg,肌内注射;头孢噻肟钠500mg,肌内注射;后者如头孢西丁2g,肌内注射,加用丙磺舒1g口服;另可选择氨基糖苷类抗生素中的大观霉素4g,单次肌内注射。

（2）沙眼衣原体感染所致子宫颈炎:治疗药物主要有:①四环素类:如多西环素100mg,每日2次,连服7日;米诺环素0.1g,每日2次,连服7~10日;②大环内酯类:主要有阿奇霉素1g,单次顿服;克拉霉素0.25g,每日2次,连服7~10日;红霉素500mg,每日4次,连服7日;③氟喹诺酮类:主要有氧氟沙星300mg,每日2次,连服7日;左氧氟沙星500mg,每日1次,连服7日;莫西沙星400mg,每日1次,连服7日。

由于淋病奈瑟菌感染常伴有衣原体感染,因此,若为淋菌性子宫颈炎,治疗时除选用抗淋病奈瑟菌药物外,同时应用抗衣原体感染药物。

（3）合并细菌性阴道病:同时治疗细菌性阴道病,否则将导致子宫颈炎持续存在。

3. 性伴侣的处理　若子宫颈炎患者的病原体为淋病奈瑟菌或沙眼衣原体,应对其性伴进行相应的检查及治疗。

第二节　慢性子宫颈炎

- 多数患者无症状。
- 对持续存在的慢性子宫颈管黏膜炎应查找原因,对因处理。
- 有症状的慢性子宫颈炎症和子宫颈息肉可采用局部治疗。

慢性子宫颈炎(chronic cervicitis)指子宫颈间质内有大量淋巴细胞、浆细胞等慢性炎细胞浸润,可伴有子宫颈腺上皮及间质的增生和鳞状上皮化生。慢性子宫颈炎症可由急性子宫颈炎症迁延而来,也可为病原体持续感染所致,病原体与急性子宫颈炎相似。

【病理】

1. 慢性子宫颈管黏膜炎　由于子宫颈管黏膜皱襞较多,感染后容易形成持续性子宫颈黏膜炎,表现为子宫颈管黏液增多及脓性分泌物,反复发作。

2. **子宫颈息肉（cervical polyp）**　是子宫颈管腺体和间质的局限性增生,并向子宫颈外口突出形成息肉。检查见子宫颈息肉通常为单个,也可为多个,红色,质软而脆,呈舌型,可有蒂,蒂宽窄不一,根部可附在子宫颈外口,也可在子宫颈管内。光镜下见息肉表面被覆高柱状上皮,间质水肿、血管丰富以及慢性炎性细胞浸润。子宫颈息肉极少恶变,但应与子宫的恶性肿瘤鉴别。

3. **子宫颈肥大**　慢性炎症的长期刺激导致腺体及间质增生。此外,子宫颈深部的腺囊肿均可使子宫颈呈不同程度肥大,硬度增加。

【临床表现】

慢性子宫颈炎多无症状,少数患者可有持续或反复发作的阴道分泌物增多,淡黄色或脓性,性交后出血,月经间期出血,偶有分泌物刺激引起外阴瘙痒或不适。妇科检查可发现黄色分泌物覆盖子宫颈口或从子宫颈口流出,或在糜烂样改变的基础上同时伴有子宫颈充血、水肿、脓性分泌物增多或接触性出血,也可表现为子宫颈息肉或子宫颈肥大。

【诊断及鉴别诊断】

根据临床表现可初步做出慢性子宫颈炎的诊断,但应注意将妇科检查所发现的阳性体征与子宫颈的常见病理生理改变进行鉴别。

1. **子宫颈柱状上皮异位和子宫颈鳞状上皮内病变（squamous intraepithelial lesion，SIL）**　除慢性子宫颈炎外,子宫颈的生理性柱状上皮异位、子宫颈鳞状上皮内病变,甚至早期子宫颈癌也可表现为子宫颈糜烂样改变。生理性柱状上皮异位是阴道镜下描述子宫颈管内的柱状上皮生理性外移至子宫颈阴道部的术语,由于柱状上皮菲薄,其下间质透出而成肉眼所见的红色。曾将此种情况称为"宫颈糜烂",并认为是慢性子宫颈炎最常见的病理类型之一。目前已明确"宫颈糜烂"并不是病理学上的上皮溃疡、缺失所致的真性糜烂,也与慢性子宫颈炎症的定义即间质中出现慢性炎细胞浸润并不一致。因此,"宫颈糜烂"作为慢性子宫颈炎症的诊断术语已不再恰当。子宫颈糜烂样改变只是一个临床征象,可为生理性改变,也可为病理性改变。生理性柱状上皮异位多见于青春期、生育期妇女雌激素分泌旺盛者、口服避孕药或妊娠期,由于雌激素的作用,鳞柱交界部外移,子宫颈局部呈糜烂样改变外观。此外,子宫颈 SIL 及早期子宫颈癌也可使子宫颈呈糜烂样改变,因此对于子宫颈糜烂样改变者需进行子宫颈细胞学检查和(或)HPV 检测,必要时行阴道镜及活组织检查以除外子宫颈 SIL 或子宫颈癌。

2. **子宫颈腺囊肿（Naboth cyst）**　子宫颈腺囊肿绝大多数情况下是子宫颈的生理性变化。子宫颈转化区内鳞状上皮取代柱状上皮过程中,新生的鳞状上皮覆盖子宫颈腺管口或伸入腺管,将腺管口阻塞,导致腺体分泌物引流受阻,潴留形成囊肿。子宫颈局部损伤或子宫颈慢性炎症使腺管口狭窄,也可导致子宫颈腺囊肿形成。镜下见囊壁被覆单层扁平、立方或柱状上皮。浅部的子宫颈腺囊肿检查见子宫颈表面突出单个或多个青白色小囊泡,容易诊断。子宫颈腺囊肿通常不需处理。但深部的子宫颈腺囊肿,子宫颈表面无异常,表现为子宫颈肥大,应与子宫颈腺癌鉴别。

3. **子宫恶性肿瘤**　子宫颈息肉应与子宫颈的恶性肿瘤以及子宫体的恶性肿瘤相鉴别,因后两者也可呈息肉状,从子宫颈口突出,鉴别方法行子宫颈息肉切除,病理组织学检查确诊。除慢性炎症外,内生型子宫颈癌尤其腺癌也可引起子宫颈肥大,因此对子宫颈肥大者,需行子宫颈细胞学检查,必要时行子宫颈管搔刮术进行鉴别。

【治疗】

1. **慢性子宫颈管黏膜炎**　对持续性子宫颈管黏膜炎症,需了解有无沙眼衣原体及淋病奈瑟菌的再次感染、性伴是否已进行治疗、阴道微生物群失调是否持续存在,针对病因给予治疗。对病原体不清者,尚无有效治疗方法。对子宫颈呈糜烂样改变、有接触性出血且反复药物治疗无效者,可试用物理治疗。物理治疗注意事项:①治疗前,应常规行子宫颈癌筛查;②有急性生殖道炎症列为禁忌;③治疗时间应选在月经干净后 3～7 日内进行;④物理治疗后有阴道分泌物增多,甚至有大量水样排液,术后1~2周脱痂时可有少许出血;⑤在创面尚未愈合期间(4~8周)禁盆浴、性交和阴道冲洗;⑥物理治疗有引起术后出血,子宫颈狭窄,不孕,感染的可能,治疗后应定期复查,观察创面愈合情况直到痊愈,同时注意有无子宫颈管狭窄。

2. **子宫颈息肉**   行息肉摘除术,术后将切除息肉送组织学检查。

3. **子宫颈肥大**   一般无需治疗。

(薛凤霞)

第二十章　盆腔炎性疾病及生殖器结核

盆腔炎性疾病是常见的女性上生殖道感染性疾病,若未及时处理或处理不彻底,将严重影响妇女的生殖健康。生殖器结核的发病率有升高趋势,需引起足够的重视。

第一节　盆腔炎性疾病

- 病原体包括外源性病原体与内源性病原体,常为混合感染。
- 轻者无症状或仅有下腹痛、阴道分泌物增多;重者有发热或伴消化和泌尿系统症状。
- 诊断标准:妇科检查为最低标准,实验室检查为附加标准,病理或影像学检查为特异标准。
- 抗生素是主要治疗,必要时手术治疗。
- 可引起不孕、异位妊娠、慢性盆腔痛等后遗症。

盆腔炎性疾病(pelvic inflammatory disease,PID)指女性上生殖道的一组感染性疾病,主要包括子宫内膜炎(endometritis)、输卵管炎(salpingitis)、输卵管卵巢脓肿(tubo-ovarian abscess,TOA)、盆腔腹膜炎(peritonitis)。炎症可局限于一个部位,也可同时累及几个部位,以输卵管炎、输卵管卵巢炎最常见。盆腔炎性疾病多发生在性活跃的生育期妇女,初潮前、无性生活和绝经后妇女很少发生盆腔炎性疾病,即使发生也常常是邻近器官炎症的扩散。盆腔炎性疾病若未能得到及时、彻底治疗,可导致不孕、输卵管妊娠、慢性盆腔痛,炎症反复发作,从而严重影响妇女的生殖健康,且增加家庭与社会经济负担。

【女性生殖道的自然防御功能】

女性生殖道的解剖、生理、生化及免疫学特点具有比较完善的自然防御功能,以抵御感染的发生;健康妇女阴道内虽有某些微生物存在,但通常保持生态平衡状态,并不引起炎症。

1. 解剖生理特点

(1) 两侧大阴唇自然合拢,遮掩阴道口、尿道口。

(2) 由于盆底肌的作用,阴道口闭合,阴道前后壁紧贴,可防止外界污染。阴道正常微生物群尤其是乳杆菌,可抑制其他细菌生长。(详见第十八章第一节"阴道微生态")。

(3) 子宫颈内口紧闭,子宫颈管黏膜为分泌黏液的单层高柱状上皮所覆盖,黏膜形成皱褶、嵴突或陷窝,从而增加黏膜表面积;子宫颈管分泌大量黏液形成胶冻状黏液栓,成为上生殖道感染的机械屏障。

(4) 生育期妇女子宫内膜周期性剥脱,也是消除宫腔感染的有利条件。

(5) 输卵管黏膜上皮细胞的纤毛向宫腔方向摆动以及输卵管的蠕动,均有利于阻止病原体侵入。

2. 生化特点　子宫颈黏液栓内含乳铁蛋白、溶菌酶,可抑制病原体侵入子宫内膜。子宫内膜与输卵管分泌液都含有乳铁蛋白、溶菌酶,清除偶尔进入宫腔及输卵管的病原体。

3. 生殖道黏膜免疫系统　生殖道黏膜如阴道黏膜、子宫颈和子宫聚集有不同数量的淋巴细胞,包括T细胞、B细胞。此外,中性粒细胞、巨噬细胞、补体以及一些细胞因子,均在局部有重要的免疫功能,发挥抗感染作用。

当自然防御功能遭到破坏,或机体免疫功能降低、内分泌发生变化或外源性病原体侵入,均可导致炎症发生。

【病原体及其致病特点】

盆腔炎性疾病的病原体有外源性及内源性两个来源,两种病原体可单独存在,但通常为混合感染,可能是外源性的衣原体或淋病奈瑟菌感染造成输卵管损伤后,容易继发内源性的需氧菌及厌氧菌感染。

1. **外源性病原体**　主要为性传播疾病的病原体,如沙眼衣原体、淋病奈瑟菌。其他有支原体,包括人型支原体、生殖支原体以及解脲支原体,其中以生殖支原体为主。

2. **内源性病原体**　来自原寄居于阴道内的微生物群,包括需氧菌及厌氧菌,可以仅为需氧菌或仅为厌氧菌感染,但以需氧菌及厌氧菌混合感染多见。主要的需氧菌及兼性厌氧菌有金黄色葡萄球菌、溶血性链球菌、大肠埃希菌;厌氧菌有脆弱类杆菌、消化球菌、消化链球菌。厌氧菌感染的特点是容易形成盆腔脓肿、感染性血栓静脉炎,脓液有粪臭并有气泡。70%～80%盆腔脓肿可培养出厌氧菌。

【感染途径】

1. **沿生殖道黏膜上行蔓延**　病原体侵入外阴、阴道后,或阴道内的病原体沿子宫颈黏膜、子宫内膜、输卵管黏膜,蔓延至卵巢及腹腔,是非妊娠期、非产褥期盆腔炎性疾病的主要感染途径。淋病奈瑟菌、沙眼衣原体及葡萄球菌等,常沿此途径扩散。(图20-1)

2. **经淋巴系统蔓延**　病原体经外阴、阴道、子宫颈及宫体创伤处的淋巴管侵入盆腔结缔组织及内生殖器其他部分,是产褥感染、流产后感染及放置宫内节育器后感染的主要感染途径。链球菌、大肠埃希菌、厌氧菌多沿此途径蔓延。(图20-2)

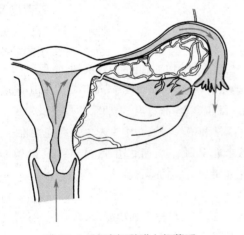

图20-1　炎症经黏膜上行蔓延

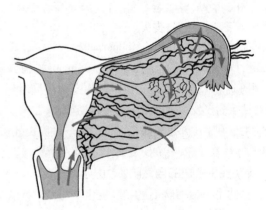

图20-2　炎症经淋巴系统蔓延

3. **经血液循环传播**　病原体先侵入人体的其他系统,再经血液循环感染生殖器,为结核菌感染的主要途径(图20-3)。

4. **直接蔓延**　腹腔其他脏器感染后,直接蔓延到内生殖器,如阑尾炎可引起右侧输卵管炎。

【高危因素】

了解高危因素利于盆腔炎性疾病的正确诊断及预防。

1. **年龄**　据美国资料,盆腔炎性疾病的高发年龄为15～25岁。年轻妇女容易发生盆腔炎性疾病可能与频繁性活动、子宫颈柱状上皮异位、子宫颈黏液机械防御功能较差有关。

2. **性活动**　盆腔炎性疾病多发生在性活跃期妇女,尤其是初次性交年龄小、有多个性伴侣、性交过频以及性

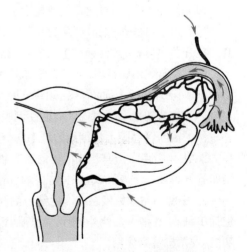

图20-3　炎症经血行传播

伴侣有性传播疾病者。

3. **下生殖道感染** 下生殖道感染如淋病奈瑟菌性子宫颈炎、沙眼衣原体性子宫颈炎以及细菌性阴道病与盆腔炎性疾病的发生密切相关。

4. **子宫腔内手术操作后感染** 如刮宫术、输卵管通液术、子宫输卵管造影术、宫腔镜检查等,由于手术所致生殖道黏膜损伤、出血、坏死,导致下生殖道内源性病原体上行感染。

5. **性卫生不良** 经期性交,使用不洁月经垫等,均可使病原体侵入而引起炎症。此外,低收入群体不注意性卫生保健,阴道冲洗者盆腔炎性疾病的发生率高。

6. **邻近器官炎症直接蔓延** 如阑尾炎、腹膜炎等蔓延至盆腔,病原体以大肠埃希菌为主。

7. **盆腔炎性疾病再次急性发作** 盆腔炎性疾病所致的盆腔广泛粘连、输卵管损伤、输卵管防御能力下降,容易造成再次感染,导致急性发作。

【病理及发病机制】

1. **急性子宫内膜炎及子宫肌炎** 子宫内膜充血、水肿,有炎性渗出物,严重者内膜坏死、脱落形成溃疡。镜下见大量白细胞浸润,炎症向深部侵入形成子宫肌炎。

2. **急性输卵管炎、输卵管积脓、输卵管卵巢脓肿** 急性输卵管炎症因病原体传播途径不同而有不同的病变特点。

(1)炎症经子宫内膜向上蔓延:首先引起输卵管黏膜炎,输卵管黏膜肿胀、间质水肿及充血、大量中性粒细胞浸润,严重者输卵管上皮发生退行性变或成片脱落,引起输卵管黏膜粘连,导致输卵管管腔及伞端闭锁,若有脓液积聚于管腔内则形成输卵管积脓。淋病奈瑟菌及大肠埃希菌、类杆菌以及普雷沃菌,除直接引起输卵管上皮损伤外,其细胞壁脂多糖等内毒素引起输卵管纤毛大量脱落,导致输卵管运输功能减退、丧失。因衣原体的热休克蛋白与输卵管热休克蛋白有相似性,感染后引起的交叉免疫反应可损伤输卵管,导致严重输卵管黏膜结构及功能破坏,并引起盆腔广泛粘连。

(2)病原菌通过子宫颈的淋巴播散:通过宫旁结缔组织,首先侵及浆膜层,发生输卵管周围炎,然后累及肌层,而输卵管黏膜层可不受累或受累极轻。病变以输卵管间质炎为主,其管腔常可因肌壁增厚受压变窄,但仍能保持通畅。轻者输卵管仅有轻度充血、肿胀、略增粗;严重者输卵管明显增粗、弯曲,纤维素性脓性渗出物增多,造成与周围组织粘连。

卵巢很少单独发炎,白膜是良好的防御屏障,卵巢常与发炎的输卵管伞端粘连而发生卵巢周围炎,称为输卵管卵巢炎,习称附件炎。炎症可通过卵巢排卵的破孔侵入卵巢实质形成卵巢脓肿,脓肿壁与输卵管积脓粘连并穿通,形成输卵管卵巢脓肿。输卵管卵巢脓肿可为一侧或两侧,约半数是在可识别的急性盆腔炎性疾病初次发病后形成,另一部分是屡次急性发作或重复感染而形成。输卵管卵巢脓肿多位于子宫后方或子宫、阔韧带后叶及肠管间粘连处,可破入直肠或阴道,若破入腹腔则引起弥漫性腹膜炎。

3. **急性盆腔腹膜炎** 盆腔内生殖器发生严重感染时,往往蔓延到盆腔腹膜,表现为腹膜充血、水肿,并有少量含纤维素的渗出液,形成盆腔脏器粘连。当有大量脓性渗出液积聚于粘连的间隙内,可形成散在脓肿;积聚于直肠子宫陷凹处形成盆腔脓肿,较多见。脓肿可破入直肠而使症状突然减轻,也可破入腹腔引起弥漫性腹膜炎。

4. **急性盆腔结缔组织炎** 病原体经淋巴管进入盆腔结缔组织而引起结缔组织充血、水肿及中性粒细胞浸润。以宫旁结缔组织炎最常见,开始局部增厚,质地较软,边界不清,以后向两侧盆壁呈扇形浸润,若组织化脓形成盆腔腹膜外脓肿,可自发破入直肠或阴道。

5. **败血症及脓毒败血症** 当病原体毒性强、数量多、患者抵抗力降低时,常发生败血症。发生盆腔炎性疾病后,若身体其他部位发现多处炎症病灶或脓肿者,应考虑有脓毒败血症存在,但需经血培养证实。

6. **肝周围炎(Fitz-Hugh-Curtis综合征)** 指肝包膜炎症而无肝实质损害的肝周围炎。淋病奈瑟菌及衣原体感染均可引起。由于肝包膜水肿,吸气时右上腹疼痛。肝包膜上有脓性或纤维渗出物,早期在肝包膜与前腹壁腹膜之间形成松软粘连,晚期形成琴弦样粘连。5%～10%输卵管炎可出现肝周围炎,临床表现为继下腹痛后出现右上腹痛,或下腹疼痛与右上腹疼痛同时出现。

【临床表现】

可因炎症轻重及范围大小而有不同的临床表现。轻者无症状或症状轻微。常见症状为下腹痛、阴道分泌物增多。腹痛为持续性,活动或性交后加重。若病情严重可出现发热甚至高热、寒战、头痛、食欲缺乏。月经期发病可出现经量增多、经期延长。若有腹膜炎,出现消化系统症状如恶心、呕吐、腹胀、腹泻等。伴有泌尿系统感染可有尿急、尿频、尿痛症状。若有脓肿形成,可有下腹包块及局部压迫刺激症状;包块位于子宫前方可出现膀胱刺激症状,如排尿困难、尿频,若引起膀胱肌炎还可有尿痛等;包块位于子宫后方可有直肠刺激症状,出现腹泻、里急后重感和排便困难。若有输卵管炎的症状及体征,并同时有右上腹疼痛者,应怀疑有肝周围炎。

患者体征差异较大,轻者无明显异常发现,或妇科检查仅发现子宫颈举痛或宫体压痛或附件区压痛。严重病例呈急性病容,体温升高,心率加快,下腹部有压痛、反跳痛及肌紧张,甚至出现腹胀,肠鸣音减弱或消失。妇科检查:阴道可见脓性臭味分泌物;子宫颈充血、水肿,将子宫颈表面分泌物拭净,若见脓性分泌物从子宫颈口流出,说明子宫颈管黏膜或宫腔有急性炎症。子宫颈举痛;宫体稍大,有压痛,活动受限;子宫两侧压痛明显,若为单纯输卵管炎,可触及增粗的输卵管,痛痛明显;若为输卵管积脓或输卵管卵巢脓肿,可触及包块且压痛明显,不活动;宫旁结缔组织炎时,可扪及宫旁一侧或两侧片状增厚,或两侧宫骶韧带高度水肿、增粗,压痛明显;若有盆腔脓肿形成且位置较低时,则后穹隆触痛明显,可在子宫直肠陷窝处触及包块,并可有波动感,三合诊检查更有利于了解盆腔脓肿的情况及与邻近器官的关系。

【诊断】

根据病史、症状、体征及实验室检查可做出初步诊断。由于盆腔炎性疾病的临床表现差异较大,临床诊断准确性不高(与腹腔镜相比,阳性预测值为65%～90%)。理想的盆腔炎性疾病诊断标准,既要敏感性高,能发现轻微病例,又要特异性强,避免非炎症患者应用抗生素。但目前尚无单一的病史、体征或实验室检查,既敏感又特异。由于临床正确诊断盆腔炎性疾病比较困难,而延误诊断又导致盆腔炎性疾病后遗症的发生。2015年美国疾病预防和控制中心(Center for Disease Control and Prevention,CDC)推荐的盆腔炎性疾病的诊断标准(表20-1),旨在对年轻女性出现腹痛或有异常阴道分泌物或不规则阴道流血者,提高对盆腔炎性疾病的认识,对可疑患者做进一步评价,及时治疗,减少后遗症的发生。

表 20-1   盆腔炎性疾病的诊断标准(美国 CDC 诊断标准,2015 年)

最低标准(minimum criteria)
子宫颈举痛或子宫压痛或附件区压痛
附加标准(additional criteria)
体温超过 38.3℃(口表)
子宫颈异常黏液脓性分泌物或脆性增加
阴道分泌物湿片出现大量白细胞
红细胞沉降率升高
血 C-反应蛋白升高
实验室证实的子宫颈淋病奈瑟菌或衣原体阳性
特异标准(specific criteria)
子宫内膜活检组织学证实子宫内膜炎
阴道超声或磁共振检查显示输卵管增粗,输卵管积液,伴或不伴有盆腔积液、输卵管卵巢肿块,腹腔镜检查发现盆腔炎性疾病征象

最低诊断标准提示在性活跃的年轻女性或者具有性传播疾病的高危人群,若出现下腹痛,并可排除其他引起下腹痛的原因,妇科检查符合最低诊断标准,即可给予经验性抗生素治疗。

附加标准可增加最低诊断标准的特异性,多数盆腔炎性疾病患者有子宫颈黏液脓性分泌物,或阴道分泌物0.9%氯化钠溶液湿片中见到大量白细胞,若子宫颈分泌物正常并且阴道分泌物镜下见不到白细胞,盆腔炎性疾病的诊断需慎重,应考虑其他引起腹痛的疾病。阴道分泌物检查还可同时发现是否合并阴道感染,如细菌性阴道病及滴虫阴道炎。

特异标准基本可诊断盆腔炎性疾病,但由于除超声检查及磁共振检查外,均为有创检查,特异标准仅适用于一些有选择的病例。腹腔镜诊断盆腔炎性疾病标准包括:①输卵管表面明显充血;②输卵管壁水肿;③输卵管伞端或浆膜面有脓性渗出物。腹腔镜诊断输卵管炎准确率高,并能直接采取感染部位的分泌物做细菌培养,但临床应用有一定局限性,如对轻度输卵管炎的诊断准确性较低、对单独存在的子宫内膜炎无诊断价值,因此并非所有怀疑盆腔炎性疾病的患者均需腹腔镜检查。

在做出盆腔炎性疾病的诊断后,需进一步明确病原体。子宫颈管分泌物及后穹隆穿刺液的涂片、培养及核酸扩增检测病原体,虽不如通过剖腹探查或腹腔镜直接采取感染部位的分泌物做培养及药敏准确,但临床较实用,对明确病原体有帮助。涂片可作革兰染色,可以根据细菌形态为及时选用抗生素提供线索;培养阳性率高,并可做药敏试验。除病原体检查外,还可根据病史(如是否为性传播疾病高危人群)、临床症状及体征特点初步判断病原体。

【鉴别诊断】

盆腔炎性疾病应与急性阑尾炎、输卵管妊娠流产或破裂、卵巢囊肿蒂扭转或破裂等急症相鉴别。

【治疗】

主要为抗生素药物治疗,必要时手术治疗。抗生素治疗可清除病原体,改善症状及体征,减少后遗症。经恰当的抗生素积极治疗,绝大多数盆腔炎性疾病能彻底治愈。抗生素的治疗原则:经验性、广谱、及时和个体化。初始治疗往往根据病史、临床表现以及当地的流行病学推断病原体,给予经验性抗生素治疗。由于盆腔炎性疾病的病原体多为淋病奈瑟菌、衣原体以及需氧菌、厌氧菌的混合感染,需氧菌及厌氧菌又有革兰阴性及革兰阳性之分,故抗生素的选择应涵盖以上病原体,选择广谱抗生素或联合用药。根据药敏试验选用抗生素较合理,但通常需在获得实验室结果后才能给予。在盆腔炎性疾病诊断48小时内及时用药将明显降低后遗症的发生。具体选用的方案根据医院的条件、患者的病情及接受程度、药物有效性及性价比等综合考虑选择个体化治疗方案。

1. 门诊治疗　若患者一般状况好,症状轻,能耐受口服抗生素,并有随访条件,可在门诊给予非静脉应用(口服或肌内注射)抗生素,常用给药方案见表20-2。

表20-2　PID非静脉给药方案

方案A
头孢曲松钠250mg,单次肌内注射;或头孢西丁钠2g,单次肌内注射;(也可选用其他三代头孢类抗生素如头孢噻肟、头孢唑肟钠)
为覆盖厌氧菌,加用硝基咪唑类药物
甲硝唑0.4g,每12小时1次,口服14日;
为覆盖沙眼衣原体或支原体,可加用
多西环素0.1g,每12小时1次,口服,10~14日;或
米诺环素0.1g,每12小时1次,口服,10~14日;或
阿奇霉素0.5g,每日1次,连服1~2日后改为0.25g,每日1次,连服5~7日
方案B
氧氟沙星400mg口服,每日2次,连用14日;或
左氧氟沙星500mg口服,每日1次,连用14日,同时加用
甲硝唑0.4g,每日2~3次,口服,连用14日

2. 住院治疗　若患者一般情况差,病情严重,伴有发热、恶心、呕吐;或有盆腔腹膜炎;或输卵管卵巢脓肿;或门诊治疗无效;或不能耐受口服抗生素;或诊断不清,均应住院给予抗生素药物治疗为主的综合治疗。

(1)支持疗法:卧床休息,半卧位有利于脓液积聚于直肠子宫陷凹而使炎症局限。给予高热量、高蛋白、高维生素流食或半流食,补充液体,注意纠正电解质紊乱及酸碱失衡。高热时采用物理降温。尽量避免不必要的妇科检查以免引起炎症扩散,有腹胀者应行胃肠减压。

(2)抗生素治疗:给药途径以静脉滴注收效快,常用的配伍方案见表20-3。

表20-3　PID 静脉给药方案

方案 A:头霉素或头孢菌素类药物
头孢替坦 2g,每 12 小时 1 次,静脉滴注或头孢西丁钠 2g,每 6 小时 1 次,静脉滴注;加
多西环素 100mg,每 12 小时 1 次,静脉滴注或口服
临床症状、体征改善至少 24~48 小时后改为口服药物治疗,多西环素 100mg,每 12 小时 1 次,口服 14 日;或米诺环素 0.1g,每 12 小时 1 次,口服 14 日;或阿奇霉素 0.25g,每日 1 次,口服 7 日(首次剂量加倍)。对输卵管卵巢脓肿者,需加用克林霉素或甲硝唑从而更有效的抗厌氧菌
其他头孢类药物如头孢噻肟钠、头孢唑肟、头孢曲松钠也可以选择,但这些药物的抗厌氧菌作用稍差,必要时加用抗厌氧菌药物
方案 B:克林霉素与氨基糖苷类联合方案
克林霉素 900mg,每 8 小时 1 次,静脉滴注或林可霉素剂量 0.9g,每 8 小时 1 次,静脉滴注;加用
硫酸庆大霉素,首次负荷剂量为 2mg/kg,每 8 小时 1 次静脉滴注或肌内注射,维持剂量 1.5mg/kg,每 8 小时 1 次;
临床症状、体征改善后继续静脉应用 24~48 小时,克林霉素改为口服 450mg,每日 4 次,连用 14 日;或多西环素 100mg,口服,每 12 小时 1 次,口服 14 日
方案 C:青霉素类与四环素类联合方案
氨苄西林钠舒巴坦钠 3g,每 6 小时 1 次,静脉滴注或阿莫西林克拉维酸钾 1.2g,每 6~8 小时 1 次,静脉滴注;加用
多西环素 0.1g,每 12 小时 1 次,口服 14 日;或
米诺环素 0.1g,每 12 小时 1 次,口服 14 日;或
阿奇霉素 0.25g,每日 1 次,口服 7 日(首次剂量加倍)
方案 D:氟喹诺酮类药物与甲硝唑联合方案
氧氟沙星 0.4g,每 12 小时 1 次,静脉滴注或左氧氟沙星 0.5g,每日一次,静脉滴注;加用硝基咪唑类药物
甲硝唑 0.5g,每 12 小时 1 次,静脉滴注

目前由于耐氟喹诺酮类药物淋病奈瑟菌株的出现,氟喹诺酮类药物不作为盆腔炎性疾病的首选药物。若存在以下因素:淋病奈瑟菌地区流行和个人危险因素低、有良好的随访条件、头孢菌素不能应用(对头孢菌素类药物过敏)等,可考虑应用氟喹诺酮类药物,但在开始治疗前,必须进行淋病奈瑟菌的检测。

(3)手术治疗:主要用于抗生素控制不满意的输卵管卵巢脓肿或盆腔脓肿。手术指征有:

1)脓肿经药物治疗无效:输卵管卵巢脓肿或盆腔脓肿经药物治疗 48~72 小时,体温持续不降,患者中毒症状加重或包块增大者,应及时手术,以免发生脓肿破裂。

2)脓肿持续存在:经药物治疗病情有好转,继续控制炎症数日(2~3 周),包块仍未消失但已局限化,可手术治疗。

3)脓肿破裂:突然腹痛加剧,寒战、高热、恶心、呕吐、腹胀,检查腹部拒按或有中毒性休克表现,应怀疑脓肿破裂。若脓肿破裂未及时诊治,死亡率高。因此,一旦怀疑脓肿破裂,需立即在抗生素治疗的同时行手术治疗。

手术可根据情况选择经腹手术或腹腔镜手术,也可行超声或 CT 引导下的穿刺引流。手术范围应根据病变范围、患者年龄、一般状态等全面考虑。原则以切除病灶为主。年轻妇女应尽量保留卵巢功能,以采用保守性手术为主;年龄大、双侧附件受累或附件脓肿屡次发作者,可行全子宫及双附件切除术;对极度衰弱危重患者的手术范围须按具体情况决定,可在超声或 CT 引导下采用经皮引流技术。若盆腔脓肿位置低、突向阴道后穹隆时,可经阴道切开排脓,同时注入抗生素。

3. 中药治疗　主要为活血化瘀、清热解毒药物,如银翘解毒汤、安宫牛黄丸或紫血丹等。

【性伴侣的治疗】

对于盆腔炎性疾病患者出现症状前 60 日内接触过的性伴侣进行检查和治疗。如果最近一次性交发生在 6 个月前,则应对最后的性伴侣进行检查、治疗。在女性盆腔炎性疾病患者治疗期间应避免无保护性性交。

【随访】

对于抗生素治疗的患者,应在 72 小时内随诊,明确有无临床情况的改善。若抗生素治疗有效,在治疗后的 72 小时内患者的临床表现应有改善,如体温下降,腹部压痛、反跳痛减轻,子宫颈举痛、子宫压痛、附件区压痛减轻。若此期间症状无改善,需进一步检查,重新进行评价,必要时腹腔镜或手术探查。无论其性伴侣接受治疗与否,建议沙眼衣原体和淋病奈瑟菌感染者治疗后 3 个月复查上述病原体。若 3 个月时未复查,应于治疗后 1 年内任意 1 次就诊时复查。

【盆腔炎性疾病后遗症】

若盆腔炎性疾病未得到及时正确的诊断或治疗,可能会发生盆腔炎性疾病后遗症(sequelae of PID)。主要病理改变为组织破坏、广泛粘连、增生及瘢痕形成,导致:①输卵管增生、增粗,输卵管阻塞;②输卵管卵巢粘连形成输卵管卵巢肿块;③若输卵管伞端闭锁,浆液性渗出物聚集形成输卵管积水或输卵管积脓或输卵管卵巢脓肿的脓液吸收,被浆液性渗出物代替形成输卵管积水或输卵管卵巢囊肿;④盆腔结缔组织表现为主、骶韧带增生、变厚,若病变广泛,可使子宫固定。

1. 临床表现

(1)不孕:输卵管粘连阻塞可致不孕。盆腔炎性疾病后不孕发生率为 20% ~ 30% 。

(2)异位妊娠:盆腔炎性疾病后异位妊娠发生率是正常妇女的 8 ~ 10 倍。

(3)慢性盆腔痛:炎症形成的粘连、瘢痕以及盆腔充血,常引起下腹部坠胀、疼痛及腰骶部酸痛,常在劳累、性交后及月经前后加剧。文献报道约 20% 急性盆腔炎发作后遗留慢性盆腔痛。慢性盆腔痛常发生在盆腔炎性疾病急性发作后的 4 ~ 8 周。

(4)盆腔炎性疾病反复发作:由于盆腔炎性疾病造成的输卵管组织结构破坏,局部防御功能减退,若患者仍处于同样的高危因素,可造成再次感染导致盆腔炎性疾病反复发作。有盆腔炎性疾病病史者,约 25% 将再次发作。

2. 妇科检查　若为输卵管病变,则在子宫一侧或两侧触到呈索条状增粗的输卵管,并有轻度压痛;若为输卵管积水或输卵管卵巢囊肿,则在盆腔一侧或两侧触及囊性肿物,活动多受限;若为盆腔结缔组织病变,子宫常呈后倾后屈,活动受限或粘连固定,子宫一侧或两侧有片状增厚、压痛,宫骶韧带常增粗、变硬,有触痛。

3. 治疗　盆腔炎性疾病后遗症需根据不同情况选择治疗方案。不孕患者,多需要辅助生殖技术协助受孕。对慢性盆腔痛,尚无有效的治疗方法,对症处理或给予中药、理疗等综合治疗,治疗前需排除子宫内膜异位症等其他引起盆腔痛的疾病。盆腔炎性疾病反复发作者,抗生素药物治疗的基础上可根据具体情况,选择手术治疗。输卵管积水者需行手术治疗。

【预防】

①注意性生活卫生,减少性传播疾病。对沙眼衣原体感染高危妇女(如年龄<25 岁、新的性伙伴、多个性伴侣、性伴侣有性传播疾病、社会地位低)筛查和治疗可减少盆腔炎性疾病发生率。②及时治

疗下生殖道感染。虽然细菌性阴道病与盆腔炎性疾病相关,但检测和治疗细菌性阴道病能否降低盆腔炎性疾病发生率,至今尚不清楚。③公共卫生教育,提高公众对生殖道感染的认识及预防感染的重要性。④严格掌握妇科手术指征,做好术前准备,术时注意无菌操作,预防感染。⑤及时治疗盆腔炎性疾病,防止后遗症发生。

第二节　生殖器结核

- 病原体为结核杆菌,血行传播为最主要的传播途径。
- 常见临床表现为不孕、月经失调、下腹坠痛及发热、盗汗等全身症状。
- 临床诊断较为困难,根据结核病史、临床表现及辅助检查进行诊断。
- 治疗主要为抗结核药物治疗,必要时手术治疗。

由结核分枝杆菌引起的女性生殖器炎症,称为生殖器结核(genital tuberculosis),又称结核性盆腔炎。多见于20~40岁妇女,也可见于绝经后的老年妇女。近年因耐多药结核、艾滋病的增加以及对结核病控制的松懈,生殖器结核发病率有升高趋势。一旦确诊为生殖器结核,应转诊至结核病专科医院治疗。

【传染途径】

生殖器结核是全身结核的表现之一,常继发于身体其他部位结核如肺结核、肠结核、腹膜结核等,约10%肺结核患者伴有生殖器结核。生殖器结核潜伏期很长,可达1~10年,多数患者在日后发现生殖器结核时,其原发病灶多已痊愈。生殖器结核常见的传染途径:

1. **血行传播**　为最主要的传播途径。青春期时正值生殖器发育,血供丰富,结核菌易借血行传播。结核杆菌感染肺部后,大约1年内可感染内生殖器,由于输卵管黏膜有利于结核菌的潜伏感染,结核杆菌首先侵犯输卵管,然后依次扩散到子宫内膜、卵巢,侵犯子宫颈、阴道、外阴者较少。

2. **直接蔓延**　腹膜结核、肠结核可直接蔓延到内生殖器。

3. **淋巴传播**　较少见。消化道结核可通过淋巴管传播感染内生殖器。

4. **性交传播**　极罕见。男性患泌尿系结核,通过性交传播上行感染。

【病理】

1. **输卵管结核**　占女性生殖器结核的90%~100%,即几乎所有的生殖器结核均累及输卵管,双侧性居多,但双侧的病变程度可能不同。输卵管增粗肥大,其伞端外翻如烟斗嘴状是输卵管结核的特有表现;也可表现为伞端封闭,管腔内充满干酪样物质;有的输卵管增粗,管壁内有结核结节;有的输卵管僵直变粗,峡部有多个结节隆起。输卵管浆膜面可见多个粟粒结节,有时盆腔腹膜、肠管表面及卵巢表面也布满类似结节,或并发腹腔积液型结核性腹膜炎。在输卵管管腔内见到干酪样物质,有助于同非结核性炎症相鉴别。输卵管常与其邻近器官如卵巢、子宫、肠曲广泛粘连。

2. **子宫内膜结核**　常由输卵管结核蔓延而来,占生殖器结核的50%~80%。输卵管结核患者约半数同时有子宫内膜结核。早期病变出现在宫腔两侧角,子宫大小、形状无明显变化,随着病情进展,子宫内膜受到不同程度结核病变破坏,最后代以瘢痕组织,可使宫腔粘连变形、缩小。

3. **卵巢结核**　占生殖器结核的20%~30%,主要由输卵管结核蔓延而来,因有白膜包围,通常仅有卵巢周围炎,侵犯卵巢深层较少。少部分卵巢结核由血液循环传播而致,可在卵巢深部形成结节及干酪样坏死性脓肿。

4. **子宫颈结核**　常由子宫内膜结核蔓延而来或经淋巴或血液循环传播,较少见,占生殖器结核的10%~20%。病变可表现为乳头状增生或为溃疡,这时外观易与子宫颈癌混淆。

5. **盆腔腹膜结核**　盆腔腹膜结核多合并输卵管结核。根据病变特征不同分渗出型和粘连型。渗出型以渗出为主,特点为腹膜及盆腔脏器浆膜面布满无数大小不等的散在灰黄色结节,渗出物为浆液性草黄色澄清液体,积聚于盆腔,有时因粘连形成多个包裹性囊肿;粘连型以粘连为主,特点为腹膜增厚,与邻近脏器之间发生紧密粘连,粘连间的组织常发生干酪样坏死,易形成瘘管。

【临床表现】

依病情轻重、病程长短而异。有的患者无任何症状,有的患者则症状较重。

1. **不孕** 多数生殖器结核因不孕而就诊。在原发性不孕患者中生殖器结核为常见原因之一。由于输卵管黏膜破坏与粘连,常使管腔阻塞;或因输卵管周围粘连,有时管腔尚保持部分通畅,但黏膜纤毛被破坏,输卵管僵硬、蠕动受限,丧失运输功能;子宫内膜结核妨碍受精卵的着床与发育,也可致不孕。

2. **月经失调** 早期因子宫内膜充血及溃疡,可有经量过多;晚期因子宫内膜遭不同程度破坏而表现为月经稀少或闭经。多数患者就诊时已为晚期。

3. **下腹坠痛** 由于盆腔炎性疾病和粘连,可有不同程度的下腹坠痛,经期加重。

4. **全身症状** 若为活动期,可有结核病的一般症状,如发热、盗汗、乏力、食欲缺乏、体重减轻等。轻者全身症状不明显,有时仅有经期发热,但症状重者可有高热等全身中毒症状。

5. **全身及妇科检查** 由于病变程度与范围不同而有较大差异,较多患者因不孕行诊断性刮宫、子宫输卵管碘油造影及腹腔镜检查才发现患有盆腔结核,而无明显体征和其他自觉症状。严重盆腔结核常合并腹膜结核,检查腹部时有柔韧感或腹腔积液征,形成包裹性积液时,可触及囊性肿块,边界不清,不活动,表面因有肠管粘连,叩诊空响。子宫一般发育较差,往往因周围有粘连使活动受限。若附件受累,在子宫两侧可触及条索状的输卵管或输卵管与卵巢等粘连形成的大小不等及形状不规则的肿块,质硬、表面不平,呈结节状突起,或可触及钙化结节。

【诊断】

多数患者缺乏明显症状,阳性体征不多,故诊断时易被忽略。为提高确诊率,应详细询问病史,尤其当患者有原发不孕、月经稀少或闭经时;未婚女青年有低热、盗汗、盆腔炎性疾病或腹腔积液时;既往有结核病接触史或本人曾患肺结核、胸膜炎、肠结核时,均应考虑有生殖器结核的可能。下列辅助检查方法,可协助诊断。若能找到病原学或组织学证据即可确诊。常用的辅助诊断方法如下:

1. **子宫内膜病理检查** 是诊断子宫内膜结核最可靠的依据。由于经前子宫内膜较厚,若有结核菌,此时阳性率高,故应选择在经前1周或月经来潮6小时内行刮宫术。术前3日及术后4日应每日肌内注射链霉素0.75g及口服异烟肼0.3g,以预防刮宫引起结核病灶扩散。由于子宫内膜结核多由输卵管蔓延而来,故刮宫时应注意刮取子宫角部内膜,并将刮出物送病理检查,在病理切片上找到典型结核结节,诊断即可成立,但阴性结果并不能排除结核的可能。若有条件应将部分刮出物或分泌物作结核菌培养。遇有宫腔小而坚硬,无组织物刮出,结合临床病史及症状,也应考虑为子宫内膜结核,并作进一步检查。若子宫颈可疑结核,应做活组织检查确诊。

2. **X线检查**

(1)胸部X线摄片:必要时行消化道或泌尿系统X线检查,以便发现原发病灶。

(2)盆腔X线摄片:发现孤立钙化点,提示曾有盆腔淋巴结结核病灶。

(3)子宫输卵管碘油造影:可能见到下列征象:①宫腔呈不同形态和不同程度狭窄或变形,边缘呈锯齿状;②输卵管管腔有多个狭窄部分,呈典型串珠状或显示管腔细小而僵直;③在相当于盆腔淋巴结、输卵管、卵巢部位有钙化灶;④若碘油进入子宫一侧或两侧静脉丛,应考虑有子宫内膜结核的可能。子宫输卵管造影对生殖器结核的诊断帮助较大,但也有可能将输卵管管腔中的干酪样物质及结核菌带到腹腔,故造影前后应肌内注射链霉素及口服异烟肼等抗结核药物。

3. **腹腔镜检查** 能直接观察子宫、输卵管浆膜面有无粟粒结节,并可取腹腔液行结核菌培养,或在病变处做活组织检查。做此项检查时应注意避免肠道损伤。

4. **结核菌检查** 取月经血或宫腔刮出物或腹腔液作结核菌检查,常用方法:①涂片抗酸染色查找结核菌;②结核菌培养,此法准确,但结核菌生长缓慢,通常1~2个月才能得到结果;③分子生物学方法,如 PCR 技术,方法快速、简便,但可能出现假阳性;④动物接种,方法复杂,需时较长,难以推广。

5. 结核菌素试验 结核菌素试验阳性说明体内曾有结核分枝杆菌感染,若为强阳性说明目前仍有活动性病灶,但不能说明病灶部位,若为阴性一般情况下表示未有过结核分枝杆菌感染。

6. γ-干扰素释放实验(interferon gamma release assays,IGRAs) 是诊断结核病的新方法,其原理是当体内曾经受到结核杆菌抗原刺激而致敏的 T 淋巴细胞再次遇到同类抗原时能产生 γ-干扰素,可通过检测 γ-干扰素浓度或从单细胞水平检测分泌 γ-干扰素细胞数目来诊断肺结核及肺外结核,具有很高的敏感性和特异性。

7. 其他 白细胞计数不高,分类中淋巴细胞增多,不同于化脓性盆腔炎性疾病;活动期红细胞沉降率增快,但正常不能除外结核病变,这些化验检查均为非特异性,只能作为诊断参考。

【鉴别诊断】

结核性盆腔炎性疾病应与盆腔炎性疾病后遗症、子宫内膜异位症、卵巢恶性肿瘤,尤其是卵巢上皮性癌鉴别,诊断困难时,可作腹腔镜检查或剖腹探查确诊。

【治疗】

采用抗结核药物治疗为主,休息营养为辅的治疗原则。

1. 抗结核药物治疗 抗结核药物治疗对 90% 女性生殖器结核有效。药物治疗应遵循早期、联合、规律、适量、全程的原则。采用异烟肼、利福平、乙胺丁醇及吡嗪酰胺等抗结核药物联合治疗 6～9 个月,可取得良好疗效。推荐两阶段短疗程药物治疗方案,前 2～3 个月为强化期,后 4～6 个月为巩固期。2010 年 WHO 结核病诊疗指南指出生殖器结核的抗结核药物的选择、用法、疗程参考肺结核病。常用的治疗方案:①强化期 2 个月,每日异烟肼、利福平、吡嗪酰胺及乙胺丁醇四种药物联合应用,后 4 个月巩固期每日连续应用异烟肼、利福平(简称 2HRZE/4HR);或巩固期每周 3 次间歇应用异烟肼、利福平(2HRZE/4H3R3)。②强化期每日异烟肼、利福平、吡嗪酰胺、乙胺丁醇四种药联合应用 2 个月,巩固期每日应用异烟肼、利福平、乙胺丁醇连续 4 个月(2HRZE/4HRE);或巩固期每周 3 次应用异烟肼、利福平、乙胺丁醇连续 4 个月(2HRZE/4H3R3E3)。第一个方案可用于初次治疗的患者,第二个方案多用于治疗失败或复发的患者。

2. 支持疗法 急性患者至少应休息 3 个月,慢性患者可以从事部分工作和学习,但要注意劳逸结合,加强营养,适当参加体育锻炼,增强体质。

3. 手术治疗 出现以下情况应考虑手术治疗:①盆腔包块经药物治疗后缩小,但不能完全消退;②治疗无效或治疗后又反复发作者,或难以与盆腹腔恶性肿瘤鉴别者;③盆腔结核形成较大的包块或较大的包裹性积液者;④子宫内膜结核严重,内膜破坏广泛,药物治疗无效者。为避免手术时感染扩散,提高手术后治疗效果,手术前后需应用抗结核药物治疗。手术范围根据患者年龄、病变部位而定,年龄大患者手术以全子宫及双侧附件切除术为宜;对年轻妇女应尽量保留卵巢功能;对病变局限于输卵管,而又迫切希望生育者,可行双侧输卵管切除术,保留卵巢及子宫。由于生殖器结核所致的粘连常较广泛而紧密,术前应做好肠道清洁准备,术时应注意解剖关系,避免损伤。

虽然生殖器结核经药物治疗取得良好疗效,但治疗后的妊娠成功率极低,对部分希望妊娠者,可行辅助生殖技术助孕。

【预防】

增强体质,做好卡介苗接种,积极防治肺结核、淋巴结核和肠结核等。

(薛凤霞)

第二十一章　子宫内膜异位症与子宫腺肌病

子宫内膜异位性疾病包括子宫内膜异位症(endometriosis,EMT)和子宫腺肌病(adenomyosis),两者均由具有生长功能的异位子宫内膜所致,临床上常可并存。但两者的发病机制及组织发生不尽相同,临床表现及其对卵巢激素的敏感性亦有差异。

第一节　子宫内膜异位症

- 绝大多数位于盆腔脏器和壁腹膜,以卵巢、宫骶韧带最常见。
- 主要症状为下腹痛与痛经、不孕及性交不适。
- 腹腔镜检查是确诊盆腔内异症的标准方法,病理检查阴性不能排除内异症诊断。
- 分为手术治疗和药物治疗,根据患者年龄、症状、分期、病变部位及对生育要求等给予个体化治疗。

子宫内膜组织(腺体和间质)出现在子宫体以外的部位时,称为子宫内膜异位症(endometriosis,EMT),简称内异症。异位内膜可侵犯全身任何部位,如脐、膀胱、肾、输尿管、肺、胸膜、乳腺,甚至手臂、大腿等处,但绝大多数位于盆腔脏器和壁腹膜,以卵巢、宫骶韧带最常见,其次为子宫及其他脏腹膜、阴道直肠隔等部位,故有盆腔子宫内膜异位症之称(图21-1)。由于内异症是激素依赖性疾病,在

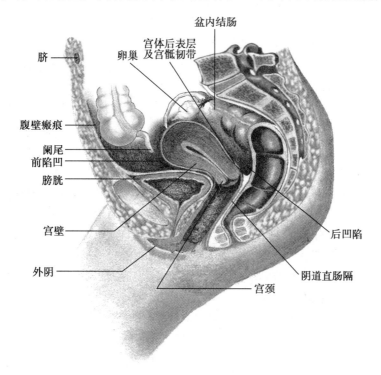

图 21-1　子宫内膜异位症的发生部位

自然绝经和人工绝经(包括药物作用、射线照射或手术切除双侧卵巢)后,异位内膜病灶可逐渐萎缩吸收;妊娠或使用性激素抑制卵巢功能,可暂时阻止疾病发展。内异症在形态学上呈良性表现,但在临床行为学上具有类似恶性肿瘤的特点,如种植、侵袭及远处转移等。

【发病率】

流行病学调查显示,生育期是内异症的高发时段,其中76%在25~45岁,与内异症是激素依赖性疾病的特点相符合。有报道绝经后用激素补充治疗的妇女也有发病者。生育少、生育晚的妇女发病明显高于生育多、生育早者。近年来发病率呈明显上升趋势,与社会经济状况呈正相关,与剖宫产率增高、人工流产与宫腹腔镜操作增多有关,在慢性盆腔疼痛及痛经患者中的发病率为20%~90%,25%~35%不孕患者与内异症有关,妇科手术中有5%~15%患者被发现有内异症存在。

【病因】

异位子宫内膜来源至今尚未阐明,目前关于内异症的来源主要有以下3种学说。

1. **种植学说**   1921年,Sampson首次提出了种植学说,其传播途径主要包括:

(1)经血逆流:Sampson首先提出经期时子宫内膜腺上皮和间质细胞可随经血逆流,经输卵管进入盆腔,种植于卵巢和邻近的盆腔腹膜,并在该处继续生长、蔓延,形成盆腔内异症,也称为经血逆流学说,许多临床和实验资料均支持这一学说:①70%~90%妇女有经血逆流,在经血或早卵泡期的腹腔液中,均可见存活的内膜细胞;②先天性阴道闭锁或宫颈狭窄等经血排出受阻者发病率高;③动物实验能将经血中的子宫内膜移植于猕猴腹腔内存活生长,形成典型内异症。但该学说无法解释在多数生育期女性中存在经血逆流,但仅少数(10%~15%)女性发病,也无法解释盆腔外的内异症。

(2)淋巴及静脉播散:子宫内膜也可以通过淋巴及静脉向远处播散,发生异位种植。不少学者在光镜检查时发现盆腔淋巴管、淋巴结和盆腔静脉中有子宫内膜组织。临床上所见远离盆腔的器官,如肺、四肢皮肤、肌肉等发生内异症,可能就是内膜通过血行和淋巴播散的结果。但该学说无法说明子宫内膜如何通过静脉和淋巴系统,而盆腔外内异症的发病率又极低。

(3)医源性种植:剖宫产术后腹壁切口或分娩后会阴切口出现内异症,可能是手术时将子宫内膜带至切口直接种植所致。此途径在人猿实验中获得证实。

2. **体腔上皮化生学说**   该学说由19世纪著名病理学家Robert Meyer提出。认为卵巢表面上皮、盆腔腹膜均由胚胎期具有高度化生潜能的体腔上皮分化而来,在受到持续卵巢激素或经血及慢性炎症的反复刺激后,能被激活转化为子宫内膜样组织。但目前仅有动物试验证实,小鼠卵巢表面上皮可经过K-ras激活途径直接化生为卵巢内异症病变。

3. **诱导学说**   未分化的腹膜组织在内源性生物化学因素诱导下,可发展成为子宫内膜组织,种植的内膜可以释放化学物质诱导未分化的间充质形成子宫内膜异位组织。此学说是体腔上皮化生学说的延伸,在兔动物实验中已证实,而在人类尚无证据。

内异症的形成可能还与下列因素有关。

1. **遗传因素**   内异症具有一定的家族聚集性,某些患者的发病可能与遗传有关。患者一级亲属的发病风险是无家族史者的7倍,人群研究发现单卵双胎姐妹中一方患有内异症时,另一方发生率可达75%。此外,有研究发现内异症与谷胱甘肽转移酶、半乳糖转移酶和雌激素受体的基因多态性有关,提示该病存在遗传易感性。

2. **免疫与炎症因素**   免疫调节异常在内异症的发生、发展各环节起重要作用,表现为免疫监视功能、免疫杀伤细胞的细胞毒作用减弱而不能有效清除异位内膜。研究发现,内异症与某些自身免疫性疾病如系统性红斑狼疮有关,患者的IgG及抗子宫内膜抗体明显增加;内异症也与亚临床腹膜炎有关,表现为腹腔液中巨噬细胞、炎性细胞因子、生长因子、促血管生成物质增加。

3. **其他因素**   国内学者提出"在位内膜决定论",认为在位子宫内膜的生物学特性是内异症发生的决定因素,局部微环境是影响因素。内异症患者在位子宫内膜的特性如粘附性、侵袭性、刺激形成血管的能力均强于非内异症患者的在位子宫内膜。环境因素也与内异症之间存在潜在联系,二噁英在内异症发病中有一定作用。血管生成因素也可能参与内异症的发生,患者腹腔液中 VEGF 等血管生长因子增多,使盆腔微血管生长增加,易于异位内膜种植生长。

【病理】

内异症的基本病理变化为异位子宫内膜随卵巢激素变化而发生周期性出血,导致周围纤维组织增生和囊肿、粘连形成,在病变区出现紫褐色斑点或小泡,最终发展为大小不等的紫褐色实质性结节或包块。内异症根据发生的部位不同,分为不同病理类型。

1. 大体病理

(1) 卵巢型内异症(ovarian endometriosis):卵巢最易被异位内膜侵犯,约80% 病变累及一侧,累及双侧占50%。卵巢的异位内膜病灶分为两种类型。①微小病变型:位于卵巢浅表层的红色、蓝色或棕色等斑点或小囊,病灶只有数毫米大小,常导致卵巢与周围组织粘连,手术中刺破后有黏稠咖啡色液体流出。②典型病变型:又称囊肿型。异位内膜在卵巢皮质内生长,形成单个或多个囊肿,称为卵巢子宫内膜异位囊肿。囊肿表面呈灰蓝色,大小不一,直径多在5cm 左右,大至10~20cm。典型情况下,陈旧性血液聚集在囊内形成咖啡色黏稠液体,似巧克力样,俗称"卵巢巧克力囊肿"(chocolate cyst of ovary)。因囊肿周期性出血,囊内压力增大,囊壁易反复破裂,破裂后囊内容物刺激腹膜发生局部炎性反应和组织纤维化,导致卵巢与邻近器官、组织紧密粘连,造成囊肿固定、不活动,手术时囊壁极易破裂。这种粘连是卵巢子宫内膜异位囊肿的临床特征之一,可借此与其他出血性卵巢囊肿相鉴别。

(2) 腹膜型内异症(peritoneal endometriosis):分布于盆腔腹膜和各脏器表面,以子宫骶骨韧带、直肠子宫陷凹和子宫后壁下段浆膜最为常见。在病变早期,病灶局部有散在紫褐色出血点或颗粒状散在结节。随病变发展,子宫后壁与直肠前壁粘连,直肠子宫陷凹变浅,甚至完全消失。输卵管内异症多累及管壁浆膜层,累及黏膜者较少。输卵管常与周围组织粘连,可因粘连和扭曲而影响其正常蠕动,严重者可致管腔不通,是内异症导致不孕的原因之一。腹膜型内异症亦分为二型:①色素沉着型:即典型的蓝紫色或褐色腹膜异位结节,术中较易辨认;②无色素沉着型:为异位内膜的早期病变,较色素沉着型更常见,也更具生长活性。表现形式多种多样,依其外观又可分为红色病变和白色病变。无色素沉着病灶发展成典型的病灶需6~24 个月。

(3) 深部浸润型内异症(deep infiltrating endometriosis,DIE):指病灶浸润深度≥5mm 的内异症,累及部位包括宫骶韧带、直肠子宫陷凹、阴道穹隆、阴道直肠隔、直肠或者结肠壁等,也可侵犯至膀胱壁和输尿管。

(4) 其他部位的内异症:包括瘢痕内异症(如腹壁切口、会阴切口等)以及其他少见的远处内异症,如肺、胸膜等部位的内异症。

2. 镜下检查　典型的异位内膜组织在镜下可见子宫内膜腺体、间质、纤维素及出血等成分。无色素型早期异位病灶一般可见到典型的内膜组织,但异位内膜反复出血后,这些组织结构可被破坏而难以发现,出现临床表现极典型而组织学特征极少的不一致现象,约占24%。出血来自间质内血管,镜下找到少量内膜间质细胞即可确诊内异症。临床表现和术中所见很典型,即使镜下仅能在卵巢囊壁中发现红细胞或含铁血黄素细胞等出血证据,亦应视为内异症。肉眼正常的腹膜组织镜检时发现子宫内膜腺体及间质,称为镜下内异症,发生率10%~15%。

异位内膜组织可随卵巢周期变化而有增殖和分泌改变,但其改变与在位子宫内膜并不一定同步,多表现为增殖期改变。

国内外文献报道子宫内膜异位症恶变的发生率在1% 左右,主要与卵巢型内异症相关。但由于癌组织可能破坏原发的内异症病灶、病理取材不充分或病理报告不完全都可能导致诊断遗漏,故内异症恶变的准确发生率很可能被低估。内异症恶变的主要组织类型为透明细胞癌和子宫内膜样癌,其发生机制尚未明确。

【临床表现】

内异症的临床表现因人和病变部位的不同而多种多样,症状特征与月经周期密切相关。有25%患者无任何症状。

1. 症状

(1) 下腹痛和痛经:疼痛是内异症的主要症状,典型症状为继发性痛经、进行性加重。疼痛多位于下腹、腰骶及盆腔中部,有时可放射至会阴部、肛门及大腿,常于月经来潮时出现,并持续至整个经期。疼痛严重程度与病灶大小不一定呈正比,粘连严重的卵巢异位囊肿患者可能并无疼痛,而盆腔内小的散在病灶却可引起难以忍受的疼痛。少数患者可表现为持续性下腹痛,经期加剧。但有27% ~ 40%患者无痛经,因此痛经不是内异症诊断的必需症状。

(2) 不孕:内异症患者不孕率高达40%。引起不孕的原因复杂,如盆腔微环境改变影响精卵结合及运送、免疫功能异常导致抗子宫内膜抗体增加而破坏子宫内膜正常代谢及生理功能、卵巢功能异常导致排卵障碍和黄体形成不良等。此外,未破裂卵泡黄素化综合征(luteinized unruptured follicle syndrome,LUFS)在内异症患者中具有较高的发病率。中、重度患者可因卵巢、输卵管周围粘连而影响受精卵运输。

(3) 性交不适:多见于直肠子宫陷凹有异位病灶或因局部粘连使子宫后倾固定者。性交时碰撞或子宫收缩上提而引起疼痛,一般表现为深部性交痛,月经来潮前性交痛最明显。

(4) 月经异常:15% ~30%患者有经量增多、经期延长或月经淋漓不尽或经前期点滴出血。可能与卵巢实质病变、无排卵、黄体功能不足或合并有子宫腺肌病和子宫肌瘤有关。

(5) 其他特殊症状:盆腔外任何部位有异位内膜种植生长时,均可在局部出现周期性疼痛、出血和肿块,并出现相应症状。肠道内异症可出现腹痛、腹泻、便秘或周期性少量便血,严重者可因肿块压迫肠腔而出现肠梗阻症状;膀胱内异症常在经期出现尿痛和尿频,但多被痛经症状掩盖而被忽视;异位病灶侵犯和(或)压迫输尿管时,引起输尿管狭窄、阻塞,出现腰痛和血尿,甚至形成肾盂积水和继发性肾萎缩;手术瘢痕内异症患者常在剖宫产或会阴侧切术后数月至数年出现周期性瘢痕处疼痛和包块,并随时间延长而加剧。

除上述症状外,卵巢子宫内膜异位囊肿破裂时,可发生急腹痛。多发生于经期前后、性交后或其他腹压增加的情况,症状类似输卵管妊娠破裂,但无腹腔内出血。

2. 体征　卵巢异位囊肿较大时,妇科检查可扪及与子宫粘连的肿块。囊肿破裂时腹膜刺激征阳性。典型盆腔内异症双合诊检查时,可发现子宫后倾固定,直肠子宫陷凹、宫骶韧带或子宫后壁下方可扪及触痛性结节,一侧或双侧附件处触及囊实性包块,活动度差。病变累及直肠阴道间隙时,可在阴道后穹隆触及、触痛明显,或直接看到局部隆起的小结节或紫蓝色斑点。

【诊断】

生育期女性有继发性痛经且进行性加重、不孕或慢性盆腔痛,妇科检查扪及与子宫相连的囊性包块或盆腔内有触痛性结节,即可初步诊断为子宫内膜异位症。但临床上常需借助下列辅助检查。经腹腔镜检查的盆腔可见病灶和病灶的活组织病理检查是确诊依据,但病理学检查结果阴性并不能排除内异症的诊断。

1. 影像学检查　超声检查是诊断卵巢异位囊肿和膀胱、直肠内异症的重要方法,可确定异位囊肿位置、大小和形状,其诊断敏感性和特异性均在96%以上。囊肿呈圆形或椭圆形,与周围特别与子宫粘连,囊壁厚而粗糙,囊内有细小的絮状光点。因囊肿回声图像无特异性,不能单纯依靠超声图像确诊。盆腔CT及磁共振对盆腔内异症有诊断价值,但费用昂贵,不作为初选的诊断方法。

2. 血清CA125和人附睾蛋白4(HE4)测定　血清CA125水平可能升高,重症患者更为明显,但变化范围很大,多用于重度内异症和疑有深部异位病灶者。但CA125在其他疾病如卵巢癌、盆腔炎性疾病中也可以出现升高,CA125诊断内异症的敏感性和特异性均较低,不作为独立的诊断依据,但有助于监测病情变化、评估疗效和预测复发。HE4在内异症多在正常水平,可用于与卵巢癌的鉴别诊断。

3. **腹腔镜检查** 是目前国际公认的内异症诊断的最佳方法,除了阴道或其他部位可直视的病变外,腹腔镜检查是确诊盆腔内异症的标准方法。对在腹腔镜下见到大体病理所述的典型病灶或可疑病变进行活组织检查即可确诊。下列情况应首选腹腔镜检查:疑为内异症的不孕症患者、妇科检查及超声检查无阳性发现的慢性腹痛及痛经进行性加重者、有症状特别是血清 CA125 水平升高者。只有在腹腔镜检查或剖腹探查直视下才能确定内异症临床分期。

【鉴别诊断】

内异症易与下述疾病混淆,应予以鉴别。

1. **卵巢恶性肿瘤** 早期无症状,有症状时多呈持续性腹痛、腹胀,病情发展快,一般情况差。超声图像显示包块为混合性或实性。血清 CA125 和 HE4 的表达水平多显著升高。腹腔镜检查或剖腹探查可鉴别。

2. **盆腔炎性包块** 多有急性或反复发作的盆腔感染史,疼痛无周期性,平时亦有下腹部隐痛,可伴发热和白细胞增高等,抗生素治疗有效。

3. **子宫腺肌病** 痛经症状与内异症相似,但多位于下腹正中且更剧烈,子宫多呈均匀性增大,质硬。经期检查时,子宫触痛明显。此病常与内异症并存。

【临床分期】

内异症的分期方法很多,目前我国多采用美国生育学会(AFS)提出的"修正子宫内膜异位症分期法"。该分期法于 1985 年最初提出,1997 年再次修正。内异症分期需在腹腔镜下或剖腹探查手术时进行,要求详细观察并对异位内膜的部位、数目、大小、粘连程度等进行记录,最后进行评分(表 21-1)。该分期法有利于评估疾病严重程度、正确选择治疗方案、准确比较和评价各种治疗方法的疗效,并有助于判断患者的预后。

表 21-1 ASRM 修正子宫内膜异位症分期法(1997 年)

异位病灶		病灶大小				粘连范围		
		<1cm	1~3cm	>3cm		<1/3包裹	1/3~2/3包裹	>2/3包裹
腹膜	浅	1	2	4				
	深	2	4	6				
卵巢	右浅	1	2	4	薄膜	1	2	4
	右深	4	16	20	致密	4	8	16
	左浅	1	2	4	薄膜	1	2	4
	左深	4	16	20	致密	4	8	16
输卵管	右				薄膜	1	2	4
					致密	4	8	16
	左				薄膜	1	2	4
					致密	4	8	16
直肠子宫陷凹部分消失	4				完全消失	40		

注:1. 若输卵管全部包入应改为 16 分;

2. Ⅰ期(微型):1~5 分;Ⅱ期(轻型):6~15 分;Ⅲ期(中型):16~40 分;Ⅳ期(重型): > 40 分

【治疗】

治疗内异症的根本目的是"缩减和去除病灶,减轻和控制疼痛,治疗和促进生育,预防和减少复发"。治疗方法应根据患者年龄、症状、病变部位和范围以及对生育要求等加以选择,强调治疗个体化。

（一）治疗方法

1. **药物治疗**　治疗的目的是抑制卵巢功能，阻止内异症的发展。适用于有慢性盆腔痛、经期痛经症状明显、有生育要求及无卵巢囊肿形成患者。对较大的卵巢内膜异位囊肿，特别是卵巢包块性质未明者，宜采用手术治疗。

（1）非甾体类抗炎药（NSAID）：是一类不含糖皮质激素的抗炎、解热、镇痛药物，主要作用机制是通过抑制前列腺素的合成，减轻疼痛。用法：根据需要应用，间隔不少于 6 小时。副作用主要为胃肠道反应，偶有肝肾功能异常。长期应用要警惕胃溃疡的可能。

（2）口服避孕药：是最早用于治疗内异症的激素类药物，其目的是降低垂体促性腺激素水平，并直接作用于子宫内膜和异位内膜，导致内膜萎缩和经量减少。长期连续服用避孕药造成类似妊娠的人工闭经，称"假孕疗法"（pseudopregnancy therapy）。适用于轻度内异症患者。临床上常用低剂量高效孕激素和炔雌醇复合制剂，用法为每日 1 片，连续用 6 ~ 9 个月。副作用主要有恶心、呕吐，并警惕血栓形成风险。

（3）孕激素：单用人工合成高效孕激素，通过抑制垂体促性腺激素分泌，造成无周期性的低雌激素状态，并与内源性雌激素共同作用，造成高孕激素性闭经和内膜蜕膜化形成假孕。各种制剂疗效相近。所用剂量为避孕剂量 3 ~ 4 倍，连续应用 6 个月，如甲羟孕酮（medroxyprogesterone）30mg/d，副作用有恶心、轻度抑郁、水钠潴留、体重增加及阴道不规则点滴出血等。患者在停药数月后痛经缓解，月经恢复。

（4）孕激素受体拮抗剂：米非司酮（mifepristone）与子宫孕酮受体的亲和力是孕酮的 5 倍，具有强抗孕激素作用，每日口服 25 ~ 100mg，造成闭经使病灶萎缩。副作用轻，无雌激素样影响，亦无骨质丢失危险，长期疗效有待证实。

（5）孕三烯酮（gestrinone）：为 19-去甲睾酮甾体类药物，有抗孕激素、中度抗雌激素和抗性腺效应，也是一种假绝经疗法。每周用药两次，每次 2.5mg，于月经第 1 日开始服药，6 个月为 1 个疗程。治疗后 50% ~ 100% 患者发生闭经，症状缓解率达 95% 以上。孕三烯酮与达那唑相比，疗效相近，但副作用较小，对肝功能影响较小且可逆，且用药量少、方便。

（6）达那唑（danazol）：为合成的 17α-乙炔睾酮衍生物。抑制 FSH、LH 峰，抑制卵巢合成甾体激素，导致子宫内膜萎缩，出现闭经。因 FSH、LH 呈低水平，又称假绝经疗法。适用于轻度及中度内异症痛经明显的患者。用法：月经第 1 日开始口服 200mg，每日 2 ~ 3 次，持续用药 6 个月。若痛经不缓解或未闭经，可加至每日 4 次。疗程结束后约 90% 症状消失。停药后 4 ~ 6 周恢复月经及排卵。副作用有恶心、头痛、潮热、乳房缩小、体重增加、性欲减退、多毛、痤疮、皮脂增加、肌痛性痉挛等，一般能耐受。药物主要在肝脏代谢，已有肝功能损害不宜使用，也不适用于高血压、心力衰竭、肾功能不全者。

（7）促性腺激素释放激素激动剂（GnRH-a）：为人工合成的十肽类化合物，对 GnRH 受体的亲和力较天然 GnRH 高百倍，在短期促进垂体 LH 和 FSH 释放后持续抑制垂体分泌促性腺激素，导致卵巢激素水平明显下降，出现暂时性闭经，此疗法又称"药物性卵巢切除"（medical oophorectomy）。目前常用的 GnRH-a 类药物有：亮丙瑞林 3.75mg，月经第 1 日皮下注射后，每隔 28 日注射 1 次，共 3 ~ 6 次；戈舍瑞林 3.6mg，用法同前。用药后一般第 2 个月开始闭经，可使痛经缓解，停药后在短期内排卵可恢复。副作用主要有潮热、阴道干燥、性欲减退和骨质丢失等绝经症状，停药后多可消失。但骨质丢失需时 1 年才能逐渐恢复正常。因此在应用 GnRH-a 3 ~ 6 个月时可以酌情给予反向添加治疗（add-back therapy）提高雌激素水平，预防低雌激素状态相关的血管症状和骨质丢失的发生，如妊马雌酮 0.625mg 加甲羟孕酮 2mg，每日 1 次或替勃龙 1.25mg/d。

2. **手术治疗**　治疗的目的是切除病灶、恢复解剖。适用于药物治疗后症状不缓解、局部病变加剧或生育功能未恢复者、较大的卵巢内膜异位囊肿者。腹腔镜手术是首选的手术方法，目前认为腹腔镜确诊、手术+药物为内异症的"金标准"治疗。手术方式有：

（1）保留生育功能手术：切净或破坏所有可见的异位内膜病灶、分离粘连、恢复正常的解剖结构，但保留子宫、一侧或双侧卵巢，至少保留部分卵巢组织。适用于药物治疗无效、年轻和有生育要求的患者。术后复发率约40%，因此术后宜尽早妊娠或使用药物以减少复发。

（2）保留卵巢功能手术：切除盆腔内病灶及子宫，保留至少一侧或部分卵巢。适用于Ⅲ、Ⅳ期患者、症状明显且无生育要求的45岁以下患者。术后复发率约5%。

（3）根治性手术：将子宫、双附件及盆腔内所有异位内膜病灶予以切除和清除，适用于45岁以上重症患者。术后不用雌激素补充治疗者，几乎不复发。

（二）内异症不同情况的处理

1. 内异症相关疼痛

（1）未合并不孕及无附件包块者，首选药物治疗。一线药物包括：非甾体类抗炎药、口服避孕药及高效孕激素。二线药物包括GnRH-a、左炔诺孕酮宫内缓释系统（LNG-IUS）。一线药物治疗无效改二线药物，若依然无效，应考虑手术治疗。所有的药物治疗都存在停药后疼痛的高复发率。

（2）合并不孕或附件包块者，首选手术治疗。手术指征：①卵巢子宫内膜异位囊肿直径≥4cm；②合并不孕；③痛经药物治疗无效。手术以腹腔镜为首选。但手术后症状复发率较高，年复发率高达10%。故手术后应辅助药物治疗并长期管理。可根据病情选择一线或二线药物用于术后治疗，以减少卵巢子宫内膜异位囊肿和疼痛复发，但停药后症状常会很快再出现。

不建议术前药物治疗。但对病变较重、估计手术困难者，术前可短暂应用GnRH-a 3个月，以减少手术难度，提高手术的安全性。

2. 内异症相关不孕　对于内异症合并不孕患者首先按照不孕的诊疗路径进行全面的不孕症检查，排除其他不孕因素。单纯药物治疗对自然妊娠无效。腹腔镜是首选的手术治疗方式。年轻、轻中度者，术后可期待自然妊娠6个月，并给予生育指导；有高危因素者（年龄在35岁以上、不孕年限超过3年，尤其是原发性不孕者；重度内异症、盆腔粘连、病灶切除不彻底者；输卵管不通者），应积极行辅助生殖技术助孕。

3. 内异症恶变　主要恶变部位在卵巢，其他部位少见。临床有以下情况应警惕内异症恶变：①绝经后内异症患者，疼痛节律改变；②卵巢囊肿直径>10cm；③影像学检查有恶性征象；④血清CA125水平>200U/ml。治疗应循卵巢癌的治疗原则，预后一般比非内异症恶变的卵巢癌好。

【预防】

内异症病因不明确、多因素起作用，并且其组织学发生复杂，因此预防作用有限，主要注意以下几点以减少其发病：

1. 防止经血逆流　及时发现并治疗引起经血潴留的疾病，如先天性梗阻性生殖道畸形和继发性宫颈粘连、阴道狭窄等。

2. 药物避孕　口服避孕药可抑制排卵、促使子宫内膜萎缩，降低内异症的发病风险，对有高发家族史、容易带器妊娠者，可以选择。

3. 防止医源性异位内膜种植　尽量避免多次的宫腔手术操作。进入宫腔内的手术，缝合子宫壁时避免缝线穿过子宫内膜层，手术结束后应冲洗腹壁切口。月经前禁作输卵管通畅试验，以免将内膜碎屑推入腹腔。宫颈及阴道手术不宜在经前进行，以避免经血中内膜碎片种植于手术创面。人工流产吸宫术时，宫腔内负压不宜过高，避免突然将吸管拔出。

第二节　子宫腺肌病

- 多发生于生育年龄的经产妇,常合并内异症和子宫肌瘤。
- 主要症状是月经改变和进行性痛经。
- 无根治性的药物,手术是主要的治疗手段。

当子宫内膜腺体及间质侵入子宫肌层时,称子宫腺肌病(adenomyosis)。多发生于30~50岁经产妇,约15%同时合并内异症,约半数合并子宫肌瘤。虽对尸检和因病切除的子宫作连续切片检查,发现10%~47%子宫肌层中有子宫内膜组织,但其中35%无临床症状。子宫腺肌病与子宫内膜异位症病因不同,但均受雌激素的调节。

【病因】

子宫腺肌病患者部分子宫肌层中的内膜病灶与宫腔内膜直接相连,故认为是由基底层子宫内膜侵入肌层生长所致,多次妊娠及分娩、人工流产、慢性子宫内膜炎等造成子宫内膜基底层损伤,与腺肌病发病密切相关。由于内膜基底层缺乏黏膜下层,内膜直接与肌层接触,使得在解剖结构上子宫内膜易于侵入肌层。腺肌病常合并有子宫肌瘤和子宫内膜增生,提示高水平雌孕激素刺激,也可能是促进内膜向肌层生长的原因之一。

【病理】

异位内膜在子宫肌层多呈弥漫性生长,累及后壁居多,故子宫呈均匀性增大,前后径增大明显,呈球形,一般不超过12周妊娠子宫大小。剖面见子宫肌壁显著增厚且硬,无旋涡状结构,于肌壁中见粗厚肌纤维带和微囊腔,腔内偶有陈旧血液。少数腺肌病病灶呈局限性生长形成结节或团块,似肌壁间肌瘤,称为子宫腺肌瘤(adenomyoma)。因局部反复出血导致病灶周围纤维组织增生所致,故与周围肌层无明显界限,手术时难以剥除。镜下特征为肌层内有呈岛状分布的异位内膜腺体及间质,特征性的小岛由典型的子宫内膜腺体与间质组成,且为不成熟的内膜,属基底层内膜,对雌激素有反应性改变,但对孕激素无反应或不敏感,故异位腺体常呈增殖期改变,偶尔见到局部区域有分泌期改变。

【临床表现】

主要症状是经量过多、经期延长和逐渐加重的进行性痛经,疼痛位于下腹正中,常于经前1周开始,直至月经结束。有35%患者无典型症状,子宫腺肌病患者中月经过多发生率为40%~50%,表现为连续数个月经周期中月经量增多,一般大于80ml,并影响女性身体、心理、社会和经济等方面的生活质量。月经过多主要与子宫内膜面积增加、子宫肌层纤维增生使子宫肌层收缩不良、子宫内膜增生等因素有关。子宫腺肌病痛经的发生率为15%~30%。妇科检查子宫呈均匀增大或有局限性结节隆起,质硬且有压痛,经期压痛更甚。无症状者有时与子宫肌瘤不易鉴别。

【诊断】

可依据典型的进行性痛经和月经过多史、妇科检查子宫均匀增大或局限性隆起、质硬且有压痛而作出初步诊断。影像学检查有一定帮助,可酌情选择,确诊取决于术后的病理学检查。

【治疗】

应视患者症状、年龄和生育要求而定。目前无根治性的有效药物,对于症状较轻、有生育要求及近绝经期患者可试用达那唑、孕三烯酮、GnRH-a或左炔诺孕酮宫内缓释系统(LNG-IUS)治疗,均可缓解症状,但需要注意药物的副作用,并且停药后症状可复现。在GnRH-a治疗时应注意患者骨丢失的风险,可以给予反向添加治疗和钙剂补充。年轻或希望生育的子宫腺肌瘤患者,可试行病灶切除术,但术后有复发风险。对症状严重、无生育要求或药物治疗无效者,应行全子宫切除术。是否保留卵巢,取决于卵巢有无病变和患者年龄。

（狄　文）

第二十二章 女性生殖器发育异常

女性生殖器异常主要因染色体、性腺或生殖器发育过程异常所致。染色体和性腺异常最常见的临床表现是外生殖器性别模糊和青春期后性征发育异常,而生殖器发育过程异常主要表现为解剖结构异常。女性生殖器与泌尿器官在起源上密切相关,两者的发育可相互影响,因此在诊断生殖器异常时,要考虑是否伴有泌尿器官异常。

第一节 女性生殖器的发生

- 女性生殖器发育与泌尿系发育关系密切,相互影响。
- 性腺由未分化生殖细胞分化形成,主要由性染色体和性激素决定。
- 输卵管、子宫、宫颈及阴道上 2/3 段由副中肾管发育形成。
- 女性外生殖器主要由泄殖腔膜和尿生殖窦末端发育形成。

正常的女性生殖器发育是一个非常复杂的过程。未分化的性腺分化发育成卵巢。中肾(mesonephros)、中肾管(mesonephric duct)或称沃尔夫管(Wolffian duct)、和副中肾管(paramesonephric ducts)或称米勒管(Müllerian duct)通过复杂的联合作用形成子宫、阴道和上泌尿道。

一、性腺的发育

在胚胎第 5 周,由两侧中肾内侧的间皮增厚,形成原始生殖嵴(gonadal ridges),也称泌尿生殖嵴。此时并无性别分化,直至胚胎第 7 周时,男性与女性生殖嵴相同。性腺发育自原始生殖细胞(primary germ cell)。在胚胎第 4 周,原始性腺细胞自胚胎卵黄囊沿背部上皮凹陷迁移,于胚胎第 6 周达性腺原始生殖嵴的间充质内整合入原始性腺(primary sex cords)中。原始性索于胚胎第 8 周萎缩。

性腺发育决定于胎儿的基因型和性染色体,而最终性别表型取决于性染色体和占优势的生化和激素环境。在两个 X 染色体作用下,未分化性腺的皮质更倾向于分化成女性胎儿。在胎儿第 10 周,分化出卵巢结构。而在男性胎儿,由于 Y 染色体编码的性决定区(sex-determining region of the Y chromosome,SRY)蛋白能够诱导未分化性腺向睾丸分化并产生雄激素。除 SRY 蛋白和雄激素外,抗米勒管激素(anti-Müllerian hormone,AMH)对于男性发育也至关重要,在三种物质缺乏的环境中,生殖器倾向于向女性发育。之后,女性生殖器发育成熟主要受雌激素影响。

二、女性生殖管道的发育

(一) 输卵管、子宫、宫颈和阴道上段的发育

胚胎第 7 周,副中肾管起源于中胚层,位于中肾管外侧,与中肾管同步发育,最终形成输卵管、子宫、宫颈和阴道上段。胚胎第 8 周,两侧副中肾管迁移至中肾管内侧并在中线处汇合,中段管腔完成

融合和再吸收形成子宫,其中的中胚层部分形成子宫内膜和肌层。在融合的最初阶段,子宫腔内存在一纵隔,一般在胎儿20周吸收消失,若持续存在则形成子宫纵隔畸形。未融合的两侧副中肾管头段仍保持管状结构,经后续发育成为输卵管,头端开口成为输卵管伞端。融合部分的尾段形成阴道上2/3。

(二) 下生殖道的发育

于胚胎3周,在脐索(umbilical cord)下方形成泄殖腔膜(cloacal membrane),于胚胎4周时泄殖腔皱褶在前方融合形成生殖结节(genital tubercle)。胚胎7周时,尿直肠隔融入泄殖腔膜,将直肠与泌尿生殖道隔开。尿生殖膜上形成孔道与羊膜腔相通,形成原始的尿生殖窦。原始尿生殖窦最终分化为尾端的盆腔外部分和盆腔内部分。女性尿生殖窦盆腔内部分的远端形成尿道和阴道下1/3段。

三、女性外生殖器的发育

胚胎第4周,生殖结节形成。胚胎第6周,泄殖腔膜局部内陷分别形成尿道和肛门凹陷。原始尿道沟周围围绕原始尿道皱褶,阴唇隆起位于尿道周围外侧。胚胎第7周,泄殖腔膜消失,原始尿道沟与泌尿生殖窦相通。

外生殖器于胎儿第10周开始出现性别差异,至胎儿12周基本完成性别分化。女性未融合的阴唇阴囊隆起(labioscrotal swelling)形成两侧大阴唇,前端融合的部分形成阴阜和阴唇前端的联合。尿道皱褶后端融合形成小阴唇系带。未融合的尿道皱褶部分称为小阴唇。未融合的生殖隆起部分为尿生殖窦开口的阴道下端和阴道前庭。于胎儿14周,生殖结节发育形成阴蒂。

第二节　常见的女性生殖器发育异常

- 处女膜闭锁以生育期周期性下腹痛为主要症状,治疗为手术切开造口。
- 阴道发育异常有症状的患者可以通过手术矫正。
- 宫颈发育异常患者症状明显,但手术矫正比较困难。
- 子宫畸形是女性生殖道畸形的主要种类,大多数无症状,无需手术矫正,梗阻型畸形或影响生育者需要手术治疗。

一、外生殖器发育异常

外生殖器异常最常见的是处女膜闭锁(imperforate hymen),又称无孔处女膜。系发育过程中,阴道末端的泌尿生殖窦组织未腔化所致。由于处女膜无孔,故阴道分泌物或月经初潮的经血排出受阻,积聚在阴道内。有时经血可经输卵管逆流至腹腔。若不及时切开,反复多次的月经来潮使积血增多,发展为子宫腔、输卵管和盆腔积血,输卵管可因积血粘连而致伞端闭锁,经血逆流至盆腔易发生子宫内膜异位症。少部分处女膜发育异常可表现小孔的筛孔处女膜和纵隔处女膜。

绝大多数患者至青春期发生周期性下腹坠痛,进行性加剧。严重者可引起肛门胀痛和尿频等症状。检查可见处女膜膨出,表面呈紫蓝色;肛诊可扪及盆腔囊性包块。偶有幼女因大量黏液潴留在阴道内,导致处女膜向外凸出、下腹坠痛而就诊。盆腔超声检查可见阴道内有积液。确诊后应及时手术治疗。先用粗针穿刺处女膜中部膨隆部,抽出陈旧积血后再进行"X"形切开,排出积血;常规检查宫颈是否正常,切除多余的处女膜瓣,修剪处女膜,再用可吸收缝线缝合切口边缘。

二、阴道发育异常

阴道发育异常因副中肾管的形成和融合过程异常以及其他致畸因素所致,根据1998年美国生殖学会提出的分类法,可分为:①副中肾管发育不良,包括子宫、阴道未发育(MRKH综合征),即为常见的先天性无阴道;②泌尿生殖窦发育不良,典型患者表现为部分阴道闭锁;③副中肾管融合异常,又分为垂直融合异常和侧面融合异常,垂直融合异常表现为阴道横隔,侧面融合异常表现为阴道纵隔和阴道斜隔综合征。

(一)MRKH综合征(Mayer-Rokitansky-Kuster-Hauser syndrome)

系双侧副中肾管发育不全或双侧副中肾管尾端发育不良所致。表现为先天性无阴道,发生率约为1/4000~1/5000,几乎均合并无子宫或仅有始基子宫,卵巢功能多为正常。症状为原发性闭经及性生活困难。因子宫为始基状况而无周期性腹痛。检查见患者体格、第二性征以及外阴发育正常,但无阴道口,或仅在前庭后部见一浅凹,偶见短浅阴道盲端。可伴有泌尿道发育异常,个别伴有脊椎异常。染色体核型为46,XX,血内分泌检查为正常女性水平。

建议18岁后进行治疗。非手术治疗有顶压法,即用阴道模具压迫阴道凹陷,使其扩张并延伸到接近正常阴道的长度。手术治疗为阴道成形术,即采用各种方法在膀胱直肠间造穴,如生物补片法阴道成形术、腹膜法阴道成形术、乙状结肠法阴道成形术等。

(二)阴道闭锁(atresia of vagina)

为泌尿生殖窦未参与形成阴道下段所致。根据阴道闭锁的解剖学特点可将其分为:①阴道下段闭锁,也称为阴道Ⅰ型阴道闭锁,阴道上段及宫颈、子宫体均正常;②阴道完全闭锁,也称为阴道Ⅱ型阴道闭锁,多合并宫颈发育不良,子宫体发育不良或子宫畸形。

阴道下段闭锁因子宫内膜功能多为正常,因此症状出现较早,主要表现为阴道上段扩张,严重时可以合并宫颈、宫腔积血,妇科检查发现包块位置较低,位于直肠前方,无阴道开口,闭锁处黏膜表面色泽正常,亦不向外隆起,肛诊可扪及凸向直肠包块,位置较处女膜闭锁高。较少由于盆腔经血逆流引发子宫内膜异位症。阴道完全闭锁多合并宫颈发育不良,子宫体发育不良或子宫畸形,子宫内膜功能不正常,经血容易逆流至盆腔,常常发生子宫内膜异位症。磁共振显像和超声检查可帮助诊断。

一旦明确诊断,应尽早手术切除。手术以解除阴道阻塞,使经血引流通畅为原则。阴道下段闭锁手术与处女膜闭锁手术相似,术后定期扩张阴道以防挛缩。阴道完全闭锁应充分评价宫颈发育不良状况,手术方法有子宫切除术、子宫阴道贯通术、宫颈端端贯通术。

(三)阴道横隔(transverse vaginal septum)

为两侧副中肾管会合后的尾端与尿生殖窦相接处未贯通或部分贯通所致。很少伴有泌尿系统和其他器官的异常,横隔位于阴道上、中段交界处为多见。阴道横隔无孔称完全性横隔,隔上有小孔称不全性横隔(图22-1)。

不全性横隔位于阴道上段者多无症状,位置偏低者可影响性生活,阴道分娩时影响胎先露部下降。完全性横隔有原发性闭经伴周期性腹痛,并呈进行性加剧。妇科检查见阴道较短或仅见盲端,横隔中部可见小孔,肛诊时可扪及宫颈及宫体。完全性横隔由于经血潴留,可在相当于横隔上方部位触及块物。

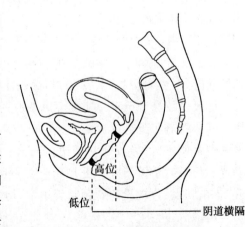

图22-1 阴道横隔示意图

治疗为手术切除横隔,缝合止血。分娩时,若横隔薄者可于胎先露部下降压迫横隔时切开横隔,胎儿娩出后再切除横隔;横隔厚者应行剖宫产术。术后要定期扩张阴道或放置阴道模具,防止横隔残端挛缩。

（四）阴道纵隔（longitudinal vaginal septum）

为双侧副中肾管会合后,尾端纵隔未消失或部分消失所致,常伴有双子宫、双宫颈、同侧肾脏发育不良。可分为完全纵隔和不全纵隔,前者下端达阴道口,后者未达阴道口。

阴道完全纵隔者无症状,性生活和阴道分娩无影响。不全纵隔者可有性生活困难或不适,分娩时胎先露下降可能受阻。阴道检查可见阴道被一纵形黏膜壁分为两条纵形通道,黏膜壁上端近宫颈。阴道纵隔影响性生活者,应将纵隔切除。若阴道分娩时发现阴道纵隔,可当先露下降压迫纵隔时先切断纵隔的中部,待胎儿娩出后再切除纵隔。

（五）阴道斜隔综合征

病因尚不明确,可能由于一侧副中肾管向下延伸未达到泌尿生殖窦而形成盲端。常伴有同侧泌尿系发育异常,多为双宫体、双宫颈及斜隔侧肾缺如。

可分为三个类型(图 22-2):①Ⅰ型为无孔斜隔,隔后的子宫与外界及另侧子宫完全隔离,宫腔积血聚积在隔后腔;②Ⅱ型为有孔斜隔,隔上有小孔,隔后子宫与另侧子宫隔绝,经血通过小孔滴出,引流不畅;③Ⅲ型为无孔斜隔合并宫颈瘘管,在两侧宫颈间或隔后腔与对侧宫颈之间有小瘘管,有隔一侧子宫经血可通过另一侧宫颈排出,但引流亦不通畅。

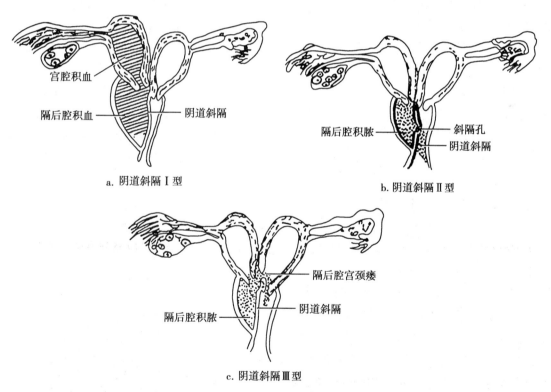

a. 阴道斜隔Ⅰ型　　b. 阴道斜隔Ⅱ型

c. 阴道斜隔Ⅲ型

图 22-2　阴道斜隔综合征 3 种类型示意图

发病年龄较轻,月经周期正常,三型均有痛经,Ⅰ型较重,平时一侧下腹痛;Ⅱ型有月经间期少量出血;Ⅲ型经期延长、也有月经间期少量出血。Ⅱ型和Ⅲ型若合并感染,可有脓性分泌物。妇科检查一侧穹隆或阴道壁可触及囊性肿物,Ⅰ型肿物较硬,伴增大子宫及附件肿物;Ⅱ、Ⅲ型囊性肿物张力较小,压迫时有陈旧血流出。局部消毒后在囊肿下部穿刺,抽出陈旧血,即可诊断。超声检查可见一侧宫腔积血,阴道旁囊肿,同侧肾缺如。必要时应做泌尿系造影检查。手术时机以经期为宜。做最大范围的隔切除,术后不需放置阴道模具。

三、宫颈及子宫发育异常

多因形成子宫段副中肾管发育及融合异常所致。

（一）先天性宫颈发育异常（congenital abnormal of the cervix）

主要包括宫颈缺如、宫颈闭锁、先天性宫颈管狭窄、宫颈角度异常、先天性宫颈延长症伴宫颈管狭窄、双宫颈等，临床上罕见。若患者子宫内膜有功能，则青春期后可因宫腔积血而出现周期性腹痛，经血还可经输卵管逆流入腹腔，引起盆腔子宫内膜异位症。磁共振和超声检查有助于诊断。可手术穿通宫颈，建立人工子宫阴道通道，但成功率低，故有建议直接进行子宫切除术。

（二）子宫未发育或发育不良

包括：①先天性无子宫（congenital absence of the uterus）：常合并无阴道；②始基子宫（primordial uterus）：子宫极小，多数无宫腔或为一实体肌性子宫；③幼稚子宫（infantile uterus）：可有宫腔和内膜。三者均卵巢发育正常。先天性无子宫或实体性始基子宫无症状，常因青春期后无月经就诊，经检查诊断。具有宫腔和内膜的幼稚子宫若宫颈发育不良或无阴道者可因月经血潴留或经血逆流出现周期性腹痛；幼稚子宫月经稀少或初潮延迟，常伴痛经。检查可见子宫体小，宫颈相对较长。先天性无子宫、实体性始基子宫可不予处理；幼稚子宫有周期性腹痛或宫腔积血者需手术切除；幼稚子宫主张雌激素加孕激素序贯周期治疗。

（三）单角子宫与残角子宫

单角子宫（unicornous uterus）：仅一侧副中肾管正常发育形成单角子宫，同侧卵巢功能正常；另侧副中肾管完全未发育或未形成管道，未发育侧卵巢、输卵管和肾脏亦往往同时缺如。残角子宫（rudimentary uterine horn）：系一侧副中肾管发育，另一侧副中肾管中下段发育缺陷，形成残角子宫。有正常输卵管和卵巢，但常伴有同侧泌尿器官发育畸形。残角子宫可分为：①残角子宫有宫腔，并与单角子宫腔相通；②残角子宫有宫腔，但与单角子宫腔不相通；③残角子宫为无宫腔实体，仅以纤维带与单角子宫相连。

单角子宫常无症状。残角子宫若内膜有功能，但其宫腔与单角宫腔不相通者，常因月经血逆流或宫腔积血出现痛经，也可发生子宫内膜异位症。子宫输卵管碘油造影、超声和磁共振检查有助于诊断。单角子宫不予处理。残角子宫确诊后，应切除残角子宫及同侧输卵管切除，避免输卵管妊娠的发生。妊娠的残角子宫，若在早、中期妊娠时发现，应及时切除，避免子宫破裂；若在晚期妊娠时发现，则在剖宫产分娩后，切除残角子宫。

（四）双子宫（didelphic uterus）

为两侧副中肾管未融合，各自发育形成两个子宫和两个宫颈，也可为一侧子宫颈发育不良、缺如。双子宫可伴有阴道纵隔或斜隔。患者多无自觉症状。伴有阴道纵隔者可有相应症状。检查可扪及子宫呈分叉状。宫腔探查或子宫输卵管碘油造影可见两个宫腔。一般不予处理。当有反复流产，应除外染色体、黄体功能以及免疫等因素后行矫形手术。

（五）双角子宫（bicornuate uterus）

根据宫角在宫底水平融合不全的程度分为完全双角子宫和不全双角子宫。一般无症状。有时双角子宫月经量较多并伴有程度不等的痛经。检查可扪及宫底部有凹陷。超声检查、磁共振显像和子宫输卵管碘油造影有助于诊断。一般不予处理。若双角子宫出现反复流产时，可行子宫整形术。

（六）纵隔子宫（septate uterus）

是最常见的子宫畸形。分2类：①完全纵隔子宫：纵隔末端到达或超过宫颈内口，外观似双宫颈；②不全纵隔子宫：纵隔末端终止在内口以上水平。

一般无症状。临床上主要表现为影响生育期妇女的妊娠结局，包括反复流产、早产、胎膜早破等表现，其中以反复流产为最常见。经阴道超声检查是目前最常用的诊断方法，表现为两个内膜回声区域，子宫底部无明显凹陷切迹。子宫输卵管碘油造影（HSG）有助于了解宫腔形态，评估双侧输卵管通畅与否。宫腹腔镜联合检查是诊断纵隔子宫的"金标准"方法。

纵隔子宫影响生育时，应予手术治疗。可在腹腔镜监视下通过宫腔镜切除纵隔，通常于手术后3个月即可妊娠，妊娠结局良好。

（七）弓形子宫（arcuate uterus）

指宫底中间有一浅凹陷，但多大程度的凹陷可定义弓形子宫尚有争议。一般无症状。检查可扪及宫底部有凹陷。超声和磁共振检查及子宫输卵管碘油造影有助于诊断。一般不予处理。若出现反复流产时，应行子宫整形术。

四、输卵管发育异常

输卵管发育异常罕见，是副中肾管头端发育受阻所致，常与子宫发育异常同时存在，几乎均在因其他病因手术时偶然发现。常见的类型有：①输卵管缺失或输卵管痕迹（rudimentary fallopian tube）；②输卵管发育不全；③副输卵管；④单侧或双侧双输卵管。若不影响妊娠，无需处理。

五、卵巢发育异常

包括：①卵巢未发育或发育不良：其中卵巢发育不良又称条索状卵巢（streak ovary）；②异位卵巢：卵巢形成后仍停留在原生殖嵴部位，未下降至盆腔内；③副卵巢（supernumerary ovary）。

第三节　女性性发育异常

- 为一组疾病，分类倾向于依据染色体核型。
- 各类疾病的临床特征主要体现于第二性征发育与否、男性化程度及性染色体、性腺或生殖器之间的相符程度。

女性性发育异常（disorders of sex development，DSD）包括一大组疾病，这组疾病的患者在性染色体、性腺、外生殖器或性征方面存在一种或多种先天性异常或不一致。

【分类】

DSD的分类较为复杂，目前倾向于根据染色体核型分成3大类，即染色体异常型DSD、46,XX型DSD和46,XY型DSD（表22-1）。

【常见的临床病变】

根据第二性征与性染色体、性腺或生殖器的相符性，本节以前者为特征，简要介绍部分性分化异常的常见病变。

1. **第二性征发育正常的性发育异常**　此类病变的性染色体为XX型，第二性征发育、卵巢多属正常，但内生殖器发育异常，如MRKH综合征。

2. **第二性征发育不全的性发育异常**　此组病变多为染色体异常，核型可为45,XO、45,XO的嵌合型或47,XXX等。

（1）特纳综合征（Turner's syndrome）：最为常见的性发育异常，其染色体核型异常包括45,XO、45,XO的嵌合型、X短臂和长臂缺失、47,XXX等。其主要病变为卵巢不发育伴有体格发育异常。临床表现为：面容呆板、两眼间距宽、身材矮小（不足150cm）、蹼颈、盾状胸、肘外翻；第二性征不发育、子

宫发育不良及原发性闭经。特纳综合征治疗原则为促进身高、刺激乳房与生殖器发育及预防骨质
疏松。

表 22-1　性发育异常的分类

46,XX 型 DSD	性腺发育异常性腺发育不全
	卵睾型 DSD
	睾丸型 DSD
	雄激素过多
	21-羟化酶缺陷
	11β-羟化酶缺陷
	3β-脱氢酶缺陷
	外源性雄激素
	其他
	17α-羟化酶缺陷
	先天性低促性腺激素性性腺功能低下
	米勒管发育异常
	尿生殖窦发育异常
46,XY 型 DSD	性腺发育异常性腺发育不全(完全型或部分型)
	卵睾型 DSD
	睾丸退化
	雄激素合成异常
	5α-还原酶缺陷
	StAR 缺陷
	CYP11A1 缺陷
	3β-HSD 缺陷
	CYP17 缺陷
	17βHSD 缺陷
	雄激素作用异常雄激素不敏感综合征(完全型和部分型)
	其他米勒管持续存在综合征
	先天性低促性腺激素性性腺功能低下
	环境因素
染色体异常型 DSD	Turner 综合征
	Klinefelter 综合征
	45,X/46,XY 综合征
	染色体为 46,XX/46,XY 的卵睾型 DSD

(2) 46,XY 单纯性腺发育不全:又称 Swyer 综合征。染色体核型为 46,XY。因原始性腺未能分化
为睾丸,其既不分泌副中肾管抑制因子(MIF),也不产生雄激素。副中肾管虽不退化,但发育不良。
两侧性腺呈条索状,合成雌激素能力低下。患者主要表现为第二性征发育不全与原发性闭经。妇科
检查可见发育不良的子宫、输卵管;性腺为条索状或发育不良的睾丸。

因染色体为 46,XY 的条索状性腺易发生肿瘤,应尽早切除性腺。外阴性别模糊者可予以整形,
使之成为女性外阴。患者子宫虽发育不全,若应用雌、孕激素仍可使月经来潮。

3. **女性男性化的性发育异常**　此类患者染色体核型为 46,XX,性腺为卵巢,内生殖器为子宫、输
卵管、阴道,但于胚胎或胎儿期暴露于过多的雄激素,故其外生殖器可有不同程度的男性化。外生殖
器男性化程度取决于胚胎或胎儿暴露于雄激素的时期和雄激素剂量,阴蒂可从中度直至阴唇后部融
合和出现阴茎,阴道下段狭窄,难以发现阴道口。雄激素过高的原因主要为先天性皮质增生症和其他
来源雄激素。

(1) **肾上腺皮质增生症**:是一种常染色体隐性遗传性疾病,胎儿合成皮质醇所必需的肾上腺皮质

的几种酶缺陷,其中21-羟化酶缺陷(21-hydroxylase deficiency)最常见,占CAH总数的90%~95%。由于酶缺乏不能将17a-羟孕酮转化为皮质醇,皮质醇合成量减少对下丘脑和垂体负反馈作用消失,导致垂体促肾上腺皮质激素分泌增加,刺激肾上腺增生,同时也刺激肾上腺皮质分泌大量的雄激素,致使女性胎儿外生殖器不同程度男性化。

应尽可能早地治疗单纯男性化型21-羟化酶缺陷。肾上腺皮质分泌的过多的雄激素可加速骨骺愈合,因此治疗越晚,患者的最终身高越矮。另外,早治疗还可避免男性化体征加重。

（2）其他来源雄激素:孕妇于妊娠早期服用具有雄激素作用的药物,可致使女胎外生殖器男性化,但程度较轻,且在出生后至青春期月经来潮期间男性化不再加重;生殖内分泌激素均在正常范围。

（朱　兰）

第二十三章 盆底功能障碍性及生殖器损伤疾病

女性盆底支持组织因退化、创伤等因素导致其支持薄弱,从而发生盆底功能障碍(pelvic floor dysfunction,PFD)。盆底功能障碍性疾病的治疗与否取决于是否影响患者的生活质量,治疗有非手术和手术治疗两种方法。

当损伤导致女性生殖器与相邻的泌尿道、肠道出现异常通道时,临床上表现为尿瘘和粪瘘。尿瘘和粪瘘的诊断和定位取决于各种检查,手术是主要的治疗方法。

第一节 女性盆底组织解剖及功能

- 盆底组织承托盆腔脏器并保持其正常位置。
- 盆底结构可分为垂直方向的三个腔室和水平方向上的三个水平。

女性盆底是由封闭骨盆出口的多层肌肉和筋膜组成,尿道、阴道和直肠则经此贯穿而出。盆底组织承托子宫、膀胱和直肠等盆腔脏器并保持其正常位置。

现代解剖学对盆底结构描述日趋细致,腔室理论是代表,其要点是:在垂直方向上将盆底分为前、中、后三个腔室,前腔室包括阴道前壁、膀胱、尿道;中腔室包括阴道顶部、子宫;后腔室包括阴道后壁、直肠。由此将脱垂量化到各个腔室。在水平方向上,DeLancey 于 1994 年提出了盆底支持结构的三个水平的理论:水平 1 为上层支持结构(主韧带-宫骶韧带复合体);水平 2 为旁侧支持结构(肛提肌群及膀胱、直肠阴道筋膜);水平 3 为远端支持结构(会阴体及括约肌)(图 23-1)。

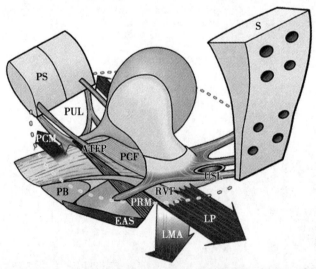

PS—耻骨联合;PUL—耻骨尿道韧带;PCM—耻骨尾骨肌;ATFP—盆腱弓筋膜;
PB—会阴体;PCF—耻骨宫颈筋膜;EAS—肛门外括约肌;PRM—耻骨直肠肌;
RVF—直肠阴道筋膜;LMA—肛门纵肌;LP—提肌板;USL—子宫骶骨韧带;S—骶骨

图 23-1 DeLancey 阴道支持结构的三个水平理论

第二节　盆腔器官脱垂

- 女性盆底组织退化、创伤等因素导致其支持薄弱,发生盆腔器官脱垂和压力性尿失禁等盆底功能障碍性疾病。
- 盆底功能障碍性疾病的治疗与否取决于对患者的生活质量影响,治疗有非手术和手术治疗两种方法。
- 盆底功能障碍性疾病的预防主要是提高产科质量、治疗导致慢性腹压增加的疾病,避免肥胖和重体力劳动。

盆底肌肉群、筋膜、韧带及其神经构成复杂的盆底支持系统,其互相作用和支持以维持盆腔器官的正常位置。PFD 又称盆底缺陷(pelvic floor defects)或盆底支持组织松弛(relaxation of pelvic supports),是各种病因导致的盆底支持薄弱,进而盆腔脏器移位,连锁引发其他盆腔器官的位置和功能异常。

盆腔器官脱垂(pelvic organ prolapse,POP)指盆腔器官脱出于阴道内或阴道外。2001 年美国国立卫生研究院(National Institutes of Health,NIH)提出:POP 指任何阴道节段的前缘达到或超过处女膜缘外 1cm 以上。可单独发生,但一般情况下是联合发生。

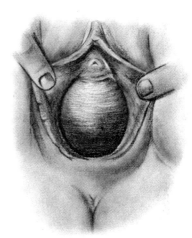

阴道前壁脱垂也即阴道前壁膨出,阴道内 2/3 膀胱区域脱出称之膀胱膨出(cystocele)(图 23-2)。若支持尿道的膀胱宫颈筋膜受损严重,尿道紧连的阴道前壁下 1/3 以尿道口为支点向下膨出,称尿道膨出(urethrocele)。阴道后壁膨出又称为直肠膨出(rectocele)(图 23-3),阴道后壁膨出常伴随子宫直肠陷凹疝,如内容为肠管,称之为肠疝(图 23-4)。子宫从正常位置沿阴道下降,宫颈外口达坐骨棘水平以下,甚至子宫全部脱出阴道口以外,称子宫脱垂(uterine prolapse)(图

图 23-2　膀胱膨出示意图

23-5)。子宫切除术后若阴道顶端支持结构缺损,则发生阴道穹隆脱垂(vault prolapse)(图 23-6)。

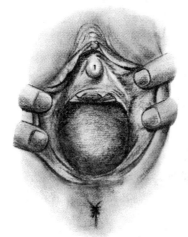

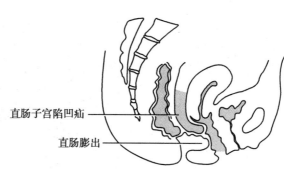

直肠子宫陷凹疝

直肠膨出

图 23-3　直肠膨出示意图

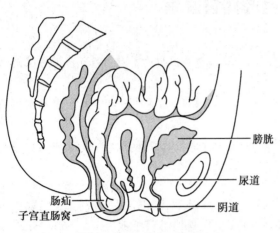

图 23-4　肠膨出示意图

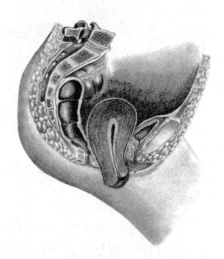

图 23-5　子宫脱垂示意图

膀胱

尿道

阴道

肠疝

子宫直肠窝

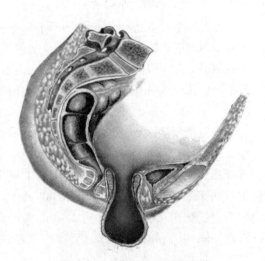

图 23-6　阴道穹隆脱垂示意图

【病因】

1. 妊娠、分娩,特别是产钳或胎吸下困难的阴道分娩,盆腔筋膜、韧带和肌肉可能因过度牵拉而被削弱其支撑力量。若产后过早参加体力劳动,特别是重体力劳动,将影响盆底组织张力的恢复而发生盆腔器官脱垂。

2. 衰老,随着年龄的增长,特别是绝经后出现的支持结构的萎缩,在盆底松弛的发生或发展中也具有重要作用。

3. 慢性咳嗽、腹腔积液、腹型肥胖、持续负重或便秘而造成腹腔内压力增加,可致腹压增加导致脱垂。

4. 医源性原因包括没有充分纠正手术时所造成的盆腔支持结构的缺损。

【临床表现】

1. **症状**　轻症患者一般无症状。重度脱垂韧带筋膜有牵拉,盆腔充血,患者有不同程度的腰骶部酸痛或下坠感,站立过久或劳累后症状明显,卧床休息则症状减轻。阴道前壁膨出常伴有尿频、排尿困难、残余尿增加,部分患者可发生压力性尿失禁,但随着膨出的加重,其压力性尿失禁症状可消失,甚至需要手助压迫阴道前壁帮助排尿,易并发尿路感染。阴道后壁膨出常表现为便秘,甚至需要手助压迫阴道后壁帮助排便。外阴肿物脱出后轻者经卧床休息,能自行回纳,重者则不能还纳。暴露在外的宫颈和阴道黏膜长期与衣裤摩擦,可致宫颈和阴道壁发生溃疡而出血,如感染则有脓性分泌物。子宫脱垂不管程度多重一般不影响月经,轻度子宫脱垂也不影响受孕、妊娠和分娩。

2. **体征**　阴道内前后壁组织或子宫颈及宫体可脱出阴道口外。脱垂的阴道前后壁、宫颈黏膜常增厚角化,可有溃疡和出血。阴道后壁膨出肛门检查手指向前方可触及向阴道凸出的直肠,呈盲袋状。位于后穹隆部的球形突出是肠膨出,指诊可触及疝囊内的小肠。

年轻的子宫脱垂常伴有宫颈延长并肥大。随脱垂子宫的下移,膀胱、输尿管下移与尿道开口形成正三角区(图 23-7)。

【临床分度】

临床分度有几种方法,国际上应用最多的是 POP-Q 分度。临床诊疗中时并不绝对强调一种分度。手术治疗前后采用同一种即可。程度评价均以患者平卧最大用力向下屏气(Vasalva 动作)时程度为准。

目前国外多采用 Bump 提出的盆腔器官脱垂定量分期法(pelvic organ prolapse quantitation, POP-Q)(表 23-1,表 23-2)。此分期系统是分别利用阴道前壁、阴道顶端、阴道后壁上的 2 个解剖指示点与处女膜的关系来界定盆腔器官的脱垂程度。与处女膜平行以 0 表示,位于处女膜以上用负数表示,处女膜以下则用正数表示。阴道前壁上的 2 个点分别为 Aa 和 Ba 点;阴道顶端的 2 个点分别为 C 和 D 点;阴道后壁的 Ap、Bp 两点与阴道前壁 Aa、Ba 点是对应的。另外还包括阴裂(gh)的长度、会阴体(pb)的长度,以及阴道的总长度(TVL)。测量值均用厘米表示。

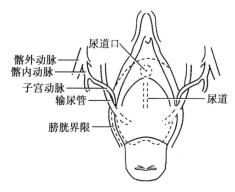

图 23-7　输尿管移位示意图

表 23-1　盆腔器官脱垂评估指示点(POP-Q 分期)

指示点	内 容 描 述	范　围
Aa	阴道前壁中线距处女膜 3cm 处,相当于尿道膀胱沟处	-3 ~ +3cm
Ba	阴道顶端或前穹隆到 Aa 点之间阴道前壁上段中的最远点	在无阴道脱垂时,此点位于-3cm,在子宫切除术后阴道完全外翻时,此点将为+TVL
C	宫颈或子宫切除后阴道顶端所处的最远端	-TVL ~ +TVL
D	有宫颈时的后穹隆的位置,它提示了子宫骶骨韧带附着到近端宫颈后壁的水平	-TVL ~ +TVL 或空缺(子宫切除后)
Ap	阴道后壁中线距处女膜 3cm 处,Ap 与 Aa 点相对应	-3 ~ +3cm
Bp	阴道顶端或后穹隆到 Ap 点之间阴道后壁上段中的最远点,Bp 与 Ba 点相对应	在无阴道脱垂时,此点位于-3cm,在子宫切除术后阴道完全外翻时,此点将为+TVL

阴裂的长度(gh)为尿道外口中线到处女膜后缘的中线距离。
会阴体的长度(pb)为阴裂的后端边缘到肛门中点距离。
阴道总长度(TVL)为总阴道长度。
注:POP-Q 分期应在向下用力屏气时,以脱垂最大限度出现时的最远端部位距离处女膜的正负值计算

表 23-2　盆腔器官脱垂分期(POP-Q 分期法)

分度	内　容
0	无脱垂,Aa、Ap、Ba、Bp 均在-3cm 处,C、D 两点在阴道总长度和阴道总长度-2cm 之间,即 C 或 D 点量化值<(TVL-2)cm
I	脱垂最远端在处女膜平面上>1cm,即量化值<-1cm
II	脱垂最远端在处女膜平面上<1cm,即量化值>-1cm,但<+1cm
III	脱垂最远端超过处女膜平面>1cm,但<阴道总长度-2cm,即量化值>+1cm,但<(TVL-2)cm
IV	下生殖道呈全长外翻,脱垂最远端即宫颈或阴道残端脱垂超过阴道总长度-2cm,即量化值>(TVL-2)cm

注:POP-Q 分期应在向下用力屏气时,以脱垂完全呈现出来时的最远端部位计算。应针对每个个体先用 3×3 表格量化描述,再进行分期。为了补偿阴道的伸展性及内在测量上的误差,在 0 和 IV 度中的 TVL 值允许有 2cm 的误差

POP-Q 通过 3×3 格表记录以上各测量值,客观地反映盆腔器官脱垂变化的各个部位的具体数值(图 23-8)。

　　除以上解剖学分期,还应建立一套标准有效的描述性盆腔器官脱垂引起功能症状的程度分级,手术前后分别询问患者泌尿系症状、肠道症状、性生活情况等症状,推荐应用经中文验证过的问卷:盆底功能影响问卷简表(pelvic floor impact questionnaire-short form 7,PFIQ-7)和盆腔器官脱垂及尿失禁性生活问卷(pelvic organ prolapse-urinary incontinence sexual questionnaire,PISQ-12)评估上述症状的严重程度及对生活质量的影响。才能更精确地评价盆腔器官的功能及手术效果。

　　中国沿用的传统分度是根据我国在1981年部分省、市、自治区"两病"科研协作组的意见,将子宫脱垂分为3度(图23-9)。

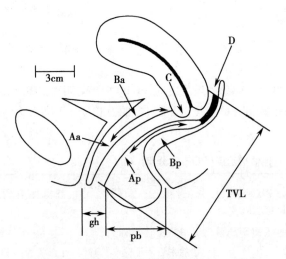

图23-8　POP-Q盆腔器官膨出分期图解

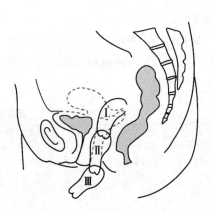

图23-9　子宫脱垂分度示意图

　　Ⅰ度轻型:宫颈外口距处女膜缘<4cm,未达处女膜缘;

　　　　重型:宫颈已达处女膜缘,阴道口可见子宫颈。

　　Ⅱ度轻型:宫颈脱出阴道口,宫体仍在阴道内;

　　　　重型:部分宫体脱出阴道口。

　　Ⅲ度宫颈与宫体全部脱出阴道口外。

　　阴道前壁膨出中国传统分度为3度:

　　　　Ⅰ度:阴道前壁形成球状物,向下突出,达处女膜缘,但仍在阴道内;

　　　　Ⅱ度:阴道壁展平或消失,部分阴道前壁突出于阴道口外;

　　　　Ⅲ度:阴道前壁全部突出于阴道口外。

　　阴道后壁膨出中国传统分度为3度:

　　　　Ⅰ度:阴道后壁达处女膜缘,但仍在阴道内;

　　　　Ⅱ度:阴道后壁部分脱出阴道口;

　　　　Ⅲ度:阴道后壁全部脱出阴道口外。

　　【诊断】

　　根据病史及检查所见容易确诊。妇科检查前,应嘱咐患者向下屏气判断脱垂的最重程度,并予以分度。同时注意有无溃疡存在,及其部位、大小、深浅、有无感染等。嘱患者在膀胱充盈时咳嗽,观察有无溢尿情况,即压力性尿失禁情况。注意子宫颈的长短,行宫颈细胞学检查。若为重症子宫脱垂,可触摸子宫大小,将脱出的子宫还纳,行双合诊检查子宫两侧有无包块。应用单叶窥器可辅助阴道全面检查,压住阴道前壁时嘱患者向下用力,可显示肠疝和直肠膨出。妇科检查还应注意盆底肌肉组织的检查,主要了解肛提肌的肌力和生殖裂隙宽度。若有大便失禁还应肛门指诊时注意肛门括约肌功能。

　　【鉴别诊断】

　　1. 阴道壁肿物　阴道壁肿物在阴道壁内,固定、边界清楚。膀胱膨出时可见阴道前壁有半球形块状物膨出,柔软,指诊时可于肿块上方触及宫颈和宫体。

2. 宫颈延长　双合诊检查阴道内宫颈虽长,但宫体在盆腔内,屏气并不下移。

3. 子宫黏膜下肌瘤　患者有月经过多病史,宫颈口见红色、质硬之肿块,表面找不到宫颈口,但在其周围或一侧可扪及被扩张变薄的宫颈边缘。

4. 慢性子宫内翻　罕见。阴道内见翻出的宫体,被覆暗红色绒样子宫内膜,两侧角可见输卵管开口,三合诊检查盆腔内无宫体。

【治疗】

1. 非手术疗法　为盆腔器官脱垂的一线治疗方法。非手术治疗对于所有 POP 患者都是应该首先推荐的一线治疗方法。通常用于 POP-Q Ⅰ～Ⅱ度有症状的患者,也适用于希望保留生育功能、不能耐受手术治疗或者不愿意手术治疗的重度(POP-Q Ⅲ～Ⅳ度,或传统Ⅱ度轻及以下)脱垂患者。非手术治疗的目标为缓解症状,增加盆底肌肉的强度、耐力和支持力,预防脱垂加重,避免或延缓手术干预。目前的非手术治疗方法包括应用子宫托、盆底康复治疗(pelvic floor rehabilitation)和行为指导。

(1)盆底肌肉锻炼和物理疗法可增加盆底肌肉群的张力。盆底肌肉(肛提肌)锻炼适用于国内分期轻度或 POP-Q 分期Ⅰ度和Ⅱ度的盆腔器官脱垂者。也可作为重度手术前后的辅助治疗方法。嘱咐患者行收缩肛门运动,用力收缩盆底肌肉 3 秒以上后放松,每次 10～15 分钟,每日 2～3 次。

(2)子宫托是一种支持子宫和阴道壁并使其维持在阴道内而不脱出的工具。有支撑型和填充型(图 23-10)。以下情况尤其适用子宫托治疗:患者全身状况不适宜做手术;妊娠期和产后;膨出面溃疡手术前促进溃疡面的愈合。

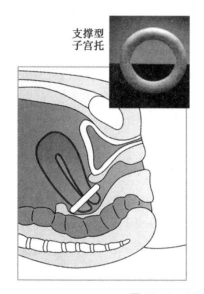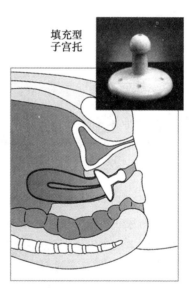

支撑型子宫托　　　填充型子宫托

图 23-10　各种子宫托示意图

子宫托也可能造成阴道刺激和溃疡。子宫托应间断性地取出、清洗并重新放置,否则会出现包括瘘的形成、嵌顿、出血和感染等严重后果。

(3)中药和针灸:补中益气汤(丸)等有促进盆底肌张力恢复、缓解局部症状的作用。

2. 手术治疗　对脱垂超出处女膜的有症状的患者可考虑手术治疗。根据患者不同年龄、生育要求及全身健康状况,治疗应个体化。手术的主要目的是缓解症状,恢复正常的解剖位置和脏器功能,有满意的性功能并能够维持效果。可以选择以下常用的手术方法,合并压力性尿失禁患者应同时行膀胱颈悬吊手术或阴道无张力尿道悬带吊术。手术分封闭手术和重建手术。

阴道封闭术分阴道半封闭术(又称 LeFort 手术)和阴道全封闭术。该手术将阴道前后壁分别剥离长方形黏膜面,然后将阴道前后壁剥离创面相对缝合以部分或完全封闭阴道。术后失去性交功能,故仅适用于年老体弱不能耐受较大手术者。

盆底重建手术主要针对中盆腔的建设,通过吊带、网片和缝线把阴道穹隆组织或宫骶韧带悬吊固定于骶骨前、骶棘韧带,也可行自身宫骶韧带缩短缝合术,子宫可以切除或保留。手术可经阴道或经腹腔镜或开腹完成,目前应用较多的是子宫/阴道骶前固定术、骶棘韧带固定术、高位骶韧带悬吊术和经阴道植入网片盆底重建手术。

(1) 自身组织修复重建手术:①阴道前后壁修补术,主要针对筋膜修补,为Ⅱ水平重建;②骶棘韧带缝合固定术,通过对顶端悬吊骶棘韧带进行Ⅰ水平重建;③宫骶韧带悬吊术,通过自身宫骶韧带缩短缝合达到顶端悬吊,Ⅰ水平重建目的。

(2) 经腹或腹腔镜阴道/子宫骶骨固定术:通过将顶端悬吊于骶骨前纵韧带达到Ⅰ水平重建。

(3) 经阴道网片置入手术:顶端植入吊带悬吊至骶棘韧带水平达到Ⅰ水平重建,阴道前后壁植入网片达Ⅱ水平筋膜重建。

(4) 对于年轻宫颈延长子宫脱垂脱垂患者可行曼氏手术(Manchester 手术):包括阴道前后壁修补、主韧带缩短及宫颈部分切除术。

3. 术后处理及随诊　绝经后阴道黏膜萎缩者建议术后开始局部使用雌激素制剂,每周 2 次,至少半年以上。术后 3 个月内避免增加腹压及负重。禁性生活 3 个月,或者确认阴道黏膜修复完好为止。术后建议规律随访终生,及时发现复发、处理手术并发症。

【预防】

避免腹压增加的疾病和劳作。有子宫脱垂者应在行子宫切除同时顶端重建,以免术后发生穹隆膨出和肠膨出。

第三节　压力性尿失禁

- 80% 的患者伴有阴道前壁膨出。
- 尿失禁程度有主观分度和客观分度,客观分度主要基于尿垫试验。
- 压力试验、指压试验和尿动力学检查是主要的辅助检查。
- 盆底肌肉锻炼等非手术治疗适用于轻、中度患者和手术前后的辅助治疗。手术适用于重度患者。

压力性尿失禁(stress urinary incontinence,SUI)指腹压突然增加导致的尿液不自主流出,但不是由逼尿肌收缩压或膀胱壁对尿液的张力压所引起。其特点是正常状态下无遗尿,而腹压突然增高时尿液自动流出。也称真性压力性尿失禁、张力性尿失禁、应力性尿失禁。2006 年中国流行病学调查显示,压力性尿失禁在成年女性的发生率为 18.9%,是一个重要的卫生和社会问题。

【病因】

压力性尿失禁分为两型。90% 以上为解剖型压力性尿失禁,为盆底组织松弛引起。盆底组织松弛的原因主要有妊娠与阴道分娩损伤、绝经后雌激素水平降低等。最为广泛接受的压力传导理论认为压力性尿失禁的病因在于盆底支持结构缺损而使膀胱颈/近端尿道脱出于盆底外。因此,咳嗽时腹腔内压力不能被平均地传递到膀胱和近端的尿道,导致增加的膀胱内压力大于尿道内压力而出现漏尿。不足 10% 的患者为尿道内括约肌障碍型,为先天发育异常所致。

【临床表现】

几乎所有的下尿路症状及许多阴道症状都可见于压力性尿失禁。腹压增加下不自主溢尿是最典型的症状,而尿急、尿频,急迫性尿失禁和排尿后膀胱区胀满感亦是常见的症状。80% 的压力性尿失禁患者伴有阴道膨出。

【分度】

有主观分度和客观分度。客观分度主要基于尿垫试验,临床常用简单的主观分度。

Ⅰ级尿失禁:只有发生在剧烈压力下,如咳嗽、打喷嚏或慢跑。

Ⅱ级尿失禁:发生在中度压力下,如快速运动或上下楼梯。

Ⅲ级尿失禁:发生在轻度压力下,如站立时,但患者在仰卧位时可控制尿液。

【诊断】

无单一的压力性尿失禁的诊断性试验。以患者的症状为主要依据,压力性尿失禁除常规体格检查、妇科检查及相关的神经系统检查外,还需相关压力试验、指压试验、棉签试验和尿动力学检查等辅助检查,排除急迫性尿失禁、充盈性尿失禁及感染等情况。

压力试验(stress test):患者膀胱充盈时,取截石位检查。嘱患者咳嗽的同时,医师观察尿道口。如果每次咳嗽时均伴随着尿液的不自主溢出,则可提示 SUI。延迟溢尿,或有大量的尿液溢出提示非抑制性的膀胱收缩。如果截石位状态下没有尿液溢出,应让患者站立位时重复压力试验。

指压试验(Bonney test):检查者把中、示指放入阴道前壁的尿道两侧,指尖位于膀胱与尿道交接处,向前上抬高膀胱颈,再行诱发压力试验,如压力性尿失禁现象消失,则为阳性(图 23-11)。

棉签试验(Q-tip test):患者仰卧位,将涂有利多卡因凝胶的棉签置入尿道,使棉签头处于尿道膀胱交界处,分别测量患者在静息时及 Valsalva 动作(紧闭声门)时棉签棒与地面之间形成的角度。在静息及做 Valsalva 动作时该角度差小于 15° 为良好结果,说明有良好的解剖学支持;如角度差大于30°,说明解剖学支持薄弱;15°～30°时,结果不能确定(图 23-12)。

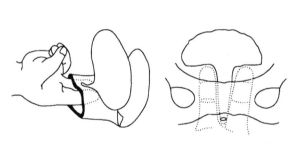

图 23-11　指压试验示意图

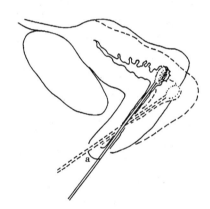

图 23-12　棉签试验示意图

尿动力学检查(urodynamics):包括膀胱内压测定和尿流率测定,膀胱内压测定主要观察逼尿肌的反射以及患者控制或抑制这种反射的能力,膀胱内压力的测定可以区别患者是因为非抑制性逼尿肌收缩还是 SUI 而引起的尿失禁。尿流率测定可以了解膀胱排尿速度和排空能力。

尿道膀胱镜检查(cystoscopy)和超声检查可辅助诊断。

【鉴别诊断】

急迫性尿失禁在症状和体征上最易与压力性尿失禁混淆,可通过尿动力学检查来鉴别明确诊断。

【治疗】

1. 非手术治疗　用于轻、中度压力性尿失禁治疗和手术治疗前后的辅助治疗。非手术治疗包括盆底肌肉锻炼、盆底电刺激、膀胱训练、α-肾上腺素能激动剂(alpha-adrenergic agonist)和阴道局部雌激素治疗。30%～60%的患者经非手术治疗能改善症状,并治愈轻度的压力性尿失禁。产后进行 Kegel锻炼对产后尿失禁的妇女有所帮助。

2. 手术治疗　压力性尿失禁的手术方法很多,有 100 余种。目前公认的"金标准"术式为耻骨后膀胱尿道悬吊术和阴道无张力尿道中段悬吊带术。因阴道无张力尿道中段悬吊带术更为微创,现已成为一线手术治疗方法。压力性尿失禁的手术治疗一般在患者完成生育后进行。

（1）耻骨后膀胱尿道悬吊术：手术操作在腹膜外（Retzius 间隙）进行，缝合膀胱颈和近端尿道两侧的筋膜至耻骨联合（Marshall-Marchetti-Krantz 手术）或 Cooper 韧带（Burch 手术）而提高膀胱尿道连接处的角度。Burch 手术应用稍多，有开腹途径、腹腔镜途径和"缝针法"。手术适用于解剖型压力性尿失禁。手术后 1 年治愈率为 85% ~90%，随着时间推移会稍有下降。

（2）阴道无张力尿道中段悬吊带术：除解剖型压力性尿失禁外，尿道内括约肌障碍型压力性尿失禁和合并有急迫性尿失禁的混合性尿失禁也为该手术适应证。悬吊带术可用自身筋膜或合成材料。合成材料的悬吊带术现已成为一线治疗压力性尿失禁的方法，术后 1 年治愈率在 90% 左右，最长术后 11 年随诊的治愈率在 70% 以上。

以 Kelly 手术为代表的阴道前壁修补术方法简单，通过对尿道近膀胱颈部折叠筋膜缝合达到增加膀胱尿道阻力作用，一直为治疗压力性尿失禁的主要术式。但解剖学和临床效果均较差，术后 1 年治愈率约 30%，并随时间推移而下降，目前已不再作为治疗压力性尿失禁的有效术式。

【预防】

同阴道前壁膨出。

第四节　生殖道瘘

- 典型症状为尿液或粪便自阴道排出，不能控制。
- 治疗前应明确诊断，并确定瘘管部位。
- 手术修补是治疗生殖道瘘的主要方法。

由于各种原因导致生殖器与其毗邻器官之间形成异常通道称为生殖道瘘。临床上以尿瘘（urinary fistula），又称泌尿生殖瘘（urogenital fistula）最常见，其次为粪瘘（fecal fistula）。两者可同时存在，称混合性瘘（combined fistula）（图 23-13）。

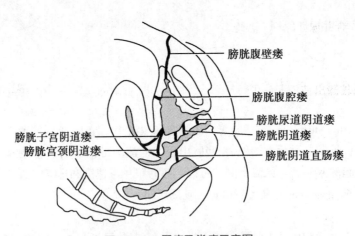

图 23-13　尿瘘及粪瘘示意图

一、尿瘘

尿瘘指生殖道与泌尿道之间形成异常通道，尿液自阴道排出，不能控制。尿瘘可发生在生殖道与泌尿道之间的任何部位，根据解剖位置分为膀胱阴道瘘（vesico-vaginal fistula）、尿道阴道瘘（urethro-vaginal fistula）、膀胱尿道阴道瘘（vesico-urethro-vaginal fistula）、膀胱宫颈瘘（vesico-cervical fistula）、膀胱宫颈阴道瘘（vesico-cervical-vaginal fistula）、输尿管阴道瘘（uretero-vaginal fistula）及膀胱子宫瘘（vesico-uterine fistula）。

【病因】

常见尿瘘为产伤和盆腔手术损伤所致的膀胱阴道瘘和输尿管阴道瘘。尿道阴道瘘通常是尿道憩室、阴道前壁膨出或压力性尿失禁的手术并发症。

1. **产伤**　产伤曾经作为引起尿瘘的主要原因,如今在发达国家已不存在,现仅发生在医疗条件落后的地区。根据发病机制分为:

(1)坏死型尿瘘:由于骨盆狭窄、胎儿过大或胎位异常所致头盆不称,产程延长,特别是第二产程延长者,阴道前壁、膀胱、尿道被挤压在胎头和耻骨联合之间,导致局部组织缺血坏死形成尿瘘。

(2)创伤型尿瘘:产科助产手术,尤其产钳助娩直接损伤。创伤型尿瘘远多于坏死型尿瘘。

2. **妇科手术损伤**　经腹手术和经阴道手术损伤均有可能导致尿瘘。通常是由于手术时分离组织粘连,伤及膀胱、输尿管或输尿管末端游离过度,造成膀胱阴道瘘和输尿管阴道瘘。主要原因是术后输尿管血供减少引发迟发性缺血性坏死。

3. **其他**　外伤、放射治疗后、膀胱结核、晚期生殖泌尿道肿瘤、子宫托安放不当、局部药物注射治疗等均能导致尿瘘。

【临床表现】

1. **漏尿**　产后或盆腔手术后出现阴道无痛性持续性流液是最常见、最典型的临床症状。根据瘘孔的位置,可表现为持续漏尿、体位性漏尿、压力性尿失禁或膀胱充盈性漏尿等,如较高位的膀胱瘘孔患者在站立时无漏尿,而平卧时则漏尿不止;瘘孔极小者在膀胱充盈时方漏尿;一侧输尿管阴道瘘由于健侧输尿管的尿液进入膀胱,因此在漏尿同时仍有自主排尿。漏尿发生的时间也因病因不同而有区别,坏死型尿瘘多在产后及手术后3~7日开始漏尿;手术直接损伤者术后即开始漏尿;腹腔镜下子宫切除中使用能量器械所致的尿瘘常在术后1~2周发生;根治性子宫切除的患者常在术后10~21日发生尿瘘,多为输尿管阴道瘘;放射损伤所致漏尿发生时间晚且常合并粪瘘。

2. **外阴瘙痒和疼痛**　局部刺激、组织炎症增生及感染和尿液刺激、浸渍,可引起外阴部痒和烧灼痛,外阴呈皮炎改变。若一侧输尿管下段断裂而致阴道漏尿,由于尿液刺激阴道一侧顶端,周围组织引起增生,妇科检查可触及局部增厚。

3. **尿路感染**　合并尿路感染者有尿频、尿急、尿痛及下腹部不适等症状。

【诊断】

应仔细询问病史、手术史、漏尿发生时间和漏尿表现。首先需要明确的是漏出的液体为尿液,可通过生化检查来比较漏出液与尿液、血液中的电解质和肌酐来明确。尿液中的电解质和肌酐水平应为血液中的数倍,若漏出液中的电解质和肌酐水平接近尿液则高度怀疑有尿瘘可能。

大瘘孔时阴道检查即可发现,小瘘孔则通过触摸瘘孔边缘的瘢痕组织也可初步诊断。如患者系盆腔手术后,检查未发现瘘孔,仅见尿液自阴道穹隆一侧流出,多为输尿管阴道瘘。检查暴露不满意时,患者可取胸膝卧位,用单叶拉钩将阴道后壁向上拉开,可查见位于阴道上段或近穹隆处的瘘孔。下列辅助检查可协助明确诊断:

1. **亚甲蓝试验**　将三个棉球逐一放在阴道顶端、中1/3处和远端。用稀释的亚甲蓝溶液300ml充盈膀胱,然后逐一取出棉球,根据蓝染海绵是在阴道上、中、下段估计瘘孔的位置。若染色液体经阴道壁小孔流出为膀胱阴道瘘;自宫颈口流出为膀胱宫颈瘘或膀胱子宫瘘;海绵无色或黄染提示可能输尿管阴道瘘。未见蓝染又临床怀疑瘘的存在,可重置三个棉球后嘱患者走动30分钟再取出棉球查看。

2. **靛胭脂试验(indigo carmine test)**　静脉推注靛胭脂5ml,5~10分钟见蓝色液体自阴道顶端流出者为输尿管阴道瘘。

3. **膀胱镜、输尿管镜检查**　了解膀胱容积、黏膜情况,有无炎症、结石、憩室,明确瘘孔的位置、大小、数目及瘘孔和膀胱三角的关系等。从膀胱向输尿管插入输尿管导管或行输尿管镜检查,可以明确输尿管受阻的部位。

4. **影像学检查**　静脉肾盂造影为静脉注入造影剂,于注射后动态观察和泌尿系统摄片,根据肾盂、输尿管及膀胱显影情况,了解肾脏功能、输尿管通畅情况,有助于输尿管阴道瘘及膀胱阴道瘘的诊断。逆行输尿管肾盂造影对于静脉肾盂造影没有发现的输尿管阴道瘘有辅助诊断作用。64 层螺旋CT 尿路造影(CTU)通过 1 次屏气 6 ~ 10 秒,即可清楚地显示肾盂、输尿管及膀胱的全貌,已成为一种新的、非侵入性检查尿瘘的方法。

5. **肾图**　能了解肾功能和输尿管功能情况。

【治疗】

手术修补为主要治疗方法。非手术治疗仅限于分娩或手术后 1 周内发生的膀胱阴道瘘和输尿管小瘘孔,留置导尿管于膀胱内或在膀胱镜下插入输尿管导管,4 周至 3 个月有愈合可能。由于长期放置导尿管会刺激尿道黏膜引起疼痛,并且干扰患者的日常活动,影响患者的生活质量,因此,膀胱阴道瘘如采用非手术治疗则建议行耻骨上膀胱造瘘,进行膀胱引流。长期放置引流管拔除前,应重复诊断检查(如亚甲蓝试验)明确瘘孔是否愈合。引流期间,要经常对病情进行评价。引流的同时保证患者营养和液体的摄入,促进瘘孔愈合。治疗中要注意治疗外阴皮炎和泌尿系统感染,改善患者生活质量。绝经后妇女可以给予雌激素,促进阴道黏膜上皮增生,有利于伤口愈合。对于术后早期出现的直径仅数毫米的微小尿瘘瘘孔,15% ~20% 的患者可以非手术治疗自行愈合。对于瘘管已经形成并且上皮化者,非手术治疗则通常失败。

手术治疗要注意时间的选择。直接损伤的尿瘘应尽早手术修补;其他原因所致尿瘘应等待 3 个月,待组织水肿消退、局部血液供应恢复正常再行手术;瘘修补失败后至少应等待 3 个月后再次手术。由于放疗所致的尿瘘可能需要更长的时间形成结痂,因此有学者推荐 12 个月后再修补。手术后的瘘孔,需要等待数周,病灶周围炎症反应消退,瘢痕软化并有良好的血供后方可修补。该段时间内需要进行抗泌尿系统感染治疗,对绝经后患者可补充雌激素治疗。

膀胱阴道瘘和尿道阴道瘘手术修补首选经阴道手术,不能经阴道手术或复杂尿瘘者,应选择经腹或经腹-阴道联合手术。

输尿管阴道瘘的治疗取决于位置和大小。小的瘘孔通常在放置输尿管支架(double J)后能自然愈合,但不适用于放疗后瘘孔。如果瘘孔接近输尿管膀胱入口处,可行输尿管膀胱植入术。如果输尿管瘘孔距离膀胱有一定距离,切除含瘘孔的一段输尿管,断端行输尿管端端吻合术。放置输尿管导管者,术后一般留置 3 个月。

【预防】

绝大多数尿瘘可以预防,提高产科质量,预防产科因素所致的尿瘘是关键。疑有损伤者,留置导尿管 10 日,保证膀胱空虚,有利于膀胱受压部位血液循环恢复,预防尿瘘发生。妇科手术时,对盆腔粘连严重、恶性肿瘤有广泛浸润等估计手术困难时,术前经膀胱镜放入输尿管导管,使术中易于辨认。即使是容易进行的全子宫切除术,术中也须明确解剖关系后再行手术操作。术中发现输尿管或膀胱损伤,必须及时修补。使用子宫托须定期取出。子宫颈癌进行放射治疗时注意阴道内放射源的安放和固定,放射剂量不能过大。

二、粪瘘

粪瘘(fecal fistula)指肠道与生殖道之间的异常通道,最常见的是直肠阴道瘘(rectal-vaginal fistula)。可以根据瘘孔在阴道的位置,将其分为低位、中位和高位瘘。

【病因】

1. **产伤**　可因胎头在阴道内停滞过久,直肠受压坏死而形成粪瘘。粗暴的难产手术操作、手术损伤导致Ⅲ度会阴撕裂,修补后直肠未愈合及会阴撕裂后缝合缝线穿直肠黏膜未发现也可导致直肠阴道瘘。

2. **盆腔手术损伤**　行子宫切除术或严重盆腔粘连分离手术时易损伤直肠,瘘孔位置一般在阴道穹隆处。

3. 感染性肠病 如克罗恩病或溃疡性结肠炎是引起直肠阴道瘘的另一重要原因。炎性肠病多数累及小肠,但结肠和直肠也可发生。

4. 先天畸形 为非损伤性直肠阴道瘘,生殖道发育畸形的手术易发生直肠阴道瘘。

5. 其他 长期安放子宫托不取、生殖器恶性肿瘤晚期浸润或放疗,均可导致粪瘘。

【临床表现】

阴道内排出粪便为主要症状。瘘孔大者,成形粪便可经阴道排出,稀便时呈持续外流。瘘孔小者,阴道内可无粪便污染,但肠内气体可自瘘孔经阴道排出,稀便时则从阴道流出。

【诊断】

根据病史、症状及妇科检查不难诊断。阴道检查时,大的粪瘘显而易见,小的粪瘘在阴道后壁可见瘘孔处有鲜红的肉芽组织,用示指行直肠指诊,可以触及瘘孔,如瘘孔极小,用一探针从阴道肉芽样处向直肠方向探查,直肠内手指可以触及探针。阴道穹隆处小的瘘孔、小肠和结肠阴道瘘需行钡剂灌肠检查方能确诊,必要时可借助下消化道内镜检查。如果诊断成立,则要针对其原发病因采取相应的内科或外科处理措施。一旦通过内科手段使疾病得到控制,瘘孔可能会自行愈合。

【治疗】

手术修补为主要治疗方法。手术损伤者应术中立即修补,手术方式可以经阴道、经直肠或经开腹途径完成瘘的修补。手术方式的选择主要根据形成瘘管的原因,位置与大小,是否存在多个瘘管,以及医师的手术经验和技巧。瘘修补术主要是切除瘘管,游离周围组织后进行多层缝合。高位巨大直肠阴道瘘合并尿瘘者、前次手术失败阴道瘢痕严重者,应先行暂时性乙状结肠造瘘,之后再行修补手术。

粪瘘手术应掌握手术时机。先天性粪瘘应在患者 15 岁左右月经来潮后再行手术,过早手术容易造成阴道狭窄。压迫坏死性粪瘘,应等待 3～6 个月后再行手术修补。术前严格肠道准备,同时口服肠道抗生素。术后给予静脉高营养,同时口服肠蠕动抑制药物。5～7 日后逐渐从进水过渡饮食。保持会阴清洁。

【预防】

原则上与尿瘘的预防相同。分娩时注意保护会阴,防止会阴Ⅳ度裂伤发生。会阴缝合后常规进行肛门指诊,发现有缝线穿透直肠黏膜,应立即拆除重新缝合。

（朱 兰）

第二十四章 外阴肿瘤

外阴肿瘤包括良性肿瘤和恶性肿瘤。鳞状上皮内病变与外阴鳞状细胞癌关系密切,其中高级别鳞状上皮内病变为癌前病变,故在本章一并介绍。

第一节 外阴良性肿瘤

- 较少见,包括上皮来源和中胚叶来源两类。
- 确诊靠组织学诊断,治疗多采用局部肿瘤切除。

外阴良性肿瘤较少见,主要有来源于上皮的外阴乳头瘤、汗腺腺瘤及来源于中胚叶的纤维瘤、脂肪瘤、平滑肌瘤和神经纤维瘤,而淋巴管瘤、血管瘤等罕见。

1. **外阴乳头瘤(vulvar papillomatosis)** 常见于围绝经期和绝经后妇女,症状有外阴肿物和瘙痒。肿物多发生于大阴唇,呈多个或单个乳头状突出皮肤表面,可有破溃、出血和感染。需与疣状乳头状瘤、外阴湿疣、外阴癌等鉴别。因2%～3%有恶变倾向,应行局部肿瘤切除,术时行快速病理检查,有恶变者应扩大手术范围。

2. **纤维瘤(fibroma)** 由成纤维细胞增生而成。常单发,多位于大阴唇,初起为皮下硬结,继而可增大,形成光滑、质硬的带蒂肿块,大小不一,表面可有溃疡和坏死。切面为致密、灰白色纤维结构。肿瘤恶变少见。治疗原则为沿肿瘤局部切除。

3. **汗腺瘤(hidradenoma)** 是一种表皮内的汗腺肿瘤,由汗腺上皮增生而成。较少见,常发生于青春期,与激素有关,可伴有下眼睑及颧骨部位病灶。呈多发的淡黄色丘疹样隆起,边界清楚,生长缓慢,直径在1～2cm内。确诊需活检。小病灶可行激光治疗,较大的病灶可行手术切除。

4. **脂肪瘤(lipoma)** 来自大阴唇或阴阜脂肪组织,生长缓慢。位于皮下组织内,质软,呈分叶状,大小不等,也可形成带蒂肿物。小脂肪瘤无需处理;肿瘤较大,有不适症状、影响活动或性生活者,需手术切除。

5. **平滑肌瘤(leiomyoma)** 来源于外阴平滑肌、毛囊立毛肌或血管平滑肌。多见于生育期妇女。常位于大阴唇、阴蒂及小阴唇,突出于皮肤表面,表面光滑,质硬,可活动。治疗原则为手术切除。

第二节 外阴鳞状上皮内病变

- 高级别鳞状上皮内病变和分化型上皮内瘤变有进展为浸润癌的风险。
- 活组织病理检查是确诊依据。
- 病灶切除是主要治疗方式,根据患者年龄、病变程度和组织学类型实施个体化治疗。

外阴鳞状上皮内病变(vulvar squamous intraepithelial lesion)指与HPV感染相关的临床和病理改变,或有进展为浸润癌潜在风险的局限于外阴鳞状上皮内的一组病变。多见于45岁左右妇女,近年在年轻妇女中有增加趋势。约50%的患者伴有其他部位的上皮内病变,约38%患者的病变可自行消退,仅2%~4%进展为浸润癌。

【命名及病理】

外阴鳞状上皮内病变以往称为外阴鳞状上皮内瘤变(VIN)、原位癌、外阴鲍文病(Bowen disease)和Queyral增殖性红斑。2014年世界卫生组织(WHO)女性生殖器肿瘤分类将外阴鳞状上皮内病变分为:低级别鳞状上皮内病变、高级别鳞状上皮内病变和分化型外阴上皮内瘤变。其主要病理特征为上皮层内细胞有不同程度的增生伴核异型、核分裂增加,排列紊乱。

1. **低级别鳞状上皮内病变(low-grade squamous intraepithelial lesion,LSIL)**　以往称为普通型VINⅠ、轻度不典型增生、扁平湿疣、不典型挖空细胞等。与低危和高危型HPV感染均相关,是HPV感染所致的临床表现和病理改变。多见于年轻女性,超过30%的病例合并下生殖道其他部位上皮内病变(以宫颈部位最常见)。病变常常自行退化,进展为浸润癌的风险极低。

2. **高级别鳞状上皮内病变(high-grade squamous intraepithelial lesion,HSIL)**　包括以往所称的VINⅡ(中度不典型增生)、VINⅢ(重度不典型增生)、原位癌、鲍文病、鲍文样不典型增生等。多发生于绝经前女性,绝大部分为HPV16型感染所致,若不治疗进展为浸润癌的风险很高。局部完全切除后的复发率为15%;若切缘受累,则复发率达高50%。

3. **分化型外阴上皮内瘤变(differentiated-type vulvar intraepithelial neoplasia)**　以往称为分化型VIN、单纯性原位癌。和HPV感染无关,可能系 p53 突变所致。多发生于老年女性,常伴硬化性苔藓、扁平苔藓,有时伴有角化型鳞癌。虽然进展为浸润癌的风险尚不清楚,但一旦发生,常在半年以内进展为浸润癌。

【临床表现】

症状无特异性,多表现为外阴瘙痒、皮肤破损及溃疡。部分患者无症状。病变可发生于外阴任何部位,最常见外阴病变为丘疹、斑点、斑块或乳头状疣,单个或多个,呈灰白、粉红色、少数为略高出皮肤的黑色素沉着,严重者可弥漫状覆盖整个外阴。

【诊断】

确诊需依据病理学检查。对任何可疑病灶应作多点活组织病理检查,也可在阴道镜下定点活检。取材时应注意避免遗漏浸润癌,采用局部涂抹3%~5%醋酸或1%甲苯胺蓝,有助于提高病灶活检的准确率。需与外阴湿疹、外阴白色病变、痣、黑色素瘤、棘皮瘤等疾病相鉴别。生殖道HPV检测可协助诊断。

【处理】

治疗目的在于消除病灶,缓解症状,阻断浸润癌发生。治疗决策时应综合考虑:①疾病因素:包括患者年龄、症状,病变的位置和大小、病理类型、病变级别;②治疗方式对外阴形态和功能的影响。从而制订个体化方案。

1. **LSIL的处理**　若无明显症状可暂不予治疗,定期随访。有症状者,可选择局部用药,如咪喹莫特软膏、5-氟尿嘧啶软膏、1%西多福韦。激光治疗适用于病灶广泛的年轻患者。

2. **HSIL的处理**　病灶局限的病变可采用病灶局部表浅切除术,切缘超过病灶外至少0.5cm。较大融合型病灶或病变较广泛或为多灶性,尤其疑为浸润癌时,可考虑行外阴皮肤切除术(skinning vulvectomy)。病变累及阴蒂周围或肛周可采用CO_2激光消融术。

3. **分化型外阴上皮内瘤变的处理**　由于病变会迅速发展为浸润癌,需彻底切除病灶,老年、病灶广泛的患者可采用单纯外阴切除术(simple vulvectomy),手术切除范围包括外阴皮肤及部分皮下组织,不切除会阴筋膜。合并外阴浸润癌者,则按外阴癌处理。

【随访】

各类外阴鳞状上皮内病变治疗后均有不同程度的复发率,复发的高危因素为高级别病变、切缘阳性、高危HPV持续感染等,所以治疗后应定期随访。

第三节　外阴恶性肿瘤

- 以鳞状细胞癌最为常见,确诊依靠组织学检查。
- 外阴鳞状细胞癌治疗以手术为主,辅以放疗及化疗。强调尽量缩小手术范围,以保留外阴的正常结构。
- 外阴黑色素瘤恶性程度高,采用手术为主的综合治疗。
- 外阴基底细胞癌为低度恶性肿瘤,治疗以局部病灶切除为主。

外阴恶性肿瘤约占女性生殖道原发恶性肿瘤的 3%～5%,以鳞状细胞癌最常见,其他包括恶性黑色素瘤、基底细胞癌、前庭大腺癌、疣状癌、肉瘤等。

一、外阴鳞状细胞癌

外阴鳞状细胞癌(vulvar squamous cell carcinoma)占全部外阴恶性肿瘤的 80%～90%,主要发生于绝经后妇女,年轻女性发病率有升高趋势。

【发病相关因素】

与以下因素相关:①人乳头瘤病毒(HPV)感染:40%～60% 的外阴癌与 HPV 感染相关,其中 16 型感染超过 50%;②非 HPV 感染相关病变,如外阴硬化性苔藓、分化型外阴鳞状上皮内瘤变等。

【病理】

癌灶为浅表溃疡或硬结节,可伴感染、坏死、出血,周围皮肤可增厚及色素改变。镜下见多数外阴鳞癌分化好,有角化珠和细胞间桥。前庭和阴蒂部位的病灶倾向于分化差或未分化,常有淋巴管和神经周围的侵犯。

【临床表现】

1. **症状**　最常见的症状是外阴瘙痒、局部肿块或溃疡,合并感染或较晚期癌可出现疼痛、渗液和出血。

2. **体征**　癌灶以大阴唇最多见,其次为小阴唇、阴蒂、会阴、尿道口、肛门周围等。若已转移至腹股沟淋巴结,可扪及增大、质硬、固定淋巴结。

【转移途径】

直接浸润、淋巴转移较常见,晚期可经血行播散。

1. **直接浸润**　癌灶逐渐增大,沿皮肤及邻近黏膜浸润至尿道、阴道、肛门,晚期可累及膀胱、直肠等、

2. **淋巴转移**　癌细胞通常沿淋巴管扩散,汇入腹股沟浅淋巴结,再至腹股沟深淋巴结,进入髂外、闭孔和髂内淋巴结,最终转移至腹主动脉旁淋巴结和左锁骨下淋巴结。肿瘤一般向同侧淋巴结转移,但中线部位的癌灶常向两侧转移并可绕过腹股沟浅淋巴结直接至腹股沟深淋巴结,外阴后部及阴道下段癌可避开腹股沟浅层淋巴结而直接转移至盆腔淋巴结。若癌灶累及尿道、阴道、直肠、膀胱可直接转移至盆腔淋巴结。

3. **血行播散**　晚期经血行播散至肺、骨等。

【诊断】

诊断主要根据下述几个方面进行全面评估:①病史及症状结合妇科检查:早期可为外阴结节或小溃疡、晚期可累及全外阴伴溃破、出血、感染。应注意病灶部位、大小、质地、活动度、色素改变,与邻近器官关系(尿道、阴道、肛门直肠有无受累)及双侧腹股沟区是否有肿大的淋巴结,并应仔细检查阴道、宫颈以排除有无肿瘤。②组织学检查:是确诊外阴癌的唯一方法。对一切外阴赘生物、溃疡和可疑病灶均需尽早作活组织病理检查,取材应有足够的深度,建议包含邻近的正常皮肤及皮下组织,可

在阴道镜指引下在可疑病灶部位活检。③其他:外阴细胞学检查、影像检查(超声、磁共振、CT、全身PET-CT)、膀胱镜和直肠镜检查、HPV 检测、血清 HIV 检测等有助于诊断。

【分期】

采用国际妇产科联盟的手术病理分期(FIGO,2009 年),见表 24-1。

表 24-1　外阴癌 FIGO 分期(2009 年)

FIGO	肿瘤累及范围
Ⅰ期	肿瘤局限于外阴和(或)会阴,淋巴结无转移
ⅠA期	肿瘤最大直径≤2cm 且间质浸润≤1.0mm*
ⅠB期	肿瘤最大直径>2cm 或间质浸润>1.0mm*
Ⅱ期	肿瘤侵犯下列任何部位:下 1/3 尿道、下 1/3 阴道、肛门,无淋巴结转移
Ⅲ期	肿瘤有或无侵犯下列任何部位:下 1/3 尿道、下 1/3 阴道、肛门,有腹股沟-股淋巴结转移
ⅢA期	(i)1 个淋巴结转移(≥5mm),或(ii)1~2 个淋巴结转移(<5mm)
ⅢB期	(i)≥2 淋巴结转移(≥5mm),或(ii)≥3 个淋巴结转移(<5mm)
ⅢC期	淋巴结阳性伴淋巴结囊外扩散
Ⅳ期	肿瘤侵犯其他区域(上 2/3 尿道、上 2/3 阴道)或远处转移
ⅣA期	肿瘤侵犯下列任何部位:(i)上尿道和(或)阴道黏膜、膀胱黏膜、直肠黏膜,或固定在骨盆壁,或(ii)腹股沟-股淋巴结出现固定或溃疡形成
ⅣB期	包括盆腔淋巴结的任何部位远处转移

* 注:浸润深度指肿瘤邻近最表浅真皮乳头的表皮-间质连续处至浸润最深点

【治疗】

早期肿瘤以手术为主,局部晚期肿瘤手术结合放化疗,转移病例姑息、对症及支持治疗。对早期患者在不影响预后的前提下,尽量缩小手术范围,最大限度保留外阴的正常结构,以提高生活质量。

1. 手术治疗

(1)早期肿瘤(Ⅰ期和小病灶Ⅱ期):先行病灶活检,根据病变大小及浸润深度分期,然后按分期决定术式。要求手术切缘距离肿瘤边缘至少1cm,深度应达会阴深筋膜(一般 2~3cm),即位于阔筋膜水平面且覆盖耻骨联合的筋膜层。ⅠA 期行外阴局部扩大切除术(wide local excision),术后随访即可。ⅠB 期者根据病灶位置决定术式:①单侧病变(病灶距外阴中线 ≥2cm),行局部广泛切除术(radical local resection)或改良广泛外阴切除术(modified radical vulvectomy)及单侧腹股沟淋巴结评估(前哨淋巴结绘图活检或单侧腹股沟/股淋巴结切除术);②中线部位病变(前部或后部),行局部广泛切除术或改良广泛外阴切除术及双侧腹股沟/股淋巴结评估(前哨淋巴结绘图活检或双侧腹股沟/股淋巴结切除术)。术后均根据原发灶及淋巴结的病理结果决定辅助治疗。

(2)局部晚期肿瘤(病灶>4cm 的Ⅱ期和Ⅲ期):腹股沟淋巴结和外阴病灶分步处理。先行影像学评估和淋巴结病理检查,再根据结果采取个体化的手术或与放化疗结合的综合治疗。

(3)肿瘤转移超出盆腔:可考虑局部控制或姑息性外照射放疗和(或)全身治疗,或者采用最佳的支持治疗。

2. 放射治疗　虽然鳞癌对放射治疗较敏感,但外阴皮肤对放射线耐受性极差,易发生放射皮肤反应(肿胀、糜烂、剧痛),难以达到放射根治剂量。因此,外阴癌放射治疗常用于:①术前辅助治疗;②转移淋巴结区域照射;③术后辅助治疗。

3. 化学药物或靶向治疗　多用于同步放化疗及晚期癌或复发癌的综合治疗。常用化疗药物:铂类、紫杉醇、氟尿嘧啶、丝裂霉素 C、吉西他滨等,常采用静脉注射或局部动脉灌注。靶向治疗药物:埃罗替尼(erlotinib)、帕姆单抗等。

【随访及预后】

术后应定期随访。外阴癌的预后与分期有关,其中以淋巴结转移最为密切。

二、外阴恶性黑色素瘤

外阴恶性黑色素瘤(malignant melanoma of the vulva)较少见,居外阴原发恶性肿瘤的第2位(2%~4%)。肿瘤恶性程度高,预后差。多见于65~75岁妇女,常诉外阴瘙痒、出血、色素沉着范围增大。病灶常位于小阴唇,其次是阴蒂周围,呈痣样、结节状生长、有色素沉着(肿瘤多为棕褐色或蓝黑色),可伴溃疡。诊断需活组织病理检查。分期参照皮肤恶性黑色素瘤 Clark 分期、Chung 分期和 Breslow 分期系统。治疗:①手术:真皮层浸润≤1mm 者,手术切缘距离病变边缘至少1cm,不必行淋巴结切除术;真皮层浸润>1mm 者,手术切缘应距离病变边缘至少2~3cm,并切除腹股沟淋巴结;②免疫治疗:可选用 α-干扰素、免疫检测点抑制剂等,后者目前 FDA 批准应用于临床的有 PD-1/PD-L1 抑制剂、CTLA4 基因工程单克隆抗体,可用于术前后辅助治疗或不能手术的晚期患者;③化疗:一般用于晚期患者的姑息治疗。

三、外阴基底细胞癌

外阴基底细胞癌(basal cell carcinoma of the vulva)罕见,发病平均年龄70岁。病灶多位于大阴唇,其次是小阴唇、阴蒂和阴唇系带,可有局部瘙痒或无症状,病灶呈湿疹或癣样改变伴有色素沉着,亦可呈结节状肿物。因症状不典型,诊断常延误,确诊需作活组织病理检查。应检查全身皮肤有无基底细胞癌。外阴基底细胞癌是一种局限于真皮层内、生长缓慢的肿瘤,可行病灶广泛局部切除,手术切缘应距离病变边缘至少1cm,不需行腹股沟淋巴结切除术。

(陶光实)

第二十五章　子宫颈肿瘤

子宫颈肿瘤包括良性肿瘤和恶性肿瘤。子宫颈癌是最常见的妇科恶性肿瘤,起源于子宫颈上皮内病变,两者病因相同,均为高危型 HPV 感染所致,在本章一并介绍。

子宫颈良性肿瘤以肌瘤为常见,在相应章节叙述,其余较为少见,不在本章范围。

第一节　子宫颈鳞状上皮内病变

- 可分为低级别和高级别病变,高级别病变为癌前病变。
- 发病与高危型 HPV 持续感染密切相关,转化区是子宫颈鳞状上皮内病变及子宫颈癌的好发部位。
- 组织学诊断是确诊和分级的依据。子宫颈锥切术是治疗高级别病变的主要手段。
- 疫苗接种和筛查是预防子宫颈癌的有效措施。

子宫颈鳞状上皮内病变(cervical squamous intraepithelial lesion,SIL),是与子宫颈浸润癌密切相关的一组子宫颈病变,常发生于 25～35 岁妇女。大部分低级别鳞状上皮内病变(low-grade squamous intraepithelial lesion,LSIL)可自然消退,但高级别鳞状上皮内病变(high-grade squamous intraepithelial lesion,HSIL)具有癌变潜能。SIL 反映了子宫颈癌发生发展中的连续过程,通过筛查发现 SIL,及时治疗高级别病变,是预防子宫颈浸润癌行之有效的措施。

高级别子宫颈腺上皮内瘤变(high-grade cervical glandular intraepithelial neoplasia,HG-CGIN)比较少见,本节仅介绍 SIL。

【发病相关因素】

SIL 和子宫颈癌与人乳头瘤病毒(human papilloma virus,HPV)感染、多个性伴侣、吸烟、性生活过早(<16 岁)、性传播疾病、经济状况低下、口服避孕药和免疫抑制等因素相关。

1. **HPV 感染**　目前已知 HPV 共有 160 多个型别,40 余种与生殖道感染有关,其中 13～15 种与 SIL 和子宫颈癌发病密切相关。已在接近 90% 的 SIL 和 99% 的子宫颈癌组织发现有高危型 HPV 感染,其中约 70% 与 HPV16 和 18 型相关。高危型 HPV 产生病毒癌蛋白,其中 E6 和 E7 分别作用于宿主细胞的抑癌基因 *p53* 和 *Rb* 使之失活或降解,继而通过一系列分子事件导致癌变。接种 HPV 预防性疫苗可以实现子宫颈癌的一级预防。

2. **性行为及分娩次数**　多个性伴侣、初次性生活<16 岁、早年分娩、多产与子宫颈癌发生有关。与有阴茎癌、前列腺癌或其性伴侣曾患子宫颈癌的高危男子性接触的妇女,也易患子宫颈癌。

3. **其他**　吸烟可增加感染 HPV 效应,屏障避孕法有一定的保护作用。

【子宫颈组织学特点】

子宫颈上皮由子宫颈阴道部鳞状上皮和子宫颈管柱状上皮组成。

1. **子宫颈阴道部鳞状上皮**　由深至浅可分为基底带、中间带及浅表带 3 个带。基底带由基底细胞和旁基底细胞组成。基底细胞为储备细胞,无明显细胞增殖表现,在某些因素刺激下可以增生,也可以增生成为不典型鳞状细胞或分化为成熟鳞状细胞。旁基底细胞为增生活跃的细胞,偶见核分裂象。中间带与浅表带为完全不增生的分化细胞,细胞渐趋死亡、脱落。

2. 子宫颈管柱状上皮　柱状上皮为分化良好细胞,而柱状上皮下细胞为储备细胞,具有分化或增殖能力。

3. 转化区（transformation zone）　也称为移行带,因其位于子宫颈鳞状上皮与柱状上皮交接部,又称为鳞-柱状交接部或鳞-柱交接。鳞-柱状交接部又分为原始鳞-柱状交接部和生理鳞-柱状交接部（图 25-1）。

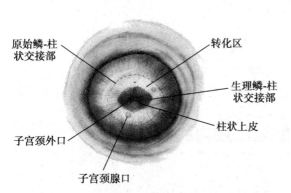

图 25-1　子宫颈转化区部和生理鳞-柱状交接部

在胎儿期,来源于泌尿生殖窦的鳞状上皮向头侧生长,至子宫颈外口与子宫颈管柱状上皮相邻,形成原始鳞-柱状交接部。青春期后,在雌激素作用下,子宫颈发育增大,子宫颈管黏膜组织向尾侧移动,即子宫颈管柱状上皮及其下的间质成分到达子宫颈阴道部,使原始鳞-柱状交接部外移。原始鳞-柱状交接的内侧,由于覆盖的子宫颈管单层柱状上皮菲薄,其下间质透出呈红色,外观呈细颗粒状的红色区,称为柱状上皮异位（columnar ectopy）。由于肉眼观似糜烂,过去称为"宫颈糜烂",实际上并非真性糜烂;此后,在阴道酸性环境或致病菌作用下,外移的柱状上皮由原始鳞-柱状交接部的内侧向子宫颈口方向逐渐被鳞状上皮替代,形成新的鳞-柱状交接部,即生理鳞-柱状交接部。原始鳞-柱状交接部和生理鳞-柱状交接部之间的区域,称为转化区。在转化区形成过程中,新生的鳞状上皮覆盖子宫颈腺管口或伸入腺管,将腺管口堵塞,腺管周围的结缔组织增生或形成瘢痕压迫腺管,使腺管变窄或堵塞,腺体分泌物潴留于腺管内形成囊肿,称为子宫颈腺囊肿（Naboth cyst）。子宫颈腺囊肿可作为辨认转化区的一个标志。绝经后雌激素水平下降,子宫颈萎缩,原始鳞-柱状交接部退回至子宫颈管内。转化区表面被覆的柱状上皮被鳞状上皮替代的机制有：①鳞状上皮化生（squamous metaplasia）：暴露于子宫颈阴道部的柱状上皮受阴道酸性影响,柱状上皮下未分化储备细胞（reserve cell）开始增殖,并逐渐转化为鳞状上皮,继之柱状上皮脱落,被复层鳞状细胞所替代;②鳞状上皮化（squamous epithelization）：子宫颈阴道部鳞状上皮直接长入柱状上皮与其基底膜之间,直至柱状上皮完全脱落而被鳞状上皮替代。

转化区成熟的化生鳞状上皮对致癌物的刺激相对不敏感,但未成熟的化生鳞状上皮却代谢活跃,在人乳头瘤病毒等的作用下,发生细胞异常增生、分化不良、排列紊乱、细胞核异常、有丝分裂增加,最后形成 SIL。

【病理学诊断和分级】

SIL 既往称为"子宫颈上皮内瘤变"（cervical intraepithelial neoplasia,CIN）,分为 3 级。WHO 女性生殖器肿瘤分类（2014）建议采用与细胞学分类相同的二级分类法（即 LSIL 和 HSIL）,LSIL 相当于CIN 1,HSIL 包括 CIN 3 和大部分 CIN 2。CIN 2 可用 p16 免疫组化染色进行分流,p16 染色阴性者按LSIL 处理,阳性者按 HSIL 处理。二级分类法简便实用,提高了病理诊断的可重复性,较好地反映了HPV 相关病变的生物学过程,能更好地指导临床处理及判断预后。

LSIL：鳞状上皮基底及副基底样细胞增生,细胞核极性轻度紊乱,有轻度异型性,核分裂象少,局限于上皮下 1/3 层,p16 染色阴性或在上皮内散在点状阳性（图 25-2）。

HSIL：细胞核极性紊乱,核浆比例增加,核分裂象增多,异型细胞扩展到上皮下 2/3 层甚至全层,p16 在上皮>2/3 层面内呈弥漫连续阳性（图 25-3）。

【临床表现】

无特殊症状。偶有阴道排液增多,伴或不伴臭味。也可在性生活或妇科检查后发生接触性出血。检查子宫颈可光滑,或仅见局部红斑、白色上皮,或子宫颈糜烂样表现,未见明显病灶。

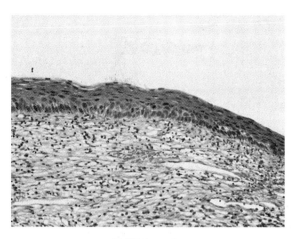 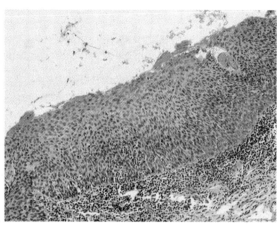

图 25-2　LSIL　　　　　　　　　　　　　　　　图 25-3　HSIL

【诊断】

1. **子宫颈细胞学检查**　是 SIL 及早期子宫颈癌筛查的基本方法,细胞学检查特异性高,但敏感性较低。可选用巴氏涂片法或液基细胞涂片法(详见第三十四章第三节"生殖道脱落细胞学检查")。筛查应在性生活开始 3 年后开始,或 21 岁以后开始,并定期复查。子宫颈细胞学检查的报告形式主要有 TBS(the Bethesda system)分类系统,该系统较好地结合了细胞学、组织学与临床处理方案,推荐使用。

2. **HPV 检测**　敏感性较高,特异性较低。可与细胞学检查联合应用于 25 岁以上女性的子宫颈癌筛查;也可用于 21～25 岁女性细胞学初筛为轻度异常的分流,当细胞学为意义未明的不典型鳞状细胞(ASCUS)时进行高危型 HPV 检测,阳性者行阴道镜检查,阴性者 12 个月后行细胞学检查;也可作为 25 岁以上女性的子宫颈癌初筛,阳性者用细胞学分流,阴性者常规随访。

3. **阴道镜检查**　筛查发现有异常,如细胞学 ASCUS 伴 HPV 检测阳性、或细胞学 LSIL 及以上、或 HPV 检测 16/18 型阳性者,建议行阴道镜检查。

4. **子宫颈活组织检查**　是确诊子宫颈鳞状上皮内病变的可靠方法。任何肉眼可疑病灶,或阴道镜诊断为高级别病变者均应行单点或多点活检。若需要了解子宫颈管的病变情况,应行子宫颈管搔刮术(endocervical curettage,ECC)。

【治疗】

1. **LSIL**　约 60% 会自然消退,细胞学检查为 LSIL 及以下者可仅观察随访。在随访过程中病变发展或持续存在 2 年者宜进行治疗。当细胞学为 HSIL、活检为 LSIL 时,阴道镜检查充分者可采用冷冻和激光等消融治疗;若阴道镜检查不充分、或不能排除 HSIL、或 ECC 阳性者采用子宫颈锥切术。

2. **HSIL**　可发展为浸润癌,需要治疗。阴道镜检查充分者可用子宫颈锥切术或消融治疗;阴道镜检查不充分者宜采用子宫颈锥切术,包括子宫颈环形电切除术(loop electrosurgical excision procedure,LEEP)和冷刀锥切术。经子宫颈锥切确诊、年龄较大、无生育要求、合并有其他妇科良性疾病手术指征的 HSIL 也可行筋膜外全子宫切除术。

【妊娠合并子宫颈鳞状上皮内病变】

妊娠期间,增高的雌激素使柱状上皮外移至子宫颈阴道部,转化区的基底细胞出现不典型增生改变;妊娠期免疫功能可能低下,易患 HPV 感染。诊断时应注意妊娠时转化区的基底细胞可有核增大、深染等表现,细胞学检查易误诊,但产后 6 周可恢复正常。大部分妊娠期患者为 LSIL,仅约 14% 为 HSIL。妊娠期 SIL 仅作观察,产后复查后再处理。

第二节   子 宫 颈 癌

- 主要组织学类型是鳞癌,腺癌次之。
- 直接蔓延和淋巴转移是子宫颈癌的主要转移途径。
- 接触性出血是外生型子宫颈癌的早期症状。
- 根据 FIGO 临床分期选择治疗方法。一般早期采用手术治疗,晚期采用放射治疗。

子宫颈癌(cervical cancer)是最常见的妇科恶性肿瘤。高发年龄为 50~55 岁。由于子宫颈癌筛查的普及,得以早期发现和治疗子宫颈癌和癌前病变,其发病率和死亡率明显下降。

【发病相关因素】

同"子宫颈鳞状上皮内病变"。

【组织发生和发展】

SIL 形成后继续发展,突破上皮下基底膜,浸润间质,形成子宫颈浸润癌(图 25-4)。

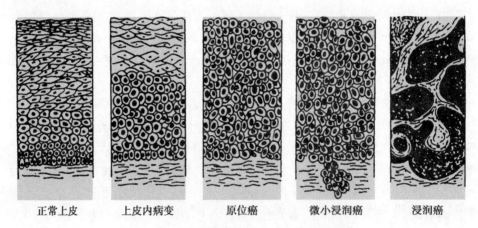

| 正常上皮 | 上皮内病变 | 原位癌 | 微小浸润癌 | 浸润癌 |

图 25-4   子宫颈正常上皮-上皮内病变-浸润癌

【病理】

1. 浸润性鳞状细胞癌   占子宫颈癌的 75%~80%。

(1)巨检:微小浸润性鳞状细胞癌肉眼观察无明显异常,或类似子宫颈柱状上皮异位。随病变发展,可形成 4 种类型(图 25-5)。

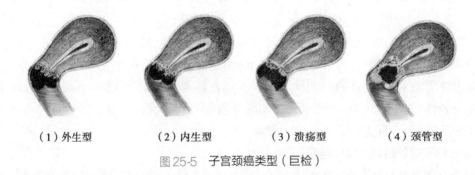

| (1)外生型 | (2)内生型 | (3)溃疡型 | (4)颈管型 |

图 25-5   子宫颈癌类型(巨检)

1)外生型:最常见,癌灶向外生长呈乳头状或菜花样,组织脆,触之易出血。常累及阴道。

2)内生型:癌灶向子宫颈深部组织浸润,子宫颈表面光滑或仅有柱状上皮异位,子宫颈肥大变硬,呈桶状。常累及宫旁组织。

3）溃疡型：上述两型癌组织继续发展合并感染坏死,脱落后形成溃疡或空洞,似火山口状。

4）颈管型：癌灶发生于子宫颈管内,常侵入子宫颈管和子宫峡部供血层及转移至盆腔淋巴结。

（2）显微镜检

1）微小浸润性鳞状细胞癌：指在 HSIL（CIN 3）基础上镜检发现小滴状、锯齿状癌细胞团突破基底膜,浸润间质。诊断标准见临床分期。

2）浸润性鳞状细胞癌：指癌灶浸润间质范围超出微小浸润癌,多呈网状或团块状浸润间质。根据癌细胞核的多形性与大小及核分裂程度等可将鳞状细胞癌分为高（Ⅰ级）、中（Ⅱ级）、低分化（Ⅲ级）3 种,这种分级法可能提供了肿瘤对化疗和放疗相关的预后信息,但目前更倾向于分为角化型和非角化型。角化型：大致相当于高分化鳞癌,细胞体积大,有明显角化珠形成,可见细胞间桥,细胞异型性较轻,无核分裂或核分裂罕见。非角化型：大致相当于中分化和低分化鳞癌。细胞体积大或较小,可有单细胞角化但无角化珠,细胞间桥不明显,细胞异型性常明显,核分裂象多见。除上述最常见的两种亚型外还有以下多种亚型：乳头状鳞状细胞癌、基底细胞样鳞状细胞癌、湿疣样癌、疣状癌、鳞状移形细胞癌和淋巴上皮样瘤样癌。

2. **腺癌** 近年来子宫颈腺癌的发生率有上升趋势,占子宫颈癌的 20%～25%。

（1）巨检：来自子宫颈管内,浸润管壁；或自子宫颈管内向子宫颈外口突出生长；常可侵犯宫旁组织；病灶向子宫颈管内生长时,子宫颈外观可正常,但因子宫颈管膨大,形如桶状。

（2）显微镜检

1）普通型宫颈腺癌：最常见的组织学亚型,约占宫颈腺癌的 90%。虽然来源于子宫颈管柱状黏液细胞、偶尔间质内可见黏液池形成,但肿瘤细胞内见不到明确黏液,胞浆双嗜性或嗜酸性。镜下见腺体结构复杂、呈筛状和乳头状,腺上皮细胞增生呈复层,核异型性明显,核分裂象多见。该亚型绝大部分呈高-中分化。

2）黏液性腺癌：该亚型的特征是细胞内可见明确黏液,又进一步分为胃型、肠型、印戒细胞样和非特指型。其中,高分化的胃型腺癌,既往称为微偏腺癌（minimal deviation adenocarcinoma,MDA）,虽然分化非常好,但几乎是所有宫颈腺癌中预后最差的一种亚型,5 年生存率仅为普通宫颈腺癌的一半。

3. **其他** 少见类型如腺鳞癌、腺样基底细胞癌、绒毛状管状腺癌、内膜样癌等上皮性癌,神经内分泌肿瘤,间叶性肿瘤等。

【转移途径】

主要为直接蔓延和淋巴转移,血行转移极少见。

1. **直接蔓延** 最常见,癌组织向邻近器官及组织扩散。常向下累及阴道壁,极少向上累及宫腔。向两侧扩散可累及主韧带及子宫颈旁、阴道旁组织直至骨盆壁；癌灶压迫或侵及输尿管时,可引起输尿管阻塞及肾积水。晚期可向前、后蔓延侵及膀胱或直肠。

2. **淋巴转移** 癌灶侵入淋巴管,形成瘤栓,随淋巴液引流进入局部淋巴结。淋巴转移一级组包括子宫旁、闭孔、髂内、髂外、髂总、骶前淋巴结；二级组包括腹股沟深浅淋巴结、腹主动脉旁淋巴结。

3. **血行转移** 极少见,晚期可转移至肺、肝或骨骼等。

【临床分期】

采用国际妇产科联盟（FIGO,2018 年）的临床分期标准（表 25-1）。初治患者手术前后的分期可以改变,复发、转移时不再分期（图 25-6）。

【临床表现】

早期子宫颈癌常无明显症状和体征。子宫颈管型患者因子宫颈外观正常易漏诊或误诊。随病变发展,可出现以下表现：

表25-1   **子宫颈癌临床分期(FIGO,2018年)**

I期	肿瘤局限在子宫颈(扩展至子宫体应被忽略)
I A	镜下浸润癌,浸润深度≤5mm[a]
I A1	间质浸润深度≤3mm
I A2	间质浸润深度>3mm,≤5mm
I B	肿瘤局限于宫颈,镜下最大浸润深度>5mm[b]
I B1	癌灶浸润深度>5mm,最大径线≤2cm
I B2	癌灶最大径线>2cm,≤4cm
I B3	癌灶最大径线>4cm
II期	肿瘤超越子宫,但未达阴道下1/3或未达骨盆壁
II A	侵犯上2/3阴道,无宫旁浸润
II A1	癌灶最大径线≤4cm
II A2	癌灶最大径线>4cm
II B	有宫旁浸润,未达骨盆壁
III期	肿瘤累及阴道下1/3和(或)扩展到骨盆壁和(或)引起肾盂积水或肾无功能和/或累及盆腔和/或主动脉旁淋巴结[c]
III A	肿瘤累及阴道下1/3,没有扩展到骨盆壁
III B	肿瘤扩展到骨盆壁和(或)引起肾盂积水或肾无功能(除非已知由其他原因引起)
III C	不论肿瘤大小和扩散程度,累及盆腔和(或)主动脉旁淋巴结(注明r或p)[c]
III C1	仅累及盆腔淋巴结
III C2	主动脉旁淋巴结转移
IV期	肿瘤侵犯膀胱黏膜或直肠黏膜(活检证实)和(或)超出真骨盆(泡状水肿不分为IV期)
IV A	侵犯盆腔邻近器官
IV B	远处转移

说明:当有疑问时,应归入较低的分期。

[a] 所有分期均可用影像学和病理学资料来补充临床发现,评估肿瘤大小和扩散程度,形成最终分期。

[b] 淋巴脉管间隙浸润不改变分期。浸润宽度不再作为分期标准。

[c] 对用于诊断III C期的证据,需注明所采用的方法是r(影像学)还是p(病理学)。例:若影像学显示盆腔淋巴结转移,分期为III C1r;若经病理证实,分期为III C1p。所采用的影像学类型或病理技术需始终注明

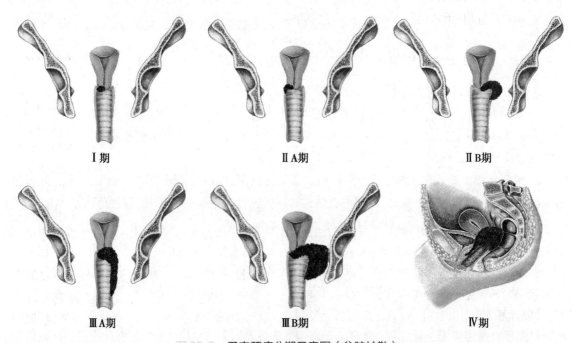

I期   II A期   II B期

III A期   III B期   IV期

图25-6   **子宫颈癌分期示意图(盆腔扩散)**

1. 症状

（1）阴道流血：常表现为接触性出血，即性生活或妇科检查后阴道流血。也可表现为不规则阴道流血，或经期延长、经量增多。老年患者常为绝经后不规则阴道流血。出血量根据病灶大小、侵及间质内血管情况而不同，若侵蚀大血管可引起大出血。一般外生型癌出血较早，量多；内生型癌出血较晚。

（2）阴道排液：多数患者有白色或血性、稀薄如水样或米泔状、有腥臭味的阴道排液。晚期患者因癌组织坏死伴感染，可有大量米泔样或脓性恶臭白带。

（3）晚期症状：根据癌灶累及范围出现不同的继发性症状。如尿频、尿急、便秘、下肢肿痛等；癌肿压迫或累及输尿管时，可引起输尿管梗阻、肾盂积水及尿毒症；晚期可有贫血、恶病质等全身衰竭症状。

2. 体征　微小浸润癌可无明显病灶，子宫颈光滑或糜烂样改变。随病情发展，可出现不同体征。外生型子宫颈癌可见息肉状、菜花状赘生物，常伴感染，质脆易出血；内生型表现为子宫颈肥大、质硬、子宫颈管膨大；晚期癌组织坏死脱落，形成溃疡或空洞伴恶臭。阴道壁受累时，可见赘生物生长或阴道壁变硬；宫旁组织受累时，双合诊、三合诊检查可扪及子宫颈旁组织增厚、结节状、质硬或形成冰冻骨盆状。

【诊断】

早期病例的诊断应采用子宫颈细胞学检查和（或）HPV 检测、阴道镜检查、子宫颈活组织检查的"三阶梯"程序，确诊依据为组织学诊断。检查方法同本章第一节"子宫颈鳞状上皮内病变"。子宫颈有明显病灶者，可直接在癌灶取材。

对子宫颈活检为 HSIL 但不能除外浸润癌者、或活检为可疑微小浸润癌需要测量肿瘤范围或除外进展期浸润癌者，需行子宫颈锥切术。切除组织应作连续病理切片（24～36 张）检查。

确诊后根据具体情况选择胸部 X 线或 CT 平扫、静脉肾盂造影、膀胱镜检查、直肠镜检查、超声检查及盆腔或腹腔增强 CT 或磁共振、PET-CT 等影像学检查。

【鉴别诊断】

主要依据子宫颈活组织病理检查，与有类似临床症状或体征的各种子宫颈病变鉴别。包括：①子宫颈良性病变：子宫颈柱状上皮异位、子宫颈息肉、子宫颈子宫内膜异位症和子宫颈结核性溃疡等；②子宫颈良性肿瘤：子宫颈管肌瘤、子宫颈乳头瘤等；③子宫颈转移性癌等。

【处理】

根据临床分期、患者年龄、生育要求、全身情况、医疗技术水平及设备条件等，综合考虑制定适当的个体化治疗方案。采用手术和放疗为主、化疗为辅的综合治疗。

1. 手术治疗　手术的优点是年轻患者可保留卵巢及阴道功能。主要用于早期子宫颈癌（ⅠA～ⅡA 期）患者。①ⅠA1 期：无淋巴脉管间隙浸润者行筋膜外全子宫切除术，有淋巴脉管间隙浸润者按ⅠA2 期处理。②ⅠA2 期：行改良广泛或广泛性子宫切除术及盆腔淋巴结切除术或考虑前哨淋巴结绘图活检（sentinel lymphnode mapping）。③ⅠB1 期、ⅠB2 期和ⅡA1 期：行广泛性子宫切除术及盆腔淋巴结切除术或考虑前哨淋巴结绘图活检，必要时行腹主动脉旁淋巴取样。④部分ⅠB3 期和ⅡA2 期：行广泛性子宫切除术及盆腔淋巴结切除术和选择性腹主动脉旁淋巴取样；或同期放、化疗后行全子宫切除术；也有采用新辅助化疗后行广泛性子宫切除术及盆腔淋巴结切除术和选择性腹主动脉旁淋巴取样。未绝经、<45 岁的鳞癌患者可保留卵巢。要求保留生育功能的年轻患者，ⅠA1 期无淋巴脉管间隙浸润者可行子宫颈锥形切除术（至少 3mm 阴性切缘）；ⅠA1 期有淋巴脉管间隙浸润和ⅠA2 期可行子宫颈锥形切除术加盆腔淋巴结切除术或考虑前哨淋巴结绘图活检，或和ⅠB1 期处理相同；一般推荐ⅠB1 期行广泛性子宫颈切除术及盆腔淋巴结切除术或考虑前哨淋巴结绘图活检，但若经腹或腹腔镜途径手术，手术指征也可扩展至ⅠB2 期。

2. 放射治疗　①根治性放疗：适用于部分ⅠB3 期和ⅡA2 期和ⅡB～ⅣA 期患者和全身情况不适

宜手术的ⅠA1～ⅠB2/ⅡA1期患者；②辅助放疗：适用于手术后病理检查发现有中、高危因素的患者；③姑息性放疗：适用于晚期患者局部减瘤放疗或对转移病灶姑息放疗。放射治疗包括体外照射和腔内放疗。外照射放疗以三维适形放疗及调强放疗为主，主要针对子宫、宫旁及转移淋巴结。腔内放疗多采用铱-192(^{192}Ir)高剂量率腔内及组织间插值放疗，主要针对宫颈、阴道及部分宫旁组织给以大剂量照射。外照射和腔内放疗的合理结合，使病变部位的剂量分布更符合肿瘤生物学特点，可提高局部控制率。

3. 全身治疗　包括全身化疗和靶向治疗、免疫治疗。化疗主要用于晚期、复发转移患者和根治性同期放化疗，也可用于手术前后的辅助治疗。常用抗癌药物有顺铂、卡铂、紫杉醇、拓扑替康等，多采用静脉联合化疗，也可用动脉局部灌注化疗。靶向药物主要是贝伐珠单抗，常与化疗联合应用。方案如顺铂/紫杉醇/贝伐珠单抗、顺铂/紫杉醇、拓扑替康/紫杉醇/贝伐珠单抗、卡铂/紫杉醇方案等。免疫治疗如PD-1/PD-L1抑制剂等也被推荐用于晚期和复发子宫颈癌。

【预后】

与临床期别、病理类型等密切相关，有淋巴结转移者预后差。

【随访】

治疗后2年内应每3～6个月复查1次；3～5年内每6个月复查1次；第6年开始每年复查1次。随访内容包括妇科检查、阴道脱落细胞学检查、胸部X线摄片、血常规及子宫颈鳞状细胞癌抗原(SC-CA)、超声、CT或磁共振等。

【预防】

子宫颈癌是可以预防的肿瘤。①推广HPV预防性疫苗接种(一级预防)，通过阻断HPV感染预防子宫颈癌的发生；②普及、规范子宫颈癌筛查，早期发现SIL(二级预防)；及时治疗高级别病变，阻断子宫颈浸润癌的发生(三级预防)；③开展预防子宫颈癌知识宣教，提高预防性疫苗注射率和筛查率，建立健康的生活方式。

【子宫颈癌合并妊娠】

较少见。妊娠期出现阴道流血时，在排除产科因素引起的出血后，应做详细的妇科检查，对子宫颈可疑病变作子宫颈细胞学检查、HPV检测、阴道镜检查，必要时行子宫颈活检明确诊断。因子宫颈锥切可能引起出血、流产和早产，只有在细胞学和组织学提示可能是浸润癌时，才作子宫颈锥切。

治疗方案的选择取决于患者期别、孕周和本人及家属对维持妊娠的意愿，采用个体化治疗。对于不要求维持妊娠者，其治疗原则和非妊娠期子宫颈癌基本相同。对于要求维持妊娠者，妊娠20周之前经锥切确诊的ⅠA1期可以延迟治疗，一般不影响孕妇的预后，其中锥切切缘阴性可延迟到产后治疗；妊娠20周之前诊断的ⅠA2期及其以上患者应终止妊娠并立即接受治疗。妊娠28周后诊断的各期子宫颈癌可以延迟至胎儿成熟再行治疗。对于妊娠20～28周诊断的患者，可以根据患者及家属的意愿采用延迟治疗或终止妊娠立即接受治疗，延迟治疗至少不明显影响ⅠA2期至ⅠB2期子宫颈癌的预后。ⅠB3期及以上期别决定延迟治疗者，建议采用新辅助化疗来延缓疾病进展。在延迟治疗期间，应密切观察病情，如肿瘤进展，应及时终止妊娠。除ⅠA1期外，延迟治疗应在妊娠34周前终止妊娠。分娩方式一般采用子宫体部剖宫产。

（林仲秋）

第二十六章 子宫肿瘤

子宫肿瘤有良性和恶性之分。常见的良性肿瘤为子宫平滑肌瘤,常见的恶性肿瘤为子宫内膜癌和子宫肉瘤。

第一节 子宫肌瘤

- 临床表现与肌瘤的类型、大小和有无变性相关,最常见的症状是月经改变。
- 超声检查是常用、准确的辅助检查手段。
- 无症状者一般不需治疗,症状轻、近绝经年龄者可采用非手术治疗。
- 手术是最有效的治疗方法,适用于有症状或疑有肉瘤变者。

子宫肌瘤(uterine myoma,fibroid)是女性生殖器最常见的良性肿瘤,由平滑肌及结缔组织组成。常见于30~50岁妇女,20岁以下少见。据尸检统计,30岁以上妇女约20%有子宫肌瘤。因肌瘤多无症状或很少有症状,临床报道发病率远低于肌瘤真实发病率。

【发病相关因素】

确切病因尚未明了。因肌瘤好发于生育期,青春期前少见,绝经后萎缩或消退,提示其发生可能与女性激素相关。生物化学检测证实肌瘤中雌二醇的雌酮转化明显低于正常肌组织;肌瘤中雌激素受体浓度明显高于周边肌组织,故认为肌瘤组织局部对雌激素的高敏感性是肌瘤发生的重要因素之一。此外,研究还证实孕激素有促进肌瘤有丝分裂、刺激肌瘤生长的作用。细胞遗传学研究显示25%~50%子宫肌瘤存在细胞遗传学的异常,包括12号和14号染色体长臂片段相互换位、12号染色体长臂重排、7号染色体长臂部分缺失等。分子生物学研究提示子宫肌瘤是由单克隆平滑肌细胞增殖而成,多发性子宫肌瘤是由不同克隆平滑肌细胞增殖形成。

【分类】

1. **按肌瘤生长部位** 分为宫体肌瘤(约90%)和宫颈肌瘤(约10%)。

2. **按肌瘤与子宫肌壁的关系** 分为3类:

(1)肌壁间肌瘤(intramural myoma):占60%~70%,肌瘤位于子宫肌壁间,周围均被肌层包围。

(2)浆膜下肌瘤(subserous myoma):约占20%,肌瘤向子宫浆膜面生长,并突出于子宫表面,肌瘤表面仅由子宫浆膜覆盖。若瘤体继续向浆膜面生长,仅有一蒂与子宫相连,称为带蒂浆膜下肌瘤,营养由蒂部血管供应。若血供不足肌瘤可变性坏死。若蒂扭转断裂,肌瘤脱落形成游离性肌瘤。若肌瘤位于子宫体侧壁向宫旁生长突出于阔韧带两叶之间,称为阔韧带肌瘤。

(3)黏膜下肌瘤(submucous myoma):占10%~15%。肌瘤向宫腔方向生长,突出于宫腔,表面仅为子宫内膜覆盖。黏膜下肌瘤易形成蒂,在宫腔内生长犹如异物,常引起子宫收缩,肌瘤可被挤出宫颈外口而突入阴道。

子宫肌瘤常为多个,各种类型的肌瘤可发生在同一子宫,称为多发性子宫肌瘤(图26-1)。

【病理】

1. **巨检** 肌瘤为实质性球形包块,表面光滑,质地较子宫肌层硬,压迫周围肌壁纤维形成假包膜,肌瘤与假包膜间有一层疏松网状间隙,故易剥出。肌瘤长大或多个相融合时,呈不规则形状。切

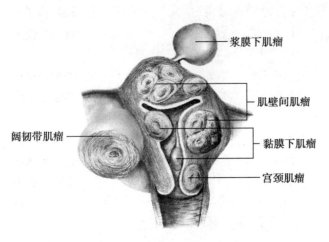

浆膜下肌瘤

肌壁间肌瘤

阔韧带肌瘤

黏膜下肌瘤

宫颈肌瘤

图 26-1　子宫肌瘤分类示意图

面呈灰白色,可见漩涡状或编织状结构。颜色和硬度与纤维结缔组织多少有关。

2. **镜检**　主要由梭形平滑肌细胞和不等量纤维结缔组织构成。肌细胞大小均匀,排列成漩涡状或棚状,核为杆状。极少情况下尚有一些特殊的组织学类型,如富细胞性、奇异型、核分裂活跃、上皮样平滑肌瘤及静脉内和播散性腹膜平滑肌瘤等,这些特殊类型平滑肌瘤的性质及恶性潜能尚有待确定。

【肌瘤变性】

肌瘤变性是肌瘤失去原有的典型结构。常见的变性有:

1. **玻璃样变(hyaline degeneration)**　又称透明变性,最常见。肌瘤剖面漩涡状结构消失,由均匀透明样物质取代。镜下见病变区肌细胞消失,为均匀透明无结构区。

2. **囊性变(cystic degeneration)**　子宫肌瘤玻璃样变继续发展,肌细胞坏死液化即可发生囊性变,此时子宫肌瘤变软,很难与妊娠子宫或卵巢囊肿区别。肌瘤内出现大小不等的囊腔,其间有结缔组织相隔,数个囊腔也可融合成大囊腔,腔内含清亮无色液体,也可凝固成胶冻状。镜下见囊腔为玻璃样变的肌瘤组织构成,内壁无上皮覆盖。

3. **红色变性(red degeneration)**　多见于妊娠期或产褥期,为肌瘤的一种特殊类型坏死,发生机制不清,可能与肌瘤内小血管退行性变引起血栓及溶血、血红蛋白渗入肌纤维间有关。患者可有剧烈腹痛伴恶心、呕吐、发热,白细胞计数升高,检查发现肌瘤增大、压痛。肌瘤剖面为暗红色,如半熟的牛肉,质软,漩涡状结构消失。镜检见组织高度水肿,假包膜内大静脉及瘤体内小静脉血栓形成,广泛出血伴溶血,肌细胞减少,细胞核常溶解消失,并有较多脂肪小球沉积。

4. **肉瘤样变(sarcomatous change)**　较少见,仅为 0.4% ~ 0.8%,多见于绝经后子宫肌瘤伴疼痛和出血的患者。没有证据表明绝经前快速增长的肌瘤有肉瘤变的可能,但若绝经后妇女肌瘤增大仍应警惕恶变可能。肌瘤恶变后,组织变软且脆,切面灰黄色,似生鱼肉状,与周围组织界限不清。镜下见平滑肌细胞增生活跃,排列紊乱,漩涡状结构消失,细胞有异型性,核分裂像易见(>10 个/10HPF),并可出现肿瘤细胞凝固性坏死。

5. **钙化(degeneration with calcification)**　多见于蒂部细小、血供不足的浆膜下肌瘤以及绝经后妇女的肌瘤。常在脂肪变性后进一步分解成甘油三酯,再与钙盐结合,沉积在肌瘤内。X 线摄片可清楚看到钙化阴影。镜下可见钙化区为层状沉积,呈圆形,有深蓝色微细颗粒。

【临床表现】

1. **症状**　多无明显症状,仅在体检时发现。症状与肌瘤部位、大小和有无变性相关,而与肌瘤数目关系不大。常见症状有:

(1)经量增多及经期延长:是子宫肌瘤最常见的症状。多见于大的肌壁间肌瘤及黏膜下肌瘤,肌瘤使宫腔增大,子宫内膜面积增加并影响子宫收缩,此外肌瘤可能使肿瘤附近的静脉受挤压,导致子宫内膜静脉丛充血与扩张,从而引起经量增多、经期延长。黏膜下肌瘤伴有坏死感染时,可有不规则阴道流血或血样脓性排液。长期经量增多可继发贫血,出现乏力、心悸等症状。

(2)下腹包块:肌瘤较小时在腹部摸不到肿块,当肌瘤逐渐增大使子宫超过 3 个月妊娠大时,可从腹部触及。较大的黏膜下肌瘤可脱出于阴道外,患者可因外阴脱出肿物就诊。

(3)白带增多:肌壁间肌瘤使宫腔面积增大,内膜腺体分泌增多,致使白带增多;子宫黏膜下肌瘤一旦感染,可有大量脓样白带。若有溃烂、坏死、出血时,可有血性或脓血性、伴有恶臭的阴道流液。

（4）压迫症状:子宫前壁下段肌瘤可压迫膀胱引起尿频;宫颈肌瘤可引起排尿困难、尿潴留;子宫后壁肌瘤可引起便秘等症状。阔韧带肌瘤或宫颈巨大肌瘤向侧方发展,嵌入盆腔内压迫输尿管使上泌尿道受阻,造成输尿管扩张甚至肾盂积水。

（5）其他:包括下腹坠胀、腰酸背痛。肌瘤红色样变时有急性下腹痛,伴呕吐、发热及肿瘤局部压痛;浆膜下肌瘤蒂扭转可有急性腹痛;子宫黏膜下肌瘤由宫腔向外排出时也可引起腹痛。黏膜下肌瘤和引起宫腔变形的肌壁间肌瘤可引起不孕或流产。

2. 体征　与肌瘤大小、位置、数目及有无变性相关。较大肌瘤可在下腹部扪及实质性肿块。妇科检查扪及子宫增大,表面不规则单个或多个结节状突起。浆膜下肌瘤可扪及单个实质性球状肿块与子宫有蒂相连。黏膜下肌瘤位于宫腔内者子宫均匀增大,脱出于宫颈外口者,阴道窥器检查即可看到宫颈口处有肿物,粉红色,表面光滑,宫颈外口边缘清楚。若伴感染时可有坏死、出血及脓性分泌物。

【诊断及鉴别诊断】

根据病史、体征和超声检查,诊断多无困难。超声检查能区分子宫肌瘤与其他盆腔肿块。磁共振检查可准确判断肌瘤大小、数目和位置。若有需要,还可选择宫腔镜、腹腔镜、子宫输卵管造影等协助诊断。子宫肌瘤应与下列疾病鉴别:

1. 妊娠子宫　肌瘤囊性变时质地较软,应注意与妊娠子宫相鉴别。妊娠者有停经史及早孕反应,子宫随停经月份增大变软,借助尿或血 hCG 测定、超声检查可确诊。

2. 卵巢肿瘤　多无月经改变,肿块多呈囊性,位于子宫一侧。注意实质性卵巢肿瘤与带蒂浆膜下肌瘤鉴别,肌瘤囊性变与卵巢囊肿鉴别。注意肿块与子宫的关系,可借助超声检查协助诊断,必要时腹腔镜检查可明确诊断。

3. 子宫腺肌病　可有子宫增大、月经增多等。局限型子宫腺肌病类似子宫肌壁间肌瘤,质硬。但子宫腺肌病继发性痛经明显,子宫多呈均匀增大,较少超过 3 个月妊娠子宫大小。超声检查及外周血 CA125 检测有助于诊断。但有时两者可以并存。

4. 子宫恶性肿瘤

（1）子宫肉瘤:好发于老年妇女,生长迅速,多有腹痛、腹部包块及不规则阴道流血,超声及磁共振检查有助于鉴别,但通常术前较难明确诊断。

（2）子宫内膜癌:以绝经后阴道流血为主要症状,好发于老年女性,子宫呈均匀增大或正常。应注意围绝经期妇女肌瘤可合并子宫内膜癌。诊刮或宫腔镜检查有助于鉴别。

（3）子宫颈癌:有不规则阴道流血及白带增多或不正常阴道排液等症状,外生型较易鉴别,内生型宫颈癌应与宫颈黏膜下肌瘤鉴别。可借助于超声检查、宫颈脱落细胞学检查、HPV 检测、宫颈活检、宫颈管搔刮等鉴别。

5. 其他　卵巢子宫内膜异位囊肿、盆腔炎性包块、子宫畸形等,可根据病史、体征及超声等影像学检查鉴别。

【治疗】

治疗应根据患者年龄、症状和生育要求,以及肌瘤的类型、大小、数目全面考虑。

1. 观察　无症状肌瘤一般不需治疗,特别是近绝经期妇女。绝经后肌瘤多可萎缩和症状消失。每 3 ~ 6 个月随访一次,若出现症状可考虑进一步治疗。

2. 药物治疗　适用于症状轻、近绝经年龄或全身情况不宜手术者。

（1）促性腺激素释放激素类似物(gonadotropin-releasing hormone agonist,GnRH-a):采用大剂量连续或长期非脉冲式给药,可抑制 FSH 和 LH 分泌,降低雌激素至绝经后水平,以缓解症状并抑制肌瘤生长使其萎缩,但停药后又逐渐增大。用药后可引起绝经综合征,长期使用可引起骨质疏松等副作用,故不推荐长期用药。应用指征:①缩小肌瘤以利于妊娠;②术前用药控制症状、纠正贫血;③术前用药缩小肌瘤,降低手术难度,或使经阴道或腹腔镜手术成为可能;④对近绝经妇女,提前过渡到自然绝经,避免手术。一般应用长效制剂,每月 1 次。

(2) 其他药物:米非司酮(mifepristone),每日 10mg 或 12.5mg 口服,可作为术前用药或提前绝经使用。但不宜长期使用,因其拮抗孕激素后,子宫内膜长期受雌激素刺激,增加子宫内膜病变的风险。

3. 手术治疗 手术适应证:①因肌瘤导致月经过多,致继发贫血;②严重腹痛、性交痛或慢性腹痛、有蒂肌瘤扭转引起的急性腹痛;③肌瘤体积大压迫膀胱、直肠等引起相应症状;④因肌瘤造成不孕或反复流产;⑤疑有肉瘤变。

手术方式:

(1) 肌瘤切除术(myomectomy):适用于希望保留生育功能的患者,包括肌瘤经腹剥除、黏膜下肌瘤和突向宫腔的肌壁间肌瘤宫腔镜下切除、及突入阴道的黏膜下肌瘤阴道内摘除。术后有残留或复发可能。

(2) 子宫切除术(hysterectomy):不要求保留生育功能或疑有恶变者,可行子宫切除术,包括全子宫切除和次全子宫切除。术前应行宫颈细胞学检查,排除子宫颈鳞状上皮内病变或子宫颈癌。发生于围绝经期的子宫肌瘤要注意排除合并子宫内膜癌。

手术可经腹、经阴道或经宫腔镜及腹腔镜进行。若选择腹腔镜手术行肌瘤剥除或子宫次全切除,需要使用粉碎器取出切除的肌瘤或子宫体,因此,术前应尽可能排除子宫肉瘤或合并子宫内膜癌,并向患者及家属说明其风险。

4. 其他治疗 为非主流治疗方法,主要适用于不能耐受或不愿手术者。

(1) 子宫动脉栓塞术(uterine artery embolization,UAE):通过阻断子宫动脉及其分支,减少肌瘤的血供,从而延缓肌瘤的生长,缓解症状。但该方法可能引起卵巢功能减退并增加潜在的妊娠并发症的风险,对有生育要求的妇女一般不建议使用。

(2) 高能聚焦超声(high-intensity focused ultrasound,HIFU):通过物理能量使肌瘤组织坏死,逐渐吸收或瘢痕化,但存在肌瘤残留、复发,并需要除外恶性病变。类似治疗方法还有微波消融等。

(3) 子宫内膜切除术(transcervical resection of endometrium,TCRE):经宫腔镜切除子宫内膜以减少月经量或造成闭经。

【子宫肌瘤合并妊娠】

肌瘤合并妊娠占肌瘤患者 0.5% ~1% ,占妊娠 0.3% ~0.5% ,肌瘤小且无症状者常被忽略,实际发病率高于报道。

肌瘤对妊娠及分娩的影响与肌瘤类型及大小有关。黏膜下肌瘤可影响受精卵着床,导致早期流产;肌壁间肌瘤过大可使宫腔变形或内膜供血不足引起流产。生长位置较低的肌瘤可妨碍胎先露下降,使妊娠后期及分娩时胎位异常、胎盘早剥、产道梗阻等。胎儿娩出后易因胎盘附着面大或排出困难及子宫收缩不良导致产后出血。妊娠期及产褥期肌瘤易发生红色变,通常采用保守治疗,可缓解症状。妊娠合并子宫肌瘤多能自然分娩,但应预防产后出血。若肌瘤阻碍胎儿下降应行剖宫产术,术中是否同时切除肌瘤,需根据肌瘤大小、部位和患者情况而定。

第二节 子宫内膜癌

- 可分为雌激素依赖型(Ⅰ型)和非雌激素依赖型(Ⅱ型),Ⅱ型预后不良。
- 绝大多数为子宫内膜样癌,组织学分级分为 3 级,分级越高,预后越差。
- 异常阴道流血为最常见症状,诊断性刮宫及宫腔镜下活检为最常用诊断方法,确诊依据是组织学检查。
- 早期患者首选手术,根据有无影响预后的高危因素选择相应的辅助治疗;晚期患者采用手术、放射、药物等综合治疗。

子宫内膜癌(endometrial carcinoma)是发生于子宫内膜的一组上皮性恶性肿瘤,以来源于子宫内膜腺体的腺癌最常见。为女性生殖道三大恶性肿瘤之一,占女性全身恶性肿瘤7%,占女性生殖道恶性肿瘤20%~30%。近年来发病率在世界范围内呈上升趋势。平均发病年龄为60岁,其中75%发生于50岁以上妇女。

【发病相关因素】

病因不十分清楚。通常将子宫内膜癌分为两种类型,Ⅰ型是雌激素依赖型(estrogen-dependent),其发生可能是在无孕激素拮抗的雌激素长期作用下,发生子宫内膜增生、不典型增生,继而癌变。子宫内膜增生主要分为两类:不伴有不典型的增生(hyperplasia without atypia)和不典型增生(atypical hyperplasia,AH),前者属良性病变,后者属癌前病变,有可能发展为癌。Ⅰ型子宫内膜癌多见,均为子宫内膜样癌,患者较年轻,常伴有肥胖、高血压、糖尿病、不孕或不育及绝经延迟,或伴有无排卵性疾病、功能性卵巢肿瘤、长期服用单一雌激素或他莫昔芬等病史,肿瘤分化较好,雌、孕激素受体阳性率高,预后好。PTEN基因失活和微卫星不稳定是常见的分子事件。Ⅱ型子宫内膜癌是非雌激素依赖型(estrogen-independent),发病与雌激素无明确关系。这类子宫内膜癌的病理形态属少见类型,如子宫内膜浆液性癌、透明细胞癌、癌肉瘤等。多见于老年妇女,在癌灶周围可以是萎缩的子宫内膜,肿瘤恶性度高,分化差,雌、孕激素受体多呈阴性或低表达,预后不良。p53基因突变和HER2基因过度表达为常见的分子事件。

近年研究发现,这种子宫内膜癌的二元论分型存在分子特征的交叉,部分病例与病理特征并不完全一致,因此有学者通过基因组序列分析,根据分子特征将子宫内膜癌分为四种亚型:POLE突变型、微卫星不稳定型(MSI)、低拷贝型(CN-low)和高拷贝型(CN-high)。该分子分型对子宫内膜癌的预后有较高的预测价值,POLE突变型预后较好,而高拷贝型预后最差。

大多数子宫内膜癌为散发性,但约有5%与遗传有关,其中关系最密切的遗传综合征是林奇综合征(Lynch syndrome),也称遗传性非息肉结直肠癌综合征(hereditary non-polyposis colorectal cancer syndrome,HNPCC),是一种由错配修复基因突变引起的常染色体显性遗传病,与年轻女性的子宫内膜癌发病有关。

【病理】

1. 巨检　不同组织学类型内膜癌的肉眼观无明显区别。大体可分为弥散型和局灶型。①弥散型:子宫内膜大部或全部为癌组织侵犯,并突向宫腔,常伴有出血、坏死;癌灶也可侵入深肌层或宫颈,若阻塞宫颈管可引起宫腔积脓。②局灶型:多见于宫腔底部或宫角部,癌灶小,呈息肉或菜花状,易浸润肌层。

2. 镜检及病理类型

(1)内膜样癌(endometrioid carcinoma):占80%~90%,内膜腺体高度异常增生,上皮复层,并形成筛孔状结构。癌细胞异型明显,核大、不规则、深染,核分裂活跃,分化差的内膜样癌腺体少,腺结构消失,成实性癌块。根据细胞分化程度或实性成分所占比例分为三级,高分化(G1)、中分化(G2)和低分化(G3),低分化肿瘤的恶性程度高。

(2)浆液性癌(serous carcinoma):占1%~9%。癌细胞异型性明显,多为不规则复层排列,呈乳头状、腺样及实性巢片生长,1/3可伴砂粒体。恶性程度高,易有深肌层浸润和腹腔播散,以及淋巴结及远处转移,无明显肌层浸润时也可能发生腹腔播散,预后差。

(3)黏液性癌(mucinous carcinoma):约占5%,肿瘤半数以上由胞质内充满黏液的细胞组成,大多腺体结构分化良好,生物学行为与内膜样癌相似,预后较好。

(4)透明细胞癌(clear cell carcinoma):占不足5%,多呈实性片状、腺管样或乳头状排列,细胞质丰富、透亮,核呈异型性,或由靴钉状细胞组成。恶性程度高,易早期转移。

(5)癌肉瘤(carcinosarcoma):较少见,是一种由恶性上皮和恶性间叶成分混合组成的子宫恶性肿瘤,也称恶性米勒管混合瘤(malignant Müllerial mixed tumor,MMMT),现认为其为上皮来源恶性肿瘤向间叶转化。常见于绝经后妇女。肿瘤体积可以很大,并侵犯子宫肌层,伴出血坏死。镜下见恶性上皮成分通常为米勒管型上皮,间叶成分分为同源性和异源性,后者常见恶性软骨、横纹肌成分,恶性程度高。

【转移途径】

多数子宫内膜癌生长缓慢,局限于内膜或在宫腔内时间较长,部分特殊病理类型(浆液性癌、透明细胞癌、癌肉瘤)和高级别(G3)内膜样癌可发展很快,短期内出现转移。其主要转移途径为直接蔓延、淋巴转移和血行转移。

1. **直接蔓延**　癌灶初期沿子宫内膜蔓延生长,向上可沿子宫角波及输卵管,向下可累及宫颈管及阴道。若癌瘤向肌壁浸润,可穿透子宫肌层,累及子宫浆膜,种植于盆腹腔腹膜、直肠子宫陷凹及大网膜等部位。

2. **淋巴转移**　为子宫内膜癌的主要转移途径。当肿瘤累及子宫深肌层、宫颈间质或为高级别时,易发生淋巴转移。转移途径与癌肿生长部位有关:宫底部癌灶常沿阔韧带上部淋巴管网经骨盆漏斗韧带转移至腹主动脉旁淋巴结。子宫角或前壁上部病灶沿圆韧带淋巴管转移至腹股沟淋巴结。子宫下段或已累及子宫颈管癌灶的淋巴转移途径与子宫颈癌相同,可累及宫旁、闭孔、髂内、髂外及髂总淋巴结。子宫后壁癌灶可沿宫骶韧带转移至直肠旁淋巴结。约10%内膜癌经淋巴管逆行引流累及阴道前壁。

3. **血行转移**　晚期患者经血行转移至全身各器官,常见部位为肺、肝、骨等。

【分期】

子宫内膜癌的分期,采用国际妇产科联盟(FIGO,2009年)修订的手术-病理分期,见表26-1。

表26-1　子宫内膜癌手术病理分期(FIGO,2009年)

Ⅰ期	肿瘤局限于子宫体
ⅠA	肿瘤浸润深度<1/2肌层
ⅠB	肿瘤浸润深度≥1/2肌层
Ⅱ期	肿瘤侵犯宫颈间质,但无宫体外蔓延
Ⅲ期	肿瘤局部和(或)区域扩散
ⅢA	肿瘤累及子宫浆膜和(或)附件
ⅢB	肿瘤累及阴道和(或)宫旁组织
ⅢC	盆腔淋巴结和(或)腹主动脉旁淋巴结转移
ⅢC1	盆腔淋巴结转移
ⅢC2	腹主动脉旁淋巴结转移伴(或不伴)盆腔淋巴结转移
Ⅳ期	肿瘤侵及膀胱和(或)直肠黏膜,和(或)远处转移
ⅣA	肿瘤侵及膀胱和(或)直肠黏膜
ⅣB	远处转移,包括腹腔内和(或)腹股沟淋巴结转移

【临床表现】

1. **症状**　约90%的患者出现阴道流血或阴道排液症状。

(1)阴道流血:主要表现为绝经后阴道流血,量一般不多。尚未绝经者可表现为经量增多、经期延长或月经紊乱。

(2)阴道排液:多为血性液体或浆液性分泌物,合并感染则有脓血性排液,恶臭。因异常阴道排液就诊者约占25%。

(3)下腹疼痛及其他:若肿瘤累及宫颈内口,可引起宫腔积脓,出现下腹胀痛及痉挛样疼痛。肿瘤浸润子宫周围组织或压迫神经可引起下腹及腰骶部疼痛。晚期可出现贫血、消瘦及恶病质等相应症状。

2. **体征**　早期患者妇科检查可无异常发现。晚期可有子宫增大,合并宫腔积脓时可有明显压痛,宫颈管内偶有癌组织脱出,触之易出血。癌灶浸润周围组织时,子宫固定或在宫旁扪及不规则结节状物。

【诊断】

1. **病史及临床表现**　对于绝经后阴道流血、绝经过渡期月经紊乱,均应排除子宫内膜癌后再按良性疾病处理。对有以下情况的异常阴道流血妇女要警惕子宫内膜癌:①有子宫内膜癌发病高危因素如肥胖、不育、绝经延迟者;②有长期应用雌激素、他莫昔芬或雌激素增高疾病史者;③有乳腺癌、子宫内膜癌家族史者。

2. **影像学检查**　经阴道超声检查可了解子宫大小、宫腔形状、宫腔内有无赘生物、子宫内膜厚度、肌层有无浸润及深度,可对异常阴道流血的原因作出初步判断,并为选择进一步检查提供参考。典型子宫内膜癌的超声图像有宫腔内不均回声区,或宫腔线消失、肌层内有不均回声区。彩色多普勒显像可显示丰富血流信号。其他影像学检查更多用于治疗前评估,磁共振成像对肌层浸润深度和宫颈间质浸润有较准确的判断,腹部 CT 可协助判断有无子宫外转移。

3. **诊断性刮宫**（diagnostic curettage）　是常用而有价值的诊断方法。常行分段诊刮（fractional curettage）,以同时了解宫腔和宫颈的情况。对病灶较小者,诊断性刮宫可能会漏诊。组织学检查是子宫内膜癌的确诊依据。

4. **宫腔镜检查**　可直接观察宫腔及宫颈管内有无癌灶存在,癌灶大小及部位,直视下活检,对局灶型子宫内膜癌的诊断和评估宫颈是否受侵更为准确。

5. **其他**

（1）子宫内膜微量组织学或细胞学检查:操作方法简便,国外文献报道其诊断的准确性与诊断性刮宫相当。

（2）血清 CA125 测定:有子宫外转移者或浆液性癌,血清 CA125 值可升高。也可作为疗效观察的指标。

【鉴别诊断】

绝经后及绝经过渡期异常子宫出血为子宫内膜癌最常见的症状,故子宫内膜癌应与引起阴道流血的各种疾病相鉴别。

1. **萎缩性阴道炎**　主要表现为血性白带。检查时可见阴道黏膜变薄、充血或有出血点、分泌物增多等表现。超声检查宫腔内无异常发现,治疗后可好转。必要时可先抗炎治疗后,再作诊断性刮宫。

2. **子宫黏膜下肌瘤或内膜息肉**　有月经过多或不规则阴道流血,可行超声检查、宫腔镜检查以及诊断性刮宫以明确诊断。

3. **内生型子宫颈癌、子宫肉瘤及输卵管癌**　均可有阴道排液增多或不规则流血。内生型子宫颈癌因癌灶位于宫颈管内,宫颈管变粗、硬或呈桶状。子宫肉瘤可有子宫明显增大、质软。输卵管癌以阴道流血、下腹隐痛、间歇性阴道排液为主要症状,可有附件包块。分段诊刮及影像学检查可协助鉴别。

【治疗】

根据肿瘤累及范围及组织学类型,结合患者年龄及全身情况制定适宜的治疗方案。早期患者以手术为主,术后根据高危因素选择辅助治疗。影响子宫内膜癌预后的高危因素有:非子宫内膜样腺癌、高级别腺癌、肌层浸润超过 1/2、脉管间隙受侵、肿瘤直径大于 2cm、宫颈间质受侵、淋巴结转移和子宫外转移等。晚期患者采用手术、放射、药物等综合治疗。对于影像学评估病灶局限于子宫内膜的高分化的年轻子宫内膜样癌患者,可考虑采用孕激素治疗为主的保留生育功能治疗。

1. **手术治疗**　为首选治疗方法。手术目的:一是进行手术-病理分期,确定病变范围及预后相关因素,二是切除病变子宫及其他可能存在的转移病灶。分期手术（surgical staging）步骤包括:①留取腹腔积液或盆腔冲洗液,行细胞学检查;②全面探查盆腹腔,对可疑病变取样送病理检查;③切除子宫及双侧附件,术中常规剖检子宫标本,必要时行冰冻切片检查,以确定肌层侵犯程度;④切除盆腔及腹主动脉旁淋巴结。手术可经腹或腹腔镜途径进行。切除的标本应常规进行病理学检查,癌组织还应行雌、孕激素受体检测,作为术后选用辅助治疗的依据。

病灶局限于子宫体者的基本术式是筋膜外全子宫切除及双侧附件切除术,但对年轻、无高危因素者,可考虑保留卵巢;对于伴有高危因素者应同时行盆腔和腹主动脉旁淋巴结切除,也可以考虑前哨淋巴结绘图活检(sentinel lymphnode mapping),以避免系统淋巴结切除引起的并发症。病变侵犯宫颈间质者行改良广泛性子宫切除、双侧附件切除及盆腔和腹主动脉旁淋巴结切除。病变超出子宫者实施肿瘤细胞减灭术,以尽可能切除所有肉眼可见病灶为目的。

2. **放疗**　是治疗子宫内膜癌有效方法之一,分近距离照射及体外照射两种。近距离照射多用后装治疗机,放射源多为铱-192、钴-60 或铯-137。体外照射以三维适形放疗及调强放疗为主,常用直线加速器或钴-60 治疗机。

单纯放疗:仅用于有手术禁忌证的患者或无法手术切除的晚期患者。近距离照射总剂量按低剂量率计算为 40～50Gy。体外照射总剂量 40～45Gy。对Ⅰ期、高分化者选用单纯腔内近距离照射外,其他各期均应采用腔内联合体外照射治疗。

放疗联合手术:Ⅱ期、ⅢC 和伴有高危因素的Ⅰ期(深肌层浸润、G3)患者,术后应辅助放疗,可降低局部复发,改善无瘤生存期。对Ⅲ期和Ⅳ期病例,通过手术、放疗和化疗联合应用,可提高疗效。

3. **化疗**　为全身治疗,适用于晚期或复发子宫内膜癌,也可用于术后有复发高危因素患者的治疗,以期减少盆腔外的远处转移。常用化疗药物有顺铂、多柔比星、紫杉醇等。可单独或联合应用,也可与孕激素合并应用。子宫浆液性癌术后应常规给予化疗,方案同卵巢上皮性癌。

4. **孕激素治疗**　主要用于保留生育功能的早期子宫内膜癌患者,也可作为晚期或复发子宫内膜癌患者的综合治疗方法之一。以高效、大剂量、长期应用为宜,至少应用 12 周以上方可评定疗效。孕激素受体(PR)阳性者有效率可达 80%。常用药物及用法:醋酸甲羟孕酮 250～500mg/d 口服;甲地孕酮160～320mg/d 口服;己酸孕酮 500mg 肌内注射,每周 2 次。长期使用可有水钠潴留或药物性肝炎等副作用,停药后可恢复。有血栓性疾病史者慎用。

【预后】

影响预后的因素主要有:①肿瘤的恶性程度及病变范围,包括手术病理分期、组织学类型、肿瘤分级、肌层浸润深度、淋巴转移及子宫外转移等;②患者全身状况;③治疗方案的选择等。

【随访】

治疗后应定期随访,75%～95%复发在术后 2～3 年内。随访内容应包括详细询问病史、盆腔检查、阴道细胞学检查、胸部 X 线摄片、腹盆腔超声、血清 CA125 检测等,必要时可作 CT 及磁共振检查。一般术后 2～3 年内每 3 个月随访 1 次,3 年后每 6 个月 1 次,5 年后每年 1 次。

【预防】

预防措施:①重视绝经后妇女阴道流血和绝经过渡期妇女月经紊乱的诊治;②正确掌握雌激素应用指征及方法;③对有高危因素的人群,如肥胖、不育、绝经延迟、长期应用雌激素及他莫昔芬等,应密切随访或监测;④加强对林奇综合征妇女的监测,有建议可在 30～35 岁后开展每年一次的妇科检查、经阴道超声和内膜活检,甚至建议在完成生育后可预防性切除子宫和双侧附件。

第三节　子宫肉瘤

- 比较少见,大多数预后极差。
- 最常见的症状为阴道不规则流血伴腹痛,确诊依据是组织学诊断。
- 手术是主要的治疗方法,根据手术-病理分期和病理类型,选择术后辅助治疗。

子宫肉瘤(uterine sarcoma)少见,恶性程度高,占子宫恶性肿瘤2%～4%,占女性生殖道恶性肿瘤1%。来源于子宫肌层、肌层内结缔组织和内膜间质,也可继发于子宫平滑肌瘤。多见于40～60岁以上妇女。

【组织发生及病理】

根据不同的组织发生来源,分为单一间叶来源和混合性上皮间叶来源。

1. **子宫平滑肌肉瘤(leiomyosarcoma,LMS)**　分为原发性和继发性两种。原发性平滑肌肉瘤是指由具有平滑肌分化的细胞组成的恶性肿瘤,是子宫最常见的恶性间叶性肿瘤,发自子宫肌层或肌壁间血管壁的平滑肌组织。此种肉瘤呈弥漫性生长,与子宫壁之间无明显界限,无包膜。继发性平滑肌肉瘤为原已存在的平滑肌瘤恶变,很少见。肌瘤恶变常自肌瘤中心部分开始,向周围扩展直到整个肌瘤发展为肉瘤,可侵及包膜。通常肿瘤的体积较大,切面为均匀一致的黄色或红色结构,呈鱼肉状或豆渣样。镜下平滑肌肉瘤细胞呈梭形,细胞大小不一致,形态各异,排列紊乱,有核异型,染色质深,核仁明显,细胞质呈碱性,有时有巨细胞出现。核分裂象>10/10HPF,有凝固性坏死。子宫平滑肌肉瘤易发生血行转移,如肺转移。继发性平滑肌肉瘤的预后比原发性好。

2. **子宫内膜间质肉瘤(endometrial stromal sarcoma,ESS)**　来自子宫内膜间质细胞,按照核分裂象、血管侵袭及预后情况分为三种类型。

(1)低级别子宫内膜间质肉瘤:大体见肿瘤呈息肉状或结节状,突向宫腔或侵及肌层,但边界欠清。镜下见子宫内膜间质细胞侵入肌层肌束间,细胞形态大小一致,无明显的不典型和多形性,核分裂象一般<10/10HPF,无坏死或坏死不明显。有向宫旁组织转移倾向,较少发生淋巴及肺转移。复发迟,平均在初始治疗后5年复发。

(2)高级别子宫内膜间质肉瘤:大体见宫壁有多发性息肉状赘生物,侵入宫腔。镜下见肿瘤细胞缺乏均匀一致,具有渗透样浸润性生长方式,肿瘤细胞大,核异型明显,核分裂象通常>10个/10HPF。易子宫外转移,预后差。

(3)未分化子宫肉瘤:大体见侵入宫腔内息肉状肿块,伴有出血坏死。肿瘤细胞分化程度差,细胞大小不一致,核异型明显,核分裂活跃,多伴脉管侵犯。恶性度高,预后差。

3. **腺肉瘤(adenosarcoma)**　指含有良性腺上皮成分及肉瘤样间叶成分的恶性肿瘤。多见于绝经后妇女,也可见于青春期或育龄期女性。腺肉瘤呈息肉样生长,突入宫腔,较少侵犯肌层,切面常呈灰红色,伴出血坏死,可见小囊腔。镜下可见被间质挤压呈裂隙状的腺上皮成分,周围间叶细胞排列密集,细胞轻度异型,核分裂不活跃(2～4个/10HPF)。

【转移途径】

有血行播散、直接蔓延及淋巴转移。

【临床表现】

1. **症状**　无特异性。早期症状不明显,随着病情发展可出现下列表现:

(1)阴道不规则流血:最常见,量多少不等。

(2)腹痛:肉瘤生长快,子宫迅速增大或瘤内出血、坏死、子宫肌壁破裂引起急性腹痛。

(3)腹部包块:患者常诉下腹部包块迅速增大。

(4)压迫症状及其他:可压迫膀胱或直肠,出现尿频、尿急、尿潴留、大便困难等症状。晚期患者全身消瘦、贫血、低热或出现肺、脑转移相应症状。宫颈肉瘤或肿瘤自宫腔脱出至阴道内,常有大量恶臭分泌物。

2. **体征**　子宫增大,外形不规则。宫颈口可有息肉或肌瘤样肿块,呈紫红色,极易出血,继发感染后有坏死及脓性分泌物。晚期肉瘤可累及骨盆侧壁,子宫固定不活动,可转移至肠管及腹腔,但腹腔积液少见。

【诊断】

因子宫肉瘤临床表现与子宫肌瘤及其他恶性肿瘤相似,术前诊断较困难。辅助诊断可选用阴道彩色多普勒超声检查、盆腔磁共振、诊断性刮宫等。确诊依据为组织学检查。

【临床分期】

子宫肉瘤的分期采用国际妇产科联盟(FIGO,2009年)制定的手术-病理分期,见表26-2。

表26-2　子宫肉瘤手术-病理分期(FIGO,2009年)

(1)子宫平滑肌肉瘤和子宫内膜间质肉瘤	
Ⅰ期	肿瘤局限于子宫体
ⅠA	肿瘤≤5cm
ⅠB	肿瘤>5cm
Ⅱ期	肿瘤侵及盆腔
ⅡA	附件受累
ⅡB	子宫外盆腔内组织受累
Ⅲ期	肿瘤侵及腹腔组织(不包括子宫肿瘤突入腹腔)
ⅢA	一个病灶
ⅢB	一个以上病灶
ⅢC	盆腔淋巴结和(或)腹主动脉旁淋巴结转移
Ⅳ期	膀胱和(或)直肠或有远处转移
ⅣA	肿瘤侵及膀胱和(或)直肠
ⅣB	远处转移
(2)腺肉瘤	
Ⅰ期	肿瘤局限于子宫体
ⅠA	肿瘤局限于子宫内膜或宫颈内膜,无肌层浸润
ⅠB	肌层浸润≤1/2
ⅠC	肌层浸润>1/2
Ⅱ期	肿瘤侵及盆腔
ⅡA	附件受累
ⅡB	子宫外盆腔内组织受累
Ⅲ期	肿瘤侵及腹腔组织(不包括子宫肿瘤突入腹腔)
ⅢA	一个病灶
ⅢB	一个以上病灶
ⅢC	盆腔淋巴结和(或)腹主动脉旁淋巴结转移
Ⅳ期	膀胱和(或)直肠或有远处转移
ⅣA	肿瘤侵及膀胱和(或)直肠
ⅣB	远处转移

【治疗】

治疗原则以手术为主。Ⅰ期和Ⅱ期患者行筋膜外子宫及双侧附件切除术。强调子宫应完整切除并取出,术前怀疑肉瘤者,禁用子宫粉碎器。是否行淋巴结切除尚有争议。根据期别和病理类型,术后化疗或放疗有可能提高疗效。Ⅲ期及Ⅳ期应考虑手术、放疗和化疗综合治疗。低级别子宫内膜间质肉瘤孕激素受体多为高表达,大剂量孕激素治疗有一定效果。

【预后】

复发率高,预后差,5年生存率为20%～30%。预后与肉瘤类型、恶性程度、肿瘤分期、有无转移及治疗方法有关。继发性子宫平滑肌肉瘤及低级别子宫内膜间质肉瘤预后相对较好;高级别子宫内膜间质肉瘤和未分化子宫肉瘤预后差。

(王建六)

第二十七章　卵巢肿瘤、输卵管肿瘤及原发性腹膜癌

卵巢肿瘤是常见的妇科肿瘤,可发生于任何年龄。其中恶性肿瘤早期病变不易发现,晚期病例缺乏有效的治疗手段,致死率居妇科恶性肿瘤首位。

输卵管恶性肿瘤曾被认为是罕见的,但近年来的组织学、分子遗传学的证据表明,曾被归类于卵巢癌或原发性腹膜癌中40%~60%可能起源于输卵管,将卵巢、输卵管和原发腹膜癌归于一类疾病更为合理。对于能确认原发部位者,按原发部位命名,而对于无法确认者,归类为"未确定部位肿瘤"。

第一节　卵巢肿瘤概论

- 组织学类型繁多,不同类型的肿瘤有不同的生物学行为。
- 并发症包括蒂扭转、破裂、感染和恶变。
- 恶性肿瘤早期常无症状,晚期可有消化道症状等,但非特异性。直接蔓延、腹腔种植与淋巴转移为主要转移途径。
- 手术是主要治疗手段。恶性肿瘤术后应根据其组织学类型、手术病理分期等决定辅助性化疗。

卵巢肿瘤组织成分非常复杂,是全身各脏器原发肿瘤类型最多的器官,不同类型的组织学结构和生物学行为,均存在很大差异。

【组织学分类】

根据世界卫生组织(WHO)制定的女性生殖器肿瘤组织学分类(2014版),卵巢肿瘤分为14大类,其中主要组织学类型为上皮性肿瘤、生殖细胞肿瘤、性索-间质肿瘤及转移性肿瘤。

1. **上皮性肿瘤**　是最常见的组织学类型,约占50%~70%。可分为浆液性、黏液性、子宫内膜样、透明细胞、移行细胞(Brenner瘤)和浆黏液性肿瘤等,各类别依据生物学行为进一步分类,即良性肿瘤、交界性肿瘤(不典型增生肿瘤)和癌。

2. **生殖细胞肿瘤**　为来源于生殖细胞的一组肿瘤,占20%~40%,可分为畸胎瘤、无性细胞瘤、卵黄囊瘤、胚胎性癌、非妊娠性绒癌、混合型生殖细胞肿瘤等。

3. **性索-间质肿瘤**　来源于原始性腺中的性索及间叶组织,占5%~8%。可分为纯型间质肿瘤、纯型性索肿瘤和混合型性索-间质肿瘤。

4. **转移性肿瘤**　为继发于胃肠道、生殖道、乳腺等部位的原发性癌转移至卵巢形成的肿瘤。

【恶性肿瘤的转移途径】

直接蔓延、腹腔种植和淋巴转移是卵巢恶性肿瘤的主要转移途径。其转移特点是盆、腹腔内广泛转移灶,包括横膈、大网膜、腹腔脏器表面、壁腹膜等,以及腹膜后淋巴结转移。即使原发部位外观为局限的肿瘤,也可发生广泛转移,其中以上皮性癌表现最为典型。淋巴转移途径有三种方式:①沿卵

巢血管经卵巢淋巴管向上至腹主动脉旁淋巴结;②沿卵巢门淋巴管达髂内、髂外淋巴结,经髂总至腹主动脉旁淋巴结;③沿圆韧带进入髂外及腹股沟淋巴结。横膈为转移的好发部位,尤其右膈下淋巴丛密集、最易受侵犯。血行转移少见,晚期可转移到肺、胸膜及肝实质。

【恶性肿瘤分期】

采用国际妇产科联盟(FIGO)的手术病理分期(表27-1)。

表27-1　卵巢癌、输卵管癌、原发性腹膜癌的手术-病理分期(FIGO,2014年)

Ⅰ期	病变局限于卵巢或输卵管
ⅠA	肿瘤局限于单侧卵巢(包膜完整)或输卵管,卵巢和输卵管表面无肿瘤;腹腔积液或腹腔冲洗液未找到癌细胞
ⅠB	肿瘤局限于双侧卵巢(包膜完整)或输卵管,卵巢和输卵管表面无肿瘤;腹腔积液或腹腔冲洗液未找到癌细胞
ⅠC	肿瘤局限于单侧或双侧卵巢或输卵管,并伴有如下任何一项:
ⅠC1	手术导致肿瘤破裂
ⅠC2	手术前包膜已破裂或卵巢、输卵管表面有肿瘤
ⅠC3	腹腔积液或腹腔冲洗液发现癌细胞
Ⅱ期	肿瘤累及单侧或双侧卵巢并有盆腔内扩散(在骨盆入口平面以下)或原发性腹膜癌
ⅡA	肿瘤蔓延或种植到子宫和(或)输卵管和(或)卵巢
ⅡB	肿瘤蔓延至其他盆腔内组织
Ⅲ期	肿瘤累及单侧或双侧卵巢、输卵管或原发性腹膜癌,伴有细胞学或组织学证实的盆腔外腹膜转移或证实存在腹膜后淋巴结转移
ⅢA1	仅有腹膜后淋巴结转移(细胞学或组织学证实)
ⅢA1(i)淋巴结转移最大直径≤10mm	
ⅢA1(ii)淋巴结转移最大直径>10mm	
ⅢA2	显微镜下盆腔外腹膜受累,伴或不伴腹膜后淋巴结转移
ⅢB	肉眼盆腔外腹膜转移,病灶最大直径≤2cm,伴或不伴腹膜后淋巴结转移
ⅢC	肉眼盆腔外腹膜转移,病灶最大直径>2cm,伴或不伴腹膜后淋巴结转移(包括肿瘤蔓延至肝包膜和脾,但未转移到脏器实质)
Ⅳ期	超出腹腔外的远处转移
ⅣA	胸腔积液细胞学阳性
ⅣB	腹膜外器官实质转移(包括肝实质转移和腹股沟淋巴结和腹腔外淋巴结转移)

【临床表现】

1. **良性肿瘤**　肿瘤较小时多无症状,常在妇科检查时偶然发现。肿瘤增大时,感腹胀或腹部扪及肿块。肿瘤长大占满盆、腹腔时,可出现尿频、便秘、气急、心悸等压迫症状。检查见腹部膨隆,叩诊实音,无移动性浊音。双合诊和三合诊检查可在子宫一侧或双侧触及圆形或类圆形肿块,多为囊性,表面光滑,活动,与子宫无粘连。

2. **恶性肿瘤**　早期常无症状。晚期主要症状为腹胀、腹部肿块、腹腔积液及其他消化道症状;部分患者可有消瘦、贫血等恶病质表现;功能性肿瘤可出现不规则阴道流血或绝经后出血。妇科检查可扪及肿块多为双侧,实性或囊实性,表面凹凸不平,活动差,常伴有腹腔积液。三合诊检查可在直肠子宫陷凹处触及质硬结节或肿块。有时可扪及上腹部肿块,及腹股沟、腋下或锁骨上肿大的淋巴结。

【并发症】

1. **蒂扭转**　为常见的妇科急腹症,约10%卵巢肿瘤可发生蒂扭转。好发于瘤蒂较长、中等大、活动度良好、重心偏于一侧的肿瘤,如成熟畸胎瘤。常在体位突然改变,或妊娠期、产褥期子宫大小、位置改变时发生蒂扭转(图 27-1)。卵巢肿瘤扭转的蒂由骨盆漏斗韧带、卵巢固有韧带和输卵管组成。发生急性扭转后,因静脉回流受阻,瘤内充血或血管破裂致瘤内出血,导致瘤体迅速增大。若动脉血流受阻,肿瘤可发生坏死、破裂和继发感染。蒂扭转的典型症状是体位改变后突然发生一侧下腹剧痛,常伴恶心、呕吐甚至休克。双合诊检查可扪及压痛的肿块,以蒂部最明显。有时不全扭转可自然复位,腹痛随之缓解。治疗原则是一经确诊,尽快行手术。

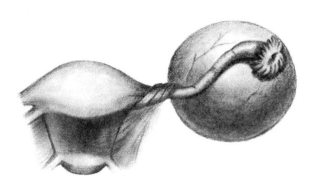

图 27-1　卵巢肿瘤蒂扭转

2. **破裂**　约 3% 卵巢肿瘤会发生破裂。有自发性破裂和外伤性破裂。自发性破裂常因肿瘤浸润性生长穿破囊壁所致。外伤性破裂则在腹部受重击、分娩、性交、盆腔检查及穿刺后引起。症状轻重取决于破裂口大小、流入腹腔囊液的量和性质。小的囊肿或单纯浆液性囊腺瘤破裂时,患者仅有轻度腹痛;大囊肿或畸胎瘤破裂后,患者常有剧烈腹痛伴恶心呕吐。破裂也可导致腹腔内出血、腹膜炎及休克。体征有腹部压痛、腹肌紧张,可有腹腔积液征,盆腔原存在的肿块消失或缩小。诊断肿瘤破裂后应立即手术,术中尽量吸净囊液,并涂片行细胞学检查;彻底清洗盆、腹腔。切除的标本送病理学检查。

3. **感染**　较少见。多继发于蒂扭转或破裂。也可来自邻近器官感染灶(如阑尾脓肿)的扩散。患者可有发热、腹痛、腹部压痛及反跳痛、腹肌紧张、腹部肿块及白细胞升高等。治疗原则是抗感染后,手术切除肿瘤。

4. **恶变**　肿瘤迅速生长尤其双侧性,应考虑有恶变可能,并应尽早手术。

【诊断】

结合病史和体征,辅以必要的辅助检查确定:①肿块来源是否卵巢;②肿块性质是否为肿瘤;③肿块是良性还是恶性;④可能组织学类型;⑤恶性肿瘤的转移范围。常用的辅助检查有:

1. **影像学检查**　①超声检查:可根据肿块的囊性或实性、囊内有无乳头等判断肿块性质,诊断符合率>90%。彩色多普勒超声扫描可测定肿块血流变化,有助于诊断。②磁共振、CT、PET 检查:磁共振可较好判断肿块性质及其与周围器官的关系,有利于病灶定位及病灶与相邻结构关系的确定;CT 可判断周围侵犯、淋巴结转移及远处转移情况;PET 或 PET-CT 一般不推荐为初次诊断。

2. **肿瘤标志物**　①血清 CA125:80% 患者的血清 CA125 水平升高,但近半数的早期病例并不升高,不单独用于早期诊断,更多用于病情监测和疗效评估。②血清 AFP:对卵巢卵黄囊瘤有特异性诊断价值。卵巢未成熟畸胎瘤、混合性无性细胞瘤中含卵黄囊成分者,AFP 也可升高。③血清 hCG:对非妊娠性绒癌有特异性。④性激素:卵巢颗粒细胞瘤、卵泡膜细胞瘤产生较高水平雌激素,而浆液性、黏液性囊腺瘤或勃勒纳瘤有时也可分泌一定量雌激素。⑤血清 HE4:与 CA125 联合应用来判断盆腔肿块的良、恶性。

3. **腹腔镜检查**　可直接观察肿块外观和盆腔、腹腔及横膈等部位,在可疑部位进行多点活检,抽取腹腔积液行细胞学检查。

4. **细胞学检查**　抽取腹腔积液或腹腔冲洗液和胸腔积液,查找癌细胞。

【鉴别诊断】

1. **良性肿瘤与恶性肿瘤的鉴别**　见表 27-2。

表27-2　良性肿瘤和恶性肿瘤的鉴别

鉴别内容	良性肿瘤	恶性肿瘤
病史	病程长,逐渐增大	病程短,迅速增大
体征	多为单侧,活动,囊性,表面光滑,常无腹腔积液	多为双侧,固定;实性或囊实性,表面不平,结节状;常有腹腔积液,多为血性,可查到癌细胞
一般情况	良好	恶病质
超声	为液性暗区,可有间隔光带,边缘清晰	液性暗区内有杂乱光团、光点,或囊实性,肿块边界不清

2. 良性肿瘤的鉴别诊断

（1）卵巢瘤样病变(ovarian tumor like condition):滤泡囊肿和黄体囊肿最常见。多为单侧,壁薄,直径≤8cm。观察或口服避孕药2~3个月,可自行消失;若肿块持续存在或增大,卵巢肿瘤的可能性较大。

（2）输卵管卵巢囊肿:为炎性积液,常有盆腔炎性疾病病史。两侧附件区有不规则条形囊性包块,边界较清,活动受限。

（3）子宫肌瘤:浆膜下肌瘤或肌瘤囊性变,容易与卵巢肿瘤混淆。肌瘤常为多发性,与子宫相连,检查时随宫体及宫颈移动。超声检查可协助鉴别。

（4）腹腔积液:腹腔积液常有肝、心脏、肾病史,平卧时腹部两侧突出如蛙腹,叩诊腹部中间鼓音,腹部两侧浊音,移动性浊音阳性。而巨大卵巢囊肿平卧时腹部中间隆起,叩诊浊音,腹部两侧鼓音,无移动性浊音。超声检查有助于鉴别,但恶性卵巢肿瘤常伴有腹腔积液。

3. 恶性肿瘤的鉴别诊断

（1）子宫内膜异位症:子宫内膜异位症可有粘连性肿块及直肠子宫陷凹结节,有时与恶性肿瘤相混淆。但内异症常有进行性痛经、月经改变。超声检查、腹腔镜检查有助于鉴别。

（2）结核性腹膜炎:因合并腹腔积液和盆腹腔内粘连性块物而与恶性肿瘤相混淆,但结核性腹膜炎常有肺结核史,多发生于年轻、不孕妇女,伴月经稀少或闭经、低热、盗汗等全身症状;肿块位置较高,叩诊时鼓音和浊音分界不清。影像学检查等有助鉴别,必要时行剖腹探查或腹腔镜检查取活检确诊。

（3）生殖道以外的肿瘤:需要与卵巢癌鉴别的肿瘤包括腹膜后肿瘤、直肠癌、乙状结肠癌等。

【治疗】

一经发现,应行手术。手术目的:①明确诊断;②切除肿瘤;③恶性肿瘤进行手术病理分期;④解除并发症。术中应剖检肿瘤,必要时作冰冻切片组织学检查以明确诊断。良性肿瘤可在腹腔镜下手术,而恶性肿瘤一般经腹手术,部分经选择的早期患者也可在腹腔镜下完成分期手术。恶性肿瘤患者术后应根据其组织学类型、细胞分化程度、手术病理分期和残余灶大小决定是否接受辅助性治疗,化疗是主要的辅助治疗。

【恶性肿瘤预后】

最重要的预后因素是肿瘤期别、初次手术后残存灶的大小及病理类型等,期别越早、残存灶越小预后越好,上皮性癌的预后最差。

【恶性肿瘤随访与监测】

恶性肿瘤易复发,应长期随访和监测。一般在治疗后第1年,每3个月随访一次;第2年后每4~6个月一次;第5年后每年随访一次。随访内容包括询问病史、体格检查、肿瘤标志物检测和影像学检查。血清CA125、AFP、hCG等肿瘤标志物测定根据组织学类型选择。超声是首选的影像学检查,发现异常进一步选择CT、磁共振和(或)PET-CT检查等。

【预防】

1. 筛查　主要应用血清CA125检测联合盆腔超声检查,但目前还缺乏有循证医学依据的适用普通人群的卵巢、输卵管及原发性腹膜癌筛查方案。

2. **遗传咨询和相关基因检测**　对高风险人群的卵巢癌预防有一定意义。建议有卵巢癌、输卵管癌、腹膜癌、或乳腺癌家族史的妇女,需遗传咨询、接受 BRCA 基因检测,对确定有基因突变者,美国国立综合癌症网络(NCCN)建议在完成生育后实施降低卵巢癌风险的预防性双附件切除。对有非息肉结直肠癌、子宫内膜癌、或卵巢癌家族史的妇女行 Lynch Ⅱ 型综合征相关的错配修复基因检测,有突变的妇女进行严密监测。

3. **预防性输卵管切除**　在实施保留卵巢的子宫切除术时,建议可同时切除双侧输卵管,以降低卵巢癌的风险。

【妊娠合并卵巢肿瘤】

妊娠合并卵巢肿瘤较常见,但合并恶性肿瘤较少。合并良性肿瘤以成熟囊性畸胎瘤及浆液性囊腺瘤居多,占妊娠合并卵巢肿瘤的90%,合并恶性肿瘤者以无性细胞瘤及浆液性囊腺癌居多。妊娠合并卵巢肿瘤若无并发症一般无明显症状。早期妊娠时可通过妇科检查发现,中期妊娠以后主要靠超声诊断。中期妊娠时易并发肿瘤蒂扭转,晚期妊娠时肿瘤可引起胎位异常,分娩时肿瘤位置低者可阻塞产道导致难产,或肿瘤破裂。妊娠时因盆腔充血,肿瘤迅速增大,并有肿瘤扩散的风险。

合并良性卵巢肿瘤的处理原则是:发现于早期妊娠者可等待至妊娠12周后手术,以免引起流产;发现于妊娠晚期者,可等待至妊娠足月行剖宫产,同时切除肿瘤。诊断或考虑为卵巢恶性肿瘤,应尽早手术,处理原则同非妊娠期。

第二节　卵巢上皮性肿瘤

- 为最常见的组织学类型,多见于中老年妇女,可分为良性、交界性和恶性。
- 治疗原则为以手术为主、化疗为辅的综合治疗。早期行分期手术;晚期则行肿瘤细胞减灭术,术后给予以铂类为基础的联合化疗。
- 年轻早期患者需考虑保留生育功能,但应该严格掌握适应证。

卵巢上皮性肿瘤为最常见的卵巢肿瘤,占原发性卵巢肿瘤50%~70%,占卵巢恶性肿瘤85%~90%。多见于中老年妇女,很少发生在青春期前和婴幼儿。

传统认为,各类卵巢上皮性癌均起源于卵巢表面上皮,根据分化方向分为浆液性癌、黏液性癌及子宫内膜样癌等。但目前认为,卵巢上皮性癌的组织学起源具有多样性:卵巢高级别浆液性癌可能为输卵管上皮内癌形成后脱落种植于卵巢表面后发生,卵巢和腹膜高级别浆液性癌中同时发生输卵管癌的比例高达35%~78%,其中半数以上为输卵管伞端的原位癌,支持"输卵管起源学说"。低级别浆液性癌也可能由正常输卵管上皮脱落至卵巢表面、内陷形成包涵囊肿后再发生癌变,子宫内膜异位则可能是卵巢透明细胞癌、子宫内膜样癌、浆黏液性癌的组织学来源。但是,卵巢上皮性癌多途径起源的学说还有待更多证据的证实。

根据组织学和生物学行为特征,卵巢上皮性肿瘤分为良性、交界性和恶性。交界性肿瘤的镜下特征为上皮细胞增生活跃、无明显间质浸润,临床特征为生长缓慢、复发迟。近年倾向于将"交界性肿瘤"改称为"不典型增生肿瘤",因为没有证据显示部分交界性肿瘤(如黏液性肿瘤)有恶性行为。

【发病相关因素】

病因尚不清楚。根据临床病理和分子遗传学特征,卵巢上皮性癌可分成 Ⅰ 型和 Ⅱ 型两类。 Ⅰ 型肿瘤生长缓慢,临床上多为 Ⅰ 期,预后较好;组织学类型包括低级别浆液性癌、低级别子宫内膜样癌、黏液性癌及透明细胞癌等;以 *KRAS*、*BRAF*、*PIK3CA*、*ERBB2*、*CTNNB1* 及 *PTEN* 基因突变、高频微卫星不稳定性为分子遗传学特征。 Ⅱ 型肿瘤生长迅速,临床上多表现为进展期,预后不良;组织学类型主要为高级别浆液性癌和高级别子宫内膜样癌,以 *p53* 基因突变为主要分子遗传学特征。

有 10%～15% 的卵巢癌患者可检测到 *BRCA1* 或 *BRCA2* 基因的胚系突变,而高级别浆液性癌者携带的突变比例更高。携带 *BRCA1* 或 *BRCA2* 基因胚系突变妇女的卵巢癌的终身发病风险分别为 39%～46% 和 12%～20%,乳腺癌发病风险为 65%～74%,被称为遗传性乳腺癌-卵巢癌综合征。

【病理】

卵巢上皮性肿瘤组织学类型主要有:

1. 浆液性肿瘤

(1) 浆液性囊腺瘤(serous cystadenoma):占卵巢良性肿瘤 25%。多为单侧,囊性,直径>1cm,表面光滑,壁薄,囊内充满淡黄色清亮液体。镜下见囊壁为纤维结缔组织,内衬浆液性单层柱状上皮。当肿瘤上皮间质成分占优势时,称为腺纤维瘤(adenofibroma)。

(2) 交界性浆液性肿瘤(serous borderline tumor):双侧多见,多为囊性,直径常>1cm,囊内壁至少局部呈乳头状生长,少许病例可为卵巢表面乳头。镜下见逐级分支的乳头,浆液性上皮复层化,细胞核有异型,核分裂少见。预后良好。但若在镜下见到以细长无分支的乳头为特征的微乳头变异(micropapillary variant),则预后较差,与低级别浆液性癌相似。

(3) 浆液性癌(serous carcinoma):占卵巢癌的 75%。多为双侧,体积常较大,可为囊性、多房、囊实性或实性。实性区切面灰白色,质脆,多有出血、坏死。囊内充满质脆乳头,内液清亮、浑浊或血性液体。根据细胞核分级以及核分裂计数,可分为高级别和低级别浆液性癌两类。高级别癌为最常见的组织学类型,约占卵巢癌的 70%。镜下以伴裂隙样空腔的实性生长为主,也可形成乳头、筛孔等结构。细胞核级别高,核分裂象常见(>12 个/10HPF)。预后极差。低级别浆液性癌约为高级别浆液性癌的 5%,以伴间质浸润的乳头状生长为主,细胞核级别低,核分裂象<12 个/10HPF(常<5 个/10HPF)。预后远好于高级别癌。

2. 黏液性肿瘤

(1) 黏液性囊腺瘤(mucinous cystadenoma):占卵巢良性肿瘤的 20%、黏液性肿瘤的 80%。多为单侧,圆形或卵圆形,体积较大,表面光滑,灰白色。切面常为多房,囊腔内充满胶冻样黏液,囊内很少有乳头生长。镜下见囊壁为纤维结缔组织,内衬单层黏液柱状上皮;可见杯状细胞及嗜银细胞。

(2) 黏液性交界性肿瘤(mucinous borderline adenoma):一般较大,几乎均为单侧,瘤体较大,通常直径>10cm,表面光滑,切面常为多房或海绵状,囊壁增厚,可有细小、质软乳头形成。镜下见胃肠型细胞复层排列,细胞有异型,可形成绒毛状或纤细丝状乳头。

(3) 黏液性癌(mucinous carcinoma):绝大多数为转移性癌,卵巢原发性黏液癌并不常见,占卵巢癌的 3%～4%。瘤体巨大(中位 18～22cm),单侧,表面光滑,切面多房或实性,可有出血、坏死。镜下见异型黏液性上皮排列成腺管状或乳头状,出现融合性或毁损性间质浸润。

(4) 腹膜假黏液瘤(pseudomyxoma peritonei,PMP):几乎均继发于低级别阑尾黏液肿瘤或高分化黏液癌,继发于其他胃肠道肿瘤或卵巢黏液性肿瘤者极为罕见。以盆腔和(或)腹腔内见丰富的胶冻样黏液团块为特征。多限于腹膜表面生长,一般不浸润脏器实质,镜下以大量黏液内见少许轻中度异型的黏液性上皮为特征。

3. 子宫内膜样肿瘤(endometrioid tumor) 良性肿瘤较少见,多为单房,表面光滑,囊壁衬以单层柱状上皮,似正常子宫内膜,间质内可有含铁血黄素的吞噬细胞。交界性肿瘤也很少见。子宫内膜样癌(endometrioid carcinoma)占卵巢癌的 10%～15%。肿瘤多为单侧,较大(平均直径 15cm),切面囊性或实性,有乳头生长,囊液多为血性。镜下特点与子宫内膜癌极相似,多为高分化腺癌,常伴鳞状分化。

【治疗】

1. 卵巢良性肿瘤 根据患者年龄、生育要求及对侧卵巢情况,决定手术范围。年轻、单侧肿瘤行患侧卵巢肿瘤剔除或卵巢切除术,双侧肿瘤应行肿瘤剔除术,绝经后妇女可行子宫及双侧附件切除术。术中应剖检肿瘤,必要时作冰冻切片组织学检查。术中尽可能防止肿瘤破裂,避免瘤细胞种植于腹腔。巨大良性囊性肿瘤可穿刺放液,待体积缩小后取出,但穿刺前须保护穿刺周围组织,以防被囊液污染。放液速度应缓慢,以免腹压骤降发生休克。

2. **卵巢癌**　初次治疗原则是手术为主,辅以化疗、放疗等综合治疗。

(1)手术治疗:是治疗卵巢癌的主要手段。初次手术的彻底性与预后密切相关。早期患者应行全面手术分期,包括:经腹手术应有足够大的腹部正中直切口;腹腔积液或腹腔冲洗液细胞学检查;全面探查腹膜和腹腔脏器表面,活检和(或)切除任何可疑病灶;正常腹膜随机盲检,如右结肠旁沟、子宫直肠陷凹等部位;全子宫和双附件切除;结肠下网膜切除;选择性盆腔淋巴结切除及腹主动脉旁淋巴结取样;黏液性肿瘤者应行阑尾切除。

对于年轻、希望保留生育功能的早期患者需考虑其生育问题,指征为临床Ⅰ期、所有分级者。手术方式为全面手术分期的基础上行患侧附件切除(适用于ⅠA和ⅠC期患者)或双侧附件切除(适用于ⅠB期患者)。术前应充分知情同意。

晚期患者行肿瘤细胞减灭术(cytoreductive surgery),也称减瘤术(debulking surgery),手术的目的是尽可能切除所有原发灶和转移灶,使残余肿瘤病灶达到最小,必要时可切除部分肠管、膀胱、脾脏等脏器。若最大残余灶直径小于1cm,称满意或理想的肿瘤细胞减灭术。对于经评估无法达到满意肿瘤细胞减灭术的ⅢC、Ⅳ期患者,在获得明确的细胞学或组织学诊断后可先行最多3个疗程的新辅助化疗,再行中间型减瘤术(interval debulking surgery),手术后继续化疗。

(2)化学药物治疗:上皮性癌对化疗敏感,即使已有广泛转移也能取得一定疗效。除经过全面分期手术的ⅠA和ⅠB期、黏液性癌或低级别浆液性癌和子宫内膜样癌不需化疗外,其他患者均需化疗。化疗主要用于:①初次手术后辅助化疗,以杀灭残余癌灶、控制复发,以缓解症状、延长生存期;②新辅助化疗使肿瘤缩小,为达到满意手术创造条件;③作为不能耐受手术者主要治疗,但较少应用。

常用化疗药物有顺铂、卡铂、紫杉醇、环磷酰胺等。多采用以铂类为基础的联合化疗(表27-3),其中铂类联合紫杉醇为"金标准"一线化疗方案。老年患者可用卡铂或紫杉醇单药化疗。卵巢原发性黏液癌患者也可选择氟尿嘧啶+四氢叶酸+奥沙利铂或卡培他滨+奥沙利铂联合化疗。一般采用静脉化疗,对于初次手术达到满意的患者也可采用静脉腹腔联合化疗。早期患者3~6个疗程,晚期患者6~8个疗程。疗程间隔一般为3周,紫杉醇可采用间隔1周给药。

表27-3　卵巢癌常用化疗方案

静脉化疗方案(适用于Ⅱ~Ⅳ期):
紫杉醇175mg/m²,>3小时静滴;卡铂(AUC 5~6),>1小时静滴,疗程间隔3周
紫杉醇80mg/m²,>1小时静滴,间隔1周(第1,8,15日);卡铂(AUC 5~6),>1小时静滴,疗程间隔3周
紫杉醇60mg/m²,>1小时静滴,卡铂(AUC 2),>30分静滴,疗程间隔1周,共18周
卡铂(AUC 5)+脂质体阿霉素30mg/m²,疗程间隔4周
多西紫杉醇60~75mg/m²,>1小时静滴;卡铂(AUC 5~6),>1小时静滴,疗程间隔3周
紫杉醇135mg/m²,>24小时静滴;顺铂75mg/m²,>6小时静滴,疗程间隔3周
紫杉醇175mg/m²,>3小时静滴;卡铂(AUC 5~6),>1小时静滴;贝伐单抗7.5mg/kg,静滴30~90分钟,疗程间隔3周,共5~6周。后继续贝伐单抗12疗程
紫杉醇175mg/m²,>3小时静滴;卡铂(AUC 6),>1小时静滴,疗程间隔3周,共6疗程;第二疗程第一日贝伐单抗15mg/kg,静滴30~90分钟,疗程间隔3周,共22疗程
静脉腹腔联合化疗方案(适用于理想肿瘤细胞减灭术的Ⅱ~Ⅲ期患者)
紫杉醇135mg/m²,>24小时静滴,第1日;顺铂75~100mg/m²,第2日腹腔注射;紫杉醇60mg/m²,第8日腹腔注射,疗程间隔3周

注:AUC(area under the curve)指曲线下面积,根据患者的肌酐清除率计算卡铂剂量

(3)**靶向治疗**:作为辅助治疗手段,如血管内皮生长因子(VEGF)抑制剂贝伐珠单抗(bevacizumab)用于初次化疗的联合用药和维持治疗。

（4）放射治疗：其治疗价值有限。对于复发患者可选用姑息性局部放疗。

3. 交界性肿瘤　主要采用手术治疗。对于无生育要求的患者，手术方法基本参照卵巢癌，但临床Ⅰ期的患者经仔细探查后可不行后腹膜淋巴结切除术。交界性肿瘤预后较好，即使有卵巢外肿瘤种植，也可行保留生育功能手术。术后一般不选择辅助性化疗，只有对卵巢外浸润性种植者才考虑化疗。

4. 复发性癌　一经复发，预后很差，选择治疗时应优先考虑患者的生活质量。手术治疗的作用有限，应仔细、全面评估后实施。主要用于：①解除并发症；②铂敏感复发、孤立复发灶。化疗是主要的治疗手段，药物的选择应根据一线化疗的方案、疗效、毒副反应及肿瘤复发时间综合考虑，可按以下原则选择方案：①一线化疗不含铂类者，选择铂类为主的联合化疗；②一线化疗为铂类药物，化疗结束至肿瘤复发时间（无铂间隔）>6个月者可再选择以铂类为主的联合化疗；无铂间隔<6个月或一线化疗未达完全缓解者，应选用二线药物，如吉西他滨、脂质体阿霉素、拓扑替康、依托泊苷等。③选择靶向治疗，如聚二磷酸腺苷核糖聚合酶（PARP）抑制剂用于 *BRCA1/BRCA2* 基因突变的铂敏感复发二线化疗的维持治疗。

（吕卫国）

第三节　卵巢非上皮性肿瘤

- 生殖细胞肿瘤多发生于年轻妇女，大多为恶性。治疗原则基本同上皮性肿瘤，但恶性肿瘤的保留生育功能手术不受期别的限制。
- 性索间质肿瘤大多为良性，少数为低度恶性或恶性，常有内分泌功能。治疗原则基本同上皮性肿瘤。

常见的卵巢非上皮性肿瘤为生殖细胞肿瘤和性索间质肿瘤，两者有各自的肿瘤起源、生物学特性和临床特点。

一、卵巢生殖细胞肿瘤

卵巢生殖细胞肿瘤（ovarian germ cell tumor）为来源于原始生殖细胞的一组肿瘤，占卵巢肿瘤约20%~40%。多发生于年轻妇女及幼女，青春期前患者占60%~90%，绝经后患者仅占4%。除成熟畸胎瘤等少数组织类型外，大多类型为恶性肿瘤。

【病理】

1. 畸胎瘤（teratoma）　为最常见的生殖细胞肿瘤，由多胚层组织构成，偶见只含一个胚层成分。肿瘤多数成熟、囊性，少数未成熟、实性。肿瘤的良、恶性及恶性程度取决于组织分化程度。

（1）成熟畸胎瘤（mature teratoma）：又称为皮样囊肿（dermoid cyst），为良性肿瘤，占卵巢肿瘤10%~20%、生殖细胞肿瘤85%~97%、卵巢畸胎瘤95%以上。可发生于任何年龄，以20~40岁居多。多为单侧，双侧占10%~17%。中等大小，呈圆形或卵圆形，壁光滑、质韧。多为单房，腔内充满油脂和毛发，有时可见牙齿或骨质。囊壁内层为复层鳞状上皮，囊壁常见小丘样隆起向腔内突出，称为"头节"。肿瘤可含外、中、内胚层组织。偶见向单一胚层分化，形成高度特异性畸胎瘤，如卵巢甲状腺肿（struma ovarii），分泌甲状腺激素，可出现甲亢症状。成熟囊性畸胎瘤恶变率2%~4%，多见于绝经后妇女；"头节"的上皮细胞易恶变，形成鳞状细胞癌，预后差。

（2）未成熟畸胎瘤（immature teratoma）：为恶性肿瘤，占卵巢畸胎瘤1%~3%。多见于年轻患者，平均年龄11~19岁。肿瘤多为实性，可有囊性区域。含2~3胚层，由分化程度不同的未成熟胚胎组织构成，主要为原始神经组织。肿瘤恶性程度根据未成熟组织所占比例、分化程度及神经上皮含量而定。该肿瘤复发及转移率均高，但复发后再次手术可见到未成熟畸胎瘤组织向成熟转化，即恶性程度逆转现象,这是其独有的特征。

2. 无性细胞瘤(dysgerminoma)　为恶性肿瘤,占卵巢恶性肿瘤1% ~2%。好发于青春期及生育期妇女。中度恶性,单侧居多,右侧多于左侧。肿瘤为圆形或椭圆形,中等大,实性,触之如橡皮样。表面光滑或呈分叶状,切面淡棕色。镜下见圆形或多角形大细胞,细胞核大,胞质丰富,瘤细胞呈片状或条索状排列,有少量纤维组织相隔,间质中常有淋巴细胞浸润。对放疗敏感。

3. 卵黄囊瘤(yolk sac tumor)　为恶性肿瘤,较罕见,占卵巢恶性肿瘤1%。来源于胚外结构卵黄囊,其组织结构与大鼠胎盘的内胚窦特殊血管周围结构(Schiller-Duval 小体)相似,又名内胚窦瘤(endodermal sinus tumor)。常见于儿童及年轻妇女。多为单侧,较大,圆形或卵圆形。切面部分囊性,组织质脆,多有出血坏死区,呈灰红或灰黄色,易破裂。镜下见疏松网状和内皮窦样结构。瘤细胞扁平、立方、柱状或多角形,分泌甲胎蛋白(AFP),故患者血清 AFP 升高,是诊断及病情监测的肿瘤标志物。恶性程度高,生长迅速,易早期转移,但该肿瘤对化疗十分敏感,现经手术及联合化疗,生存期明显延长。

【治疗】

1. 良性生殖细胞肿瘤　单侧肿瘤应行卵巢肿瘤剔除术或患侧附件切除术,双侧肿瘤者应行双侧卵巢肿瘤剔除术。绝经后妇女可考虑行全子宫及双侧附件切除术。

2. 恶性生殖细胞肿瘤

(1)手术治疗:对于无生育要求的患者,建议行全面分期手术。对年轻并希望保留生育功能者,无论期别早晚,均可行保留生育功能手术。若患者为儿童或青春期少女,可不进行全面分期手术。对复发者仍主张积极手术。

(2)化学药物治疗:除Ⅰ期无性细胞瘤和Ⅰ期 G1 的未成熟畸胎瘤外,其他患者均需化疗。常用的化疗方案为 BEP,但各家报道的具体用法略有不同,国际妇产科联盟(FIGO)癌症报告(2015 年)推荐的用法见表27-4。在考虑使用博来霉素前,应给予肺功能检查。

表27-4　**卵巢恶性生殖细胞肿瘤常用化疗方案**

方案	用 法
BEP 方案	依托泊苷 100mg/(m² · d),静滴,第 1~5 日,间隔 3 周
	顺铂 20mg/(m² · d),静滴,第 1~5 日,间隔 3 周
	博来霉素 30 000IU/d,静滴或肌内注射,分别在 1,8,15 日,共 12 周
	低危患者共 3 个周期,中、高危患者共 4 个周期
EP 方案	卡铂 400mg/m²,第 1 日
	依托泊苷 120mg/m²,静滴,第 1、2、3 日
	每 4 周一次,共 3~4 个周期

(3)放疗:无性细胞瘤对放疗敏感,但放疗会破坏患者卵巢功能,故已极少应用,仅用于治疗复发的无性细胞瘤。

二、卵巢性索间质肿瘤

卵巢性索间质肿瘤(ovarian sex cord stromal tumor)来源于原始性腺中的性索和间质组织,占卵巢肿瘤5% ~8%。由性索演化形成的肿瘤为颗粒细胞瘤或支持细胞瘤,由间质演化形成的肿瘤为卵泡膜细胞瘤或间质细胞瘤。肿瘤可以由单一细胞构成,也可由不同细胞混合构成。此类肿瘤常有内分泌功能,故又称为卵巢功能性肿瘤。

【病理】

1. 颗粒细胞-间质细胞瘤(granulosa-stromal cell tumor)　由性索的颗粒细胞及间质的衍生成分如成纤维细胞及卵泡膜细胞组成。

(1)颗粒细胞瘤(granulosa cell tumor):分为成人型和幼年型两种病理类型。

成人型颗粒细胞瘤占卵巢肿瘤的1%,占颗粒细胞瘤的95%,为低度恶性肿瘤,可发生于任何年龄,高峰为45~55岁。肿瘤能分泌雌激素,青春期前患者可出现性早熟,生育年龄患者出现月经紊乱,绝经后患者则有不规则阴道流血,常合并子宫内膜增生,甚至子宫内膜癌。肿瘤多为单侧,圆形或椭圆形,呈分叶状,表面光滑,实性或部分囊性;切面组织脆而软,伴出血坏死灶。镜下见颗粒细胞环绕成小圆形囊腔,菊花样排列、中心含嗜伊红物质及核碎片(Call-Exner小体)。瘤细胞呈小多边形,偶呈圆形或圆柱形,胞质嗜淡伊红或中性,细胞膜界限不清,核圆,核膜清楚。预后较好,5年生存率达80%以上,但有晚期复发倾向。

幼年型颗粒细胞瘤罕见,仅占颗粒细胞瘤的5%。主要发生在青少年,98%为单侧。多数患者在初诊时为早期,肿瘤局限于一侧卵巢,故预后良好。若肿瘤破裂、腹腔积液细胞学阳性或肿瘤生长突破卵巢,则术后复发风险较高。镜下见肿瘤呈卵泡样结构、结节或弥散状生长,肿瘤细胞胞质丰富,缺乏核纵沟,核分裂常见,明显的核异型占10%~15%。

(2)卵泡膜细胞瘤(theca cell tumor):常与颗粒细胞瘤同时存在,但也可单一成分,多为良性。良性多为单侧,圆形、卵圆形或分叶状,表面被覆薄的有光泽的纤维包膜。切面为实性、灰白色。镜下见瘤细胞短梭形,胞质富含脂质,细胞交错排列呈旋涡状,瘤细胞团为结缔组织分隔。常合并子宫内膜增生甚至子宫内膜癌。恶性少见,预后比卵巢上皮性癌好。

(3)纤维瘤(fibroma):占卵巢肿瘤2%~5%,多见于中年妇女,单侧居多,中等大小,实性、坚硬,表面光滑或结节状,切面灰白色。镜下见由梭形瘤细胞组成,排列呈编织状。纤维瘤伴有腹腔积液和(或)胸腔积液者,称为梅格斯综合征(Meigs syndrome),手术切除肿瘤后,胸腔积液、腹腔积液自行消失。

2. 支持细胞-间质细胞瘤(sertoli-leydig cell tumor) 又称为睾丸母细胞瘤(androblastoma),罕见,多发生在40岁以下妇女。单侧居多,通常较小,可局限在卵巢门区或皮质区,实性,表面光滑而滑润,有时呈分叶状,切面灰白色伴囊性变,囊内壁光滑,含血性浆液或黏液。镜下见不同分化程度的支持细胞及间质细胞。高分化者属良性,中低分化为恶性,占10%。可具有男性化作用,少数无内分泌功能者雌激素升高,5年生存率70%~90%。

【治疗】

1. 良性性索间质肿瘤 单侧肿瘤应行卵巢肿瘤剔除术或患侧附件切除术,双侧肿瘤者应行双侧卵巢肿瘤剔除术。绝经后妇女可考虑行全子宫及双侧附件切除术。

2. 恶性性索间质肿瘤

(1)手术治疗:参照卵巢上皮性癌。ⅠA、ⅠC期有生育要求的患者,可实施保留生育能力手术,推荐全面分期手术;但对肉眼观察肿瘤局限于卵巢者,可考虑不进行淋巴结切除术。复发患者也可考虑手术。

(2)术后辅助治疗:Ⅰ期低危患者术后随访,不需辅助治疗;Ⅰ期高危患者(肿瘤破裂、G3、肿瘤直径超过10~15cm)术后可选择随访,也可选择化疗。Ⅱ~Ⅳ期患者术后应给予化疗,方案为铂类为基础的联合化疗,首选BEP或紫杉醇/卡铂方案。对局限型病灶可进行放疗。

第四节　卵巢转移性肿瘤

- 占卵巢肿瘤5%~10%。
- 库肯勃瘤是一种常见的卵巢转移性肿瘤,临床表现缺乏特异性,预后极差。
- 库肯勃瘤的治疗原则是缓解和控制症状。

由其他器官或组织转移至卵巢形成的肿瘤均称为卵巢转移性肿瘤或卵巢继发性肿瘤,占卵巢肿瘤的5%~10%。其中常见的卵巢转移性肿瘤是库肯勃瘤(Krukenberg tumor)。

【病理】

大体见库肯勃瘤以双侧为常见,中等大小占多数,一般均保持卵巢原状或呈肾形或长圆形,包膜完整,无粘连,切面实性,胶质样。镜下见肿瘤细胞为黏液细胞,呈小圆形、多角型或不规则形,核染色质浓染,胞浆内含大量黏液。典型者表现为细胞核被黏液挤向一侧而贴近胞膜呈半月形,形如印戒,故又称印戒细胞癌(signet ring cell carcinoma)。

【转移途径】

最常见的原发部位是胃和结肠。确切的转移途径尚不明确,目前较认可的有以下几种:①血行转移:卵巢转移多发生于绝经前血供丰富的卵巢,且卵巢转移常是原发肿瘤全身转移的一部分;②淋巴转移:双侧卵巢丰富的网状淋巴循环引流入腰淋巴结内,当原发灶癌细胞浸润时转移至腰淋巴结,可能因逆流入卵巢内造成播散;③种植转移:这是最早提出的一种途径,认为原发灶肿瘤细胞可突破浆膜层并脱落到腹腔或腹腔积液中,借助肠蠕动和(或)腹腔积液种植于卵巢表面而浸润生长,但有很多早期胃癌也可发生卵巢转移,且病理证实很多卵巢转移灶存在于卵巢深部,被膜并未累及。各种转移途径并非孤立存在,可能通过多种方式转移至卵巢。

【临床表现】

临床表现缺乏特异性。可以在诊断原发肿瘤的同时发现卵巢转移,也可以盆腔包块伴腹痛、腹胀和腹腔积液为首发症状,而原发肿瘤的表现并不明显。部分患者表现为妇科疾病的症状:如月经紊乱、阴道不规则流血,或者男性化表现。体格检查可发现盆腔包块,活动度好,常为双侧,合并腹腔积液。可伴有贫血、恶病质等晚期肿瘤征象。

【治疗】

治疗原则是缓解和控制症状。若原发瘤已经切除且无其他转移和复发迹象,转移瘤仅局限于盆腔,可进行全子宫及双附件切除术,并尽可能切除盆腔转移灶。术后依据原发肿瘤性质给予化疗或放疗。绝大多数库肯勃瘤治疗效果不佳,预后极差。

(陈春林)

第二十八章　妊娠滋养细胞疾病

妊娠滋养细胞疾病（gestational trophoblastic disease，GTD）是一组来源于胎盘滋养细胞的增生性疾病。在组织学上可分为：①妊娠滋养细胞肿瘤（gestational trophoblastic neoplasia，GTN），包括绒毛膜癌（简称绒癌，choriocarcinoma）、胎盘部位滋养细胞肿瘤（placental site trophoblastic tumor，PSTT）和上皮样滋养细胞肿瘤（epithelial trophoblastic tumor，ETT）；②葡萄胎妊娠（molar pregnancy）包括完全性葡萄胎（complete hydatidiform mole）、部分性葡萄胎（partial hydatidiform mole）和侵蚀性葡萄胎（invasive hydatidiform mole）；③非肿瘤病变（non-neoplastic lesion）；④异常（非葡萄胎）绒毛病变（abnormal（non-molar）villous lesions）。

虽然侵蚀性葡萄胎在组织学分类中属于交界性或不确定行为肿瘤，但其临床表现、诊断及处理原则与绒癌有相似性，临床上仍将其与绒癌一起合称为妊娠滋养细胞肿瘤，病变局限于子宫者称为无转移性滋养细胞肿瘤，病变出现在子宫以外部位者称为转移性滋养细胞肿瘤。胎盘部位滋养细胞肿瘤和上皮样滋养细胞肿瘤与临床上所称的妊娠滋养细胞肿瘤在临床表现、发病过程及处理上存在明显不同，故分别单列。非肿瘤病变和异常（非葡萄胎）绒毛病变仅为形态学改变，临床上通常无需处理。

绝大多数滋养细胞肿瘤继发于妊娠，但尚有极少数来源于卵巢或睾丸生殖细胞，称为非妊娠性绒癌，不属于本章讨论范围。

第一节　葡　萄　胎

- 为良性疾病，但部分可发展成妊娠滋养细胞肿瘤。
- 完全性葡萄胎的染色体核型为二倍体，全部染色体来自父方。部分性葡萄胎的染色体核型为三倍体，多余一套染色体也来自父方。
- 最常见的临床表现是停经后阴道流血。
- 常用的辅助检查是超声检查和血清 hCG 测定，确诊依据是组织学诊断。
- 处理原则是及时清宫和定期 hCG 测定随访。

葡萄胎因妊娠后胎盘绒毛滋养细胞增生、间质水肿，而形成大小不一的水泡，水泡间借蒂相连成串，形如葡萄而名之，也称水泡状胎块（hydatidiform mole）。葡萄胎可分为完全性葡萄胎和部分性葡萄胎两类。

【相关因素】

1. **完全性葡萄胎（complete hydatidiform mole）**　亚洲和拉丁美洲国家的发生率较高，约 500 次妊娠 1 次，而北美和欧洲国家发生率较低，约 1000 次妊娠 1 次。根据我国的一次全国性调查，平均每 1000 次妊娠 0.78，其中浙江省最高为 1.39，山西省最低为 0.29。完全性葡萄胎偶尔发生于双胎妊娠，其合并的另一胎为正常活胎，发生率约为 22 000～100 000 次妊娠 1 次。近年来完全性葡萄胎的发生率在亚洲国家有所下降，其中部分地区已降至与欧美国家相似的水平。同一种族居住在不同地域，其葡萄胎发生率不一定相同，如居住在北非和东方国家的犹太人后裔的发生率是居住在西方国家的 2 倍，提示造成葡萄胎发生地域差异的原因除种族外，尚有多方面的因素。

营养状况与社会经济因素是可能的高危因素之一，饮食中缺乏维生素 A 及其前体胡萝卜素和动物脂肪者发生葡萄胎的概率显著升高。年龄是另一高危因素,大于 35 岁和 40 岁妇女的葡萄胎发生率分别是年轻妇女的 2 倍和 7.5 倍,而大于 50 岁的妇女妊娠时约 1/3 可能发生葡萄胎。相反小于 20 岁妇女的葡萄胎发生率也显著升高。既往葡萄胎史也是高危因素,有过 1 次和 2 次葡萄胎妊娠者,再次发生率分别为 1% 和 15% ~ 20%。另外,流产和不孕史也可能是高危因素。

完全性葡萄胎的染色体核型为二倍体,均来自父系,其中 90% 为 46,XX,系由一个细胞核缺如或失活的空卵(enuclate egg)与一个单倍体精子(23,X)受精,经自身复制为二倍体(46,XX)。另有 10% 核型为 46XY,系由一个空卵被两个单倍体精子(23,X 和 23,Y)同时受精而成。虽然完全性葡萄胎染色体基因为父系,但其线粒体 DNA 仍为母系来源。

染色体父系来源是滋养细胞过度增生的主要原因,并与基因组印迹(genomic imprinting)紊乱有关。基因组印迹指父母双亲来源的两个等位基因具有不同的表达活性,这种差异表达的基因被称为印迹基因(imprinted genes)。印迹基因可分为父源和母源两种,父源印迹基因只在母源染色体上表达,母源印迹基因只在父源染色体上表达。双亲染色体的共同参与是确保印迹基因正常表达的前提,也为胚胎正常发育所必需。但完全性葡萄胎缺乏母源染色体,必然导致基因组印迹紊乱。

2. 部分性葡萄胎(partial hydatidiform mole)　传统认为部分性葡萄胎的发生率低于完全性葡萄胎,但近年资料表明,部分性和完全性葡萄胎的比例基本接近甚至更高,如日本和英国报道分别为 0.78 和 1.13,其原因可能与完全性葡萄胎发生率的下降及对部分性葡萄胎诊断准确性的提高有关,许多伴有三倍体的早期流产其实为部分性葡萄胎。迄今对部分性葡萄胎高危因素的了解较少,可能相关的因素有不规则月经和口服避孕药等,但与饮食因素及母亲年龄无关。

部分性葡萄胎的染色体核型 90% 以上为三倍体,合并存在的胎儿也为三倍体。最常见的核型是 69,XXY,其余为 69,XXX 或 69,XYY,系由一看似正常的单倍体卵子和两个单倍体精子受精或一个减数分裂缺陷的双倍体精子受精而成,所以一套多余的染色体也来自父方。多余的父源基因物质也是部分性葡萄胎滋养细胞增生的主要原因。另外尚有极少数部分性葡萄胎的核型为四倍体,但其形成机制还不清楚。

【病理】

1. 完全性葡萄胎　大体检查水泡状物大小不一,直径自数毫米至数厘米不等,其间有纤细的纤维素相连,常混有血块蜕膜碎片。水泡状物占满整个宫腔,胎儿及其附属物缺如。镜下见:①可确认的胚胎或胎儿组织缺失;②绒毛水肿;③弥漫性滋养细胞增生;④种植部位滋养细胞呈弥漫和显著的异型性。

2. 部分性葡萄胎　仅部分绒毛呈水泡状,合并胚胎或胎儿组织,胎儿多已死亡,且常伴发育迟缓或多发性畸形,合并足月儿极少。镜下见:①有胚胎或胎儿组织存在;②局限性滋养细胞增生;③绒毛大小及其水肿程度明显不一;④绒毛呈显著的扇贝样轮廓、间质内可见滋养细胞包涵体;⑤种植部位滋养细胞呈局限和轻度的异型性。完全性葡萄胎和部分性葡萄胎的核型和病理特征鉴别要点见表 28-1。

表 28-1　完全性和部分性葡萄胎核型和病理特征比较

特　　征	完全性葡萄胎	部分性葡萄胎
核型	46,XX(90%)和 46,XY	常为 69,XXX 和 69,XXY
病理特征		
胎儿组织	缺乏	存在
胎膜、胎儿红细胞	缺乏	存在
绒毛水肿	弥漫	局限,大小和程度不一
滋养细胞包涵体	缺乏	存在
扇贝样轮廓绒毛	缺乏	存在
滋养细胞增生	弥漫,轻 ~ 重度	局限,轻 ~ 中度
滋养细胞异型性	弥漫,明显	局限,轻度

【临床表现】

1. 完全性葡萄胎　由于诊断技术的进步,葡萄胎患者常在早期妊娠时即已得到诊治,所以症状典型者已越来越少见。完全性葡萄胎的典型症状如下:

(1)停经后阴道流血:为最常见的症状。一般在停经8~12周左右开始不规则阴道流血,量多少不定。若大血管破裂,可造成大出血和休克,甚至死亡。葡萄胎组织有时可自行排出,但排出前和排出时常伴有大量流血。反复阴道流血若不及时治疗,可继发贫血和感染。

(2)子宫异常增大、变软:因葡萄胎迅速增长及宫腔内积血导致子宫大于停经月份,质地变软,并伴hCG水平异常升高。但部分患者的子宫可与停经月份相符或小于停经月份,可能与水泡退行性变有关。

(3)妊娠呕吐:常发生于子宫异常增大和hCG水平异常升高者,出现时间一般较正常妊娠早,症状严重且持续时间长。若呕吐严重且未及时纠正,可导致水电解质平衡紊乱。

(4)子痫前期征象:多发生于子宫异常增大者,可在妊娠24周前出现高血压、蛋白尿和水肿,但子痫罕见。若早期妊娠发生子痫前期,要考虑葡萄胎可能。

(5)甲状腺功能亢进:如心动过速、皮肤潮湿和震颤,血清游离T_3、T_4水平升高,但突眼少见。

(6)腹痛:因葡萄胎增长迅速和子宫过度快速扩张所致,表现为阵发性下腹痛,一般不剧烈,能忍受,常发生于阴道流血之前。若发生卵巢黄素化囊肿扭转或破裂,可出现急腹痛。

(7)卵巢黄素化囊肿(theca lutein ovarian cyst):大量hCG刺激卵巢卵泡内膜细胞发生黄素化而造成,常为双侧,但也可单侧,大小不等,最小仅在光镜下可见,最大可在直径20cm以上。囊肿表面光滑,活动度好,切面为多房,囊壁薄,囊液清亮或琥珀色。光镜下见囊壁为内衬2~3层黄素化卵泡膜细胞。黄素化囊肿一般无症状。由于子宫异常增大,在葡萄胎排空前一般较难通过妇科检查发现,多由超声检查作出诊断。黄素化囊肿常在葡萄胎清宫后2~4个月自行消退。

2. 部分性葡萄胎　部分性葡萄胎也常表现为停经后阴道流血,有时与不全流产或过期流产过程相似。其他症状较少,程度也比完全性葡萄胎轻。

【自然转归】

在正常情况下,葡萄胎排空后血清hCG逐渐下降,首次降至正常的平均时间大约9周,最长不超过14周。若葡萄胎排空后hCG持续异常要考虑妊娠滋养细胞肿瘤。完全性葡萄胎发生子宫局部侵犯和(或)远处转移的概率约分别为15%和4%。当出现下列高危因素之一时应视为高危葡萄胎:①hCG>100 000U/L;②子宫明显大于相应孕周;③卵巢黄素化囊肿直径>6cm。另外,也有认为年龄>40岁和重复葡萄胎是高危因素。

部分性葡萄胎发生子宫局部侵犯的概率约为4%,一般不发生转移。与完全性葡萄胎不同,部分性葡萄胎缺乏明显的临床或病理高危因素。

【诊断】

凡有停经后不规则阴道流血要考虑葡萄胎可能。若阴道排出葡萄样水泡组织支持诊断。常选择下列辅助检查以进一步明确诊断。

1. 超声检查　是常用的辅助检查,最好采用经阴道彩色多普勒超声。完全性葡萄胎的典型超声图像为子宫大于相应孕周,无妊娠囊或胎心搏动,宫腔内充满不均质密集状或短条状回声,呈"落雪状",水泡较大时则呈"蜂窝状"。常可测到双侧或一侧卵巢囊肿。彩色多普勒超声检查可见子宫动脉血流丰富,但子宫肌层内无血流或仅稀疏血流信号。部分性葡萄胎可在胎盘部位出现由局灶性水泡状胎块引起的超声图像改变,有时还可见胎儿或羊膜腔,胎儿通常畸形。早期葡萄胎妊娠的超声征象常不典型,容易误诊。

2. 人绒毛膜促性腺激素（hCG）测定　血清hCG测定是诊断葡萄胎的另一项重要辅助检查。正常妊娠时,滋养细胞在孕卵着床后数日便开始分泌hCG。随孕周增加,血清hCG滴度逐渐升高,停经8~10周达高峰,持续1~2周后逐渐下降。但在葡萄胎时,血清hCG滴度常明显高于正常孕周的相应值,而且在停经8~10周以后继续持续上升。约45%的完全性葡萄胎患者的血清hCG水平在

100 000U/L 以上,最高可达 240 万 U/L。>8 万 U/L 支持诊断。但也有少数葡萄胎,尤其部分性葡萄胎因绒毛退行性变,hCG 升高不明显。

临床上常用抗 hCG 抗体或抗 hCG-β 亚单位单克隆抗体检测血清或尿 hCG 水平。近年发现,hCG 并不是单一分子,除规则 hCG(regular hCG)外,还有其他结构变异体,包括高糖化 hCG(hyperglycosylated hCG,hCG-H)、hCG 游离 β 亚单位等。正常妊娠时 hCG 的主要分子为规则 hCG,而在滋养细胞疾病时则产生更多的 hCG 结构变异体,因此同时测定规则 hCG 及其结构变异体,有助于滋养细胞疾病的诊断和鉴别诊断。

3. DNA 倍体分析　流式细胞计数是最常用的倍体分析方法。完全性葡萄胎的染色体核型为二倍体,部分性葡萄胎为三倍体。

4. 印迹基因检测　部分性葡萄胎拥有双亲染色体,所以表达父源印迹、母源表达的印迹基因(如 $P57^{KIP2}$),而完全性葡萄胎无母源染色体,故不表达该类基因,所以 $P57^{KIP2}$ 免疫组化染色可区别完全性和部分性葡萄胎。

5. 其他检查　如 X 线胸片、血细胞和血小板计数、肝肾功能等。

【鉴别诊断】

1. 流产　葡萄胎病史与流产相似,可能发生误诊,尤其部分性葡萄胎与流产的鉴别有时较为困难,即使在病理检查时也因绒毛水肿、滋养细胞增生不明显等造成混淆,需要利用 DNA 倍体分析、母源表达印迹基因检测及短串联重复序列基因分析等技术进行鉴别。

2. 剖宫产瘢痕部位妊娠　是剖宫产术后的一种并发症,胚囊着床于子宫切口瘢痕部位,表现为停经后阴道流血,容易与葡萄胎相混淆,超声检查有助于鉴别。

3. 双胎妊娠　子宫大于相应孕周的正常单胎妊娠,hCG 水平也略高于正常,与葡萄胎相似,但双胎妊娠无阴道流血,超声检查可以确诊。

【处理】

1. 清宫　葡萄胎诊断一经成立,应及时清宫。但清宫前首先应注意有无休克、子痫前期、甲状腺功能亢进及贫血等合并症,出现时应先对症处理,稳定病情。清宫应由有经验的妇科医师操作。停经大于 16 周的葡萄胎清宫术应在超声引导下进行。一般选用吸刮术,其具有手术时间短、出血少、不易发生子宫穿孔等优点。由于葡萄胎清宫时出血较多,子宫大而软,容易穿孔,所以清宫应在手术室内进行,在输液、备血准备下,充分扩张宫颈管,选用大号吸管吸引。待葡萄胎组织大部分吸出、子宫明显缩小后,改用刮匙轻柔刮宫。为减少出血和预防子宫穿孔,可在充分扩张宫颈管和开始吸宫后静脉滴注缩宫素,应用缩宫素一般不增加发生滋养细胞转移和肺栓塞的风险。通常一次刮宫即可刮净葡萄胎组织。若有持续子宫出血或超声提示有妊娠物残留,需要第二次刮宫。

在清宫过程中,若发生滋养细胞进入子宫血窦造成肺动脉栓塞,甚至出现急性呼吸窘迫、急性右心衰竭时,要及时给予心血管及呼吸功能支持治疗,一般在 72 小时内恢复。急性呼吸窘迫也可由甲状腺功能亢进、子痫前期等合并症引起。为安全起见,建议子宫大于妊娠 16 周或有合并症者应转送至有治疗经验的医院进行清宫。

组织学是葡萄胎的最终诊断依据,所以葡萄胎每次刮宫的刮出物,必须送组织学检查。取材应注意选择近宫壁种植部位、新鲜无坏死的组织送检。

2. 卵巢黄素化囊肿的处理　囊肿在葡萄胎清宫后会自行消退,一般不需处理。若发生急性蒂扭转,可在超声引导或腹腔镜下作穿刺吸液,囊肿也多能自然复位。若扭转时间较长发生坏死,则需作患侧附件切除术。

3. 预防性化疗　不常规推荐。研究显示,预防性化疗可降低高危葡萄胎发生妊娠滋养细胞肿瘤的概率,因此预防性化疗仅适用于有高危因素和随访困难的完全性葡萄胎患者,但也非常规。预防性化疗应在葡萄胎排空前或排空时实施,选用单一药物,一般为多疗程化疗至 hCG 阴性。部分性葡萄胎不作预防性化疗。

4. 子宫切除术　单纯子宫切除不能预防葡萄胎发生子宫外转移,所以极少应用,除非患者合并其他需要切除子宫的指征,绝经前妇女应保留两侧卵巢。当子宫小于妊娠14周大小时可直接切除子宫。手术后仍需定期随访。

【随访】

葡萄胎患者清宫后必须定期随访,以便尽早发现滋养细胞肿瘤并及时处理。随访应包括以下内容:①定期hCG测定,葡萄胎清宫后每周一次,直至连续3次阴性,以后每个月一次共6个月,然后再每2个月一次共6个月,自第一次阴性后共计一年;②询问病史,包括月经状况,有无阴道流血、咳嗽、咯血等症状;③妇科检查,必要时可选择超声、X线胸片或CT检查等。

葡萄胎患者随访期间应可靠避孕。由于葡萄胎后滋养细胞肿瘤极少发生在hCG自然降至正常以后,所以避孕时间为6个月。若发生随访不足6个月的意外妊娠,只要hCG已经正常,也不需考虑终止妊娠。但妊娠后,应在妊娠早期作超声检查和hCG测定,以明确是否正常妊娠,产后也需hCG随访至正常。避孕方法可选用阴茎套或口服避孕药。不选用宫内节育器,以免混淆子宫出血的原因或造成穿孔。

第二节　妊娠滋养细胞肿瘤

- 无转移滋养细胞肿瘤的主要表现为异常阴道流血,多继发于葡萄胎妊娠。
- 转移性滋养细胞肿瘤易继发于非葡萄胎妊娠,常经血行播散,肺转移最常见。肝、脑转移者预后不良。
- 血清hCG异常升高是主要诊断依据,影像学证据和组织学诊断不是必需的。
- 治疗采用化疗为主、手术和放疗为辅的综合治疗。低危患者首选单一药物化疗,高危患者首选联合化疗。

妊娠滋养细胞肿瘤60%继发于葡萄胎妊娠,30%继发于流产,10%继发于足月妊娠或异位妊娠,其中侵蚀性葡萄胎(invasive mole)全部继发于葡萄胎妊娠,绒癌(choriocarcinoma)可继发于葡萄胎妊娠,也可继发于非葡萄胎妊娠。侵蚀性葡萄胎恶性程度低于绒癌,预后较好。绒癌恶性程度极高,发生转移早而广泛,在化疗药物问世以前,其死亡率高达90%以上,但随着诊断技术及化疗的发展,预后已得到极大的改善。

【病理】

侵蚀性葡萄胎的大体检查可见子宫肌层内有大小不等的水泡状组织,宫腔内可以没有原发病灶。当病灶接近子宫浆膜层时,子宫表面可见紫蓝色结节。病灶也可穿透子宫浆膜层或侵入阔韧带内。镜下可见水泡状组织侵入肌层,有绒毛结构及滋养细胞增生和异型性。但绒毛结构也可退化,仅见绒毛阴影。

绒癌的大体观见肿瘤位于子宫肌层内,可突向宫腔或穿破浆膜,单个或多个,大小不等,无固定形态,与周围组织分界清,质地软而脆,海绵样,暗红色,伴明显出血坏死。镜下见肿瘤细胞由细胞滋养细胞、合体滋养细胞及中间型滋养细胞组成,成片状高度增生,明显异型,不形成绒毛或水泡状结构,并广泛侵入子宫肌层造成出血坏死。肿瘤不含间质和自身血管,瘤细胞靠侵蚀母体血管而获取营养。

【临床表现】

1. 无转移滋养细胞肿瘤　大多数继发于葡萄胎妊娠。

(1)阴道流血:在葡萄胎排空、流产或足月产后,有持续的不规则阴道流血,量多少不定。也可表现为一段时间的正常月经后再停经,然后又出现阴道流血。长期阴道流血者可继发贫血。

(2)子宫复旧不全或不均匀性增大:常在葡萄胎排空后4~6周子宫尚未恢复到正常大小,质地偏软。也可受肌层内病灶部位和大小的影响,表现出子宫不均匀性增大。

(3)卵巢黄素化囊肿:由于hCG的持续作用,在葡萄胎排空、流产或足月产后,双侧或一侧卵巢黄素化囊肿持续存在。

（4）腹痛：一般无腹痛，但当子宫病灶穿破浆膜层时可引起急性腹痛及腹腔内出血症状。若子宫病灶坏死继发感染也可引起腹痛及脓性白带。黄素化囊肿发生扭转或破裂时也可出现急性腹痛。

（5）假孕症状：由于 hCG 及雌、孕激素的作用，表现为乳房增大，乳头及乳晕着色，甚至有初乳样分泌，外阴、阴道、宫颈着色，生殖道质地变软。

2. 转移性滋养细胞肿瘤　易继发于非葡萄胎妊娠，或为经组织学证实的绒癌。肿瘤主要经血行播散，转移发生早而且广泛。最常见的转移部位是肺（80%），其次是阴道（30%），以及盆腔（20%）、肝（10%）和脑（10%）等。局部出血是各转移部位症状的共同特点。

转移性滋养细胞肿瘤可以同时出现原发灶和继发灶症状，但也有不少患者原发灶消失而转移灶发展，仅表现为转移灶症状，容易造成误诊。

（1）肺转移：可无症状，仅通过 X 线胸片或肺 CT 作出诊断。典型表现为胸痛、咳嗽、咯血及呼吸困难。这些症状常呈急性发作，但也可呈慢性持续状态。在少数情况下，可因肺动脉滋养细胞瘤栓形成，造成急性肺梗死，出现肺动脉高压、急性肺功能衰竭及右心衰竭。

（2）阴道转移：转移灶常位于阴道前壁及穹隆，呈紫蓝色结节，破溃时引起不规则阴道流血，甚至大出血。一般认为系宫旁静脉逆行性转移所致。

（3）肝转移：为不良预后因素之一，多同时伴有肺转移。病灶较小时可无症状，也可表现右上腹部或肝区疼痛、黄疸等，若病灶穿破肝包膜可出现腹腔内出血，导致死亡。

（4）脑转移：预后凶险，为主要的致死原因。一般同时伴有肺转移和（或）阴道转移。转移初期多无症状。脑转移的形成可分为 3 个时期，首先为瘤栓期，可表现为一过性脑缺血症状如猝然跌倒、暂时性失语、失明等。继而发展为脑瘤期，即瘤组织增生侵入脑组织形成脑瘤，出现头痛、喷射样呕吐、偏瘫、抽搐直至昏迷。最后进入脑疝期，因脑瘤增大及周围组织出血、水肿，造成颅内压进一步升高，脑疝形成，压迫生命中枢，最终死亡。

（5）其他转移：包括脾、肾、膀胱、消化道、骨等，其症状视转移部位而异。

【诊断】

1. 临床诊断

（1）血清 hCG 测定：hCG 水平异常是主要的诊断依据。影像学证据支持诊断，但不是必需的。

葡萄胎后滋养细胞肿瘤的诊断标准：在葡萄胎清宫后 hCG 随访的过程中，凡符合下列标准中的任何一项且排除妊娠物残留或再次妊娠即可诊断为妊娠滋养细胞肿瘤：①hCG 测定 4 次呈高水平平台状态（±10%），并持续 3 周或更长时间，即 1，7，14，21 日；②hCG 测定 3 次上升（>10%），并至少持续 2 周或更长时间，即 1，7，14 日。

非葡萄胎后滋养细胞肿瘤的诊断标准：当流产、足月产、异位妊娠后，出现异常阴道流血、或腹腔、肺、脑等脏器出血、或肺部症状、神经系统症状等时，应考虑滋养细胞肿瘤可能，及时行血 hCG 检测。对 hCG 异常者，结合临床表现并除外妊娠物残留或再次妊娠，可诊断妊娠滋养细胞肿瘤。

（2）超声检查：是诊断子宫原发病灶最常用的方法。在声像图上子宫可正常大小或不同程度增大，肌层内可见高回声团块，边界清但无包膜；或肌层内有回声不均区域或团块，边界不清且无包膜；也可表现为整个子宫呈弥漫性增高回声，内部伴不规则低回声或无回声。彩色多普勒超声主要显示丰富的血流信号和低阻力型血流频谱。

（3）X 线胸片：为常规检查。肺转移典型的 X 线征象为棉球状或团块状阴影，转移灶以右侧肺及中下部较为多见。胸片可见病灶是肺转移灶计数的依据。

（4）CT 和磁共振检查：胸部 CT 可以发现肺部较小病灶，是诊断肺转移的依据。磁共振主要用于脑、腹腔和盆腔转移灶的诊断。对 X 线胸片阴性者，应常规检查胸部 CT。对 X 线胸片或胸部 CT 阳性者，应常规检查脑、肝 CT 或磁共振。

（5）其他检查：如血细胞和血小板计数，肝肾功能等。

2. 组织学诊断　在子宫肌层内或子宫外转移灶组织中若见到绒毛或退化的绒毛阴影，则诊断为侵蚀性葡萄胎；若仅见成片滋养细胞浸润及坏死出血，未见绒毛结构者，则诊断为绒癌。若原发灶和转移灶诊断不一致,只要在任一组织切片中见有绒毛结构,均诊断为侵蚀性葡萄胎。

组织学证据对于妊娠滋养细胞肿瘤的诊断不是必需的,但有组织学证据时应以组织学诊断为准。

【临床分期】

采用国际妇产科联盟(FIGO)妇科肿瘤委员会制定的临床分期,该分期包含了解剖学分期和预后评分系统两个部分(表 28-2,表 28-3),规定预后评分≤6 分者为低危,≥7 分者为高危,其中预后评分≥13 分及对一线联合化疗反应差的肝、脑或广泛转移者为极高危。例如,一患者为滋养细胞肿瘤肺转移,预后评分为 6 分,此患者的诊断应为"妊娠滋养细胞肿瘤(Ⅲ:6)"。预后评分是妊娠滋养细胞肿瘤治疗方案制定和预后评估的重要依据,而解剖学分期有助于明确肿瘤进程和各医疗单位之间比较治疗效果。

表 28-2　滋养细胞肿瘤解剖学分期(FIGO,2000 年)

Ⅰ期	病变局限于子宫
Ⅱ期	病变扩散,但仍局限于生殖器(附件、阴道、阔韧带)
Ⅲ期	病变转移至肺,有或无生殖系统病变
Ⅳ期	所有其他转移

表 28-3　FIGO/WHO 预后评分系统(2000 年)

评分	0	1	2	4
年龄(岁)	<40	≥40	–	–
前次妊娠	葡萄胎	流产	足月产	–
距前次妊娠时间(月)	<4	4~<7	7~12	>12
治疗前血 hCG(IU/L)	≤10^3	>10^3~10^4	>10^4~10^5	>10^5
最大肿瘤大小(包括子宫)	–	3~<5cm	≥5cm	–
转移部位	肺	脾、肾	胃肠道	肝、脑
转移病灶数目	–	1~4	5~8	>8
先前失败化疗	–	–	单药	两种或两种以上药物

【治疗】

治疗原则为采用以化疗为主、手术和放疗为辅的综合治疗。必须在明确临床诊断的基础上,根据病史、体征及各项辅助检查的结果,作出正确的临床分期,并根据预后评分将患者评定为低危(通常包括≤6 分的Ⅰ~Ⅲ期)或高危(通常包括≥7 分的Ⅰ~Ⅲ期和Ⅳ期),再结合骨髓功能、肝肾功能及全身情况等评估,制定合适的治疗方案,以实施分层治疗。

1. **化疗**　常用的一线化疗药物有甲氨蝶呤(MTX)、放线菌素-D(Act-D)、氟尿嘧啶(5-FU)、环磷酰胺(CTX)、长春新碱(VCR)、依托泊苷(VP-16)等。低危患者选择单一药物化疗,高危患者选择联合化疗。

(1)单一药物化疗:目前常用的单药化疗药物及用法见表 28-4。

表 28-4　推荐常用单药化疗药物及其用法

药物	剂量、给药途径、疗程日数	疗程间隔
MTX	0.4mg/(kg·d)肌内注射,连续 5 日	2 周
MTX	50mg/m² 肌内注射	1 周
MTX+	1mg/(kg·d)肌内注射,第 1,3,5,7 日	2 周
四氢叶酸(CF)	0.1mg/(kg·d)肌内注射,第 2,4,6,8 日(24 小时后用)	
MTX	250mg 静脉滴注,维持 12 小时	
Act-D	10~12μg/(kg·d)静脉滴注,连续 5 日	2 周
5-FU	28~30mg/(kg·d)静脉滴注,连续 8~10 日	2 周*

*疗程间隔一般指上一疗程化疗的第一日至下一疗程化疗的第一日之间的间隔时间。这里特指上一疗程化疗结束至下一疗程化疗开始的间隔时间

（2）联合化疗：首选 EMA-CO 方案或氟尿嘧啶为主的联合化疗方案（表 28-5）。

表 28-5　**联合化疗方案及用法**

方案	剂量、给药途径、疗程日数		疗程间隔
EMA-CO			2 周
第一部分 EMA			
第 1 日	VP16 100mg/m²	静脉滴注	
	Act-D 0.5mg	静脉注射	
	MTX 100mg/m²	静脉注射	
	MTX 200mg/m²	静脉滴注 12 小时	
第 2 日	VP16 100mg/m²	静脉滴注	
	Act-D 0.5mg	静脉注射	
	四氢叶酸（CF）15mg	肌内注射	
	（从静脉注射 MTX 开始算起 24 小时给药，每 12 小时 1 次，共 2 次）		
第 3 日	四氢叶酸 15mg，肌内注射，每 12 小时 1 次，共 2 次		
第 4~7 日	休息（无化疗）		
第二部分 CO			
第 8 日	VCR 1.0mg/m²	静脉注射	
	CTX 600mg/m²	静脉注射	
5-FU+KSM			3 周*
	5-FU 26~28mg/（kg·d）	静脉滴注 8 日	
	KSM 6μg/（kg·d）	静脉滴注 8 日	

* 特指上一疗程化疗结束至下一疗程化疗开始的间隔时间

（3）疗效评估：在每一疗程化疗结束后，应每周一次测定血清 hCG，并结合妇科检查和影像学检查。在每疗程化疗结束至 18 日内，血 hCG 下降至少 1 个对数称为有效。

（4）毒副反应防治：常见的化疗毒副反应为骨髓抑制，其次为消化道反应、肝、肾功能损害及脱发等。所以化疗前应先检查骨髓及肝肾功能等，用药期间严密观察，注意防治。

（5）停药指征：hCG 正常后，低危患者至少巩固化疗 1 疗程，通常为 2~3 疗程；高危患者继续化疗 3 个疗程，其中第一疗程必须为联合化疗。

2. **手术**　主要用于化疗的辅助治疗。对控制大出血等并发症、切除耐药病灶、减少肿瘤负荷和缩短化疗疗程等方面有作用，在一些特定的情况下应用。

（1）子宫切除：对无生育要求的无转移患者在初次治疗时可选择全子宫切除术，并在术中给予单药单疗程辅助化疗，也可多疗程至血 hCG 水平正常。对有生育要求者，若发生病灶穿孔出血，可行病灶切除加子宫修补术；若出现单个子宫耐药病灶，且血 hCG 水平不高，可考虑作病灶剜出术。

（2）肺叶切除术：对于多次化疗未能吸收的孤立的耐药病灶，血 hCG 水平不高，可考虑做肺叶切除。由于肺转移灶吸收后形成的纤维化结节可以在 hCG 转阴后在 X 线胸片上较长时间存在，所以在决定手术前应注意鉴别。

3. **放射治疗**　应用较少，主要用于肝、脑转移和肺部耐药病灶的治疗。

4. **耐药复发病例的治疗**　几乎全部无转移和低危转移患者均能治愈，但尚有 20% 左右的高危转移病例出现耐药和复发，并最终死亡。对这类患者如何治疗仍然是当今滋养细胞肿瘤治疗的一大难题。其策略大致有：①治疗前准确分期和评分，给予规范的化疗方案，以减少耐药和复发；②采用由有效二线化疗药物组成的联合化疗方案，常用药物有异环磷酰胺，铂类、博来霉素、紫杉醇等，由这些药物组成的化疗方案主要有 EP-EMA（EMA-CO 中的 CO 被顺铂和依托泊苷所替代）、PVB（顺铂、长春新碱、博来霉素）、BEP（博来霉素、依托泊苷，顺铂）、VIP（依托泊苷、异环磷酰胺、顺铂或卡铂）、TP/TE

（紫杉醇、顺铂/紫杉醇、依托泊苷）等；③采用综合治疗和探索新的治疗手段。

【随访】

治疗结束后应严密随访。第 1 次在出院后 3 个月，然后每 6 个月 1 次至 3 年，此后每年 1 次直至 5 年。也有推荐低危患者随访 1 年，高危患者可随访 2 年。随访内容同葡萄胎。随访期间应严格避孕，一般于化疗停止≥12 个月后方可妊娠。

第三节　胎盘部位滋养细胞肿瘤

- 起源于胎盘部位中间型滋养细胞，临床罕见，大多数病灶局限于子宫、预后良好。
- 血清 hCG 测定多数阴性或轻度升高，确诊靠组织学检查。
- 手术是首选的治疗，高危患者术后应予辅助性化疗。

胎盘部位滋养细胞肿瘤（placental site trophoblastic tumor，PSTT）指起源于胎盘种植部位的一种特殊类型的滋养细胞肿瘤。临床罕见，约占妊娠滋养细胞肿瘤的 1%～2%。多数不发生转移，预后良好。

【病理】

大体检查见肿瘤可为突向宫腔的息肉样组织，也可侵入子宫肌层或子宫外扩散，切面呈黄褐色或黄色。镜下见肿瘤几乎完全由种植部位中间型滋养细胞组成，无绒毛结构，呈单一或片状侵入子宫肌纤维之间，仅有灶性坏死和出血。免疫组化染色见部分肿瘤细胞 hCG 和人胎盘生乳素（hPL）阳性。

【临床表现】

绝大多数发生于生育期年龄，绝经后罕见，平均发病年龄 31～35 岁。可继发于足月产、流产和葡萄胎，但后者相对少见，偶尔合并活胎妊娠。常见症状为闭经后不规则阴道流血或月经过多。体征为子宫均匀性或不规则增大。仅少数病例发生子宫外转移，受累部位包括肺、阴道、脑、肝、肾及盆腔和腹主动脉旁淋巴结。一旦发生转移，预后不良。

【诊断】

症状、体征不典型，容易误诊。确诊靠组织学诊断，可通过刮宫标本作出诊断，但在多数情况下需靠手术切除的子宫标本才能准确诊断。常用的辅助检查有：

1. **血清 hCG 测定**　多数阴性或轻度升高，其水平与肿瘤负荷不成比例，无评估预后的价值。但检测 hCG 游离 β 亚单位常升高。

2. **hPL 测定**　血清 hPL 一般为轻度升高或阴性，但免疫组化染色通常阳性。

3. **超声检查**　超声检查表现为类似于子宫肌瘤或其他滋养细胞肿瘤的声像图，彩色多普勒超声检查可显示子宫血流丰富。

【临床分期和高危因素】

参照 FIGO 分期中的解剖学分期，但预后评分系统不适用。一般认为，与 PSTT 预后相关的高危因素为：①肿瘤细胞有丝分裂指数>5 个/10HPF；②距先前妊娠时间>2 年；③有子宫外转移。

【处理】

手术是首选的治疗，原则是切除一切病灶，手术范围为全子宫及双侧附件切除。年轻妇女若病灶局限于子宫、卵巢外观正常可保留卵巢。对年轻希望生育、I 期且病灶局限者，可采用刮宫、宫腔镜或局部病灶切除等方法，并予以化疗。但这类治疗尚缺乏大样本临床资料支持，不常规推荐。

有高危因素的患者术后应给予辅助化疗。因 PSTT 对化疗的敏感性不及滋养细胞肿瘤，故应选择联合化疗，首选的化疗方案为 EMA-CO。而对于无高危因素者一般不主张术后辅助化疗。

【随访】

治疗后应随访，随访内容同妊娠滋养细胞肿瘤。由于通常缺乏肿瘤标志物，所以随访时临床表现和影像学检查更有价值。

（王新宇）

第二十九章 生殖内分泌疾病

女性生殖内分泌疾病是妇科常见病,通常由下丘脑-垂体-卵巢轴功能异常或靶器官效应异常所致,部分还涉及遗传因素、女性生殖器发育异常等。

第一节 异常子宫出血

- 按病因分为两大类9个类型,即"PALM-COEIN","PALM"存在结构性改变,"COEIN"无子宫结构性改变。
- 无排卵性异常子宫出血的诊断首先需排除器质性疾病,治疗根据年龄、生育要求做相应选择。
- 黄体功能不足和子宫内膜不规则脱落的治疗以性激素周期性给药为主。

一、概论

异常子宫出血(abnormal uterine bleeding,AUB)是妇科常见的症状和体征,是一种总的术语,指与正常月经的周期频率、规律性、经期长度、经期出血量中的任何1项不符、源自子宫腔的异常出血。本节内容仅限定于生育期非妊娠妇女,不包括妊娠期、产褥期、青春期前和绝经后出血。

【相关术语】

正常子宫出血即月经。月经的临床评价指标至少包括周期频率和规律性、经期长度、经期出血量4个要素,我国暂定的相关术语见表29-1,其他还应有经期有无不适,如痛经、腰酸、下坠等。

表 29-1 AUB 术语范围

月经临床评价指标	术语	范围
周期频率	月经频发	<21 日
	月经稀发	>35 日
周期规律性(近1年)	规律月经	<7 日
	不规律月经	≥7 日
	闭经	≥6 个月无月经
经期长度	经期延长	>7 日
	经期过短	<3 日
经期出血量	月经过多	>80ml
	月经过少	<5ml

根据出血时间,AUB 可分为:经间期出血(intermenstrual bleeding,IMB),不规则子宫出血(metrorrhagia),突破性出血(breakthrough bleeding,BTB)。出血较多者为出血(bleeding),量少者为点滴出血(spotting)。

根据发病急缓,AUB 可分为慢性和急性两类:慢性 AUB 指近 6 个月内至少出现 3 次 AUB,无需紧急临床处理、但需进行规范诊疗的 AUB;急性 AUB 指发生了严重的大出血,需要紧急处理以防进一步失血的 AUB,可见于有或无慢性 AUB 史者。

【病因及分类】

AUB 病因分为两大类 9 个类型,按英语首字母缩写为"PALM-COEIN","PALM"存在结构性改变、可采用影像学技术和(或)病理学方法明确诊断,而"COEIN"无子宫结构性改变。"PALM-COEIN"具体指:子宫内膜息肉(polyp)所致 AUB(AUB-P)、子宫腺肌病(adenomyosis)所致 AUB(AUB-A)、子宫平滑肌瘤(leiomyoma)所致 AUB(AUB-L)、子宫内膜恶变和不典型增生所致 AUB(AUB-M);全身凝血相关疾病(coagulopathy)所致 AUB(AUB-C)、排卵障碍(ovulatory dysfunction)相关的 AUB(AUB-O)、子宫内膜局部异常(endometrial)所致 AUB(AUB-E)、医源性(iatrogenic)AUB(AUB-I)、未分类(not yet classified)的 AUB(AUB-N)。导致 AUB 的原因,可以是单一因素,也可多因素并存,有时还存在原发病导致的其他临床表现。

既往所称的"功能失调性子宫出血(功血)",包括"无排卵功血"和"排卵性月经失调"两类,前者属于 AUB-O;后者包括黄体功能不足(luteal phase defect,LPD)和子宫内膜不规则脱落(irregular shedding of endometrium)等,涉及 AUB-O 和 AUB-E。根据中华医学会妇产科学分会内分泌学组 2014 年建议,不再使用"功能失调性子宫出血(功血)"。

二、无排卵性异常子宫出血

【病因及病理生理】

正常月经的发生是基于排卵后黄体生命期结束,雌激素和孕激素撤退,使子宫内膜功能层皱缩坏死而脱落出血。正常月经的周期、持续时间和血量,表现为明显的规律性和自限性。当机体受内部和外界各种因素,如精神紧张、营养不良、代谢紊乱、慢性疾病、环境及气候骤变、饮食紊乱、过度运动、酗酒以及其他药物等影响时,可通过大脑皮层和中枢神经系统,引起下丘脑-垂体-卵巢轴功能调节或靶器官效应异常而导致月经失调。

无排卵性 AUB 常见于青春期、绝经过渡期,生育期也可发生。在青春期,下丘脑-垂体-卵巢轴激素间的反馈调节尚未成熟,大脑中枢对雌激素的正反馈作用存在缺陷,下丘脑和垂体与卵巢间尚未建立稳定的周期性调节,FSH 呈持续低水平,无促排卵性 LH 峰形成,卵巢虽有卵泡生长,但卵泡发育到一定程度即发生退行性变,形成闭锁卵泡,无排卵发生;在绝经过渡期,卵巢功能不断衰退,卵泡近于耗尽,剩余卵泡往往对垂体促性腺激素的反应性低下,故雌激素分泌量锐减,以致促性腺激素水平升高,FSH 常比 LH 更高,不形成排卵期前 LH 高峰,故不排卵。生育期妇女有时因应激、肥胖、或 PCOS 等因素影响,也可发生无排卵。各种原因引起的无排卵均可导致子宫内膜受单一雌激素作用而无孕酮对抗,从而引起雌激素突破性出血。雌激素突破性出血有两种类型:①雌激素缓慢累积维持在阈值水平,可发生间断性少量出血,内膜修复慢,出血时间长;②雌激素累积维持在较高水平,子宫内膜持续增厚,但因无孕激素作用,脆弱脱落而局部修复困难,临床表现为少量出血淋漓不断或一段时间闭经后的大量出血。无排卵性 AUB 的另一出血机制是雌激素撤退性出血,即在单一雌激素的持久刺激下,子宫内膜持续增生。此时,若有一批卵泡闭锁,或由于大量雌激素对 FSH 的负反馈作用,使雌激素水平突然下降,内膜因失去雌激素支持而剥脱,其表现与外源性雌激素撤药所引起的出血相似。

另外,无排卵性 AUB 还与子宫内膜出血自限机制缺陷有关。主要表现为:①组织脆性增加:在单纯雌激素的作用下,子宫内膜间质缺乏孕激素作用反应不足,致使子宫内膜组织脆弱,容易自发破溃出血;②子宫内膜脱落不完全:由于雌激素波动子宫内膜脱落不规则和不完整,子宫内膜某一区域在雌激素作用下修复,而另一区域发生脱落和出血,这种持续性增生子宫内膜的局灶性脱落缺乏足够的组织丢失量,使内膜的再生和修复困难;③血管结构与功能异常:单一雌激素的持续作用,子宫内膜破裂的毛细血管密度增加,小血管多处断裂,加之缺乏螺旋化,收缩不力造成流血时间延长,流血量增多。多次组织破损活化纤溶酶,引起更多的纤维蛋白裂解,子宫内膜纤溶亢进。另外增殖期子宫内膜前列腺素 E_2(PGE_2)含量高于 $PGF_{2\alpha}$,过度增生的子宫内膜组织中 PGE_2 含量和敏感性更高,血管易于扩张,出血增加。

【子宫内膜病理改变】

无排卵性 AUB,根据体内雌激素水平的高低和持续作用时间长短,以及子宫内膜对雌激素反应的敏感性,子宫内膜可表现出不同程度的增生性变化,少数可呈萎缩性改变:

1. **增殖期子宫内膜**　子宫内膜所见与正常月经周期的增殖内膜无区别,只是在月经周期后半期甚至月经期仍表现为增殖期形态。

2. **子宫内膜增生(endometrial hyperplasia)**　根据2014年世界卫生组织(WHO)女性生殖系统肿瘤学分类,分为:

(1)不伴有不典型的增生(hyperplasia without atypia):指子宫内膜腺体过度增生,大小和形态不规则,腺体和间质比例高于增殖期子宫内膜,但无明显的细胞不典型。包括既往所称的单纯型增生(simple hyperplasia)和复杂型增生(complex hyperplasia),是长期雌激素作用而无孕激素拮抗所致,发生子宫内膜癌的风险极低。

(2)不典型增生(atypical hyperplasia,AH)/子宫内膜上皮内瘤变(endometrioid intraepithelial neoplasia,EIN)指子宫内膜增生伴有细胞不典型。镜下表现为管状或分支腺体排列拥挤,并伴有细胞不典型(包括细胞核增大、多形性、圆形、极性丧失和核仁),病变区域内腺体比例超过间质,腺体拥挤,仅有少量间质分隔。发生子宫内膜癌的风险较高,属于癌前病变。

3. **萎缩型子宫内膜**　内膜萎缩菲薄,腺体少而小,腺管狭而直,腺上皮为单层立方形或矮柱状细胞,间质少而致密,胶原纤维相对增多。

【临床表现】

少数无排卵妇女可有规律的月经周期,临床上称"无排卵月经",但多数不排卵女性表现为月经紊乱,即失去正常周期和出血自限性,出血间隔长短不一,短者几日,长者数月,常误诊为闭经;出血量多少不一,出血量少者只有点滴出血,多者大量出血,不能自止,导致贫血或休克。出血的类型取决于血雌激素水平及其下降速度、雌激素对子宫内膜持续作用的时间及子宫内膜的厚度。

【诊断】

诊断前必须首先除外生殖道或全身器质性病变所致。

1. **病史**　应注意患者年龄、月经史、婚育史及避孕措施;排除妊娠;是否存在引起异常子宫出血的器质性疾病,包括生殖器肿瘤、感染、血液系统及肝、肾、甲状腺疾病等,了解疾病经过和诊疗情况;近期有无服用干扰排卵的药物等。通过详细询问病史,确认其特异的出血模式。

2. **体格检查**　包括妇科检查和全身检查,及时发现相关体征。妇科检查应排除阴道、宫颈及子宫结构异常和器质性病变,确定出血来源。

3. **辅助检查**　主要目的是鉴别诊断和确定病情的严重程度及是否有合并症。

(1)全血细胞计数、凝血功能检查。

(2)尿妊娠试验或血 hCG 检测:除外妊娠相关疾病。

(3)超声检查:了解子宫内膜厚度及回声,以明确有无宫腔占位性病变及其他生殖道器质性病变等。

(4)基础体温测定(BBT):是诊断无排卵性 AUB 最常用的手段,无排卵性基础体温呈单相型(图29-1)。

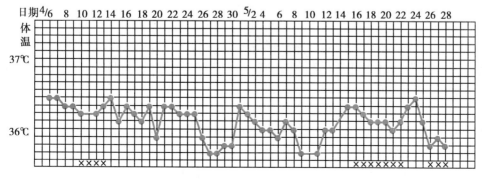

图29-1　基础体温单相型(无排卵异常子宫出血)

（5）生殖内分泌测定：通过测定下次月经前5~9日（相当于黄体中期）血孕酮水平估计有无排卵，孕酮浓度<3ng/ml提示无排卵。同时应在早卵泡期测定血LH、FSH、催乳素（PRL）、雌二醇（E_2）、睾酮（T）、促甲状腺素（TSH）水平，以了解无排卵的病因。

（6）刮宫（dilation and curettage，D&C）或子宫内膜活组织检查：以明确子宫内膜病理诊断，而刮宫兼有诊断和止血双重作用。适用于年龄>35岁、药物治疗无效或存在子宫内膜癌高危因素的异常子宫出血患者。为确定有无排卵或黄体功能，应在月经来潮月经前1~2日或月经来潮6小时内刮宫；为尽快减少大量出血、除外器质性疾病，可随时刮宫；为确定是否子宫内膜不规则脱落，需在月经第5~7日刮宫。（详见第三十四章第六节"女性生殖器活组织检查"）

（7）宫腔镜检查：可直接观察到宫颈管、子宫内膜的生理和病理情况，直视下活检的诊断准确率显著高于盲取。

（8）宫颈黏液结晶检查：根据羊齿植物叶状结晶的出现与否判断有无排卵，月经前仍可见羊齿状结晶表示无排卵。目前已较少应用。

【鉴别诊断】

1. **全身性疾病** 如血液病、肝功能损害、甲状腺功能亢进或减退等。通过检查血常规、肝功能和甲状腺激素等得以鉴别。

2. **异常妊娠或妊娠并发症** 如流产、异位妊娠、葡萄胎、子宫复旧不良、胎盘残留等。

3. **生殖器感染** 如急性或慢性子宫内膜炎、子宫肌炎等。

4. **生殖器肿瘤** 如子宫内膜癌、子宫颈癌、子宫肌瘤、卵巢肿瘤、滋养细胞肿瘤等。

5. **生殖道损伤** 如阴道裂伤出血、阴道异物等。

6. 性激素类药物使用不当、宫内节育器或异物引起的异常子宫出血。

【治疗】

治疗原则是出血期止血并纠正贫血，血止后调整周期预防子宫内膜增生和AUB复发，有生育要求者促排卵治疗。青春期少女以止血、调整月经周期为主；生育期妇女以止血、调整月经周期和促排卵为主；绝经过渡期妇女则以止血、调整月经周期、减少经量、防止子宫内膜癌变为主。常用性激素药物止血和调整月经周期。出血期可辅以促进凝血和抗纤溶药物，促进止血。必要时手术治疗。

1. 止血

（1）性激素为首选药物，尽量使用最低有效剂量，为尽快止血而药量较大时应及时合理调整剂量，治疗过程严密观察，以免因性激素应用不当而引起医源性出血。

1）孕激素：止血机制是使雌激素作用下持续增生的子宫内膜转化为分泌期，停药后内膜脱落较完全，故又称"子宫内膜脱落法"或"药物刮宫"。适用于体内已有一定水平雌激素的患者。适用于血红蛋白大于80g/L、生命体征稳定的患者。因停药后短期内必然会引起撤药性出血，故不适用于严重贫血者。具体用法：地屈孕酮片：10mg，口服，每日2次，共10日；微粒化孕酮200~300mg，口服，每日1次，共10日；黄体酮20~40mg，肌内注射，每日1次，共3~5日；醋酸甲羟孕酮（MPA）：6~10mg，口服，每日1次，共10日。

2）雌激素：也称"子宫内膜修复法"。应用大剂量雌激素可迅速提高血雌激素水平，促使子宫内膜生长，短期内修复创面而止血，适用于血红蛋白低于80g/L的青春期患者。止血有效剂量与患者内源性雌激素水平有关，具体用量按出血量多少决定。首选口服药物，根据出血量和患者状态决定初治用药间隔和用药剂量。如戊酸雌二醇：2mg/次，口服，每6~8小时一次；结合雌激素：1.25~2.5mg/次，口服，每6~8小时一次。不能耐受口服药物者可用苯甲酸雌二醇3~4mg/d，分2~3次肌内注射，若出血量明显减少，维持剂量，若出血量未见减少则加量，每日最大量不超过12mg。对大量出血患者，应该在性激素治疗的6小时内见效，24~48小时内出血基本停止。若96小时仍不止血，应考虑有器质性病变存在的可能。经上述用药，患者止血后每3日递减1/3量，直至维持量，如戊酸雌二醇1~2mg/d，或结合雌激素0.625~1.25mg/次，维持至血止后的第20日以上。在此期间，应给予补血药物,或适当输血,使患者血红蛋白尽快上升。所有雌激素疗法在患者血红蛋白增加至 80~90g/L 以上后均必须加用孕激素,使子宫内膜转化,并在与雌孕激素同时撤退后同步脱落。

3）复方短效口服避孕药:适用于长期而严重的无排卵出血。目前应用的是第 3 代短效口服避孕药,如去氧孕烯-炔雌醇、孕二烯酮-炔雌醇或复方醋酸环丙孕酮,用法为 1~2 片/次,每 6~8 小时一次,血止后每 3 日逐渐减 1/3 量至 1 片/日,维持至血止后的第 21 日停药。严重持续无规律出血建议连续用复方短效口服避孕药 3 个月等待贫血纠正。

4）孕激素内膜萎缩法:高效合成孕激素可使内膜萎缩,达到止血目的,此法不适用于青春期患者。炔诺酮治疗出血量较多时,首剂量为 5mg,每 8 小时一次,血止后每隔 3 日递减 1/3 量,直至维持量为 2.5~5.0mg/d;持续用至血止后 21 日停药,停药后 3~7 日发生撤药性出血。也可用左炔诺孕酮 1.5~2.25mg/d,血止后按同样原则减量。

5）雄激素:雄激素有拮抗雌激素的作用,能增强子宫平滑肌及子宫血管张力,减轻盆腔充血而减少出血量,可给丙酸睾酮 25~50mg/d,肌内注射,用 1~3 日。但大出血时雄激素不能立即改变内膜脱落过程,也不能使其立即修复,单独应用止血效果不佳。

6）GnRH-a:也可用于止血的目的。但如应用 GnRH-a 治疗大于 3 个月,推荐应用雌激素反向添加治疗。

（2）刮宫术:刮宫可迅速止血,并具有诊断价值,适用于大量出血且药物治疗无效需立即止血或需要子宫内膜组织学检查的患者。可了解内膜病理,除外恶性病变,对于绝经过渡期及病程长的生育期患者应首先考虑刮宫术,对无性生活史青少年除非要除外子宫内膜癌,否则不行刮宫术。对于超声提示宫腔内异常者可在宫腔镜下活检,以提高诊断率。

2. **调节周期**　对于 AUB-O 的患者,止血只是治疗的第一步,几乎所有患者都需要调整周期。调整月经周期是治疗的根本,也是巩固疗效、避免复发的关键。调整周期的方法根据患者的年龄、激素水平、生育要求等而有所不同。

（1）孕激素:使用范围相对广泛,适用于体内有一定雌激素水平的各年龄段的患者。可于撤退性出血第 15 日起,口服地屈孕酮 10~20mg/d,用药 10 日;或微粒化孕酮 200~300mg/d,用药 10 日;或甲羟孕酮 4~12mg/d,每日分 2~3 次口服,连用 10~14 日。酌情应用 3~6 个周期。

（2）口服避孕药:可很好控制周期,尤其适用于有避孕需求的患者。一般在止血用药撤退性出血后,周期性使用口服避孕药 3 个周期,病情反复者酌情延至 6 个周期。生育期、有长期避孕需求、无避孕药禁忌证者可长期应用。

（3）雌、孕激素序贯法:如孕激素治疗后不出现撤退性出血,考虑是否为内源性雌激素水平不足,可用雌孕激素序贯法,常用于青春期患者(图 29-2)。

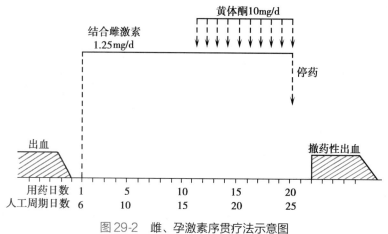

图 29-2　雌、孕激素序贯疗法示意图

（4）左炔诺孕酮宫内缓释系统（levonorgestrel-releasing intrauterine system，LNG-IUS）：宫腔内局部释放左炔诺孕酮 20μg/d，抑制子宫内膜生长。多种药物治疗失败且无生育要求者，选择 LNG-IUS 常有效。适用于生育期或围绝经期、无生育需求的患者。

3. 促排卵　用于生育期、有生育需求者，尤其是不孕患者。青春期患者不应采用促排卵药物来控制月经周期。

（1）氯米芬：月经期第 5 日起，每晚服 50mg，连续 5 日。一般在停药 7~9 日排卵。若排卵失败，可重复用药，氯米芬剂量逐渐增至 100~150mg/d。若内源性雌激素不足，可配伍少量雌激素，一般连用 3 个月。

（2）人绒毛膜促性腺素（hCG）：有类似 LH 作用而诱发排卵，适用于体内 FSH 有一定水平、雌激素中等水平者。一般与其他促排卵药联用。超声监测卵泡发育接近成熟时，可大剂量肌内注射 hCG 5000~10 000U 以诱发排卵。

（3）尿促性素（hMG）：每支含 FSH 及 LH 各 75U。月经期第 5 日每日肌注 hMG 1~2 支，直至卵泡成熟，停用 hMG，加用 hCG 5000~10 000U，肌内注射，以提高排卵率，此法称 hMG-hCG 促排卵法。应警惕用 hMG 时并发卵巢过度刺激综合征，故仅适用于对氯米芬效果不佳、要求生育、尤其是不孕患者。

4. 手术治疗　适用于药物治疗无效、不愿或不适合子宫切除术、无生育要求而药物治疗的患者，尤其是不易随访的年龄较大者，应考虑手术治疗。若刮宫诊断为癌前病变或癌变者，按相关疾病处理。

（1）子宫内膜去除术（endometrial ablation）：利用宫腔镜下电切割或激光切除子宫内膜、或采用滚动球电凝或热疗等方法，直接破坏大部分或全部子宫内膜和浅肌层，使月经减少甚至闭经。术前需排除癌或癌前病变。术前 1 个月口服达那唑 600mg，每日 1 次；或孕三烯酮 2.5mg，2 次/周，4~12 周；或用 GnRH-a 3.75mg，每 28 日 1 次，1~3 次，可使子宫内膜萎缩，子宫体积缩小，减少血管再生，使手术时间缩短，出血减少，易于施术，增加手术安全性，且可在月经周期任何时期进行。治疗优点是微创、有效，可减少月经量 80%~90%，部分患者可达到闭经。但术前必须有明确的病理学诊断，以避免误诊和误切。

（2）子宫切除术：患者经各种治疗效果不佳，并了解所有药物治疗的可行方法后，由患者和家属知情选择后接受子宫切除。

【预后】

青春期无排卵性 AUB 患者最终能否建立正常月经周期，与病程长短有关。发病 4 年内建立正常周期者占 63.2%，病程长于 4 年者较难自然痊愈（如多囊卵巢综合征）。生育期患者应用促排卵药后妊娠可能性很大，但产后仅部分患者能有规律排卵或稀发排卵，多数仍为无排卵，月经可不规则。绝经过渡期患者病程可长可短，但能以绝经告终，仅个别发生癌变。

三、排卵性异常子宫出血

排卵性异常子宫出血（排卵性月经失调）较无排卵性少见，多发生于生育期女性。患者有周期性排卵，因此临床上有可辨认的月经周期。主要包含黄体功能不足、子宫内膜不规则脱落和子宫内膜局部异常所致的 AUB。

（一）黄体功能不足

月经周期中有卵泡发育及排卵，但黄体期孕激素分泌不足或黄体过早衰退，导致子宫内膜分泌反应不良和黄体期缩短。

【发病机制】

足够水平的 FSH 和 LH 及卵巢对 LH 良好的反应，是黄体健全发育的必要前提。黄体功能不足可有多种因素造成：卵泡期 FSH 缺乏，使卵泡发育缓慢，雌激素分泌减少，从而对垂体及下丘脑正反馈不足;LH 脉冲峰值不高及排卵峰后 LH 低脉冲缺陷,使排卵后黄体发育不全,孕激素分泌减少;卵巢本身发育不良,排卵后颗粒细胞黄素化不良,孕激素分泌减少。此外,生理性因素如初潮、分娩后、绝经过渡期等也可导致黄体功能不足。

【病理】

子宫内膜形态一般表现为分泌期内膜,腺体分泌不良,间质水肿不明显或腺体与间质发育不同步。内膜活检显示分泌反应落后 2 日。

【临床表现】

常表现为月经周期缩短。有时月经周期虽在正常范围内,但卵泡期延长、黄体期缩短,以致患者不易受孕或在妊娠早期流产。

【诊断】

根据病史、妇科检查无引起异常子宫出血的生殖器器质性病变;基础体温双相型,但高温相小于 11 日(图 29-3);子宫内膜活检显示分泌反应至少落后 2 日,可做出诊断。

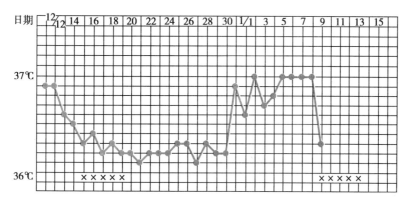

图 29-3　基础体温双相型(黄体期短)

【治疗】

1. **促进卵泡发育**　针对其发生原因,促使卵泡发育和排卵。①卵泡期使用低剂量雌激素:月经第 5 日起每日口服妊马雌酮 0.625mg 或戊酸雌二醇 1mg,连续 5~7 日;②氯米芬:月经第 3~5 日每日开始口服氯米芬 50mg,连服 5 日。

2. **促进月经中期 LH 峰形成**　在卵泡成熟后,给予绒促性素 5000~10 000U 一次或分两次肌内注射。

3. **黄体功能刺激疗法**　于基础体温上升后开始,隔日肌内注射绒促性素 1000~2000U,共 5 次。

4. **黄体功能补充疗法**　一般选用天然黄体酮制剂,自排卵后开始每日肌内注射黄体酮 10mg,共 10~14 日。

5. **口服避孕药**　尤其适用于有避孕需求的患者。一般周期性使用口服避孕药 3 个周期,病情反复者酌情延至 6 个周期。

(二)子宫内膜不规则脱落

月经周期有排卵,黄体发育良好,但萎缩过程延长,导致子宫内膜不规则脱落。

【发病机制】

由于下丘脑-垂体-卵巢轴调节功能紊乱,或溶黄体机制失常,引起黄体萎缩不全,内膜持续受孕激素影响,以致不能如期完整脱落。

【病理】

正常月经第 3~4 日时,分泌期子宫内膜已全部脱落。黄体萎缩不全时,月经期第 5~6 日仍能见到呈分泌反应的子宫内膜。常表现为混合型子宫内膜,即残留的分泌期内膜与出血坏死组织及新增生的内膜混合共存。

【临床表现】

表现为月经周期正常,但经期延长,长达 9 ~ 10 日,且出血量多。

【诊断】

临床表现为经期延长,基础体温呈双相型,但下降缓慢(图 29-4)。在月经第 5 ~ 7 日行诊断性刮宫,病理检查作为确诊依据。

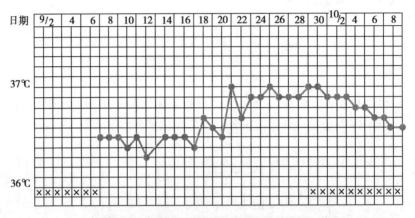

图 29-4　基础体温双相型(黄体萎缩不全)

【治疗】

1. **孕激素**　排卵后第 1 ~ 2 日或下次月经前 10 ~ 14 日开始,每日口服甲羟孕酮 10mg,连服 10 日。有生育要求者肌内注射黄体酮注射液。无生育要求者也可口服单相口服避孕药,自月经周期第 5 日始,每日 1 片,连续 21 日为一周期。

2. **绒促性素**　用法同黄体功能不足,有促进黄体功能的作用。

3. **复方短效口服避孕药**　抑制排卵,控制周期。

(三)子宫内膜局部异常所致异常子宫出血(AUB-E)

指原发于子宫内膜局部异常引起的异常子宫出血。当 AUB 发生在有规律且有排卵的周期,特别是经排查未发现其他原因可解释时,则可能是原发于子宫内膜局部异常所致的异常子宫出血。

【临床表现】

可表现为月经过多(>80ml)、经间期出血或经期延长,而周期、经期持续时间正常。其机制可能涉及子宫内膜局部凝血纤溶调节机制异常、子宫内膜修复机制异常如子宫内膜炎症、感染、炎性反应及子宫内膜血管生成异常等。

【诊断】

目前尚无特异方法诊断子宫内膜局部异常,主要基于在有排卵月经的基础上排除其他明确异常后而确定。

【治疗】

建议先行药物治疗,推荐的治疗顺序为:①左炔诺孕酮宫内缓释系统(LNG-IUS),适合于近 1 年以上无生育要求者;②氨甲环酸抗纤溶治疗或非甾体类抗炎药,可用于不愿或不能使用性激素治疗或想尽快妊娠者;③短效口服避孕药;④孕激素子宫内膜萎缩治疗,如炔诺酮 5mg 每日 3 次,从周期第 5 日开始,连续服用 21 日。刮宫术仅用于紧急止血及病理检查。对于无生育要求者,可考虑保守性手术,如子宫内膜切除术。

[附]　子宫内膜息肉

子宫内膜息肉(polyp)是子宫局部内膜过度生长所致,数量可单个或多个,直径从数毫米到数厘米,可分无蒂和有蒂。息肉由子宫内膜腺体、间质和血管组成。在 AUB 原因中 21% ~ 39% 为子宫内膜息肉。

【高危因素】

1. 内分泌因素　子宫内膜息肉的形成与雌激素水平过高密切相关。围绝经期和绝经后激素补充治疗、长期服用激素类的保健品,都会使女性体内雌激素水平升高。

2. 炎症因素　长期妇科炎症刺激、宫腔内异物(如宫内节育器)刺激、分娩、流产、产褥期感染、手术操作或机械刺激,都可能引起子宫内膜息肉的发生。

3. 其他　年龄增长、高血压、肥胖、糖尿病、乳腺癌术后长期应用他莫昔芬等,也是子宫内膜息肉发病的高危因素。

【临床表现】

70%~90%的子宫内膜息肉表现为经间期出血、月经过多、经期延长、或不规则出血。单发、较小的子宫内膜息肉常无症状,仅在超声检查、诊刮、或切除子宫后标本剖检时被发现。若息肉较大或突入颈管的息肉,易继发感染、坏死,引起恶臭的血性分泌物。

【诊断】

根据患者的症状、妇科检查和超声检查,可初步做出诊断。确诊需在宫腔镜下摘除行病理检查。

【治疗】

1. 保守治疗　直径<1cm的息肉若无症状,1年内自然消失率约27%,恶变率低,可观察随诊。

2. 宫腔镜息肉摘除术　对体积较大、有症状的息肉推荐宫腔镜下息肉摘除或刮宫,但盲目刮宫容易遗漏。术后复发风险3.7%~10.0%。有生育要求者,也建议手术后再试孕。对已完成生育或近期内无生育计划者可考虑使用短效口服避孕药或左炔诺孕酮宫内缓释系统(LNG-IUS)以减少复发风险;对于无生育要求、多次复发者,建议行子宫内膜切除术。

3. 根治性手术　对40岁以上患者,恶变风险大者可考虑子宫切除术。

第二节　闭　　经

- 任何闭经诊断前均应首先除外妊娠。
- 原发性闭经的常见原因有性腺发育障碍、米勒管发育不全及下丘脑功能异常等,诊断时应重视染色体核型分析。
- 继发性闭经的常见原因有多囊卵巢综合征、高催乳素血症及卵巢早衰等,以下丘脑性闭经最常见,诊断时应重视性激素测定。
- 针对病变环节及病因,分别采用全身治疗、药物治疗及手术治疗。

闭经(amenorrhea)为常见的妇科症状,表现为无月经或月经停止。根据既往有无月经来潮,分为原发性闭经和继发性闭经两类。原发性闭经(primary amenorrhea)指年龄超过14岁,第二性征未发育;或年龄超过16岁,第二性征已发育,月经还未来潮。继发性闭经(secondary amenorrhea)指正常月经建立后月经停止6个月,或按自身原有月经周期计算停止3个周期以上者。青春期前、妊娠期、哺乳期及绝经后的月经不来潮属生理现象,不在本节讨论。

按生殖轴病变和功能失调的部位分类,闭经可为下丘脑性闭经、垂体性闭经、卵巢性闭经、子宫性闭经以及下生殖道发育异常导致的闭经;世界卫生组织(WHO)也将闭经归纳为三型:Ⅰ型为无内源性雌激素产生,卵泡刺激素(FSH)水平正常或低下,催乳素(PRL)正常水平,无下丘脑-垂体器质性病变的证据;Ⅱ型为有内源性雌激素产生,FSH及PRL水平正常;Ⅲ型为FSH升高,提示卵巢功能衰竭。

【病因】

正常月经的建立和维持,有赖于下丘脑-垂体-卵巢轴的神经内分泌调节、靶器官子宫内膜对性激素的周期性反应和下生殖道的通畅,其中任何一个环节发生障碍均可导致闭经。

（一）原发性闭经

较少见,多为遗传原因或先天性发育缺陷引起。约30%患者伴有生殖道异常。根据第二性征的发育情况,分为第二性征存在和第二性征缺乏两类。

1. 第二性征存在的原发性闭经

（1）MRKH综合征(Mayer-Rokitansky-Kuster-Hauser syndrome),又称米勒管发育不全综合征(Müllerian agenesis syndrome):约占青春期原发性闭经的20%。由副中肾管发育障碍引起的先天畸形,可能由基因突变所致,和半乳糖代谢异常相关,但染色体核型正常,为46,XX。促性腺激素正常,有排卵,外生殖器、输卵管、卵巢及女性第二性征正常。主要异常表现为始基子宫或无子宫、无阴道。约15%伴肾异常(肾缺如、盆腔肾或马蹄肾),40%有双套尿液集合系统,约5%~12%伴骨骼畸形。

（2）雄激素不敏感综合征(androgen insensitivity syndrome):又称睾丸女性化完全型。为男性假两性畸形,染色体核型为46,XY,但X染色体上的雄激素受体基因缺陷。性腺为睾丸,位于腹腔内或腹股沟。睾酮水平在正常男性范围,靶细胞睾酮受体缺陷,不发挥生物学效应,睾酮能通过芳香化酶转化为雌激素,故表型为女型,致青春期乳房隆起丰满,但乳头发育不良,乳晕苍白,阴毛、腋毛稀少,阴道为盲端,较短浅,子宫及输卵管缺如。

（3）对抗性卵巢综合征(savage syndrome):或称卵巢不敏感综合征。其特征有:①卵巢内多数为始基卵泡及初级卵泡;②内源性促性腺激素,特别是FSH升高;③卵巢对外源性促性腺激素不敏感;④临床表现为原发性闭经,女性第二性征存在。

（4）生殖道闭锁:任何生殖道闭锁引起的横向阻断,均可导致闭经:如阴道横隔、无孔处女膜等。

（5）真两性畸形:非常少见,同时存在男性和女性性腺,染色体核型可为XX,XY或嵌合体。女性第二性征存在。

2. 第二性征缺乏的原发性闭经

（1）低促性腺激素性腺功能减退(hypogonadotropic hypogonadism):多因下丘脑分泌GnRH不足或垂体分泌促性腺激素不足而致原发性闭经。最常见为体质性青春发育延迟。其次为嗅觉缺失综合征(Kallmann's syndrome),为下丘脑GnRH先天性分泌缺乏,同时伴嗅觉丧失或减退。临床表现为原发性闭经,女性第二性征缺如,嗅觉减退或丧失,但女性内生殖器分化正常。

（2）高促性腺激素性腺功能减退(hypergonadotropic hypogonadism):原发于性腺衰竭所致的性激素分泌减少可引起反馈性LH和FSH升高,常与生殖道异常同时出现。

1）特纳综合征(Turner's syndrome):属于性腺先天性发育不全。性染色体异常,核型为45,X0或45,X0/46,XX或45,X0/47,XXX。表现为原发性闭经,卵巢不发育,身材矮小,第二性征发育不良,常有蹼颈、盾胸、后发际低、腭高耳低、鱼样嘴、肘外翻等临床特征,可伴主动脉缩窄及肾、骨骼畸形、自身免疫性甲状腺炎、听力下降及高血压等。

2）46,XX单纯性腺发育不全(pure gonadal dysgenesis):体格发育无异常,卵巢呈条索状无功能实体,子宫发育不良,女性第二性征发育差,但外生殖器为女型。

3）46,XY单纯性腺发育不全:又称Swyer综合征。主要表现为条索状性腺及原发性闭经。具有女性生殖系统,但无青春期性发育,女性第二性征发育不良。由于存在Y染色体,患者在10~20岁时易发生性腺母细胞瘤或无性细胞瘤,故诊断确定后应切除条索状性腺。

（二）继发性闭经

发生率明显高于原发性闭经。病因复杂,根据控制正常月经周期的5个主要环节,以下丘脑性最常见,其次为垂体、卵巢、子宫性及下生殖道发育异常闭经。

1. 下丘脑性闭经　指中枢神经系统及下丘脑各种功能和器质性疾病引起的闭经,以功能性原因为主。此类闭经的特点是下丘脑合成和分泌 GnRH 缺陷或下降导致垂体促性腺激素(Gn),即卵泡刺激素(FSH),特别是黄体生成素(LH)的分泌功能低下,故属低促性腺激素性闭经,治疗及时尚可逆。

(1) 精神应激(psychogenic stress):突然或长期精神压抑、紧张、忧虑、环境改变、过度劳累、情感变化、寒冷等,均可能引起神经内分泌障碍而导致闭经,其机制可能与应激状态下下丘脑分泌的促肾上腺皮质激素释放激素和皮质素分泌增加,进而刺激内源性阿片肽和多巴胺分泌,抑制下丘脑分泌促性腺激素释放激素和垂体分泌促性腺激素有关。

(2) 体重下降(weight loss)和神经性厌食(anorexia nervosa):中枢神经对体重急剧下降极敏感,1 年内体重下降 10% 左右,即使仍在正常范围也可引发闭经。若体重减轻 10% ~15%,或体脂丢失 30% 时将出现闭经。饮食习惯改变也是原因之一。严重的神经性厌食在内在情感剧烈矛盾或为保持体型强迫节食时发生,临床表现为厌食、极度消瘦、低 Gn 性闭经、皮肤干燥,低体温、低血压、各种血细胞计数及血浆蛋白低下,重症可危及生命,其死亡率达 9%。持续进行性消瘦还可使 GnRH 降至青春期前水平,使促性腺激素和雌激素水平低下。因过度节食,导致体重急剧下降,最终导致下丘脑多种神经激素分泌降低,引起垂体前叶多种促激素包括 LH、FSH、促肾上腺皮质激素(ACTH)等分泌下降。

(3) 运动性闭经:长期剧烈运动或芭蕾舞、现代舞等训练易致闭经,与患者的心理背景、应激反应程度及体脂下降有关。初潮发生和月经维持有赖于一定比例(17% ~22%)的机体脂肪,肌肉/脂肪比率增加或总体脂肪减少,均可使月经异常。运动剧增后,GnRH 释放受抑制使 LH 释放受抑制,也可引起闭经。目前认为体内脂肪减少和营养不良引起瘦素水平下降,是生殖轴功能受抑制的机制之一。

(4) 药物性闭经:长期应用甾体类避孕药及某些药物,如吩噻嗪衍生物(奋乃静、氯丙嗪)、利血平等,可引起继发性闭经,其机制是药物抑制下丘脑分泌 GnRH 或通过抑制下丘脑多巴胺,使垂体分泌催乳素增多。药物性闭经通常是可逆的,停药后 3 ~6 个月月经多能自然恢复。

(5) 颅咽管瘤:瘤体增大可压迫下丘脑和垂体柄引起闭经、生殖器萎缩、肥胖、颅内压增高、视力障碍等症状,也称肥胖生殖无能营养不良症。

2. **垂体性闭经**　主要病变在垂体。腺垂体器质性病变或功能失调,均可影响促性腺激素分泌,继而影响卵巢功能引起闭经。

(1) 垂体梗死:常见的为希恩综合征(Sheehan syndrome)。由于产后大出血休克,导致垂体尤其是腺垂体促性腺激素分泌细胞缺血坏死,引起腺垂体功能低下而出现一系列症状:闭经、无泌乳、性欲减退、毛发脱落等,第二性征衰退,生殖器萎缩,以及肾上腺皮质、甲状腺功能减退,出现畏寒、嗜睡、低血压,可伴有严重而局限的眼眶后方疼痛、视野缺损及视力减退等症状,基础代谢率降低。

(2) 垂体肿瘤:位于蝶鞍内的腺垂体各种腺细胞均可发生肿瘤。最常见的是分泌 PRL 的腺瘤,闭经程度与 PRL 对下丘脑 GnRH 分泌的抑制程度有关。其他的还包括蝶鞍内的腺垂体各种腺细胞发生的生长激素腺瘤、促甲状腺激素腺瘤、促肾上腺皮质激素腺瘤以及无功能的垂体腺瘤,可出现闭经及相应症状,系因肿瘤分泌激素抑制 GnRH 分泌和(或)压迫分泌细胞,使促性腺激素分泌减少所致。

(3) 空蝶鞍综合征(empty sella syndrome):蝶鞍隔因先天性发育不全、肿瘤或手术破坏,使脑脊液流入蝶鞍的垂体窝,使蝶鞍扩大,垂体受压缩小,称空蝶鞍。垂体柄受脑脊液压迫而使下丘脑与垂体间的门脉循环受阻时,出现闭经和高催乳素血症。X 线检查仅见蝶鞍稍增大,CT 或磁共振检查精确显示在扩大垂体窝中见萎缩的垂体和低密度的脑脊液。

3. **卵巢性闭经**　闭经的原因在卵巢。卵巢分泌的性激素水平低下,子宫内膜不发生周期性变化而导致闭经。这类闭经促性腺激素升高,属高促性腺素性闭经。

(1)卵巢早衰(premature ovarian failure, POF):40 岁前,由于卵巢内卵泡耗竭或医源性损伤(iatrogenic causes)发生卵巢功能衰竭,称为卵巢早衰。病因可因遗传因素、自身免疫性疾病、医源性损伤(放疗、化疗对性腺的破坏或手术所致的卵巢血供受影响)或特发性原因引起。以低雌激素及高促性腺激素为特征,表现为继发性闭经,常伴围绝经期症状。激素特征为高促性腺激素,特别是 FSH 升高, FSH > 40U/L, 伴雌激素水平下降。早发性卵巢功能不全(premature ovarian insufficiency, POI)是指女性在 40 岁以前出现卵巢功能减退,主要表现为月经异常(闭经、月经稀发或频发)、促性腺激素升高(FSH>25IU/L)、雌激素缺乏。POF 是 POI 的终末阶段(详见本章第八节"早发性卵巢功能不全")。

(2)卵巢功能性肿瘤:分泌雄激素的卵巢支持-间质细胞瘤,产生过量雄激素抑制下丘脑-垂体-卵巢轴功能而闭经。分泌雌激素的卵巢颗粒-卵泡膜细胞瘤,持续分泌雌激素抑制排卵,使子宫内膜持续增生而闭经。

(3)多囊卵巢综合征:以长期无排卵及高雄激素血症为特征。临床表现为闭经、不孕、多毛和肥胖。

4. 子宫性闭经   闭经原因在子宫。继发性子宫性闭经的病因包括感染、创伤导致宫腔粘连引起的闭经。月经调节功能正常,第二性征发育也正常。

(1)Asherman 综合征:为子宫性闭经最常见原因。多因人工流产刮宫过度或产后、流产后出血刮宫损伤子宫内膜,导致宫腔粘连而闭经。流产后感染、产褥感染、子宫内膜结核感染及各种宫腔手术所致的感染,也可造成闭经。宫颈锥切手术所致的宫颈管粘连、狭窄也可致闭经。当仅有宫颈管粘连时有月经产生而不能流出,宫腔完全粘连时则无月经。

(2)手术切除子宫或放疗:破坏子宫内膜也可闭经。

5. 其他   内分泌功能异常甲状腺、肾上腺、胰腺等功能紊乱也可引起闭经。常见的疾病有甲状腺功能减退或亢进、肾上腺皮质功能亢进、肾上腺皮质肿瘤等。

【诊断】

闭经是症状,诊断时需先寻找闭经原因,确定病变部位,然后再明确是何种疾病所引起。

(一)病史

详细询问月经史,包括初潮年龄、月经周期、经期、经量和闭经期限及伴随症状等。发病前有无导致闭经的诱因,如精神因素、环境改变、体重增减、饮食习惯、剧烈运动、各种疾病及用药情况、职业或学习成绩等。已婚妇女需询问生育史及产后并发症史。原发性闭经应询问第二性征发育情况,了解生长发育史,有无先天缺陷或其他疾病及家族史。

(二)体格检查

检查全身发育状况,有无畸形,包括智力、身高、体重,第二性征发育情况,有无体格发育畸形,甲状腺有无肿大,乳房有无溢乳,皮肤色泽及毛发分布。测量体重、身高,四肢与躯干比例,五官特征。原发性闭经伴性征幼稚者还应检查嗅觉有无缺失。观察精神状态、智力发育、营养和健康状况。妇科检查应注意内外生殖器发育,有无先天缺陷、畸形,已有性生活妇女可通过检查阴道及宫颈黏液了解体内雌激素的水平。腹股沟区有无肿块,第二性征如毛发分布、乳房发育是否正常,乳房有无乳汁分泌等。其中第二性征检查有助于鉴别原发性闭经的病因,缺乏女性第二性征提示从未受过雌激素刺激。多数解剖异常可以通过体格检查发现,但无阳性体征仍不能排除有解剖异常。

(三)辅助检查

生育期妇女闭经首先需排除妊娠。通过病史及体格检查,对闭经病因及病变部位有初步了解,再通过有选择的辅助检查明确诊断。

1. 功能试验

(1)药物撤退试验:用于评估体内雌激素水平,以确定闭经程度。

1）孕激素试验(progestational challenge)：常用黄体酮、地屈孕酮或醋酸甲羟孕酮，详见表29-2。停药后出现撤药性出血(阳性反应)，提示子宫内膜已受一定水平雌激素影响。停药后无撤药性出血(阴性反应)，应进一步行雌孕激素序贯试验。

表29-2 孕激素试验用药方法

药物	剂量	用药时间
黄体酮针	20mg/次，1次/日，肌内注射	3~5日
醋酸甲羟孕酮	10mg/次，1次/日，口服	8~10日
地屈孕酮	10~20mg/次，1次/日，口服	8~10日
微粒化黄体酮	100mg/次，2次/日，口服	10日
黄体酮凝胶	90mg/次，1次/日，阴道	10日

2）雌孕激素序贯试验：适用于孕激素试验阴性的闭经患者。每晚睡前戊酸雌二醇2mg或结合雌激素1.25mg，连服20日，最后10日加用地屈孕酮或醋酸甲羟孕酮，两药停药后发生撤药性出血者为阳性，提示子宫内膜功能正常，可排除子宫性闭经，引起闭经的原因是患者体内雌激素水平低落，应进一步寻找原因。无撤药性出血者为阴性，应重复一次试验，若仍无出血，提示子宫内膜有缺陷或被破坏，可诊断为子宫性闭经。

（2）垂体兴奋试验：又称GnRH刺激试验(详见第三十四章第七节"女性内分泌激素测定")，了解垂体对GnRH的反应性。注射LHRH后LH值升高，说明垂体功能正常，病变在下丘脑；经多次重复试验，LH值无升高或升高不显著，说明垂体功能减退，如希恩综合征。

2. 激素测定 建议停用雌孕激素药物至少两周后行FSH、LH、PRL、促甲状腺激素(TSH)等激素测定，以协助诊断。

（1）血甾体激素测定：包括雌二醇、孕酮及睾酮测定。血孕酮水平升高，提示排卵。雌激素水平低，提示卵巢功能不正常或衰竭；睾酮水平高，提示可能为多囊卵巢综合征或卵巢支持-间质细胞瘤等。

（2）催乳素及垂体促性腺激素测定：详见第三十四章第七节"女性内分泌激素测定"。

（3）肥胖、多毛、痤疮患者还需行胰岛素、雄激素(血睾酮、硫酸脱氢表雄酮，尿17酮等)测定、口服葡萄糖耐量试验(OGTT)、胰岛素释放试验等，以确定是否存在胰岛素抵抗、高雄激素血症或先天性21-羟化酶功能缺陷等。Cushing综合征可测定24小时尿皮质醇或1mg地塞米松抑制试验排除。

3. 影像学检查

（1）盆腔超声检查：观察盆腔有无子宫，子宫形态、大小及内膜厚度，卵巢大小、形态、卵泡数目等。

（2）子宫输卵管造影：了解有无宫腔病变和宫腔粘连。

（3）CT或磁共振显像：用于盆腔及头部蝶鞍区检查，了解盆腔肿块和中枢神经系统病变性质，诊断卵巢肿瘤、下丘脑病变、垂体微腺瘤、空蝶鞍等。

（4）静脉肾盂造影：怀疑米勒管发育不全综合征时，用以确定有无肾脏畸形。

4. 宫腔镜检查 能精确诊断宫腔粘连。

5. 腹腔镜检查 能直视下观察卵巢形态、子宫大小，对诊断多囊卵巢综合征等有价值。

6. 染色体检查 对原发性闭经病因诊断及鉴别性腺发育不全病因，指导临床处理有重要意义。

7. 其他检查 如靶器官反应检查，包括基础体温测定、子宫内膜取样等(详见本章第一节)。怀疑结核或血吸虫病，应行内膜培养。

（四）闭经的诊断步骤

首先区分是原发性闭经抑或继发性闭经。若为原发性闭经，首先检查乳房及第二性征、子宫的发育情况,然后按图 29-5 的诊断步骤进行;若为继发性闭经,按图 29-6 的诊断步骤进行。

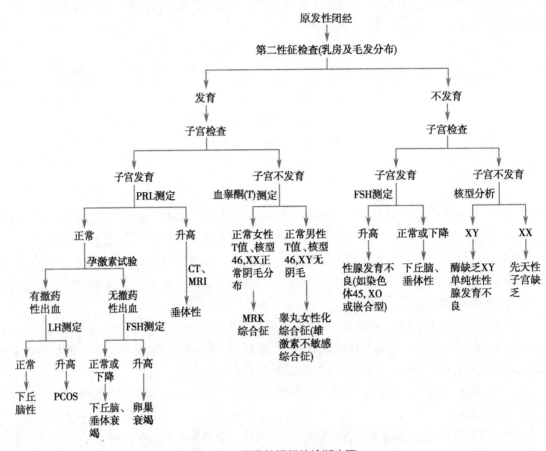

图 29-5　原发性闭经的诊断步骤

【治疗】

1. **全身治疗**　占重要地位,包括积极治疗全身性疾病,提高机体体质,供给足够营养,保持标准体重。运动性闭经者应适当减少运动量。应激或精神因素所致闭经,应进行耐心的心理治疗,消除精神紧张和焦虑。肿瘤、多囊卵巢综合征等引起的闭经,应对因治疗。

2. **激素治疗**　明确病变环节及病因后,给予相应激素治疗以补充体内激素不足或拮抗其过多,达到治疗目的。

(1) 性激素补充治疗:目的:①维持女性全身健康及生殖健康,包括心血管系统、骨骼及骨代谢、神经系统等;②促进和维持第二性征和月经。主要治疗方法有:

1) 雌激素补充治疗:适用于无子宫者。戊酸雌二醇 1mg/d,妊马雌酮 0.625mg/d 或微粒化 17-β雌二醇 1mg/d,连用 21 日,停药 1 周后重复给药。

2) 雌、孕激素人工周期疗法:适用于有子宫者。上述雌激素连服 21 日,最后 10 日同时给予地屈孕酮 10～20mg/d 或醋酸甲羟孕酮 6～10mg/d。

3) 孕激素疗法:适用于体内有一定内源性雌激素水平的 Ⅰ 度闭经患者,可于月经周期后半期(或撤药性出血第 16～25 日)口服地屈孕酮 10～20mg/d 或醋酸甲羟孕酮 6～10mg/日。

(2) 促排卵:适用于有生育要求的患者。对于低 Gn 闭经患者,在采用雌激素治疗促进生殖器发育,子宫内膜已获得对雌孕激素的反应后,可采用尿促性素(hMG)联合绒促性素(hCG)促进卵泡发育及诱发排卵,由于可能导致卵巢过度刺激综合征(OHSS),严重者可危及生命,故使用促性腺素诱发排卵必须由有经验的医师在有超声和激素水平监测的条件下用药;对于 FSH 和 PRL 正常的闭经患者,由于患者体内有一定内源性雌激素,可首选氯米芬作为促排卵药物;对于 FSH 升高的闭经患者,由于其卵巢功能衰竭,不建议采用促排卵药物治疗。

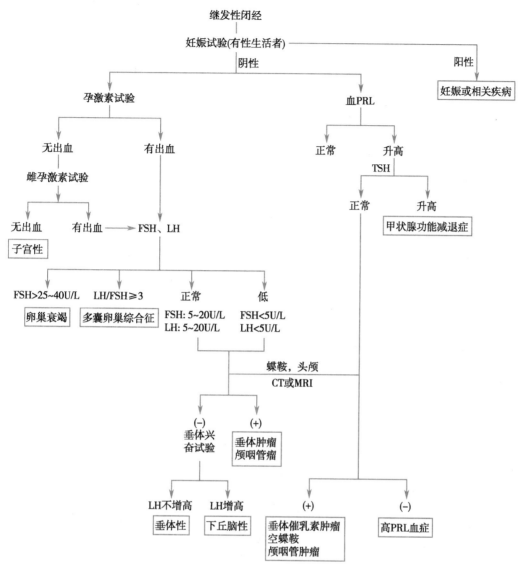

图 29-6　继发性闭经的诊断步骤

　　1）氯米芬：是最常用的促排卵药物。适用于有一定内源性雌激素水平的无排卵者。作用机制是通过竞争性结合下丘脑细胞内的雌激素受体，以阻断内源性雌激素对下丘脑的负反馈作用，促使下丘脑分泌更多的 GnRH 及垂体促性腺激素。给药方法为月经第 5 日始，每日 50～100mg，连用 5 日，治疗剂量选择主要根据体重或 BMI、女性年龄和不孕原因，卵泡或孕酮监测不增加治疗妊娠率。不良反应主要包括黄体功能不足、对宫颈黏液的抗雌激素影响、黄素化未破裂卵泡综合征（LUFS）及卵子质量欠佳。

　　2）促性腺激素：适用于低促性腺激素闭经及氯米芬促排卵失败者，促卵泡发育的制剂有：①尿促性素（hMG），内含 FSH 和 LH 各 75U；②卵泡刺激素，包括尿提取 FSH、纯化 FSH、基因重组 FSH。促成熟卵泡排卵的制剂为绒促性素（hCG）。常用 hMG 或 FSH 和 hCG 联合用药促排卵。hMG 或 FSH 一般每日剂量 75～150U，于撤药性出血第 3～5 日开始，卵巢无反应，每隔 7～14 日增加半支（37.5IU），直至超声下见优势卵泡，最大 225IU/d，待优势卵泡达成熟标准时，再使用 hCG 5000～10 000U 促排卵。并发症为多胎妊娠和 OHSS。

　　3）促性腺激素释放激素（GnRH）：利用其天然制品促排卵，用脉冲皮下注射或静脉给药，适用于下丘脑性闭经。

（3）溴隐亭（bromocriptine）：为多巴胺受体激动剂。通过与垂体多巴胺受体结合，直接抑制垂体 PRL 分泌，恢复排卵；溴隐亭还可直接抑制分泌 PRL 的垂体肿瘤细胞生长。单纯高 PRL 血症患者，每日 2.5~5mg，一般在服药的第 5~6 周能使月经恢复。垂体催乳素瘤患者，每日 5~7.5mg，敏感者在服药 3 个月后肿瘤明显缩小，较少采用手术。

（4）其他激素治疗

1）肾上腺皮质激素：适用于先天性肾上腺皮质增生所致的闭经，一般用泼尼松或地塞米松。

2）甲状腺素：如甲状腺片，适用于甲状腺功能减退引起的闭经。

3. **辅助生殖技术**　对于有生育要求、诱发排卵后未成功妊娠、合并输卵管问题的闭经患者或男方因素不孕者可采用辅助生殖技术治疗（详见第三十章第二节"辅助生殖技术"）。

4. **手术治疗**　针对各种器质性病因，采用相应的手术治疗。

（1）生殖器畸形：如处女膜闭锁、阴道横隔或阴道闭锁，均可通过手术切开或成形，使经血流畅。宫颈发育不良若无法手术矫正，则应行子宫切除术。

（2）Asherman 综合征：多采用宫腔镜直视下分离粘连，随后加用大剂量雌激素和放置宫腔内支撑的治疗方法。术后宫腔内支撑放置 7~10 日，每日口服妊马雌酮 2.5mg，第 3 周始用醋酸甲羟孕酮每日 10mg，共 7 日，根据撤药出血量，重复上述用药 3~6 个月。宫颈狭窄和粘连可通过宫颈扩张治疗。

（3）肿瘤：卵巢肿瘤一经确诊，应予手术治疗。垂体肿瘤患者，应根据肿瘤部位、大小及性质确定治疗方案。对于催乳素瘤，常采用药物治疗，手术多用于药物治疗无效或巨腺瘤产生压迫症状者。其他中枢神经系统肿瘤，多采用手术和（或）放疗。含 Y 染色体的高促性腺激素闭经者，性腺易发生肿瘤，应行手术治疗。

（乔　杰）

第三节　多囊卵巢综合征

- 起病多见于青春期，以雄激素过高的临床或生化表现、持续无排卵、卵巢多囊改变为特征。
- 内分泌特征为血清 LH 升高，雄激素升高，$E_1/E_2 > 1$。
- 治疗包括降低雄激素水平，调整月经周期，改善胰岛素抵抗，促进排卵。

多囊卵巢综合征（polycystic ovary syndrome，PCOS）是一种最常见的妇科内分泌疾病之一。在临床上以雄激素过高的临床或生化表现、持续无排卵、卵巢多囊改变为特征，常伴有胰岛素抵抗和肥胖。其病因至今尚未阐明，目前研究认为，其可能是由于某些遗传基因与环境因素相互作用所致。因 Stein 和 Leventhal 于 1935 年首先报道，故又称 Stein-Leventhal 综合征。

【内分泌特征与病理生理】

内分泌特征有：①雄激素过多；②雌酮过多；③黄体生成激素/卵泡刺激素（LH/FSH）比值增大；④胰岛素过多。产生这些变化的可能机制涉及：

1. **下丘脑-垂体-卵巢轴调节功能异常**　由于垂体对促性腺激素释放激素（GnRH）敏感性增加，分泌过量 LH，刺激卵巢间质、卵泡膜细胞产生过量雄激素。卵巢内高雄激素抑制卵泡成熟，不能形成优势卵泡，但卵巢中的小卵泡仍能分泌相当于早卵泡期水平的雌二醇（E_2），加之雄烯二酮在外周组织芳香化酶作用下转化为雌酮（E_1），形成高雌酮血症。持续分泌的雌酮和一定水平雌二醇作用于下丘脑及垂体，对 LH 分泌呈正反馈，使 LH 分泌幅度及频率增加，呈持续高水平，无周期性，不形成月经中期 LH 峰，故无排卵发生。雌激素又对 FSH 分泌呈负反馈，使 FSH 水平相对降低，LH/FSH 比例增大。高水平 LH 又促进卵巢分泌雄激素；低水平 FSH 持续刺激，使卵巢内小卵泡发育停止，无优势卵泡形成，从而形成雄激素过多、持续无排卵的恶性循环，导致卵巢多囊样改变。

2. **胰岛素抵抗和高胰岛素血症**　外周组织对胰岛素的敏感性降低，胰岛素的生物学效能低于正常,称为胰岛素抵抗(insulin resistance)。约50%患者存在不同程度的胰岛素抵抗及代偿性高胰岛素血症。过量胰岛素作用于垂体的胰岛素受体(insulin receptor),可增强 LH 释放并促进卵巢和肾上腺分泌雄激素,又通过抑制肝脏性激素结合球蛋白(sex hormone-binding globulin,SHBG)合成,使游离睾酮增加。

3. **肾上腺内分泌功能异常**　50%患者存在脱氢表雄酮(DHEA)及脱氢表雄酮硫酸盐(DHEAS)升高,可能与肾上腺皮质网状带 P450c17α 酶活性增加、肾上腺细胞对促肾上腺皮质激素(ACTH)敏感性增加和功能亢进有关。脱氢表雄酮硫酸盐升高提示过多的雄激素部分来自肾上腺。

【病理】

1. **卵巢变化**　大体检查:双侧卵巢均匀性增大,为正常妇女的 2~5 倍,呈灰白色,包膜增厚、坚韧。切面见卵巢白膜均匀性增厚,较正常厚 2~4 倍,白膜下可见大小不等、≥12 个囊性卵泡,直径在 2~9mm。镜下见白膜增厚、硬化,皮质表层纤维化,细胞少,血管显著存在。白膜下见多个不成熟阶段呈囊性扩张的卵泡及闭锁卵泡,无成熟卵泡生成及排卵迹象。

2. **子宫内膜变化**　因无排卵,子宫内膜长期受雌激素刺激,呈现不同程度增生性改变,甚至呈不典型增生。长期持续无排卵增加子宫内膜癌的发生概率。

【临床表现】

PCOS 多起病于青春期,主要临床表现包括月经失调、雄激素过量和肥胖。

1. **月经失调**　为最主要症状。多表现为月经稀发(周期35 日~6 个月)或闭经,闭经前常有经量过少或月经稀发。也可表现为不规则子宫出血,月经周期或行经期或经量无规律性。

2. **不孕**　生育期妇女因排卵障碍导致不孕。

3. **多毛、痤疮**　是高雄激素血症最常见的表现。出现不同程度多毛,以性毛为主,阴毛浓密且呈男性型倾向,延及肛周、腹股沟或腹中线,也有出现上唇和(或)下颌细须或乳晕周围有长毛等。油脂性皮肤及痤疮常见,与体内雄激素积聚刺激皮脂腺分泌旺盛有关。

4. **肥胖**　50%以上患者肥胖(体重指数≥25),且常呈腹部肥胖型(腰围/臀围≥0.80)。肥胖与胰岛素抵抗、雄激素过多、游离睾酮比例增加及与瘦素抵抗有关。

5. **黑棘皮症**　阴唇、颈背部、腋下、乳房下和腹股沟等处皮肤皱褶部位出现灰褐色色素沉着,呈对称性,皮肤增厚,质地柔软。

【辅助检查】

1. **基础体温测定**　表现为单相型基础体温曲线。

2. **超声检查**　见卵巢增大,包膜回声增强,轮廓较光滑,间质回声增强;一侧或两侧卵巢各有 12 个及以上直径为 2~9mm 无回声区,围绕卵巢边缘,呈车轮状排列,称为"项链征"(图 29-7)。连续监测未见主导卵泡发育及排卵迹象。

3. **腹腔镜检查**　见卵巢增大,包膜增厚,表面光滑,呈灰白色,有新生血管。包膜下显露多个卵泡,无排卵征象,如无排卵孔、无血体、无黄体。镜下取卵巢活组织检查可确诊。

4. **诊断性刮宫**　应选在月经前数日或月经来潮 6 小时内进行,刮出的子宫内膜呈不同程度增生改变,无分泌期变化。对闭经或月经不规律者,可以了解子宫内膜增生情况。目前临床较少使用。

5. **内分泌测定**

(1)血清雄激素:睾酮水平通常不超过正常范围上限 2 倍,雄烯二酮常升高,脱氢表雄

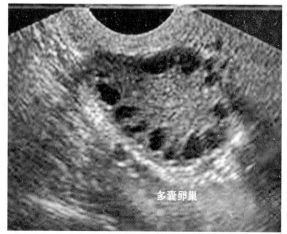

图 29-7　PCOS 的超声图像(项链征)

酮、硫酸脱氢表雄酮正常或轻度升高。

（2）血清 FSH、LH：血清 FSH 正常或偏低，LH 升高，但无排卵前 LH 峰值出现。LH/FSH 比值≥2～3。LH/FSH 比值升高多出现于非肥胖型患者，肥胖患者因瘦素等因素对中枢 LH 的抑制作用，LH/FSH 比值也可在正常范围。

（3）血清雌激素：雌酮（E_1）升高，雌二醇（E_2）正常或轻度升高，并恒定于早卵泡期水平，$E_1/E_2>1$，高于正常周期。

（4）尿 17-酮类固醇：正常或轻度升高。正常时提示雄激素来源于卵巢，升高时提示肾上腺功能亢进。

（5）血清催乳素（PRL）：20%～35% 的患者可伴有血清 PRL 轻度增高。

（6）抗米勒管激素（anti-Müllerian hormone，AMH）：血清 AMH 多为正常人 2～4 倍。

（7）其他：腹部肥胖型患者，应检测空腹血糖及口服葡萄糖耐量试验（OGTT），还应检测空腹胰岛素及葡萄糖负荷后血清胰岛素。肥胖型患者可有甘油三酯增高。

【诊断】

PCOS 的诊断是排除性诊断。因临床表型的异质性，诊断标准存在争议。国际上先后制定 NIH、鹿特丹、AES 等多个诊断标准，目前采用较多的是鹿特丹标准：①稀发排卵或无排卵；②高雄激素的临床表现和（或）高雄激素血症；③卵巢多囊改变：超声提示一侧或双侧卵巢直径 2～9mm 的卵泡≥12 个，和（或）卵巢体积≥10ml；④3 项中符合 2 项并排除其他高雄激素病因。为更适应我国临床实际，原卫生部颁布了《多囊卵巢综合征诊断》（WS 330—2011），具体如下：月经稀发、闭经或不规则子宫出血是诊断的必须条件；同时符合下列 2 项中的一项，并排除其他可能引起高雄激素和排卵异常的疾病即可诊断为 PCOS：①高雄激素的临床表现或高雄激素血症；②超声表现为 PCO。

【鉴别诊断】

1. 卵泡膜细胞增殖症　临床表现及内分泌检查与 PCOS 相仿但更严重，血睾酮高值，血硫酸脱氢表雄酮正常，LH/FSH 比值可正常。卵巢活组织检查，镜下见卵巢皮质黄素化的卵泡膜细胞群，皮质下无类似 PCOS 的多个小卵泡。

2. 肾上腺皮质增生或肿瘤　清硫酸脱氢表雄酮值超过正常范围上限 2 倍时，应与肾上腺皮质增生或肿瘤相鉴别。肾上腺皮质增生患者的血 17α 羟孕酮明显增高，ACTH 兴奋试验反应亢进，地塞米松抑制试验抑制率≤0.70。肾上腺皮质肿瘤患者对上述两项试验均无明显反应。

3. 分泌雄激素的卵巢肿瘤　卵巢支持细胞-间质细胞肿瘤、卵巢门细胞瘤等均可产生大量雄激素。多为单侧、实性肿瘤。超声、CT 或磁共振可协助诊断。

4. 其他　催乳素水平升高明显，应排除垂体催乳素腺瘤。

【治疗】

1. 调整生活方式　对肥胖型多囊卵巢综合征患者，应控制饮食和增加运动以降低体重和缩小腰围，可增加胰岛素敏感性，降低胰岛素、睾酮水平，从而恢复排卵及生育功能。

2. 药物治疗

（1）调节月经周期：定期合理应用药物，对控制月经周期非常重要。

1）口服避孕药：为雌孕激素联合周期疗法，孕激素通过负反馈抑制垂体 LH 异常高分泌，减少卵巢产生雄激素，并可直接作用于子宫内膜，抑制子宫内膜过度增生和调节月经周期。雌激素可促进肝脏产生性激素结合球蛋白，减少游离睾酮。常用口服短效避孕药，周期性服用，疗程一般为 3～6 个月，可重复使用。能有效抑制毛发生长和治疗痤疮。

2）孕激素后半周期疗法：可调节月经并保护子宫内膜。对 LH 过高分泌同样有抑制作用。亦可达到恢复排卵效果。

（2）降低血雄激素水平

1）糖皮质类固醇：适用于多囊卵巢综合征的雄激素过多为肾上腺来源或肾上腺和卵巢混合来源

者。常用药物为地塞米松,每晚 0.25mg 口服,能有效抑制脱氢表雄酮硫酸盐浓度。剂量不宜超过每日 0.5mg,以免过度抑制垂体-肾上腺轴功能。

2) 环丙孕酮(cyproterone):为 17-羟孕酮类衍生物,具有很强的抗雄激素作用,能抑制垂体促性腺激素的分泌,使体内睾酮水平降低。与炔雌醇组成口服避孕药,对降低高雄激素血症和治疗高雄激素体征有效。

3) 螺内酯(spironolactone):是醛固酮受体的竞争性抑制剂,抗雄激素机制是抑制卵巢和肾上腺合成雄激素,增强雄激素分解,并有在毛囊竞争雄激素受体作用。剂量为每日 40~200mg,治疗多毛需用药 6~9 个月。出现月经不规则,可与口服避孕药联合应用。

(3) 改善胰岛素抵抗:对肥胖或有胰岛素抵抗患者常用胰岛素增敏剂。二甲双胍(metformin)可抑制肝脏合成葡萄糖,增加外周组织对胰岛素的敏感性。通过降低血胰岛素水平达到纠正患者高雄激素状态,改善卵巢排卵功能,提高促排卵治疗的效果。常用剂量为每次口服 500mg,每日 2~3 次。

(4) 诱发排卵:对有生育要求者在生活方式调整、抗雄激素和改善胰岛素抵抗等基础治疗后,进行促排卵治疗。氯米芬为传统一线促排卵药物,氯米芬抵抗患者可给予来曲唑或二线促排卵药物如促性腺激素等。诱发排卵时易发生卵巢过度刺激综合征(ovarian hyperstimulation syndrome,OHSS),需严密监测,加强预防措施。

3. 手术治疗

(1) 腹腔镜下卵巢打孔术(laparoscopic ovarian drilling,LOD):对 LH 和游离睾酮升高者效果较好。LOD 的促排卵机制为破坏产生雄激素的卵巢间质,间接调节垂体-卵巢轴,使血清 LH 及睾酮水平下降,增加妊娠机会,并可能降低流产的风险。在腹腔镜下对多囊卵巢应用电针或激光打孔,每侧卵巢打孔 4 个为宜,并且注意打孔深度和避开卵巢门,可获得 90% 排卵率和 70% 妊娠率。LOD 可能出现的问题有治疗无效、盆腔粘连及卵巢功能低下。

(2) 卵巢楔形切除术:将双侧卵巢各楔形切除 1/3 可降低雄激素水平,减轻多毛症状,提高妊娠率。术后卵巢周围粘连发生率较高,临床已不常用。

第四节　痛　　经

- 原发性痛经占痛经 90% 以上,发生主要与月经来潮时子宫内膜前列腺素含量增高有关。
- 原发性痛经的诊断需与生殖器器质性病变引起的继发性痛经相鉴别。治疗主要是心理疏导、对症治疗和使用前列腺素合成酶抑制剂。

痛经(dysmenorrhea)为最常见的妇科症状之一,指行经前后或月经期出现下腹部疼痛、坠胀,伴有腰酸或其他不适。症状严重者影响生活和工作。痛经分为原发性和继发性两类,原发性痛经指生殖器无器质性病变的痛经,占痛经 90% 以上;继发性痛经指由盆腔器质性疾病引起的痛经。本节仅叙述原发性痛经。

【病因】

原发性痛经的发生主要与月经来潮时子宫内膜前列腺素(prostaglandin,PG)含量增高有关。研究表明,痛经患者子宫内膜和月经血中 $PGF_{2\alpha}$ 和 PGE_2 含量均较正常妇女明显升高,$PGF_{2\alpha}$ 含量升高是造成痛经的主要原因。$PGF_{2\alpha}$ 和 PGE_2 是花生四烯酸脂肪酸的衍生物,在月经周期中,分泌期子宫内膜前列腺素浓度较增殖期子宫内膜高。月经期因溶酶体酶溶解子宫内膜细胞而大量释放,使 $PGF_{2\alpha}$ 及 PGE_2 含量增高。$PGF_{2\alpha}$ 含量高可引起子宫平滑肌过强收缩,血管痉挛,造成子宫缺血、乏氧状态而出现痛经。增多的前列腺素进入血液循环,还可引起心血管和消化道等症状。血管加压素、内源性缩宫素以及 β-内啡肽等物质的增加也与原发性痛经有关。此外,原发性痛经还受精神、神经因素影响,疼痛的主观感受也与个体痛阈有关。无排卵的增殖期子宫内膜因无孕酮刺激,所含前列腺素浓度很低,通常不发生痛经。

【临床表现】

主要特点为:①原发性痛经在青春期多见,常在初潮后1~2年内发病;②疼痛多自月经来潮后开始,最早出现在经前12小时,以行经第1日疼痛最剧烈,持续2~3日后缓解,疼痛常呈痉挛性,通常位于下腹部耻骨上,可放射至腰骶部和大腿内侧;③可伴有恶心、呕吐、腹泻、头晕、乏力等症状,严重时面色发白、出冷汗;④妇科检查无异常发现。

【诊断与鉴别诊断】

根据月经期下腹坠痛,妇科检查无阳性体征,临床即可诊断。诊断时需与子宫内膜异位症、子宫腺肌病、盆腔炎性疾病引起的继发性痛经相鉴别。继发性痛经常在初潮后数年方出现症状,多有妇科器质性疾病史或宫内节育器放置史,妇科检查有异常发现,必要时可行腹腔镜检查加以鉴别。

【治疗】

1. 一般治疗 应重视心理治疗,说明月经时的轻度不适是生理反应,消除紧张和顾虑可缓解疼痛。足够的休息和睡眠、规律而适度的锻炼、戒烟均对缓解疼痛有一定的帮助。疼痛不能忍受时可辅以药物治疗。

2. 药物治疗

(1) 前列腺素合成酶抑制剂:通过抑制前列腺素合成酶的活性,减少前列腺素产生,防止过强子宫收缩和痉挛,从而减轻或消除痛经。该类药物治疗有效率可达80%。月经来潮即开始服用药物效果佳,连服2~3日。常用的药物有布洛芬、酮洛芬、甲氯芬那酸、双氯芬酸、甲芬那酸、萘普生。布洛芬(ibuprofen)200~400mg,每日3~4次,或酮洛芬(ketoprofen)50mg,每日3次。

(2) 口服避孕药:通过抑制排卵减少月经血前列腺素含量。适用于要求避孕的痛经妇女,疗效达90%以上。

第五节 经前期综合征

- 周期性反复出现为临床特点,表现为黄体期出现躯体症状、精神症状和行为改变,月经来潮后自然消失。
- 治疗包括调整生活状态和心理治疗,辅以必要的抗焦虑、抗抑郁药物。

经前期综合征(premenstrual syndrome)指反复在黄体期出现周期性以情感、行为和躯体障碍为特征的综合征,月经来潮后,症状自然消失。

【病因】

病因尚无定论,可能与精神社会因素、卵巢激素失调和神经递质异常有关。

1. 精神社会因素 经前期综合征患者对安慰剂治疗的反应率高达30%~50%,部分患者精神症状突出,且情绪紧张时常使原有症状加重,提示社会环境与患者精神心理因素间的相互作用,参与经前期综合征的发生。

2. 卵巢激素失调 最初认为雌、孕激素比例失调是经前期综合征的发病原因,患者孕激素不足或组织对孕激素敏感性失常,雌激素水平相对过高,引起水钠潴留,致使体重增加。近年研究发现,经前期综合征患者体内并不存在孕激素绝对或相对不足,补充孕激素不能有效缓解症状。认为可能与黄体后期雌、孕激素撤退有关。临床补充雌、孕激素合剂减少性激素周期性生理性变动,能有效缓解症状。

3. 神经递质异常 经前期综合征患者在黄体后期循环中类阿片肽浓度异常降低,表现内源性类阿片肽撤退症状,影响精神、神经及行为方面的变化。其他还包括5-羟色胺等活性改变等。

【临床表现】

多见于25~45岁妇女,症状出现于月经前1~2周,月经来潮后迅速减轻直至消失。主要症状归纳为:①躯体症状:头痛、背痛、乳房胀痛、腹部胀满、便秘、肢体水肿、体重增加、运动协调功能减退;②精神症状:易怒、焦虑、抑郁、情绪不稳定、疲乏以及饮食、睡眠、性欲改变,而易怒是其主要症状;③行为改变:注意力不集中、工作效率低、记忆力减退、神经质、易激动等。周期性反复出现为其临床表现特点。

【诊断与鉴别诊断】

根据经前期出现周期性典型症状,诊断多不困难。诊断时一般需考虑下述3个因素:一是经前期综合征的症状;二是黄体晚期持续反复发生;三是对日常工作、学习产生负面影响。诊断时需与轻度精神障碍及心、肝、肾等疾病引起的水肿相鉴别。必要时可同时记录基础体温,以了解症状出现与卵巢功能的关系。

【治疗】

1. 心理治疗 帮助患者调整心理状态,给予心理安慰与疏导,让精神放松,有助于减轻症状。患者症状重者可进行认知-行为心理治疗。

2. 调整生活状态 包括合理的饮食及营养,戒烟,限制钠盐和咖啡的摄入。适当的身体锻炼,可协助缓解神经紧张和焦虑。

3. 药物治疗

(1)抗焦虑药:适用于有明显焦虑症状者。阿普唑仑(alprazolam)经前用药,0.25mg,每日2~3次口服,逐渐增量,最大剂量为每日4mg,用至月经来潮第2~3日。

(2)抗忧郁药:适用于有明显忧郁症状者。氟西汀(fluoxetine)能选择性抑制中枢神经系统5-羟色胺的再摄取。黄体期用药,20mg,每日1次口服,能明显缓解精神症状及行为改变,但对躯体症状疗效不佳。

(3)醛固酮受体的竞争性抑制剂:螺内酯20~40mg,每日2~3次口服,可拮抗醛固酮而利尿,减轻水潴留,对改善精神症状也有效。

(4)维生素 B_6:可调节自主神经系统与下丘脑-垂体-卵巢轴的关系,还可抑制催乳素合成。10~20mg,每日3次口服,可改善症状。

(5)口服避孕药:通过抑制排卵缓解症状,并可减轻水钠潴留症状,抑制循环和内源性激素的波动。也可用促性腺激素释放激素类似物(GnRH-a)抑制排卵。连用4~6个周期。

第六节 绝经综合征

- 近期表现主要为月经紊乱、血管舒缩功能不稳定、自主神经功能失调以及精神症状。远期可表现为泌尿生殖功能异常、骨质疏松及心血管系统疾病等。
- 主要是采用激素补充治疗,并鼓励锻炼身体和健康饮食,建立健康生活方式。

绝经综合征(menopause syndrome)指妇女绝经前后出现性激素波动或减少所致的一系列躯体及精神心理症状。绝经(menopause)分为自然绝经和人工绝经。自然绝经指卵巢内卵泡生理性耗竭所致的绝经;人工绝经指两侧卵巢经手术切除或放射线照射等所致的绝经。人工绝经者更易发生绝经综合征。

【内分泌变化】

绝经前后最明显变化是卵巢功能衰退,随后表现为下丘脑-垂体功能退化。

1. 雌激素 卵巢功能衰退的最早征象是卵泡对 FSH 敏感性降低,FSH 水平升高。绝经过渡早期雌激素水平波动很大,由于 FSH 升高对卵泡过度刺激引起雌二醇分泌过多,甚至可高于正常卵泡期水平,因此整个绝经过渡期雌激素水平并非逐渐下降,只是在卵泡完全停止生长发育后,雌激素水平才迅速下降。绝经后卵巢极少分泌雌激素,但妇女循环中仍有低水平雌激素,主要来自肾上腺皮质和来自卵巢的雄烯二酮经周围组织中芳香化酶转化的雌酮。绝经后妇女循环中雌酮(E_1)高于雌二醇(E_2)。

2. 孕酮 绝经过渡期卵巢尚有排卵功能,仍有孕酮分泌。但因卵泡发育质量下降,黄体功能不良,导致孕酮分泌减少。绝经后无孕酮分泌。

3. **雄激素**　绝经后雄激素来源于卵巢间质细胞及肾上腺,总体雄激素水平下降。其中雄烯二酮主要来源于肾上腺,量约为绝经前的一半。卵巢主要产生睾酮,由于升高的 LH 对卵巢间质细胞的刺激增加,使睾酮水平较绝经前增高。

4. **促性腺激素**　绝经过渡期 FSH 水平升高,呈波动型,LH 仍在正常范围,FSH/LH 仍<1。绝经后雌激素水平降低,诱导下丘脑释放促性腺激素释放激素增加,刺激垂体释放 FSH 和 LH 增加,其中FSH 升高较 LH 更显著,FSH/LH>1。卵泡闭锁导致雌激素和抑制素水平降低以及 FSH 水平升高,是绝经的主要信号。

5. **促性腺激素释放激素(GnRH)**　绝经后 GnRH 分泌增加,并与 LH 相平衡。

6. **抑制素(inhibin)**　绝经后妇女血抑制素水平下降,较雌二醇下降早且明显,可能成为反映卵巢功能衰退更敏感的指标。

7. **抗米勒管激素(AMH)**　绝经后抗米勒管激素水平下降,较 FSH 升高、雌二醇下降早,能较早反映卵巢功能衰退。

【临床表现】

1. **近期症状**

(1)月经紊乱:月经紊乱是绝经过渡期的常见症状,由于稀发排卵或无排卵,表现为月经周期不规则、经期持续时间长及经量增多或减少。此期症状的出现取决于卵巢功能状态的波动性变化。

(2)血管舒缩症状:主要表现为潮热,为血管舒缩功能不稳定所致,是雌激素降低的特征性症状。其特点是反复出现短暂的面部和颈部及胸部皮肤阵阵发红,伴有轰热,继之出汗,一般持续 1~3 分钟。症状轻者每日发作数次,严重者十余次或更多,夜间或应激状态易促发。该症状可持续 1~2 年,有时长达 5 年或更长。潮热严重时可影响妇女的工作、生活和睡眠,是绝经后期妇女需要性激素治疗的主要原因。

(3)自主神经失调症状:常出现如心悸、眩晕、头痛、失眠、耳鸣等自主神经失调症状。

(4)精神神经症状:围绝经期(perimenopausal period)妇女常表现为注意力不易集中,并且情绪波动大,如激动易怒、焦虑不安或情绪低落、抑郁、不能自我控制等情绪症状。记忆力减退也较常见。

2. **远期症状**

(1)泌尿生殖器绝经后综合征(genitourinary syndrome of menopause,GSM):>50% 的绝经期女性会出现该综合征,主要表现为泌尿生殖道萎缩症状,出现阴道干燥、性交困难及反复阴道感染,排尿困难、尿痛、尿急等反复发生的尿路感染。

(2)骨质疏松:绝经后妇女雌激素缺乏使骨质吸收增加,导致骨量快速丢失,而出现骨质疏松。50 岁以上妇女半数以上会发生绝经后骨质疏松(postmenopausal osteoporosis),一般发生在绝经后 5~10 年内,最常发生在椎体。

(3)阿尔茨海默病(Alzheimer's disease):绝经后期妇女比老年男性患病风险高,可能与绝经后内源性雌激素水平降低有关。

(4)心血管病变:绝经后妇女糖脂代谢异常增加,动脉硬化、冠心病的发病风险较绝经前明显增加,可能与雌激素低下有关。

【诊断】

根据病史及临床表现不难诊断。但需注意除外相关症状的器质性病变及精神疾病,卵巢功能评价等实验室检查有助于诊断。

1. **血清 FSH 值及 E_2 值测定**　检查血清 FSH 值及 E_2 值了解卵巢功能。绝经过渡期血清 FSH>10U/L,提示卵巢储备功能下降。闭经、FSH>40U/L 且 E_2<10~20pg/ml,提示卵巢功能衰竭。

2. **抗米勒管激素(AMH)测定**　AMH 低至 1.1ng/ml 提示卵巢储备下降;若低于 0.2ng/ml 提示即将绝经;绝经后 AMH 一般测不出。

【治疗】

治疗目标:应能缓解近期症状,并能早期发现、有效预防骨质疏松症、动脉硬化等老年性疾病。

1. **一般治疗**　通过心理疏导,使绝经过渡期妇女了解绝经过渡期的生理过程,并以乐观的心态相适应。必要时选用适量镇静药以助睡眠,如睡前服用艾司唑仑 2.5mg。谷维素有助于调节自主神经功能,口服 20mg,每日 3 次。鼓励建立健康生活方式,包括坚持身体锻炼,健康饮食,增加日晒时间,摄入足量蛋白质及含钙丰富食物,预防骨质疏松。

2. **激素补充治疗(hormone replacement therapy,HRT)**　有适应证且无禁忌证时选用。HRT是针对绝经相关健康问题而采取的一种医疗措施,可有效缓解绝经相关症状,从而改善生活质量。

(1)适应证

1)绝经相关症状:潮热、盗汗、睡眠障碍、疲倦、情绪障碍如易激动、烦躁、焦虑、紧张或情绪低落等。

2)泌尿生殖道萎缩相关的问题:阴道干涩、疼痛、排尿困难、性交痛、反复发作的阴道炎、反复泌尿系统感染、夜尿多、尿频和尿急。

3)低骨量及骨质疏松症:有骨质疏松症的危险因素(如低骨量)及绝经后期骨质疏松症。

(2)禁忌证:已知或可疑妊娠、原因不明的阴道流血、已知或可疑患有乳腺癌、已知或可疑患有性激素依赖性恶性肿瘤、最近 6 个月内患有活动性静脉或动脉血栓栓塞性疾病、严重肝及肾功能障碍、血卟啉症、耳硬化症、脑膜瘤(禁用孕激素)等。

(3)慎用情况:慎用情况并非禁忌证,但在应用前和应用过程中,应该咨询相关专业的医师,共同确定应用的时机和方式,并采取比常规随诊更为严密的措施,监测病情的进展。慎用情况包括:子宫肌瘤、子宫内膜异位症、子宫内膜增生史、尚未控制的糖尿病及严重高血压、有血栓形成倾向、胆囊疾病、癫痫、偏头痛、哮喘、高催乳素血症、系统性红斑狼疮、乳腺良性疾病、乳腺癌家族史,及已完全缓解的部分性激素依赖性妇科恶性肿瘤,如子宫内膜癌、卵巢上皮性癌等。

(4)制剂及剂量选择:主要药物为雌激素,辅以孕激素。单用雌激素治疗仅适用于子宫已切除者,单用孕激素适用于绝经过渡期功能失调性子宫出血。剂量和用药方案应个体化,以最小剂量且有效为佳。

1)雌激素制剂:应用雌激素原则上应选择天然制剂。常用雌激素有:①戊酸雌二醇(estradiol valerate):每日口服 0.5~2mg;②结合雌激素(conjugated estrogen):每日口服 0.3~0.625mg;③17β-雌二醇经皮贴膜:有每周更换两次和每周更换一次剂型;④尼尔雌醇(nylestriol):为合成长效雌三醇衍生物。每 2 周服 1~2mg。

2)组织选择性雌激素活性调节剂:替勃龙(tibolone),根据靶组织不同,其在体内的 3 种代谢物分别表现出雌激素、孕激素及弱雄激素活性。每日口服 1.25~2.5mg。

3)孕激素制剂:常用醋酸甲羟孕酮(medroxyprogesterone acetate,MPA),每日口服 2~6mg。近年来倾向于选用天然孕激素制剂,如微粒化孕酮(micronized progesterone),每日口服 100~300mg。

(5)用药途径及方案

1)口服:主要优点是血药浓度稳定,但对肝脏有一定损害,还可刺激产生肾素底物及凝血因子。用药方案有:①单用雌激素:适用于已切除子宫的妇女;②雌、孕激素联合:适用于有完整子宫的妇女,包括序贯用药和联合用药:前者模拟生理周期,在用雌激素的基础上,每后半月加用孕激素 10~14日。两种用药又分周期性和连续性,前者每周期停用激素 5~7 日,有周期性出血,也称为预期计划性出血,适用于年龄较轻、绝经早期或愿意有月经样定期出血的妇女;后者连续性用药,避免周期性出血,适用于年龄较长或不愿意有月经样出血的绝经后期妇女。

2)胃肠道外途径:能缓解潮热,防止骨质疏松,能避免肝脏首过效应,对血脂影响较小。①经阴道给药:常用药物有 E₃栓和 E₂阴道环(estring)及结合雌激素霜。主要用于治疗下泌尿生殖道局部低雌激素症状。②经皮肤给药:包括皮肤贴膜及涂胶,主要药物为 17β-雌二醇,每周使用 1~2 次。可使雌激素水平恒定,方法简便。

（6）用药剂量与时间:选择最小剂量和与治疗目的相一致的最短时期,在卵巢功能开始衰退并出现相关症状时即可开始应用。需定期评估,明确受益大于风险方可继续应用。停止雌激素治疗时,一般主张应缓慢减量或间歇用药,逐步停药,防止症状复发。

（7）副作用及危险性:

1）子宫出血:性激素补充治疗时的子宫异常出血,多为突破性出血,必须高度重视,查明原因,必要时行诊断性刮宫,排除子宫内膜病变。

2）性激素副作用:①雌激素:剂量过大可引起乳房胀、白带多、头痛、水肿、色素沉着等,应酌情减量,或改用雌三醇;②孕激素:副作用包括抑郁、易怒、乳房痛和水肿,患者常不易耐受;③雄激素:有发生高血脂、动脉粥样硬化、血栓栓塞性疾病危险,大量应用出现体重增加、多毛及痤疮,口服时影响肝功能。

3）子宫内膜癌:长期单用雌激素,可使子宫内膜异常增生和子宫内膜癌危险性增加,所以对有子宫者,已不再单用雌激素。联合应用雌孕激素,不增加子宫内膜癌发病风险。

4）卵巢癌:长期应用HRT,卵巢癌的发病风险可能轻度增加。

5）乳腺癌:应用天然或接近天然的雌孕激素可使增加乳腺癌的发病风险减小,但乳腺癌患者仍是HRT的禁忌证。

6）心血管疾病及血栓性疾病:绝经对心血管疾病的发生有负面影响,HRT对降低心血管疾病发生有益,但一般不主张HRT作为心血管疾病的二级预防。没有证据证明天然雌孕激素会增加血栓风险,但对于有血栓疾病者尽量选择经皮给药。

7）糖尿病:HRT能通过改善胰岛素抵抗而明显降低糖尿病风险。

3. 非激素类药物

（1）选择性5-羟色胺再摄取抑制剂:盐酸帕罗西汀20mg,每日1次早晨口服,可有效改善血管舒缩症状及精神神经症状。

（2）钙剂:氨基酸螯合钙胶囊每日口服1粒(含1g),可减缓骨质丢失。

（3）维生素D:适用于围绝经期妇女缺少户外活动者,每日口服400~500U,与钙剂合用有利于钙的吸收完全。

第七节　高催乳素血症

- 垂体疾病是最常见的原因。
- 临床特征为溢乳及月经紊乱、不育、头痛等。
- 治疗前需明确病因,采用对因治疗,包括药物治疗和手术治疗。

各种原因导致血清催乳素(PRL)异常升高,>1.14nmol/L(25μg/L),称为高催乳素血症(hyperprolactinemia)。

【病因和发病机制】

1. **下丘脑疾病**　颅咽管瘤、炎症等病变影响催乳素抑制因子(PIF)的分泌,导致催乳素升高。

2. **垂体疾病**　是引起高催乳素血症最常见的原因,以垂体催乳素瘤最常见。1/3以上患者为垂体微腺瘤(直径<1cm)。空蝶鞍综合征也可使血清催乳素增高。

3. **原发性甲状腺功能减退症**　促甲状腺激素释放激素增多,刺激垂体催乳素分泌。

4. **特发性高催乳素血症**　血清催乳素增高,多为2.73~4.55nmol/L,但未发现垂体或中枢神经系统疾病。部分患者数年后发现垂体微腺瘤。

5. **其他**　多囊卵巢综合征、自身免疫性疾病、创伤(垂体柄断裂或外伤)、长期服抗精神病药、抗忧郁药、抗癫痫药、抗高血压药、抗胃溃疡药和阿片类药物均可引起血清催乳素轻度或明显升高。

【临床表现】

1. **月经紊乱及不育**　85%以上患者有月经紊乱。生育期患者可不排卵或黄体期缩短,表现为月经少、稀发甚至闭经。青春期前或青春期早期妇女可出现原发性闭经,生育期后多为继发性闭经。无排卵可导致不育。

2. **溢乳**　是本病的特征之一。闭经-溢乳综合征患者中约2/3存在高催乳素血症,其中有1/3为垂体微腺瘤。溢乳通常表现为双乳流出或可挤出非血性乳白色或透明液体。

3. **头痛、眼花及视觉障碍**　垂体腺瘤增大明显时,由于脑脊液回流障碍及周围脑组织和视神经受压,可出现头痛、眼花、呕吐、视野缺损及动眼神经麻痹等症状。

4. **性功能改变**　由于垂体 LH 与 FSH 分泌受抑制,出现低雌激素状态,表现为阴道壁变薄或萎缩,分泌物减少,性欲减退。

【诊断】

1. **临床症状**　对出现月经紊乱及不育、溢乳、闭经、多毛、青春期延迟者,应考虑本病。

2. **血液学检查**　血清催乳素>1.14nmol/L(25μg/L)可确诊为高催乳素血症。检测最好在上午9~12 时。

3. **影像学检查**　当血清催乳素>4.55nmol/L(100μg/L)时,应行垂体磁共振检查,明确是否存在垂体微腺瘤或腺瘤。

4. **眼底检查**　由于垂体腺瘤可侵犯和(或)压迫视交叉,引起视乳头水肿;也可因肿瘤压迫视交叉致使视野缺损,因而眼底、视野检查有助于确定垂体腺瘤的大小及部位,尤其适用于孕妇。

【治疗】

确诊后应明确病因,及时治疗,治疗手段有药物治疗、手术治疗及放射治疗。

1. **药物治疗**

(1)甲磺酸溴隐亭(bromocryptine mesylate):系多肽类麦角生物碱,选择性激动多巴胺受体,能有效降低催乳素。溴隐亭对功能性或肿瘤引起的催乳素水平升高均能产生抑制作用。溴隐亭治疗后能缩小肿瘤体积,使闭经-溢乳妇女月经和生育能力得以恢复。在治疗垂体微腺瘤时,常用方法为:第 1 周 1.25mg,每晚 1 次;第 2 周 1.25mg,每日 2 次;第 3 周 1.25mg,每日晨服,2.5mg,每晚服;第 4 周及以后 2.5mg,每日 2 次,3 个月为一疗程。主要副作用有恶心、头痛、眩晕、疲劳、嗜睡、便秘、直立性低血压等,用药数日后可自行消失。新型溴隐亭长效注射剂(parlodel)可克服口服造成的胃肠功能紊乱。用法为 50~100mg,每 28 日注射一次,起始剂量为 50mg。

(2)喹高利特(quinagolide)为作用于多巴胺 D$_2$ 受体的多巴胺激动剂。多用于甲磺酸溴隐亭副作用无法耐受时。每日 25μg,连服 3 日,随后每 3 日增加 25μg,直至获得最佳效果。

(3)维生素 B$_6$ 20~30mg,每日 3 次口服。和甲磺酸溴隐亭同时使用起协同作用。

2. **手术治疗**　当垂体肿瘤产生明显压迫及神经系统症状或药物治疗无效时,应考虑手术切除肿瘤。手术前短期服用溴隐亭能使垂体肿瘤缩小,术中出血减少,有助于提高疗效。

3. **放射治疗**　用于不能坚持或耐受药物治疗者;不愿手术者;不能耐受手术者。放射治疗显效慢,可能引起垂体功能低下、视神经损伤、诱发肿瘤等并发症,不主张单纯放疗。

(曹云霞)

第八节　早发性卵巢功能不全

- 卵巢储备功能减退、早发性卵巢功能不全、卵巢早衰代表了卵巢功能逐渐下降的三个不同阶段。
- 半数以上的患者病因不明,目前尚无有效的方法恢复卵巢功能。
- 主要临床表现为原发性闭经或继发性闭经。

● 治疗原则是对无禁忌证者给予激素补充治疗至平均自然绝经年龄。赠卵体外受精-胚胎移植是解决绝大多数患者生育问题的主要途径。

　　早发性卵巢功能不全(premature ovarian insufficiency,POI)指女性在40岁以前出现的卵巢功能减退,主要表现为月经异常、FSH水平升高、雌激素波动性下降。发病率为1%~5%,有增加趋势,报道的发病率可能低于实际发病率。

　　女性卵巢功能减退是一个逐渐进展的过程,POI是卵巢功能减退至一定阶段所发生的疾病状态,与之相关的另外两个疾病状态分别是卵巢储备功能减退(diminished ovarian reserve,DOR)和卵巢早衰(premature ovarian failure,POF)。DOR指卵巢内卵母细胞的数量减少和(或)质量下降,伴抗米勒管激素水平降低、窦卵泡数减少、FSH升高,表现为生育能力下降,但不强调年龄、病因和月经改变。POF指女性40岁以前出现闭经、FSH>40IU/L和雌激素水平降低,并伴有不同程度的围绝经期症状,是POI的终末阶段。

【病因】

　　多数患者的发病原因目前尚不完全明确,主要由以下几种因素。

　　1. 遗传因素　占POI病因的20%~25%,包括染色体异常和基因突变。染色体数目或结构异常见于10%~13%的患者,原发性闭经患者高于继发性闭经者。

　　(1)X染色体异常及相关基因异常:X染色体异常约占异常染色体核型的94%,最常见的异常核型是45,XO及其嵌合型、X染色体长臂或短臂缺失。X染色体候选基因包括 BMP15、PGRMC1、FOXO4、POF1B 等。

　　(2)常染色体异常及相关基因异常:常染色体异常见于约2%的患者。常染色体候选基因包括:生殖内分泌功能相关的 FSHR、CYP17、ESR1 等,卵泡发生相关基因 NOBOX、FIGLA、GDF9 等,减数分裂和DNA损伤修复相关基因 MCM8、MCM9、CSB-PGBD3 等。但多数致病基因突变率不超过5%,单个基因的临床诊断价值有限。

　　(3)综合征型POI的相关基因异常:以POI为临床表型之一的遗传性综合征,如睑裂狭小、上睑下垂、倒转型内眦赘皮综合征、脑白质发育不良、共济失调-毛细血管扩张症等。综合征型POI在中国患者中罕见,其候选基因有 FOXL2、EIF2B 和 ATM 等,但具体机制不清。

　　目前有13个基因被"在线人类孟德尔遗传(Online Mendelian Inheritance in Man,OMIM)"命名为 POF 基因,其中 NOBOX(POF5)、FIGLA(POF6)、ERCC6(POF11)、MSH5(POF13)由中国学者发现。

　　2. 医源性因素　包括手术、放疗和化疗。手术引起卵巢组织缺损或局部炎症,放疗、化疗可诱导卵母细胞凋亡或破坏颗粒细胞功能。

　　3. 免疫、环境及其他　自身免疫失调可能造成卵巢功能损伤,其中自身免疫性甲状腺疾病、Addison病与POI的关系最为密切。不良环境、不良生活方式及嗜好也可能影响卵巢功能。

【临床表现】

　　1. 症状

　　(1)月经改变:从卵巢储备功能减退至功能衰竭,患者经历数年不等的过渡期,可先后出现月经频发或稀发、经量减少、闭经。

　　(2)雌激素水平低下表现:原发性闭经患者表现为女性第二性征不发育或发育差。继发性闭经患者可有潮热出汗、生殖道干涩灼热感、性欲减退、骨质疏松、情绪和认知功能改变、心血管症状等。

　　(3)不孕、不育:生育力显著下降;在卵巢储备减退的初期,由于偶发排卵,仍有5%左右的自然妊娠可能,但自然流产和胎儿染色体异常的风险增加。

　　(4)其他:因病因而异,如Turner综合征患者可发生心血管系统发育缺陷、智力障碍等异常。

　　2. 体征　原发性闭经患者常伴发性器官和第二性征发育不良、体态发育和身高异常,继发性闭经患者有乳房萎缩、阴毛和(或)腋毛脱落、外阴阴道萎缩等。

【辅助检查】

1. **基础内分泌测定**　在月经周期的第 2 ~ 4 日,或闭经时随机血检测,两次检测间隔 4 周,至少两次血清基础 FSH>25IU/L;基础雌二醇水平因疾病初期卵泡的无序生长而升高($>50pg/ml$),继而降低($<5pg/ml$)。

2. **超声**　双侧卵巢体积较正常明显缩小;双侧小窦卵泡数(AFC)<5 枚。

3. **血清 AMH**　≤1.1ng/ml。

4. **遗传、免疫相关检测**　染色体核型、甲状腺功能、肾上腺抗体检测等。

【诊断】

根据症状、体征,结合辅助检查做出诊断。

1. **诊断标准**

(1) 年龄<40 岁;

(2) 月经稀发或停经至少 4 个月及以上;

(3) 至少 2 次血清基础 FSH>25IU/L(间隔>4 周)。

亚临床期 POI:FSH 值 15 ~ 25IU/L,属高危人群。

2. **病因诊断**　结合病史、家族史、既往史、染色体及其他辅助检查结果进行遗传性、免疫性、医源性等病因学诊断。

【鉴别诊断】

需与以下情况相鉴别:卵巢抵抗综合征、生殖道发育异常、完全性雄激素不敏感综合征、Asherman 综合征、功能性下丘脑性闭经、多囊卵巢综合征等。

【处理】

1. **心理及生活方式干预**　缓解心理压力,健康饮食、规律运动、戒烟,避免生殖毒性物质的接触。适当补充钙剂及维生素 D,尤其是已出现骨密度降低者。

2. **生育咨询**　对有 POI 或者早绝经家族史或携带 POI 相关遗传变异的女性建议尽早生育,或适时进行生育力保存。

3. **治疗**　POI 的发病机制尚不明确,目前仍无有效的方法恢复卵巢功能。

(1) 激素补充治疗(hormone replacement therapy,HRT):不仅可以缓解低雌激素症状,而且对心血管疾病和骨质疏松症起到一级预防作用。若无禁忌证,POI 女性均应给予 HRT。由于诊断 POI 后仍有妊娠概率,对有避孕需求者可以考虑 HRT 辅助其他避孕措施,或应用复方短效口服避孕药;有生育要求的女性则应用天然雌激素和孕激素补充治疗。

1) 原发性闭经:从青春期开始至成年期间必须进行持续治疗。因大剂量雌激素可加速骨骼成熟,影响身高,建议从 12 ~ 13 岁开始小剂量(成人剂量的 1/8 ~ 1/4)开始补充雌激素,必要时可联合生长激素,促进身高生长。根据骨龄和身高的变化,在 2 ~ 4 年内逐渐增加雌激素剂量,有子宫并出现阴道流血者应开始加用孕激素以保护子宫内膜。

2) 继发性闭经:需长期用药,应遵循以下原则:①时机:在无禁忌证、评估慎用证的基础上,尽早开始 HRT;②持续时间:鼓励持续治疗至平均自然绝经年龄,之后可参考绝经后激素补充治疗方案继续进行;③剂量:使用标准剂量,不强调小剂量,根据需求适当调整;④方案:有子宫的女性应添加孕激素,没有子宫或已切除子宫者可单用雌激素。⑤随访:需每年定期随诊,以了解患者用药的依从性、满意度、副作用,必要时调整用药方案、剂量、药物、剂型。

(2) 远期健康及并发症管理:POI 女性发生骨质疏松、心血管疾病、认知功能障碍的风险增加,应通过健康生活方式减少危险因素带来的不良影响,包括负重运动、避免吸烟以及维持正常体重等。对于存在阴道干涩不适等泌尿生殖系统症状及性交困难者,可局部使用雌激素或阴道润滑剂。

(3) 生育相关的管理

1) 辅助生殖技术治疗:赠卵体外受精-胚胎移植是 POI 患者解决生育问题的可选途径,妊娠率可达40%~50%。亚临床期患者可尝试增加促性腺激素剂量、促性腺激素释放激素拮抗剂方案、激动剂短方案、微刺激及自然周期等方案,但妊娠率低,目前尚无最佳用药方案。

2）生育力保存:主要针对POI高风险人群、或因某些疾病、或接受损伤卵巢功能治疗的女性。根据患者意愿、年龄和婚姻情况,建议采取适当的生育力保存方法,包括胚胎冷冻、卵母细胞冷冻、卵巢组织冷冻、促性腺激素释放激素激动剂等,但其中卵母细胞冷冻、卵巢组织冷冻尚存在的技术、伦理、安全性等问题尚需进一步研究探讨。

（陈子江）

第三十章　不孕症与辅助生殖技术

不孕症是一组由多种病因导致的生育障碍状态，是育龄夫妇的生殖健康不良事件。辅助生殖技术的迅猛发展，帮助许多不孕夫妇获得后代，但也引起了一些伦理或法律问题，需要严格管理和规范。

第一节　不　孕　症

- 盆腔因素和排卵障碍是女性不孕的主要病因，但多种病因可同时存在。
- 诊断需男女双方同时就诊，根据病史、排卵功能、输卵管通畅性和男方精液检查明确病因。
- 女性不孕症的治疗主要为对因治疗，包括纠正盆腔因素、诱导排卵和辅助生殖技术助孕。

不孕（育）症是一种由多种病因导致的生育障碍状态，是生育期夫妇的生殖健康不良事件。女性无避孕性生活至少 12 个月而未孕称为不孕症（infertility），对男性则称为不育症。不孕症分为原发性和继发性两大类，既往从未有过妊娠史，未避孕而从未妊娠者为原发不孕；既往有过妊娠史，而后未避孕连续 12 个月未孕者为继发不孕。不同人种和地区间不孕症发病率差异并不显著，我国不孕症发病率为 7% ~ 10%。

【病因分类】

（一）女方因素

1. **盆腔因素**　是我国女性不孕症，特别是继发性不孕症最主要的原因，约占全部不孕因素的 35%。具体病因包括：①输卵管病变、盆腔粘连、盆腔炎症及其后遗症，包括盆腔炎症（淋病奈瑟菌、结核分枝杆菌和沙眼衣原体等感染）及盆腔手术后粘连导致的输卵管梗阻、周围粘连、积水和功能受损等；②子宫体病变：主要指子宫黏膜下肌瘤、体积较大影响宫腔形态的肌壁间肌瘤、子宫腺肌症、宫腔粘连和子宫内膜息肉等；③子宫颈因素：包括宫颈松弛和宫颈病变等；④子宫内膜异位症：典型症状为盆腔痛和不孕，与不孕的确切关系和机制目前尚不完全清楚，可能通过盆腔和子宫腔免疫机制紊乱所导致的排卵、输卵管功能、受精、黄体生成和子宫内膜接受性多个环节的改变对妊娠产生影响；⑤先天发育畸形：包括米勒管畸形，如纵隔子宫、双角子宫和双子宫、先天性输卵管发育异常等。

2. **排卵障碍**　占女性不孕的 25% ~ 35%，常见病因包括：①下丘脑病变：如低促性腺激素性无排卵；②垂体病变：如高催乳素血症；③卵巢病变：如多囊卵巢综合征、早发性卵巢功能不全和先天性性腺发育不全等；④其他内分泌疾病：如先天性肾上腺皮质增生症和甲状腺功能异常等。

（二）男方因素

1. **精液异常**　先天或后天原因所致精液异常，表现为少、弱精子症、无精子症、精子发育停滞、畸形精子症和单纯性精浆异常等。

2. **男性性功能障碍**　指器质性或心理性原因引起的勃起功能障碍、不射精或逆行射精，或性唤起障碍所致的性交频率不足等。

3. **其他**　如免疫因素，但目前临床尚无明确的诊断标准。

（三）不明原因性不孕

是一种生育力低下的状态，男女双方因素均不能排除，占不孕症人群的 10% ~ 20%，可能病因包括免疫因素、隐性输卵管因素、潜在的卵母细胞异常、受精障碍、胚胎发育阻滞、胚胎着床失败和遗传缺陷等,但目前临床缺乏针对性的检测手段,难以确定明确病因。

【诊断】

对符合不孕(育)症定义、有影响生育的疾病史或临床表现,建议男女双方同时就诊明确病因。

（一）男方检查

1. **病史采集**　包括不育年限、有无性交或射精障碍、不育相关检查和治疗经过;既往疾病和治疗史,如腮腺炎、糖尿病;手术史,如输精管结扎术;个人史,如高温环境暴露、吸烟、酗酒和吸毒;家族史。

2. **体格检查**　包括全身检查和生殖系统检查。

3. **精液分析**　是不孕症夫妇首选的检查项目。根据《世界卫生组织人类精液检查与处理实验室手册》(第5版)进行,需行2~3次精液检查,以明确精液质量。

4. **其他辅助检查**　包括激素检测、生殖系统超声和遗传筛查等。

（二）女方检查

1. **病史采集**　需详细询问不孕相关的病史。

(1) 现病史:包括不孕年限、性生活频率、有无避孕及方式、既往妊娠情况,有无盆腹腔疼痛、白带异常、盆腔包块、既往盆腔炎或附件炎史、盆/腹腔手术史等,有无情绪、环境和进食变化、过度运动和体重显著变化、泌乳伴或不伴头痛和视野改变,有无多毛、痤疮和体重改变等。详细了解相关辅助检查及治疗经过。

(2) 月经史:初潮年龄、周期规律性和频率、经期长短、经量变化和有无痛经,若有痛经,需进一步询问发生的时间、严重程度以及有无伴随症状。

(3) 婚育史:婚姻状况、孕产史及有无孕产期并发症。

(4) 既往史:有无结核病和性传播疾病史以及治疗情况、盆、腹腔手术史、自身免疫性疾病史、外伤史以及幼时的特殊患病史,有无慢性疾病服药史和药物过敏史。

(5) 其他病史信息:个人史,包括吸烟、酗酒、成瘾性药物、吸毒、职业以及特殊环境和毒物接触史,以及家族史,特别是家族中有无不孕不育和出生缺陷史。

2. **体格检查**　全身检查需评估体格发育及营养状况,包括身高、体重和体脂分布特征、乳房发育及甲状腺情况,注意有无皮肤改变,如多毛、痤疮和黑棘皮征等;妇科检查应依次检查外阴发育、阴毛分布、阴蒂大小、阴道和宫颈,注意有无异常排液和分泌物,子宫位置、大小、质地和活动度,附件有无增厚、包块和压痛,子宫直肠陷凹有无触痛结节,下腹有无压痛、反跳痛和异常包块。

3. **不孕相关辅助检查**

(1) 超声检查:推荐使用经阴道超声,明确子宫和卵巢大小、位置、形态、有无异常结节或囊、实性包块回声,评估卵巢储备。还可监测优势卵泡发育情况及同期子宫内膜厚度和形态分型。

(2) 激素测定:排卵障碍和年龄≥35岁女性均应行基础内分泌测定,于月经周期第2~4日测定FSH、LH、E_2、T、PRL基础水平。排卵期LH测定有助于预测排卵时间,黄体期P测定有助于提示有无排卵、评估黄体功能。

(3) 输卵管通畅检查:子宫输卵管造影是评价输卵管通畅度的首选方法。应在月经干净后3~7日无任何禁忌证时进行。既可评估宫腔病变,又可了解输卵管通畅度。

(4) 其他检查:①基础体温测定:双相型体温变化提示排卵可能,但不能作为独立的诊断依据;②宫腔镜、腹腔镜检查:适用于体格检查、超声检查和(或)输卵管通畅检查提示存在宫腔或盆腔异常的患者,可明确病变位置和程度,并进行相应的治疗。

【女性不孕症的治疗】

女性生育力与年龄密切相关,治疗时需充分考虑患者的卵巢生理年龄,选择合理、安全、高效的个体化方案。对于肥胖、消瘦、有不良生活习惯或环境接触史的患者需首先改变生活方式;纠正或治疗机体系统性疾病;性生活异常者在排除器质性疾病的前提下可给予指导,帮助其了解排卵规律,调节性交频率和时机以增加受孕机会。

对于病因诊断明确者可针对病因选择相应治疗方案。

（一）纠正盆腔器质性病变

1. 输卵管病变

（1）一般疗法：对男方精液指标正常，女方卵巢功能良好、不孕年限<3 年的年轻夫妇，可先试行期待治疗，也可用中药配合调整。

（2）输卵管成形术：适用于输卵管周围粘连、远端梗阻和轻度积水，可通过腹腔镜下输卵管造口术、周围粘连松解术和输卵管吻合术等，恢复输卵管及周围组织正常解剖结构，改善通畅度和功能。但对于严重的或伴有明显阴道排液的输卵管积水，目前主张行输卵管切除或结扎，阻断炎性积水对子宫内膜的不良影响，为下一步辅助生殖技术助孕提供有利条件。

2. 子宫病变　对于子宫黏膜下肌瘤、较大的肌壁间肌瘤、子宫内膜息肉、宫腔粘连和纵隔子宫等，若显著影响宫腔形态，则建议手术治疗；子宫明显增大的子宫腺肌症患者，可先行 GnRH-a 治疗 2 ~ 3 个周期，待子宫体积缩至理想范围再行辅助生殖技术助孕治疗。

3. 卵巢肿瘤　对非赘生性卵巢囊肿或良性卵巢肿瘤，有手术指征者，可考虑手术予以剥除或切除；性质不明的卵巢肿块，应先明确诊断，必要时行手术探查，根据病理结果决定手术方式。

4. 子宫内膜异位症　可通过腹腔镜进行诊断和治疗，但对于复发性内异症或卵巢功能明显减退的患者应慎重手术。中重度患者术后可辅以 GnRH-a 或孕激素治疗 3 ~ 6 个周期后尝试 3 ~ 6 个月自然受孕，如仍未妊娠，则需积极行辅助生殖技术助孕。

5. 生殖器结核　活动期应先行规范的抗结核治疗，药物作用期及药物敏感期需避孕。对于盆腔结核导致的子宫和输卵管后遗症，可在评估子宫内膜情况后决定是否行辅助生殖技术助孕。

（二）诱导排卵

1. 氯米芬(clomiphene)　可竞争性结合垂体雌激素受体，模拟低雌激素状态，负反馈刺激内源性促性腺激素的分泌，进而促进卵泡生长。适用于下丘脑-垂体-卵巢轴反馈机制健全，体内有一定雌激素水平者。用法：月经第 3 ~ 5 日开始，每日口服 50mg（最大剂量不超过 150mg/日），连用 5 日。排卵率可达 70% ~ 80%，每周期的妊娠率 20% ~ 30%。推荐结合阴道超声监测卵泡发育，必要时可联合应用人绝经期促性腺激素（human menopausal gonadotropin，hMG）和人绒毛膜促性腺激素（human chorionic gonadotropin，hCG）诱发排卵。排卵后可进行 12 ~ 14 日黄体功能支持，药物选择天然黄体酮制剂。

2. 来曲唑（letrozole）　属于芳香化酶抑制剂，可抑制雄激素向雌激素的转化，减低雌激素水平，负反馈作用于垂体分泌促性腺激素，刺激卵泡发育。适应证和用法同氯米芬，剂量一般为 2.5 ~ 5mg/d，诱发排卵及黄体支持方案同前。

3. hMG　从绝经后妇女尿中提取，又称绝经后促性腺激素。理论上 75U 制剂中含 FSH 和 LH 各 75U。用法：周期第 2 ~ 3 日开始，每日或隔日肌内注射 75 ~ 150U，直至卵泡成熟。用药期间必须辅以超声监测卵泡发育，可同时进行血清雌激素水平测定，待卵泡发育成熟给予 hCG 促进排卵和黄体形成，排卵后黄体支持方案同前。

4. hCG　结构与 LH 极相似，常用于卵泡成熟后模拟内源性 LH 峰诱发排卵，用法：4000 ~ 10 000U 肌内注射一次。也可用于黄体支持。

（三）不明原因性不孕的治疗

对于年轻、卵巢功能良好女性可期待治疗，但一般试孕不超过 3 年；年龄超过 30 岁、卵巢储备开始减退的患者则建议试行 3 ~ 6 个周期宫腔内夫精人工授精作为诊断性治疗，若仍未受孕则可考虑体外受精-胚胎移植。

（四）辅助生殖技术

包括人工授精、体外受精-胚胎移植及其衍生技术等（详见本章第二节"辅助生殖技术"）。

第二节　辅助生殖技术

- 体外受精-胚胎移植适用于其他常规治疗无法妊娠的不孕(育)夫妇。
- 由体外受精-胚胎移植衍生的各种辅助生殖技术,用以满足不同种类不孕的治疗需求。
- 常见并发症为卵巢过度刺激综合征和多胎妊娠等。

辅助生殖技术(assisted reproductive techniques,ART)指在体外对配子和胚胎采用显微操作等技术,帮助不孕夫妇受孕的一组方法,包括人工授精、体外受精-胚胎移植及其衍生技术等。

(一) 人工授精

人工授精(artificial insemination,AI)是将精子通过非性交方式注入女性生殖道内,使其受孕的一种技术。包括使用丈夫精液人工授精(artificial insemination with husband sperm,AIH)和供精者精液人工授精(artificial insemination by donor,AID)。按国家法规,目前AID精子来源一律由国家卫生健康委员会认定的人类精子库提供和管理。

具备正常发育的卵泡、正常范围的活动精子数目、健全的女性生殖道结构、至少一条通畅的输卵管的不孕(育)症夫妇,可以实施人工授精治疗。根据授精部位可将人工授精分为宫腔内人工授精(intrauterine insemination,IUI)、宫颈管内人工授精(intra-cervical insemination,ICI)、阴道内人工授精(intra-vaginal insemination,IVI)、输卵管内人工授精(intra-tubal insemination,ITI)及直接经腹腔内人工授精(direct intra-peritoneal insemination,DIPI)等,目前临床上以IUI和ICI最为常用。宫腔内人工授精常规流程为:将精液洗涤处理后,去除精浆,取0.3~0.5ml精子悬浮液,在女方排卵期间,通过导管经宫颈注入宫腔内。人工授精可在自然周期和促排卵周期进行,在促排卵周期中应控制优势卵泡数目,当有3个及以上优势卵泡发育时,可能增加多胎妊娠发生率,建议取消本周期AI。

(二) 体外受精-胚胎移植

体外受精-胚胎移植(in vitro fertilization and embryo transfer,IVF-ET)技术指从女性卵巢内取出卵子,在体外与精子发生受精并培养3~5日,再将发育到卵裂球期或囊胚期阶段的胚胎移植到宫腔内,使其着床发育成胎儿的全过程,俗称为"试管婴儿"。1978年英国学者Steptoe和Edwards采用该技术诞生世界第一例"试管婴儿"。Edwards因此贡献在2010年获诺贝尔生理学或医学奖。1988年我国大陆第一例"试管婴儿"诞生。

1. **适应证**　临床上对输卵管性不孕症、原因不明的不孕症、子宫内膜异位症、男性因素不育症、排卵异常及宫颈因素等不孕症患者,在通过其他常规治疗无法妊娠,均为IVF-ET的适应证。

2. **IVF-ET的主要步骤**　药物刺激卵巢、监测卵泡至发育成熟,经阴道超声介导下取卵,将卵母细胞和精子在模拟输卵管环境的培养液中受精,受精卵在体外培养3~5日,形成卵裂球期或囊胚期胚胎,再移植入子宫腔内,并同时进行黄体支持。胚胎移植2周后测血或尿hCG水平确定妊娠,移植4~5周后超声检查确定是否宫内临床妊娠。

3. **控制性超促排卵(controlled ovarian hyperstimulation,COH)**　是指用药物在可控制的范围内诱发多卵泡同时发育和成熟,以获得更多高质量卵子,从而获得更多可供移植胚胎,提高妊娠率。

由于治疗目的、反应和使用的药物等各种因素的不同,在超促排卵方案的选择上存在很大差异。因此,应综合考虑以下问题,强调治疗个体化:①年龄;②治疗目的;③各种药物的差异;④病因及其他病理情况;⑤既往用药史;⑥卵巢储备功能等。

4. **并发症**

(1) 卵巢过度刺激综合征(ovarian hyperstimulation syndrome,OHSS):指诱导排卵药物刺激卵巢后,导致多个卵泡发育、雌激素水平过高及颗粒细胞黄素化,引起全身血管通透性增加、血液中水分进入体腔和血液成分浓缩等血流动力学病理改变,hCG 升高会加重病理进程。轻度仅表现为轻度腹胀、卵巢增大;重度表现为腹胀,大量腹腔积液、胸腔积液,导致血液浓缩、重要脏器血栓形成和功能损害及电解质紊乱等严重并发症,严重者可引起死亡。在接受促排卵药物的患者中,约 20% 发生不同程度卵巢过度刺激综合征,重症者约 1% ~4% 。治疗原则以增加胶体渗透压扩容为主,防止血栓形成,辅以改善症状和支持治疗。

(2)多胎妊娠:多个胚胎移植会导致体外助孕后多胎妊娠发生率增加。多胎妊娠可增加母婴并发症、流产和早产的发生率、围产儿患病率和死亡率。目前我国《人类辅助生殖技术规范》限制移植的胚胎数目在 2 ~3 个以内,有些国家已经采用了单胚胎移植的概念和技术,以减少双胎妊娠、杜绝三胎及以上多胎妊娠。对于多胎妊娠(三胎以上的妊娠)者,可在孕早或孕中期施行选择性胚胎减灭术。

根据不同不孕(育)症病因的治疗需要,IVF-ET 相继衍生一系列相关的辅助生殖技术,包括配子和胚胎冷冻、囊胚培养、卵胞浆内单精子注射(intracytoplasmic sperm injection,ICSI)、胚胎植入前遗传学诊断/筛查(preimplantation genetic diagnosis/screening,PGD/PGS)及卵母细胞体外成熟(in vitro maturation,IVM)等。

(三)卵胞浆内单精子注射(ICSI)

1992 年 Palermo 等将精子直接注射到卵细胞浆内,获得正常卵子受精和卵裂过程,诞生人类首例单精子卵胞浆内注射技术受孕的婴儿。

ICSI 的适应证:主要用于严重少、弱、畸精子症、不可逆的梗阻性无精子症、体外受精失败、精子顶体异常以及需行植入前胚胎遗传学诊断/筛查的患者夫妇。

ICSI 的主要步骤:刺激排卵和卵泡监测同 IVF 过程,后行经阴道超声介导下取卵,去除卵丘颗粒细胞,在高倍倒置显微镜下行卵母细胞质内单精子显微注射授精,胚胎体外培养、胚胎移植及黄体支持以及并发症同 IVF 技术。

(四)胚胎植入前遗传学诊断/筛查(PGD/PGS)

1990 年该技术首先应用于 X-性连锁疾病的胚胎性别选择。技术步骤是从体外受精第 3 日的胚胎或第 5 日的囊胚取 1 ~2 个卵裂球或部分滋养细胞,进行细胞和分子遗传学检测,检出带致病基因和异常核型的胚胎,将正常基因和核型的胚胎移植,得到健康后代。主要用于单基因相关遗传病、染色体病、性连锁遗传病及可能生育异常患儿的高风险人群等。可以使得产前诊断提早到胚胎期,避免了常规中孕期产前诊断可能导致引产对母亲的伤害。随着细胞和分子生物学技术发展,微阵列高通量的芯片检测技术、新一代测序技术应用于临床,目前已经有数百种单基因疾病和染色体核型异常均能在胚胎期得到诊断。

(五)配子移植技术

配子移植技术是将男女生殖细胞取出,并经适当的体外处理后移植入女性体内的一类助孕技术。包括经腹部和经阴道两种途径,将配子移入腹腔(腹腔内配子移植)、输卵管(输卵管内配子移植,gamete intrafallopian transfer,GIFT)及子宫腔(宫腔内配子移植,gamete intrauterine transfer,GIUT)等部位,其中以经阴道 GIUT 应用较多。其特点是技术简便,主要适于双侧输卵管梗阻、缺失或功能丧失者。随着体外培养技术的日臻成熟,配子移植的临床使用逐渐减少,目前主要针对经济比较困难或者反复体外受精-胚胎移植失败的患者,可以作为备选方案之一。

辅助生殖技术因涉及伦理、道德和法规问题,需要严格管理。但近年来辅助生殖新技术发展日新月异,如胞浆置换、核移植、治疗性克隆和胚胎干细胞体外分化等胚胎工程技术的建立,也必将会面临伦理和法律问题。

(陈子江)

第三十一章 计划生育

计划生育(family planning)是妇女生殖健康的重要内容。人口问题始终是影响社会经济发展的关键因素,人口的增长必须与国民经济的增长相适应。最大限度地发挥人口对经济社会发展的能动作用,是我国实行计划生育国策的根本。做好避孕方法的知情选择是计划生育优质服务的主要内容。我国常用的女性避孕方法有工具避孕、药物避孕及外用避孕法;男性避孕的主要方法有阴茎套避孕及输精管结扎术。本章主要介绍女性避孕节育的各种方法以及避孕失败后的补救措施。

第一节 避 孕

- 宫内节育器是一种可逆的避孕工具,以带铜宫内节育器应用最为广泛。适用于无禁忌证的生育期妇女。
- 甾体激素避孕药的成分是雌激素和孕激素,较适用于 35 岁以下不吸烟的妇女。
- 紧急避孕仅适用于一次无保护性生活,不能替代常规避孕。
- 正确使用阴茎套避孕有效率高,同时具有防止性传播性疾病的作用。

避孕(contraception)是计划生育的重要组成部分,是采用科学手段使妇女暂时不受孕。避孕主要控制生殖过程中 3 个关键环节:①抑制精子与卵子产生;②阻止精子与卵子结合;③使子宫环境不利于精子获能、生存,或不适宜受精卵着床和发育。理想的避孕方法,应符合安全、有效、简便、实用、经济的原则,对性生活及性生理无不良影响,为男女双方均能接受并乐意持久使用。目前常用的女性避孕方法有宫内节育器、药物避孕及外用避孕等。

一、宫内节育器

宫内节育器(intrauterine device,IUD)是一种安全、有效、简便、经济、可逆的避孕工具,为我国生育期妇女的主要避孕措施。

(一)种类

1. **惰性宫内节育器(第一代 IUD)** 由惰性材料如金属、硅胶、塑料等制成。我国既往常用的金属单环,由于脱落率及带器妊娠率高,1993 年已停止生产。

2. **活性宫内节育器(第二代 IUD)** 内含有活性物质如铜离子(Cu^{2+})、激素及药物等,这些物质能提高避孕效果,减少副作用。分为含铜宫内节育器和含药宫内节育器两大类。

(1)含铜宫内节育器:是目前我国应用最广泛的宫内节育器。在宫内持续释放具有生物活性、有较强抗生育能力的铜离子。从形态上分为 T 形、V 形、宫形等多种形态。不同形态的宫内节育器,根据含铜的表面积,分为含不同表面积的宫内节育器,如 TCu-220(T 形,含铜表面积 $220mm^2$)、TCu-380A、VCu-200 等。含铜宫内节育器的避孕效果与含铜表面积呈正比。临床副作用主要表现为点滴出血。避孕有效率均在90%以上。

1)带铜 T 形宫内节育器(TCu-IUD):是目前临床常用的宫内节育器。TCu-IUD 呈 T 字形。根据铜表面积分为 TCu-200、TCu-220C、TCu-380A 等。以聚乙烯为支架,在纵臂或横臂上绕有铜丝或铜套。铜丝易断裂放置年限较短,一般放置 5~7 年。含铜套的宫内节育器放置时间可达 10~15 年。TCu-

IUD 带有尾丝,便于检查及取出。

2)带铜 V 形宫内节育器(VCu-IUD):呈 V 形状,横臂及斜臂绕有铜丝,由不锈钢作 V 形支架,两横臂中间相套为中心扣,外套硅橡胶管,有尾丝,放置年限 5 ~ 7 年。

3)母体乐(MLCu-375):1995 年引入我国生产。以聚乙烯为支架,呈伞状,两弧形臂上各有 5 个小齿,具有可塑性。铜表面积 375mm^2,可放置 5 ~ 8 年。

4)宫铜宫内节育器:形态更接近宫腔形状,不锈钢丝呈螺旋状内置铜丝,铜表面积 300mm^2,分大、中、小号,无尾丝,可放置 20 年左右。

5)含铜无支架宫内节育器:又称吉妮环。为 6 个铜套串在一根尼龙线上,顶端有一个结固定于子宫肌层,使宫内节育器不易脱落,悬挂在宫腔中。铜表面积 330mm^2,有尾丝,可放置 10 年。

6)爱母功能型宫内节育器:呈 V 形,镍钛合金支架,V 字末端压有铜粒,其表面积 115mm^2。

(2)含药宫内节育器:将药物储存于节育器内,通过每日微量释放提高避孕效果,降低副作用。目前我国临床主要应用含孕激素宫内节育器和含吲哚美辛(indomethacin)宫内节育器。

1)左炔诺孕酮(levonorgestrel)宫内节育器(LNG-IUD):又称左炔诺孕酮宫内节育系统(levonorgestrel intrauterine system,LNG-IUS),以聚乙烯作为 T 形支架,纵管储存人工合成的孕激素——左炔诺孕酮,纵管外包有含聚二甲基硅氧烷的膜控制药物释放。左炔诺孕酮宫内节育器分两种剂型,一种支架尺寸 32mm×32mm,内含左炔诺孕酮 52mg,每日释放 20μg。放置时间为 5 年。另一种支架尺寸为 28mm×30mm,内含左炔诺孕酮 13.5mg,每日释放 8 ~ 12μg,放置时间 3 年。此型宫内节育器尺寸较小比较适合年轻未育的妇女应用。左炔诺孕酮宫内节育器的主要作用是使子宫内膜变化不利于受精卵着床,宫颈黏液变稠不利于精子穿透,一部分妇女的排卵受到抑制,有效率达 99% 以上。主要副作用为月经变化,表现为点滴出血,经量减少甚至闭经。取器后恢复正常。

2)活性 γ 型宫内节育器:以镍钛记忆合金或不锈钢丝为支架,绕有 200mm^2 的铜丝,吲哚美辛的硅胶珠咬合在 γ 形横臂的两末端,含吲哚美辛 25mg。

3)宫型和元宫型药铜宫内节育器:指内含吲哚美辛的宫内节育器,如宫药 Cu200、元宫药铜 220 和元宫药铜 365。

(二)作用机制

宫内节育器的避孕机制复杂,至今尚未完全明了。大量研究表明,宫内节育器的抗生育作用,主要是局部组织对异物的组织反应而影响受精卵着床。活性宫内节育器的避孕机制还与活性物质有关。

1. 对精子和胚胎的毒性作用　①宫内节育器由于压迫局部发生炎症反应,炎性细胞对胚胎有毒性作用。同时产生大量巨噬细胞覆盖于子宫内膜,影响受精卵着床,并能吞噬精子及影响胚胎发育。②铜离子具有使精子头尾分离的毒性作用,使精子不能获能。

2. 干扰着床　①长期异物刺激导致子宫内膜损伤及慢性炎症反应,产生前列腺素,改变输卵管蠕动,使受精卵运行速度与子宫内膜发育不同步,受精卵着床受阻;②子宫内膜受压缺血及吞噬细胞的作用,激活纤溶酶原,局部纤溶酶活性增强,致使囊胚溶解吸收;③铜离子进入细胞,影响锌酶系统如碱性磷酸酶和碳酸酐酶,阻碍受精卵着床及胚胎发育;并影响糖原代谢、雌激素摄入及 DNA 合成,使内膜细胞代谢受到干扰,使受精卵着床及囊胚发育受到影响。

3. 左炔诺孕酮宫内节育器的避孕作用　可使部分妇女抑制排卵。主要是孕激素对子宫内膜的局部作用:①使腺体萎缩,间质蜕膜化,间质炎性细胞浸润,不利于受精卵着床;②改变宫颈黏液性状,使宫颈黏液稠厚,不利于精子穿透。

4. 含吲哚美辛宫内节育器的避孕作用　吲哚美辛抑制前列腺素合成,减少前列腺素对子宫的收缩作用而减少放置宫内节育器后出现的出血反应。

(三)宫内节育器放置术

1. 适应证　凡生育期妇女无禁忌证、要求放置宫内节育器者。

2. 禁忌证　①妊娠或妊娠可疑。②生殖道急性炎症。③人工流产出血多,怀疑有妊娠组织物残留或感染可能;中期妊娠引产、分娩或剖宫产胎盘娩出后,子宫收缩不良有出血或潜在感染可能。④生殖器肿瘤。⑤生殖器畸形如纵隔子宫、双子宫等。⑥宫颈内口过松、重度陈旧性宫颈裂伤或子宫脱垂。⑦严重的全身性疾病。⑧宫腔<5.5cm或>9.0cm(除外足月分娩后、大月份引产后或放置含铜无支架宫内节育器)。⑨近3个月内有月经失调、阴道不规则流血。⑩有铜过敏史。

3. 放置时间　①月经干净3~7日无性交;②人工流产后立即放置;③产后42日恶露已净,会阴伤口愈合,子宫恢复正常;④含孕激素宫内节育器在月经第4~7日放置;⑤自然流产于转经后放置,药物流产2次正常月经后放置;⑥哺乳期放置应先排除早孕;⑦性交后5日内放置为紧急避孕方法之一。

4. 放置方法　双合诊检查子宫大小、位置及附件情况。外阴阴道部常规消毒铺巾,阴道窥器暴露宫颈后消毒宫颈与宫颈管,以宫颈钳夹持宫颈前唇,用子宫探针顺子宫位置探测宫腔深度。用放置器将节育器推送入宫腔,宫内节育器上缘必须抵达宫底部,带有尾丝的宫内节育器在距宫口2cm处剪断尾丝。观察无出血即可取出宫颈钳和阴道窥器。

5. 术后注意事项及随访　①术后休息3日,1周内忌重体力劳动,2周内忌性交及盆浴,保持外阴清洁;②术后第一年1、3、6、12个月进行随访,以后每年随访1次直至停用,特殊情况随时就诊;随访宫内节育器在宫腔内情况,发现问题,及时处理,以保证宫内节育器避孕的有效性。

（四）宫内节育器取出术

1. 适应证

（1）生理情况:①计划再生育或已无性生活不再需避孕者;②放置期限已满需更换者;③绝经过渡期停经1年内;④拟改用其他避孕措施或绝育者。

（2）病理情况:①有并发症及副作用,经治疗无效;②带器妊娠,包括宫内和宫外妊娠。

2. 禁忌证　①并发生殖道炎症时,先给予抗感染治疗,治愈后再取出宫内节育器;②全身情况不良或在疾病的急性期,应待病情好转后再取出。

3. 取器时间　①月经干净后3~7日为宜;②带器早期妊娠行人工流产同时取器;③带器异位妊娠术前行诊断性刮宫时,或在术后出院前取出IUD;④子宫不规则出血者,随时可取,取IUD同时需行诊断性刮宫,刮出组织送病理检查,排除子宫内膜病变。

4. 取器方法　常规消毒后,有尾丝者,用血管钳夹住尾丝轻轻牵引取出。无尾丝者,需在手术室进行,按进宫腔操作程序操作,用取环钩或取环钳将宫内节育器取出。取器困难可在超声下进行操作,必要时在宫腔镜下取出。

5. 注意事项　①取器前应做超声检查或X线检查,确定节育器是否在宫腔内,同时了解节育器的类型;②使用取环钩取节育器时,应十分小心,不能盲目钩取,更应避免向宫壁钩取,以免损伤子宫壁;③取出节育器后核对节育器是否完整,必要时行超声或X线检查,同时应落实其他避孕措施。

（五）宫内节育器的副作用

不规则阴道流血是放置宫内节育器常见的副作用,主要表现为经量增多、经期延长或少量点滴出血,一般不需处理,3~6个月后逐渐恢复。少数妇女放置节育器后可出现白带增多或伴有下腹胀痛,应根据具体情况明确诊断后对症处理。

（六）放置宫内节育器的并发症

1. 节育器异位　原因有:①子宫穿孔,操作不当将节育器放到宫腔外;②节育器过大、过硬或子宫壁薄而软,子宫收缩造成节育器逐渐移位至宫腔外。确诊节育器异位后,应在腹腔镜下或经腹将节育器取出。

2. 节育器嵌顿或断裂　由于节育器放置时损伤子宫壁或带器时间过长,致部分器体嵌入子宫肌壁或发生断裂,应及时取出。若取出困难,应在超声下或在宫腔镜下取出。

3. **节育器下移或脱落**　原因有：①操作不规范,节育器放置未达宫底部；②节育器与宫腔大小、形态不符；③月经过多；④宫颈内口过松及子宫过度敏感。常见于放置宫内节育器后一年之内。

4. **带器妊娠**　多见于节育器下移、脱落或异位。一经确诊,行人工流产同时取出宫内节育器。

二、激素避孕

激素避孕(hormonal contraception)指女性使用甾体激素达到避孕,是一种高效避孕方法。自20世纪60年代,美国第一个复方口服避孕药 Enovid 上市后,显示其可靠的避孕效果。甾体激素避孕药的激素成分是雌激素和孕激素。

(一)甾体激素避孕药的作用机制

1. **抑制排卵**　避孕药中雌、孕激素负反馈抑制下丘脑释放 GnRH,从而抑制垂体分泌 FSH 和 LH,同时直接影响垂体对 GnRH 的反应,不出现排卵前 LH 峰,排卵受到抑制。

2. **改变宫颈黏液性状**　孕激素使宫颈黏液量减少,黏稠度增加,拉丝度降低,不利于精子穿透。单孕激素制剂改变宫颈黏液作用可能为主要的避孕机制。

3. **改变子宫内膜形态与功能**　子宫内膜的正常生理变化,为胚胎着床创造必要条件,避孕药抑制子宫内膜增殖变化,使子宫内膜与胚胎发育不同步,不适于受精卵着床。

4. **改变输卵管的功能**　在雌、孕激素作用下,输卵管上皮纤毛功能、肌肉节段运动和输卵管液体分泌均受到影响,改变受精卵在输卵管内正常运动,干扰受精卵着床。

(二)甾体激素避孕药的种类

我国1960年开始研制避孕药,1963年成功研制出第一批甾体激素复方口服避孕药,以后不断研制出长效口服避孕药及避孕针,由于长效避孕制剂中激素含量高,现已渐趋淘汰。甾体激素避孕药根据药物作用时间分为短效、长效、速效和缓释类。按照给药途径可分为口服、注射、经皮肤、经阴道及经宫腔(宫内节育系统)。

目前常用的激素避孕药种类见表31-1和表31-2。

1. **口服避孕药(oral contraception)**　包括复方短效口服避孕药、复方长效口服避孕药。

(1)复方短效口服避孕药(combination oral contraception,COC):是雌、孕激素组成的复合制剂。雌激素成分主要为炔雌醇,孕激素成分各不相同,构成不同配方及制剂。随着激素避孕的发展,复方短效口服避孕药中的炔雌醇从35μg降低到20μg,孕激素结构更接近天然孕酮,使药物的活性增加,提高避孕效果,降低副作用。

表31-1　常用的女用甾体激素复方短效口服避孕药

名　　　称	雌激素含量(mg)	孕激素含量(mg)	剂型
复方炔诺酮片(避孕片1号)	炔雌醇0.035	炔诺酮0.6	22片/板
复方甲地孕酮片(避孕片2号)	炔雌醇0.035	甲地孕酮1.0	22片/板
复方避孕片(0号)	炔雌醇0.035	炔诺酮0.3 甲地孕酮0.5	22片/板
复方去氧孕烯片	炔雌醇0.03	去氧孕烯0.15	21片/板
	炔雌醇0.02	去氧孕烯0.15	21片/板
炔雌醇环丙孕酮片	炔雌醇0.035	环丙孕酮2.0	21片/板
屈螺酮炔雌醇片	炔雌醇0.03	屈螺酮3.0	21片/板
屈螺酮炔雌醇片Ⅱ	炔雌醇0.02	屈螺酮3.0	24+4/板
左炔诺孕酮/炔雌醇三相片			21片/板
第一相(1～6片)	炔雌醇0.03	左炔诺孕酮0.05	
第二相(7～11片)	炔雌醇0.04	左炔诺孕酮0.075	
第三相(12～21片)	炔雌醇0.03	左炔诺孕酮0.125	

表 31-2 其他女用甾体激素避孕药

类别	名称	雌激素量(mg)	孕激素含量(mg)	剂型	给药途径
探亲避孕片	炔诺酮探亲片		炔诺酮 5.0	片	口服
	甲地孕酮探亲避孕片 1 号		甲地孕酮 2.0	片	口服
	炔诺孕酮探亲避孕片		炔诺孕酮 3.0	片	口服
	53 号避孕药		双炔失碳酯 7.5	片	口服
长效避孕针	醋酸甲羟孕酮避孕针		醋酸羟孕酮 150	针	肌内注射
	庚炔诺酮注射液		庚炔诺酮 200	针	肌内注射
	复方庚酸炔诺酮(避孕 1 号针)	戊酸雌二醇 5	庚酸炔诺酮 50	针	肌内注射
皮下埋植剂	左炔诺孕酮硅胶棒 Ⅰ 型		左炔诺孕酮 36/根	6 根	皮下埋植
	左炔诺孕酮硅胶棒 Ⅱ 型		左炔诺孕酮 75/根	2 根	皮下埋植
	依托孕烯植入剂		依托孕烯 68/根	1 根	皮下埋植
阴道避孕环	甲地孕酮硅胶环		甲地孕酮 200 或 250	只	阴道放置
	左炔诺孕酮阴道避孕环		左炔诺孕酮 5	只	阴道放置
	依托孕烯炔雌醇阴道环	炔雌醇 2.7	依托孕烯 11.7	只	阴道放置

使用方法:复方炔诺酮片、复方甲地孕酮片,于月经第 5 日开始服用第 1 片,连服药 22 日,停药 7 日后服第 2 周期。复方去氧孕烯片、屈螺酮炔雌醇片和炔雌醇环丙孕酮片,于月经第 1 日服药,连服 21 日,停药 7 日后服用第 2 周期的药物。屈螺酮炔雌醇 Ⅱ 内含 24 片活性药片,4 片不含药的空白片。月经第 1 日开始服药,先服活性片,服完 24 片后服空白片。服完 28 日无需停药接着服下一周期。若有漏服应及早补服,且警惕有妊娠可能。若漏服 2 片,补服后要同时加用其他避孕措施。漏服 3 片应停药,待出血后开始服用下一周期药物。单相片在整个周期中雌、孕激素含量是固定的。三相片中每一相雌、孕激素含量,是根据妇女生理周期而制定不同剂量,药盒内的每一相药物颜色不同,每片药旁标有星期几,提醒服药者按箭头所示顺序服药。三相片的服用方法也是每日 1 片,连服 21 日。复方短效口服避孕药的主要作用为抑制排卵,正确使用避孕药的有效率接近 100%。

(2) 复方长效口服避孕药:由长效雌激素和人工合成孕激素配伍制成,服药 1 次可避孕 1 个月。长效雌激素为炔雌醇环戊醚,简称炔雌醚(CEE)。口服后被胃肠道吸收,储存于脂肪组织内,缓慢释放起长效避孕作用。孕激素促使子宫内膜转化为分泌期引起撤退性出血。避孕有效率达 96% ~ 98%。复方长效口服避孕药激素含量大,副作用较多,如类早孕反应、月经失调等,市场上已经很少见。

2. 长效避孕针(injectable hormonal contraceptives) 目前的长效避孕针,有单孕激素制剂和雌、孕激素复合制剂两种。有效率达 98% 以上。尤其适用于对口服避孕药有明显胃肠道反应者。雌、孕激素复合制剂肌内注射 1 次,可避孕 1 个月。首次于月经周期第 5 日和第 12 日各肌内注射 1 支,以后在每次月经周期第 10 ~ 12 日肌内注射 1 支。一般于注射后 12 ~ 16 日月经来潮。复合制剂,由于激素剂量大,副作用大,很少用。单孕激素制剂:醋酸甲羟孕酮避孕针,每隔 3 个月注射 1 针,避孕效果好;庚炔诺酮避孕针,每隔 2 个月肌内注射 1 次。长效避孕针有月经紊乱、点滴出血或闭经等副作用。由于单孕激素制剂对乳汁的质和量影响小,较适用于哺乳期妇女。

3. 探亲避孕药 适用于短期探亲夫妇。有抑制排卵、改变子宫内膜形态与功能、宫颈黏液变稠等作用。探亲避孕药的避孕效果可靠。但是由于探亲避孕药的剂量大,现已经很少使用。

4. 缓释避孕药 又称缓释避孕系统。缓释避孕药是以具备缓慢释放性能的高分子化合物为载体,一次给药在体内通过持续、恒定、微量释放甾体激素,主要是孕激素,达到长效避孕目的。目前常用的有皮下埋植剂、阴道药环、避孕贴片及含药的宫内节育器(详见本节"宫内节育器")。

（1）皮下埋植剂（subdermal implants）：是一种缓释系统的避孕剂，内含孕激素，有效率达99%以上。含左炔诺孕酮皮下埋植剂分为左炔诺孕酮硅胶棒Ⅰ型和Ⅱ型，Ⅰ型每根硅胶棒含左炔诺孕酮36mg（LNG），总量216mg。使用年限5～7年。Ⅱ型每根含左炔诺孕酮75mg，总量150mg，使用年限3～5年。含依托孕烯单根埋植剂内含依托孕烯68mg，其放置简单，副作用小，埋植一次放置3年。皮下埋植剂的用法：在月经周期开始的7日内均可放置，硅胶棒埋入左上臂内侧皮下，6根皮埋剂呈扇形放置。放置后24小时发挥避孕作用，每日释放30μg左右，平均年妊娠率为0.3/百妇女年。由于其为单孕激素制剂，点滴出血或不规则流血为主要副作用，少数出现闭经，随放置时间延长逐步改善一般不需处理。若流血时间长而不能耐受者，可给予雌激素治疗。少数妇女可出现功能性卵巢囊肿、情绪变化、头痛等。

（2）缓释阴道避孕环（contraceptive vaginal ring）：以硅胶或柔韧塑料为载体，内含激素的阴道环，每日释放小剂量的激素，通过阴道壁吸收入血液循环而达到避孕。甲地孕酮硅胶环内含甲地孕酮200mg或250mg，每日释放100μg，一次放置，避孕1年，经期不需取出。妊娠率0.6/百妇女年。其副作用与其他单孕激素制剂基本相同。依托孕烯炔雌醇阴道避孕环内含依托孕烯11.7mg，炔雌醇2.7mg。环直径54mm，横截面直径4mm。月经第1日放置，3周后取出，停用1周后再放下一个环，有效率98%～99%。

（3）避孕贴片：避孕药放在特殊贴片内，粘贴在皮肤上，每日释放一定剂量避孕药，通过皮肤吸收达到避孕目的。每周1片，连用3周，停用1周，每月共用3片。

（三）甾体激素避孕药的禁忌证和慎用情况

包括：①严重心血管疾病、血栓性疾病不宜应用，如高血压病、冠心病、静脉栓塞等；②急、慢性肝炎或肾炎；③部分恶性肿瘤、癌前病变；④内分泌疾病：如糖尿病、甲状腺功能亢进症；⑤哺乳期不宜使用复方口服避孕药；⑥年龄>35岁的吸烟妇女服用避孕药，增加心血管疾病发病率，不宜长期服用；⑦精神病患者；⑧有严重偏头痛，反复发作者。

（四）甾体激素避孕药的副作用及处理

1. **类早孕反应**　服药初期约10%妇女出现食欲缺乏、恶心、呕吐、乏力、头晕等类似妊娠早期的反应，一般不需特殊处理，坚持服药数个周期后副作用自然消失。症状严重需考虑更换制剂或停药改用其他措施。

2. **不规则阴道流血**　服药期间阴道流血又称突破性出血。多数发生在漏服避孕药后，少数未漏服避孕药也会发生。轻者点滴出血，不用处理，随着服药时间延长而逐渐减少直至停止。流血偏多者，每晚在服用避孕药同时加服雌激素直至停药。流血似月经量或流血时间已近月经期，则停止服药，作为一次月经来潮。于下一周期再开始服用药物，或更换避孕药。

3. **闭经**　约1%～2%妇女发生闭经，常发生于月经不规则妇女。对原有月经不规则妇女，使用避孕药应谨慎。停药后月经不来潮，需除外妊娠，停药7日后可继续服药，若连续停经3个月，需停药观察。

4. **体重及皮肤变化**　早期研制的避孕药中其雄激素活性强，个别妇女服药后食欲亢进，体内合成代谢增加，体重增加；极少数妇女面部出现淡褐色色素沉着。近年来随着口服避孕药不断发展，雄激素活性降低，孕激素活性增强，用药量小，副作用也明显降低，而且能改善皮肤痤疮等。新一代口服避孕药屈螺酮炔雌醇片有抗盐皮质激素的作用，可减少雌激素引起的水钠潴留。

5. **其他**　个别妇女服药后出现头痛、复视、乳房胀痛等，可对症处理，必要时停药作进一步检查。

（五）长期应用甾体激素避孕药对人体的影响

1. **对机体代谢的影响**　长期应用甾体激素避孕药对糖代谢的影响与避孕药中雌、孕激素成分及剂量有关。部分使用者对胰岛功能有一定影响，可出现糖耐量改变，但无糖尿病征象，停药后恢复正常。对脂代谢的影响，目前认为雌激素使低密度脂蛋白（LDL）降低，高密度脂蛋白（HDL）升高，也可使甘油三酯升高。而孕激素可对抗甘油三酯升高，但高密度脂蛋白降低。高密度脂蛋白增高，对心脏、血管有保护作用，可防止动脉硬化。低密度脂蛋白增高，可使动脉硬化，对心血管不利。因此对有心血管疾病发生存在潜在因素的妇女（如年龄较大长期吸烟者，有高血压等心血管疾病者）不宜长期用甾体激素避孕药。甾体激素避孕药对蛋白质代谢的影响较小,无临床症状。

2. 对心血管系统的影响　由于甾体激素避孕药对脂代谢的作用,长期应用甾体激素避孕药对心血管系统有一定的影响,增加卒中、心肌梗死的发病概率。目前使用的低剂量甾体激素避孕药对心血管疾病的风险明显降低,尤其是年轻(年龄<35岁)、无吸烟、无高血压史或服药期间血压不增高的妇女。

3. 对凝血功能的影响　雌激素可使凝血因子升高,使用较大剂量的雌激素可发生血栓性疾病。目前国内使用的甾体避孕药是含炔雌醇20~35μg,属于低剂量甾体激素避孕药,并不增加血栓性疾病的发病率。

4. 对肿瘤的影响　复方口服避孕药中孕激素成分对子宫内膜有保护作用,可减少子宫内膜癌的发病概率。长期服用复方口服避孕药也可降低卵巢癌的发病风险。长期用甾体激素避孕药是否增加乳腺癌的发生,近年仍有争议,有待进一步研究。

5. 对子代的影响　有证据显示,复方短效口服避孕药停药后妊娠,不增加胎儿畸形的发生率。由于复方短效口服避孕药中激素含量低,停药后即可妊娠,不影响子代生长与发育。长效避孕药内含激素成分及剂量,与短效避孕药有很大不同,停药后6个月妊娠较安全。

三、其他避孕

其他避孕包括紧急避孕、外用避孕与自然避孕法等。

(一) 紧急避孕 (emergency contraception)

1. 定义　无保护性生活后或避孕失败后几小时或几日内,妇女为防止非意愿性妊娠的发生而采用的补救避孕法,称为紧急避孕。其包括放置含铜宫内节育器和口服紧急避孕药。

2. 适应证　①避孕失败,包括阴茎套破裂、滑脱;未能做到体外排精;错误计算安全期;漏服短效口服避孕药;宫内节育器脱落。②性生活未使用任何避孕措施。③遭受性暴力。

3. 方法

(1) 宫内节育器:带铜宫内节育器可用于紧急避孕,特别适合希望长期避孕而且符合放置节育器者及对激素应用有禁忌证者。在无保护性生活后5日(120小时)之内放入,有效率达95%以上。

(2) 紧急避孕药种类及用法:主要有雌孕激素复方制剂,单孕激素制剂及抗孕激素制剂3大类。

1) 雌、孕激素复方制剂:我国现有复方左炔诺孕酮片,含炔雌醇30μg、左炔诺孕酮150μg,剂量显著降低。服用方法:在无保护性生活后72小时内即服4片,12小时后再服4片。

2) 单孕激素制剂:现有左炔诺孕酮片,含左炔诺孕酮0.75mg。无保护性生活72小时内服1片,12小时重复1片。正确使用的妊娠率仅4%。

3) 抗孕激素制剂:目前国内使用的抗孕激素制剂为米非司酮(mifepristone)片。于1993年用于紧急避孕。在无保护性生活120小时之内服用米非司酮10mg即可。有效率达85%以上,妊娠率2%。

4. 副作用　服药后可能出现恶心、呕吐、不规则阴道流血及月经紊乱,一般不需处理。若月经延迟1周以上,需除外妊娠。米非司酮片副作用少而轻。

紧急避孕仅对一次无保护性生活有效,避孕有效率明显低于常规避孕方法,且紧急避孕药激素剂量大,副作用亦大,不能替代常规避孕。

(二) 外用避孕 (barrier methods)

1. 阴茎套 (condom)　也称避孕套,为男性避孕工具。作为屏障阻止精子进入阴道而达到避孕目的。其为筒状优质薄型乳胶制品,顶端呈小囊状,排精时精液储留在囊内,容量为1.8ml。阴茎套分为29mm、31mm、33mm、35mm 4种规格。使用前应先行吹气检查有无漏孔,同时排去小囊内空气,射精后在阴茎尚未软缩时,即捏住套口和阴茎一起取出。使用时选择合适阴茎套型号,不宜过大或过小。每次性交时均应全程使用,不能反复使用。正确使用避孕率高,达93%~95%。阴茎套还具有防止性传播性疾病的作用,近年来受到全球重视。

2. 阴道套(vaginal pouch)　也称女用避孕套(female condom),既能避孕,又能防止性传播疾病。目前我国尚无供应。

3. **外用杀精剂**　外用杀精剂是性交前置入阴道,具有灭活精子作用的一类化学避孕制剂。目前临床常用有避孕栓剂、片剂、胶冻剂、凝胶剂及避孕薄膜等,由活性成分壬苯醇醚与基质制成。壬苯醇醚有强烈杀精作用,能破坏精子细胞膜使精子失去活性。基质可使杀精剂扩散覆盖宫口,提高杀精效果。应用时应注意:①每次性交前均需使用。②片剂、栓剂和薄膜置入阴道后,需等待 5 ~ 10 分钟,溶解后才能起效而后性生活。若置入 30 分钟尚未性交,必须再次放置。③绝经过渡期妇女阴道分泌物少,不易溶解。最好选用胶冻剂或凝胶剂,不宜选用其他杀精剂。正确使用外用杀精剂,有效率达 95% 以上。使用失误,失败率高达 20% 以上,不作为避孕首选药。

4. **安全期避孕**　又称自然避孕。是根据女性生殖生理的知识推测排卵日期,在判断周期中的易受孕期进行禁欲而达到避孕目的。包括日历表法、基础体温法、宫颈黏液观察法。日历表法适用于周期规则妇女,排卵通常发生在下次月经前 14 日左右,据此推算出排卵前后 4 ~ 5 日为易受孕期。其余时间视为安全期。基础体温法和宫颈黏液观察法是根据基础体温和宫颈黏液判断排卵日期。基础体温的曲线变化与排卵时间的关系并不恒定,宫颈黏液观察需要经过培训才能掌握。因此安全期避孕法(自然避孕法)并不十分可靠,不宜推广。

5. **其他避孕**　黄体生成激素释放激素类似物避孕、免疫避孕法的导向药物避孕和抗生育疫苗等,目前正在研究中。

第二节　计划生育相关的输卵管手术

- 输卵管绝育术将输卵管结扎或堵塞,阻断精子与卵子相遇而达到永久避孕。
- 经腹输卵管抽芯包埋法结扎输卵管并发症少、成功率高,应用广泛。
- 输卵管吻合术适用于输卵管结扎术后要求再生育的妇女。

计划生育相关的手术包括输卵管绝育术和输卵管吻合术。

一、输卵管绝育术

输卵管是卵子与精子结合受精并将受精卵运送到子宫的通道。任何原因导致输卵管的阻塞均可引起不孕。通过输卵管结扎手术阻断精子与卵子相遇而达到绝育,称输卵管绝育术。输卵管绝育术是一种安全、永久性节育措施,绝育方式可经腹、经腹腔镜或经阴道操作。目前常用方法为经腹输卵管结扎或腹腔镜下输卵管绝育。

(一)经腹输卵管结扎术

经腹输卵管结扎术(tubal sterilization operation)是国内应用最广的绝育方法,具有切口小、组织损伤小、操作简易、安全、方便等优点。

1. **适应证**　要求接受绝育手术且无禁忌证者;患严重全身疾病不宜生育者。

2. **禁忌证**　①24 小时内两次体温达 37.5℃ 或以上;②全身状况不佳,如心力衰竭、血液病等,不能胜任手术;③患严重的神经官能症;④各种疾病急性期;⑤腹部皮肤有感染灶或患有急、慢性盆腔炎。

3. **术前准备**

(1)手术时间选择:非孕妇女在月经干净后 3 ~ 4 日。人工流产或分娩后宜在 48 小时内施术。哺乳期或闭经妇女应排除早孕后再行绝育术。

(2)解除受术者思想顾虑,作好解释和咨询。

(3)详细询问病史,并作全身检查与妇科检查,实验室检测阴道分泌物常规、血尿常规、凝血功能、肝功能等检查。

(4)按妇科腹部手术前常规准备。

4. 麻醉 采用局部浸润麻醉或硬膜外麻醉。

5. 手术步骤

（1）排空膀胱，取仰卧位，留置导尿管。

（2）手术野按常规消毒。

（3）手术经过：①取下腹正中耻骨联合上两横指（3～4cm）作2cm长纵切口，产后在宫底下2～3cm作纵切口。②寻找提取输卵管是手术的主要环节。根据不同的子宫位置可采用卵圆钳取管法，指板取管法或吊钩取管法。提取输卵管后找到输卵管伞端才证实为输卵管，术中须同时检查卵巢有无异常。③结扎输卵管方法有抽芯包埋法、输卵管银夹法和输卵管折叠结扎切除法。抽芯包埋法具有血管损伤少、并发症少、成功率高等优点，目前广泛应用。确认输卵管后用两把鼠齿钳夹持输卵管，于输卵管峡部浆膜下注入利多卡因使浆膜膨胀，切开膨胀的浆膜层，用弯蚊钳游离输卵管，剪除输卵管约1cm长，结扎输卵管两侧断端，然后缝合浆膜层，将近端包埋于输卵管系膜内，远端留于系膜外。同法处理对侧输卵管。

6. 术后并发症 一般不发生。①出血或血肿：过度牵拉损伤输卵管或输卵管系膜血管，引起腹腔内积血或血肿。②感染：包括局部感染和全身感染。感染原因为体内原有感染尚未控制，消毒不严或手术操作无菌观念不强。③损伤：解剖关系辨认不清或操作粗暴可致膀胱、肠管损伤。④输卵管再通：绝育有1%～2%再通率。操作时手术者思想应高度集中，严防误扎、漏扎输卵管。

7. 术后处理 局部浸润麻醉，不需禁食，及早下床活动。注意观察生命体征。术后2周内禁止性交。若为流产或产后绝育，应按流产后或产后注意事项处理。

（二）经腹腔镜输卵管绝育术

1. 禁忌证 主要为腹腔粘连、心肺功能不全、膈疝等，余同经腹输卵管结扎术。

2. 术前准备 同经腹输卵管结扎术，受术者应取头低臀高仰卧位。

3. 手术步骤 局麻、硬膜外麻醉或全身麻醉。脐孔下缘作1cm小切口，先用气腹针插入腹腔，充CO_2 2～3L，然后插入套管针放置腹腔镜。在腹腔镜直视下将弹簧夹（spring clip）或硅胶环（falope ring）置于输卵管峡部，以阻断输卵管通道。也可采用双极电凝法烧灼输卵管峡部1～2cm。经统计各法绝育术的失败率，以电凝术再通率最低1.9‰，硅胶环3.3‰，弹簧夹高达27.1‰。机械性绝育术与电凝术相比，毁损组织少，可能为以后输卵管复通提供更高成功率。

4. 术后处理 ①静卧4～6小时后可下床活动；②观察生命体征有无改变。

经腹腔镜输卵管绝育术优点多，手术时间短，恢复快，但需要设备，费用较高。

二、输卵管吻合术

输卵管吻合术（sterilization reversal），又称输卵管复通术，指输卵管绝育术后，由于各种原因要求恢复生育功能而行的输卵管手术。手术将结扎或堵塞部位的输卵管切除，再将两断端修整后重新接通。适应于夫妇双方身体健康具有生育功能的女性。为了提高手术的精确度和成功率，减少损伤形成的粘连，输卵管复通术可在放大镜和手术显微镜下进行。近几年来，腹腔镜微创手术技术的不断成熟，腹腔镜下输卵管吻合术逐年增加，弥补了肉眼下手术的不足，替代了显微镜下输卵管吻合术。

第三节 避孕失败的补救措施

- 人工流产是避孕失败的补救措施，避免或减少意外妊娠是计划生育工作的真正目的。
- 负压吸引术适用于妊娠10周内要求终止者。
- 药物流产较适用于妊娠≤49日、有人工流产术高危因素的健康妇女。妊娠>49日的早孕妇女应酌情考虑，必要时可住院药物流产。

人工流产(artificial abortion)指因意外妊娠、疾病等原因而采用人工方法终止妊娠,是避孕失败的补救方法。人工流产对妇女的生殖健康有一定的影响,做好避孕工作,避免或减少意外妊娠是计划生育工作的真正目的。终止早期妊娠的人工流产方法包括手术流产和药物流产。

一、手术流产

手术流产(surgical abortion)是采用手术方法终止妊娠,包括负压吸引术(vacuum aspiration)和钳刮术。

(一) 负压吸引术

利用负压吸引原理,将妊娠物从宫腔内吸出,称为负压吸引术。

1. **适应证**　妊娠10周内要求终止妊娠而无禁忌证,患有某种严重疾病不宜继续妊娠。

2. **禁忌证**　生殖道炎症;各种疾病的急性期;全身情况不良,不能耐受手术;术前两次体温在37.5℃以上。

3. **术前准备**　①详细询问病史,进行全身检查及妇科检查;②血或尿hCG测定,超声检查确诊;③实验室检查包括阴道分泌物常规、血常规及凝血方面检测;④术前测量体温、脉搏、血压;⑤解除患者思想顾虑;⑥排空膀胱。

4. **手术步骤**　受术者取膀胱截石位。常规消毒外阴和阴道,铺无菌巾。做双合诊复查子宫位置、大小及附件等情况。阴道窥器扩张阴道,消毒阴道及宫颈管,用宫颈钳夹持宫颈前唇。顺子宫位置的方向,用探针探测宫腔方向及深度,根据宫腔大小选择吸管。宫颈扩张器扩张宫颈管,由小号到大号,循序渐进。扩张到比选用吸头大半号或1号。将吸管连接到负压吸引器上,缓慢送入宫底部,遇到阻力略向后退。按孕周及宫腔大小给予负压,一般控制在400~500mmHg,按顺时针方向吸宫腔1~2圈。感到宫壁粗糙,提示组织吸净,此时将橡皮管折叠,取出吸管。用小号刮匙轻轻搔刮宫底及两侧宫角,检查宫腔是否吸净。必要时重新放入吸管,再次用低负压吸宫腔1圈。取下宫颈钳,用棉球拭净宫颈及阴道血迹,术毕。将吸出物过滤,测量血液及组织容量,检查有无绒毛。未见绒毛需送病理检查。

5. **注意事项**　①正确判别子宫大小及方向,动作轻柔,减少损伤。②扩宫颈管时用力均匀,以防宫颈内口撕裂。③严格遵守无菌操作常规。④目前静脉麻醉应用广泛,应由麻醉医师实施和监护,以防麻醉意外。⑤妊娠≥10周的早期妊娠应采用钳刮术;该手术应先通过机械或药物方法使宫颈松软,然后用卵圆钳钳夹胎儿及胎盘。由于此时胎儿较大、骨骼形成,容易造成出血多、宫颈裂伤、子宫穿孔等并发症。⑥流产后做好避孕宣教,告知流产的利害关系,立即落实避孕措施,避免再次意外妊娠。

(二) 人工流产术并发症及处理

1. **出血**　妊娠月份较大时,因子宫较大,子宫收缩欠佳,出血量多。可在扩张宫颈后,宫颈注射缩宫素,并尽快取出绒毛组织。吸管过细、胶管过软或负压不足引起出血,应及时更换吸管和胶管,调整负压。近年来由于剖宫产率升高,种植在瘢痕部位的妊娠发生率明显增加,一旦漏诊,术中出血严重甚至危及生命(详见第八章第二节[附]"剖宫产瘢痕部位妊娠")。

2. **子宫穿孔**　是人工流产术的严重并发症。发生率与手术者操作技术以及子宫本身情况(如哺乳期妊娠子宫,剖宫产后瘢痕子宫妊娠等)有关。手术时突然感到无宫底感觉,或手术器械进入深度超过原来所测得深度。提示子宫穿孔,应立即停止手术。穿孔小,无脏器损伤或内出血,手术已完成,可注射子宫收缩剂保守治疗,并给予抗生素预防感染。同时密切观察血压、脉搏等生命体征。若宫内组织未吸净,应由有经验医师避开穿孔部位,也可在超声引导下或腹腔镜下完成手术。破口大、有内出血或怀疑脏器损伤,应剖腹探查或腹腔镜检查,根据情况做相应处理。

3. **人工流产综合反应**　指手术时疼痛或局部刺激,使受术者在术中或术毕出现恶心呕吐、心动过缓、心律不齐、面色苍白、头昏、胸闷、大汗淋漓,严重者甚至出现血压下降、昏厥、抽搐等迷走神经兴奋症状。这与受术者的情绪、身体状况及手术操作有关。发现症状应立即停止手术,给予吸氧,一般能自行恢复。严重者可加用阿托品 0.5~1mg 静脉注射。术前重视精神安慰,术中动作轻柔,吸宫时掌握适当负压,减少不必要的反复吸刮,均能降低人工流产综合反应的发生率。

4. 漏吸或空吸　施行人工流产术未吸出胚胎及绒毛而导致继续妊娠或胚胎停止发育,称为漏吸。漏吸常见于子宫畸形、位置异常或操作不熟练引起。一旦发现漏吸,应再次行负压吸引术。误诊宫内妊娠行人工流产术,称为空吸。术毕吸刮出物肉眼未见绒毛,要重复妊娠试验及超声检查,宫内未见妊娠囊。诊断为空吸必须将吸刮的组织全部送病理检查,警惕异位妊娠。

5. 吸宫不全　指人工流产术后部分妊娠组织物的残留。与操作者技术不熟练或子宫位置异常有关,是人工流产术常见的并发症。手术后阴道流血时间长,血量多或流血停止后再现多量流血,应考虑为吸宫不全,血或尿 hCG 检测和超声检查有助于诊断。无明显感染征象,即行刮宫术,刮出物送病理检查。术后给予抗生素预防感染。若同时伴有感染,应控制感染后再行刮宫术。

6. 感染　可发生急性子宫内膜炎、盆腔炎等,予抗生素治疗,口服或静脉给药。

7. 羊水栓塞　少见,往往由于宫颈损伤、胎盘剥离使血窦开放,为羊水进入创造条件,即使并发羊水栓塞,其症状及严重性不如晚期妊娠发病凶猛。治疗包括抗过敏、抗休克等(详见第十四章第二节"羊水栓塞")。

8. 远期并发症　有宫颈粘连、宫腔粘连、慢性盆腔炎、月经失调、继发性不孕等。

二、药物流产

药物流产(medical abortion or medical termination)是用药物而非手术终止早孕的一种避孕失败的补救措施。目前临床应用的药物为米非司酮和米索前列醇,米非司酮是一种类固醇类的抗孕激素制剂,具有抗孕激素及抗糖皮质激素作用。米索前列醇是前列腺素类似物,具有子宫兴奋和宫颈软化作用。两者配伍应用终止早孕完全流产率达 90% 以上。

1. 适应证　①早期妊娠≤49 日可门诊行药物流产;>49 日应酌情考虑,必要时住院流产;②本人自愿,血或尿 hCG 阳性,超声确诊为宫内妊娠;③人工流产术高危因素者,如瘢痕子宫、哺乳期、宫颈发育不良或严重骨盆畸形;④多次人工流产术史,对手术流产有恐惧和顾虑心理者。

2. 禁忌证　①有使用米非司酮禁忌证,如肾上腺及其他内分泌疾病、妊娠期皮肤瘙痒史、血液病、血管栓塞等病史;②有使用前列腺素药物禁忌证,如心血管疾病、青光眼、哮喘、癫痫、结肠炎等;③带器妊娠、异位妊娠;④其他:过敏体质、妊娠剧吐、长期服用抗结核、抗癫痫、抗抑郁、抗前列腺素药等。

3. 用药方法　米非司酮分顿服法和分服法。顿服法为 200mg 一次口服。分服法总量 150mg 米非司酮分两日服用,第 1 日晨服 50mg,8~12 小时再服 25mg;用药第 2 日早晚各服米非司酮 25mg;第 3 日上午 7 时再服 25mg。每次服药前后至少空腹 1 小时。两种方法均于服药的第 3 日早上口服米索前列醇 0.6mg,前后空腹 1 小时。服药后可出现恶心、呕吐、腹痛、腹泻等胃肠道症状。

4. 注意事项　①药物流产必须在有正规抢救条件的医疗机构进行;②必须在医护人员监护下使用,严密观察出血及副作用的发生情况;③注意鉴别异位妊娠、葡萄胎等疾病,防止漏诊或误诊;④出血时间长、出血多是药物流产的主要副作用。极少数人可大量出血而需急诊刮宫终止妊娠;⑤药流后需落实避孕措施,可立即服用复方短效口服避孕药。

第四节　避孕节育措施的选择

- 避孕方法知情选择是计划生育优质服务的重要内容。
- 生育期妇女可根据自身特点和不同时期,选择合适的安全有效的避孕方法。

避孕方法知情选择是计划生育优质服务的重要内容,指通过广泛深入宣传、教育、培训和咨询,生育期妇女根据自身特点（包括家庭、身体、婚姻状况等），选择合适的安全有效的避孕方法。以下介绍生育年龄各期避孕方法的选择。

（一）新婚期

1. **原则** 新婚夫妇年轻，尚未生育，应选择使用方便、不影响生育的避孕方法。

2. **选用方法** 复方短效口服避孕药使用方便，避孕效果好，不影响性生活，列为首选。男用阴茎套也是较理想的避孕方法，性生活适应后可选用阴茎套。还可选用外用避孕栓、薄膜等。尚未生育或未曾有人工流产手术者，宫内节育器不作为首选。不适宜用安全期、体外排精及长效避孕药。

（二）哺乳期

1. **原则** 不影响乳汁质量及婴儿健康。

2. **选用方法** 阴茎套是哺乳期选用的最佳避孕方式。也可选用单孕激素制剂长效避孕针或皮下埋植剂，使用方便，不影响乳汁质量。哺乳期放置宫内节育器，操作要轻柔，防止子宫损伤。由于哺乳期阴道较干燥，不适用避孕药膜。哺乳期不宜使用雌、孕激素复合避孕药或避孕针以及安全期避孕。

（三）生育后期

1. **原则** 选择长效、可逆、安全、可靠的避孕方法，减少非意愿妊娠进行手术带来的痛苦及并发症。

2. **选用方法** 各种避孕方法（宫内节育器、皮下埋植剂、复方口服避孕药、避孕针、阴茎套等）均适用，根据个人身体状况进行选择。对某种避孕方法有禁忌证者，则不宜使用此种方法。已生育两孩或以上妇女，可采用绝育术。

（四）绝经过渡期

1. **原则** 此期仍有排卵可能，应坚持避孕，选择以外用避孕为主的避孕方法。

2. **选用方法** 可采用阴茎套。原来使用宫内节育器无不良反应可继续使用，至绝经后半年内取出。绝经过渡期阴道分泌物较少，不宜选择避孕药膜避孕，可选用避孕栓、凝胶剂。不宜选用复方避孕药及安全期避孕。

（黄紫蓉）

第三十二章　性及女性性功能障碍

性是人类的本能之一，也是人类生存和繁衍的基础。人类的性（sexuality）是性别认同、性行为及人与人之间性关系的总和。从生物学角度，性是一种自然现象和生理现象。从社会学角度，人类的性不仅是生命实体的存在状态，同时也被赋予精神和文化内涵，所以性也是生命健康和幸福的基本要素之一。

性科学（sexology）是研究人类性、性欲及性行为的综合学科，其研究范围涵盖医学、心理学和社会学，其中以性医学（sexual medicine）为基础和核心。女性性功能障碍是妇产科临床经常遇见的问题，这些问题的解决有赖于性医学乃至性科学的基本理论和基本知识。

第一节　性欲、性行为及其影响因素

一、性欲和性行为

- 性欲是人类的本能之一，能保持终身。
- 人类性行为的功能是繁衍后代、获得愉悦和维护健康，最重要的特征是受社会习俗、道德规范和法律的约束。
- 性行为决定于性别认同和性取向，并受生理、遗传及社会因素的影响。

性欲（sexual desire，libido）是一个极复杂、多层次、多含义的概念，很难用简单的定义加以确切描述，它不仅体现生物学驱动力，也是生物学、心理学、社会学和宗教文化的相互作用的终点。性欲是人类本能之一，是一种在一定生理心理基础上由性刺激激发，希望释放性张力的欲望。性刺激可以来自触觉、视觉、听觉、嗅觉及味觉等非条件的感官刺激，也可以是建立在性幻想、性意识、性知识、性经验等复杂思维活动基础上的条件刺激。性欲可分为接触欲和胀满释放欲，女性表现为要求抚摸和阴道容纳的欲望。性欲在青春期前不明显，青春期后逐渐增强并成熟。性成熟后的性欲称为成熟性欲，成熟性欲使得性行为具有生殖意义。性欲在绝经后逐渐减弱，但能保持终身。

性行为（sexual behavior）指为满足性欲和获得性快感而出现的动作和活动，可分为狭义和广义两种。狭义性行为专指性交（sexual intercourse），即以男性阴茎和女性阴道交媾方式进行的性行为，具有生殖意义。广义性行为指接吻、拥抱、爱抚、手淫、口交、肛交及自慰等各种性刺激形成的行为，以及更广泛意义上的各种准备性、象征性、与性有联系的行为，如阅读成人书刊、观看成人电影等。人类性行为的功能是繁衍后代、获得愉悦和维护健康，最重要的特征是受社会习俗、道德规范和法律的约束。

根据性满足程度，性行为可分为目的性、过程性和边缘性3种。目的性性行为指合乎生物学上"性交目的性"规则的性行为，专指性交。过程性性行为指目的性性行为以外的各种性行为，如爱抚、接吻、手淫、口交等。边缘性性行为的概念比较模糊，指介于性行为和非性行为之间的具有性爱意义的行为，如两性相悦时的眉眼传情和悄悄情话，以及社交场合中男女身体接触时的"异性效应"等。事实上，人类以生殖为目的的性行为所占的比例很小。根据性对象可将性行为分为个人性行为和社会性性行为。个人性行为指以人体自身、物品器具、动物、幻想的人作为性对象或性对象缺如。社会性性行为指性对象是他人，包括异性和同性，也包括尸体。根据社会文化是否认可和对身心健康是否有益,性行为可分为正常性行为和异常性行为,符合时代社会道德规范和有利于身心健康的性行为属于正常性行为,反之属于异常性行为,但两者间并无决然分界,可因社会发展而改变。

性行为的连续过程称为性生活(sexual life)。以目的性性行为为例,包括双方性信号传递、性交前爱抚、性交及性交后爱抚等过程。性欲是性生活的驱动力,而性生活是性张力释放的载体。理想的性生活应是双方自愿的、和谐的和愉快的,是充分的生理释放和心理宣泄,并有愉悦的精神享受。

二、影响性欲和性行为的因素

人类的性欲和性行为是多因素综合作用的结果。

1. **生理因素**　性欲和性行为是一种本能,个体的性遗传特征、生殖器解剖结构以及神经内分泌的生理调节,是性欲和性行为的生物学基础。

2. **心理因素**　是人类性行为独有的影响因素,直接决定性行为的动力和方式,也可通过影响性别认同和性取向,间接决定性行为。确认自身在出生时被社会指定的性别,称性别认同(gender indentity)。儿童自3~4岁开始辨认出生时被父母和社会指定的性别,并影响其一生在服饰、言语、举止、人际交往及职业活动的性别特征。绝大多数人认同被社会指定的性别,但有0.2%~0.6%的人并不认同,表现出与指定性别不一致的行为举止,称为跨性别(transgender)。跨性别不包括由于生殖器畸形而导致的出生时的性别误判。性取向(sexual orientation)指对特定性别的性伙伴的永久吸引。绝大多数人的性取向为异性,但约有5%男性和2%女性的性取向为同性,称为同性恋(homosexuality),也有少数人的性取向为双性。跨性别和同性恋并无关联,跨性别者多为异性恋,但也可同性恋。跨性别者和同性恋者虽为少数,但并无人格障碍,需要被社会接受。同性结婚已在一些国家和地区获得了法律认可。

3. **遗传因素**　通过对双胎的遗传学发现,个体长期的性功能水平及性功能障碍的易感性主要受遗传因素影响,而性功能的短期改变主要受环境因素影响。

4. **社会因素**　人的社会属性决定人类性行为是特殊的社会行为,两性关系是一切人际关系的前提和起源。社会以它的风俗、宗教、伦理、规章及法律,修饰和制约个人性行为的内容和方式,使人类性行为接受社会的制约。但随着科学发展和人类对自身行为认识的深入,社会对人类性行为多样性的认可度也在不断改变。

第二节　女性性反应和性反应周期

- 人类性行为的过程呈现行为、生理及心理的阶段性变化模式。
- 女性性反应周期有别于男性,更多地依赖于社会心理基础。

性反应(sexual response)指人体受性刺激后,身体出现可感觉到、观察到并能测量到的变化。这些变化不仅发生在生殖器,也可以发生在身体其他部位。人类的性欲因性刺激而被唤起,进而性兴奋,性兴奋积蓄到一定强度,达到性高潮,从而使性能量释放,同时出现行为、生理及心理的阶段性变化模式和周期性变化规律,即性反应周期(sexual response cycle)。性反应周期最初由美国学者Masters和Johnson于1966年根据人体实验首先提出,是性医学史上最重要的发现之一,以后不断修改完善。女性反应周期与男性基本相似。

1. **性欲期(sexual desire phase)**　指心理上受非条件性和(或)条件性性刺激后对性的渴望阶段。此期以性幻想和对性渴望为特征,只有心理变化,无明显生理变化。

2. **性兴奋期(sexual arousal phase)**　指性欲被唤起后机体开始出现的性紧张阶段。此期主要表现为阴道润滑和生殖器充血。阴道湿润一般出现在性刺激10~30秒后,液体来自阴道壁渗出、宫腔液及前庭大腺等。血管充血使阴蒂和大小阴唇肿胀及阴道长度增加。全身反应有乳房肿胀和乳头勃起、心率加快、血压轻度升高、呼吸略加快及肌肉紧张等。心理上表现为性兴奋。

3. **性持续期**（sexual plateau phase）　指性兴奋不断积聚、性紧张持续稳定在较高水平阶段，又称平台期、高涨期。此期生殖器充血更明显，阴蒂勃起，阴道更湿润，阴道外 1/3 段呈环状缩窄而内 2/3 段扩张伴子宫提升，乳房进一步肿胀，全身肌肉紧张更明显并出现部分肌强直，心率及呼吸继续加快，血压进一步升高。心理上进入明显兴奋和激动状态。

4. **性高潮期**（sexual orgasm phase）　指在性持续期的基础上，迅速发生身心极度快感阶段，是性反应周期中最关键、最短暂阶段。伴随性高潮到来，阴道和肛门括约肌发生不随意的节律性收缩，子宫也发生收缩和提升，同时伴面部扭曲、全身痉挛、呻吟、出汗及短暂神志迷惘。心率、呼吸进一步加快，血压进一步升高。性高潮只持续数秒至数十秒。在这短暂时间里，通过强烈的肌肉痉挛使逐渐积累的性紧张迅速释放，心理上感受到极大的愉悦和快感。

5. **性消退期**（sexual resolution phase）　指性高潮后性紧张逐步松弛并恢复到性唤起前状态的阶段。此期第一个生理变化是乳房肿胀消退，随后生殖器充血、肿胀消退，全身肌张力恢复正常，心率、血压和呼吸均恢复平稳。感觉舒畅，心理满足。女性不存在不应期，只要有持续的性刺激，能连续出现性高潮。

上述线型模型基本依据男性性反应周期划分，但女性有其特点：女性性欲期可发生在性兴奋之后，因此女性性欲可分为自发性和反应性两类。女性的性唤起除生物学基础外更多地依赖于社会心理基础；女性主观性唤起与生殖道性唤起并不一致，一些主诉性唤起障碍的妇女事实上在性刺激时生殖道的充血和润滑反应并无异常。许多妇女性行为的目的并非一定要达到性高潮，一些妇女虽未出现性高潮，但也同样愉悦，所以女性不出现性高潮期也属完整的性反应周期。

第三节　女性性反应的神经内分泌调节

- 性反应的神经调控是反射性调控，初级中枢位于腰骶部脊髓，第二级中枢位于下丘脑和间脑，第三级最高中枢位于大脑皮质。
- 性激素也参与性反应的调节，雄激素促进女性性欲、性唤起及性高潮，雌激素在促进女性生殖器分化成熟和性兴奋方面发挥作用。

性反应的完成依赖于神经及内分泌系统的调控。

神经系统对性反应的调控基本是反射性调控。初级中枢位于腰骶部脊髓，来自生殖器或其他性敏感区的刺激，通过感觉神经传入初级中枢，再由传出神经达到性器官引起性兴奋。第二级中枢位于下丘脑和垂体，下丘脑除对下一级脊髓中枢有直接调控作用外，还通过垂体前后叶分泌各种垂体激素参与性反应的调控。第三级中枢即最高中枢位于大脑皮层和边缘系统，包括扣带回、海马、隔核及杏仁等部位。大脑皮质通过接受下级中枢和来自全身外周感觉器官传入的神经冲动，经综合处理后，产生性兴奋或抑制。人类大脑不仅能接受触、视、听、嗅、味等感觉器官的性刺激，还能通过来自自身的性幻想、性回忆等心理活动达到性唤起，甚至性高潮。通常非条件性刺激主要由脊髓低级中枢完成反射，而条件性刺激由大脑皮层高级中枢参与。研究表明，在大脑中存在多巴胺敏感和 5-羟色胺抑制两个中心，两者间的平衡调控性反应，当中心被激活时则启动下游信号，并通过脊髓反射引起生殖道性反应。

除神经系统调控外，性激素在女性性反应的调节中也起重要作用。雄激素是调节女性性反应最重要的性激素，可激活中枢多巴胺敏感中心，还可通过促进一氧化氮合成引起生殖器血管平滑肌松弛。雌激素和孕激素对促进女性生殖器分化成熟及功能维持起关键作用。雌激素能促使下丘脑释放各类神经肽促进性兴奋，通过促进神经传递降低感觉阈值，增加盆腔血流，增加阴道黏膜液体渗出。孕激素在一定的雌、孕激素比例下，对女性性反应可能起抑制作用。

第四节　女性性功能障碍

- 分类的依据为性反应周期，致病因素涉及解剖、生理、生化、病理、心理甚至社会等，其中心理社会因素起重要作用。
- 诊断主要依靠临床判断。诊断时须注意症状是否已导致本人的心理痛苦和影响与性伙伴的人际关系。
- 治疗结合病因以对症处理为主，并充分考虑女性性反应的复杂性和主观感受。

女性性功能障碍指女性性反应周期一个或几个环节发生障碍，或出现与性交有关的疼痛。由于诊断标准不统一和客观评判标准不及男性，女性性功能障碍的发生率的报道差异较大。国外报道，女性性功能障碍的总发生率约 40%，围绝经期和绝经后妇女的发生率可超过 50%，但造成心理痛苦者仅有 10% 左右。国内资料不多，一项对 540 名 23~55 岁健康妇女的调查发现，性生活不满意占 55.5%，性高潮困难占 39.7%，性交频率每月少于 2 次占 31.75%。

【分类及临床特征】

女性性功能障碍的分类基本依据性反应周期划分。国际上比较普遍采用的是美国精神病协会的《精神病诊断与统计手册》和世界卫生组织《国际疾病分类》，但已几经修改。根据《精神病诊断与统计手册（第 5 版）》(DSM-5)，各类女性性功能障碍及其临床特征如下：

1. **性兴趣或性唤起障碍**（sexual interest or arousal disorder）　指性兴趣或性唤起缺乏或显著低下，在下列各项中出现至少三条：①在性活动中，兴趣缺乏或低下；②性或性欲想法或幻想缺乏或低下；③主动发起性活动缺乏或减少，也不接受性伙伴的启动；④在性活动中，几乎总是或在 75%~100% 的性接触中性兴奋或性愉悦缺乏或低下；⑤在任何内在或外部的性或性暗示（文字、语言或视频）的刺激时，性兴趣或性唤起缺乏或低下；⑥在性活动中，几乎总是或在 75%~100% 的性接触中，生殖道或非生殖道感觉缺乏或低下。

2. **性高潮障碍**（sexual orgasmic disorder）　指在性活动中，总是或几乎总是（75%~100% 的场合）出现下列中的任何一条：①性高潮明显延迟、很少发生或缺失；②性高潮的感觉强度明显降低。

3. **生殖道盆腔痛或插入障碍**（genitopelvic pain or penetration disorder）　指持续或反复发生下列中的一条或更多：①在性交过程中阴道插入困难；②在性交中或试图插入时，有明显的外阴阴道痛或盆腔痛；③对预期发生的阴道插入、插入过程、或由于插入引起的外阴阴道痛或盆腔痛，有明显的恐慌或焦虑；④在试图阴道插入时盆底肌明显紧张或收缩。

上述症状应持续至少 6 个月，不能用性以外的精神疾病、与性伙伴关系不睦或其他值得注意的应激来解释，也不能归咎于物质、药物或其他疾病的影响。

每种性功能障碍均可分为终身性（原发性）和获得性（继发性）、完全性和境遇性、器质性和功能性。

【相关因素】

1. **社会心理因素**　羞怯、忧郁、焦虑、畏惧、紧张、憎恨、悲痛等情感因素，均可抑制女性性欲和性唤起，引起这些心理反应的社会或个人原因包括宗教或传统保守文化，既往痛苦或创伤性性经历，夫妻关系不睦，过度压力、担心妊娠或性传播性疾病等。

2. **年龄和绝经因素**　随妇女年龄增加，尤其在绝经后出现的生殖道萎缩、盆腔血流量减少、盆底肌肉张力降低及阴道干燥等，均可影响女性生殖道的性反应。但也有流行病学资料显示绝经对性生活及其满意度并无明显影响，可能与调查人群的人种及社会文化背景等因素有关。

3. **手术因素**　最常见的是双侧卵巢切除导致卵巢缺失。外阴根治术直接破坏外生殖器解剖，对性功能影响极大。子宫和阴道手术也可因改变阴道解剖结构和盆腔血流及破坏盆腔神经等原因影响性功能。乳腺癌根治术可因性敏感区和体型破坏或因心理因素影响性功能。

4. **放疗因素**　因肿瘤实施放疗,能引起卵巢功能损伤和阴道粘连或顺应性改变,影响性功能。

5. **神经性因素**　许多中枢和外周神经系统的疾病和损伤,均可引起女性性功能障碍,如脊髓损伤或退行性病变、癫痫、糖尿病性神经病变等。

6. **血管性因素**　高血压病、糖尿病、动脉粥样硬化、心脏病等疾病,能影响盆腔脏器血供,导致性刺激时进入阴道和阴蒂的血流减少,称为阴道充血和阴蒂勃起供血不足综合征。

7. **妊娠和产后因素**　妊娠期因对胎儿关心和自身体型改变,产褥期因会阴疼痛、阴道分泌物减少及生殖器尚未复旧等因素,引起女性性功能减退。

8. **妇科和泌尿系统疾病**　如子宫内膜异位症、外阴阴道炎症、压力性尿失禁等。

9. **药物性因素**　任何能改变人精神状态、神经传导、生殖系统血流和血管舒缩功能及性激素水平的药物(包括酒精),均可能影响女性性功能,发生率在 20% 左右。

10. **性知识、性技巧缺乏**　包括不了解女性性反应特点、缺乏适当性刺激和交流技巧、选择不适宜时间和地点等。

【诊断】

虽然已有各种客观或量化的物理方法测定女性性反应,但目前女性性功能障碍的诊断主要根据病史、性功能评估及体格检查等。盆腔检查是必需的,以排除生殖道器质性病变。不存在频率或严重程度方面的最低规定,同时要考虑到患者的文化、宗教、社会习俗等背景。还需注意,症状是否已导致本人的心理痛苦和影响与性伙伴的人际关系。

1. **病史采集**　主要通过自我评定问卷形式,内容包括患者年龄、文化程度、职业、宗教信仰、性别认同、性取向、既往性经历、月经生育史、精神病及全身其他疾病史、手术史、化放疗史、外伤史、药物应用史及有无吸毒等。采集病史时要注意环境的舒适和私密性。

2. **性功能评估**　常采用女性性功能积分表,内容主要包括 4 周内性交次数、性欲强度、性高潮次数与强度、性交不适感等。

3. **情感及相关问题评价**　对婚姻满意度或与性伴侣情感关系,及在性活动时对自我形体的自信心和其有性需求时与性伴侣交流的能力等作出评价。

4. **心理检查**　包括与性有关的各种心理社会状态的评定。

5. **盆腔及全身检查**　盆腔检查有助于明确生殖器的发育和有无器质性病变。另外,还应对心血管、呼吸、运动、神经、直肠及泌尿系统检查。

6. **实验室检查**　目前用于测定女性性反应的方法主要包括生殖器血流测定、阴道容积、压力和顺应性测定、阴道湿润度测定、盆底肌张力测定、功能磁共振脑部成像等。虽然这些测定方法比较客观甚至量化,但由于女性的主观性唤起和生殖道客观性反应并不始终一致,妇女更多地依据主观感受来评价自身的性生活满意度,所以各种物理测定的临床意义有限。

性激素测定、有关高血压病、糖尿病等全身性疾病的检查及神经系统检查等有助于了解器质性病变。

【治疗】

女性性功能障碍的治疗必须充分考虑女性性反应的复杂性和主观感受,而不是单纯依据客观的生理指标。

1. **心理治疗**　在全面掌握病情特点和明确性功能障碍类型的基础上综合分析,准确判断患者性心理障碍的类型和程度,结合其个性特征、文化、宗教背景等,制定有针对性的治疗方案。鼓励性伙伴同时接受心理治疗。

2. **一般治疗**　包括提供有关性的基本知识和技巧,鼓励阅读介绍性知识的专业书籍,纠正由于社会误导而形成的对性的曲解;建议性生活时双方相互沟通,商量改变性交姿势、性生活时间及地点;

尝试性幻想、使用背景音乐、视频;推荐使用润滑剂等。

3. 行为疗法 依据条件反射学说和社会学理论,纠正不正确行为。常用的方法有:

(1)性感集中训练:即训练自己的主观性感受。可分三个阶段:第一阶段的重点是指导女方集中精力体验由男方爱抚身体所激发的感觉,但不触及生殖器和乳房;第二阶段的重点是生殖器刺激,但避免性交;第三阶段又称无需求性交阶段,在对生殖器刺激已发生良好反应的基础上,开始性交,重点是无需求(不追求性高潮)和以调整愉悦为定向的性体验。

(2)自我刺激训练:指导患者通过手淫或借助振荡器方法获得性高潮。成功的性高潮体验,有助于增强患者性欲和树立自信心。自我刺激成功后,性伴侣加入,一起体验性高潮。

(3)盆底肌肉锻炼:训练患者交替收缩和舒张盆底肌肉,以提高骨盆底肌群的张力和性交时阴道感觉的敏感性。

(4)脱敏疗法:也称阴道扩张法,针对插入障碍,利用一系列大小不等的阴道扩张器、或用自己或性伴侣的手指,逐渐扩张阴道。

4. 药物治疗

(1)外周作用药物:通过松弛血管平滑肌和促进血流,促进生殖器充血和阴道湿润。主要药物有磷酸二酯酶-5抑制剂、前列腺素 E_1 激动剂、L-精氨酸等。但外周作用药物对妇女的作用不及男性。

(2)中枢作用药物:鉴于女性的性体验更多依赖于主观性唤起,使用中枢作用药物可能比男性更为合适。主要药物有黑皮质素受体激动剂、多巴胺受体激动剂等。

(3)性激素:无论绝经与否,雄激素制剂可明显改善女性患者的性欲和性生活满意度,但长期应用有男性化、心血管疾病等潜在副作用。雌激素和雌激素受体调节剂可改善阴道干燥。性激素可全身用药,也可局部用药。

(4)抗抑郁药:通过增强多巴胺和抑制5-羟色胺、催乳激素等作用,提高性欲,如丁胺苯丙酮、曲唑酮、氟西汀等。

5. 原发病治疗 许多女性性功能障碍由各种器质性疾病引起,积极治疗原发病有助于消除性功能障碍。

第五节 女性性卫生和性健康教育

- 女性应该了解性生活是人类心理和生理的需要,是人类性功能的正常表现,需要保持良好的性生活习惯,以维持性健康。
- 要对不同年龄段的女性进行性教育,对青春期少女尤其重要。

一、女性性卫生

性卫生(sexual hygiene)指通过性卫生保健实现性健康和达到提高生活质量的目的。性卫生包括性心理卫生和性生理卫生。

1. 性心理卫生 健康的性心理是健康性生活的基础和前提。要求双方首先认清性生活是人类心理和生理的正常需求和表现,也是家庭生活不可缺少的组成部分。因此,双方不应为对方的性要求而反感或恐惧,也不应为自身的性要求而内疚或羞愧。女性应该在性生活中扮演主动角色,共享其乐。

其次,要充分认识男女双方性反应的差异。女性性唤起常滞后于男性,也可出现于性兴奋之后;可以不以性高潮为最终目的,但性高潮体验比男性强烈,并可连续出现,性消退期比较缓慢,无性不应期;性敏感区分布广泛;视觉不及男性,但对触觉敏感;主观和客观性反应不一致等。充分了解女性性反应的特点,有助于提高女性性反应。

2. 性生理卫生

（1）良好的生活习惯：包括饮食、起居习惯，不酗酒、不吸烟、远离毒品。

（2）性器官卫生：每次性生活之前，清洁双方外生殖器。

（3）性生活卫生：注意月经期、妊娠期、产褥期、哺乳期，合理安排性生活时间、频率和时机。有重要脏器功能不全的患者，应在医师指导下性生活。

（4）避孕：对于没有生育意愿的双方，应予避孕，避免意外妊娠。

（5）预防性传播疾病：应进行使用避孕套和各种性传播疾病危害性的教育。一方患有性传播疾病期间，推荐使用避孕套。

二、性健康教育

性健康教育（sexual health education）指有计划、有组织、有目标、有系统的性知识和性道德教育，其目的是向各年龄段人群普及性生理和性心理知识，建立对性的正确态度，确立科学的性观念，崇尚性道德，选择健康的性行为，预防性传播疾病和消除性犯罪。内容主要是性知识（sexual knowledge）教育，性医学知识包括男女生殖器解剖、生理，性行为特点，避孕，与性有关的疾病、性功能障碍、性传播疾病及其预防等；性心理知识包括男女性心理形成、发展和成熟，性欲和性反应的特点等；性道德知识包括恋爱和婚姻道德、男女平等、尊重女性等；性法学知识包括性犯罪防范等。

性健康关系到人的一生，因此不同年龄段的人群，均应接受有针对性的性健康教育。性唤起能力在出生时即已存在，所以性健康教育应从0岁开始。儿童期教育的重点是指导孩子性别认同及建立性别角色意识，使孩子成年后的生物学性别、心理性别和社会性别角色三者保持一致。

青少年的性健康教育是一生性教育的关键阶段。要向青少年传授科学的性知识，纠正与性有关的认识和行为偏差，正确认识月经初潮、性欲和性冲动及手淫。手淫是消除性紧张的正常自慰行为，对健康并无害处，而且有助于日后的性生活。要从青春期开始宣传避孕和性传播性疾病防治的知识，要帮助青少年认识和适应青春期的急剧身心变化，能够正确、理智地对待"性待业期"出现的性问题和处理两性关系，用社会规范约束自己的性行为，做一个情操高尚的人。

成人期性健康教育的主要任务，是帮助成年人建立幸福和谐的性生活，进行月经期、妊娠期及围绝经期等特殊时期的性生活指导，采用合适的避孕措施，预防性传播性疾病。并帮助他们学会如何对自己子女进行性健康教育。

老年人性健康教育的重点，是帮助他们了解老年人生理特点。老年人仍然有性欲和性反应的能力，规律的性生活有助于健康。要指导建立适合老年人生理特点的性生活习惯和性行为方式，以达到延年益寿的目的。

（谢　幸）

第三十三章 妇女保健

妇女保健学是一门综合性交叉性学科，是以妇女为对象，运用现代医学和社会科学的基本理论、基本技能及基本方法，研究妇女身体健康、心理行为及生理发育特征的变化及其规律，分析其影响因素，制订有效的保健措施。该学科涉及女性的青春期、生育期、围产期、绝经过渡期和老年期等各阶段，综合运用临床医学、保健医学、预防医学、心理学、社会学、卫生管理学等多学科的知识和技术，保护和促进妇女身心健康，提高人口素质。

第一节 妇女保健的意义与组织机构

- 妇女保健工作以群体为服务对象，以生殖健康为核心，促进妇女身心健康。
- 妇女保健的服务范围为妇女一生各个时期。
- 妇女保健工作是一个社会系统工作，由各级行政和专业机构负责实施。

了解妇女保健工作的意义和目的，对做好妇女保健工作很有必要。

（一）妇女保健工作的意义

妇女保健是以维护和促进妇女健康为目的，以"保健为中心，临床为基础，保健与临床相结合，以生殖健康为核心，面向基层，面向群体"为工作方针，开展以群体为服务对象，做好妇女保健工作，保护妇女健康，提高人口素质，是国富民强的基础工程。

（二）妇女保健工作的目的

妇女保健工作目的是通过积极的预防、普查、监护和保健措施，做好妇女各期保健以降低患病率，消灭和控制某些疾病及遗传病的发生，控制性传播疾病的传播，降低孕产妇和围产儿死亡率，促进妇女身心健康。

（三）妇女保健的服务范围

从年龄考虑，妇女保健服务范围是妇女的一生；从服务性质考虑，随着医学模式向社会-心理-生物医学新模式转换，除身体保健外，还包括心理社会方面保健。妇女保健涉及女性的青春期、生育期、围产期、绝经过渡期和老年期，研究各期的特点和保健要求，以及影响妇女健康的卫生服务、社会环境、自然环境和遗传等方面的各种高危因素，制订保健对策和管理方法，开展妇女各期保健、妇女常见病和恶性肿瘤的普查普治、计划生育指导、妇女劳动保护、妇女心理保健等保健工作，以利于提高妇女健康水平。

（四）妇女保健与生殖健康

WHO给予"生殖健康"的定义为"在生命所有各个阶段的生殖功能和生命全过程中，身体、心理和社会适应的完好状态，而不仅仅是没有疾病和虚弱"。妇女保健促进生殖健康。生殖健康要点是：①以人为中心，生殖健康把保护妇女健康提高到人权水平，把提高妇女地位作为先决条件；②以服务对象的需求为评价标准，保健工作不是单纯通过生物医学等技术手段，而是通过增强妇女权利和提高妇女地位，最终达到提高人均期望寿命的目标；③强调满意和安全的性生活；④强调社会参与和政府责任，生殖健康的落实需要人们的广泛参与，需要社会各团体、各部门的协调，政府要给予政策支持和保证；⑤涉及学科广，包括生物医学、心理学、社会学、人类学、伦理学等学科领域。

（五）妇女保健工作的组织机构

1. 行政机构　①国家卫生健康委员会设置妇幼健康服务司(简称妇幼司)，负责拟订妇幼卫生和计划生育技术服务政策、规划、技术标准和规范，推进妇幼卫生和计划生育技术服务体系建设，指导妇幼卫生、出生缺陷防治、人类辅助生殖技术管理和计划生育技术服务工作，依法规范计划生育药具管理工作。妇幼司下设综合处、妇女卫生处、儿童卫生处、计划生育技术服务处、出生缺陷防治处；②省级(直辖市、自治区)卫生和计划生育委员会下设妇幼健康服务处(简称妇幼处)；③市(地)级卫生和计划生育委员会内设妇幼健康科或预防保健科；④县(区)级卫生和计划生育委员会主要设妇幼健康科或预防保健科负责妇幼健康服务工作。

2. 专业机构　妇幼健康服务专业机构包括：各级妇幼保健机构、各级妇产科医院、儿童医院(妇女儿童医院)、综合医院妇产科、儿科、新生儿科、计划生育科、预防保健科，中医医疗机构中的妇产科、儿科，不论其所有制关系(全民、集体、个体)均属妇幼健康服务专业机构。各级妇幼健康服务机构情况如下：①国家级，目前由国家疾病预防控制中心妇幼保健中心负责管理；②省级(直辖市、自治区)妇女健康服务机构由省级(直辖市、自治区)妇幼保健院及高等院校妇幼卫生系、附属医院妇产科等组成；③市(地)级设立市(地)级妇幼保健院；④县(区)级设立县(区)妇幼保健院(所)。各级妇幼健康服务机构受同级卫生计生行政部门领导，受上一级妇幼保健机构的业务指导。

（六）妇女保健工作的方法

妇女保健工作是一个社会系统工作，应充分发挥各级妇幼保健专业机构及三级妇幼保健网的作用。有计划地组织培训和继续教育，不断提高专业队伍的业务技能和水平。在调查研究基础上，制订工作计划和防治措施，做到群众保健与临床保健相结合，防与治相结合；同时开展广泛的社会宣传和健康教育，提高群众的自我保健意识；同时健全有关法律和法规，保障妇女和儿童的合法权利，加强管理和监督。

第二节　妇女保健工作的任务

- 针对妇女一生各期的生理特点采取不同的保健措施。
- 定期进行妇女常见病和恶性肿瘤普查普治，做到早发现、早诊断、早治疗。做好计划生育技术指导，避免非意愿妊娠。
- 做好妇女劳动保护，确保女职工在劳动工作中的安全与健康。
- 注重妇女心理卫生，做好女性心理保健。

妇女保健工作的任务包括妇女各期保健，妇女常见病和恶性肿瘤的普查普治，计划生育技术指导，妇女劳动保护，女性心理保健，社区妇女保健，健康教育与健康促进等。

（一）妇女各期保健

1. 青春期保健　青春期保健应重视健康与行为方面的问题，以加强一级预防为重点：①自我保健：加强健康教育，使青少年了解自己生理、心理上的特点，懂得自爱，学会保护自己，培养良好的个人生活习惯，合理安排生活和学习，有适当的运动与正常的娱乐，注意劳逸结合；②营养指导：注意营养成分的搭配，提供足够的热量，定时定量，三餐有度；③体育锻炼：对身体健康成长十分重要；④健康教育：青春期是形成良好行为习惯和心理健康的时期，如正确保护皮肤，防止痤疮，保护大脑，开发智力，远离烟酒；⑤性知识教育：通过性教育使少女了解基本性生理和性心理卫生知识，注意经期卫生，正确对待和处理性发育过程中的各种问题，以减少非意愿妊娠率，预防性传播疾病。二级预防包括小儿、妇科常见病的筛查和防治。通过学校保健等普及对青少年的体格检查，及早筛查出健康和行为问题；三级预防包括对青年女性疾病的治疗与康复。

2. 生育期保健　主要是维护生殖功能的正常，保证母婴安全，降低孕产妇死亡率和围产儿死亡率。应以加强一级预防为重点:普及孕产期保健和计划生育技术指导;二级预防:使妇女在生育期因孕育或节育导致的各种疾病,能做到早发现、早防治,提高防治质量;三级预防:提高对高危孕产妇的处理水平,降低孕产妇死亡率和围产儿死亡率。

我国提供孕前保健的检查措施有结婚前和受孕前两个时间窗。婚前检查为即将婚配的男女双方在结婚登记前所提供的保健服务,包括婚前医学检查、婚前卫生指导和婚前卫生咨询。婚前医学检查是通过医学检查手段发现有影响结婚和生育的疾病,给予及时治疗,并提出有利于健康和出生子代素质的医学意见。一是"暂缓结婚",如精神病在发病期间,指定传染病在传染期期间,重要脏器疾病伴功能不全,患有生殖器发育障碍或畸形;二是"不宜结婚",双方为直系血亲或三代以内旁系血亲;三是"不宜生育",严重遗传性疾病患者。

3. 围产期保健(perinatal health care)　指一次妊娠从妊娠前、妊娠期、分娩期、产褥期、哺乳期为孕产妇和胎儿及新生儿的健康所进行的一系列保健措施,从而保障母婴安全,降低孕产妇死亡率和围产儿死亡率。

(1)孕前保健:选择最佳的受孕时机,有计划妊娠,以减少许多危险因素和高危妊娠。在国家取消强制性婚前检查后,提倡计划妊娠,建议在受孕前 3~6 个月进行孕前健康检查,目的是在受孕前进入最佳的健康状态,包括进行生殖相关的健康保健,包括健康教育、健康促进、健康检查和健康咨询。孕前仔细评估既往慢性疾病史,家族和遗传病史,积极治疗对妊娠有影响的疾病,如病毒性肝炎、心脏病等,选择适宜时间受孕,告知两次妊娠间隔时间最好在 2~5 年,不宜妊娠者应及时告知。妊娠前健康的心理和社会环境也很重要,戒烟酒,避免接触有毒物质和放射线。孕前 3 个月补充叶酸或含叶酸的复合维生素可明显降低胎儿神经管畸形、先天性心脏病等风险,若前次有不良孕产史者,此次受孕应向医师咨询,作好孕前准备,以减少高危妊娠和高危儿的发生。

(2)妊娠早期保健:妊娠早期是胚胎、胎儿分化发育阶段,易受外界因素及孕妇疾病的影响,导致胎儿畸形或发生流产,应注意防病致畸。早孕期保健主要有以下目的:①尽早确定妊娠和妊娠胎数,排除异位妊娠,根据孕早期胚胎发育确定准确的孕龄,对于多胎妊娠确定绒毛膜性。②预防出生缺陷。妊娠早期是胚胎器官形成的关键时期。评估孕前保健情况,避免接触有害化学制剂和放射线,避免密切接触某些宠物,避免病毒感染等有害物质。③做好预防流产相关知识宣教,指导妊娠早期营养和生活方式,保证充足睡眠,适当活动,避免高强度工作、高噪音环境和家庭暴力,避免精神受刺激,保持心理健康,解除精神压力,预防孕期及产后心理问题的发生。④进行高危妊娠初筛,了解有无不良孕产史、家族成员有无遗传病史;了解有无慢性高血压、心脏病、糖尿病、系统性红斑狼疮等慢性病史,对于不宜继续妊娠者应告知并及时终止妊娠;高危妊娠继续妊娠者,严密观察,严格执行转诊制度。⑤出生缺陷的妊娠早期筛查,在妊娠 10~14 周可以进行早孕期唐氏综合征血清学筛查和胎儿严重畸形的早孕期筛查(如无脑儿、严重心脏病、胎儿严重水肿等)。无创产前检测(NIPT)技术在妊娠 12~22^{+6}周之间进行。

(3)妊娠中期保健:妊娠中期是胎儿生长发育较快的阶段。胎盘已形成,不易发生流产,妊娠晚期并发症尚未出现。在此阶段,需要进行下列的保健:①出生缺陷的筛查,中孕期唐氏综合征血清学筛查、无创产前检测技术(NIPT)、胎儿结构异常的超声筛查等方法筛查出生缺陷。②妊娠并发症的筛查,妊娠期糖尿病、早产、前置胎盘等妊娠常见的并发症均可以在此阶段进行。③胎儿生长监测和评估,早期发现胎儿生长受限。④加强营养,补充铁、钙等矿物质;改变生活习惯,监测胎动、宫缩。⑤孕产妇心理评估,做好母亲的角色定位,早期发现孕产妇抑郁症,并及时处理。

(4)妊娠晚期保健:妊娠晚期胎儿生长发育最快,体重明显增加。加强妊娠晚期营养及生活方式、孕妇自我监护、分娩及产褥期相关知识、母乳喂养、新生儿筛查及预防接种等宣教。定期行产前检查,监测胎儿生长发育的各项指标,防治妊娠并发症(妊娠期高血压疾病、妊娠期肝内胆汁淤积症、胎膜早破、早产、产前出血等),及早发现且及时纠正胎儿宫内缺氧,作好分娩前的心理准备,选择对母儿合适的分娩方式。指导孕妇作好乳房准备,提供母乳喂养等方面的知识,有利于产后哺乳。

（5）分娩期保健：分娩期是整个妊娠安全的关键，提倡住院分娩，高危孕妇应提前入院。近年我国卫生行政部门针对分娩期保健提出"五防、一加强"，内容是：防产后出血（及时纠正宫缩乏力，及时娩出胎盘，注意产后2小时的出血量），防产褥期感染（严格执行无菌操作规程，院外未消毒分娩者应用破伤风抗毒素注射防新生儿破伤风，防产妇产褥期感染），防产程停滞（注意胎儿大小、产道情况、产妇精神状态，密切观察宫缩，定时了解宫颈扩张和胎先露部下降情况），防产道损伤（尽量减少不必要干预及不适当操作或暴力，提高接产质量），防新生儿窒息（及时处理胎儿窘迫，接产时作好新生儿抢救准备）；"一加强"是加强产时监护和产程处理。

（6）产褥期保健：产褥期保健均在初级保健单位进行，产后访视应在产后一周内、产后14日、产后28日进行（详见第十五章第一节"正常产褥"）。

（7）哺乳期保健：哺乳期是指产后产妇用自己乳汁喂养婴儿的时期，通常为1年。为保护母婴健康，降低婴幼儿死亡率，保护、促进和支持母乳喂养是哺乳期保健的中心任务（详见第十五章第二节"母乳喂养"）。我国目前三级医疗保健网较健全，将出院的母亲转给街道妇幼保健组织，对母婴进行家庭访视。许多药物能通过乳汁进入婴儿体内，哺乳产妇用药需慎重。哺乳期最好采用工具避孕（详见第三十一章第一节"避孕"）。

4. 围绝经期保健　妇女在40岁左右开始进入围绝经期，随着生活条件的改善，绝经相关的生理变化可以延缓到50岁以后。有部分妇女在此期前后出现因性激素减少所引发的一系列躯体和精神心理症状。围绝经期保健内容有：①合理安排生活，重视蛋白质、维生素及微量元素的摄入，保持心情舒畅，注意锻炼身体；②保持外阴部清洁，预防萎缩的生殖器发生感染；防治绝经过渡期月经失调，重视绝经后阴道流血；③体内支持组织及韧带松弛，容易发生子宫脱垂及压力性尿失禁，应行肛提肌锻炼，加强盆底组织的支持力；④此期是妇科肿瘤的好发年龄，应每年定期体检；⑤在医师指导下，采用激素补充治疗、补充钙剂等方法防治绝经综合征、骨质疏松、心血管疾病等发生；⑥虽然此期生育能力下降，仍应避孕至月经停止12个月以后。

5. 老年期保健　国际老年学会规定65岁以上为老年期。老年期是一生中生理和心理上一个重大转折点，由于生理方面的明显变化所带来心理及生活的巨大变化，使处于老年期的妇女较易患各种身心疾病：萎缩性阴道炎、子宫脱垂和膀胱膨出、直肠膨出、妇科肿瘤、脂代谢混乱、认知功能障碍等。应定期体格检查，加强身体锻炼，合理应用激素类药物，以利于健康长寿。

（二）定期进行妇女常见疾病和恶性肿瘤的普查普治

建立健全妇女疾病及防癌保健网，定期进行妇女疾病及恶性肿瘤的普查普治工作。普查内容包括妇科检查（外阴、阴道、宫颈、双合诊、三合诊）、阴道分泌物检查、宫颈细胞学检查和（或）HPV检测、超声检查，筛查妇科恶性肿瘤和乳腺癌。倡导接种HPV疫苗，预防宫颈癌。当普查发现异常时，应进一步检查确诊，以做到早发现、早诊断、早治疗，以降低发病率，提高治愈率。

（三）做好计划生育技术指导

开展计划生育技术咨询，普及节育科学知识，以妇女为中心，大力推广以避孕为主的综合节育措施。人工流产只能作为避孕失败后的最后补救手段，不应作为避孕措施。指导育龄夫妇选择安全有效的节育方法，降低非意愿妊娠，预防性病的传播。保证和提高节育手术质量，减少和防止手术并发症的发生，确保手术者安全与健康。

（四）做好妇女劳动保护

采用法律手段，贯彻预防为主的方针，确保女职工在劳动工作中的安全与健康。目前我国已建立较为完善的妇女劳动保护和保健的法律，有关规定如下：

1. 妊娠7个月以上的女职工　用人单位不得延长劳动时间或者安排夜班劳动，并应当在劳动时间内安排一定的休息时间。妊娠女职工在劳动时间内进行产前检查，所需时间计入劳动时间。不得在女职工妊娠期、分娩期、哺乳期降低其基本工资或解除劳动合同；对有两次以上自然流产史，现又无子女的女职工，应暂时调离有可能导致流产的工作岗位。

2. **围产期女职工**　顺产假为 98 日,其中产前休息 15 日,难产增加产假 15 日。生育多胞胎的,每多生育 1 个婴儿,增加产假 15 日。女职工妊娠未满 4 个月流产的,享受 15 日产假;妊娠满 4 个月流产的,享受 42 日产假。

3. **哺乳期**　调近不调远,哺乳时间为 1 年,不得安排夜班及加班。用人单位应当在每日的劳动时间内为哺乳期女职工安排 1 小时哺乳时间;女职工生育多胞胎的,每多哺乳 1 个婴儿每日多增加 1 小时哺乳时间。

（五）女性心理保健

健康的心理对妇女的身心健康有不可忽视的意义,尤其对女性度过一生中几个特定的时期更重要。

1. **月经期心理卫生**　月经初潮来临,身心发生的巨大变化会造成少女困惑、焦虑和烦躁,这需要对少女进行适当的性教育。月经周期中激素水平变化可能和相应的情绪变化有关,在经前期雌激素水平低时,情绪常消极;经期前后的乏力、烦躁不安、嗜睡、少动为常见的心理行为症状,需适当运动加以放松。相反,生活方式改变、环境变迁、工作紧张等引起的情绪障碍,也可导致月经周期混乱和闭经。

2. **妊娠期和分娩期心理卫生**　妊娠期的心理状态分为 3 个时期:较难耐受期、适应期和过度负荷期。孕妇最常见心理问题为焦虑或抑郁状态:对妊娠、分娩、胎儿和产后等方面的关心或担心。这时的心理卫生保健重点是充分休息,进行心理咨询和心理疏导。分娩期常见的心理问题是不适应心理（对于环境陌生和对分娩的紧张）、焦虑紧张心理（担心新生儿有缺陷、分娩不顺利,会影响宫缩而难产）、恐惧心理（会加剧分娩的疼痛,大量消耗体力和精力,导致宫缩乏力、产程延长）、依赖心理。因此,在分娩过程中,医护人员要耐心安慰孕妇,提倡开展家庭式产房,有丈夫或家人陪伴,以消除产妇的焦虑和恐惧。

3. **产褥期心理卫生**　产妇在产后两周内特别敏感,情绪不稳定,具有易受暗示和依赖性强等特点。常见的心理问题是焦虑和产后抑郁,而心理因素可直接兴奋或抑制大脑皮质,刺激或抑制催乳素及缩宫素释放,影响母乳喂养。产褥期的心理保健要依靠家人和社区妇幼保健人员及时了解产妇的心理需要和心理问题,鼓励进行母乳喂养和产后锻炼,并进行心理疏导。

4. **辅助生殖技术相关的心理卫生**　人工授精解决男性不育问题,其中使用供体的精子前需经已婚夫妻双方同意,要求他们签署知情同意书。孩子出生后,应保护妇女和孩子的利益,不得歧视她们。体外受精解决妇女因输卵管堵塞而引起的不育问题,体外受精的成功率目前仍较低,可能导致多胎妊娠,导致孕妇的病患率和死亡率增加,而且这些妇女还承受着为丈夫"传宗接代"的心理压力,所以要密切观察她们的身心健康。

5. **围绝经期及老年期心理卫生**　围绝经期及老年期妇女体内雌激素水平显著降低,引起神经体液调节紊乱,导致绝经前后的心理障碍。主要是抑郁、焦虑及情绪不稳定、身心疲劳、孤独、个性行为改变,随着机体逐步适应,内分泌环境重新建立平衡,这些心理反应也会逐渐消失。必要时加强心理咨询、健康教育和激素替代治疗,并鼓励从事力所能及的工作,增加社会文体活动。

6. **与妇科手术有关的心理问题**

（1）行子宫、卵巢切除手术的心理问题:由于受术者对卵巢、子宫的功能认识不足,当因病需行子宫和（或）卵巢切除时容易产生许多顾虑,担心自己女性形象受损,自我完整感丧失,担心会影响夫妻性生活等,患者会表现出情绪低落、苦闷、抑郁。对子宫、卵巢切除的患者应重视术前心理咨询,医师应向患者说明手术的必要性及方法,告知术后不会影响夫妻性生活,也不会改变妇女形象,可定期补充适当的性激素类药物,还要做好患者丈夫和家属的工作,多方面减少患者的压力和精神负担。

（2）行输卵管结扎术的心理问题:绝育手术输卵管结扎术并不影响卵巢功能和夫妻间的性生活。但行绝育手术的女性多为健康个体,对手术容易产生恐惧、疼痛、怕出现手术后遗症的心理。因此,术前应仔细检查受术者有无神经衰弱、癔症等心理疾病,并告知手术原理,缓解其不良心理反应。

第三节　妇女保健统计指标、孕产妇死亡与危重症评审制度

- 妇女保健统计指标包括妇女常见病筛查、孕产期保健、人口和计划生育三大类。
- 孕产妇死亡及危重症评审制度主要包括对病例系统分析,及时发现问题,提出针对性的干预措施,降低孕产妇死亡率。

规范妇女保健统计、落实孕产妇死亡和危重症评审制度对提高妇女保健工作水平有重要意义。

一、妇女保健统计指标

妇女保健统计可以客观反映妇幼保健工作的水平,评价工作的质量和效果,并为制订妇幼保健工作计划、指导工作开展和科研提供科学依据。

（一）妇女常见病筛查的常用统计指标

1. 妇女常见病筛查率=该年该地区妇女常见病实查人数/某年某地区妇女常见病应查人数×100%

2. 妇女常见病患病率=该年该地区妇女常见病患病总人数/某年某地区妇女常见病实查人数×10万/10万

3. 妇女病治愈率=治愈例数/患妇女病总例数×100%

（二）孕产期保健指标

1. 孕产期保健工作指标

（1）早孕建册率=辖区内孕13周之前建册并进行第一次产前检查的产妇人数/该地该时间段内活产数总数×100%

（2）产前检查率=期内产妇产前检查总人数/期内活产总数×100%

（3）产后访视率=期内接受产后访视的产妇数/期内活产总数×100%

（4）住院分娩数=期内住院分娩活产数/期内活产总数×100%

2. 孕产期保健质量指标

（1）高危孕产妇比例=期内高危孕产妇数/期内孕产妇总数×100%

（2）剖宫产率=期内剖宫产活产数/期内活产总数×100%

（3）产后出血率=期内发生产后出血的产妇人数/期内产妇总数×100%

（4）产褥感染率=期内产褥感染产妇人数/期内产妇总数×100%

（5）会阴侧切率=期内会阴侧切产妇人数/期内阴道分娩产妇总数×100%

3. 孕产期保健效果指标

（1）围产儿死亡率=（孕28周以上死胎死产数+生后7日内新生儿死亡数）/（孕28足周以上死胎死产数+活产数）×1000‰

（2）孕产妇死亡率=年内孕产妇死亡数/年内活产总数×10万/10万

（3）新生儿死亡率=期内生后28日内新生儿死亡数/期内活产数×1000‰

（4）早期新生儿死亡率=期内生后7日内新生儿死亡数/期内活产数×1000‰

（三）人口和计划生育统计指标

1. 人口出生率=某年出生人数/该年平均人口数×1000‰

2. 人口死亡率=某年死亡人数/该年平均人口数×1000‰

3. 人口自然增长率=年内人口自然增长数/同年平均人口数×1000‰

4. 出生人口性别比=出生男婴数/出生女婴数×100

5. 出生人流比=期内人工流产总例数/同期活产总数

6. 计划生育手术并发症发生率=期内该项计划生育手术并发症发生例数/同期某项计划生育手术总例数×100%

二、孕产妇死亡评审制度及孕产妇危重症评审制度

孕产妇死亡指在妊娠期或妊娠终止后42日之内妇女的死亡,但不包括意外或偶然因素所致的死亡。我国孕产妇死亡评审(maternal death review)制度是各级妇幼保健机构在相应卫生计生行政部门领导下,成立各级孕产妇死亡评审专家组,通过对病例进行系统回顾和分析,及时发现在孕产妇死亡过程中各个环节存在的问题,有针对性地提出干预措施,以提高孕产妇系统管理和产科质量、降低孕产妇死亡率。

孕产妇危重症(maternal near-miss)是指在妊娠至产后42日内,孕产妇因患疾病濒临死亡经抢救后存活下来者。国际资料显示鉴别孕产妇危重症的标准主要有3种:①基于某种特殊的严重疾病的临床标准如子痫、重度子痫前期、肺水肿等;②基于干预措施应用的标准如进入ICU治疗、需要立即切除子宫、需要输血等;③基于器官功能障碍或衰竭的标准如心功能不全、肾衰竭等。

孕产妇死亡评审制度及孕产妇危重症评审制度本着"保密、少数服从多数、相关科室参与、回避"等原则,及时发现死亡孕产妇或幸存者诊治过程中保健、医疗、管理诸环节中存在的问题,提出改进意见或干预措施,以达到改进产科服务质量,更有效减少孕产妇死亡病例和孕产妇危急重症的发生。

（李笑天）

第三十四章　妇产科常用特殊检查

妇产科疾病的诊断除需要了解病史和进行体格检查外,还涉及各种特殊检查,包括实验室检查、病理学检查及影像学检查。

第一节　产前筛查和产前诊断常用的检查方法

一、产前筛查常用的方法

(一)血清生化筛查

1. **基本原理**　是通过生物化学方法检测母体血清中多种生化筛查指标的浓度,并结合孕妇的年龄、体重、孕周等,预测胎儿患 21-三体、13-三体、18-三体综合征、神经管缺陷的风险。根据筛查孕周分为早孕期和中孕期血清生化筛查。早孕期血清生化筛查指标有两项,即妊娠相关血浆蛋白-A(pregnancy associated plasma protein-A,PAPP-A)、β-人绒毛膜促性腺激素(beta human chorionic gonadotropin,β-hCG)。在正常情况下,母体血清中的游离 β-hCG 水平会随孕周下降,PAPP-A 水平则上升。在 21-三体综合征中,游离 β-hCG 水平比正常妊娠高,PAPP-A 水平则较低。游离 β-hCG 水平越高、PAPP-A 越低,则 21-三体的风险越高。中孕期血清生化筛查指标主要包括甲胎蛋白(AFP)、β-人绒毛膜促性腺激素(β-hCG)、游离雌三醇(uE$_3$)和抑制素 A(inhibin A)。与正常妊娠比较,唐氏综合征胎儿的母亲血清中 β-hCG 和抑制素 A 水平升高,AFP 和 uE$_3$ 下降,通过设置相应的截断值,并把孕周、孕妇的体重、糖尿病、胎儿个数、种族等多因素纳入考虑后计算胎儿 21-三体的风险值。胎儿神经管缺陷的筛查原理是基于神经管缺陷胎儿的母体血清和羊水中,甲胎蛋白(AFP)水平大部分会异常升高,通过分析 AFP 水平,可预测胎儿患神经管缺陷风险。

2. **技术特点**　血清生化筛查不会增加胎儿的丢失率,具有无创性,且筛查费用不高,可以对胎儿神经管缺陷进行筛查。

3. **检查时机**　早孕期血清生化筛查在孕 11 ~ 13^{+6} 周进行。中孕期血清生化筛查在孕 15 ~ 20 周进行。

4. **注意事项**　①血清生化筛查是产前筛查方法,而非产前诊断方法,不能取代传统的产前诊断方法。不能仅依据筛查结果做出终止妊娠的临床决定。②不建议单独使用妊娠中期生化血清学方法对双胎妊娠进行唐氏综合征的筛查。③通过血清 AFP 可以筛查神经管缺陷,尤其是开放性神经管缺陷。另外,影响孕妇血清 AFP 水平的因素包括孕龄、孕妇体重、种族、糖尿病、死胎、多胎、胎儿畸形、胎盘疾病等,当筛查出现阳性结果需全面综合考虑上述的因素。

(二)无创产前筛查(noninvasive prenatal test,NIPT)

1. **基本原理**　无创产前筛查也称为无创产前 DNA 检测。其检测原理是基于母体血浆中含有胎儿游离 DNA,通过采集孕妇外周血,利用新一代高通量测序技术对母体外周血浆中的游离 DNA 片段(包括胎儿游离 DNA)进行测序,并进行生物信息学分析,得出胎儿患 21-三体、18-三体、13-三体综合征的风险率,从而预测胎儿患这三种综合征的风险。

2. **技术特点**　无创产前筛查的优势在于其无创性,不会增加胎儿的丢失率,且相对血清生化筛查,敏感性和特异性高,对于单胎 21-三体综合征的检出率高达 99% 以上,且假阳性率低。

3. **检查时机**　孕 10 周起即可 NIPT 检测,最佳孕周为 12 ~ 22^{+6} 周。

4. 注意事项 ①NIPT是产前筛查方法,而非产前诊断方法,不能取代传统的产前诊断方法。对于检测结果高风险者,需提供遗传咨询及入侵性产前诊断方法以明确诊断,而不能仅依据NIPT的结果做出终止妊娠的临床决定。②NIPT检测的孕妇血液中的胎儿游离DNA并不是来自胎儿本身,而是来自于胎盘,存在一定的假阳性,其原因包括胎盘嵌合体,双胎之一消失和母体肿瘤等。③对于双卵双胎,NIPT检测只能筛查整体风险,却无法明确具体哪一胎风险高,需进一步入侵性产前诊断明确诊断。④以下情况不建议NIPT:染色体异常胎儿分娩史,夫妇一方有明确染色体异常的孕妇;孕妇1年内接受过异体输血、移植手术、细胞治疗或接受过免疫治疗等对高通量基因测序产前筛查与诊断结果将造成干扰的;胎儿影像学检查怀疑胎儿有微缺失微重复综合征或其他染色体异常可能的;各种基因病的高风险人群。

(三)产前筛查超声

由于超声对胎儿的安全性,产前超声检查是目前筛查胎儿结构异常的主要方法。我国产前超声分为早孕期超声检查和中晚孕期超声检查,早孕期超声检查又分为早孕期普通超声检查和孕11～13^{+6}周NT超声检查,以往胎儿结构的产前超声筛查需要到孕20～24周,而随着仪器和技术的提高,对于有经验的产前诊断超声医师,胎儿结构的产前超声筛查已可以推前至早孕期NT检查时期,尤其是经阴道超声检查,可显著提高胎儿结构图像分辨率,对发现早孕期胎儿结构异常有很大帮助。可发现如无脑儿、严重脑膨出、严重开放性脊柱裂、严重胸腹壁缺损伴内脏外翻、单腔心、巨膀胱、脐膨出等胎儿结构异常,让孕妇在孕早期做出选择,降低中期引产对母体的伤害。目前中晚孕期超声检查采取分级检查,分为Ⅰ、Ⅱ、Ⅲ、Ⅳ级产前超声检查,Ⅰ级产前超声检查为一般产前超声检查,主要进行胎儿主要生长参数的检查,不进行胎儿解剖结构的检查,不进行胎儿异常的筛查。Ⅱ级产前超声检查是常规产前超声检查,按原卫生部《产前诊断技术管理办法》规定,初步筛查六大类畸形:无脑儿、严重脑膨出、严重开放性脊柱裂、严重胸腹壁缺损伴内脏外翻、单腔心、致死性软骨发育不良。Ⅲ级产前超声检查为系统产前超声检查,通过对胎儿解剖结构的详细检查,提高胎儿异常检出率。以上是根据不同医院级别、不同医师水平、不同检查孕周而选择不同胎儿产前超声筛查级别,属于产前超声筛查,而Ⅳ级产前超声检查即针对性产前超声检查属于产前超声诊断。需要强调,产前超声筛查有其局限性,不能检出所有胎儿结构异常,亦不能检测胎儿智力和评价胎儿生理功能。不同胎儿结构异常,检出率也不同,有一定的漏诊率,且有些胎儿异常是一个动态形成的过程,随着孕周增加才逐渐表现出来。

二、产前诊断常用的方法

目前,胎儿疾病的产前诊断主要针对胎儿结构和胎儿遗传两方面,胎儿结构异常的产前诊断方法主要通过影像学技术,包括超声和磁共振成像;遗传疾病的产前诊断方法主要包括胎儿组织的取样技术及实验室诊断技术。

(一)胎儿结构异常的常用产前诊断方法

1. 产前诊断超声 产前超声诊断是指针对产前超声筛查发现的胎儿异常进行有系统的,有针对性的检查,并提供影像学的诊断。我国Ⅳ级产前超声检查即属于产前超声诊断范畴,如针对性胎儿心脏超声、颅脑超声、泌尿生殖系统超声、骨骼系统超声等,产前诊断超声对超声医师的思维和技术要求较高,且涉及胎儿预后评估及临床下一步处理,需要超声医师与胎儿医学专家、遗传学家、相关领域儿科专家配合,对胎儿异常做出全面、正确的评估。需强调,产前超声诊断有其局限性,针对不同疾病,有不同误诊率,超声诊断不能等同于临床诊断,更不能替代病理诊断。

2. 磁共振成像 随着磁共振技术的发展,因其具有较高软组织对比性、高分辨率、多方位成像能力和成像视野大等优点,使磁共振技术成为产前诊断胎儿结构异常的有效补充手段。目前,磁共振不作为常规筛查方法,只在超声检查发现异常,但不能明确诊断的胎儿,或者通过磁共振检查以发现是否存在其他结构异常。对于羊水过少、孕妇肠道气体过多或过于肥胖者,超声检查显示胎儿解剖结构较差,应用磁共振检查较理想。磁共振检查没有电离辐射,安全性较高,目前尚未发现有磁场对胎儿造成危害的报道。为进一步确保胎儿安全,对妊娠3个月以内的胎儿不做磁共振检查。

(二) 胎儿遗传疾病的常用产前诊断方法

遗传疾病的产前诊断技术是避免遗传病患者出生的重要环节,主要包括胎儿组织的取样技术及实验室技术。

1. 取样技术　取样技术根据取样途径包括有创和无创的取样技术,有创取样技术包括羊膜腔穿刺术、绒毛穿刺取样、经皮脐血穿刺取样等,无创取样技术指通过孕妇外周血获取胎儿 DNA、RNA 或胎儿细胞进行产前诊断及种植前的产前诊断。

(1) 羊膜腔穿刺术(amniocentesis):超声介导下的羊膜腔穿刺术是目前应用最广泛、相对安全的介入性的产前诊断技术。

适应证:需抽取羊水,获得其中的胎儿细胞或胎儿 DNA 进行遗传学检查。

禁忌证:①孕妇有流产征兆;②孕妇有感染征象;③孕妇凝血功能异常。

手术时机:羊膜腔穿刺术一般在孕16周后进行,孕16周前进行羊膜腔穿刺术可增加流产、羊水渗漏、胎儿畸形等风险。

术前准备:①术前复核手术指征,向孕妇及家属告知手术目的及风险,签署手术知情告知书。②完善术前检查,如监测孕妇生命体征,检查血常规、凝血功能,检查胎心等。

手术方法:孕妇排空膀胱后取仰卧位,腹部皮肤常规消毒铺巾,实时超声评估胎儿宫腔内方位及胎盘位置,确定穿刺路径,在持续超声引导下,使用带有针芯的穿刺针经皮穿刺进入羊膜腔,注意避开胎儿、胎盘和脐带。拔出针芯,用5ml针筒抽吸初始羊水2ml,弃之,以避免母体细胞污染标本。换针筒抽取所需羊水,用于实验室检查。术后观察胎心变化,注意腹痛及阴道流血。

手术并发症:羊膜腔穿刺术相对少见,包括胎儿丢失、胎儿损伤、出血、绒毛膜羊膜炎、羊水泄漏等,其中胎儿丢失风险约为0.5%左右,阴道见红或羊水泄漏发生率约为1%~2%,绒毛膜羊膜炎的发生率低于0.1%。

注意事项:①严格无菌操作,以防感染;②不要在宫缩时穿刺,警惕羊水栓塞发生,注意孕妇生命体征变化,有无咳嗽、呼吸困难、发绀等异常;③尽可能一次成功,避免多次操作,最多不超过3次;④注意避开肠管和膀胱;⑤Rh-阴性孕妇羊水穿刺术后需要注射 Rh 免疫球蛋白。

(2) 绒毛穿刺取样(chorionic villus sampling,CVS):在超声介导下 CVS 是孕早期产前诊断的主要取材方法,较羊膜腔穿刺术,其优势在于能在孕早期对胎儿进行遗传学诊断,帮助决定是否终止妊娠,减少大孕周引产对母体的伤害。

适应证:需抽取绒毛组织进行遗传学检查者。

禁忌证:①孕妇有流产征兆;②孕妇有感染征象;③孕妇凝血功能异常。

手术时机:CVS 通常在妊娠10周后进行。孕10周前进行 CVS 可增加流产、胎儿畸形等风险。

术前准备:①术前复核手术指征,向孕妇及家属告知手术目的及风险,签署手术知情告知书;②完善术前检查,如监测孕妇生命体征,检查血常规、凝血功能,检查胎心等。

手术方法:CVS 分为经腹和经宫颈两种穿刺路径,具体路径选择主要根据胎盘位置和术者经验决定。经腹 CVS 前,孕妇排空膀胱后取仰卧位,腹部皮肤常规消毒铺巾,实时超声评估胎儿宫腔内方位及胎盘位置,确定穿刺路径,局麻穿刺部位皮肤,在持续超声引导下,使用带有针芯的穿刺针经皮穿刺进入胎盘内,拔出针芯,用针筒保持负压来回抽吸绒毛至足够量,用于实验室检查。术后观察胎心变化,注意腹痛及阴道流血。

手术并发症:CVS 手术相关并发症很少见,包括胎儿丢失、出血、绒毛膜羊膜炎等。由经验丰富的医师进行经腹 CVS,胎儿丢失率与孕中期羊膜腔穿刺术相近。

注意事项:①严格无菌操作,以防感染;②注意避开肠管和膀胱;③尽可能一次成功,避免多次操作,最多不超过 3 次;④CVS 取材的病例中大约 1% 会因为胎盘细胞局限性嵌合现象(confined placental mosaicism,CPM),出现遗传学检测结果的不确定,需进一步行羊水的检查;⑤Rh 阴性孕妇羊水穿刺术后需要注射 Rh 免疫球蛋白。

(3)经皮脐血穿刺取样(percutaneous umbilical cord blood sampling,PUBS):又称脐带穿刺术(cordocentesis),在超声介导下 PUBS 是产前诊断取样技术之一,较羊膜腔穿刺及绒毛取样技术,脐带穿刺术风险相对较高,需要仔细权衡该技术应用的风险及收益后再行决定是否实施。

适应证:需抽取脐血进行遗传学检查者。

禁忌证:①孕妇有流产征兆;②孕妇有感染征象;③孕妇凝血功能异常。

手术时机:PUBS 一般在妊娠 18 周后进行。孕 18 周前进行 PUBS 可增加胎死宫内风险。

术前准备:①术前复核手术指征,向孕妇及家属告知手术目的及风险,签署手术知情告知书;②完善术前检查,如监测孕妇生命体征,检查血常规、凝血功能,检查胎心等。

手术方法:孕妇排空膀胱后取仰卧位,腹部皮肤常规消毒铺巾,实时超声评估胎儿宫腔内方位、胎盘、脐带位置,确定穿刺路径,局麻穿刺部位皮肤,在持续超声引导下,使用带有针芯的穿刺针经皮穿刺进入脐静脉内,拔出针芯,用针筒抽吸脐静脉血至足够量,用于实验室检查。术后观察胎心变化,注意腹痛及阴道流血。

手术并发症:PUBS 手术相关并发症包括胎儿丢失、胎儿心动过缓、脐带穿刺点出血、脐带血肿、绒毛膜羊膜炎等。胎儿丢失率大约为 1% ~ 2%,如果合并有胎儿畸形、胎儿宫内生长受限、胎儿水肿等,胎儿丢失率将更高。

注意事项:①严格无菌操作,以防感染;②不要在宫缩时穿刺,警惕羊水栓塞发生,注意孕妇生命体征变化,有无咳嗽、呼吸困难、发绀等异常;③尽可能一次成功,避免多次操作,最多不超过 3 次;④注意胎心变化,如胎儿心动过缓,应立即停止手术,必要时紧急宫内复苏;⑤Rh 阴性孕妇羊水穿刺术后需要注射 Rh 免疫球蛋白。

(4)胎儿组织活检(fetal tissue biopsy):胎儿镜可以直接观察胎儿体表、五官等方面有无异常,可以取胎儿皮肤进行活检,但技术要求较高,并发症较多,随着无创的超声检查技术和分子遗传学技术的发展,单纯以诊断为目的的胎儿镜目前已不作为常规操作,主要用于某些胎儿疾病如双胎输血综合征、羊膜索带综合征等的宫内治疗。

(5)胚胎植入前遗传学诊断(preimplantation genetic diagnosis,PGD):对于某些遗传性疾病,可以采用体外受精的方法,在胚胎植入前进行遗传学诊断,以达到减少人工流产率和预防遗传病的目的。由于 PGD 仅取早期胚胎的一个或部分细胞用于检测,并不能完全代表整个胚胎,所以建议产前 CVS 或羊膜腔穿刺术明确诊断。

2. **实验室技术** 实验室技术是指对各种来源的胎儿组织进行遗传学检查,包括细胞遗传学技术、生化遗传学技术、分子遗传学技术等,如传统染色体核型分析、荧光原位杂交技术(FISH)、荧光定量 PCR、染色体微阵列技术(CMA)、DNA 测序技术等。

(1)传统染色体核型分析(karyotype analysis):确诊染色体疾病的"金标准"。通过分析培养的胎儿细胞的染色体核型,可发现染色体数目异常及大于 5 ~ 10MB 的结构异常。主要缺点是细胞培养耗时长,需要大量人力,要 2 周甚至 1 个月才能得到结果,且相较其他分子细胞遗传学技术分辨率低,有一些染色体病难以发现或确诊,如微缺失、微重复综合征、标志染色体等。

(2)染色体微阵列分析(chromosomal microarray analysis,CMA):又称为"分子核型分析",能在全基因组水平进行扫查,可检测染色体不平衡的拷贝数变异(copy number variant,CNV),尤其是对于染色体的微缺失、微重复等优势明显,但 CMA 不能区分平衡易位与正常核型,也不能检出低比例的嵌合体。目前应用于产前诊断中的主要难点是对临床意义不明确变异(variant of uncertain significance, VOUS)的解读及缺乏相关的制度及规范。

(3)荧光原位杂交技术(fluorescence in situ hybridization,FISH)和荧光定量 PCR(QF-PCR):主要

用来检测 13、18、21、X 和 Y 等染色体数目异常。可以在 1～2 日内诊断常见的染色体数目异常,方法包括使用染色体特异性 DNA 探针的 FISH 和使用染色体特异性短重复序列标记物的 QF-PCR,统称为快速染色体异常检测技术(rapid aneuploidy detection,RAD)。与核型分析不同,这些技术只用于特定染色体异常的快速检出,是核型分析技术的补充。

(4) DNA 测序技术:从第一代 DNA 测序技术 Sanger 法发展至今,DNA 测序技术已取得快速发展,由第一代测序技术到第二代测序技术,甚至第三代测序技术。第一代测序技术主要特点是准确性高,但测序成本高,通量低,影响其大规模应用。第二代测序技术又称高通量测序技术,大幅提高了测序速度,降低了测序成本,已广泛应用于科研和临床,在产前诊断中,目前测序技术主要应用于某些常见单基因疾病的筛查和诊断,如临床外显子,全外显子测序、全基因组测序等。

第二节　羊　水　检　查

羊水检查是采用多种实验室技术对羊水成分进行分析的一种产前检查方法。羊水中的胎儿细胞可用于细胞及分子遗传学的检测;羊水中的酶学分析可用于先天性遗传代谢病的筛查;羊水中病原体的检测有助于明确是否存在宫内感染。目前临床上常用于遗传病的产前诊断、宫内感染病原体的检测以及胎儿肺成熟度的判断。

【适应证】

1. 遗传病的产前诊断和遗传代谢病的产前筛查。

2. 宫内病原体感染的产前诊断。

3. 胎儿肺成熟度的判断。

【临床应用】

1. 遗传病的产前诊断和遗传代谢病的产前筛查

(1) 染色体疾病及基因组疾病:通过羊水细胞培养进行传统的染色体核型分析,可用于诊断染色体的数目异常和结构异常。目前国内外已把染色体微阵列分析(chromosomal microarray analysis,CMA)技术应用于临床,CMA 包括比较基因组杂交微阵列(array CGH)和单核苷酸多态微阵列(SNP array)。除了常规的染色体数目异常,还可以在全基因组范围内高分辨地检测出传统核型分析难以发现的染色体微缺失及微重复等微小结构变异。SNP array 芯片还可通过 SNP 分型检出基因组的杂合性丢失(loss of heterozygosity,LOH)与单亲二倍体(uniparental disomy,UPD)。荧光原位杂交技术和定量 PCR(quantitative polymerase chain reaction,qPCR)技术主要用于常见的染色体疾病与基因组疾病的靶向检测。

(2) 基因疾病:从羊水细胞提取胎儿 DNA,针对目标基因作直接或间接分析。随着人类基因组学研究的深入,越来越多的致病基因被发现,也积累了大量的基因型和表型相关联的证据。基因检测技术已成熟应用于遗传基因疾病的诊断,包括 Sanger 测序(Sanger sequencing)、多重连接依赖式探针扩增技术(MLPA)、定量 PCR 技术、DNA 印迹(southern blotting)、长片段 PCR 技术(long PCR)和高通量测序(next-generation sequencing,NGS)技术等,其中 Sanger 测序是目前基因突变检测的"金标准"。MLPA 适用于未知基因缺失与重复的高通量检测,除对基因缺失的定性检测外,还具有检测靶点拷贝数的相对定量能力,能对基因片段的杂合缺失及重复进行判断;高通量测序技术主要包括全基因组测序(whole genome sequencing,WGS)技术和靶向重测序(targeted resequencing)技术。靶向重测序技术分为全外显子测序技术、临床外显子测序(medical exome sequencing,MES)技术、靶向疾病基因包 panel 等。目前能进行产前诊断的基因病已达 3000 余种,常见的包括地中海贫血、苯丙酮尿症、甲型及乙型血友病、假肥大型进行性肌营养不良症(DMD)、遗传性脊肌萎缩症(SMA)及脆性 X 综合征等。

(3) 遗传代谢病的产前筛查:通过羊水酶学分析,可诊断因遗传基因突变引起的某种蛋白质或酶的异常或缺陷。目前已知蛋白质功能的遗传性代谢性疾病多由酶的活性丧失而引起。酶催化活性的丧失可以引起底物的累积、代谢产物的缺失等一系列生化反应。如测定氨基己糖酶 A 活力,可诊断类脂质蓄积引起的黑蒙性家族痴呆病;测定半乳糖-1-磷酸盐尿苷酰转移酶,可诊断半乳糖血症等。

2. 宫内感染的产前诊断 当怀疑孕妇有弓形虫、巨细胞病毒等感染时,可行羊水中病毒 DNA 或 RNA 的定量分析以帮助诊断是否存在胎儿宫内感染。羊水培养是诊断宫内细菌感染的可靠依据,羊水涂片革兰染色检查、葡萄糖水平测定、白细胞计数、白细胞介素-6 检测等可用于绒毛膜羊膜炎的产前诊断。

3. 胎儿肺成熟度检查 用于高危妊娠在引产前胎儿肺成熟度的评估,以帮助决定分娩时机。

(1)卵磷脂/鞘磷脂比值测定:胎儿肺泡 Ⅱ 型上皮细胞分泌的表面活性物质,能使胎肺表面张力减低,有助于预防新生儿呼吸窘迫综合征(neonatal respiratory distress syndrome,NRDS)的发生。肺泡表面活性物质的主要成分为磷脂,羊水 L/S 比值可用于判断胎肺的成熟度。L/S>2 提示胎儿肺成熟。

(2)磷脂酰甘油(phosphatidyl glycerol,PG)测定:占肺泡表面活性物质中总磷脂的 10%,其测定判断胎儿肺成熟度优于 L/S 比值法。妊娠 35 周后羊水中出现 PG,代表胎儿肺已成熟,以后继续增长至分娩。例如,糖尿病合并妊娠时,即使 L/S 比值>2,而未出现 PG,则提示胎儿肺仍不成熟。

(孙路明)

第三节　生殖道脱落细胞学检查

女性生殖道细胞通常指阴道、子宫颈管、子宫及输卵管的上皮细胞。临床上常通过检查生殖道脱落上皮细胞反映其生理及病理变化。生殖道脱落上皮细胞包括阴道上段、子宫颈阴道部、子宫、输卵管及腹腔的上皮细胞,其中以阴道上段、子宫颈阴道部的上皮细胞为主。阴道上皮细胞受卵巢激素的影响出现周期性变化,妊娠期亦有变化。因此,检查生殖道脱落细胞既可反映体内性激素水平,又可协助诊断生殖道不同部位的恶性肿瘤及观察其治疗效果,是一种简便、经济、实用的辅助诊断方法。但生殖道脱落细胞检查找到恶性细胞也只能作为初步筛选,不能定位,需要进一步检查才能确诊;而未找到恶性细胞,也不能完全排除恶性肿瘤可能,需结合其他检查综合考虑。

一、生殖道细胞学检查取材、制片及相关技术

(一)涂片种类及标本采集

采集标本前 24 小时内禁止性生活、阴道检查、阴道灌洗及用药,取标本的用具必须无菌干燥。

1. **阴道涂片** 主要目的是了解卵巢或胎盘功能。对已婚妇女,一般在阴道侧壁上 1/3 处轻轻刮取黏液及细胞作涂片,避免将深层细胞混入而影响诊断,薄而均匀地涂于玻片上,置 95% 乙醇中固定。对无性生活的妇女,阴道分泌物极少,可将消毒棉签先浸湿,然后伸入阴道在其侧壁上 1/3 处轻卷后取出棉签,在玻片上涂片并固定。

2. **子宫颈刮片** 是子宫颈癌筛查的重要方法。取材应在子宫颈外口鳞-柱状上皮交接处,以子宫颈外口为圆心,将木质铲形小刮板轻轻刮取一周,避免损伤组织引起出血而影响检查结果。若白带过多,应先用无菌干棉球轻轻擦净黏液,再刮取标本,然后均匀地涂布于玻片上。该法获取细胞数目不全面,制片也较粗劣,故多推荐涂片法。

3. **子宫颈刷片** 先将子宫颈表面分泌物拭净,将"细胞刷"置于子宫颈管内,达子宫颈外口上方 10mm 左右,在子宫颈管内旋转数圈后取出,旋转"细胞刷"将附着于小刷子上的标本均匀地涂布于玻片上或洗脱于保存液中。涂片液基细胞学(liquid-based cytology)特别是用薄层液基细胞学检查(thin-

prep cytologic test,TCT)所制备单层细胞涂片效果清晰,阅片容易,与常规制片方法比较,改善了样本收集率并使细胞均匀分布在玻片上。此外,该技术一次取样可多次重复制片并可供作高危型 HPV 检测和自动阅片。

4. **宫腔吸片**　疑宫腔内有恶性病变时,可采用宫腔吸片,较阴道涂片及诊刮阳性率高。选择直径 1 ~ 5mm 不同型号塑料管,一端连于干燥消毒的注射器,用大镊子将塑料管另一端送入子宫腔内达宫底部,上下左右转动方向,轻轻抽吸注射器,将吸出物涂片、固定、染色。取出吸管时停止抽吸,以免将子宫颈管内容物吸入。宫腔吸片标本中可能含有输卵管、卵巢或盆腹腔上皮细胞成分。亦可用宫腔灌洗法,用注射器将 10ml 无菌 0.9% 氯化钠注射液注入宫腔,轻轻抽吸洗涤内膜面,然后收集洗涤液,离心后取沉渣涂片。此法简单,取材效果好,特别适合于绝经后出血妇女,与诊刮效果相比,患者痛苦小,易于接受,但取材不够全面。

（二）染色方法

细胞学染色方法有多种,如巴氏染色法(Papanicolaou stain)、邵氏染色法及其他改良染色法。常用的为巴氏染色法,该法既可用于检查雌激素水平,也可用于筛查癌细胞。

（三）辅助诊断技术

可采用免疫细胞化学、原位杂交技术、影像分析、流式细胞仪测量及自动筛选或人工智能系统协助诊断。

二、正常生殖道脱落细胞的形态特征

（一）鳞状上皮细胞

阴道和子宫颈阴道部上皮的鳞状上皮相仿,为非角化性分层鳞状上皮。上皮细胞分为底层、中层及表层,其生长与成熟受卵巢雌激素影响。女性一生中不同时期及月经周期中不同时间,各层细胞比例均不相同,细胞由底层向表层逐渐成熟。鳞状细胞的成熟过程是:细胞由小逐渐变大;细胞形态由圆形变舟形、多边形;细胞质染色由蓝染变粉染;细胞质由厚变薄;胞核由大变小,由疏松变致密(图34-1)。

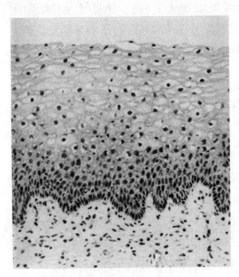

图34-1　鳞状上皮组织学

1. **底层细胞**　相当于组织学的深棘层。又分为内底层细胞和外底层细胞。

（1）内底层细胞:又称生发层,只含一层基底细胞,是鳞状上皮再生的基础。其细胞学表现为:圆形或椭圆形,细胞小,为中性粒细胞的 4 ~ 5 倍,巴氏染色细胞质蓝染,核大而圆。内底层细胞不在生育期妇女的正常阴道细胞涂片中出现。

（2）外底层细胞:为 3 ~ 7 层细胞。圆形,比内底层细胞大,为中性粒细胞的 8 ~ 10 倍,巴氏染色细胞质淡蓝;核为圆形或椭圆形,核浆比例1:2 ~ 1:4。卵巢功能正常时,涂片中很少出现。

2. **中层细胞**　相当于组织学的浅棘层,是鳞状上皮中最厚的一层。根据其脱落的层次不同,形态各异。接近底层的细胞呈舟状,接近表层的细胞大小与形状接近表层细胞。细胞质巴氏染色淡蓝,根据储存的糖原多寡,可有多量嗜碱性染色或半透明细胞质。核小,呈圆形或卵圆形,淡染,核浆比例低,约1:10 左右。

3. **表层细胞**　相当于组织学的表层。细胞大,为多边形,细胞质薄、透明;细胞质粉染或淡蓝,核小固缩。核固缩是鳞状细胞成熟的最后阶段。表层细胞是生育期年龄妇女子宫颈涂片中最常见的细胞(图34-2)。

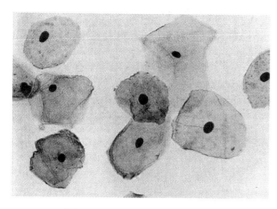

图 34-2　正常生殖道脱落细胞

色或淡红色,边界不清。

（二）柱状上皮细胞

又分为子宫颈黏膜细胞及子宫内膜细胞。

1. 子宫颈黏膜细胞　有黏液细胞和带纤毛细胞两种。在子宫颈刮片及刷片中均可找到。黏液细胞呈高柱状或立方状,核在底部,呈圆形或卵圆形,染色质分布均匀,细胞质内有空泡,易分解而留下裸核。带纤毛细胞呈立方形或矮柱状,带有纤毛,核为圆形或卵圆形,位于细胞底部。

2. 子宫内膜细胞　较子宫颈黏膜细胞小,细胞为低柱状,为中性粒细胞的 1~3 倍。核呈圆形,核大小、形状一致,多成堆出现,细胞质少,呈淡灰色或淡红色,边界不清。

（三）非上皮成分

如吞噬细胞、白细胞、淋巴细胞、红细胞等。

三、生殖道脱落细胞在内分泌检查方面的应用

临床上常用 4 种指数代表体内雌激素水平,即成熟指数、致密核细胞指数、嗜伊红细胞指数和角化指数。

1. 成熟指数（maturation index，MI）　是阴道细胞学卵巢功能检查最常用的一种。计算阴道上皮 3 层细胞百分比。按底层/中层/表层顺序写出,如底层 5、中层 60、表层 35,MI 应写成 5/60/35。通常在低倍显微镜下观察计数 300 个鳞状上皮细胞,求得各层细胞的百分率。若底层细胞百分率高称左移,提示不成熟细胞增多,即雌激素水平下降;若表层细胞百分率高称右移,表示雌激素水平升高。一般有雌激素影响的涂片基本上无底层细胞;轻度影响者表层细胞<20%;高度影响者表层细胞>60%。

2. 致密核细胞指数（karyopyknotic index，KI）　是计算鳞状上皮细胞中表层致密核细胞的百分率。即从视野中数 100 个表层细胞,如其中有 40 个致密核细胞,则 KI 为 40%,指数越高,表示上皮越成熟。

3. 嗜伊红细胞指数（eosinophilic index，EI）　是计算鳞状上皮细胞中表层红染细胞的百分率。通常在雌激素影响下出现红染表层细胞,用以表示雌激素水平。指数越高,提示上皮细胞越成熟。

4. 角化指数（cornification index，CI）　指鳞状上皮细胞中表层（最成熟细胞层）嗜伊红致密核细胞的百分率,用以表示雌激素的水平。

四、生殖道脱落细胞涂片用于妇科疾病诊断

生殖道脱落细胞涂片用于妇科内分泌疾病诊断及流产目前已逐渐减少,并被其他方法取代,但在诊断生殖道感染性疾病仍具重要意义,分别简述如下:

（一）闭经

阴道涂片检查见有正常周期性变化,提示闭经原因在子宫及其以下部位,如子宫内膜结核、子宫颈宫腔粘连等。涂片见中层和底层细胞多,表层细胞极少或无,无周期性变化,提示病变在卵巢,如卵巢早衰。涂片表现不同程度雌激素低落,或持续雌激素轻度影响,提示垂体或下丘脑或其他全身性疾病引起的闭经。

（二）异常子宫出血

1. 无排卵性异常子宫出血　涂片显示中至高度雌激素影响,但也有较长期处于低至中度雌激素

影响。雌激素水平高时 MI 右移显著,雌激素水平下降时出现阴道流血。

2. 排卵性月经失调　涂片显示有周期性变化,MI 明显右移,排卵期出现高度雌激素影响,EI 可达90%。但排卵后细胞堆积和皱褶较差或持续时间短,EI 虽有下降但仍偏高。

（三）流产

1. 先兆流产　由于黄体功能不足引起的先兆流产表现为 EI 于早孕期增高,经治疗后 EI 稍下降提示好转。若再度 EI 增高,细胞开始分散,流产可能性大。若先兆流产而涂片正常,表明流产并非黄体功能不足引起,用孕激素治疗无效。

2. 稽留流产　EI 升高,出现圆形致密核细胞,细胞分散,舟形细胞少,较大的多边形细胞增多。

（四）生殖道感染性炎症

1. 细菌性阴道病　镜检加入0.9%氯化钠溶液的阴道分泌物涂片,可见线索细胞,表现为阴道脱落的表层细胞边缘附着颗粒状物,即加德纳菌等各种厌氧菌,细胞边缘不清。

2. 衣原体性子宫颈炎　在子宫颈涂片上可见化生的细胞质内有球菌样物及嗜碱性包涵体,感染细胞肥大多核。

3. 病毒感染　常见的有人乳头瘤病毒(HPV)和单纯疱疹病毒(HSV)Ⅱ型。

（1）HPV 感染:鳞状上皮细胞被 HPV 感染后具有典型的细胞学改变。在涂片标本中见挖空细胞、不典型角化不全细胞及反应性外底层细胞即提示有 HPV 感染。典型的挖空细胞表现为上皮细胞内有1~2个增大的核,核周有透亮空晕环或致密的透亮区。

（2）HSV 感染:早期表现为感染细胞的核增大,染色质结构呈"水肿样"退变,染色质很细,散布在整个胞核中,呈淡的嗜碱性染色,均匀,犹如毛玻璃状,细胞多呈集结状,有许多胞核。晚期可见嗜伊红染色的核内包涵体,周围可见一清亮晕环。

五、生殖道脱落细胞用于妇科肿瘤诊断

（一）癌细胞特征

主要表现在细胞核、细胞及细胞间关系的改变（图34-3、图34-4）。

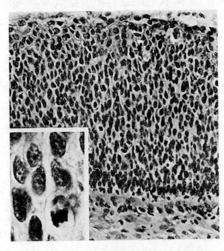
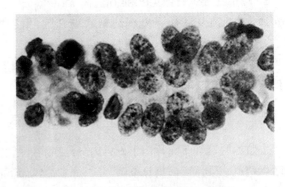

图34-3　子宫颈鳞状上皮癌组织学　　　图34-4　鳞状上皮细胞癌细胞学

1. 细胞核改变　表现为核增大,核浆比例失常;核大小不等,形态不规则;核深染且深浅不一;核膜明显增厚、不规则,染色质分布不均,颗粒变粗或凝聚成团;核分裂异常;核仁增大变多以及出现畸形裸核。

2. 细胞形态改变　细胞大小不等,形态各异;细胞质减少,若变性其内出现空泡。

3. 细胞间关系改变　癌细胞可单独或成群出现,排列紊乱。早期癌涂片背景干净清晰,晚期癌

涂片背景较脏,见成片坏死细胞、红细胞及白细胞等。

（二）子宫颈/阴道细胞学诊断的报告形式

报告形式主要有分级诊断及描述性诊断两种。推荐应用描述性诊断,即 TBS 分类法。

1. 子宫颈/阴道细胞学巴氏分类法　诊断标准如下:

巴氏Ⅰ级:正常。为正常宫颈细胞涂片。

巴氏Ⅱ级:炎症。细胞核增大,核染色质较粗,但染色质分布尚均匀。一般属良性改变或炎症。临床分为ⅡA 及ⅡB。ⅡB 是指个别细胞核异质明显,但又不支持恶性;其余为ⅡA。

巴氏Ⅲ级:可疑癌。主要是核异质,表现为核大深染,核形不规则或双核。对不典型细胞,性质尚难肯定。

巴氏Ⅳ级:高度可疑癌。细胞有恶性特征,但在涂片中恶性细胞较少。

巴氏Ⅴ级:癌。具有典型的多量癌细胞。

巴氏分级法的缺点是:以级别来表示细胞学改变的程度易造成假象,似乎每个级别之间有严格的区别,使临床医师仅根据分类级别的特定范围处理患者,实际上Ⅰ、Ⅱ、Ⅲ、Ⅳ级之间的区别并无严格的客观标准,主观因素较多;对癌前病变也无明确规定,可疑癌是指可疑浸润癌还是子宫颈鳞状上皮内病变不明确;不典型细胞全部作为良性细胞学改变也欠妥;未能与组织病理学诊断名词相对应,也未包括非癌的诊断。巴氏分级法已逐步被 TBS 分类法所取代。

2. TBS 分类法　该方法使细胞学的诊断与组织病理学术语一致并与临床处理密切结合。1988年美国制定了阴道细胞 TBS(the Bethesda system) 命名系统,国际癌症协会于 1991 年对子宫颈/阴道细胞学的诊断报告正式采用了 TBS 分类法,2001 年再次修订。TBS 分类法改良了以下三方面:将涂片制作质量作为细胞学检查结果报告的一部分;对病变的必要描述;给予细胞病理学诊断并提出治疗建议。TBS 描述性诊断报告主要包括以下内容:

（1）未见上皮内病变细胞和恶性细胞

1）病原体:①滴虫,呈梨形、卵圆形或圆形,直径 15 ~ 30μm,一般见不到鞭毛。②假丝酵母菌,多数由白色假丝酵母菌引起,其余是由其他真菌引起。涂片中可见假菌丝和孢子及上皮细胞被菌丝穿捆。③细菌:正常情况下乳酸杆菌是阴道的主要菌群,在细菌性阴道病,菌群发生转变,涂片中有明显的球杆菌。此外还可见放线菌,多见于用使用宫内节育器的妇女。④单纯疱疹病毒:感染生殖道的主要是疱疹Ⅱ型病毒。被感染细胞核增大,可以是单核或镶嵌的多核,核膜增厚,核呈"毛玻璃"样改变。核内可出现嗜酸性包涵体,包涵体周围常有空晕或透明带环绕。⑤衣原体:细胞学对衣原体诊断的敏感性和可重复性有争议,有更特异的检查方法如培养,酶联免疫和 PCR。

2）非瘤样发现:①反应性细胞改变:与炎症有关的反应性细胞改变(包括典型的修复);与放疗有关的反应性细胞改变;与宫内节育器相关的反应性细胞改变。②子宫切除术后的腺细胞。③萎缩(有或无炎症):常见于儿童、绝经期和产后。

3）其他:子宫内膜细胞出现在 40 岁以上妇女的涂片中,未见上皮细胞不正常。

（2）上皮细胞异常

1）鳞状上皮细胞异常:①不典型鳞状细胞(atypical squamous cells,ASC):包括无明确诊断意义的不典型鳞状细胞(atypical squamous cell of undetermined significance,ASC-US) 和不能排除高级别鳞状上皮内病变不典型鳞状细胞(atypical squamous cells-cannot exclude HIS,ASC-H);②低级别鳞状上皮内病变(low-grade squamous intraepithelial lesion,LSIL):与 CIN1 术语符合;③高级别鳞状上皮内病变(high-grade squamous intraepithelial lesion,HSIL):包括 CIN2、CIN3 和原位癌;④鳞状细胞癌:若能明确组织类型,应按下述报告:角化型鳞癌;非角化型鳞癌;小细胞型鳞癌。

2）腺上皮细胞改变:①不典型腺上皮细胞(AGC):包括子宫颈管细胞 AGC 和子宫内膜细胞AGC;②腺原位癌(AIS);③腺癌:若可能,则判断来源:子宫颈管、子宫内膜或子宫外。

3）其他恶性肿瘤:原发于子宫颈和子宫体的不常见肿瘤及转移癌。

子宫颈细胞学检查是子宫颈癌筛查的基本方法,也是诊断的常用步骤,相对于高危 HPV 检测,细胞学检查特异性高,但敏感性较低。建议 21 岁以上有性生活的妇女开始定期子宫颈细胞学检查,并结合 HPV 检测定期复查。

第四节　子宫颈脱落细胞 HPV 检测

流行病学和分子生物学资料表明,人乳头瘤病毒(human papilloma virus,HPV)感染能够引起子宫颈上皮内病变及子宫颈癌的发生,高危型别 HPV 的持续感染是促使子宫颈癌发生的最主要因素。因此,HPV 感染的早期发现、准确分型和病毒定量对于子宫颈癌防治具有重要意义,将 HPV 检测作为子宫颈癌及其癌前病变的常规筛查手段已逐渐在临床推广。

(一) HPV 的生理特性

HPV 属于乳头多瘤空泡病毒科(papovaviridae)乳头瘤病毒属,是一种环状双链 DNA 病毒,其核心由约 7800~7900 个碱基对以共价键组成含有遗传信息的闭合环状双链 DNA,外为 72 个壳粒包绕,形成对称的 20 面体。病毒无外包膜,直径约 55nm,分子量约为 5.4kD。

HPV 有多种基因型,不同基因型的 HPV 感染可导致不同临床病变。根据生物学特征和致癌潜能,HPV 被分为高危型和低危型。高危型如 HPV16、18、31、33、35、39、45、51、52、56、58、59、66、68 等与癌及癌前病变相关,低危型如 HPV6、11、42、43、44 等主要与轻度鳞状上皮内病变和泌尿生殖系统疣、复发性呼吸道息肉相关。HPV 的型别与子宫颈癌的病理类型相关:子宫颈鳞癌中 HPV16 感染率约为 56%,而子宫颈腺癌中 HPV18 感染率约为 56%。HPV 的型别有一定地域差异性,HPV52、58 在中国及东亚妇女中检出率较高。

HPV 具有高度的宿主特异性,主要感染人体特异部位皮肤、黏膜的复层鳞状上皮,性接触为其主要的传染途径,其他途径如接触传播或母婴直接传播不能排除。性活跃妇女的 HPV 感染率最高,感染的高峰年龄在 18~28 岁,但大部分妇女的 HPV 感染期比较短,一般在 8~10 个月便可自行消失,大约只有 10%~15% 的 35 岁以上的妇女呈持续感染状态。这种持续感染 HPV 的妇女,患子宫颈癌的风险升高。在妇女的一生中,可反复感染 HPV,也可同时感染多种不同型别的 HPV。

(二) HPV 感染与子宫颈癌及其癌前病变的关系

几乎所有流行病学资料结合实验室的数据都强有力地支持高危型 HPV 持续感染是子宫颈癌发生的必需条件:①99.7% 的子宫颈癌中都能发现高危型 HPV 感染,高度病变(HSIL)中约 97% 为阳性,低度病变(LSIL)中的阳性率亦达 61.4%;②实验动物和组织标本研究还表明 HPV-DNA 检测的滴度与子宫颈癌病变程度成正相关;③HPV 感染与子宫颈癌的发生有时序关系,从感染开始至发展为子宫颈癌的时间间隔 10~15 年,符合生物学致病机理。

(三) HPV 检测方法

大部分 HPV 感染无临床症状或为亚临床感染,只能通过 HPV 检测得知。临床上用于检测 HPV 的方法包括细胞学方法、免疫组化、原位杂交、斑点杂交、核酸印迹和 PCR 等。

1. **传统检测方法** 主要通过形态学和免疫学方法对 HPV 进行检测,其特异度和灵敏度均不够理想,存在较高的假阳性率和假阴性率,且不便于对 HPV 进行分型,目前应用较少。

2. **PCR 检测 HPV-DNA** 此类方法可检测核酸杂交阳性标本中的 HPV-DNA 片段,灵敏度高。包括常规 PCR、实时荧光定量 PCR(QF-PCR)、PCR-ELISA 检测及 PCR 结合反向点杂交技术检测等。不仅可以对 HPV 阳性感染进行确诊,还可以进行 HPV 的分型。其缺陷在于它的高灵敏性,易因样品的交叉污染而导致假阳性结果。

3. **杂交捕获检测 HPV-DNA** 此类方法有较好的特异度和敏感度,可以进行 HPV 分型,各种核酸杂交检测方法有一定的优缺点。

(1)核酸印迹原位杂交:适用于 HPV 分型和 HPV DNA 分子量鉴定,虽然灵敏度高,但因操作复杂,需要新鲜组织标本,不便在临床大规模使用。

（2）斑点印迹:其敏感度和特异度均低于核酸印迹原位杂交法,虽然经济实用,但实验过程存在有放射性污染,为环保所不能轻视的问题。

（3）杂交捕获法（hybrid capture）:是目前临床使用的一种检测 HPV-DNA 的非放射性技术。基本原理是应用高效的液相 RNA-DNA 杂交方法捕获样品中的 HPV-DNA。采用碱性磷酸酶标记抗 RNA:DNA 抗体-化学发光信号显示系统。

4. **转录介导的扩增（transcription mediated amplification，TMA）** 检测 HPV 是一种通过RNA 转录（RNA 聚合酶）和 DNA 合成（逆转录酶）,从靶核酸产生 RNA 扩增子的靶核酸扩增方法,既可扩增 RNA 也可扩增 DNA。分为定性检测的终点 TMA（end-point TMA）和定量检测的实时 TMA（real-time TMA）。

5. **病理组织学检查结合原位杂交技术** 应用组织或细胞在病理切片上和分子探针进行 HPV-DNA 杂交,既可观察组织学形态变化,也可对 HPV 进行分型检测,是较理想的病理学检测及研究方法。目前国内尚缺乏稳定的探针且操作较复杂,不适于大规模筛查。

目前美国食品药品监督管理局（FDA）已批准四种 HPV 检测技术:①Hybrid Capture 2 （HC-2）（USA,1999）;②Cervista HPV（USA,2009）;③Cobas HPV （USA,2011）;④Aptima HPV （USA,2011）。前三种为病毒 DNA 检测,第四种是病毒 mRNA 检测。国家食品药品监督管理局批准的 HPV 检测技术达数十种之多,但绝大多数有待临床试验验证。

（四）HPV 检测的临床应用

高危型 HPV 感染的检测对于预防和早期发现子宫颈癌及其癌前病变有非常重要的意义。HPV检测主要用于子宫颈癌筛查中的以下几方面:

1. 与细胞学检查联合用于子宫颈癌初筛,有效减少细胞学检查的假阴性结果。

2. 单独用于子宫颈癌初筛,HPV 检测阳性妇女进一步用细胞学分流。鉴于 HPV 在年轻妇女中感染率高、且多为一过性感染,故不推荐 25 岁以下妇女采用 HPV 初筛。各型别 HPV 对子宫颈上皮的致病力并不相同,如 HPV16 或 HPV18 阳性妇女发生高级别病变的风险显著高于其他型别,所以若HPV16 或 HPV18 阳性,可直接转诊阴道镜。

3. 用于细胞学初筛为 ASC-US 的分流,以避免因过度诊断和治疗给患者及医师造成的负担。

4. 用于子宫颈高度病变手术治疗后的患者的疗效判断和随访监测,若术后 HPV 检测持续阳性,提示有残余病灶或复发可能,需严密随访。

（五）子宫颈癌筛查策略

目前有多种子宫颈癌筛查策略,权威的推荐机构有世界卫生组织（WHO）、美国阴道镜和子宫颈病理学会（ASCCP）、欧洲生殖器感染和肿瘤研究组织（EUROGIN）等。主要的筛查策略为:细胞学与HPV 联合筛查、细胞学初筛和 HPV 初筛三种。筛查要点是:有性生活妇女于 21 岁开始筛查。细胞学和高危型 HPV 检测均为阴性者,发病风险很低,筛查间隔为 3 ~ 5 年;细胞学阴性而高危型 HPV阳性者发病风险增高,可于 1 年后复查;ASC-US 及以上且 HPV 阳性、或细胞学 LSIL 及以上、或HPV16/HPV18 阳性者转诊阴道镜。65 岁以上妇女,若过去 20 年有完善的阴性筛查结果、无高级别病变病史,可终止筛查;任何年龄妇女,若因良性疾病已行全子宫切除、并无高级别病变史,也可终止筛查。

第五节　妇科肿瘤标志物检查与相关基因检测

肿瘤标志物（tumor marker）是肿瘤细胞异常表达所产生的蛋白抗原或生物活性物质,可在肿瘤患者的组织、血液或体液及排泄物中检测出,有助于肿瘤诊断、鉴别诊断及疗效与预后监测。

一、肿瘤相关抗原及胚胎抗原

（一）癌抗原 125

【检测方法及正常值】

癌抗原 125（cancer antigen 125,CA125）检测方法多选用放射免疫测定方法（RIA）和酶联免疫法（ELISA），可使用标准试剂盒。常用血清检测参考范围为<35U/ml。

【临床意义】

CA125 在胚胎时期的体腔上皮及羊膜有阳性表达，一般表达水平低并且有一定的时限。在多数卵巢浆液性腺癌表达阳性，一般阳性准确率可达 80% 以上。CA125 是目前世界上应用最广泛的卵巢上皮性肿瘤标志物，在临床上广泛应用于盆腔肿块的鉴别诊断,治疗后病情进展的监测以及预后判断等,特别对疗效监测相当敏感。有效的手术切除及成功的化疗后,血 CA125 水平明显下降,持续的血 CA125 高水平预示术后肿瘤残留、肿瘤复发或恶化。CA125 水平高低可反映肿瘤大小,但血 CA125 降至正常水平却不能排除直径小于 1cm 的肿瘤存在。血 CA125 的水平在治疗后明显下降者,如在治疗开始后 CA125 下降 30%,或在 3 个月内 CA125 下降至正常范围,则可视为有效。若经治疗后 CA125 水平持续升高或一度降至正常水平随后再次升高,复发转移概率明显上升。一般认为,持续 CA125>35U/ml,在 2~4 个月内肿瘤复发危险性最大,复发率可达 92.3%,即使在二次探查时未能发现肿瘤,很可能在腹膜后淋巴结群和腹股沟淋巴结已有转移。

CA125 对子宫颈腺癌及子宫内膜癌的诊断也有一定敏感性,对原发性腺癌,其敏感度为 40%~60%,而对腺癌的复发诊断敏感性达 60%~80%。CA125 的测定值还与子宫内膜癌的分期有关,当 CA125>40U/ml 时,有 90% 可能肿瘤已侵及子宫浆肌层。

子宫内膜异位症患者血 CA125 水平增高,但很少超过 200U/ml。

（二）人附睾蛋白 4

【检测方法和正常值】

人附睾蛋白 4（human epididymis protein 4,HE4）可使用标准试剂盒。正常参考范围为<150pmol/L。

【临床意义】

HE4 是继 CA125 之后被高度认可的又一上皮性卵巢癌的标志物。HE4 在正常卵巢表面上皮中是不表达的,而在卵巢浆液性癌和子宫内膜样癌中明显高表达。研究表明,93% 的卵巢浆液性癌和 100% 的卵巢子宫内膜样癌组织中均有 HE4 的表达。因此,HE4 联合 CA125 检测在卵巢上皮性癌的早期诊断、病情监测和术后复发监测中及与良性肿瘤的鉴别诊断中显示出优越的临床价值。

HE4 对子宫内膜癌的诊断也有一定的敏感性。HE4 的测定值还与子宫内膜癌的分期、分化程度等密切相关。

（三）糖链抗原 19-9

【检测方法及正常值】

糖链抗原 19-9（carbohydrate antigen 19-9,CA19-9）测定方法有单抗或双抗 RIA 法,血清正常参考范围为<37U/ml。

【临床意义】

CA19-9 是由直肠癌细胞系相关抗原制备的单克隆抗体,除对消化道肿瘤如胰腺癌、结直肠癌、胃癌及肝癌有标记作用外,卵巢上皮性肿瘤也有约 50% 的阳性表达,卵巢黏液性腺癌阳性表达率可达 76%,而浆液性肿瘤则为 27%。子宫内膜癌及子宫颈管腺癌也可阳性。

（四）甲胎蛋白

【检测方法及正常值】

甲胎蛋白（alpha-fetoprotein,AFP）是由胚胎肝细胞及卵黄囊产生的一种糖蛋白,通常应用 RIA 或

ELISA 检测,血清正常参考范围为<20μg/L。

【临床意义】

AFP 是属于胚胎期的蛋白产物,但在出生后部分器官恶性病变时可以恢复合成 AFP 的能力,如肝癌细胞和卵巢生殖细胞肿瘤都可有分泌 AFP 的能力。在卵巢生殖细胞肿瘤中,相当一部分类型肿瘤的 AFP 水平明显升高,如卵黄囊瘤(内胚窦瘤)是原始生殖细胞向卵黄囊分化形成的一种肿瘤,其血 AFP 水平常>1000μg/L,卵巢胚胎性癌和未成熟畸胎瘤血 AFP 水平也可升高,部分也可>1000μg/L。上述肿瘤患者经手术及化疗后,血 AFP 可转阴或消失,若 AFP 持续一年保持阴性,患者在长期临床观察中多无复发;若 AFP 升高,即使临床上无症状,也可能有隐性复发或转移,应严密随访,及时治疗。因此,AFP 对卵巢恶性生殖细胞肿瘤尤其是内胚窦瘤的诊断及监视有较高价值。

(五) 癌胚抗原

【检测方法及正常值】

癌胚抗原(carcinoembryonic antigen,CEA)检测方法多采用 RIA 和 ELISA。血浆正常阈值因测定方法不同而有出入,一般不超过 2.5μg/L。在测定时应设定正常曲线,一般认为,当 CEA>5μg/L 可视为异常。

【临床意义】

CEA 属于一种肿瘤胚胎抗原,为糖蛋白,胎儿胃肠道及胰腺、肝脏有合成 CEA 的能力,出生后血浆中含量甚微。多种妇科恶性肿瘤如子宫颈癌、子宫内膜癌、卵巢上皮性癌、阴道癌及外阴癌等均可表达阳性,因此 CEA 对肿瘤类别无特异性标记功能。在妇科恶性肿瘤中,卵巢黏液性腺癌 CEA 阳性率最高,其次为 Brenner 瘤,子宫内膜样癌及透明细胞癌也有相当 CEA 表达水平;浆液性肿瘤阳性率相对较低。肿瘤的恶性程度不同,其 CEA 阳性率也不同。卵巢黏液性良性肿瘤 CEA 阳性率为 15%,交界性肿瘤为 80%,而恶性肿瘤可为 100%。50% 的卵巢癌患者血 CEA 水平持续升高,尤其黏液性低分化癌最为明显。血 CEA 水平持续升高者常发展为复发性卵巢肿瘤,且生存时间短。借助 CEA 测定,对动态监测跟踪各种妇科肿瘤的病情变化和观察治疗效果有较高临床价值。

(六) 鳞状细胞癌抗原

【检测方法和正常值】

鳞状细胞癌抗原(squamous cell carcinoma antigen,SCCA)通用的测定方法为 RIA 和 ELISA,也可采用化学发光方法,其敏感度明显提高。血 SCCA 正常参考范围为<1.5μg/L。

【临床意义】

SCCA 是从子宫颈鳞状上皮细胞癌分离制备得到的一种肿瘤糖蛋白相关抗原,其分子量为48 000kD。SCCA 对绝大多数鳞状上皮细胞癌均有较高特异性。70% 以上的子宫颈鳞癌患者血 SCCA 升高,而子宫颈腺癌仅有 15% 左右升高,对外阴及阴道鳞状上皮细胞癌敏感性为 40%～50%。SCCA 水平与子宫颈鳞癌患者的病情进展及临床分期有关,若肿瘤侵及淋巴结,SCCA 明显升高。当患者接受彻底治疗痊愈后,SCCA 水平持续下降。SCCA 还可作为子宫颈癌患者疗效评定的指标之一,当化疗后 SCCA 持续上升,提示对此化疗方案不敏感,应更换化疗方案或改用其他治疗方法。SCCA 对预示复发癌的敏感性可达 65%～85%,而且在影像学方法确定前 3 个月,SCCA 水平就开始持续升高。因此,SCCA 对肿瘤患者有判断预后、监测病情发展的作用。

二、雌激素受体与孕激素受体

【检测方法及正常值】

雌激素受体(estrogen receptor,ER)与孕激素受体(progesterone receptor,PR)多采用单克隆抗体组织化学染色定性测定,若从细胞或组织匀浆进行测定,则定量参考范围 ER 为 20pmol/ml,PR 为50pmol/ml。

【临床意义】

ER 和 PR 存在于激素的靶细胞表面,能与相应激素发生特异性结合进而产生特异性生理或病理效应。激素与受体的结合有专一性强、亲和力高和结合容量低等特点。ER 和 PR 主要分布于子宫、子宫颈、阴道及乳腺等靶器官。实验研究表明,ER、PR 在大量激素的作用下可影响妇科肿瘤的发生和发展。一般认为,雌激素有刺激 ER、PR 合成的作用,而孕激素则有抑制 ER 合成,并间接抑制 PR 合成的作用。多数作者报道,ER 阳性率在卵巢恶性肿瘤中明显高于正常卵巢组织及良性肿瘤,而 PR 则相反,说明卵巢癌的发生与雌激素的过度刺激有关,导致其相应的 ER 过度表达。不同分化的恶性肿瘤其 ER、PR 的阳性率也不同。卵巢恶性肿瘤随着分化程度的降低,PR 阳性率也随之降低;同样,子宫内膜癌和子宫颈癌 ER、PR 阳性率在高分化肿瘤中阳性率明显较高。此外有证据表明,受体阳性患者生存时间明显较受体阴性者长。ER 受体在子宫内膜癌的研究较多。有资料表明约 48% 子宫内膜癌患者组织标本中可同时检出 ER 和 PR,31% 患者 ER 和 PR 均为阴性,7% 只检出 ER,14% 只检出 PR。这些差异提示 ER 和 PR 在不同患者中的表达有很大变化,这种变化对子宫内膜癌的发展及转归有较大影响,特别是对指导应用激素治疗具有确定价值。

三、妇科肿瘤相关的癌基因和肿瘤抑制基因

1. *Myc* 基因　*Myc* 基因属于原癌基因,其核苷酸编码含有 DNA 结合蛋白的基因组分,参与细胞增殖、分化及凋亡的调控,特别在细胞周期 G_0 期过渡到 G_1 期的调控过程,所以认为 *Myc* 基因是细胞周期的正性调节基因。*Myc* 基因的改变往往是扩增或重排所致。在卵巢恶性肿瘤、子宫颈癌和子宫内膜癌等妇科恶性肿瘤可发现有 *Myc* 基因的异常表达。*Myc* 基因的过度表达在卵巢肿瘤患者中约占 20%,多发生在浆液性肿瘤。而 30% 的子宫颈癌有 *Myc* 基因过度表达,表达量可高于正常 2~40 倍,其表达与宫颈鳞癌分化以及淋巴结转移有关。*c-myc* 表达上调不仅具有预测宫颈鳞癌化疗疗效的作用,还可作为宫颈鳞癌预后的判断指标,其异常扩增意味着患者预后极差。

2. *ras* 基因　作为原癌基因类的 *ras* 基因家族(*N-ras*、*K-ras* 和 *H-ras*)对某些动物和人类恶性肿瘤的发生、发展起重要作用。*ras* 基因家族编码的蛋白质均为 P21 蛋白,其一级结构除了羧基末端的 20 个氨基酸残基外约有 85% 的同源性,各种亚型的 P21 蛋白功能亦不同。正常 *ras* 信号传导系统包括:*ras* 活化、P21 蛋白生成及信号传导、*ras* 下游效应分子 RAF-1 进一步活化传递信息以调控细胞正常的生长和分化。突变活化后的 P21 蛋白通过信号传导途径传递连续促有丝分裂的刺激信号,导致细胞增生失控和癌变。*ras* 途径同时又是多种信号途径会合点之一,近年对激素受体的研究发现激素信号系统和 *ras* 的信号通路存在相互作用,因而 *ras* 在人类激素依赖性肿瘤发生发展中亦起重要作用。有研究表明约 20%~35.5% 卵巢恶性肿瘤有 *K-ras* 基因的突变,其中多见于浆液性肿瘤,*K-ras* 的过度表达往往提示病情已进入晚期或有淋巴结转移。因此认为 *K-ras* 可以作为判断卵巢恶性肿瘤患者预后的指标之一。近年发现,*K-ras* 基因突变主要存在于卵巢低级别浆液性癌和交界性肿瘤,而与卵巢高级别浆液性癌关系不大。子宫颈癌 *ras* 基因异常发生率为 40%~100% 不等,在 *ras* 基因异常的子宫颈癌患者中,70% 患者同时伴有 *Myc* 基因的扩增或过度表达。提示这两种基因共同影响子宫颈癌的预后。子宫内膜癌中 *K-ras* 基因的突变率为 19%~46%,*K-ras* 基因的突变往往发生于 Ⅰ 型子宫内膜癌。子宫内膜癌中 *K-ras* 基因的表达与其组织学分级及临床分期有关。组织学分级越差,*K-ras* 癌基因的阳性表达率越高;临床分期越晚,*K-ras* 癌基因的阳性表达率越高。

3. *P53* 基因　*P53* 基因是研究最为广泛的人类肿瘤抑制基因。*P53* 编码 P53 蛋白,是一种转化因子蛋白,涉及 DNA 修复、细胞周期调节和凋亡。P53 蛋白与 DNA 多聚酶结合,可使复制起始复合物失活,此外,P53 蛋白含有一段转录活性氨基酸残基,可将肿瘤的抑制效应通过激活其他抑制基因得以表现。*P53* 基因的异常包括点突变、等位片段丢失、重排及缺乏等方式。这些变化使其丧失与 DNA 多聚酶结合的能力,当 DNA 受损后,由于 *P53* 缺陷,使细胞不能从过度复制状态解脱出来,更不能得以修复改变,进而导致恶性肿瘤细胞过度增殖。50%~96% 卵巢恶性肿瘤有 *P53* 基因的缺陷,在各期

卵巢恶性肿瘤中均发现有 *P53* 异常突变,这种突变在晚期患者中远远高于早期患者,提示预后不良。近年发现,*P53* 突变主要存在于卵巢高级别浆液性癌,而与低级别浆液性癌关系不大。已知 P53 与细胞 DNA 损伤修复及导向凋亡有关。当 HPVs 基因产物 E6 与 P53 蛋白结合后能使后者迅速失活,这在病毒类癌基因表达的子宫颈癌尤为明显。在子宫内膜癌患者中,20% 样本有 *P53* 的过度表达。*P53* 突变导致该基因的过度表达,这种异常过度表达往往与子宫内膜癌临床分期、组织分级、肌层侵蚀度密切相关。

4. *BRCA1/BRCA2* 基因　*BRCA1* 和 *BRCA2* 均为抑癌基因,在 DNA 损伤后同源重组修复、细胞周期调控、基因转录、细胞凋亡等方面具有重要作用,*BRCA* 基因变异或缺失后抑制肿瘤发生发展的功能受到影响,导致癌细胞大量繁殖。5%~10% 的卵巢癌发生与遗传性基因突变相关,65%~85% 的遗传性卵巢癌为 *BRCA* 胚系突变。因此,*BRCA1/BRCA2* 基因诊断对于遗传性卵巢癌的防治有着非常重大的意义。携带 *BRCA1* 或 *BRCA2* 基因胚系突变妇女的卵巢癌的终身发病风险分别为 39%~46% 和 12%~20%,因此推荐确定有 BRCA 突变者在完成生育后可实施降低卵巢癌风险的预防性双附件切除。另外,聚腺苷二磷酸核糖聚合酶(PARP)通过碱基切除来修复 DNA 单链的损伤,是一种 DNA 修复酶,其抑制剂对治疗 *BRCA* 基因突变的卵巢癌具有很重要的意义。具体机制为:PARP 负责碱基切除修复,可以修复 DNA 单链,如果 PARP 被抑制,单链修复不能完成,会启动 *BRCA1/2* 的同源重组双链修复,若 *BRCA1/2* 也失活突变,则细胞出现致死现象。PARP 抑制剂目前有 olaparib、veliparib、rucaparib、iniparib、niraparib,其中奥拉帕尼(olaparib)在晚期卵巢癌的研究取得令人鼓舞的成果,于 2014 年 12 月 19 日成为首个被 FDA 批准的单药治疗既往接受过三线以上化疗的 *BRCA* 突变晚期卵巢癌患者的药物。

5. *HER2* 基因　人表皮生长因子受体 2(HER2)也被称为 HER2/neu、ERBB2、CD340,是表皮生长因子受体家族的一个成员,具有酪氨酸激酶活性,受体的聚合作用会导致受体酪氨酸残基的磷酸化,并启动导致细胞增殖和肿瘤发生的多种信号通路。*HER2* 的过度表达可见于卵巢癌、子宫内膜癌等疾病。在上皮性卵巢癌中 *HER2* 过表达较 *HER2* 低表达或不表达的患者总生存期更短,且 *HER2* 的表达与卵巢癌对铂类化疗敏感性相关。按照分子机制,靶向 HER2 的药物主要分 3 大类:第 1 类是单克隆抗体,第 2 类是小分子酪氨酸激酶抑制剂,第 3 类药物为单克隆抗体和化疗药物的偶联体。单克隆抗体代表药物包括曲妥珠单抗和帕妥珠单抗,它们通过自身结合 HER2 而阻止其他受体在 HER2 上的附着,从而减缓癌细胞的生长。

6. 血管内皮生长因子　血管内皮生长因子(VEGF)是血管内皮细胞特异性的肝素结合生长因子,可在体内诱导血管形成。肿瘤的生长、侵袭及转移必须依靠新生血管提供营养物质和氧气支持,抑制 VEGF 通路可阻止初始肿瘤细胞生长和转移;VEGF 还可提高血管通透性,有利于肿瘤细胞进入新生血管,促进肿瘤转移。贝伐单抗(BEV)是一种重组人源化单克隆 IgG1 抗体,与 VEGF 靶向结合,阻断 VEGF 通路,阻止新生血管的形成,减少肿瘤的营养供给,从而抑制肿瘤的生长和转移。2013 年版 NCCN 指南不仅在卵巢癌的初治方案,更在复发治疗方案中推荐贝伐单抗与紫杉醇和铂类药物联合治疗。

7. *PTEN* 基因　*PTEN* 又名 MMAC1,是 1997 年克隆出的一个抑癌基因,*PTEN* 在子宫内膜癌中突变率最高,子宫内膜癌也是至今发现的 *PTEN* 基因突变最高的肿瘤。*PTEN* 通过使 PIP3 去磷酸化,达到阻止细胞生长和促进细胞凋亡的目的。*PTEN* 可下调 FAK 的酪氨酸磷酸化水平抑制 FAK 的功能,进一步影响整合素介导的细胞扩散和局灶黏附的形成,从而抑制细胞的转移和侵袭;还可抑制整合素介导的丝裂原活化蛋白激酶(MAPK)通路中的细胞外信号调节激酶(ERK)活化,抑制了 MAPK 途径,即抑制 *C-ras* 依赖的细胞生长与转化。*PTEN* 突变或缺失导致磷酸酶活性丧失,失去了对细胞增殖的负调控作用,诱导细胞持续增殖、恶性转化,促进肿瘤的形成。许多研究表明,*PTEN* 突变是 I 型子宫内膜癌的早期分子事件,但 *PTEN* 基因表达是否与子宫内膜癌的分化程度、临床分期、病理类型、肌层浸润及淋巴结转移有关,有着不同的研究结果,目前还存在分歧。

8. **MMR基因**　DNA 错配修复(mismatch repair,MMR)基因有消除 DNA 复制错误(replication errors,RER)以及微卫星不稳定性(microsatellite instability,MSI)的功能。微卫星不稳定性可导致原癌基因的激活和抑癌基因的失活,从而导致癌变。由 *MMR* 基因突变引起的对结直肠癌及某些其他癌症(如子宫内膜癌,胃癌)的遗传易感性称为 Lynch 综合征,又称遗传性非息肉病性结直肠癌,是一种常染色体显性遗传病。Lynch 综合征患者结直肠癌终身发病率为 40%~80%,子宫内膜癌终身发病率为40%~60%,卵巢癌为 9%~12%,其中子宫内膜癌是 Lynch 综合征最常见的肠外肿瘤,这类子宫内膜癌称为 Lynch 综合征相关性子宫内膜癌,占子宫内膜癌患者中的 2%~6%。

9. ***hTERC*基因**　*hTERC* 定位在 3 号染色体长臂,其编码的端粒酶核糖核酸为端粒酶的重要组成分。端粒酶是一种具有逆转录活性的、依赖 RNA 的 DNA 聚合酶,将自身 RNA 作为模板,通过向端粒末端添加序列(TTAGGG)的方式维持端粒的长度,从而使细胞能够持续复制,得以永生。85%~95%的人类恶性肿瘤细胞均有一定程度的端粒酶活性,而人体正常细胞几乎没有此活性,因而肿瘤细胞具有十分强大的自我复制能力。*hTERC* 基因在各级宫颈病变中均有一定程度的表达,*hTERC* 基因的阳性率随宫颈病变的分级而有上升趋势,且表达水平与宫颈癌的分级、分期及淋巴转移呈正相关,提示 *hTERC* 基因在调控端粒酶活性及促使宫颈肿瘤发生、发展中发挥了非常关键的作用。

10. **PD-1**　程序性细胞死亡蛋白-1(programmed cell death protein-1,PD-1)的编码基因于 1992 年被首次检测到,但其功能与作用 2000 年后才被人们逐渐认识。PD-1 属于免疫球蛋白超家族 B7-CD28 协同刺激分子的关键成员,主要表达于活化的 T 细胞、B 细胞、自然杀伤细胞、单核细胞以及间充质干细胞,参与自身免疫、肿瘤免疫的调节过程。PD-1 与其配体(PD-L1 和 PD-L2)结合后的复合物能下调抗原刺激的淋巴细胞增殖及细胞因子的产生,最终导致淋巴细胞"耗尽"以及诱导免疫耐受,抗 PD-1 及其配体的抗体可以逆转机体的免疫抑制,从而激活免疫细胞发挥抗肿瘤作用。PD-1/PD-L1 在多种妇科恶性肿瘤细胞中过表达,其中子宫内膜癌患者中,PD-1 表达率高达 75.2%,PD-L1 表达率25.2%。研究认为,PD-1 抑制剂治疗 *MMR* 基因缺陷型子宫内膜癌很有价值。目前,靶向 PD-1 单克隆抗体类药物的研发是肿瘤治疗领域的研究热点。

(马　丁)

第六节　女性生殖器活组织检查

生殖器活组织检查指在生殖器病变处或可疑部位取小部分组织作病理学检查,简称活检(biopsy)。绝大多数的活检可以作为诊断的最可靠依据。常用的取材方法有局部活组织检查、诊断性子宫颈锥切术、诊断性刮宫、组织穿刺检查。

一、活组织检查

(一) 外阴活组织检查
【适应证】
1. 确定外阴色素减退性疾病的类型及排除恶变者。
2. 外阴部赘生物或久治不愈的溃疡。
3. 外阴特异性感染,如结核、尖锐湿疣等。
【禁忌证】
1. 外阴急性感染。
2. 月经期。
【方法】
患者取膀胱截石位,常规外阴消毒,铺盖无菌孔巾,取材部位以 0.5%利多卡因做局部浸润麻醉。小赘生物可自蒂部剪下或用活检钳钳取,局部压迫止血。病灶面积大者行部分切除,如有局部活动出血,可创面缝合止血。病灶较小者应整块切除,并注意取材深度。标本置4%甲醛溶液中固定后送检。

（二）阴道活组织检查

【适应证】

1. 阴道赘生物、阴道溃疡灶。

2. 阴道特异性感染,如尖锐湿疣等。

3. 阴道镜诊断为高级别病变。

【禁忌证】

1. 急性、亚急性生殖器炎症或盆腔炎性疾病。

2. 月经期。

【方法】

患者取膀胱截石位,阴道窥器暴露活检部位并消毒。活检钳咬取可疑部位组织,对表面有坏死的肿物,要取至深层新鲜组织。无菌纱布压迫止血,必要时阴道内放置无菌带尾纱布压迫止血,嘱其24小时后自行取出。活检组织常规送病理检查。

（三）子宫颈活组织检查

是诊断子宫颈癌前病变和子宫颈癌的必需步骤。

【适应证】

1. 阴道镜诊断为子宫颈 HSIL 或可疑癌者。

2. 阴道镜诊断为子宫颈 LSIL,但细胞学为 ASC-H 及以上或 AGC 及以上、或阴道镜检查不充分、或检查者经验不足等。

3. 肉眼检查可疑癌。

【方法】

1. 患者取膀胱截石位,阴道窥器暴露子宫颈,用干棉球揩净子宫颈黏液及分泌物,局部消毒。

2. 活检时,选择病变最严重区,用活检钳多点或单点取材,需注意取材深度,应钳取上皮全层及部分间质,以适合组织学评估。

3. 当病变延伸至子宫颈管或细胞学 AGC 及以上或 3 型转化区时,应同时行子宫颈管搔刮术(endocervical curettage,ECC)。

4. 子宫颈局部填塞带尾纱布压迫止血,嘱患者 24 小时后自行取出。

【注意事项】

1. 急性、亚急性生殖器炎症或盆腔炎性疾病应治疗后再取活检。

2. 月经前期不宜做活检,以免与活检处出血相混淆,且月经来潮时创口不易愈合,有增加内膜在切口种植的机会。妊娠期必要时可做活检。

（四）子宫内膜活组织检查

可以间接反映卵巢功能,直接反映子宫内膜病变;判断子宫发育程度及有无子宫颈管及宫腔粘连,故为妇科临床常用的辅助诊断方法。

【适应证】

1. 确定异常子宫出血原因。

2. 影像学检查有宫腔占位病变。

3. 检查不孕症病因。

4. 子宫颈脱落细胞学提示子宫内膜来源的不典型腺细胞。

【禁忌证】

1. 急性、亚急性生殖器炎症或盆腔炎性疾病。

2. 可疑妊娠。

3. 急性严重全身性疾病。

4. 体温>37.5℃者。

【采取时间及部位】

1. 了解卵巢功能通常可在月经期前1~2日取,一般多在月经来潮6小时内取,自宫腔前、后壁各取一条内膜;闭经如能排除妊娠则随时可取。

2. 若疑为子宫内膜异常增生,应于月经前1~2日或月经来潮6小时内取材;疑为子宫内膜不规则脱落时,则应于月经第5~7日取材。

3. 原发性不孕者,应在月经来潮前1~2日取材。如为分泌期内膜,提示有排卵;内膜仍呈增殖期改变则提示无排卵。

4. 疑有子宫内膜结核,应于经前1周或月经来潮6小时内取材。检查前3日及术后4日每日肌内注射链霉素0.75g及异烟肼0.3g口服,以防引起结核病灶扩散。

5. 疑有子宫内膜癌者随时可取。

【方法】

1. 排尿后,受检者取膀胱截石位,查明子宫大小及位置。

2. 常规消毒外阴,铺孔巾。阴道窥器暴露子宫颈,消毒子宫颈及子宫颈外口。

3. 以子宫颈钳夹持子宫颈前唇或后唇,用探针探查子宫位置和宫腔深度。

4. 对于宫腔占位病变的诊断,多在宫腔镜引导下定点活检(详见第三十五章第三节"宫腔镜")。若无条件,也可使用专用活检钳。为了解子宫内膜功能状态,也可用小刮匙沿宫壁刮取组织。收集全部组织固定于4%甲醛溶液中送检。检查申请单要注明末次月经时间。

二、诊断性子宫颈锥切术

诊断性子宫颈锥切术是对子宫颈活检诊断不足或有怀疑时,实施的补充诊断手段,不是子宫颈癌及其癌前病变诊断的必需步骤。

【适应证】

1. 子宫颈活检为LSIL及以下,为排除HSIL,如细胞学检查为HSIL及以上、HPV16和(或)HPV18阳性等。

2. 子宫颈活检为HSIL,而临床为可疑浸润癌,为明确病变累及程度及决定手术范围者。

3. 子宫颈活检诊断为原位腺癌。

【禁忌证】

1. 急性、亚急性生殖器炎症或盆腔炎性疾病。

2. 有血液病等出血倾向。

【方法】

1. 受检者在麻醉下取膀胱截石位,外阴、阴道消毒,铺无菌巾。

2. 导尿后,用阴道窥器暴露子宫颈并消毒阴道、子宫颈及子宫颈外口。

3. 以子宫颈钳钳夹子宫颈前唇向外牵引,子宫颈涂复方碘溶液。若行冷刀锥切术,在碘不着色区外0.5cm处,以尖刀在子宫颈表面做深约0.2cm环形切口,包括子宫颈上皮及少许皮下组织,按30°~50°向内作子宫颈锥形切除,根据病变深度和组织学类型,切除子宫颈管深度可达1~2.5cm。也可采用子宫颈环形电切除术(loop electrosurgical excision procedure,LEEP),根据病灶范围及子宫颈体积不同,选用合适的电极,设计恰当的治疗参数,避免热损伤影响切缘的病理分析。

4. 于切除标本的12点处做一标志,以4%甲醛溶液固定,送病理检查。

5. 创面止血用无菌纱布压迫多可奏效。若有动脉出血,可用可吸收线缝扎止血,也可加用局部止血方法。

6. 将要行子宫切除(子宫切除手术最好在锥切术后48小时内进行)的冷刀锥切者,可行子宫颈前后唇相对缝合封闭创面止血。若不能在短期内行子宫切除或无需做进一步手术者,则应行子宫颈成形缝合术或荷包缝合术,术毕探查子宫颈管。

【注意事项】

不宜用电刀、激光刀,以免破坏边缘组织而影响诊断。应在月经干净后 3～7 日内施行。术后用抗生素预防感染。术后 6 周复查。2 个月内禁性生活及盆浴。

三、诊断性刮宫

诊断性刮宫简称诊刮,是诊断宫腔疾病最常采用的方法。其目的是刮取子宫内膜和内膜病灶行活组织检查,作出病理学诊断。怀疑同时有子宫颈管病变时,需对子宫颈管及宫腔分别进行诊断性刮宫,简称分段诊刮。

(一) 一般诊断性刮宫

【适应证】

1. 异常子宫出血或阴道排液需证实或排除子宫内膜癌、子宫颈管癌,或其他病变如流产、子宫内膜炎等。

2. 判断月经失调类型。

3. 不孕症行诊断性刮宫有助于了解有无排卵,并能发现子宫内膜病变。

4. 疑有子宫内膜结核者。

5. 宫腔内有组织残留、反复或多量异常子宫出血时,彻底刮宫有助于明确诊断,并可迅速止血。

【禁忌证】

急性、亚急性生殖器炎症或盆腔炎性疾病。

【方法】

与子宫内膜活组织检查基本相同,一般不需麻醉。对子宫颈内口较紧者,酌情给予镇痛剂、局麻或静脉麻醉。

(二) 分段诊断性刮宫

操作时,先不探查宫腔深度,以免将子宫颈管组织带入宫腔混淆诊断。用小刮匙自子宫颈内口至外口顺序刮子宫颈管一周,将所刮取组织置纱布上,然后刮匙进入宫腔刮取子宫内膜。刮出子宫颈管黏膜及宫腔内膜组织分别装瓶、固定,送病理检查。

【适应证】

1. 异常子宫出血可疑子宫内膜癌者。

2. 区分子宫颈管癌和子宫内膜癌。

(三) 诊刮时注意事项

1. 不孕症或异常子宫出血患者应选在月经前或月经来潮 6 小时内刮宫,以判断有无排卵或黄体功能不良。

2. 分段诊刮时,若肉眼观察刮出物为可疑癌组织,无需彻底刮宫,只要刮出组织足以组织学诊断即可,以避免子宫穿孔、出血及癌扩散。若肉眼观察未见明显癌组织时,应全面刮宫,以防漏诊。

3. 出血、子宫穿孔、感染是刮宫的主要并发症。有些疾病可能导致刮宫时大出血。应术前输液、配血并做好开腹准备。哺乳期、绝经后及子宫患有恶性肿瘤者均应查清子宫位置并仔细操作,以防子宫穿孔。阴道流血时间长者,常有宫腔内感染,刮宫能促使感染扩散,术前术后应给予抗生素。术中严格无菌操作。刮宫患者术后 2 周内禁性生活及盆浴,以防感染。

4. 疑子宫内膜结核者,刮宫时要特别注意刮取两侧子宫角部,因该部位阳性率较高。

5. 术者在操作时唯恐不彻底,反复刮宫,不但伤及子宫内膜基底层,甚至刮出肌纤维组织,造成子宫内膜炎或宫腔粘连,导致闭经,应注意避免。

(杨　清)

第七节   女性内分泌激素测定

女性生殖内分泌系统激素包括下丘脑、垂体、卵巢分泌的激素。各器官分泌的各类激素相互调节、相互影响,发挥正常的生理功能。如下丘脑分泌的促性腺激素释放激素通过调节垂体促性腺激素的分泌调控卵巢功能,卵巢分泌的性激素又对下丘脑-垂体有反馈调节作用。因此,测定下丘脑-垂体-卵巢轴各激素的水平,对于某些疾病的诊断、疗效观察、预后评估以及生殖生理和避孕药物的研发均具有重要意义。

胰岛分泌的胰岛素不仅参与糖代谢,而且对维持正常的卵巢功能有重要影响。胰岛素抵抗在多囊卵巢综合征(PCOS)、子宫内膜癌及妊娠期糖尿病等的发病过程中起重要作用。当体内胰岛素过多时,可促进卵巢产生过多雄激素,从而发生高雄激素血症,导致月经失调,甚至闭经。口服葡萄糖耐量试验(OGTT)-胰岛素释放试验可作为这些疾病的辅助诊断和治疗指导的依据之一。

激素测定一般抽取外周静脉血进行,常用方法有气相色谱层析法、分光光度法、荧光显示法、酶标记免疫法和放射免疫测定法(RIA)等。无放射性核素标记的免疫化学发光法近年来也逐步得到广泛应用。

一、下丘脑促性腺激素释放激素测定

下丘脑弓状核神经细胞分泌的促性腺激素释放激素(gonadotropin-releasing hormone,GnRH)是一种十肽激素,直接通过垂体门脉系统输送到腺垂体,调节垂体促性腺激素的合成和分泌。人工合成的10肽GnRH因能使垂体分泌黄体生成素(luteinizing hormone,LH)的作用高于卵泡刺激素(follicle-stimulating hormone,FSH),故也称为黄体生成素释放激素(luteinizing hormone releasing hormone,LHRH)。正常妇女月经周期中最显著的激素变化是在中期出现排卵前LH高峰。由于GnRH在外周血中含量很少,半衰期又短,故直接测定GnRH有困难,目前主要采用GnRH刺激试验(也称垂体兴奋试验)与氯米芬试验了解下丘脑和垂体的功能以及其病理生理状态。

(一) GnRH 刺激试验

【原理】

LHRH对垂体促性腺激素的释放有兴奋作用,给受试者注射外源性LHRH后在不同时相取外周血测定促性腺激素含量,可了解垂体功能。垂体功能良好,则促性腺激素水平反应性升高;垂体功能不良,则反应性差或延迟反应,促性腺激素水平不升高或延迟升高。

【方法】

上午8时静脉注射LHRH 100μg(溶于5ml 0.9%氯化钠溶液中),于注射前和注射后15分钟、30分钟、60分钟和90分钟分别取静脉血2ml,测定LH值。

【结果分析】

1. **正常反应**   静脉注射LHRH后,LH值比基值升高2~3倍,高峰出现在15~30分钟。

2. **活跃反应**   高峰值比基值升高5倍。

3. **延迟反应**   高峰出现时间迟于正常反应出现的时间。

4. **无反应或低弱反应**   注入GnRH后LH值无变化,一直处于低水平或稍有上升但不足基值的2倍。

【临床意义】

1. **青春期延迟**   GnRH兴奋试验呈正常反应。

2. **垂体功能减退**   如希恩综合征、垂体肿瘤、空蝶鞍综合征等引起垂体组织遭到破坏的疾病,GnRH兴奋试验呈无反应或低弱反应。

3. **下丘脑功能减退**   可能出现延迟反应或正常反应,多见于下丘脑性闭经。

4. **卵巢功能不全**   FSH、LH基值均>30U/L,GnRH兴奋试验呈活跃反应。

5. **多囊卵巢综合征**　LH/FSH 比值≥2~3,GnRH 兴奋试验呈现活跃反应。

（二）氯米芬试验

【原理】

氯米芬(clomiphene)又称克罗米芬,是一种具有弱雌激素作用的非甾体类雌激素拮抗剂,可在下丘脑与雌、雄激素受体结合,阻断雌激素对下丘脑和(或)腺垂体的负反馈作用,从而促进下丘脑释放 GnRH。氯米芬试验可用以评估闭经患者下丘脑-垂体-卵巢轴的功能,鉴别下丘脑和垂体病变。

【方法】

月经来潮第 5 日开始每日口服氯米芬 50~100mg,连服 5 日,服药后 LH 可增加 85%,FSH 增加 50%。停药后 LH、FSH 即下降。若以后再出现 LH 上升达排卵期水平,诱发排卵为排卵型反应,排卵一般出现在停药后的第 5~9 日。若停药后 20 日不再出现 LH 上升为无反应。分别在服药第 1、3、5 日测 LH、FSH,第 3 周或经前抽血测孕酮。

【临床意义】

1. **下丘脑病变**　下丘脑病变时对氯米芬试验无反应,而对 GnRH 刺激试验有反应。
2. **青春期延迟**　可通过 GnRH 兴奋试验判断青春期延迟是否为下丘脑或垂体病变所致。

二、垂体促性腺激素测定

【来源及生理作用】

FSH 和 LH 是腺垂体促性腺激素细胞分泌的糖蛋白激素,在血中与 α2 和 β 球蛋白结合,受下丘脑 GnRH、卵巢激素和抑制素的调节。生育期妇女垂体促性腺激素随月经周期出现周期性变化。FSH 的生理作用主要是促进卵泡成熟及分泌雌激素。LH 的生理作用主要是促进卵巢排卵和黄体生成,以促使黄体分泌孕激素和雌激素。

【正常值】

见表 34-1 和表 34-2。

表 34-1　**血 FSH 参考范围(U/L)**

测定时期	参考范围
卵泡期、黄体期	1~9
排卵期	6~26
绝经期	30~118

表 34-2　**血 LH 参考范围(U/L)**

测定时期	参考范围
卵泡期、黄体期	1~12
排卵期	16~104
绝经期	16~66

【临床应用】

1. **鉴别闭经原因**　FSH 及 LH 水平低于正常值,提示闭经原因在腺垂体或下丘脑。FSH 及 LH 水平均高于正常,提示病变在卵巢。
2. **排卵监测**　测定 LH 峰值可以估计排卵时间及了解排卵情况,有助于不孕症的诊断及研究避孕药物的作用机制。
3. **协助诊断多囊卵巢综合征**　测定 LH/FSH 比值,如 LH/FSH≥2~3,有助于诊断多囊卵巢综合征。
4. **诊断性早熟**　有助于区分真性和假性性早熟。真性性早熟由促性腺激素分泌增多引起,FSH 及 LH 呈周期性变化。假性性早熟的 FSH 及 LH 水平均较低,且无周期性变化。
5. **卵巢早衰**　FSH>40U/L,间隔 1 个月内至少升高 2 次,可确诊。

三、垂体催乳素测定

【来源及生理作用】

催乳素(prolactin,PRL)是腺垂体催乳素细胞分泌的一种多肽蛋白激素,受下丘脑催乳素抑制激素(主要是多巴胺)和催乳素释放激素的双重调节。在人体内可能还存在其他一些刺激或抑制因子,如促甲状腺激素释放激素(TRH)、雌激素、5-羟色胺等对其均有促进作用。血中 PRL 分子结构有 4 种形态:小分子 PRL、大分子 PRL、大大分子 PRL 及异型 PRL。仅小分子 PRL 具有激素活性,占分泌总量的 80%,临床测定的 PRL 是各种形态 PRL 的总和,因此 PRL 的测定水平与生物学作用不一定平行,如高 PRL 者可无溢乳,而 PRL 正常者可能出现溢乳。PRL 的主要功能是促进乳腺发育及泌乳,以及与卵巢类固醇激素共同作用促进分娩前乳腺导管及腺体发育。PRL 还参与机体的多种功能,特别是对生殖功能的调节。

【正常值】

不同时期血 PRL 正常范围为:非妊娠期 <1.14nmol/L;妊娠早期 <3.64nmol/L;妊娠中期 <7.28nmol/L;妊娠晚期 <18.20nmol/L。

【临床应用】

1. 闭经、不孕及月经失调者,无论有无溢乳均应测 PRL,以除外高催乳素血症。

2. 垂体肿瘤患者伴 PRL 异常增高时,应考虑有垂体催乳素瘤。

3. PRL 水平升高还见于性早熟、原发性甲状腺功能低下、卵巢早衰、黄体功能欠佳、长期哺乳、神经精神刺激、药物作用(如氯丙嗪、避孕药、大量雌激素、利血平)因素等;PRL 水平降低多见于垂体功能减退、单纯性催乳素分泌缺乏症等。

4. 10%~15% 的多囊卵巢综合征患者表现为轻度的高催乳素血症,其可能为雌激素持续刺激所致。

四、雌激素测定

【来源及生理变化】

生育期妇女体内雌激素主要由卵巢产生,孕妇体内雌激素主要由卵巢、胎盘产生,少量由肾上腺产生。雌激素(E)分为雌酮(estrone,E_1)、雌二醇(estradiol,E_2)及雌三醇(estriol,E_3)。雌激素中 E_2 活性最强,是卵巢分泌的主要性激素之一,对维持女性生殖功能及第二性征有重要作用。绝经后妇女的雌激素以雌酮为主,主要来自肾上腺皮质分泌的雄烯二酮,在外周转化为雌酮。多囊卵巢综合征时,雄烯二酮也在外周组织芳香化酶作用下转化为 E_1,形成高雌酮血症。E_3 是雌酮和雌二醇的代谢产物。妊娠期间,胎盘产生大量 E_3,测血或尿中 E_3 水平可反映胎儿胎盘功能状态。雌激素在肝脏降解及灭活,经肾脏排出体外。

青春期前少女体内雌激素处于较低水平,随年龄增长自青春期至性成熟期女性 E_2 水平不断增高。在正常月经周期中,E_2 随着卵巢周期性变化而波动。卵泡期早期雌激素水平最低,以后逐渐上升,至排卵前达高峰,以后又逐渐下降,排卵后达低点,以后又开始上升,排卵后 7~8 日出现第二个高峰,但低于第一个峰,以后迅速降至最低水平。绝经后妇女卵巢功能衰退,E_2 水平低于卵泡期早期,雌激素主要来自雄烯二酮的外周转化。

【正常值】

见表 34-3 和表 34-4。

表 34-3	血 E_2、E_1 参考值(pmol/L)	
测定时期	E_2 参考范围	E_1 参考范围
青春前期	18.35~110.1	62.90~162.8
卵泡期	92.0~275.0	125.0~377.4
排卵期	734.0~2200.0	125.0~377.4
黄体期	367.0~1101.0	125.0~377.4
绝经后	<100.0	—

表 34-4	血 E_3 参考值(nmol/L)
测定时期	参考范围
成人(女,非妊娠状态)	<7
妊娠 24~28 周	104~594
妊娠 29~32 周	139~763
妊娠 32~36 周	208~972
妊娠 37~40 周	278~1215

【临床应用】

1. **监测卵巢功能**　测定血 E_2 或 24 小时尿总雌激素水平。

（1）鉴别闭经原因：①激素水平符合正常的周期变化，表明卵泡发育正常，应考虑为子宫性闭经；②雌激素水平偏低，闭经原因可能为原发或继发性卵巢功能低下，或药物影响而致的卵巢功能抑制，也可见于下丘脑-垂体功能失调、高催乳素血症等。

（2）监测卵泡发育：应用药物诱导排卵时，测定血中 E_2 作为监测卵泡发育、成熟的指标之一，用以指导 hCG 用药及确定取卵时间。

（3）诊断有无排卵：无排卵时雌激素无周期性变化，常见于无排卵性异常子宫出血、多囊卵巢综合征、某些绝经后子宫出血。

（4）诊断女性性早熟：临床多以 8 岁以前出现第二性征发育诊断性早熟，血 E_2 水平升高>275pmol/L 为诊断性早熟的激素指标之一。

（5）协助诊断多囊卵巢综合征：E_1 升高，E_2 正常或轻度升高，并恒定于早卵泡期水平，$E_1/E_2>1$。

2. **监测胎儿-胎盘单位功能**　妊娠期 E_3 主要由胎儿-胎盘单位产生，测定孕妇尿 E_3 含量反映胎儿胎盘功能状态。正常妊娠 29 周 E_3 迅速增加，正常足月妊娠 E_3 排出量平均为 88.7nmol/24h 尿。妊娠 36 周后尿中 E_3 排出量连续多次均<37nmol/24h 尿或骤减>30%～40%，提示胎盘功能减退。E_3<22.2nmol/24h 尿或骤减>50%，提示胎盘功能显著减退。

五、孕激素测定

【来源及生理作用】

女性体内孕激素由卵巢、胎盘和肾上腺皮质产生。孕酮含量随着月经周期性变化而波动，卵泡期孕酮水平极低，排卵后卵巢黄体产生大量孕酮，水平迅速上升，在中期 LH 峰后的第 6～8 日血浓度达高峰，月经前 4 日逐渐下降至卵泡期水平。妊娠时血清孕酮水平随孕期增加而稳定上升，妊娠 6 周内主要来自卵巢黄体，妊娠中晚期则主要由胎盘分泌。孕激素通常在雌激素的作用基础上发挥作用，主要是使子宫内膜转化为分泌期，使子宫内膜周期性脱落，形成月经；在妊娠时，利于胚胎着床；并防止子宫收缩，使子宫在分娩前处于静止状态。同时孕酮还能促进乳腺腺泡发育，为泌乳作准备。

【正常值】

见表 34-5。

表 34-5　血孕酮正常范围（nmol/L）

时期	参考范围	时期	参考范围
卵泡期	<3.2	妊娠中期	159～318
黄体期	9.5～89	妊娠晚期	318～1272
妊娠早期	63.6～95.4	绝经后	<2.2

【临床应用】

1. **排卵监测**　血孕酮水平>15.9nmol/L，提示有排卵。使用促排卵药物时，可用血孕酮水平观察促排卵效果。若孕酮水平符合有排卵，而无其他原因的不孕患者，需配合超声检查观察卵泡发育及排卵过程，以除外未破裂卵泡黄素化综合征（luteinized unruptured follicle syndrome，LUFS）。其他因素如原发性或继发性闭经、无排卵性月经或无排卵性异常子宫出血、多囊卵巢综合征、口服避孕药或长期使用 GnRH 激动剂等，均可使孕酮水平下降。

2. **评价黄体功能**　黄体期血孕酮水平低于生理值，提示黄体功能不足；月经来潮 4～5 日血孕酮仍高于生理水平，提示黄体萎缩不全。

3. **辅助诊断异位妊娠**　异位妊娠时，孕酮水平较低，如孕酮水平>78.0nmol/L（25ng/ml），基本可除外异位妊娠。

4. 辅助诊断先兆流产 孕 12 周内,孕酮水平低,早期流产风险高。先兆流产时,孕酮值若有下降趋势有可能流产。

5. 观察胎盘功能 妊娠期胎盘功能减退时,血中孕酮水平下降。单次血清孕酮水平≤15.6nmol/L(5ng/ml),提示为死胎。

6. 孕酮替代疗法的监测 孕早期切除黄体侧卵巢后,应用天然孕酮替代疗法时应监测血清孕酮水平。

六、雄激素测定

【来源及生理变化】
女性体内雄激素由卵巢及肾上腺皮质分泌。雄激素分为睾酮及雄烯二酮。睾酮主要由卵巢和肾上腺分泌的雄烯二酮转化而来;雄烯二酮 50% 来自卵巢,50% 来自肾上腺皮质,其生物活性介于活性很强的睾酮和活性很弱的脱氢表雄酮之间。血清中的脱氢表雄酮主要由肾上腺皮质产生。绝经前,血清睾酮是卵巢雄激素来源的标志,绝经后肾上腺皮质是产生雄激素的主要部位。

【正常值】
见表 34-6。

表 34-6   **血总睾酮参考范围(nmol/L)**

测定时间	参考范围	测定时间	参考范围
卵泡期	<1.4	黄体期	<1.7
排卵期	<2.1	绝经后	<1.2

【临床应用】

1. 卵巢男性化肿瘤 女性短期内出现进行性加重的雄激素过多症状及血清雄激素升高往往提示卵巢男性化肿瘤。

2. 多囊卵巢综合征 睾酮水平通常不超过正常范围上限 2 倍,雄烯二酮常升高,脱氢表雄酮正常或轻度升高。若治疗前雄激素水平升高,治疗后应下降,故血清雄激素水平可作为评价疗效的指标之一。

3. 肾上腺皮质增生或肿瘤 血清雄激素异常升高。

4. 两性畸形 男性假两性畸形及真两性畸形,睾酮水平在男性正常范围内;女性假两性畸形则在女性正常范围内。

5. 应用雄激素制剂或具有雄激素作用的内分泌药物 如达那唑等,用药期间有时需监测雄激素水平。

6. 女性多毛症 测血清睾酮水平正常时,多系毛囊对雄激素敏感所致。

7. 高催乳素血症 女性有雄激素过多症状和体征,但雄激素水平在正常范围者,应测定血清催乳素水平。

七、人绒毛膜促性腺激素测定

【来源及生理变化】
人绒毛膜促性腺激素(human chorionic gonadotropin,hCG)是一种糖蛋白激素,由 α 及 β 亚单位组成,主要由妊娠滋养细胞产生,妊娠、妊娠滋养细胞疾病、生殖细胞肿瘤及其他恶性肿瘤如肺、肾上腺及肝脏肿瘤均可产生 hCG。近年发现血中 hCG 的波动与 LH 脉冲平行,在月经中期也有上升,提示 hCG 由垂体分泌,因此临床分析应考虑垂体分泌 hCG 的因素。

正常妊娠的受精卵着床时,即排卵后的第 6 日受精卵滋养层形成时开始产生 hCG,约 1 日后能测到外周血 hCG,以后每 1.7~2 日上升 1 倍,在排卵后 14 日约达 100U/L,妊娠 8~10 周达峰值(50 000~

100 000U/L），以后迅速下降，在妊娠中晚期，hCG 仅为高峰时的 10%。由于 hCG-α 链与 LH-α 链有相同结构，为避免与 LH 发生交叉反应，有时也测定特异的 β-hCG 浓度。

【正常值】

见表 34-7。

表 34-7　不同时期血清 hCG 浓度（U/L）

期别	参考范围	期别	参考范围
非妊娠妇女	<3.1	妊娠 40 日	>2000
排卵后 7~10 日	>5.0	滋养细胞疾病	>100 000
妊娠 30 日	>100		

【临床应用】

1. **妊娠诊断**　血 hCG 定量免疫测定<3.1μg/L 时为妊娠阴性，血浓度>25U/L 为妊娠阳性。可用于早早孕诊断，迅速、简便、价廉。目前应用广泛的早早孕诊断试纸方便、快捷。具体操作步骤：留被检妇女尿（晨尿更佳），将带有试剂的早早孕诊断试纸条标有 MAX 的一端插入尿液中，尿的液面不得越过 MAX 线。1~5 分钟即可观察结果，10 分钟后结果无效。结果判断：仅在白色显示区上端呈现一条红色线为阴性；在白色显示区上下呈现两条红色线为阳性，提示妊娠。试纸反应线因标本中所含 hCG 浓度多少可呈现出颜色深浅的变化。试纸条上端无红线出现，提示试纸失效或测试方法失败。此法可检出尿中 hCG 最低量为 25U/L。另外，也有利用斑点免疫层析法的原理制成的反应卡进行检测。通常，反应卡为一扁形塑料小盒，其内固定有一张预先用抗 hCG 抗体包被的硝酸纤维素膜，操作方法如下：将待检尿液滴加于加样窗，3~5 分钟后可观察结果。结果判断：仅在对照窗口出现蓝色线条或红色斑点为阴性；在结果窗口出现蓝色线条或红色斑点为阳性，提示妊娠。

2. **异位妊娠**　血 hCG 维持在低水平，间隔 2~3 日测定无成倍上升，应怀疑异位妊娠。

3. **妊娠滋养细胞疾病的诊断和监测**

（1）葡萄胎：血 hCG 浓度经常>100kU/L，且子宫 ≥ 妊娠 12 周大，hCG 维持高水平不降，提示葡萄胎。

（2）妊娠滋养细胞肿瘤：葡萄胎清宫后 hCG 应大幅度下降，若 hCG 下降缓慢或下降后又上升；或足月产、流产和异位妊娠后，hCG 仍持续高水平，结合临床表现，在排除妊娠物残留和再次妊娠后，可诊断妊娠滋养细胞肿瘤。hCG 下降也与妊娠滋养细胞肿瘤治疗有效性一致，因此在化疗过程中，应每周检测 hCG 一次，直至阴性，以此为标志再追加若干疗程的巩固化疗。

4. **性早熟和肿瘤**　最常见的是下丘脑或松果体胚细胞的绒毛膜瘤或肝胚细胞瘤以及卵巢无性细胞瘤、未成熟畸胎瘤分泌 hCG 导致性早熟，血清甲胎蛋白升高是肝胚细胞瘤的标志。分泌 hCG 的肿瘤尚见于肠癌、肝癌、肺癌、卵巢腺癌、胰腺癌、胃癌，在成年妇女引起月经紊乱；因此成年妇女突然发生月经紊乱伴 hCG 升高时，应考虑到上述肿瘤的异位分泌。

八、人胎盘生乳素测定

【来源及生理变化】

人胎盘生乳素（human placental lactogen，hPL）是由胎盘合体滋养细胞产生、贮存及释放的单链多肽激素。其生理作用主要为促进胎儿生长及母体乳腺腺泡发育等。hPL 与人生长激素（hGH）有共同的抗原决定簇，呈部分交叉免疫反应，与 PRL 无交叉反应。hPL 自妊娠 5 周时即能从孕妇血中测出。随妊娠进展，hPL 水平逐渐升高，于妊娠 39~40 周时达高峰，维持至分娩，分娩后迅速下降，7 小时内消失。

【正常值】

见表 34-8。

表 34-8   不同时期血 hPL 参考范围(mg/L)

时期	参考范围	时期	参考范围
非孕期	<0.5	妊娠 30 周	2.8 ~ 5.8
妊娠 22 周	1.0 ~ 3.8	妊娠 40 周	4.8 ~ 12.0

【临床应用】

1. **监测胎盘功能**   妊娠晚期连续动态检测 hPL 可以监测胎盘功能。于妊娠 35 周后多次测定血清 hPL 值均<4mg/L 或突然下降 50% 以上,提示胎盘功能减退。

2. **糖尿病合并妊娠**   hPL 水平与胎盘大小成正比,如糖尿病合并妊娠时胎盘较大,hPL 值可能偏高。但临床应用时还应配合其他监测指标综合分析,以提高判断的准确性。

3. **胎盘部位滋养细胞肿瘤**   血清 hPL 轻度升高。

九、口服葡萄糖耐量试验(OGTT)-胰岛素释放试验

【原理】

胰岛素的分泌形式有两种,在无外来因素干扰的情况下,空腹状态时的胰岛素分泌称为基础分泌,各种刺激诱发的胰岛素分泌称为刺激后分泌。葡萄糖是最强的胰岛素分泌刺激物。在 OGTT 同时测定血浆胰岛素,能了解胰岛 β 细胞功能及有无胰岛素抵抗。

【方法】

禁食 8 ~ 12 小时,清晨空腹取静脉血检测空腹血糖及胰岛素,于口服 75g 葡萄糖后 30 分钟、60 分钟、120 分钟、180 分钟分别取静脉血,测定血糖及胰岛素水平。

【检测结果及分析】

结果见表 34-9。

表 34-9   OGTT-胰岛素释放试验结果参考范围

75g 口服葡萄糖耐量试验(OGTT)	血糖水平(mmol/L)	胰岛素释放试验(口服 75g 葡萄糖)	胰岛素水平(mU/L)
空腹	<5.1	空腹	4.2 ~ 16.2
1 小时	<10.0	1 小时	41.8 ~ 109.8
2 小时	<8.5	2 小时	26.2 ~ 89.0
		3 小时	5.2 ~ 43.0

结果分析:

1. **正常反应**   正常人基础血浆胰岛素为约 5 ~ 20mU/L。口服葡萄糖 30 ~ 60 分钟上升至峰值(可为基础值的 5 ~ 10 倍,多数为约 50 ~ 100mU/L),然后逐渐下降,3 小时后胰岛素降至基础水平。

2. **胰岛素分泌不足**   空腹胰岛素及口服葡萄糖后胰岛素分泌绝对不足,提示胰岛 β 细胞功能衰竭或遭到严重破坏。

3. **胰岛素抵抗**   空腹血糖及胰岛素高于正常值,口服葡萄糖后血糖及胰岛素分泌明显高于正常值,提示胰岛素抵抗。

4. **胰岛素分泌延迟**   空腹胰岛素水平正常或高于正常,口服葡萄糖后呈迟缓反应,胰岛素分泌高峰延迟,是 2 型糖尿病的特征之一。

【临床意义】

1. **糖尿病分型**   胰岛素释放试验结合病史及临床特点有助于糖尿病的诊断分型。胰岛素分泌不足提示胰岛功能严重受损,可能为 1 型糖尿病;胰岛素分泌高峰延迟为 2 型糖尿病的特点。

2. 协助诊断某些妇科疾病　高胰岛素血症及胰岛素抵抗有助于诊断多囊卵巢综合征、子宫内膜癌等。

第八节　输卵管通畅检查

输卵管通畅检查的主要目的是检查输卵管是否畅通,了解宫腔和输卵管腔的形态及输卵管的阻塞部位。常用方法有输卵管通液术、子宫输卵管造影术。输卵管通气术因有发生气栓的潜在危险,准确率仅为 45% ~ 50%,临床上已逐渐被其他方法所取代。随着内镜在妇产科的广泛应用,腹腔镜直视下输卵管通液检查、宫腔镜下经输卵管口插管通液检查等方法日益普及。

一、输卵管通液术

输卵管通液术(hydrotubation)是检查输卵管是否通畅的一种方法,且具有一定的治疗功效。检查者通过导管向宫腔内注入液体,根据注液阻力大小、有无回流及注入液体量和患者感觉等判断输卵管是否通畅。由于操作简便,无需特殊设备,广泛应用于临床。

【适应证】

1. 不孕症,男方精液正常,疑有输卵管阻塞者。

2. 检验和评价输卵管绝育术、输卵管再通术或输卵管成形术的效果。

3. 对输卵管黏膜轻度粘连有疏通作用。

【禁忌证】

1. 急性、亚急性生殖器炎症或盆腔炎性疾病。

2. 月经期或有不规则阴道流血。

3. 可疑妊娠。

4. 严重的全身性疾病,如心、肺功能异常等,不能耐受手术。

5. 体温高于 37.5℃。

【术前准备】

1. 月经干净 3 ~ 7 日,术前 3 日禁性生活。

2. 术前半小时肌内注射阿托品 0.5mg 解痉。

3. 患者排空膀胱。

【方法】

1. 常用器械　阴道窥器、宫颈钳、妇科钳、宫颈导管、Y 形管、压力表、注射器等。

2. 常用液体　生理盐水或抗生素溶液(庆大霉素 8 万 U、地塞米松 5mg、透明质酸酶 1500U、注射用水 20ml),可加用 0.5% 的利多卡因 2ml 以减少输卵管痉挛。

3. 操作步骤

(1)患者取膀胱截石位,常规消毒外阴、阴道,铺无菌巾,双合诊检查子宫位置及大小。

(2)放置阴道窥器,充分暴露宫颈,再次消毒阴道穹隆及宫颈,以宫颈钳钳夹宫颈前唇。沿宫腔方向置入宫颈导管,并使其与宫颈外口紧密相贴。

(3)用 Y 形管将宫颈导管与压力表、注射器相连,压力表应高于 Y 形管水平,以免液体进入压力表。

(4)将注射器与宫颈导管相连,并使宫颈导管内充满生理盐水或抗生素溶液。排出空气后沿宫腔方向将其置入宫颈管内,缓慢推注液体,压力不超过 160mmHg。观察推注时阻力大小、经宫颈注入的液体是否回流、患者下腹部是否疼痛等。

(5)术毕取出宫颈导管,再次消毒宫颈、阴道,取出阴道窥器。

【结果评定】

1. 输卵管通畅　顺利推注 20ml 生理盐水无阻力,压力维持在 60 ~ 80mmHg 以下,或开始稍有阻力,随后阻力消失,无液体回流,患者也无不适感,提示输卵管通畅。

2. 输卵管阻塞　勉强注入5ml生理盐水即感有阻力,压力表见压力持续上升而无下降,患者感下腹胀痛,停止推注后液体又回流至注射器内,表明输卵管阻塞。

3. 输卵管通而不畅　注射液体有阻力,再经加压注入又能推进,说明有轻度粘连已被分离,患者感轻微腹痛。

【注意事项】

1. 所用无菌生理盐水或抗生素溶液温度以接近体温为宜,以免液体过冷引起输卵管痉挛。

2. 注入液体时必须使宫颈导管紧贴宫颈外口,以防止液体外漏,导致注入液体压力不足。

3. 术后2周禁盆浴及性生活,酌情给予抗生素预防感染。

二、子宫输卵管造影

包括传统的子宫输卵管造影(hysterosalpingography,HSG)和超声下子宫输卵管造影(hysterosalpingo-contrast sonography,HyCoSy)。前者是通过导管向宫腔及输卵管注入造影剂,行X线透视及摄片,根据造影剂在输卵管及盆腔内的显影情况了解输卵管是否通畅、阻塞部位及宫腔形态。该检查损伤小,能对输卵管阻塞作出较正确诊断,准确率可达80%。后者能在超声下实时观察造影剂流动与分布,图像清晰、无创、无放射性、操作较为简便,具有较高诊断价值。子宫输卵管造影具有一定的治疗功效。

【适应证】

1. 了解输卵管是否通畅及其形态、阻塞部位。

2. 了解宫腔形态,确定有无子宫畸形及类型,有无宫腔粘连、子宫黏膜下肌瘤、子宫内膜息肉及异物等。

3. 内生殖器结核非活动期。

4. 不明原因的习惯性流产,了解宫颈内口是否松弛,宫颈及子宫有无畸形。

【禁忌证】

1. 急性、亚急性生殖器炎症或盆腔炎性疾病。

2. 严重的全身性疾病,不能耐受手术。

3. 妊娠期、月经期。

4. 产后、流产、刮宫术后6周内。

5. 碘过敏者禁用子宫输卵管碘油造影。

【术前准备】

1. 造影时间以月经干净3~7日为宜,术前3日禁性生活。

2. 做碘过敏试验,试验阴性者方可进行子宫输卵管碘油造影。

3. 术前半小时肌内注射阿托品0.5mg解痉。

4. 术前排空膀胱,便秘者术前行清洁灌肠,以使子宫保持正常位置,避免出现外压假象。

【方法】

1. 设备及器械　X线放射诊断仪或超声机(以三维彩超为宜)、子宫导管或14号Foley尿管、阴道窥器、宫颈钳、妇科钳、20ml注射器等。

2. 造影剂　传统的子宫输卵管造影国内外均使用碘造影剂,分油溶性与水溶性两种。油剂(40%碘化油)密度大,显影效果好,刺激小,过敏少,但检查时间长,吸收慢,易引起异物反应,形成肉芽肿或油栓;水剂(76%泛影葡胺液)吸收快,检查时间短,但子宫输卵管边缘部分显影欠佳,细微病变不易观察,有的患者在注药时有刺激性疼痛。超声下子宫输卵管造影使用超声微泡造影剂,该造影剂显影效果好,不良反应轻微、短暂,发生过敏反应极少。

3. 操作步骤

(1) 患者取膀胱截石位,常规消毒外阴及阴道,铺无菌巾,双合诊明确子宫位置及大小。

（2）阴道窥器扩张阴道,充分暴露宫颈,再次消毒阴道穹隆及宫颈,用宫颈钳钳夹宫颈前唇,探查宫腔。

（3）若进行子宫输卵管碘油造影,将40%碘化油造影剂充满宫颈导管,排出空气,沿宫腔方向将其置入宫颈管内,徐徐注入碘化油,在X线透视下观察碘化油流经输卵管及宫腔情况并摄片。24小时后再摄盆腔平片,以观察腹腔内有无游离碘化油。若用泛影葡胺液造影,应在注射后立即摄片,10~20分钟后第二次摄片,观察泛影葡胺液流入盆腔情况。若进行超声下子宫输卵管造影,则于宫腔内安置14号Foley尿管,并在水囊内注入1~2ml生理盐水。注意置管后适当往外牵拉,使水囊堵住宫颈内口。徐徐注入超声微泡造影剂,同时应用超声机(以三维超声机为宜)实时观察并记录超声造影图像,及患者反应、有无造影剂返流等。

（4）若注入造影剂后子宫角圆钝而输卵管不显影,则考虑输卵管痉挛,可保持原位,肌内注射阿托品0.5mg,20分钟后再透视、摄片;或停止操作,下次摄片前先使用解痉药物。

【结果评定】

1. **正常子宫、输卵管**　传统的子宫输卵管造影时可见宫腔呈倒三角形,双侧输卵管显影,形态柔软,24小时后摄片见盆腔内散在造影剂分布。超声下子宫输卵管造影时可实时监控,见造影剂充盈宫腔,并从双侧输卵管流出并包绕同侧卵巢。

2. **宫腔异常**　患子宫内膜结核时子宫失去原有的倒三角形态,内膜呈锯齿状不平;患子宫黏膜下肌瘤时可见宫腔充盈缺损;子宫畸形时有相应显示。

3. **输卵管异常**　输卵管结核显示输卵管形态不规则、僵直或呈串珠状,有时可见钙化点;输卵管积水见输卵管远端呈气囊状扩张;输卵管发育异常显示输卵管过长或过短、缺失、异常扩张、憩室等。传统的子宫输卵管造影时24小时后盆腔X线摄片未见盆腔内散在造影剂,说明输卵管不通;超声下子宫输卵管造影时未见造影剂从双侧输卵管流出,盆腔内未见造影剂,提示输卵管不通。

【注意事项】

1. 碘化油充盈宫颈导管时或超声造影剂充盈尿管时必须排尽空气,以免空气进入宫腔造成充盈缺损,引起误诊。

2. 宫颈导管或尿管与宫颈外口必须紧贴,以防造影剂流入阴道内。

3. 宫颈导管不要插入太深,以免损伤子宫或引起子宫穿孔。

4. 注入造影剂时用力不可过大,推注不可过快,防止损伤输卵管。

5. 透视下发现造影剂进入异常通道,同时患者出现咳嗽,应警惕发生油栓,立即停止操作,取头高脚低位,严密观察。

6. 造影后2周禁盆浴及性生活,可酌情给予抗生素预防感染。

7. 有时因输卵管痉挛造成输卵管不通的假象,必要时再次进行造影检查。

三、妇科内镜输卵管通畅检查

为输卵管通畅检查的新方法,包括腹腔镜直视下输卵管通液检查(加用亚甲蓝染液)、宫腔镜下经输卵管口插管通液检查、宫腔镜和腹腔镜联合检查等方法,其中腹腔镜直视下输卵管通液检查准确率达90%~95%,是输卵管通畅检查的"金标准"。由于腹腔镜是创伤性手术,且需要全身麻醉,对器械要求高,故不推荐作为常规检查方法,通常建议高度怀疑输卵管病变,因其他原因(如子宫肌瘤、卵巢包块等)需行妇科内镜手术、或子宫输卵管造影检查提示输卵管不通畅、或炎症、不孕年限长且经详细检查暂未发现导致不孕的其他原因的患者,进行腹腔镜直视下输卵管通液检查。内镜检查注意事项同上,详见第三十五章第四节"腹腔镜"。

（胡丽娜）

第九节　常用穿刺检查

腹腔穿刺检查和羊膜腔穿刺检查是妇产科常用的穿刺检查技术。腹腔穿刺检查可经腹壁穿刺和经阴道后穹隆穿刺两种途径完成。羊膜腔穿刺检查通常采用经腹壁入羊膜腔途径。

一、腹腔穿刺检查

（一）经腹壁腹腔穿刺术

妇科病变主要位于盆腔及下腹部,可通过经腹壁腹腔穿刺术(abdominal paracentesis)抽出腹腔液体或组织,经相应检查,达到诊断目的,兼有治疗作用。仔细观察抽出液体的颜色、浓度及黏稠度后,根据病史决定送检项目,包括常规化验检查、细胞学检查、细菌培养及药敏试验等,以明确盆、腹腔积液性质或查找肿瘤细胞。也可在超声引导下用细针穿刺盆腔及下腹部肿块进行组织学活检,达到确诊目的。

【适应证】

1. 用于协助诊断,明确腹腔积液的性质。

2. 确定靠近腹壁的盆腔及下腹部肿块性质。

3. 穿刺放出部分腹腔积液,降低腹压、减轻腹胀、暂时缓解呼吸困难等症状,使腹壁松软易于做腹部及盆腔检查。

4. 腹腔穿刺同时注入化学药物行腹腔化疗。

5. 腹腔穿刺注入二氧化碳气体,作气腹 X 线造影,使盆腔器官清晰显影。

【禁忌证】

1. 疑有腹腔内严重粘连、肠梗阻者。

2. 疑为巨大卵巢囊肿者。

3. 大量腹腔积液伴有严重电解质紊乱者禁大量放腹腔积液。

4. 精神异常或不能配合者。

5. 中、晚期妊娠。

6. 弥散性血管内凝血。

【方法】

1. 经腹超声引导下穿刺,常先充盈膀胱,确定肿块部位,然后排空膀胱,再进行穿刺。经阴道超声指引下穿刺,则在术前排空膀胱。

2. 腹腔积液量较多及囊内穿刺时,患者取仰卧位;液量较少时,取半卧位或侧斜卧位。

3. 穿刺点一般选择在脐与左髂前上棘连线中外 1/3 交界处;囊内穿刺点宜在囊性感明显部位。

4. 常规消毒穿刺区皮肤,铺无菌孔巾,术者须戴无菌手套。

5. 穿刺一般不需麻醉,对于精神过于紧张者,0.5% 利多卡因行局部麻醉,深达腹膜。

6. 将 7 号穿刺针从选定点垂直刺入腹腔,穿透腹膜时针头阻力消失。助手用消毒止血钳协助固定针头,术者拔除针芯,见有液体流出,用注射器抽出适量液体送检。细胞学检验约需 100~200ml 腹腔积液,其他检查仅需 10~20ml 液体。若需释放腹腔积液,则将导管连接穿刺针,导管另一端连接器皿。根据患者病情和诊治需要确定放液量及导管放置时间。若为查明盆腔内有无肿瘤存在,可将液体放至腹壁变松软易于检查为止。

7. 细针穿刺活检,常用特制的穿刺针,在超声引导下穿入肿块组织,抽取少量组织,送组织学检查。

8. 操作结束,拔出穿刺针。局部再次消毒,覆盖无菌纱布,固定。若针眼有腹腔积液溢出可稍加压迫。

【穿刺液性质和结果判断】

1. 血液

（1）新鲜血液：放置后迅速凝固，为血管刺伤，应改变穿刺针方向，或重新穿刺。

（2）陈旧性暗红色血液：放置10分钟以上不凝固，表明有腹腔内出血。多见于异位妊娠、卵巢黄体破裂或其他脏器破裂如脾破裂等。

（3）小血块或不凝固陈旧性血液：多见于陈旧性宫外孕。

（4）巧克力色黏稠液体：镜下见不成形碎片，多为卵巢子宫内膜异位囊肿破裂。

2. 脓液
呈黄色、黄绿色、淡巧克力色，质稀薄或浓稠，有臭味，提示盆腔或腹腔内有化脓性病变或脓肿破裂。脓液应行细胞学涂片、细菌培养、药物敏感试验。

3. 炎性渗出物
呈粉红色、淡黄色混浊液体，提示盆腔及腹腔内有炎症。应行细胞学涂片、细菌培养、药物敏感试验。

4. 腹腔积液
有血性、浆液性、黏液性等。应送常规化验，包括比重、总细胞数、红细胞数、白细胞数、蛋白定量、浆膜黏蛋白试验（Rivalta test）及细胞学检查。必要时检查抗酸杆菌、结核杆菌培养及动物接种。肉眼血性腹腔积液，多疑为恶性肿瘤，应行脱落细胞检查。

【注意事项】

1. 术前注意患者生命体征，测量腹围、检查腹部体征。

2. 严格无菌操作，以免腹腔感染。

3. 控制针头进入深度，以免刺伤血管及肠管。

4. 大量放液时，针头必须固定好，以免针头移动损伤肠管。放液速度不宜过快，每小时放液量不应超过1000ml，一次放液量不应超过4000ml；并严密观察患者血压、脉搏、呼吸等生命体征，随时控制放液量及放液速度。若出现休克征象，应立即停止放腹腔积液。放液过程中需腹带束腹，并逐渐缩紧腹带，以防腹压骤降，内脏血管扩张而引起休克。

5. 向腹腔内注入药物应慎重，很多药物不宜腹腔内注入。当行腹腔化疗时，应注意过敏反应等毒副反应。

6. 术后卧床休息8~12小时，必要时给予抗生素预防感染。

（二）经阴道后穹隆穿刺术

直肠子宫陷凹是腹腔最低部位，腹腔内的积血、积液、积脓易积存于该处。阴道后穹隆顶端与直肠子宫陷凹贴接，选择经阴道后穹隆穿刺术（culdocentesis）抽取盆腔积液，对抽出物进行肉眼观察、化验、病理检查，是妇产科临床常用的辅助诊断方法。

【适应证】

1. 疑有腹腔内出血，如宫外孕、卵巢黄体破裂等。

2. 疑盆腔内有积液、积脓，穿刺抽液检查了解积液性质、盆腔脓肿穿刺引流及局部注射药物。

3. 盆腔肿块位于直肠子宫陷凹内，经后穹隆穿刺直接抽吸肿块内容物做涂片或细胞学检查以协助诊断。若怀疑恶性肿瘤需明确诊断时，可行细针穿刺活检，送组织学检查。

4. 超声引导下行卵巢子宫内膜异位囊肿或输卵管妊娠部位注药治疗。

5. 在超声引导下经阴道后穹隆穿刺取卵，用于各种助孕技术。

【禁忌证】

1. 盆腔严重粘连，直肠子宫陷凹被粘连块状组织完全占据，并已凸向直肠。

2. 疑有肠管与子宫后壁粘连，穿刺易损伤肠管或子宫。

3. 异位妊娠准备采用非手术治疗时应避免穿刺，以免引起感染。

【方法】

患者排空膀胱后取膀胱截石位，外阴、阴道常规消毒，铺巾。双合诊检查了解子宫、附件情况和阴道后穹隆是否膨隆。

　　阴道窥器充分暴露宫颈及阴道后穹隆并消毒。宫颈钳钳夹宫颈后唇并向前提拉,充分暴露阴道后穹隆,再次消毒。

　　用腰椎穿刺针或22号长针头接5~10ml注射器,于后穹隆中央或稍偏病侧(最膨隆处),即阴道后壁与宫颈后唇交界处稍下方,平行宫颈管快速进针刺入2~3cm(图34-5)。当针穿过阴道壁有落空感后开始抽吸,若无液体抽出,边抽吸边缓慢退针,必要时适当改变方向。见注射器内有液体抽出时,停止退针,继续抽吸至满足化验检查需要止。行细针穿刺活检时采用特制的穿刺针,方法相同。

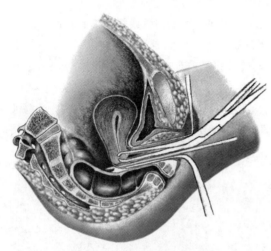

图34-5　经阴道后穹隆穿刺术

　　穿刺检查完毕针头拔出后,穿刺点若有活动性出血,可用棉球压迫片刻。血止后取出阴道窥器。

　　【穿刺液性质和结果判断】

　　基本同经腹壁腹腔穿刺术。

　　【注意事项】

　　1. 穿刺点在阴道后穹隆中点,进针方向应与宫颈管平行,深入至直肠子宫陷凹,不可过分向前或向后,以免针头刺入宫体或进入直肠。

　　2. 穿刺深度要适当,一般2~3cm,过深可刺入盆腔器官或穿入血管。若积液量较少时,过深的针头可超过液平面,抽不出液体而延误诊断。

　　3. 抽吸物若为血液,应放置5分钟,若凝固则为血管内血液;或滴在纱布上出现红晕,为血管内血液。放置6分钟后仍不凝固,可判定为腹腔内出血。

　　4. 有条件或病情允许时,先行超声检查,协助诊断直肠子宫陷凹有无液体及液体量。

　　5. 阴道后穹隆穿刺未抽出血液,不能完全除外宫外孕和腹腔内出血;内出血量少、血肿位置高或与周围组织粘连时,均可造成假阴性。

　　6. 抽出的液体应根据初步诊断,分别进行涂片、常规检查、药敏试验、细胞学检查等;抽取的组织送组织学检查。

二、经腹壁羊膜腔穿刺术

　　经腹壁羊膜腔穿刺术(amniocentesis)是在妊娠中晚期时用穿刺针经腹壁、子宫壁进入羊膜腔抽取羊水供临床分析诊断,或注入药物或生理盐水用于治疗的一种方法。

　　【适应证】

　　1. 治疗

　　(1)胎儿异常或死胎需做羊膜腔内注药(依沙吖啶等)引产终止妊娠。

　　(2)胎儿未成熟,但必须在短时间内终止妊娠,需行羊膜腔内注入地塞米松10mg以促进胎儿肺成熟。

　　(3)胎儿无畸形而羊水过多,需放出适量羊水以改善症状及延长孕期,提高胎儿存活率。

　　(4)胎儿无畸形而羊水过少,可间断向羊膜腔内注入适量0.9%氯化钠注射液,以预防胎盘和脐带受压,减少胎儿肺发育不良或胎儿窘迫。

　　(5)胎儿生长受限者,可向羊膜腔内注入氨基酸等促进胎儿发育。

　　(6)母儿血型不合需给胎儿输血。

　　2. 产前诊断　羊水细胞染色体核型分析、基因及基因产物检测。对经产前筛查怀疑孕有异常胎儿的高危孕妇进行羊膜腔穿刺抽取羊水细胞,通过检查以明确胎儿性别、确诊胎儿染色体病及遗传病等。

【禁忌证】

1. **用于羊膜腔内注射药物引产时**　①心、肝、肺、肾疾病在活动期或功能严重异常；②各种疾病的急性阶段；③有急性生殖道炎症；④术前 24 小时内两次体温在 37.5℃以上。

2. **用于产前诊断时**　①孕妇曾有流产征兆；②术前 24 小时内两次体温在 37.5℃以上。

【术前准备】

1. **孕周选择**　①胎儿异常引产者，宜在妊娠 16～26 周之内；②产前诊断者，宜在妊娠 16～22 周内进行。此时子宫轮廓清楚，羊水量相对较多，易于抽取，不易伤及胎儿，且羊水细胞易存活，培养成功率高。

2. **穿刺部位定位**　①手法定位：助手固定子宫，于宫底下方 2～3 横指处的中线或两侧选择囊性感明显部位作为穿刺点；②超声定位：穿刺前可先行胎盘及羊水暗区定位标记后操作，穿刺时尽量避开胎盘，在羊水量相对较多的暗区进行；也可在超声引导下直接穿刺。

3. **中期妊娠引产术前准备**　①测血压、脉搏、体温，进行全身检查及妇科检查，注意有无盆腔肿瘤与子宫畸形及宫颈发育情况；②测血、尿常规，查出凝血功能、血小板计数和肝功能；③会阴部备皮。

【方法】

孕妇排尿后取仰卧位，做好穿刺点标记，腹部皮肤常规消毒，铺无菌孔巾。在选择好的穿刺点用 0.5% 利多卡因行局部浸润麻醉。用 22 号或 20 号腰穿针垂直刺入腹壁，穿刺阻力第一次消失表示进入腹腔。继续进针又有阻力表示进入宫壁，阻力再次消失表示已达羊膜腔。拔出针芯即有羊水溢出。抽取所需羊水量或直接注药。将针芯插入穿刺针内，迅速拔针，敷以无菌干纱布，加压 5 分钟后胶布固定（图 34-6）。

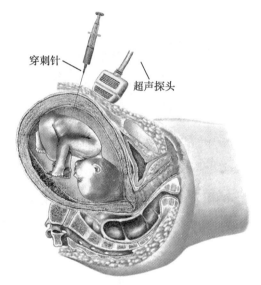

图 34-6　经腹壁羊膜腔穿刺术

【注意事项】

1. 严格无菌操作，以防感染。

2. 穿刺针应细。进针不可过深过猛，尽可能一次成功，避免多次操作。最多不得超过两次。

3. 穿刺前应查明胎盘位置，勿伤及胎盘。穿刺针穿经胎盘，羊水可能经穿刺孔进入母体血液循环而发生羊水栓塞。穿刺与拔针前后应注意孕妇有无呼吸困难、发绀等异常。警惕发生羊水栓塞可能。

4. 穿刺针常因羊水中的有形物质阻塞而抽不出羊水，有时稍加调整穿刺方向、深度即可抽出羊水。用有针芯的穿刺针可避免此现象。

5. 若抽出血液，出血可来自腹壁、子宫壁、胎盘或刺伤胎儿血管，应立即拔出穿刺针并压迫穿刺点，加压包扎。若胎心无明显改变，一周后再行穿刺。

6. 医护人员应严密观察受术者穿刺后有无副作用。

（付　艳）

第十节　产科影像检查

产科影像学检查主要包括超声检查和磁共振检查。

一、超声检查

（一）超声检查途径

产科超声检查是应用超声的物理特性，了解胚胎、胎儿主要解剖结构、胎儿生长发育，胎儿附属物及羊水情况，是产科最常用、无创、可重复的影像学检查方法。检查途径主要为经腹壁及经阴道：

1. 经腹壁超声检查　超声探头常用频率为 3.0~6.0MHz,检查时孕妇一般取仰卧位,检查者手持探头,根据需要作纵断、横断或斜断等多断层面扫描。

2. 经阴道超声检查　超声探头常用频率为 7.0~10.0MHz,检查前患者排空膀胱,取膀胱截石位,将探头轻柔地放入患者阴道内,调整角度以获得满意切面。

(二) 彩色多普勒超声检查

多普勒(Doppler)超声是应用超声波由运动物体反射或散射所产生的多普勒效应的一种技术,用于运动目标的检测,常用于血流动力学的评价。彩色多普勒超声最重要的观察内容是血流的起始点、流经路径和血流分布。多普勒频谱提供用于评估血流状态的各种参数,其中在产科领域常用的 3 个参数为阻力指数(resistance index,RI)、搏动指数(pulsation index,PI)和收缩期/舒张期(systolic phase/diastolic phase,S/D)比值。

(三) 三维超声成像

三维超声成像(3-dimension ultrasound imaging)是通过灰阶和(或)彩色多普勒超声诊断仪从人体某一部位(脏器)的几个不同位置获取若干数量的灰阶图像和彩色多普勒血流显像,经过计算机的快速组合和处理,在屏幕上显示出该部位的立体图像。三维超声可能有助于诊断胎儿面部异常、神经管缺陷、胎儿肿瘤和骨骼畸形,但不能替代二维超声检查(图 34-7)。

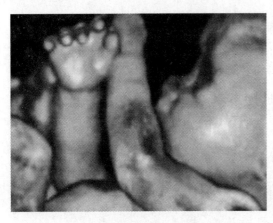

图 34-7　三维超声显示胎儿立体图像

(四) 超声检查在产科领域中的应用

1. 妊娠早期的超声检查

(1) 妊娠 10^{+6}周前的超声检查:①明确是否为宫内妊娠,评估宫颈、宫体和附件的病理情况;②确定胚胎是否存活,观察妊娠囊(gestational sac,GS)、卵黄囊(yolk sac)、胚芽(fetal pole)、羊膜囊(amniotic sac);③测量头臀长度(crown-rump length,CRL)确定胎龄。妊娠 6 周前,通常不能区分胚胎的头部和尾部,故而测量胚胎的最大直径。妊娠 6~9 周,超声可获取整个胎儿的正中矢状切面,因此时期胎儿处于典型的高度屈曲状态,实际测量获得胎儿的颈-臀长度,习惯上仍称作为头臀长;④明确胚胎数,判断多胎妊娠绒毛膜性及羊膜性。

(2) 妊娠 11~13^{+6}周的超声检查:①再次评估胎龄:因此时确定胎龄最为精确,在95%的病例中相差不超过 5 日。②评价胎儿解剖结构:在早期妊娠末,超声还可以有机会发现胎儿大体结构的异常,早期妊娠筛查对严重畸形的敏感性高达70%以上。然而,许多胎儿结构异常会在妊娠后期形成,即使是最好的仪器和最有经验的超声专家也未必能在早期妊娠发现胎儿异常。③胎儿遗传标记物的评估,根据早期妊娠非整倍体筛查的策略,测量 NT,选择性观察是否存在静脉导管 a 波倒置及三尖瓣反流。NT 测量用于筛查应该只限于受过训练和认证的操作者,可以通过经腹和经阴道的方法测量。④双侧子宫动脉血流的评估,子宫动脉血流是评价子宫胎盘血液循环的一项良好指标,RI、PI 和 S/D 均随孕周增加而减低并具有明显相关性,阻力升高预示子宫-胎盘血流灌注不足,血流波形在舒张期初出现切迹与子痫前期的发生相关。

2. 妊娠中期的超声检查(20~24 周)

(1) 生物学测量:常用指标为双顶径(biparietal diameter,BPD)、头围(head circumference,HC)、腹围(abdominal circumference,AC)和股骨长度(femur length,FL),以评估胎儿生长情况。

(2) 胎儿大结构畸形筛查:①胎头:颅骨完整、透明隔腔、大脑镰、丘脑、双侧脑室、小脑及枕大池;②颜面部:双侧眼眶及上唇连续性;③颈部:有无包块;④胸部/心脏:胸廓/肺形态大小正常、胎心搏动、四腔心位置、主动脉及肺动脉流出道和有无膈疝;⑤腹部:胃泡位置、肠管有无扩张、双肾及脐带入口部位;⑥骨骼:有无脊柱缺损或包块、双臂和双手及双腿和双足的连接关系;⑦胎盘:位置、有无占位性病变、副胎盘;⑧羊水:测量最大深度;⑨脐带:三根血管;⑩当有医学指征时判定性别。

（3）胎儿遗传标记物:也称超声遗传标记物,或非整倍体标记物、软性标记物。这些遗传标记物的出现被认为有可能增加胎儿患有非整倍体染色体异常的风险。妊娠中期超声筛查中常见遗传标记物包括:脉络膜囊肿、侧脑室增宽、肠管回声增强、单脐动脉、肾盂增宽、心室内强回声点及NT增厚。

（4）宫颈测量:宫颈长度测量是预测早产的方法之一,妊娠中期宫颈长度<25mm是最常用的截断值。推荐测量方法为经阴道超声。

3. 妊娠中、晚期的超声评估（24 周之后）

（1）生物学测量:常用指标为 BPD、HC、AC 和 FL。HC 比 BPD 更能反映胎头的增长情况,AC 是晚期妊娠评估胎儿生长发育、估计体重、观察有无胎儿生长受限的最佳指标。

（2）胎盘定位:胎盘位置判定对临床有指导意义,协助判断是否存在前置胎盘。如行羊膜腔穿刺术时可超声监护以避免损伤胎盘和脐带。

（3）羊水量:羊水呈无回声暗区、清亮。妊娠晚期,羊水中有胎脂,表现为稀疏点状回声漂浮。最大羊水池深度（AFV）≥8cm 为羊水过多,AFV≤2cm 为羊水过少。以脐水平线为标志将子宫分为四个象限,测量各象限 AFV,四者之和为羊水指数（AFI）。若用 AFI 法,AFI≥25cm 诊断为羊水过多,AFI≤5cm 诊断为羊水过少。

（4）生物物理评分:包括胎儿呼吸样运动、胎动、胎儿肌张力及羊水量,是评价胎儿宫内健康状况的手段之一。

4. 产科彩色多普勒超声检查

应用彩色多普勒超声可获取母体和胎儿血管血流超声参数,如孕妇双侧子宫动脉（R-L AU）、胎儿脐动脉（UA）、脐静脉（UV）、静脉导管（DV）和大脑中动脉（MCA）等。

（1）母体血流:子宫动脉血流是重要超声检查指标,此外还可测定卵巢和子宫胎盘床血流。

（2）胎儿血流:对胎儿的脐动脉（UA）、脐静脉（UV）、静脉导管（DV）、大脑中动脉（MCA）等进行监测。其中,脐血流的测定是母胎血流监测的常规内容。正常妊娠期间,脐动脉血流 RI、PI 和 S/D 与妊娠周数密切相关。脐动脉血流阻力升高与胎儿窘迫、胎儿生长受限、子痫前期等相关。若舒张末期脐动脉血流消失进而出现反流,提示胎儿处于濒危状态。

5. 在先天性心脏病诊断中的应用

可以从胚胎时期原始心管一直监测到分娩前胎儿心脏和大血管的解剖结构及活动状态。通常在妊娠 20～24 周进行超声心动图检查。主要针对有心脏病家族史、心脏畸形胎儿生育史、环境化学物接触史、胎儿心律异常或常规超声检查怀疑胎儿心脏畸形的高危孕妇。

6. 在双胎及多胎妊娠中的应用

超声检查可以确定胎儿数量、评估孕龄、绒毛膜性和羊膜性。妊娠早期评估绒毛膜性最准确。确定绒毛膜性对于多胎妊娠的孕妇非常重要,绒毛膜性与围产儿结局密切相关。通过确定的绒毛膜性来指导妊娠管理,包括决策和考虑多胎减胎技术或选择性胎儿终止、胎儿监测开始的时机和频率,以及分娩的时机和方式。如果是单绒毛膜双胎妊娠,则需每 2 周随访一次超声,以观察是否有相关并发症的发生。

二、磁共振检查

磁共振（magnetic resonance imaging,MRI）检查不是胎儿常规的产前筛查手段,而是作为产前超声诊断的辅助和补充。适合磁共振的胎儿需在妊娠 18 周以后进行。胎儿磁共振相对于产前超声检查更具有优势,主要应用在:胎儿中枢神经系统异常,超声图像质量较差情况,如孕妇肥胖或羊水过少等。目前,磁共振也常应用到胎盘植入的诊断中。

（孙路明）

第十一节　妇科影像检查

妇科影像检查包括超声、X 线摄影、计算机体层成像（CT）、磁共振成像（MRI）、正电子发射体层显像（PET）等，因其对人体损伤小、诊断准确而广泛应用于妇科领域。

一、超声检查

超声是诊断妇科疾病常用的影像学检查。新一代超声仪将 B 型、M 型和 D 型超声检查技术结合计算机 3D 软件构成诊断平台，通过模式转换键进行二维超声成像（图 34-8）、三维超声成像（图 34-9）、彩色多普勒超声成像及超声造影等。

用于妇科疾病诊断的超声波频率在 1 ~ 9MHz 间，其中腹部超声成像所用频率范围常在 3 ~ 3.5MHz 之间，阴道超声在 5 ~ 9MHz 间。

1. **检查途径**　超声检查有经腹壁、经阴道（或直肠）及经会阴三种途径。

（1）经腹壁超声检查：常选用弧阵探头和线阵探头。为清晰观察盆腔内脏器和病变，检查前充盈膀胱至膀胱底略高于子宫底（有尿意感），以形成良好的"透声窗"。检查时受检者取仰卧位，暴露下腹部，检查区皮肤涂耦合剂。探头上有前后方向标志。检查者以均匀适度压力滑行探头可进行纵断（矢状切面）、横断（水平切面）或斜断等多断面扫描探查。

（2）经阴道（或直肠）超声检查：检查前将高频探头常规消毒，涂耦合剂，套上一次性使用的橡胶套（常用避孕套），套外涂耦合剂。检查前受检者排空膀胱，取膀胱截石位。将探头轻柔放入受检者

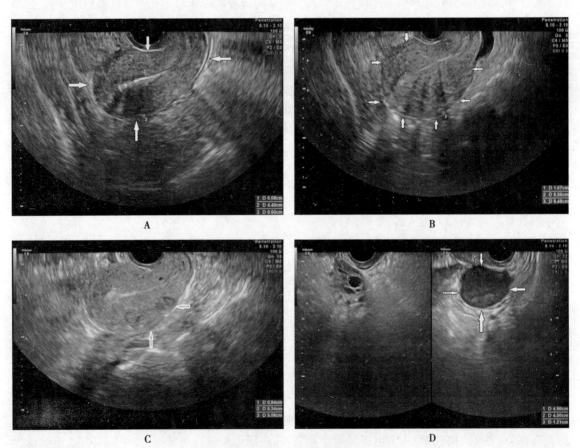

图 34-8　超声灰阶声像图

A. 箭头指向正常子宫；B. 箭头指向子宫腺肌病病灶；C. 箭头指向子宫肌瘤病灶；D. 箭头指向左侧卵巢囊肿

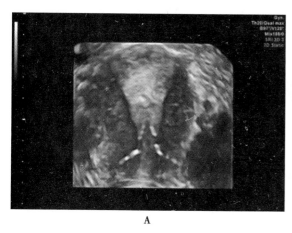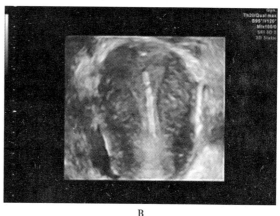

图 34-9　三维超声显示宫腔内息肉与节育器
A. 宫腔内息肉与节育器倒置嵌顿；B. 节育器下移

阴道(或直肠)内,旋转探头调整角度以获得满意切面。经阴道(或直肠)超声检查分辨率高,可获得高分辨率声像图,尤其适合肥胖者或盆腔深部器官的观察。但对超出盆腔肿物,无法获得完整图像。无性生活史者则应选用经直肠超声检查。

(3)经会阴超声检查:可将凸阵超声探头置会阴部扫查阴道下段肿瘤和子宫内膜异位病灶等阴道下段病变以及盆底其他疾患。

2. 超声检查在妇科疾病诊疗中的应用

(1)子宫肌瘤:声像图显示为子宫体积增大,形态不规则;未变性肌瘤呈大小不一、边界清晰的圆形或椭圆形中低回声区;肌瘤变性表现为肌瘤内部回声不均,随变性发展可呈低回声、高回声或等回声。肌瘤内血管呈星状分布,假包膜内血管呈环状或半环状分布。超声对诊断肌瘤的准确性较高,并能精确定位,准确区分肌壁间肌瘤、黏膜下肌瘤及浆膜下肌瘤。

(2)子宫腺肌病和腺肌瘤:子宫腺肌病的声像特点是子宫均匀性增大,子宫断面回声不均;子宫腺肌瘤时子宫呈不均匀增大,其内散在小蜂窝状无回声区。

(3)盆腔子宫内膜异位症:声像图显示大小不等的囊性肿物,多为中等大小,囊壁厚薄不一,或光滑或毛糙;囊内可见颗粒状细小回声或因血块机化呈较密集粗光点影像,无血流信号。与周围组织较少粘连的异位症囊性肿块,边界清晰;而与周围粘连的囊性肿块,边界不清。

(4)盆腔炎性疾病:盆腔炎性包块与周围组织粘连,境界不清;积液或积脓时为无回声或回声不均。

(5)盆底功能障碍性疾病:使用凸阵探头或腔内探头可对盆腔脏器脱垂等进行检查。

(6)葡萄胎:典型的完全性葡萄胎声像特点是:①子宫大于相应孕周;②宫腔内无胎儿及其附属物;③宫腔内充满弥漫分布的蜂窝状大小不等的无回声区;④当伴有卵巢黄素囊肿时,可在子宫一侧或两侧探到大小不等的单房或多房的无回声区。

(7)子宫内膜癌:声像图表现子宫增大或正常。早期癌,内膜不规则增厚,内部回声不均。癌组织侵袭肌层内,肌层回声不均。彩色多普勒显示血管扩张,分布紊乱。超声检查对判断病灶大小、部位和肌层浸润深度有帮助。

(8)子宫肉瘤:声像图显示子宫增大,形态不规则;子宫内膜回声消失或降低,肿瘤与肌层分界不清,肿瘤回声紊乱。彩色多普勒显示肉瘤周边与内部可见丰富血流,形态不规则、血流方向紊乱,病灶内部的血流指数 RI 较低。超声检查诊断子宫肉瘤的准确性较低。

(9)子宫颈癌:典型声像图显示宫颈增大,形态失常,回声减低,内部血流丰富。超声检查对判断病灶大小和间质侵犯深度有帮助。

（10）卵巢肿瘤：超声声像图可显示肿瘤囊实性、大小、边界，囊内容物回声特点；多普勒彩色血流图显示肿瘤内部及周边的血流分布。通过这些声像图特征，判断卵巢肿瘤的性质、解剖部位、与周围组织的关系。良性肿瘤多为单房或多房液性无回声区、常无乳头、边界清楚。恶性肿瘤为肿瘤边缘不整齐、囊实相间、囊壁有乳头、肿瘤内部回声不均、常伴有腹腔积液。超声对判断卵巢肿瘤的性质准确性较高。

（11）卵泡发育监测：通常自月经周期第 10 日开始监测卵泡大小，正常卵泡每日增长 1.6mm，排卵前卵泡约达 20mm。

（12）宫内节育器探测：扫查子宫体和（或）经三维重建，能准确显示宫内节育器形状和在宫腔内位置。可诊断节育器位置下移、嵌顿、穿孔或子宫外游走（图 34-9）。嵌顿的节育器可在超声引导下取出。

（13）介入超声的应用：阴道超声引导下对成熟卵泡进行取卵；对盆腔肿块进行穿刺，确定肿块性质，并可注入药物进行治疗。

3. 超声造影　超声造影（ultrasonic contrast）是利用造影剂增强"后散射"回声，提高图像分辨力的一种超声诊断技术。直径小于 $10\mu m$ 的微气泡对一定频率的声波产生数倍于发射频率的谐波（回波），而人体组织无此特性。将含有惰性气体或空气的微气泡造影剂注入血管内，借血液循环达靶器官或靶组织。微泡造影剂对谐波背向散射强度远高于人体组织，形成超声造影剂灌注部位与周围组织声阻抗差，有效地增强实质性器官或空腔器官的声像图和血流多普勒信号，可清晰显示组织微循环状况，提高声像图的对比分辨率。超声造影可用于妇科肿瘤的早期诊断，卵巢良恶性肿瘤、子宫肌瘤与腺肌病的鉴别诊断等。

宫腔超声造影通过向宫腔内注入对比剂（生理盐水或过氧化氢）将宫腔扩张，超声下可清晰观察到子宫内膜息肉、黏膜下肌瘤、子宫内膜癌和子宫畸形等病变以及观察输卵管腔是否通畅。

二、X 线检查

数字化 X 线摄影（digital radiography，DR）可借助造影剂检查子宫腔和输卵管腔内形态，是诊断先天性子宫畸形和输卵管通畅程度常用的检查方法。X 线胸片是诊断妇科恶性肿瘤肺转移的手段之一。利用 DR 还可对妇科恶性肿瘤、子宫出血等进行介入性血管造影和（或）治疗。

（一）诊断先天性子宫畸形

1. 单角子宫造影　仅见一个梭形宫腔；只有一个子宫角和一条输卵管，偏于盆腔一侧。

2. 双子宫造影　见两个子宫腔，每个子宫有一个子宫角和一条输卵管相通。两个子宫颈可共有一个阴道，或有纵隔将阴道分隔为二。

3. 双角子宫造影　见一个子宫颈和一个阴道，两个宫腔。

4. 鞍状子宫造影　见子宫底凹陷，犹如鞍状。

5. 纵隔子宫　可分为完全性和部分性纵隔子宫。完全性纵隔子宫造影见宫腔形态呈两个梭形单角子宫，但位置很靠近；部分性纵隔子宫造影见宫腔大部分被分隔成二，呈分叉状，宫体部仍为一个腔。

（二）X 线胸片

主要用于妇科恶性肿瘤肺转移的诊断。妊娠滋养细胞肿瘤肺转移的 X 线征象多种多样，最初为肺纹理增粗，随即发展为串珠样、粟粒样和片状阴影，片状阴影继续发展融合成结节状或棉球状阴影，边缘模糊或清楚，为典型表现；至肿瘤晚期，结节状或棉球状阴影可逐渐融合成团块状，有时可伴有单侧或双侧气胸、胸腔积液。X 线胸部平片检查是诊断妊娠滋养细胞肿瘤癌肺转移的首选方法和计数肺转移灶的依据。

（三）盆腔动脉造影和介入治疗

1. 女性生殖器良、恶性肿瘤的鉴别诊断　在 X 线监视下，通过股动脉向髂内动脉或子宫动脉插管，推入造影剂显示血管移位、狭窄、扩张、变形、扭曲、侵蚀、新生血管、动静脉瘘，造影剂潴留、充盈缺损以及血管空白区等，辅助判断盆腔包块的性质及肿瘤病灶侵蚀情况。

2. 子宫出血的止血　对于子宫大出血的患者通过动脉介导向血管内推注栓塞剂达到止血目的。

3. 恶性肿瘤的介入治疗　对妇科恶性肿瘤的耐药病灶，可经动脉插管，在 X 线的监视下向癌灶局部灌注化疗药物，通过提高肿瘤局部药物浓度，达到减缩病灶体积的目的。

4. 其他疾病的介入治疗　如子宫肌瘤、子宫腺肌病。

三、计算机体层扫描检查

计算机体层扫描（computerized tomography, CT）的基本原理是 X 线对人体不同密度组织的穿透能力不同，从而产生所接收的信号差异，再由计算机对数字信息进行处理，显示出图像。CT 的特点是分辨率高，能显示肿瘤的结构特点、肿瘤定位、囊实性、周围侵犯及远处转移情况，对妇科肿瘤诊断准确性可达 90% 以上，可用于各种妇科肿瘤治疗方案的制定、预后估计、疗效观察及术后复发的诊断。但对卵巢肿瘤定位诊断特异性不如磁共振成像。

四、磁共振成像检查

磁共振成像是利用人体组织中氢原子核（质子）在磁场中受到射频脉冲的激励而发生磁共振现象，产生磁共振信号，经过电子计算机处理，重建出人体某一层面图像的成像技术。磁共振检查无放射性损伤，无骨性伪影，对软组织分辨率高，尤其适合盆腔病灶定位及病灶与相邻结构关系的确定。磁共振成像能清晰地显示肿瘤信号与正常组织的差异，故能准确判断肿瘤大小、性质及浸润和转移情况，被广泛应用于妇科肿瘤和子宫内膜异位症的诊断和手术前的评估（图 34-10）。

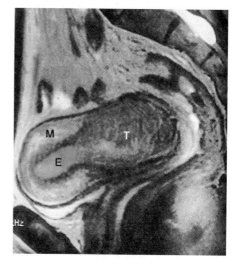

图 34-10　磁共振成像显示子宫颈癌病变
M：肌层；E：内膜；T：癌灶

五、正电子发射体层显像

正电子发射体层显像（positron emission tomography, PET）是一种通过示踪原理，以显示体内脏器或病变组织生化和代谢信息的影像技术，为功能成像。目前 PET 最常用的示踪剂为 ^{18}F 标记的脱氧葡萄糖（^{18}F-FDG），其在细胞内的浓聚程度与细胞内糖代谢水平高低呈正相关。由于恶性肿瘤细胞内糖酵解代谢率明显高于正常组织和良性肿瘤细胞，因此 PET 被用于妇科恶性肿瘤的诊断、鉴别诊断、预后评价及复发诊断等。PET 可发现直径 10mm 以下的肿瘤，诊断各种实体瘤的准确率达 90% 以上，高于传统的结构成像技术。PET 假阳性主要见于子宫内膜异位症、盆腔急性炎症以及生育期妇女月经末期卵巢的高浓聚等。PET-CT 是将 PET 与 CT 两种不同成像原理的扫描设备同机组合。利用同一扫描床对病变同时进行 PET 和 CT 扫描图像采集，用同一个图像处理工作站对 PET 图像和 CT 图像进行融合。融合后的图像既显示病灶的精细解剖结构，又显示病灶的功能变化，明显提高诊断的准确性，弥补了 PET 不能良好显示解剖结构的缺陷，从而实现功能与结构成像的有机融合（图 34-11）。

(1) PET影像

(2) CT影像

(3) PET-CT
融合影像

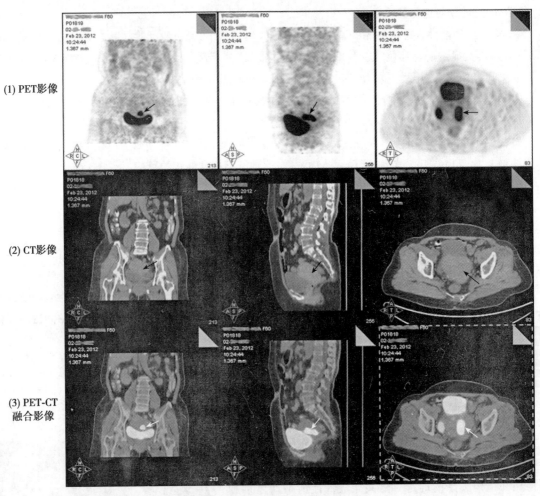

图 34-11   PET-CT 显示子宫内膜癌病变

（付　艳）

第三十五章　妇产科内镜

内镜检查(endoscopy)是用冷光源探视镜头经人体自然孔道或人造孔道探视人体管、腔或组织内部窥视体内结构或病变的一种检查方法。可利用内镜在直视下对管腔或体腔内组织、器官进行检查和手术。单纯用于检查病变称为诊断内镜(diagnostic endoscopy),同时对病变进行治疗则称为手术内镜(operative endoscopy)。妇产科内镜包括胎儿镜(fetoscope)、阴道镜(colposcope)、宫腔镜(hysteroscope)、腹腔镜(laparoscope)和输卵管镜(falloposcope)等。

第一节　胎 儿 镜

- 目前主要的适应证为 Quintero Ⅱ~Ⅳ期及部分Ⅰ期的双胎输血综合征病例,最佳手术孕周为 16~26 周。
- 可用于胎儿严重先天性膈疝、后尿道瓣膜的宫内治疗及羊膜束带的松解等,但疗效有待进一步评估。

胎儿镜是用直径 2mm 左右的光纤内镜,以套管针从孕妇腹壁穿刺,经过子宫壁进入羊膜腔,观察胎儿形态或行胎儿活组织检查以及对胎儿进行宫内治疗的方法。为有创性操作,临床上未普及使用。目前主要用于以下疾病的治疗。

一、双胎输血综合征

双胎输血综合征(TTTS)是单绒毛膜双羊膜囊双胎妊娠的严重并发症之一。胎盘之间存在血管吻合包括动脉间(A-A)、静脉间(V-V)及动静脉吻合(A-V)3 种。大约有 10%~15% 的单绒毛膜双胎妊娠发生 TTTS。如果不适时进行干预,严重 TTTS 的病死率高达 90%~100%。目前胎儿镜激光凝固胎盘吻合血管治疗双胎输血综合征是胎儿镜技术使用最广泛的适应证,也是针对 TTTS 的首选治疗方式。术后至少一胎存活率可达 80% 以上。

（一）适应证

Quintero 分期Ⅱ~Ⅳ期及部分 Quintero Ⅰ期的病例。

（二）禁忌证

1. 一胎结构异常。

2. 先兆流产者。

3. 孕妇存在各器官系统感染特别是怀疑宫内感染者。

4. 完全前壁胎盘无穿刺途径。

5. 母体有严重内外科合并症或产科并发症不适合手术。

（三）手术时机

最佳手术时机是孕 16~26 周。

（四）术前准备及手术过程

1. 向患者及家属解释手术方法和过程、手术的必要性及其风险以及可能的并发症,并签署知情同意书。术前进行血、尿常规、肝肾功能、凝血功能、心电图、孕妇宫颈长度等检查。

2. 术前预防性使用抗生素,必要时预防性使用宫缩抑制剂。

3. 多采用局部麻醉,如手术时间长可采用椎管内麻醉,必要时使用镇静药。

4. 避开胎盘,采用直径 2mm 或 3mm 胎儿镜经孕妇腹壁进入受血儿羊膜腔,必要时抽取受血儿羊水行相关遗传学检查。根据羊水量决定是否需要羊水灌注。

5. 胎儿镜下观察羊膜隔膜附近胎盘血管,根据血管的颜色及走向确定胎盘血管交通支及吻合点。

6. 采用激光行选择性血管吻合支序贯凝固术或 Solomon 术。前者按照 A-V、V-A、A-A、V-V 的顺序对吻合支血管进行激光凝固。后者在选择性血管凝固的基础上,在胎盘表面将凝固点用激光连接成线,以减少细小吻合支的残留。

7. 术后行快速羊水减量术,尽量使羊水深度达到正常范围。

（五）常见的术后并发症

1. 母体并发症　如出血,术中术后需加强生命体征监测,必要时需要输血甚至以腹腔镜或开腹止血。此外还有羊水渗漏、感染、胎膜早破、流产和早产等。术后应注意母体血浆白蛋白水平,及时补充以防止严重低蛋白血症诱发肺水肿。

2. 胎儿并发症　一胎或两胎的宫内死亡。假性羊膜束带综合征、胎儿躯（肢）体灼伤。远期并发症包括新生儿神经系统受损、心肾功能损伤,其与手术并无相关,而是 TTTS 疾病自身病理生理机制导致。

二、其他胎儿疾病

（一）部分单基因疾病

对部分单基因疾病利用胎儿镜检查或活检进行产前诊断,如进行性退行性肌营养不良或白化病。随着分子诊断技术的发展,许多单基因疾病不再需要进行胎儿镜下诊断。

（二）下尿路梗阻

后尿道瓣膜可导致进行性羊水过少、肺发育不全和囊性肾发育不良。可在胎儿镜下通过膀胱镜使用激光消融后尿道瓣膜,同时放置尿路支架。

（三）严重的先天性膈疝

严重膈疝的患儿可能因为严重肺发育不全而导致出生后无法存活。生理学研究发现闭塞胎儿气管有利于胎儿肺发育。目前的治疗方法是在胎儿镜下行腔内球囊气管闭塞术,其手术效果有待于进一步评估。

（四）羊膜束带综合征（amniotic band syndrome,ABS）

是一组散在的先天性畸形（包括肢体、颜面部和躯干）,表现为束带征、并指/趾乃至宫内截肢,也会有颜面部、内脏和体壁复合缺失。束带常影响四肢,但也能缠绕脐带以致胎死宫内。在胎儿损失不可逆前,采用胎儿镜羊膜束带松解术可以挽救肢体和生命。

（孙路明）

第二节　阴　道　镜

阴道镜（colposcope）是双目体外放大镜式光学窥镜。阴道镜检查（colposcopy）是将充分暴露的阴道和子宫颈光学放大 5~40 倍,直接观察这些部位的血管形态和上皮结构,以发现与癌相关的病变,对可疑部位行定点活检。阴道镜检查也用于外阴、会阴体及肛周皮肤相应病变的观察。

【适应证】

1. 子宫颈细胞学检查 LSIL 及以上、或 ASCUS 伴高危型 HPV 阳性或 AGC 者。

2. HPV 检测 16 或 18 型阳性者,或其他高危型 HPV 阳性持续 1 年以上者。

3. 子宫颈锥切术前确定切除范围。

4. 可疑外阴皮肤病变;可疑阴道鳞状上皮内病变、阴道恶性肿瘤。

5. 子宫颈、阴道及外阴病变治疗后复查和评估。

【检查方法】

阴道镜检查前应排除急性、亚急性生殖器炎症或盆腔炎性疾病,若有不宜进行检查,应先治疗。检查前24小时内应避免性生活、阴道冲洗或上药、子宫颈刷片和妇科双合诊。

1. 患者取膀胱截石位,阴道窥器暴露子宫颈阴道部,用生理盐水棉球擦净子宫颈分泌物,肉眼观察子宫颈形态。

2. 移动阴道镜物镜距阴道口15~20cm(镜头距子宫颈25~30cm)处,对准子宫颈或病变部位,打开光源,调整阴道镜物镜焦距使物像清晰。

3. **醋酸试验**　用3%~5%醋酸棉球浸湿子宫颈表面1分钟,正常及异常组织中核质比增加的细胞会出现暂时的白色(醋酸白),周围的正常鳞状上皮则保留其原有的粉红色。醋酸效果出现或消失的速度随病变类型的不同而不同。通常情况下,病变级别越高,醋酸白出现得越快,持续时间也越长。

4. 必要时用绿色滤光镜片并放大20倍观察,可使血管图像更清晰,进行更精确的血管检查。

5. **碘试验**　用复方碘溶液(Lugol's碘溶液)棉球浸湿子宫颈,富含糖原的成熟鳞状上皮细胞被碘染成棕褐色。柱状上皮、未成熟化生上皮、角化上皮及不典型增生上皮不含糖原,涂碘后往往不着色。

6. 在醋酸试验及碘试验异常图像部位或可疑病变部位取活检送病理检查。

【诊断术语】

根据国际宫颈病理和阴道镜联盟(IFCPC,2011年)制定的标准,用于阴道镜诊断的术语包括:‘

1. **一般评价**　检查充分或不充分(不充分需注明原因如子宫颈炎症、出血、瘢痕等)。鳞柱交界的可见性:分为完全可见、部分可见或不可见。转化区类型:1型转化区全部位于子宫颈外口以外,鳞-柱交界完全可见;2型转化区鳞-柱交界部分延伸入子宫颈管,但通过辅助手段(如子宫颈扩张器等)可完全暴露转化区;3型转化区的鳞-柱交界部分可见或完全不可见。

2. **正常阴道镜所见**　原始鳞状上皮成熟或萎缩、柱状上皮异位、鳞状上皮化生(子宫颈腺囊肿、腺体开口)、妊娠期蜕膜。

3. **异常阴道镜所见**　①一般描述,即病变描述(病变部位与转化区的关系,用时钟方向描述病变位置、病变累及的子宫颈象限数及病变面积占据子宫颈表面积的百分率);②1级病变(次要病变),薄醋酸白上皮、边界不规则地图样、细小镶嵌、细小点状血管;③2级病变(主要病变),厚醋酸白上皮、边界锐利、粗大镶嵌、粗大血管、袖口状腺体开口、病变内部醋白分界、嵴样隆起、快速醋酸反应等;④非特异病变,白斑(角化或过度角化)、糜烂、碘试验染色或不染色。

4. **可疑浸润癌**　异型血管,其他:脆性血管、表面不规则、外生型病变、坏死、溃疡、肿瘤和(或)新生肿物等。

5. **杂类**　先天性转化区、湿疣、息肉、炎症、狭窄、先天异常、子宫颈治疗后改变、子宫颈内异症等。

第三节　宫　腔　镜

宫腔镜(hysteroscope)是一种纤维光源的内镜。宫腔镜检查(hysteroscopy)指应用膨宫介质扩张宫腔,通过插入宫腔的光导玻璃纤维窥镜直视观察子宫颈管、子宫颈内口、子宫腔及输卵管开口的生理与病理变化,以便针对病变组织直观准确取材并送病理检查;同时也可直接在宫腔镜下手术治疗。

【宫腔镜检查适应证】

1. 异常子宫出血。

2. 可疑宫腔粘连及畸形。

3. 可疑妊娠物残留。

4. 影像学检查提示宫腔内占位病变。

5. 原因不明的不孕或反复流产。

6. 宫内节育器异常。

7. 宫腔内异物。

8. 宫腔镜术后相关评估。

【宫腔镜手术适应证】

1. 子宫内膜息肉。

2. 子宫黏膜下肌瘤及部分影响宫腔形态的肌壁间肌瘤。

3. 宫腔粘连。

4. 纵隔子宫。

5. 子宫内膜切除。

6. 宫腔内异物取出,如嵌顿节育器及流产残留物等。

7. 宫腔镜引导下输卵管插管通液、注药及绝育术。

【禁忌证】

1. 绝对禁忌证

(1) 急、亚急性生殖道感染。

(2) 心、肝、肾衰竭急性期及其他不能耐受手术者。

2. 相对禁忌证

(1) 体温>37.5℃。

(2) 子宫颈瘢痕,不能充分扩张者。

(3) 近期(3个月内)有子宫穿孔史或子宫手术史者。

(4) 浸润性子宫颈癌、生殖道结核未经系统抗结核治疗者。

【术前准备及麻醉】

1. **检查时间**　以月经干净后1周内为宜,此时子宫内膜处于增殖期早期,薄且不易出血,黏液分泌少,宫腔病变易见。

2. **体检及阴道准备**　仔细询问病史,进行全身检查、妇科检查、子宫颈脱落细胞学及阴道分泌物检查。

3. **术前禁食**　接受宫腔镜手术患者,术前禁食6~8小时。

4. **麻醉**　宫腔镜检查无需麻醉或行子宫颈局部麻醉;宫腔镜手术多采用硬膜腔外麻醉或静脉麻醉。

【操作步骤】

1. 操作流程

(1) 受检者取膀胱截石位,常规消毒、铺巾,子宫颈钳夹持子宫颈,探针了解宫腔深度和方向,扩张子宫颈至大于镜体外鞘直径半号。接通液体膨宫泵,调整压力,膨宫液膨开子宫颈,宫腔镜在直视下缓慢插入宫腔,调整出水口液体流量,使宫腔内压达到所需压力。

(2) 观察宫腔:先观察宫腔全貌,宫底、宫腔前后壁、输卵管开口,在退出过程中观察子宫颈内口和子宫颈管。

(3) 宫内操作:快速、简单的手术操作可在确诊后立即施行,如节育环嵌顿、易切除的内膜息肉、内膜活检等。需时间较长、较复杂的宫腔镜手术需在手术室麻醉下进行。

2. **能源**　高频电发生器,单极、双极电切及电凝常用于宫腔镜手术治疗。用于宫腔镜手术的能源还有激光和微波。

3. **膨宫液的选择**　使用单极电切或电凝时,膨宫液体必须选用非导电的5%葡萄糖液,双极电切或电凝则选用生理盐水,后者可减少过量低渗液体灌注导致的过度水化综合征。对合并糖尿病的患者可选用5%甘露醇膨宫。

【并发症及处理】

1. **出血**　子宫出血的高危因素包括子宫穿孔、动静脉瘘、子宫颈妊娠、剖宫产瘢痕部位妊娠、凝血功能障碍等。当切割病灶过深,达到黏膜下5~6mm的子宫肌壁血管层易导致出血。出血的处理方案应依据出血量、出血部位、范围和手术种类确定,如使用缩宫素、米索前列醇等宫缩剂,留置球囊压迫宫腔,子宫动脉栓塞等。

2. **子宫穿孔**　引起子宫穿孔的高危因素包括子宫颈狭窄,子宫颈手术史,子宫过度屈曲,宫腔过小,扩宫力量过强、哺乳期子宫等。一旦发生子宫穿孔,立即查找穿孔部位,确定邻近脏器有无损伤,决定处理方案。如患者生命体征平稳,穿孔范围小,无活动性出血及脏器损伤时,可使用缩宫素及抗生素保守观察治疗;穿孔范围大、可能伤及血管或有脏器损伤时,应立即手术处理。

3. **过度水化综合征**　由灌流介质大量吸收引起体液超负荷和(或)稀释性低钠血症所致,如诊治不及时,将迅速出现急性肺水肿、脑水肿、心肺功能衰竭甚至死亡。相应的处理措施包括吸氧、纠正电解质紊乱和水中毒(利尿、限制入液量、治疗低钠血症)、处理急性左心功能衰竭、防治肺和脑水肿。

4. **其他**　如气体栓塞、感染、宫腔或(和)子宫颈管粘连等。若有发生,做相应处理。

第四节　腹　腔　镜

腹腔镜(laparoscope)也是内镜的一种。腹腔镜手术指在密闭的盆、腹腔内进行检查或治疗的内镜手术操作。通过注入CO_2气体使盆、腹腔形成操作空间,经脐部切开置入穿刺器,将接有冷光源照明的腹腔镜置入腹腔,连接摄像系统,将盆、腹腔内脏器显示于监视屏幕上。通过屏幕检查诊断疾病称为诊断腹腔镜(diagnostic laparoscopy);在体外操纵经穿刺器进入盆、腹腔的手术器械,直视屏幕对疾病进行手术治疗称为手术腹腔镜(operative laparoscopy)。绝大多数疾病在腹腔镜探查后,随即进行手术治疗,很少有诊断腹腔镜单独使用。

【适应证】

1. 急腹症(如异位妊娠、卵巢囊肿破裂、卵巢囊肿蒂扭转等)。

2. 盆腔包块。

3. 子宫内膜异位症。

4. 确定不明原因急、慢性腹痛和盆腔痛的原因。

5. 不孕症。

6. 计划生育并发症(如寻找和取出异位宫内节育器、子宫穿孔等)。

7. 有手术指征的各种妇科良性疾病。

8. 子宫内膜癌分期手术和早期子宫颈癌根治术。

【禁忌证】

1. **绝对禁忌证**

(1) 严重的心脑血管疾病及肺功能不全。

(2) 严重的凝血功能障碍。

(3) 绞窄性肠梗阻。

(4) 大的腹壁疝或膈疝。

(5) 腹腔内大出血。

2. **相对禁忌证**

（1）盆腔肿块过大。

（2）妊娠>16周。

（3）腹腔内广泛粘连。

（4）晚期或广泛转移的妇科恶性肿瘤。

【术前准备】

1. 详细采集病史准确掌握诊断或手术腹腔镜指征。

2. 术前检查同一般妇科腹部手术。

3. 肠道、阴道准备同妇科腹部手术。

4. 腹部皮肤准备注意脐孔的清洁。

5. 体位在手术时需头低臀高并倾斜15°～25°，使肠管滑向上腹部，以暴露盆腔手术野。

【麻醉选择】

选用全身麻醉。

【操作步骤】

1. **术区消毒**　腹部常规消毒，必要时消毒外阴及阴道，对于已婚拟行复杂腹腔镜手术者经阴道可放置举宫器便于手术操作。

2. **人工气腹**　患者先取平卧位，根据穿刺器外鞘直径切开拟定观察镜穿刺点处皮肤及皮下筋膜，提起腹壁，气腹针与腹部皮肤呈90°沿切口穿刺进入腹腔，连接自动 CO_2 气腹机，以 1～2L/min 流速进行 CO_2 充气，当充气1L后，调整患者体位至头低臀高位（倾斜度为15°～25°），继续充气，使腹腔内压力达 12～15mmHg，拔去气腹针。

3. **放置腹腔镜**　提起腹壁，沿皮肤切口置入穿刺器，当穿刺入腹壁筋膜层及腹膜层后有突破感，去除套管内针芯，打开摄像系统及冷光源，将腹腔镜沿套管放入腹腔，可见盆腔脏器后连接 CO_2 气腹机，开始镜下操作。

4. **腹腔镜探查**　按顺序常规检查盆、腹腔。

5. **腹腔镜手术**　在腹腔镜的监测下，根据不同的手术种类选择下腹部不同部位的第2、第3或第4穿刺点，分别置入穿刺器，插入恰当的器械操作。穿刺时应避开下腹壁血管。

6. **手术操作基础**　必须具备以下操作技术方可进行腹腔镜手术：①用腹腔镜跟踪、暴露手术野；②熟悉镜下解剖；③熟悉镜下组织分离、切割、打结、止血、缝合等技巧；④熟悉各种电能量手术器械的使用方法；⑤熟悉取物袋取出组织物的技巧。

7. **手术操作原则**　遵循微创原则，根据解剖间隙进行镜下手术。

8. **手术结束**　用生理盐水冲洗盆腹腔，检查无出血，无内脏损伤，停止充入 CO_2 气体，取出腹腔镜及各穿刺点的穿刺套管并排出腹腔内 CO_2，缝合穿刺口。

【并发症及预防处理】

1. **出血性损伤**

（1）血管损伤：如穿刺器所致的腹主动脉、下腔静脉损伤；淋巴结切除过程引起的下腔静脉、髂静脉损伤；第2或第3穿刺部位穿刺过程中发生的腹壁血管损伤等。大血管损伤可危及患者生命，一旦发生，应立即镜下或开腹止血，修补血管。熟练的开腹手术经验、娴熟的腹腔镜手术技巧和熟悉腹膜后血管解剖结构可使损伤概率减少。

（2）手术野出血：是腹腔镜手术中最常见的并发症，特别是在子宫切除或重度子宫内膜异位症手术中容易发生。手术者应熟悉手术操作和解剖，熟练掌握各种腹腔镜手术的能源设备及器械的使用方法。

2. **脏器损伤**　主要指与内生殖器邻近脏器损伤，如膀胱、输尿管及肠管损伤，多因周围组织粘连导致解剖结构异常、电器械使用不当或手术操作不熟练等所致。发现损伤应及时修补，以免发生并发症。

3. 与气腹相关的并发症 包括皮下气肿、气胸等。皮下气肿一般无需特殊处理,多可自行吸收。气胸较少见,若术中一旦发生,应立即停止充气,穿刺套管停在原处排出胸腔内气体,症状严重者需行胸腔闭式引流。部分患者术后出现上腹部不适及肩痛,是 CO_2 对膈肌刺激所致,术后数日内可自然消失。

4. 其他 如切口疝、腹壁穿刺部位种植子宫内膜异位症或卵巢癌、术后感染等。

腹腔镜手术作为一种微创手术方式,具有创伤小、恢复快、住院时间短等优点,已成为当代妇科疾病诊治的常用手段。

（杨　清）

附 录

[附录1] 妇产科常用的实验室检查项目参考值

检查项目	参考值	检查项目	参考值
1. 血液			
（1）一般检查：			
红细胞计数（RBC）		红细胞沉降率（ESR）	
新生儿	$(6.0 \sim 7.0) \times 10^{12}/L$	（westergren 法）	
成人（女）	$(3.8 \sim 5.1) \times 10^{12}/L$	成人（女）	$0 \sim 20mm/h$
血红蛋白（Hb）		白细胞计数（WBC）	
新生儿	$180 \sim 190g/L$	新生儿	$(15 \sim 22) \times 10^{9}/L$
婴儿	$110 \sim 120g/L$	成人（女）	$(3.5 \sim 9.5) \times 10^{9}/L$
成人（女）	$115 \sim 150g/L$	孕产妇	$(6 \sim 20) \times 10^{9}/L$
孕妇	$100 \sim 130g/L$	白细胞分类	
平均红细胞容积（MCV）	$82 \sim 100fl$	中性粒细胞（Neut%）	$40\% \sim 75\%$
平均红细胞血红蛋白量（MCH）	$27 \sim 34pg$	嗜酸性粒细胞（Eos%）	$0.4\% \sim 8\%$
平均红细胞血红蛋白浓度（MCHC）	$316 \sim 354g/L$	嗜碱性粒细胞（Baso%）	$0\% \sim 1\%$
		淋巴细胞（Lymph%）	$20\% \sim 50\%$
血细胞比容（Hct）		单核细胞（Mono%）	$3\% \sim 10\%$
成人（女）	$0.35 \sim 0.45$	中性粒细胞绝对值（Neut#）	$(1.8 \sim 6.3) \times 10^{9}/L$
孕妇	$0.31 \sim 0.34$	嗜酸性粒细胞绝对值（Eos#）	$(0.02 \sim 0.52) \times 10^{9}/L$
网织红细胞比例（Ret）		嗜碱性粒细胞绝对值（Baso#）	$(0 \sim 0.06) \times 10^{9}/L$
新生儿~3月龄内婴儿	$0.03 \sim 0.06$	淋巴细胞绝对值（Lymph#）	$(1.1 \sim 3.2) \times 10^{9}/L$
儿童	$0.005 \sim 0.015$	单核细胞绝对值（Mono#）	$(0.1 \sim 0.6) \times 10^{9}/L$
成人（女）	$0.005 \sim 0.015$	血小板计数（PLT）	
网织红细胞绝对数	$(24 \sim 84)$个/L	仪器法,静脉血	$(125 \sim 350) \times 10^{9}/L$
网织红细胞生成指数（RPI）	2		

续表

检查项目	参考值	检查项目	参考值
（2）凝血功能和纤溶检测：			
活化部分凝血活酶时间（APTT）		孕妇	
仪器（磁珠法）	28～40秒	妊娠≤13周	≤0.64mg/L
凝血酶原时间（PT）		妊娠14～27周	≤2.30mg/L
仪器（磁珠法）	11.5～14.3秒	妊娠≥28周	≤3.14mg/L
凝血酶原时间比值（PIR）	0.82～1.15	纤维蛋白降解产物（FDP）	<5mg/L
国际标准化比值（INR）	1.0～2.0	抗心磷脂抗体	
凝血酶时间（TT）		IgG型抗体	≤26%
仪器（磁珠法）	13.5～18.5秒	IgM型抗体	≤21%
纤维蛋白原（FIB）	2～4g/L	IgA型抗体	≤25%
D-二聚体（免疫比浊法）			
成人（女）	<0.5mg/L		
（3）电解质及其他无机物：			
钾		无机磷	
间接离子选择电极法		成人（女）	0.85～1.51mmol/L
新生儿	3.5～5.1mmol/L	脐带血	1.20～2.62mmol/L
成人	3.5～5.3mmol/L	镁	0.75～1.02mmol/L
钠			（月经期稍高）
间接离子选择电极法		铁	
新生儿	134～146mmol/L	新生儿	18～45μmol/L
成人	137～147mmol/L	成人（女）	7.8～32.2μmol/L
氯		总铁结合力	
间接离子选择电极法	99～110mmol/L	成人（女）	54～77μmol/L
总钙	2.11～2.52mmol/L		
离子钙			
新生儿	1.07～1.27mmol/L		
成人	1.10～1.34mmol/L		
脐带血	（1.37±0.07）mmol/L		

续表

检查项目	参考值	检查项目	参考值
（4）有机化合物（代谢物）检查：			
胆红素总量		老年人	0.95~1.05g/L
出生1~2日		脂蛋白（a）	<300mg/L
早产儿	<137μmol/L	肌酐	
足月儿	<103μmol/L	苦味酸法/酶法	
出生3~5日		成人（女）	
早产儿	<274μmol/L	（20~59岁）	41~73μmol/L
足月儿	<205μmol/L	（60~79岁）	41~81μmol/L
成人	3.4~20.5μmol/L	脐带血	53~106μmol/L
脐带血	<0.5μmol/L	尿素	
直接胆红素	0~6.84μmol/L	成人（女）	
总胆汁酸		（20~59岁）	2.6~7.5mmol/L
循环酶法	0~10μmol	（60~79岁）	3.1~8.8mmol/L
甘胆酸		脐带血	7.5~14.3mmol/L
化学发光法	0~270μg/dl	尿酸	
放射免疫法	0~261μg/dl	尿酸酶紫外法	
总蛋白		成人（女）	155~357μmol/L
早产儿	36~60g/L	胱抑素C	0.59~1.03mg/L
足月儿	46~70g/L	葡萄糖（空腹）	
成人	65~85g/L	新生儿	2.0~5.5mmol/L
白蛋白	40~55g/L	成人	3.9~6.1mmol/L
球蛋白	20~40g/L	孕妇	3.6~5.1mmol/L
白蛋白/球蛋白比值	1.2:1~2.4:1	75g口服葡萄糖耐量试验	
C反应蛋白	0~5mg/L	（OGTT）	
铁蛋白		孕24~28周GDM筛查	
新生儿	25~200μg/L	空腹血糖	<5.1mmol/L
成人（女）	12~150μg/L	1小时血糖	<10.0mmol/L
叶酸		2小时血糖	<8.5mmol/L
CLIA法		成人（女）	
血清叶酸	>11.81nmol/L	空腹血糖	<6.1mmol/L
红细胞叶酸	>537nmol/L	1小时血糖	<11.1mmol/L
维生素B$_{12}$		2小时血糖	<7.8mmol/L
CLIA法	133~675pmol/L	胰岛素释放试验（口服	
甘油三酯	0.25~1.71mmol/L	75g葡萄糖）	
	（理想范围<1.7mmol/L）	空腹胰岛素	4.2~16.2mU/L
总胆固醇	3.49~5.55mmol/L	1小时胰岛素	41.8~109.8mU/L
	（理想范围<5.18mmol/L）	2小时胰岛素	26.2~89.0mU/L
高密度脂蛋白胆固醇	1.29~1.55mmol/L	3小时胰岛素	5.2~43.0mU/L
	（理想范围>1.04mmol/L）	C-肽	
低密度脂蛋白胆固醇	2.07~3.10mmol/L	空腹	
	（理想范围<3.37mmol/L）	CLIA法	0.30~2.35nmol/L
载脂蛋白ApoA1	1.20~1.60g/L	ECLIA法	0.37~1.47nmol/L
载脂蛋白ApoB		糖化血红蛋白	3.6%~6.0%
中青年	0.80~0.90g/L	糖化白蛋白	11.8%~17.1%

检查项目	参考值	检查项目	参考值
（5）血液气体、酸碱分析及临床酶学检验：			
酸碱度 pH,37℃	7.35~7.45	碱性磷酸酶	
氧分压（动脉血）	10.64~13.30kPa(80~ 100mmHg)	速率法	
		女（20~49 岁）	35~100U/L
二氧化碳分压（动脉血）	4.65~5.98kPa(35~ 45mmHg)	女（50~79 岁）	50~135U/L
		谷氨酰转肽酶	
实际碳酸氢盐	21~28mmol/L	成人（女）	7~45U/L
标准碳酸氢盐	21~25mmol/L	乳酸脱氢酶	
氧饱和度	91.9%~99%	L→P 法	120~250U/L
丙氨酸转氨酶		肌酸激酶	40~200U/L
连续监测法		血淀粉酶	35~135U/L
成人（女）	7~40U/L		
天门冬氨酸转氨酶			
连续监测法			
成人（女）	13~35U/L		
（6）血临床免疫学检验：			
人绒毛膜促性腺激素		肿瘤糖类抗原 CA153	
ECLIA 法		ELISA 法	<30U/ml
未孕女性		CLIA 法	<31.3U/ml
绝经前	0~5.3IU/L	ECLIA 法	<25U/ml
绝经后	0~8.3IU/L	肿瘤糖类抗原 CA19-9	
癌胚抗原		ELISA 法	<37U/ml
ELISA 法	<5.0μg/L	CLIA 法	<37U/ml
CLIA 法	<5.0μg/L	ECLIA 法	<27U/ml
ECLIA 法	<3.4μg/L	鳞状上皮细胞癌抗原	
甲胎蛋白		ELISA 法	<1.5μg/L
ELISA 法	<20μg/L	CLIA 法	<1.5μg/L
CLIA 法	<13.4μg/L	肿瘤坏死因子	(43±2.8)μg/L
ECLIA 法	<7μg/L		
肿瘤糖类抗原 CA125			
ELISA 法	<35U/ml		
CLIA 法	<35U/ml		
ECLIA 法	<35U/ml		

检查项目	参考值	检查项目	参考值
2. 尿液			
（1）尿液物理性状及一般检查：			
比重		尿液有形成分（全自动仪器）	
新生儿	1.002~1.004		
成人	1.003~1.030	白细胞	0~11 个/μl
尿量（24 小时）	1500~2000ml	红细胞	0~9 个/μl
酸碱度（pH）	4.5~8.0	上皮细胞	0~11.9 个/μl
尿沉渣显微镜下检查		酮体定性	阴性
白细胞	0~3/HP		
红细胞	0~1/HP		
上皮细胞	0~少量/LP		
透明管型	0~偶见/LP		
（2）尿液生化检查：			
尿糖定量		钠（24 小时）	130~260mmol
新生儿	<1.11mmol/L	氯化物（24 小时）	170~255mmol
成人（24 小时）	0.56~5.00mmol/L	肌酸（24 小时）	0~608μmol
尿蛋白定量		尿素氮（24 小时）	357~535mmol
成人（24 小时）	20~80mg	尿素（24 小时）	250~600mmol
尿胆原定量（24 小时）	0~5.92μmol	尿酸（24 小时）	2.38~5.95mmol
钙（24 小时）	2.5~7.5mmol	肌酐（24 小时）	5.3~15.9mmol
钾（24 小时）	51~102mmol		
3. 内分泌功能测定			
（1）下丘脑-垂体：			
促甲状腺激素（TSH）		促肾上腺皮质激素（ACTH）	
CLIA 法		上午 8 时	2.2~17.6pmol/L
成人	0.34~5.60mIU/L	下午 4 时	1.1~8.8pmol/L
孕妇		缩宫素	<3.2mU/L
Abbott 试剂		生长激素（GH）	
孕早期	0.03~3.60mIU/L	新生儿	0.71~1.88nmol/L
孕中期	0.27~3.80mIU/L	成人（女）	<0.47nmol/L
孕晚期	0.28~5.07mIU/L	脐带血	0.47~2.35nmol/L
DPC 试剂		泌乳素（PRL）	
孕早期	0.13~3.93mIU/L	ECLIA 法	
孕中期	0.26~3.50mIU/L	未怀孕	4.79~23.3μg/L
孕晚期	0.42~3.85mIU/L	卵泡刺激素（FSH）	
Bayer 试剂		ECLIA 法	
孕早期	0.03~4.51mIU/L	卵泡期	3.5~12.5U/L
孕中期	0.05~4.50mIU/L	排卵期	4.7~21.5U/L
孕晚期	0.47~4.54mIU/L	黄体期	1.7~7.7U/L
ECLIA 法		绝经期	25.8~134.8U/L
成人	0.27~4.20mIU/L	黄体生成素（LH）	
孕妇		ECLIA 法	
Roche 试剂		卵泡期	2.4~12.6U/L
孕早期	0.05~5.17mIU/L	排卵期	14.0~95.6U/L
孕中期	0.39~5.22mIU/L	黄体期	1.0~11.4U/L
孕晚期	0.60~6.84mIU/L	绝经期	7.7~58.5U/L
促甲状腺激素释放激素（TRH）	14~168pmol/L		

检查项目	参考值	检查项目	参考值
（2）甲状腺：			
总三碘甲状腺原氨酸（TT_3）		游离甲状腺素（FT_4）	
CLIA 法		CLIA 法	
成人	0.89 ~ 2.44nmol/L	成人	9.0 ~ 19.1pmol/L
脐带血	0.5 ~ 1.1nmol/L	孕妇	
ECLIA 法		Abbott 试剂	
成人	1.3 ~ 3.1nmol/L	孕早期	11.49 ~ 18.84pmol/L
游离三碘甲状腺原氨酸（FT_3）		孕中期	9.74 ~ 17.15pmol/L
CLIA 法		孕晚期	9.63 ~ 18.33pmol/L
成人	2.62 ~ 5.70pmol/L	DPC 试剂	
ECLIA 法		孕早期	12.00 ~ 23.34pmol/L
新生儿	3.0 ~ 8.1pmol/L	孕中期	11.20 ~ 21.46pmol/L
成人	3.1 ~ 6.8pmol/L	孕晚期	9.80 ~ 18.20pmol/L
总甲状腺素（TT_4）		Bayer 试剂	
CLIA 法		孕早期	11.80 ~ 21.00pmol/L
新生儿	129 ~ 271nmol/L	孕中期	10.60 ~ 17.60pmol/L
孕 5 月	79 ~ 227nmol/L	孕晚期	9.20 ~ 16.70pmol/L
成人（女）	62.7 ~ 150.8nmol/L	ECLIA 法	
ECLIA 法		成人	12 ~ 22pmol/L
成人	66 ~ 181nmol/L	孕妇	
		Roche 试剂	
		孕早期	12.91 ~ 22.35pmol/L
		孕中期	9.81 ~ 17.26pmol/L
		孕晚期	9.12 ~ 15.71pmol/L
		甲状腺球蛋白	
		CLIA 法	1.15 ~ 130.77μg/L
		ECLIA 法	1.4 ~ 78μg/L
		甲状腺球蛋白抗体	
		CLIA 法	<4IU/ml
		甲状腺过氧化物酶抗体	
		CLIA 法	<9IU/ml
（3）肾上腺相关激素：			
17-羟皮质类固醇		总皮质醇（血清）	
成人（女）血清	248 ~ 580nmol/L	上午 8 ~ 9 时	138 ~ 635nmol/L
成人（女）24 小时尿	19.27 ~ 28.21μmol	下午 3 ~ 4 时	83 ~ 441nmol/L
17-酮类固醇总量		游离皮质醇（24 小时尿）	28 ~ 276nmol
成人（女）24 小时尿	21 ~ 52μmol		

检查项目	参考值	检查项目	参考值
（4）性激素：			
雌二醇		硫酸脱氢表雄酮	
CLIA 法		CLIA 法	
成人（女）		女性	
卵泡中期[*]	99.1～447.7pmol/L	1～4 岁	0.9～7.5μmol/L
黄体中期[**]	179.8～1068.0pmol/L	5～10 岁	0.7～5.7μmol/L
排卵期	348.7～1589.1pmol/L	11～14 岁	0.2～4.6μmol/L
绝经后	73.4～146.8pmol/L	15～19 岁	1.7～13.4μmol/L
注：[*]范围为从 LH 峰值(0 天)的-7±1 天；		20～24 岁	3.6～11.1μmol/L
[**]范围为从 LH 峰值(0 天)的+7±1 天；		25～34 岁	2.6～13.9μmol/L
ECLIA 法		35～44 岁	2.0～11.1μmol/L
女孩	22～99pmol/L	45～54 岁	1.5～7.7μmol/L
成人（女）		55～64 岁	0.8～4.9μmol/L
卵泡期	46～609pmol/L	65～70 岁	0.9～2.1μmol/L
排卵期	315～1828pmol/L	ECLIA 法	
黄体期	161～774pmol/L	女性	
绝经后	<18.35～200pmol/L	10～14 岁	0.92～7.60μmol/L
妊娠女性前 3 个月	789～1578pmol/L	15～19 岁	1.77～9.99μmol/L
游离雌三醇		20～24 岁	4.02～11.0μmol/L
成人（女）	<7nmol/L	25～34 岁	2.68～9.23μmol/L
孕 24～28 周	104～594nmol/L	35～44 岁	1.65～9.15μmol/L
孕 29～32 周	139～763nmol/L	45～54 岁	0.96～6.95μmol/L
孕 33～36 周	208～972nmol/L	55～64 岁	0.51～5.56μmol/L
孕 37～40 周	278～1215nmol/L	65～74 岁	0.26～6.68μmol/L
孕酮		≥75 岁	0.33～4.18μmol/L
成人（女）		儿童	
CLIA 法		出生<1 周	2.93～16.5μmol/L
卵泡中期	0.99～4.83nmol/L	出生 1～4 周	0.86～11.7μmol/L
黄体中期	16.4～59.0nmol/L	1～12 个月	0.09～3.35μmol/L
绝经期	0.25～2.48nmol/L	1～4 岁	0.01～0.53μmol/L
妊娠女性前 3 个月	15.0～161.4nmol/L	5～9 岁	0.08～2.31μmol/L
ECLIA 法		性激素结合球蛋白	
卵泡期	0.64～4.77nmol/L	CLIA 法	
排卵期	2.54～9.54nmol/L	成人（女）	
黄体期	5.41～85.9nmol/L	20～46 岁	18.2～135.7nmol/L
绝经期	0.32～2.54nmol/L	47～91 岁（绝经后）	16.8～106.9nmol/L
睾酮		ECLIA 法	
CLIA 法		成人（女）	
成人（女）	0.30～2.60nmol/L	17～50 岁	26.1～110nmol/L
ECLIA 法		绝经后	14.1～69.9nmol/L
成人（女）			
20～49 岁	0.29～1.67nmol/L		
≥50 岁	0.10～1.42nmol/L		

续表

检查项目	参考值	检查项目	参考值
（5）胎盘激素：			
人绒毛膜促性腺激素		胎盘生乳素（血清）	
未孕女性		成人（女）	<0.5mg/L
绝经前	0～5.3IU/L	孕22周	1.0～3.8mg/L
绝经后	0～8.3IU/L	孕30周	2.8～5.8mg/L
妊娠女性		孕42周	4.8～12mg/L
孕7～10日	>5.0IU/L		
孕30日	>100IU/L		
孕8～10周	50 000～100 000IU/L		

4. 精液

检查项目	参考值	检查项目	参考值
精液量	1.5～6.8ml	前向运动精子（PR）	32%～72%
pH	7.2～8.0	精子存活率	58%～91%
精子总数（每次射精）	$(39～802)\times10^6$	正常形态精子	4%～44%
精子计数	$(15～213)\times10^6/ml$	精浆果糖	0.87～3.95g/L
精子总活动力（PR+NR）	40%～78%		

5. 羊水

检查项目	参考值	检查项目	参考值
羊水量		卵磷脂/鞘磷脂比值	
足月妊娠	0.80～1.0L	早期妊娠	<1:1
雌三醇		足月妊娠	>2:1
早期妊娠	<0.35μmol/L	胆红素	
足月妊娠	>2.1μmol/L	早期妊娠	<1.28μmol/L
		足月妊娠	<0.43μmol/L

6. 其他

检查项目	参考值	检查项目	参考值
静脉压	0.30～1.42kPa	血压	
	（30～145mmH₂O）	收缩压	90～139mmHg
中心静脉压	0.59～0.98kPa	舒张压	60～89mmHg
	（60～100mmH₂O）	脉压	30～40mmHg

（李　晓　黄雅萍）

参 考 文 献

[1] 尚红,王毓三,申子瑜.全国临床检验操作规程.4 版.中华人民共和国国家卫生和计划生育委员会医政医管司.北京:人民卫生出版社,2015.

[2] 中华人民共和国卫生部.血细胞分析参考区间:WS/T 405—2012.北京:中国标准出版社,2012.

[3] 中华人民共和国卫生部.临床常用生化检验项目参考区间　第 1 部分:血清丙氨酸氨基转移酶、天门冬氨酸氨基转移酶、碱性磷酸酶和 γ-谷氨酰基转移酶:WS/T 404.1—2012.北京:中国标准出版社,2012.

[4] 中华人民共和国卫生部.临床常用生化检验项目参考区间　第 2 部分:血清总蛋白、白蛋白:WS/T 404.2—2012.北京:中国标准出版社,2012.

[5] 中华人民共和国卫生部.临床常用生化检验项目参考区间　第 3 部分:血清钾、钠、氯:WS/T 404.3—2012.北京:中国标准出版社,2012.

[6] 中华人民共和国国家卫生和计划生育委员会.临床常用生化检验项目参考区间　第 5 部分:血清尿素、肌酐:WS/T 404.5—2015.北京:中国标准出版社,2015.

[7] 中华人民共和国国家卫生和计划生育委员会.临床常用生化检验项目参考区间　第 6 部分:血清总钙、无机磷、镁、铁:WS/T 404.6—2015.北京:中国标准出版社,2015.

[8] 中华人民共和国国家卫生和计划生育委员会.临床常用生化检验项目参考区间　第 7 部分:血清乳酸脱氢酶、肌酸激酶:WS/T 404.7—2015.北京:中国标准出版社,2015.

[9] 中华人民共和国国家卫生和计划生育委员会.临床常用生化检验项目参考区间　第 8 部分:血清淀粉酶:WS/T 404.8—2015.北京:中国标准出版社,2015.

[10] 中华医学会内分泌学分会,中华医学会围产医学分会.妊娠和产后甲状腺疾病诊治指南.中华妇产科代谢杂志,2012,28(5):354-371.

[附录2] 药物名称对照

说明:本表所列的药物名称主要根据人民卫生出版社2011年出版的《新编药物学》(第17版)和人民军医出版社出版的《中国国家处方集(化学药品与生物药品卷)(2010年版)》并配以英文名称。本表所列的原药物名称为习用名称或商品名称,不在本书中使用。本药物名称对照供学习时查找。

	药物名称	英文名称	原药物名称
抗微生物药			
青霉素类	青霉素	Benzylpenicillin	苄青霉素,青霉素G,Penicillin G
	普鲁卡因青霉素	Procaine Benzylpenicillin	
	青霉素V	Phenoxymethylpenicillin	苯甲氧青霉素,青霉素V钾,Penicillin V
	苯唑西林钠	Oxacillin Sodium	苯唑青霉素钠,新青霉素Ⅱ,BACTO-CIL
	氯唑西林钠	Cloxacillin Sodium	邻氯青霉素钠,氯苯西林钠,氯唑青
	氟氯西林	Floxacillin	氟氯青霉素,奥拂林,世君宁,Flopen
	苄星青霉素	Benzathine Benzylpenicillin	
	氨苄西林	Ampicillin	氨苄青霉素,安比西林,安必欣
	磺苄西林钠	Sulbenicillin Sodium	磺苄青霉素,磺苄西林,卡他西林,美罗
	阿莫西林	Amoxicillin	羟氨苄青霉素,阿莫仙,强必林,益萨林,再林
	阿莫西林克拉维酸	Amoxicillin and Clavulanate	奥格门汀
	氨苄西林钠-舒巴坦钠	Ampicillin and Sulbactam Sodium	UNASYN INJECTION
	替卡西林克拉维酸	Ticarcillin and Clavulanate Potassium	替门汀
	哌拉西林舒巴坦	Piperacillin Sodium and Sulbactam Sodium	
	哌拉西林钠-他唑巴坦钠	Piperacillin Sodium and Tazobactam Sodium	
	美洛西林钠	Mezlocillin Sodium	美洛林,磺唑氨苄青霉素钠,诺美,诺塞林
	阿洛西林钠	Azlocillin Sodium	苯咪唑青霉素,阿乐新,可乐欣
	阿帕西林钠	Apalcillin Sodium	萘啶青霉素,萘啶西林
头孢菌素类	头孢唑林钠	Cefazolin Sodium	先锋霉素Ⅴ,西孢唑啉,凯复唑,赛福宁
	头孢拉定	Cefradine	头孢环己烯,先锋霉素Ⅵ,泛捷复,君必清,VELOSEF
	头孢羟氨苄	Cefadroxil	羟氨苄头孢菌素,欧意,力欣奇
	头孢硫脒	Cefathiamidine	吡脒头孢,硫脒头孢菌素,达力芬,仙力素
	头孢呋辛钠	Cefuroxime Sodium	头孢呋肟,新福欣,伏乐新,达力新,安可欣,明可欣,ZINACEF

药物名称	英文名称	原药物名称
头孢呋辛酯	Cefuroxime Axetil	新菌灵,西力欣,伏乐新,Zinacef
头孢氨苄	Cephalexin	苯甘孢霉素,先锋霉素Ⅳ,赐福力欣,福林
头孢布烯	Ceftibuten	头孢布坦,先力腾,SEFTEM
头孢地秦	Cefodizime	头孢地秦钠,莫敌,Modivid
头孢替坦	Cefotetan	头孢替坦二钠,双硫唑甲氧头孢菌素
头孢尼西	Cefonicid	头孢羟苄磺唑钠,羟苄磺唑头孢菌素,爱博西,优可新,Monocid
头孢克洛	Cefaclor	头孢氯氨苄,新达罗,申洛,希刻劳,CECLOR
头孢替安	Cefotiam	头孢噻四唑,头孢噻乙胺唑,泛司博林,佩罗欣
头孢西丁钠	Cefoxitin Sodium	先锋美吩,美福仙,法克,噻吩甲氧头孢菌素
头孢地尼	Cefdinir	世扶尼
拉氧头孢钠	Latamoxef Sodium	拉他头孢,噻马灵,羟羧氧酰胺菌素,Moxalactam,SHIOMARIN
头孢米诺钠	Cefminox Sodium	美士灵,氨羧甲氧头孢菌素,MEICELIN
头孢唑肟	Ceftizoxime	头孢唑肟钠,头孢去甲噻肟,益保世灵,Epocelin
头孢丙烯	Cefprozil	头孢罗齐,施复捷,SEFTEM
头孢噻肟钠	Cefotaxime Sodium	头孢氨噻肟,凯福隆,治菌必妥,泰可欣,CLAFORAN
头孢曲松钠	Ceftriaxone Sodium	头孢三嗪,罗氏芬,菌必治,罗塞秦,ROCEPHIN
头孢哌酮钠	Cefoperazone Sodium	先锋必,头孢氧哌唑,CEFOBID
头孢哌酮舒巴坦	Cefoperazone and Sulbactam	舒普深
头孢他啶	Ceftazidime	复达欣,头孢羧甲噻肟,FORTUM
头孢克肟	Cefixime	氨噻肟烯头孢菌素,达力芬,世伏素,CEFSPAN
头孢泊肟酯	Cefpodoxime Proxetil	头孢泊肟匹酯,头孢泊肟,头孢泊肟普赛酯,博拿
头孢吡肟	Cefepime	马斯平,MAXIPIME
头孢美唑	Cefmetazole	先锋美他醇,头孢甲氧氰唑,迈力普,CEFMETAZON
头孢匹胺钠	Cefpiramide Sodium	泰吡信,甲吡唑头孢菌素,先福吡兰,头孢匹胺,TAMICIN
头孢托仑匹酯	Cefditoren Pivoxil	美爱克,头孢托仑酯,Meiact

续表

药物名称	英文名称	原药物名称
	头孢孟多	Cefamandole	猛多力,头孢羟唑,头孢孟多酯钠,Mandol,Cefamandole Nafate
	氟氧头孢钠	Flomoxef Sodium	氟吗宁,氟莫克西,氟莫头孢,FMOX
其他 β-内酰胺类	氨曲南	Aztreonam	君刻单,噻肟单酰胺菌素,AZACTAM
	亚胺培南-西司他汀	Imipenem Cilastatin	亚胺硫霉素-西拉司丁钠,泰能,依米配能-西司他丁钠,TIENAMC
	美罗培南	Meropenem	倍能,美平,海正美特,MEPEM
	法罗培南钠	Faropenem Sodium	Farom
	比阿培南	Biapenem	安信
	帕尼培南-倍他米隆	Panipenem Betamipron	克倍宁,康彼灵,CARBENIN
	厄他培南	Ertapenem	怡万之,艾他培南,INVANZ
氨基糖苷类	链霉素	Streptomycin	
	卡那霉素	Kanamycin	
	西索米星	Sisomicin	西梭霉素,西索霉素
	小诺米星	Micronomicin	小诺霉素,沙加霉素,相模霉素,SA-GAMICIN
	大观霉素	Spectinomycin	奇霉素,壮观霉素,淋必治,TROBICIN
	庆大霉素	Gentamycin	
	妥布霉素	Tobramycin	艾诺,托百士,硫酸拖布拉霉素,NEBCIN
	阿米卡星	Amikacin	阿米卡霉素,丁脑卡那霉素
	奈替米星	Netilmicin	奈替霉素,奈特,力确兴,乙基西梭霉素,NETROMYCIN
	依替米星	Etimicin	爱大,悉能,硫酸依替米星
	异帕米星	Isepamicin	异帕沙星,异帕霉素,依克沙,EXAVIN
四环素类	四环素	Tetracycline	盐酸四环素,四环素碱
	土霉素	Oxytetracycline	盐酸地霉素,氧四环素,TERRAMYCIN
	多西环素	Doxycycline	强力霉素
	米诺环素	Minocycline	美满霉素,二甲胺四环素
大环内酯类	红霉素	Erythromycin	新红康
	阿奇霉素	Azithromycin	希舒美,泰利特,芙奇星,丽珠奇乐
	泰利霉素	Telithromycin	KETEK
	吉他霉素	Kitasamycin	柱晶白霉素,Leucomycin
	麦迪霉素	Midecamycin	美地霉素,美他霉素
	乙酰麦迪霉素	Acetylspiramycin	醋酸麦迪霉素,美欧卡霉素,Midecamycin Acetate,Miocamycin
	交沙霉素	Josamycine	丙酸交沙霉素,妙沙
	麦白霉素	Meleumycin	
	罗他霉素	Rokitamycin	

	药物名称	英文名称	原药物名称
	地红霉素	Dirithromycin	
	琥乙红霉素	Erythromycin Ethylsuccinate	琥珀酸红霉素,利君沙
	罗红霉素	Roxithromycin	罗力得,罗迈新,欣美罗,严迪
	乙酰螺旋霉素	Acetylspiramycin	法罗,欧亿罗
	克拉霉素	Clarithromycin	甲红霉素,克拉仙,甲力,卡斯迈欣
糖肽类	万古霉素	Vancomycin	稳可信,来可信,方刻林
	去甲万古霉素	Norvancomycin	万讯
	替考拉宁	Teicoplanin	
磺胺类	磺胺甲唑	Sulfamethoxazole	新诺明,SMZ
	磺胺嘧啶	Sulfadiazine	磺胺哒嗪
	甲氧苄啶	Trimethoprim	甲氧苄氨嘧啶,TMP
硝基呋喃类	呋喃妥因	Nitrofurantoin	呋喃胆啶
	呋喃唑酮	Furazolidone	痢特灵
喹诺酮类	氧氟沙星	Ofloxacin	氟嗪酸,泰利必妥
	诺氟沙星	Norfloxacin	氟哌酸
	环丙沙星	Ciprofloxacin	环丙氟哌酸,悉复欢
	左氧氟沙星	Levofloxacin	可乐必妥,利复星,来立信,左克
	氟罗沙星	Fleroxacin	多氟哌酸,多氟沙星
	吉米沙星	Gemifloxacin	吉速星
	依诺沙星	Enoxacin	氟啶酸,FLUMARK,GYRAMID
	培氟沙星	Pefloxacin	氟哌沙星
	司帕沙星	Sparfloxacin	司氟沙星,SPARA
	洛美沙星	Lomefloxacin	倍诺,罗美星
	莫西沙星	Moxifloxacin	拜复乐
抗结核药	异烟肼	Isoniazid	雷米封
	利福平	Rifampicin	甲哌力福霉素
	利福定	Rifandin	异丁哌利福霉素
	利福霉素钠	Rifamicina Sodium	利福霉素 SV
	吡嗪酰胺	Pyrazinamide	氨甲酰基吡嗪,吡嗪甲酰胺,异烟酰胺
	链霉素	Streptomycin	硫酸链霉素
	乙胺丁醇	Ethambutol	
	利福喷汀	Rifapentine	环戊哌利福霉素,明佳欣
抗真菌药	两性霉素 B	Amphotericin B	二性霉素
	氟康唑	Fluconazole	大扶康,三维康
	伊曲康唑	Itraconazole	依他康唑,斯皮仁诺,美扶
	伏立康唑	Voriconazole	活力康唑,威凡
	特比奈芬	Terbinafine	兰美舒,丁克

续表

药物名称	英文名称	原药物名称
	美帕曲星	Mepartricin	克霉灵,甲帕霉素,Montricin
	阿莫罗芬	Amorolfine	盐酸阿莫罗芬,罗噻尼尔,罗每乐,Lo-ceryl,Pekiron
	卡泊芬净	Caspofungin	科赛斯,Cancidas,CRIVULFIN
	米卡芬净	Micafungin	米卡芬净钠,米开民,Mycanine,Fun-gusrd
	阿尼芬净	Anidulafungin	Eraxis,VER-002,LY303366
	氟胞嘧啶	Flucytosine	Fluorocytosin,5-FC
	制霉菌素	Nystatin	
	克霉唑	Clotrimazole	
抗病毒药	利巴韦林	Ribavirin	病毒唑
	拉米夫定	Lamivudine	贺普丁,雷米夫定
	齐多夫定	Zidovudine	叠氮胸苷,Azidothymidine,AZT
	替比夫定	Telbivudine	汰比夫定
	阿德福韦酯	Adefovir Dipivoxil	贺维力
	恩替卡韦	Entecavir	博路定
	聚乙二醇干扰素 α2a	Peginterferon Alpha 2a	
	聚乙二醇干扰素 α2b	Peginterferon Alpha 2b	
	重组人干扰素 α2a	Recombinant Human Inter-feron α2a	
	重组人干扰素 α2b	Recombinant Human Inter-feron α2b	
	阿昔洛韦	Aciclovir	无环鸟苷,克毒星
	更昔洛韦	Ganciclovir	丙氧鸟苷,丽科伟,赛美维
	伐昔洛韦	Valaciclovir	万乃洛韦,明竹欣
	泛昔洛韦	Famciclovir	凡乐,罗汀,诺克
	奥司他韦	Oseltamivir	达菲,特敏福,奥塞米韦
	扎那米韦	Zanamivir	依乐韦,乐感清,Relenza
	阿巴卡韦	Abacavir	硫酸阿波卡韦,ZIAGEN
	阿糖腺苷	Vidarabine	Vira-A
	奈韦拉平	Nevirapine	艾极,艾韦宁,维乐命,VIRAMUNE
	司他夫定	Stavudine	司坦夫定,赛瑞特,ZERIT
	利托那韦	Ritonavir	利托那韦钠,爱治威,Norvir
	金刚烷胺	Amantadine	三环葵胺,盐酸金刚烷胺
抗滴虫病药	甲硝唑	Metronidazole	灭滴灵,灭滴唑,甲硝基羟乙唑
	哌硝噻唑	Piperanitrozole	
	塞克硝唑	Secnidazole	沙巴克,信爽,西尼迪,赛他乐,明捷,优克欣,可尼

续表

	药物名称	英文名称	原药物名称
	替硝唑	Tinidazole	可立泰
	奥硝唑	Ornidazole	奥博林,萧然
	左奥硝唑	Levornidazole	
其他类	氯霉素	Chloramphenicol	CHLOROMYCETIN
	林可霉素	Lincomycin	洁霉素,林肯霉素
	磷霉素	Fosfomycin	复美欣,美乐力,Phosphonomycin
	克林霉素	Clindamycin	氯洁霉素,氯林霉素,力派,可尔生,克林美
	达托霉素	Daptomycin	CIDECIN,CUBICIN
	利福昔明	Rifaximin	利福西亚胺,威力宁,莱利青
	多黏菌素 B	Polymyxin B	阿罗多黏
	多黏菌素 E	Polymyxin E	粘菌素,可利迈仙
	硝呋太尔	Nifuratel	
中枢兴奋药	尼可刹米	Nikethamide	可拉明,二乙烟酰胺,尼可拉明,烟酸乙胺
	洛贝林	Lobeline	山梗菜碱
	戊四氮	Pentetrazole	戊四唑,五甲烯四氮唑,卡地阿唑,Corazol,Leptazol,METRAZOL,CARDIAZOL
	莫达非尼	Modafinil	PRIVIGIL,MODIODAL
	二甲弗林	Dimefline	回苏灵
	贝美格	Bemegrid	美解眠
	咖啡因	Caffeine	咖啡碱
	多沙普仑	Doxapram	Dopram
	甲氯芬酯	Meclofenoxate	氯酯醒,遗尿丁
	士的宁	Strychnine	番木鳖碱,士的年
	氨酪酸	Aminobutyric Acide	γ-氨基丁酸,γ-氨酪酸
镇痛药	哌替啶	Pethidine	度冷丁,唛啶,地美露
	吗啡	Morphine	
	可代因	Codeine	
	双氢可待因	Dihydrocodeine	
	氨酚待因片	Paracetamol and Codeine phosphate Tablets	
	布托啡诺	Butorphanol	
	阿法罗定	Alphaprodine	安那度,安依痛,Anadol,X-Prodine,NISENTIL
	羟考酮	Oxycodone	奥施康定,氢考酮
	舒马普坦	Sumatriptan	英明格,舒马坦,IMIGRAN

续表

药物名称	英文名称	原药物名称
佐米曲普坦	Zolmitriptan	枢复来,佐米格,佐米普坦,佐痛舒,ZOMIG
夫罗曲坦	Frovatriptan	夫罗曲普坦,Frova
利扎曲普坦	Rizatriptan	利扎曲坦
普瑞巴林	Pregabalin	乐瑞卡,LYRICA
眼镜蛇毒	Cobratoxin	克痛宁,考拉托辛,眼镜蛇神经毒素
麦角胺	Ergotamine	贾乃金,Ergate,Ergotartrat
洛美利嗪	Lomerizine	希静
齐考诺肽	Ziconotide	
氨酚氢可酮	Paracetamol and Hydrocodone Bitartrate	
美沙酮	Methadone	美散痛
芬太尼	Fentanyl	
苏芬太尼	Sufentanil	舒芬太尼
瑞芬太尼	Remifentanil	瑞捷
丁丙诺啡	Buprenorphine	布诺菲,叔丁啡
二氢埃托啡	Dihydroetorphine	双氢乙烯啡,双氢 MQQ
布桂嗪	Bucinnazine	布新拉嗪,强痛定,丁酰肉桂哌嗪
喷他佐辛	Pentazocine	戊唑星,镇痛新
地佐辛	Dezocine	
布托啡诺	Butorphanol	环丁羟吗喃,环丁甲二羟吗喃
曲马多	Tramadol	反胺苯环醇
罗通定	Rotundine	颅通定,左旋四氢帕马丁
解热镇痛抗炎药 阿司匹林	Aspirin	乙酰水杨酸,醋柳酸
阿司匹林精氨酸盐	Aspirin-arginin	
阿司匹林赖氨酸盐	Aspirin-dl-lysine	赖氨匹林,dl-lysine-acetylsalicylate,AS-PEGIC,VENOPIRIN,ASPISOL
双水杨酯	Salsalate	水杨酰水杨酸,Sasapyrin,Sali-cylsalicy-clic Acid,Salicyl Sali-cylate,Salysal
二氟尼柳	Diflunisal	双氟尼酸,二氟苯水杨酸,DOLOBID
贝诺酯	Benorilate	扑炎痛,对乙酰氨基酚乙酰水杨酸酯,Benasprate,Benorylate,BENORAL,BENORTAN
美沙拉嗪	Mesalazine	5-氨基水杨酸,艾迪莎
对乙酰氨基酚	Paracetamol	扑热息痛,醋氨酚,百服宁,必理通,泰诺
吲哚美辛	Indomethacin	消炎痛
双氯芬酸	Diclofenac	双氯灭痛,扶他林,凯扶兰
依托芬那酯	Etofenamate	优迈

续表

	药物名称	英文名称	原药物名称
	布洛芬	Ibuprofen	芬必得,异丁苯丙酸,异丁洛芬,拔怒风
	氟比洛芬	Flurbiprofen	Froben
	氟比洛芬酯	Flurbiprofen Axetil	
	右布洛芬	Dexibuprofen	
	洛索洛芬	Loxoprofen	环氧洛芬,氯索洛芬,罗索普洛芬
	阿明洛芬	Alminoprofen	阿米洛芬,必灭风,Almiluofen,Minalfene
	非诺洛芬	Fenoprofen	苯氧布洛芬,NALFON
	非诺洛芬钙	Fenoprofen Calcium	
	来氟米特	Leflunomide	
	氯芬那酸	Clofenamic Acid	抗风湿灵,氯灭酸
	酮咯酸	Ketorolac	KETOROL,TORADOL,TORATEX
	吡洛芬	Pirprofen	
	萘普生	Naproxen	消痛灵,甲氧萘丙酸
	酮洛芬	Ketoprofen	酮基布洛芬,优洛芬
	芬布芬	Fenbufen	联苯丁酮酸
	奥沙普秦	Oxaprozin	诺德伦,诺松,奥沙新
	吡罗昔康	Piroxicam	炎痛喜康
	美洛昔康	Meloxicam	莫比可
	氯诺昔康	Lomoxicam	可塞风
	塞来昔布	Celecoxib	塞来考昔,西乐葆
	帕瑞昔布	Parecoxib	帕瑞考昔,特耐,Dynastat
	尼美舒利	Nimesulide	美舒宁
	保泰松	Phenylbutazone	布他唑立丁,布他酮
镇静,催眠,	苯巴比妥	Phenobarbital	鲁米那
抗惊厥药	咪达唑仑	Midazolam	速眠安,多美康,咪达唑仑,力月西
	艾司唑仑	Estazolam	舒乐安定,艾司安定
	氯普唑仑	Loprazolam	Dormonoct
	卤沙唑仑	Haloxazolam	Somelin,卤噁唑仑,Haloxazolam
	溴替唑仑	Brotizolam	溴噻二氮䓬,Lendormin,Ladormin
	戊巴比妥钠	Pentobarbital Sodium	NEMBUTAL
	异戊巴比妥	Amobarbital	阿米妥
	司可巴比妥	Secobarbital	速可眠
	地西泮	Diazepam	安定
	硝西泮	Nitrazepam	硝基安定
	西诺西泮	Cinolazepam	
	替马西泮	Temazepam	羟基安定,Restoril,Levanxol

续表

	药物名称	英文名称	原药物名称
	度氟西泮	Doxefazepam	DOXANS
	夸西泮	Quazepam	四氟硫安定,PROSEDAR
	佐匹克隆	Zopiclone	唑吡酮,吡嗪哌酯,忆梦返
	艾司佐匹克隆	Eszopiclone	右佐匹克隆,Dexzopiclone,厄唑匹隆唑吡坦,Zolpidem 思诺思
	水合氯醛	Chloral Hydrate	含水氯醛,水化氯醛
抗精神病药	氯丙嗪	Chlorpromazine	冬眠灵,可乐静,可平静,美心
	奋乃静	Perphenazine	得乐方,羟哌氯丙嗪
	氟奋乃静	Fluphenazine	保利神,滴卡,氟非拉嗪
	三氟拉嗪	Trifluoperazine	甲哌氟丙嗪
	硫利达嗪	Thioridazine	甲硫达嗪,甲硫哌啶,硫醚嗪,利达新,美立廉,眠立乐,Melleril,Novoridaizine,Orsanil,Ridazine,Sonapax,Thioril
	氟哌噻吨	Flupentixol	三氟噻吨,复康素,孚兰素,羟哌氟丙硫蒽,Fluanxol,Viscoleo,Depixol
	氟哌噻吨美利曲辛片	Flupentixol and Melitracen Tablets	黛力新,黛安神,复方氟哌噻吨,三氟噻吨-四甲蒽丙胺,Deanxit,Compound Flupetixol
	氟哌啶醇	Haloperidol	氟哌丁苯,哌力多
	氟哌利多	Droperidol	氟哌啶
	舒必利	Sulpiride	硫苯酰胺,舒宁
	左舒必利	Levosulpiride	左旋舒必利,可人,Levobren,Levopraid,Pausedal,Sulkine
	硫必利	Tiapride	泰必利,泰必乐,胺甲磺回胺,TIAP-RIDAL,TIAPREDEX
	奈莫必利	Nemonapride	艾敏斯,尼莫纳必利得,Emonapride,EMIRACE
	奥氮平	Olanzapine	奥拉扎平,奥兰扎平,再普乐,迈捷思,欧兰宁,悉敏,ZYPREXA,Lanzac
	喹硫平	Quetiapine	奎硫平,富马酸奎硫平,奎的平,奎噻平,思瑞康,舒思,启维,Seroquel,Sero-auel
	利培酮	Risperidone	维思通,利司培酮,瑞斯哌酮,利哌利酮,利司环酮,单克,好斯嘉,恒德,可同,思利舒,索乐,卓菲,卓夫,Risperidal
	齐拉西酮	Ziprasidone	甲磺酸齐拉西酮,盐酸齐拉西酮,吉布利酮,卓乐定,力复君安,Ziprasudibum,Zeldox,Geodon
	氯氮平	Clozapine	二氮杂䓬,氯扎平

	药物名称	英文名称	原药物名称
抗焦虑药	氯氮草	Chlordiazepoxide	利眠宁
	地西泮	Diazepam	安定
	奥沙西泮	Oxazepam	舒宁
	硝西泮	Nitrazepam	硝基安定
	氟西泮	Flurazepam	氟安定
	氯硝西泮	Clonazepam	氯硝安定
	劳拉西泮	Lorazepam	思力佳,罗拉
	氟硝西泮	Flunitrazepam	氟硝基安定,氯硝西氟,罗眠乐,RO-HYPNOL, DARKENE, Flumipam, Hipnosedon
	氟地西泮	Fludiazepam	依尔斯泮,ERISPAM
	哈拉西泮	Halazepam	三氟安定,氟乙安定,卤安定,PAXIPAM,Pacinone
	丁螺环酮	Buspirone	布螺酮,希司必隆,布斯哌隆,布斯帕,螺氮葵嘧哌嗪,苏新,一舒,BUSPAR, Bespar
	氟托西泮	Flutoprazepam	RESTAS
	溴西泮	Bromazepam	溴吡三氮草,宁神定,LECTOPAM, LEXOTANIL
	三唑仑	Triazolam	海乐神,三唑安定
	艾司唑仑	Estazolam	艾司安定,舒乐安定
	阿普唑仑	Alprazolam	佳静安定,佳乐定
	谷维素	Oryzanol	
麻醉药及其辅助用药	普鲁卡因	Procaine	奴佛卡因
	丁卡因	Tetracaine	地卡因
	恩氟烷	Enflurane	安氟醚,易使宁,ETHRANE
	氟烷	Halothane	三氟氯溴乙烷,FLUOTHANE
	依托咪酯	Etomidate	甲苄咪唑
	利多卡因	Lidocaine	赛罗卡因
	布比卡因	Bupivacaine	麻卡因
	罗哌卡因	Ropivacaine	耐乐品,NAROPIN
	奥布卡因	Oxybuprocaine	丁氧普鲁卡因,BENOXINAT, CONJUCAINE
	苯佐卡因	Benzocaine	阿奈司台辛,氨苯甲酸乙酯,Anaesthesine,Ethyl Aminobenzoate
	辛可卡因	Cinchocaine	地布卡因,沙夫卡因,纽白卡因,Sovcaine, Dibucaine, Percaine, NUPERCAINE

续表

	药物名称	英文名称	原药物名称
	甲哌卡因	Mepivacaine	卡波卡因,CARBOCAINE
	依替卡因	Etidocaine	DURANEST
	苯甲醇	Benzyl alcohol	
	氧化亚氮	Nitrous oxide	笑气
	异氟烷	Isoflurane	异氟醚
	七氟烷	Sevoflurane	七氟醚,凯特力
	硫喷妥钠	Thiopental Sodium	戊硫巴比妥钠
	氯胺酮	Ketamine	凯他敏
	羟丁酸钠	Sodium Hydroxybutyrate	γ-羟基丁酸钠
	丙泊酚	Propofol	丙扑佛
	筒箭毒碱	Tubocurarine	管箭毒碱
	罗库溴铵	Rocuronium Bromide	万可松
	维库溴铵	Vecuronium Bromide	维库罗宁
	泮库溴铵	Pancuronium Bromide	潘可罗宁,本可松,巴活朗,PAVULON,MYOBLOCK
	己氨胆碱	Hexcarbacholine	己氨胆,氨酰胆碱,印巴梯,IMBRETIL
	顺阿曲库铵	Cisatracurium	
	琥珀胆碱	Suxamethonium	琥胆,司可林
拟胆碱药	毛果芸香碱	Pilocarpine	匹鲁卡品
	氯贝胆碱	Bethanechol chloride	氨甲酰甲胆碱,乌拉胆碱,Carbamyl-β-methylcholine Chloride, Myocholine, Myotnachol,Myotonine, DUVOID, UROCARB, URECHOLINE
	毒扁豆碱	Physostigmine	依色林,Eserine
	安贝氯铵	Ambenonium	美斯的明,酶司的明,酶抑宁,阿伯农,Ambestigmin Chloride, MYTELASE, MY-SURAN
	石杉碱甲	Huperzine A	
	新斯的明	Neostigmine	普洛斯的明
	溴吡斯的明	Pyridostigmine Bromide	吡啶斯的明
	加兰他敏	Galanthamine	强肌片
抗胆碱药	山莨菪碱	Anisodamine	654-2
	东莨菪碱	Scopolamine	Hyoscine,BUSCOPAN,SCOPODERM
	阿托品	Atropine	Atropt, Atropen, Atropisol
	托吡卡胺	Tropicamide	托品酰胺,Mydriacyl,Tropicamidum,EP-ITROMIN
	颠茄	Belladonna	
	后马托品	Homatropine	

	药物名称	英文名称	原药物名称
钙拮抗药	硝苯地平	Nifedipine	硝苯吡啶,利心平,欣乐平,益心平,拜新同,心痛定
	尼卡地平	Nicardipine	硝苯苄胺啶
	尼莫地平	Nimodipine	硝苯甲氧乙基异丙啶
	氨氯地平	Amlodipine	阿莫洛地平,安洛地平,络活喜
	氟桂利嗪	Flunarizine	氟脑嗪,脑灵
抗肾上腺素药	拉贝洛尔	Labetalol	柳胺苄心定
	酚妥拉明	Phentolamine	甲苄胺唑啉,瑞支亭,利其丁,REGITIN
	妥拉唑林	Tolazoline	苄唑啉,Benzazoline,PRISCOLINE
	酚苄明	Phenoxybenzamine	氧苯苄胺,酚苄胺,竹林胺,DIBENZY-LIN
	吲哚拉明	Indoramin	Baratol,DORALESE
	卡维地洛	Carvedilol	金络
	普萘洛尔	Propranolol	心得安,萘心安
	阿替洛尔	Atenolol	氨酰心安,MIKELAN
	美托洛尔	Metoprolol	甲氧乙心安,美多心安,美多洛尔,美他新
	比索洛尔	Bisoprolol	CONCOR,EMCOR,EURADAL
	倍他洛尔	Betaxolol	倍他心安,倍他索洛尔
	艾司洛尔	Esmolol	BREVIBLOC
治疗慢性心功能不全药物	毛花苷丙	Lanatoside	毛花洋地黄苷,西地兰,CEDILANID,DIGILANID C
	毒毛花苷 K	Strophanthin K	毒毛苷 K,毒毛旋花子苷 K
	洋地黄毒苷	Digitoxin	狄吉妥辛,洋地黄毒苷,DIGOTIN
	去乙酰毛花苷	Deslanoside	毛花强心苷,西地兰 D,CEDILANID D,DEACETYLDIGILANID C
	地高辛	Digoxin	狄戈辛,LANOXIN
	甲地高辛	Metildigoxin	甲基狄戈辛,Medigoxin,β-Methyldigoxin,DIGICOR,LANITOP
	氨力农	Amrinone	氨双吡酮,氨吡酮,氨利酮,INOCOR
	米力农	Milrinone	甲氰吡酮,米利酮,COROTROPE
降压药	肼屈嗪	Hydralazine	肼苯哒嗪
	可乐定	Clonidine	氯压定,可乐宁,血压得平,110 降压片
	胍法辛	Guanfacine	胍法新,氯苯乙胍
	特拉唑嗪	Terazosin	四喃唑嗪,高特灵,降压宁,马沙尼,HEITRAN,HYTRINEX,HYTRIN,VASOCARD
	哌唑嗪	Prazosin	脉宁平

续表

药物名称	英文名称	原药物名称
乌拉地尔	Urapidil	尤匹敌,EBRANTIL
利血平	Reserpine	血安平,蛇根碱,SERPASIL
双肼屈嗪	Dihydralazine	双肼苯哒嗪,双肼酞嗪,血压达静
米诺地尔	Minoxidil	长压定,敏乐啶
硝普钠	Sodium Nitroprusside	Sodium Nitroferricyanide
卡托普利	Captopril	甲巯丙脯酸,开搏通,开富林,巯甲丙脯酸,刻甫定
依那普利	Enalapril	恩纳普利,益压利,悦宁定,开福特,苯丁酯脯酸
贝那普利	Benazepril	苯那普利,洛汀新,CIBACENE,LOTEN-SIN,ZINADRIL BRIEM
培哚普利	Perindopril	哌林多普利,普吲哚酸,雅施达,CON-VERSUM, PROCAPTAN, COVERSYL, ACETRIL
西拉普利	Cilazapril	一平苏,抑平舒,INHIBACE,INIBACE, VASCACE
雷米普利	Ramipril	瑞泰,ALTACE,DE-LIX,RAMACE
咪达普利	Imidapril	依达普利,达爽,TANAPRIL
地拉普利	Delapril	压得克,ADECUT
赖诺普利	Lisinopril	苯丁赖脯酸,捷赐瑞,CARACE, LIP-RENE,ZESTRIL,Tersil
福辛普利	Fosinopril	蒙诺,磷诺普利,MONOPRIL,STARIL
缬沙坦	Valsartan	DIOVAN
氯沙坦	Losartan	洛沙坦,DuP753,MK954,COZZAR
厄贝沙坦	Irbesartan	伊贝沙坦,安博维
吲达帕胺	Indapamide	吲达胺,吲满胺,钠催离,寿比山
甲基多巴	Methyldopa	甲多巴
胍乙啶	Guanethidine	ISMELIN
二甲双胍	Metformin	甲福明,降糖片,美迪康,格华止
胰岛素	Insulin	优泌林,诺和灵,正规胰岛素,常规/普通胰岛素
甲苯磺丁脲	Tolbutamide	D-860
格列本脲	Glibenclamide	优降糖,格列赫素,HB-419
格列吡嗪	Glipizide	吡磺环己脲,迪沙,优哒灵,依必达,美吡达
格列齐特	Gliclazide	甲磺吡脲,达美康
格列喹酮	Gliquidone	糖适平
格列美脲	Glimepiride	亚莫利,AMAREL
苯乙双胍	Phenformin	苯乙福明,降糖灵

降糖药

	药物名称	英文名称	原药物名称
	瑞格列奈	Repaglinide	诺和龙,NOVONORM
	罗格列酮	Rosiglitazone	文迪雅
	阿卡波糖	Acarbose	拜糖平
抗休克的血管活性药	间羟胺	Metaraminol	阿拉明
	肾上腺素	Adrenaline	副肾素
	去甲肾上腺素	Noradrenaline	Levarterenol,Norepinephrine
	去氧肾上腺素	Phenylephrine	新福林,新辛内弗林,新交感酚
	甲氧明	Methoxamine	甲氧胺,美速胺,美速克新命,凡索昔,VASOXINE,VASOXYL
	美芬丁胺	Mephentermine	恢压敏,硫酸甲苯丁胺,WYAMINE
	血管紧张素胺	Angiotensinamide	增压素,增血压素,HYPERTENSINE
	多巴胺	Dopamine	3-羟酪胺,儿茶酚乙胺
	多巴酚丁胺	Dobutamine	杜丁胺
抗酸药	碳酸氢钠	Sodium Bicarbonate	重曹,小苏打
	氢氧化铝	Aluminium Hydroxide	Dried Aluminium Hydroxide
	氧化镁	Magnesium Oxide	煅制镁,重质氧化镁,Megnesia Usta
	碳酸钙	Calcium Carbonate	
	铝碳酸镁	Hydrotalcite	达喜,碱式碳酸铝镁,胃达喜,泰德,他尔特
止吐药	丙氯拉嗪	Prochlorperazine	甲哌氯丙嗪,氯拉嗪,普氯拉嗪
	昂丹司琼	Ondansetron	枢复宁,奥丹西龙
	托烷司琼	Tropisetron	呕必停,托普西龙
	格拉司琼	Granisetron	康泉,格雷西龙,达芬可泉
	阿扎司琼	Azasetron	苏罗同,SEROTONE
	雷莫司琼	Ramosetron	奈西雅
	甲氧氯普胺	Metoclopramide	胃复安,灭吐灵
泻药	车前番泻颗粒	Agiolax	艾者思
	酚酞	Phenolphthalein	菲诺夫他林,果导
	硫酸镁	Magnesium Sulfate	硫苦,泻盐,Epsom Salt
	比沙可啶	Bisacodyl	便塞停
	聚乙二醇	Polyethylene Glycol	聚氧乙烯二醇,聚乙烯二醇,MACROGOL,PEG
	多库酯钠	Docusate	辛丁酯磺酸钠,Diotyl Sodium Sulfosuceinate
	蓖麻油	Castor Oil	Oleum Rinii
	甘油	Glycerol	丙三醇
	开塞露	Glycerol Enema	
	液状石蜡	Liquid Paraffin	石蜡油

	药物名称	英文名称	原药物名称
利尿药	呋塞米	Furosemide	速尿,呋喃苯胺酸
	托拉塞米	Torasemide	托拉沙得,伊迈格,特苏尼
	氢氯噻嗪	Hydrochlorothiazide	双氢克尿塞
	布美他尼	Bumetanide	丁苯氧酸,丁尿胺,BUMEX,AQUA-ZONE
	吡咯他尼	Piretanide	苯氧吡酸,吡咯速尿,ARELAX,DI-UMAX,TAULIZ,MIDATEN,PERBILEN
	依他尼酸	Ethacrynic Acid	利尿酸,EDECRIN
	螺内酯	Spironolactone	安体舒通,螺旋内酯固醇
	氨苯蝶啶	Triamterene	三氨蝶啶,DYRENIUM,UROCAUDOL,PTEROFEN
	阿米洛利	Amiloride	氨氯吡咪,Amipromizide,Guanamprazine,MIDAMOR,MK-870
	吲达帕胺	Indapamide	寿比山,钠催离
子宫收缩药	缩宫素	Oxytocin	催产素
	垂体后叶素	Pituitrin	Hypophysine,Posterior Pituitary
	卡贝缩宫素	Carbetocin	巧特欣
	麦角新碱	Ergometrine	Ergonovine
	米非司酮	Mifepristone	息百虑,抗孕酮,息隐,含珠停
	地诺前列酮	Dinoprostone	前列腺素 E2,普贝生,普比迪,普洛舒定
	卡前列甲酯	Carboprost Methylate	卡孕栓,卡波前列甲酯
	卡前列素氨丁三醇	Carboprost Tromethamine	欣母沛
	米索前列醇	Misoprostol	喜克溃
	依沙吖啶	Ethacridine	利凡诺,雷佛奴尔
	普拉睾酮	Prasterone	
抗早产药	利托君	Ritodrine	羟苄羟麻黄碱,利妥特灵,安宝,雷托君,柔托扒
	沙丁胺醇	Salbutamol	舒喘灵
	特布他林	Terbutaline	
	硫酸镁	Magnesium Sulfate	
	阿托西班	Atosiban	依保
	烯丙雌醇	Allylestrenol	
退乳药	溴隐亭	Bromocriptine	溴麦角隐亭
	甲麦角林	Metergorinte	
促凝血药	氨基己酸	Aminocaproic Acid	6-氨基己酸
	氨甲苯酸	Aminomethylbenzoic Acid	止血芳酸
	维生素 K_1	Phytomenadione	
	血凝酶	Hemocoagulase	

	药物名称	英文名称	原药物名称
	醋甘氨酸乙二胺	Ethylenediamine Diaceturate	新凝灵,双乙酰氨乙酸乙二胺
	卡巴克络	Carbazochrom	肾上腺色腙,卡络柳钠,安络血,安特诺新,卡络磺钠,阿度那,Carbazochrome Salicylate,Adrenobazone,ADRENOSEM,Carbazochrome Sodium Sulfonate,ADONA
	罗米司亭	Romiplostim Nplate	
	云南白药		
	凝血酶	Thrombin	
	酚磺乙胺	Etamsylate	止血敏
	甲萘氢醌	Menadiol	维生素 K_4
	亚硫酸氢钠甲萘醌	Menadione Sodium Bisulfite	海莫莱士,维生素 K_3
	氨甲环酸	Tranexamic Acid	止血环酸
	人凝血因子Ⅷ	Human Coagulation Factor Ⅷ	抗甲种血友病因子
	重组人白介素-11	Recombinant Human Interleukin-11	迈格尔,巨和粒
	鱼精蛋白	Protamine	
	凝血酶原复合物	Prothrombin Complex	
抗凝血药	肝素	Heparin	
	依诺肝素	Enoxaparin	
	那屈肝素	Nadroparin	
	达肝素	Dalteparin	
	磺达肝癸纳	Fondaparinux	安卓
	华法林	Warfarin	苄丙酮香豆素华法令
	利伐沙班	Rivaroxaban	拜瑞妥
	阿加曲班	Argatroban	诺保思泰
	达比加群	Dabigatran	
	阿替普酶	Alteplase	
	尿激酶	Urokinase	
	链激酶	Streptokinase	
血浆代用品	右旋糖苷 40	Dextran 40	低分子右旋糖酐
	右旋糖苷 70	Dextran 70	中分子右旋糖苷,Medium Molecular Dextran,MACRODEX
	右旋糖苷 10	Dextran 10	小分子右旋糖苷,脉通
	琥珀酰明胶	Succinylated Gelatin	佳乐施,血定安,GELOFUSINE
	包醛氧淀粉	Coated Aldehyde Oxystarch	析清
	人血白蛋白	Human Albumin	

续表

	药物名称	英文名称	原药物名称
	聚明胶肽	Polygeline	血代,海脉素
	氧化聚明胶	Oxypolygelatin	
	羟乙基淀粉 40	Hydroxyethyl Starch 40	淀粉代血浆,706 代血浆
	中分子羟乙基淀粉 200/0.5	Hydroxyethyl Starch 200/0.5	贺斯,盈源
	中分子羟乙基淀粉 130/0.4	Hydroxyethyl Starch 130/0.4	万汶,VOLUVEN
抗贫血药	亚叶酸钙	Calcium Folinate	甲酰四氢叶酸钙
	硫酸亚铁	Ferrous Sulfate	硫酸低铁
	葡萄糖酸亚铁	Ferrous Gluconate	Iron Gluconate
	多糖铁合物	Polysaccharide Iron Complex	力蜚能,Niferex
	腺苷钴胺	Cobamamide	辅酶维 B_{12},辅酶维生素 B_{12},Coenzyme Vitamin B_{12}
	促红素	Erythropoietin	红细胞生成素,促红细胞生成素,重组人促红素,怡泼津,利血宝,rHuEPO,Recombinant Human Erythropoietin,α-Epoietin,Epoetinalfa,EPOGEN,ERYPO
	枸橼酸铁铵	Ferric Ammonium Citrate	
	右旋糖苷铁	LronDextran	
	氯化钴	Cobalt Chloride	
	亚叶酸钙	Calcium Folinate	甲酰四氢叶酸钙,甲叶酸,Calcium Leucovo-rin,CF
	蔗糖铁	Iron Sucrese	维乐福
	叶酸	Folic Acid	维生素 M,维生素 Bc
	维生素 B_{12}	Vitamin B_{12}	氢钴胺
	甲钴胺	Mecobalamin	弥可保
	琥珀酸亚铁	Ferrous Succinate	速力菲
	富马酸亚铁	Ferrous Fumarate	富马铁
抗组胺药	氯苯那敏	Chlorphenamine	扑尔敏
	苯海拉明	Diphenhydramine	苯那君
	异丙嗪	Promethazine	非那根
	氯雷他定	Loratadine	开瑞坦,克敏能,诺那他定,氯羟他定
	西替利嗪	Cetirizine	仙特敏,赛特赞,疾立静
	特非那定	Terfenadine	敏迪,得敏功,司立泰,叔哌丁醇
肾上腺皮质激素和促肾上腺皮质激素	泼尼松	Prednisone	强的松,去氢可的松
	氢化可的松	Hydrocortisone	可的索,皮质醇,Cortisol
	泼尼松龙	Prednisolone	强的松龙,百力特,氢化泼尼松
	甲泼尼龙	Methylprednisolone	甲强龙,美卓乐,甲基强的松龙

药物名称	英文名称	原药物名称
曲安西龙	Triamcinolone	去炎松
曲安奈德	Triamcinolone Acetonide	曲安缩松,去炎舒松,去炎松 A
氟轻松	Fluocinolone Acetonide	肤轻松,氟西奈德
布地奈德	Budesonide	普米克,雷诺考特
氟替卡松	Fluticasone	辅舒酮,克廷肤,辅舒良
莫米松	Mometasone	艾洛松,内舒拿
地塞米松	Dexamethasone	氟美松
倍他米松	Betamethasone	
氟氢可的松	Fludrocortisone	
倍氯米松	Beclomethasone	伯可纳,必可酮,丙酸倍氯松
氯倍他索	Clobetasol	特美肤,蒽肤
氟轻松	Fluocinolone Acetonide	肤轻松,氟西奈德
丁氯倍他松	Clobetasone Butyrate	
可的松	Cortisone	皮质素,考的松
卤米松	Halometasone	
去氧皮质酮	Desoxycortone	脱氧皮质酮
促皮质素	Corticotrophin	促肾上腺皮质激素,ACTH
性激素及其	甲睾酮	Methyltestosterone	甲基睾丸素
相关药物	丙酸睾酮	Testosterone Propionate	丙酸睾丸素
	十一酸睾酮	Testosterone Undecanoate	安特尔,安雄
	美雄酮	Metandienone	去氢甲睾酮,去氢甲基睾丸素,甲睾烯龙,大力补
	羟甲烯龙	Oxymetholone	康复龙
	司坦唑醇	Stanozolol	康力龙
	睾酮	Testosterone	睾丸素,睾丸酮
	苯乙酸睾酮	Testosterone Phenylacetate	苯乙酸睾丸素
	庚酸睾酮	Testosterone Enanthate	Androtardyl
	葵酸南诺龙	Nandrolone Decanoate	
	醋酸氯司替勃	Clostebol Acetate	
	美雄诺龙	Mestanolone	氢甲睾酮
	苯丙酸诺龙	Nandrolone Phenylpropionate	
	达那唑	Danazol	丹那唑
	雌二醇	Estradiol	求偶二醇,爱斯托
	戊酸雌二醇	Estradiol Valerate	克龄蒙,补佳乐,协坤
	苯甲酸雌二醇	Estradiol Benzoate	苯甲酸求偶二醇
	环戊丙酸雌二醇	Estradiol Cypionate	
	氯烯雌醚	Chlorotrianisene	泰舒

续表

药物名称	英文名称	原药物名称
普鲁雌醚	Promestriene	Colpotrophine, Delipodern
己烷雌醚	Hexestrol	
炔雌醇	Ethinylestradiol	乙炔雌二醇
炔雌醚	Quinestrol	炔雌醇环戊醚
尼尔雌醇	Nilestriol	维尼安
结合雌激素	Conjugated Estrogens	倍美力, 妊马雌酮, 普瑞马林
己烯雌酚	Diethylstilbestrol	乙菧酚
黄体酮		安琪坦
甲地孕酮	Megestrol	去氢甲孕酮, 妇宁
炔诺孕酮	Norgestrel	18-甲基炔诺酮
炔诺酮	Norethindrone	
左炔诺孕酮	Levonorgestrel	左旋 18-甲基炔诺酮, 曼月乐, Mirena
去氧孕烯	Desogestrel	地索高诺酮
孕三烯酮	Gestrinone	内美通, 甲地炔诺酮, 去氢炔诺酮
双炔失碳酯	Anordrin	53 号避孕药, 53 号避孕片
壬苯醇醚	Nonoxynol	
雌三醇	Estriol	
地屈孕酮	Dydrogesterone	
替勃龙	Tibolone	利维爱
雷洛昔芬		易维特
甲羟孕酮	Medroxyprogesterone	甲孕酮, 普维拉, 安宫黄体酮
绒促性素	Chorionic Gonadotrophin	绒毛膜促性腺激素, hCG
尿促性素	Menotrophin	绝经促性素, HMG
氯米芬	Clomifene	克罗米芬, 氯底酚胺, 舒经芬
亮丙瑞林	Leuprorelin	抑那通
戈舍瑞林	Goserelin	诺雷德
普罗瑞林	Protirelin	
丙氨瑞林	Alarelin	阿拉瑞林
布舍瑞林	Buserelin	
那法瑞林	Nafarelin	
曲普瑞林	Triptorelin	
戈那瑞林	Gonadorelin	
阿拉瑞林	Alarelin	丙氨瑞林
普罗雌烯	Promestriene	
环丙孕酮	Cyproterone	
普美孕酮	Promegestone	丙甲雌烯酮, 丙酰孕酮
诺美孕酮	Nomegestrol	去甲甲地孕酮

续表

	药物名称	英文名称	原药物名称
	屈螺酮	Drospirenone	
	他莫昔芬	Tamoxifen	三苯氧胺
	托瑞米芬	Toremifene	法乐通
	氨鲁米特	Aminoglutethimide	氨基导眠能,安格鲁米特,奥美定
	依西美坦	Exemestane	依斯坦
骨质疏松用药	替勃龙	Tibolone	利维爱
	阿仑磷酸钠	Alendronate Disodium	福善美
	鲑鱼降钙素	Calcitonin CT	密钙息 miacalcic,依降钙素
	维生素 D_3	Vitamin D_3	凯思丽,钙尔奇 D
抗早孕药	米非司酮	Mifepristone	息隐,RU486,含珠停
	卡前列甲酯	Carboprost Methylate	卡孕栓
	米索前列醇	Misoprostol	喜克溃
生化制剂	三磷腺苷	Adenosine Triphosphate	三磷酸腺苷
	脑蛋白水解物	Cerebrolysin	脑活素
营养药	脂肪乳注射液	Fat Emulsion Injection	脂肪乳剂,英特利匹特
	肠内营养乳剂	Enteral Nutritional Emulsion(TPF)	瑞高,瑞素,瑞先,瑞代,瑞能
	11 氨基酸注射液-833	11Amino Acid Injection-833	
	复方氨基酸注射液	Compound Amino Acid Injection	
微生物制剂	乳杆菌活菌	Living Preparation of Lactobacillus	
抗肿瘤药及相关治疗药	氮芥	Chlormethine	HN_2
	环磷酰胺	Cyclophosphamide	环磷氮芥,癌德星
	异环磷酰胺	Ifosfamide	何乐生
	苯丁酸氮芥	Chlorambucil	瘤可宁
	塞替派	Thiotepa	TSPA
	白消安	Busulfan	白血福恩,马利兰
	六甲蜜胺	Altretamine	HMM
	美法仑	Melphalan	癌可安,苯丙氨酸,氮芥,米尔法兰
	氮甲	N-Formylmerphalan	甲酰溶肉瘤素
	卡莫司汀	Carmustine	卡氮芥,氯乙亚硝脲,BCNU
	司莫司汀	Semustine	甲环亚硝脲
	福莫司汀	Fotemustine	武活龙
	尼莫司汀	Nimustine	尼氮芥,宁得朗
	洛莫司汀	Lomustine	环己亚硝脲
	硝卡芥	Nitrocaphane	消瘤芥

续表

药物名称	英文名称	原药物名称
奥沙利铂	Oxaliplatin	草酸铂
奈达铂	Nedaplatin	
顺铂	Cisplatin	顺氯氨铂
卡铂	Carboplatin	铂尔定,碳铂
放线菌素 D	Dactinomycin	更生霉素
阿柔比星	Aclarubicin	阿克拉霉素,阿拉霉素
多柔比星	Doxorubicin	阿霉素,ADM
表柔比星	Epirubicin	表阿霉素
吡柔比星	Pirarubicin	吡喃阿霉素
柔红霉素	Daunorubicin	柔毛霉素,红比霉素,正定霉素
丝裂霉素	Mitomycin	自力霉素
博来霉素	Bleomycin	争光霉素,博莱霉素
平阳霉素	Bleomycin A5	PYM,Pingyangmycin
尿嘧啶替加氟片	Compound Tegafur Tablets	
替加氟/尿嘧啶	Tegafur/Uracil	尤福定,尤福泰
甲氨蝶呤	Methotrexate	氨甲蝶呤,MTX
氟尿嘧啶	Fluorouracil	5-氟尿嘧啶,5-FU
卡莫氟	Carmofur	卡福禄
去氧氟尿苷	Doxifluridine	氟铁龙,脱氧氟尿苷
卡培他滨	Capecitabine	希罗达
巯嘌呤	Mercaptopurine	6-巯基嘌呤,乐疾宁
硫鸟嘌呤	Thioguanine	6-硫代鸟嘌呤,兰快舒,兰快疗
羟基脲	Hydroxycarbamide	硫酸羟脲,氨甲酰基脲,氨甲酰羟基脲
阿糖胞苷	Cytarabine	Ara-C
吉西他滨	Gemcitabine	双氟脱氧胞苷,健择
培美曲塞	Pemetrexed	力比泰
甲异靛	Meisoindigo	
伊力替康	Irinotecan	开普拓
羟喜树碱	Hydroxycamptothecin	HCPT
拓扑替康	Topotecan	托泊替康,和美新,喜典
替尼泊苷	Teniposide	卫萌,威猛,邦莱
依托泊苷	Etoposide	鬼臼乙叉苷,足叶乙苷
紫杉醇	Pacilitaxel	泰素,安泰素,紫素,特素
长春新碱	Vincristine	醛基长春碱
长春地辛	Vindesine	长春花碱酰胺,癌的散,西艾克,艾得新
长春瑞滨	Vinorelbine	去甲长春花碱,诺威本,民诺宾,盖诺
多西他赛	Docetaxel	紫杉特尔,多西紫杉醇

药物名称	英文名称	原药物名称
门冬酰胺酶	Asparaginase	左旋门冬酰胺酶
达卡巴嗪	Dacarbazine	氮烯咪胺,甲嗪咪唑胺
丙卡巴肼	Procarbazine	甲苄肼,甲基苄肼
利妥昔单抗	Rituximab	美罗华
曲妥珠单抗	Trastuzumab	赫赛汀
西妥昔单抗	Cetuximab	爱必妥
贝伐(珠)单抗	Bevacizumab	安维汀,阿瓦斯汀,贝伐单抗
吉非替尼	Gefitinib	易瑞沙
厄洛替尼	Erlotinib	TARCEVA
索拉非尼	Sorafenib	
舒尼替尼	Sunitinib	
伊马替尼	Imatinib	格列卫
替莫唑胺	Temozolomide Temodar	
重组人血管内皮抑制素	Recombinate Human Endostatin	恩度
白细胞介素-2	Interleukin-2	
干扰素	Interferon	罗扰素
胸腺素 α-1	Thymosin Alpha-1	
重组人白介素-11	Recombinant Human Interleukin-11	
甘氨双唑钠	Sodium Glycididazole	希美纳
小檗胺	Berbamine	
重组人粒细胞集落刺激因子	Recombinant Human Granulocyte Colony-stimulating Factor(rhG-CSF)	
重组人粒细胞-巨噬细胞集落刺激因子	Recombinant Human Granulocyte Macrophage Colony-stimulating Factor (rhGM-CSF)	
重组人血小板生成素	Recombinant Human Thrombopoietin	特比澳,rhTPO,rHuTPO
美司钠	Mesna	恩丹西酮
乌苯美司	Ubenimex	百士欣
右雷佐生	Dexrazoxane	右丙亚胺,奥诺先,得拉唑沙
消毒药及其他　聚维酮碘	Povidone Iodine	碘附,碘伏,强力碘
氯己定	Chlorhexidine	洗必泰
乙醇	Alcohol/Ethanol	酒精
甲醛溶液	Formaldehyde Solution	福尔马林

续表

药物名称	英文名称	原药物名称
甲紫	Methylrosanilinechloride	龙胆紫
过氧化氢溶液	Hydrogen Peroxide Solution	双氧水
苯酚	Phenol	
间苯二酚	Resorcinol	雷锁辛
水杨酸	Salicylic Acid	柳酸
苯甲酸	Benzoic Acid	安息香酸
碘	Iodine	
碘仿	Iodoform	
聚甲酚磺醛	Policresulen	
高锰酸钾	Potassium Permanganate	
硼酸	Boric Acid	
甲醛	Formaldehyde	
碘酊	Iodine Tincture	
苯扎溴铵	Benzalkonium Bromide	新洁尔灭
亚甲蓝	Methylethioninium	美蓝

（李　晓　郑彩虹）

推荐阅读与网站

［1］谢幸,荀文丽.妇产科学.8 版.北京:人民卫生出版社,2013.

［2］沈铿,马丁.妇产科学.3 版.北京:人民卫生出版社,2015.

［3］刘兴会,漆洪波.难产.北京:人民卫生出版社,2015.

［4］马丁,沈铿,崔恒.常见妇科恶性肿瘤诊治指南.5 版.北京:人民卫生出版社,2016.

［5］中华医学会计划生育分会.临床诊疗指南与技术操作规范·计划生育分册.2017 修订版.北京:人民卫生出版社,
2017.

［6］Cunningham FG,Leveno KJ,Bloom SL,et al. Williams Obstetrics. 24th ed. New York:McGraw-hill Medical Publishing Division,2014.

［7］Berek JS. Berek & Novak's Gynecology. 15th ed. Philadelphia:Lippincott Williams & Wilkins,2011.

［8］Kurman RJ,CarcangiuML,Herrington CS,et al. WHO classification of tumours of female reproductive organs. 4th ed. Lyon:International Agency for Research on Cancer (IARC),2014.

［9］Gabbe S,Niebyl J,Simpson J,et al. Obstetrics:normal and problem pregnancies. 7th ed. Philadelphia:Elsevier,2016.

［10］中华医学会妇产科学分会产科学组.孕前和孕期保健指南(2018).中华妇产科杂志.2018,53(1):7-13.

［11］中华医学会妇产科学分会产科学组.新产程标准及处理的专家共识(2014).中华妇产科杂志,2014,49(7):486.

［12］中华医学会妇产科学分会产科学组.产后出血预防与处理指南(2014).中华妇产科杂志,2014,49(9):641-646.

［13］中华医学会妇产科学分会产科学组.前置胎盘的临床诊断与处理指南.中华妇产科杂志,2013,48(2):148-150.

［14］中华医学会妇产科学分会产科学组.胎膜早破的诊断与处理指南(2015).中华妇产科杂志,2015,50(1):3-8.

［15］中华医学会妇产科学分会产科学组.早产临床诊断与治疗指南(2014).中华妇产科杂志,2014,49(7):481-484.

［16］中华医学会妇产科学分会感染性疾病协作组.盆腔炎症性疾病诊治规范(草案).中华妇产科杂志,2014,49(6):
401-403.

［17］中华医学会妇产科学分会.关于女性生殖器官畸形统一命名和定义的中国专家共识.中华妇产科杂志,2015,50
(9):648-651.

［18］中华医学会妇产科学分会妇科盆底学组.女性压力性尿失禁诊断和治疗指南(2017).中华妇产科杂志,2017,52
(5):289-293.

［19］CSCCP.中国子宫颈癌筛查及异常管理相关问题专家共识(一).中国妇产科临床杂志,2017,18(2):190-192.

［20］CSCCP.中国子宫颈癌筛查及异常管理相关问题专家共识(二).中国妇产科临床杂志,2017,18(3):286-288.

［21］中华医学会妇产科学分会内分泌学组.女性高催乳素血症诊治共识.中华妇产科杂志,2016,51(3):161-168.

［22］中华医学会妇产科学分会妇科内分泌学组.异常子宫出血诊断与治疗指南.中华妇产科杂志,2014,49(11):74-79.

［23］American College of Obstetricians and Gynecologists. Hypertension in pregnancy. ObstetGynecol,2013,122(5):1122-
1131.

［24］Workowski KA,Bolan GA,Centers for Disease Control and Prevention (CDC). Sexually transmitted diseases treatment guidelines,2015. MMWR Recomm Rep. 2015,64(RR-03):75-76.

［25］Zegers-Hochschild F,Adamson GD,de Mouzon J,et al. The International Committee for Monitoring Assisted Reproductive Technology (ICMART) and the World Health Organization (WHO) Revised Glossary on ART Terminology,2009. Hum Reprod. 2009,24(11):2683-2687

［26］Munro MG,Critchley HO,Broder MS,et al. FIGO classification system (PALM- COEIN) for causes of abnormal uterine bleeding in nongravid women of reproductive age. Int J Gynaecol Obstet. 2011,113(1):3-13.

［27］Dunselman GA,Vermeulen N,Becker C,et al. ESHRE guideline:management of women with endometriosis. Hum Rep,
2014,29(3):1-13.

推荐阅读与网站

1. http://www.figo.org
2. http://www.acog.org
3. http://www.nccn.org
4. http://www.asccp.org
5. http://www.ifcpc2017.com
6. https://www.issvd.org
7. http://www.nhfpc.gov.cn

英中文名词对照索引